AIDE-MÉMOIRE

DE PHARMACIE

VADE-MECUM DU PHARMACIEN

A L'OFFICINE ET AU LABORATOIRE

PAR

EUSÈBE FERRAND

Pharmacien, ex-interne et lauréat des hôpitaux de Paris

TROISIÈME ÉDITION

COMPRENANT LES MÉDICAMENTS NOUVEAUX ET LES FORMULES
INTRODUITES RÉCEMMENT EN THÉRAPEUTIQUE

PREMIÈRE PARTIE

Avec figures.

PARIS

LIBRAIRIE J.-B. BAILLIÈRE ET FILS

Rue Hautefeuille, 19, près du boulevard Saint-Germain

1883

L'ouvrage sera complet en deux parties. La deuxième partie paraîtra en Janvier 1883. — Prix de l'ouvrage complet : 6 fr.

AIDE-MÉMOIRE

DE PHARMACIE

OUVRAGES DU MÊME AUTEUR :

Rapport sur un nouveau mode de préparation du sirop d'Erysimum composé, suivi de notes historiques sur l'Erysimum (*Recueil des travaux de la Société d'émulation pour les sciences pharmaceutiques*, 1858, tome II).

Observations sur les eaux de Bagnères-de-Bigorre (*Recueil des travaux de la Société d'émulation pour les sciences pharmaceutiques*, 1860, tome III; et *Bulletin de la Société d'hydrologie médicale*).

Analyse de l'*Essai des huiles* de M. Cailletet; mémoire couronné par la Société industrielle de Mulhouse (*Recueil des travaux de la Société d'émulation*, tome III).

Note sur la falsification de l'essence d'amandes amères par la nitro-benzine ou essence de mirbane (*Recueil des travaux de la Société d'émulation*, tome III).

L'armoire aux poisons; rapport lu au Congrès général des pharmaciens français et étrangers, réuni au Conservatoire des arts et métiers en juillet 1867 (*Compte rendu du Congrès*).

Premiers secours aux empoisonnés, aux noyés, aux asphyxiés, aux blessés en cas d'accident, et aux malades en cas d'indisposition subite. Paris, 1878, 1 vol. in-18 jésus de 288 p., avec 86 figures.

Agenda médical, contenant un formulaire magistral, années 1867, 1868, 1869, 1870.

Collaboration au journal *la France médicale*, années 1867 à 1880 : articles de Chimie, Pharmacie et Bibliographie.

Collaboration au journal *Répertoire de Pharmacie*, 1878, 1879.

Collaboration au journal *La Vigne*, années 1868, 1869 : articles scientifiques, chroniques œnologiques.

Collaboration au journal *le Courrier des Familles*, etc.

Collaboration au journal l'*Union pharmaceutique*, 1880, 1881, 1882, 1883.

Exposition universelle de 1878, rapports du jury international des récompenses; classe 47, section VIII : *Les préparations pharmaceutiques*, 1881.

Coulommiers. — Imprimerie PAUL BRODARD et Cie.

AIDE-MÉMOIRE

DE PHARMACIE

VADE-MECUM DU PHARMACIEN

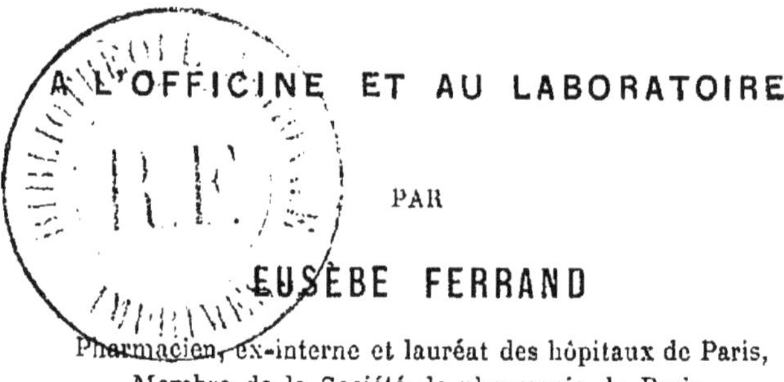

À L'OFFICINE ET AU LABORATOIRE

PAR

EUSÈBE FERRAND

Pharmacien, ex-interne et lauréat des hôpitaux de Paris,
Membre de la Société de pharmacie de Paris.

TROISIÈME ÉDITION

COMPRENANT LES MÉDICAMENTS NOUVEAUX ET LES FORMULES
INTRODUITES RÉCEMMENT EN THÉRAPEUTIQUE

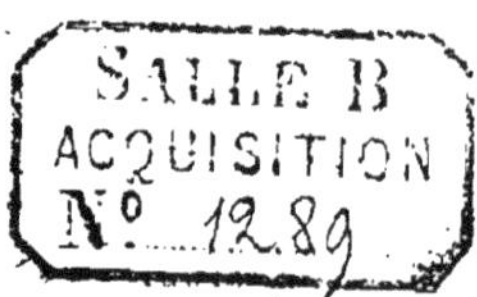

AVEC 188 FIGURES

PARIS
LIBRAIRIE J.-B. BAILLIÈRE ET FILS
Rue Hautefeuille, 19, près du boulevard Saint-Germain

1883

AVERTISSEMENT

DE LA TROISIÈME ÉDITION

Nous nous étions attaché, en écrivant cet *Aide-mémoire*, à ne donner place qu'aux faits acquis, aux descriptions exactes et aux théories consacrées par une longue observation; il nous avait semblé qu'un vade-mecum, destiné à servir de guide journalier dans les préparations de l'officine et les recherches du laboratoire, ne devait s'encombrer ni de formules sans intérêt, ni de procédés d'analyse d'une exactitude contestable : le succès nous a donné raison.

Aussi, pour cette 3e édition, sans rien changer au plan général, à la méthode d'exposition que nous avions adoptés et dont nos lecteurs ont généralement reconnu les avantages, nous nous sommes contenté d'enrichir le livre de tous les documents nouveaux qui pouvaient y prendre place utilement; nous y avons introduit tout ce qui, dans les travaux publiés pendant ces dernières années, soit sur la matière médicale, la pharmacie, la thérapeutique et la physiologie, soit en chimie, analyse et toxicologie, nous a paru devoir intéresser le pharmacien et le chimiste, l'élève et le praticien. Nous nous sommes particulièrement inspiré des rapports publiés par la Société de Pharmacie en vue de la révision du Codex.

Un grand nombre d'articles nouveaux relatifs à des substances peu employées ou qui sont en faveur seulement à l'étranger ont été classés à leur rang alphabétique. L'essai physiologique des médicaments a pris depuis quelques années une grande importance; beaucoup de chimistes en ont fait l'objet de leurs études de prédilection. Aussi ne saurait-on s'étonner de voir de temps à autre tirer de l'oubli des drogues injustement abandonnées ou préconiser de nouveaux agents d'une valeur réelle, dont les propriétés étaient encore ignorées. Les courtes notices que nous avons consacrées à toutes ces substances, qui forment comme la réserve de la matière médicale, suffiront pour mettre chimistes et médecins sur la voie des recherches à entreprendre.

Dans le même ordre d'idées, nous avons décrit brièvement la préparation, l'action thérapeutique et le mode d'emploi d'un certain nombre de sels qui ne méritent pas l'abandon auquel ils sont voués en France.

Nous ne pouvons donner ici un aperçu, même sommaire, des additions qu'a reçuos l'*Aide-mémoire de pharmacie;* mais nous pensons n'avoir rien omis de ce qui pouvait contribuer à en faire un livre complet. Parmi les substances qui ont récemment occupé l'attention, nous citerons les *Quebrachos*, le *Convallaria maïalis*, les *Quinquinas des Indes et de Java*, le *Quinquina cuprea* et son alcaloïde, l'*Arenaria rubra*, le *Baume de Gurjun*, la *Térébenthine de Chio*, le *Carica papaya*, la *Résorcine;* puis les *Peptones*, les *Ptomaïnes*, les *dérivés de l'Atropine et de la Morphine*, les *alcaloïdes de la Racine de grenadier,* le *Lévulose*. Nous avons résumé les nouveaux procédés d'*essai des Quinquinas*, du *Sulfate de quinine*, de l'*Opium*, le *dosage de l'Urée*, la *recherche de l'Acide salicylique;* nous avons augmenté les chapitres qui traitent des *Eaux minérales,* du *Vin*, du *Vinaigre*, etc. Enfin nous avons inséré beaucoup de formules, d'abord celles qui s'appliquent à l'emploi des médicaments nouveaux, d'autre part celles de quelques vieilles préparations, dont une longue pratique de la pharmacie nous a permis de constater la réputation légendaire et la popularité persistante, au milieu des changements survenus dans la thérapeutique.

On remarquera l'intercalation dans le texte de vingt-cinq coupes microscopiques dessinées d'après nature, et choisies de manière à donner une idée générale de la constitution histologique des racines, des bois, des feuilles, des séminoïdes et des organes qui sécrètent les huiles essentielles. L'étude de ces coupes rendra, nous l'espérons, quelques services aux élèves qui suivent les travaux pratiques de micrographie.

Nous nous sommes efforcé, en préparant cette troisième édition, de lui conserver un format portatif; malgré toutes les additions qu'elle a reçues, elle ne s'est pas accrue de plus de cent pages; nous sommes arrivé à ce résultat en condensant, dans toute la mesure possible, le texte de l'édition précédente, et en nous servant d'abréviations qui l'abrègent, sans lui rien ôter de sa clarté.

Nous avons l'espoir que notre nouveau travail sera aussi bien accueilli que les précédents.

E. FERRAND.

Paris, 15 avril 1883.

PRÉFACE

DE LA PREMIÈRE ÉDITION

Le titre de ce livre indique clairement le but que nous nous sommes proposé.

Pour le justifier, voici ce que nous avons tenté de faire : réunir les éléments divers dont se compose l'histoire d'un médicament ; grouper dans un cadre restreint et méthodique les origines, la composition, l'action physiologique et les applications thérapeutiques nombreuses des substances qui font partie de notre matière médicale ; rassembler toutes ces informations précieuses, dispersées dans des ouvrages volumineux et spéciaux, ou enfouies au milieu de développements considérables, qui permettent de résoudre les graves problèmes si souvent posés au savoir et à la sagacité du pharmacien, soit qu'il s'agisse de dévoiler une fraude commerciale, d'éclairer une question d'hygiène, ou de retrouver les traces d'un crime mystérieux.

Le pharmacien n'a pas toujours à sa disposition une bibliothèque coûteuse; ses occupations diverses ne lui permettent pas les longues recherches; et cependant le temps presse, il faut qu'il se mette à l'œuvre. Que de fois n'est-il pas pris de découragement en face de ces obstacles matériels qui entravent ses premiers efforts! Nous avons essayé de réunir à son usage les éléments du travail inattendu qui lui est imposé, et de lui tracer la voie qui conduit au but.

Cet ouvrage aurait pris des proportions beaucoup plus vastes, si, après avoir indiqué tout ce qui est précis et confirmé, nous avions donné place aux détails inutiles et aux faits hypothétiques. Nous nous sommes efforcé au contraire de condenser le texte en lui laissant toute la clarté nécessaire ; nous avons groupé toutes les informations se rapportant aux substances étudiées, de manière à tracer pour chacune d'elles une courte monographie; aussi avons-nous tout d'abord adopté un plan uniforme, absolu, propre à se prêter aux modifications partielles imposées par la nature de la substance elle-même, organique ou inorganique, et basé sur des considérations qu'il n'est pas inutile de développer ici.

L'HISTOIRE PHARMACEUTIQUE d'un corps comprend d'abord son *origine*, naturelle ou artificielle, d'où découle la nécessité de notions exactes sur la *récolte*, le *mode de production*, la plante ou l'animal qui le fournit, les *variétés commerciales*, — quand il s'agit d'un produit organisé, — et sur le *procédé* qu'on doit suivre pour le préparer, quand il s'agit d'un composé chimique. Il convient ensuite de déterminer les *propriétés physiques* qui tombent sous les sens, ou les *caractères chimiques* qui facilitent la reconnaissance immédiate de la substance, et d'y joindre les résultats donnés par l'analyse sur sa *composition élémentaire* [1].

L'ACTION DES MÉDICAMENTS sur l'économie devait tout particulièrement fixer notre attention et, dans notre opinion, exigeait quelques développements ; c'est un des côtés les plus importants de leur histoire. Si nous nous étions renfermé dans le cadre restreint de nos études lé-

1. L'*Histoire des drogues simples* de Guibourt, revue par M. le professeur G. Planchon, et les *Éléments d'histoire naturelle médicale* de D. Cauvet, nous ont fourni la plus grande partie de ces documents.

gales, nous aurions pu limiter davantage cette partie de l'ouvrage; mais la pratique, qui est un guide sûr quand on veut écrire un livre pratique, nous poussait en sens contraire.

Ceci demande un mot d'explication.

Dans aucun de nos cours, il n'est sérieusement question de l'*action physiologique* des médicaments ; à l'exception des poisons, qui sont étudiés avec plus de soin, et encore presque exclusivement au point de vue des recherches médico-légales, nous ne connaissons que par l'usage, et véritablement par hasard, l'application thérapeutique des substances usuelles, ainsi que la manière dont elles affectent l'économie. Cependant cette connaissance est tellement indispensable aux pharmaciens, qu'il n'en est pas un qui puisse se défendre d'une étude qui fait en quelque sorte sa sécurité. Peuvent-ils en effet se désintéresser d'une science dont l'oubli met incessamment en péril leur repos et leur honneur?

Nous sommes responsables, sinon d'après le texte de la loi, au moins d'après les traditions de la jurisprudence, de toutes les préparations que nous livrons au public. Le médecin lui-même, s'il vient à formuler une prescription dangereuse, peut abriter sa responsabilité derrière l'ignorance coupable du pharmacien qui n'a pas su reconnaître les lapsus d'une plume distraite.

Nous avons suppléé, dans toute la mesure possible, à cette lacune de nos études. La connaissance des *doses usuelles* implique celle des effets qui leur correspondent : voilà pourquoi nous avons donné à l'action physiologique des médicaments la place que mérite son importance [1].

La PARTIE CHIMIQUE est traitée au point de vue du laboratoire. Laissant de côté les théories et les systèmes qui

1. Les *Commentaires thérapeutiques du Codex* de M. le professeur Gubler nous ont été, sur ce point, d'un puissant secours.

sont du domaine de la spéculation pure, nous n'avons rien négligé de ce qui peut aider le chimiste dans les recherches qui ont pour but la *constatation de l'identité* et de la *pureté d'un corps*. C'est ainsi que nous avons résumé l'histoire chimique de matières inusitées en thérapeutique, à cause du rôle important qu'elles jouent dans la nature. Les réactions propres aux bases, aux acides, aux diverses classes de sels, sont indiquées avec précision; nous avons même tenté de faciliter la détermination d'un sel en construisant des tableaux dichotomiques, au moyen desquels on arrive rapidement à spécifier l'acide et la base.

La TOXICOLOGIE a été l'objet de développements assez étendus. Le pharmacien, si souvent appelé à faire les premières constatations légales, trouvera dans ce livre l'exposé des *méthodes de recherches* les plus récentes employées avec succès par des experts autorisés. En même temps sont indiqués les *antidotes* les plus sûrs pour combattre l'action toxique du corps ingéré [1].

Dans le même ordre d'idées, nous avons exposé les procédés à suivre pour essayer et analyser les *matières commerciales*, les *marchandises frauduleusement altérées*, les *liquides physiologiques*, les *produits pathologiques*. Les industriels et les tribunaux, comme le médecin, demandent des lumières au chimiste; c'est à ce titre que nous avons décrit l'essai des farines, des alcalis, des huiles, des engrais, des sucres, des vins, des vinaigres, des tissus; l'hydrotimétrie, la chlorométrie, l'analyse des eaux minérales; l'étude des taches de sang et de sperme, les analyses d'urine, et beaucoup d'autres.

1. Le *Manuel de médecine légale* de Briand et Chaudé, avec le *Traité de chimie légale* de J. Bouis, l'*Étude sur l'empoisonnement* du professeur Tardieu avec la collaboration de M. Roussin, ont été nos sources les plus utiles.

Quand il y a réelle utilité à le faire, les substances *incompatibles* sont indiquées.

Enfin un paragraphe spécial est consacré aux moyens de reconnaître les MÉLANGES et FALSIFICATIONS dont tant de médicaments sont l'objet ; nous nous sommes préoccupé également de dévoiler les fraudes et de dénoncer les mélanges accidentels.

Toutes les FORMULES du *Codex medicamentarius* [1] ont pris place à la suite des substances auxquelles elles se rapportent. Un certain nombre d'autres, adoptées par l'usage, ou recommandées par le nom de leurs auteurs, ont été empruntées aux Codex précédents et à quelques formulaires estimés.

L'histoire générale de chaque substance est ainsi complétée par l'énumération des formes auxquelles elles se prête, et par les formules des médicaments composés dont elle est une des bases principales. Bien que ce mode de classement soit entaché d'arbitraire, puisque beaucoup de préparations auraient pu être rangées sous un titre différent de celui qui a été préféré, nous croyons qu'il offre certains avantages. En premier lieu, dans le plus grand nombre des cas, il est d'une logique absolue, alors que la substance type est bien l'élément unique ou incontestablement le plus actif de la préparation, ou quand le nom même du médicament composé rappelle ce point de départ (*Alcoolat de mélisse composé*, *Pilules de coloquinte composées*). Ensuite il offre la démonstration immédiate des applications pratiques tirées de l'observation et des principes établis par les essais physiologiques. Pour le même corps, les doses varient selon les effets qu'on veut obtenir : la méthode sous-cutanée, l'administration in-

1. *Codex medicamentarius*, *Pharmacopée française*. Paris, 1866.

terne, la médication externe s'inspirent de ces données précises pour mettre en œuvre l'agent thérapeutique.

Nous avons adopté la forme de dictionnaire, afin de faciliter les recherches et d'éviter autant que possible au lecteur la nécessité de feuilleter une table volumineuse. Des caractères distincts sont employés pour la chimie, la toxicologie et les falsifications et mélanges; chaque article est précédé d'un titre apparent qui en indique la nature; les formules sont composées dans un type typographique plus fin avec des titres qui se lisent aisément; de nombreuses figures éclairent les indications du texte. Nous espérons que l'ensemble de l'exécution matérielle sera généralement apprécié.

Ce livre a nécessité de nombreux emprunts aux ouvrages récents les plus estimés traitant des matières et des sciences qui nous sont familières; citons en particulier les livres de MM. Beale, Bouchardat, J. Bouis, Briand et Chaudé, D. Cauvet, Chevallier, Deschamps, Dorvault, Gerhardt et Chancel, Gubler, Guibourt et Planchon, Jeannel, Jourdan, C. Méhu, Moquin-Tandon, W. Odling, Pelouze et Frémy, Poggiale, Réveil, Soubeiran et Regnault, Trousseau et Pidoux; le Codex, le Formulaire des hôpitaux militaires, et un grand nombre de publications périodiques.

Nous croyons avoir fait un travail utile, non seulement aux maîtres, mais plus encore aux élèves, qui y trouveront résumées presque toutes les matières des cours de nos écoles; les médecins même le consulteront souvent avec intérêt.

L'accueil qui lui sera fait nous dira si notre confiance est illusoire ou justifiée.

E. FERRAND.

22 juin 1872.

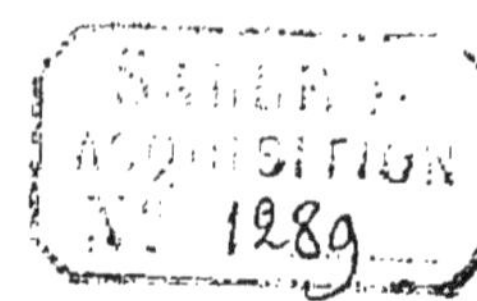

AIDE-MÉMOIRE

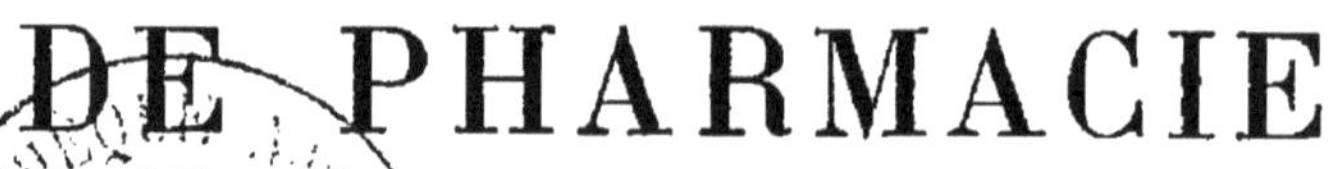

DE PHARMACIE

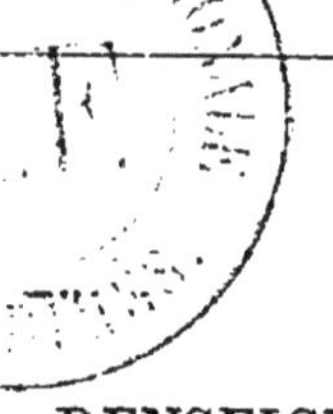

RENSEIGNEMENTS GÉNÉRAUX

Rapport des anciens poids médicinaux usités en France avec le gramme.

	Poids actuels ou décimaux.			Poids anciens.	
2 livres	1000gr	» »	. . . .	979gr	01
1 livre ou 16 onces	500	» »	. . . .	489	51
1/2 livre ou 8 onces	250	» »	. . . .	244	75
1/4 livre ou 4 onces	125	» »	. . . .	122	38
1 once	31	25	. . . .	30	59
1/2 once ou 4 gros	15	62	. . . .	15	30
2 gros	7	81	. . . .	7	65
1 gros ou 72 grains	3	90	. . . .	3	82
2 scrupules ou 48 grains	2	60	. . . .	2	55
1/2 gros ou 36 grains	1	95	. . . .	1	91
1 scrupule ou 24 grains	1	30	. . . .	1	27
1 grain	0	054	. . . .	0	053

Poids approximatif de diverses mesures arbitraires.

1 cuillerée à café d'eau pèse environ	5 gr.
1 cuillerée à soupe représente 4 cuillerées à café et pèse environ	20
1 verre d'eau représente 8 cuillerées et pèse environ	160
1 poignée de feuilles sèches pèse environ	30 à 40
1 pincée de fleurs sèches pèse environ	1 à 2

Gouttes. — Le poids des gouttes d'un même liquide varie singulièrement avec le diamètre *extérieur* du tube par lequel il s'échappe. Le diamètre intérieur influe beaucoup plus sur la rapidité de l'écoulement que sur le volume des gouttes. Il est donc nécessaire, pour qu'un même nombre de gouttes représente un même poids, de se servir d'un compte-gouttes invariable établi d'après certaines règles. On a pris comme type celui qui donne aux gouttes d'eau distillée un volume tel que 20 gouttes pèsent très sensiblement 1 gr. ; chacune d'elles pèse donc 5 centigr. M. Salleron a construit un compte-gouttes (fig. 1) qui remplit ces conditions.

20 gouttes des liquides suivants, obtenues avec le compte-gouttes type, pèsent :

Acide chlorhydrique à 1,17. . .	0,950	Ether sulfurique pur.	0,263
— nitrique à 1,42.	0,861	Huile de croton	0,410
— sulfurique à 1,84.	0,700	Huile volatile de menthe p. . .	0,400
Alcool à 90°.	0,335	— de térébenthine. .	0,385
— absolu.	0,311	Laudanum de Rousseau	0,571
— sulfurique (Eau de Rabel).	0,360	— de Sydenham. . . .	0,588
Alcoolat de mélisse	0,350	Liqueur d'Hoffmann.	0,294
Alcoolature d'aconit	0,397	Teintures alcooliques, — en moyenne.	0,370
Ammoniaque à 0,92	0,909	Teinture éthérée de digitale . .	0,270
Chloroforme	0,370		

Aréomètres-Densimètres. — Les aréomètres les plus répandus sont ceux de Baumé et de Cartier, le premier pour les liquides plus lourds que l'eau, le second pour les liquides d'une densité plus faible. — La graduation de Baumé est ainsi établie : on prend un aréomètre tel que, dans l'eau distillée à + 12°,5, le niveau liquide arrive à l'extrémité supérieure de la

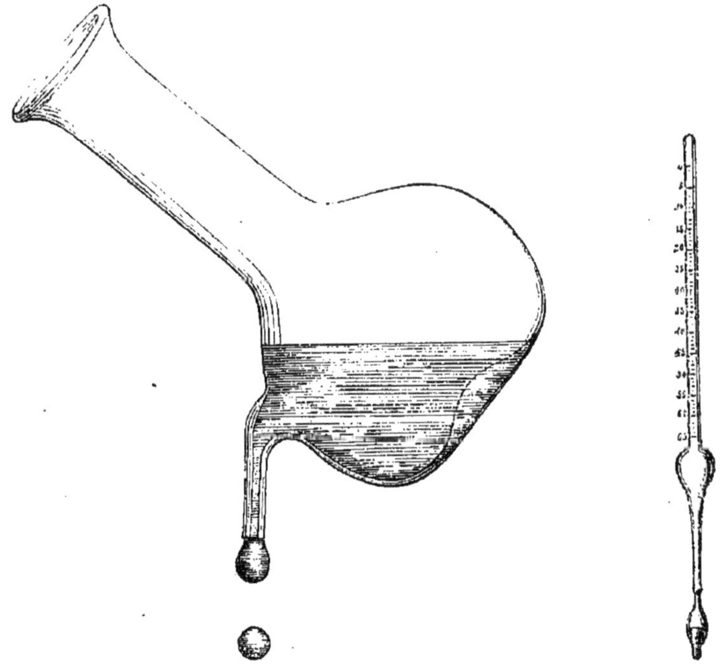

Fig. 1. — Compte-gouttes de Salleron. Fig. 2. — Aréomètre.

tige ; et à ce point on marque 0. On porte l'instrument dans une dissolution de sel marin pur, faite avec 15 p. de sel et 85 d'eau distillée, et ayant aussi une temp. de + 12°,5. On marque 15 au point d'affleurement ; on divise l'espace en 15 parties égales et on poursuit la graduation jusqu'au bas de la tige (fig. 2). — Selon l'usage auquel on destine l'instrument

(Pèse-sirop, Pèse-sels, Pèse-acides), on le construit de façon que la tige ne comprenne qu'une partie plus ou moins étendue de l'échelle. — En face des degrés de Baumé on inscrit maintenant la densité correspondante, en prenant pour point de départ le nombre 1000, correspondant au 0, et exprimant le poids d'un litre d'eau pure; de sorte que le chiffre placé en face du degré trouvé exprime le poids d'un litre du liquide soumis à l'expérience.

Nous donnons ici le tableau des densités correspondant aux différents degrés usuels de l'aréomètre de Baumé.

Rapport des degrés du pèse-acide avec la densité des liquides. (Cod.)

DEGRÉS DE BAUMÉ.	DENSITÉ	DEGRÉS DE BAUMÉ.	DENSITÉ.	DEGRÉS DE BAUMÉ.	DENSITÉ.	DEGRÉS DE BAUMÉ.	DENSITÉ.
0	1000	19	1152	38	1359	57	1656
1	1007	20	1161	39	1372	58	1676
2	1014	21	1171	40	1384	59	1695
3	1022	22	1180	41	1398	60	1715
4	1029	23	1190	42	1412	61	1736
5	1036	24	1199	43	1426	62	1758
6	1044	25	1210	44	1440	63	1779
7	1052	26	1221	45	1454	64	1801
8	1060	27	1231	46	1470	65	1823
9	1067	28	1242	47	1485	66	1847
10	1075	29	1252	48	1501	67	1872
11	1083	30	1261	49	1516	68	1897
12	1091	31	1275	50	1532	69	1921
13	1100	32	1286	51	1549	70	1946
14	1108	33	1298	52	1566	71	1974
15	1116	34	1309	53	1583	72	2000
16	1125	35	1321	54	1601	73	2031
17	1134	36	1334	55	1618	74	2059
18	1143	37	1346	56	1637	75	2087
						76	2116

Pour les liquides moins denses que l'eau, le second instrument de Baumé, imité par Cartier, est gradué de la manière suivante : on choisit un aréomètre qui ait son point d'affleurement au bas de la tige dans une solution de 10 p. de sel dans 90 p. d'eau distillée, à la temp. de + 12°,5 ; c'est le zéro de l'instrument. Le point d'affleurement dans l'eau à la même température est le degré 10. On divise l'intervalle en dix parties égales et l'on continue la graduation. La seule différence que présente l'aréomètre de Cartier, c'est que son 30e degré correspond au 32e de Baumé, et que, par conséquent, l'intervalle entre le degré 10 et le degré 32 est, dans ce dernier instrument, divisé seulement en 20 parties égales. — L'aréomètre de Cartier était à peu près seul en usage, pour les liquides alcooliques, avant que Gay-Lussac eût construit l'aréomètre centésimal aujourd'hui adopté partout. Cet instrument est gradué directement en établissant les points d'affleurement exacts dans des mélanges, de composition connue, d'alcool et d'eau. Le zéro correspond à l'eau pure, le 100 à l'alcool pur. Les chiffres 10°, 20°, 30°, 40°, etc., sont établis par l'affleurement dans des mélanges contenant 10/100, 20/100, 30/100, etc., d'alcool; toutes les observations sont faites à + 15°. On divise ensuite en 10 p. égales l'intervalle entre 10° et 20°, entre 20° et 30°, etc. Les divisions ne sont pas toutes égales, par suite de la contraction variable qu'éprouvent les différents mélanges d'alcool et d'eau.

D'après ces principes, on voit que l'alcoomètre de Gay-Lussac indique immédiatement la richesse en centièmes, et en volume, d'un alcool étendu quelconque, pour la temp. de + 15°. Par exemple, le degré 50 trouvé dans un essai indique que l'échantillon contient 50/100, soit par litre 500 c.c. d'alcool absolu. Quand la température est inférieure ou supérieure à + 15°, il faut avoir recours, pour obtenir des indications exactes, aux tables construites par Gay-Lussac et que nous avons en partie reproduites à l'article *Alcool.*

Solubilité d'un certain nombre de substances employées en pharmacie. (Codex.)

100 GRAMMES D'EAU DISTILLÉE DISSOLVENT :	A L'ÉBULLITION DE LA SOLUTION SATURÉE.	A FROID.
Acide arsénieux transparent	10 »»	2 »»
— opaque	10 »»	0,50
Acide benzoïque sublimé	8,33	0,50
— borique crist.	33,67	4 »»
— citrique crist.	200 »»	133 »»
— oxalique crist.	toute prop.	11 »»
— tartrique crist.	200 »»	150 »»
Acétate de plomb cristallisé	toute prop.	59 »»
Borate de soude anhydre	54,52	4 »»
— prismatique	201,43	8 »»
Carbonate de potasse sec	205 »»	109 »»
Bicarbonate de potasse crist.	décomposé.	25 »»
Carbonate de soude anhydre	48,50	21 »»
— crist.	toute prop.	92 »»
Bicarbonate de soude	décomposé.	10 »»
Chlorate de potasse	60,24	6 »»
— de soude	»	33 »»
Chlorure de baryum crist.	78,13	35 »»
Bichlorure de mercure	33,33	5,50
Chlorure de potassium	59,52	33 »»
— de sodium	40,48	36 »»
Chlorhydrate d'ammoniaque	100 »»	37 »»
— de morphine	»	6 »»
Bichromate de potasse	»	10 »»
Cyanure de mercure	»	5,50
Cyanure jaune de potassium	100 »»	33 »»
— rouge —	»	26 »»
Iodure de potassium	220 »»	143 »»
Nitrate d'argent	»	100 »»
— de baryte	35,18	8 »»
— de plomb	124,25	48 »»
— de potasse	335 »»	25 »»
— de soude	225 »»	89 »»

100 GRAMMES D'EAU DISTILLÉE DISSOLVENT :	A L'ÉBULLITION DE LA SOLUTION SATURÉE.	A FROID.
Nitrate de strontiane anhydre.	125 »»	54 »»
Oxalate acide de potasse.	16,66	2,50
Phosphate de soude cristallisé.	toute prop.	25 »»
Sulfate d'alumine et potasse anhydre. . . .	133 »»	5,50
— — — crist.	toute prop.	10,50
— de chaux hydraté.	0,22	0,22
— de cuivre crist.	203,32	37 »»
— de fer crist.	133,33	50 »»
— de magnésie anhydre	72 »»	32,70
— — crist.	toute prop.	102 »»
— de manganèse crist.	»	40 »»
— de potasse	26,32	10 »»
— de soude anhydre.	42,65	12 »»
— — crist.	210,51	32 »»
— de quinine ordinaire.	3,25	0,15
— — (bisulfate)	»	9 »»
— de zinc crist	toute prop.	138 »»
Tartrate neutre de potasse.	toute prop.	25 »»
— acide de potasse	6,66	0,40
— borico-potassique	400 »»	133 »»
— de potasse et de soude	toute prop.	68 »»
— de potasse et d'antimoine.	53,19	7 »»

Équivalents des corps simples.

Aluminium	Al.	13,7	Fluor	Fl.	19 »
Antimoine	Sb.	129 »	Hydrogène.	H.	1 »
Argent.	Ag.	108 »	Iode.	I.	127 »
Arsenic	As.	75 »	Magnésium.	Mg.	12 »
Azote	Az.	14 »	Manganèse.	Mn.	27 »
Baryum	Ba.	68,5	Mercure	Hg.	100 »
Bismuth	Bi.	208 »	Nickel.	Ni.	29,5
Bore.	Bo.	10,9	Or.	Au.	98,5
Brome.	Br.	80 »	Oxygène	O.	8 »
Cadmium	Cd.	56 »	Phosphore	Ph.	31 »
Calcium	Ca.	20 »	Platine.	Pt.	98,5
Carbone	C.	6 »	Potassium.	Pb.	103,5
Chlore.	Cl.	35,5	Plomb	K.	39,1
Chrome	Cr.	26,3	Silicium	Si.	21,3
Cobalt.	Co.	29,5	Sodium	Na.	23 »
Cuivre.	Cu.	31,7	Soufre.	S.	16 »
Etain	Sn.	59 »	Strontium	Sr.	43,8
Fer	Fe.	28 »	Zinc.	Zn.	32,5

Analyse chimique. — Elle se propose la détermination de la composition d'une matière quelconque : elle est *qualitative,* quand elle n'a pour objet que de déterminer la nature des composants; elle est *quantitative,* quand elle se propose de les séparer et de déterminer, en poids ou en volumes, leurs proportions relatives.

Nous ne pouvons tracer la marche de l'analyse quantitative que dans certains cas déterminés, où le nombre des composants est limité et où les recherches sont restreintes. Nous donnons sur les bases et les acides des indications suffisantes pour arriver rapidement à leur détermination ; un tableau dressé dichotomiquement est spécialement consacré à la *détermination d'un sel.*

Il importe cependant de relater ici, pour faciliter les essais au chalumeau, quelques indications générales.

La plupart des essais peuvent être faits à l'aide de la flamme d'une bougie ; une lampe à huile donne une chaleur plus intense ; la lampe à alcool leur est inférieure, comme source de chaleur, sous l'action du chalumeau.

L'enveloppe *extérieure* et peu lumineuse de la flamme est la *flamme d'oxydation,* et la partie brillante *intérieure* la *flamme de réduction ;* il faut savoir produire à volonté ces deux flammes, qui donnent lieu à des phénomènes très différents.

Pour produire la flamme d'oxydation, il faut placer le bec du chalumeau presque au contact de la mèche, de manière à diriger un courant d'air dans le milieu de la flamme. On voit alors apparaître devant l'ouverture du bec un dard bleu, *ab* (fig. 3), peu lumineux, long et étroit. C'est en *c* que se produit la plus haute température, et en *d*, à la pointe extrême du dard, que les phénomènes d'oxydation se produisent le plus facilement.

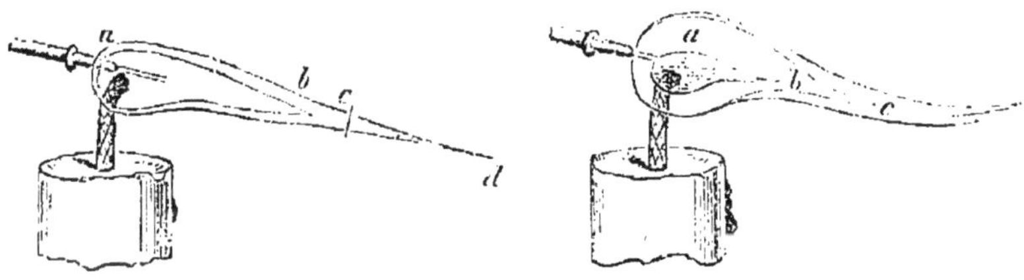

Fig. 3. — Flamme d'oxydation. Fig. 4. — Flamme de réduction.

Pour obtenir la flamme de réduction, il faut placer le bec du chalumeau, non dans la flamme, mais sur la paroi latérale, à une petite distance de la mèche. On obtient une flamme jaune et brillante, dont le dard est large et moins allongé que le précédent (fig. 4). La matière soumise à l'essai sera placée en *c*, de manière à être entièrement enveloppée d'une atmosphère de gaz réductrice.

Réactifs. — Les plus employés sont : 1° le *biborate de soude* ou *borax*, qui est le fondant par excellence de tous les corps, acides ou basiques ; 2° le *phosphate double de soude et d'ammoniaque* ou *sel de phosphore*, qui est le dissolvant spécial des oxydes et expulse les acides de leurs combinaisons ; 3° le *carbonate de soude* ou *soude*, dissolvant spécial des acides, qui élimine les oxydes et facilite leur réduction — Quelques autres réactifs, tels que l'acide borique, l'étain, le fer, le plomb, le nitrate de cobalt, etc., s'appliquent à des cas particuliers.

Instruments. — Les plus nécessaires sont : des morceaux de charbon de bois, taillés perpendiculairement à l'axe, des fils de platine recourbés en crochet, une lame mince et une petite cuiller, et de petites pinces de même métal; de la cendre d'os, destinée à préparer de petites coupelles artificielles; enfin un mortier d'agate, une petite enclume et son marteau en acier poli, une lampe, un barreau aimanté, des limes, etc.

Dialyse. — C'est la séparation mécanique obtenue à l'aide du dialyseur, ou membrane perméable, des substances dites *cristalloïdes* (ou affectant des formes cristallines), des substances dites *colloïdes* (ou amorphes et se rapprochant de la forme gélatineuse, gommeuse, etc.). Le dialyseur est constitué d'une part par un tambour (fig. 5), formé d'un cercle de verre ou de

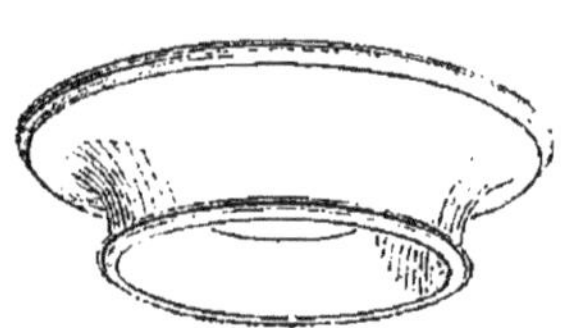

Fig. 5. — Tambour du dialyseur.

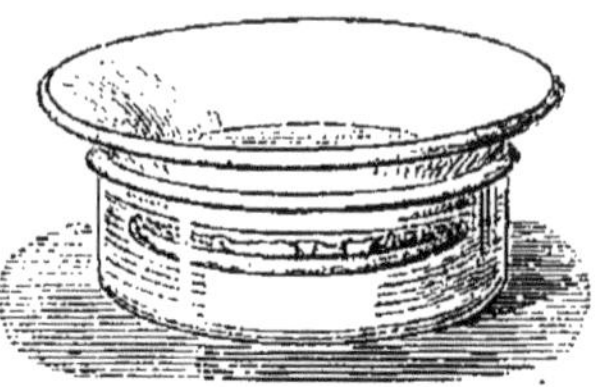

Fig. 6. — Dialyseur.

gutta-percha, sur lequel est tendu un papier-parchemin ou une feuille de baudruche, et d'autre part par un vase de verre cylindrique (fig. 6). Le tambour entre aisément dans ce vase et vient s'appuyer par ses bords de manière à être maintenu à quelque distance du fond. Si l'on introduit dans le tambour une solution contenant une matière cristalloïde et une matière colloïde (sucre et gomme par exemple) et qu'on verse de l'eau distillée dans le vase inférieur, au bout d'un certain temps le sucre seul aura traversé la membrane pour se dissoudre dans l'eau du vase inférieur, à l'exclusion de la gomme restée dans la solution primitive. — On conçoit les résultats remarquables que peut donner cette méthode employée à propos, soit pour séparer les alcaloïdes et les matières cristallisables des mélanges complexes qui les masquent, soit pour faciliter les recherches toxicologiques. — La méthode dialytique peut être appliquée de même aux solutions obtenues avec les divers véhicules.

A

ABÉCÉDAIRE. *Acmelle; Cresson des Indes; Spilanthes Acmella* L. — Synanthérées (Inde, Amér. mérid.).

Pl. voisine du cresson de Para, par ses caract. et propr. — Antiscorbutique, sialagogue; on l'emploie fraîche contre les gengivites des jeunes enfants. Les *S. mauritiana* et *S. repens* ont des propr. semblables.

ABSINTHE. *Artemisia Absinthium* L. — Synanthérées-Sénécionidées.

Trois pl. indigènes de ce nom sont employées : 1° la plus usitée : *Absinthe, absinthe commune, grande absinthe*, est l'*Artemisia Absinthium* ; 2° l'*Absinthe maritime, sanguenitte, Artemisia maritima;* 3° l'*Absinthe pontique* ou *romaine, Artemisia pontica ;* on emploie les feuilles et les sommités.

Comp. — Huile vol., mat. amère (*Absinthéine*), absinthate de potasse, chlorophylle, fécule, mat. albuminoïde, sels.

L'*huile volatile* de première distillation est verte, mais devient incolore par une rectification sur la chaux. Densité = 0,929 ; bout à 204°. Composition identique à celle du camphre = $C^{20}H^{16}O^2$. — L'*absinthéine*, obtenue par Caventou, est imparfait. connue, bien qu'elle ait été étudiée à nouveau par Mein et Luck ; voici le procédé qu'emploie Luck pour l'obtenir : traiter l'extrait alcool. d'absinthe (alcool à 80°) par l'éther ; évaporer la sol., aj. au résidu un peu d'eau et qques gouttes d'ammoniaque qui dissolvent la résine ; reprendre par l'ammoniaque pour achever la purification ; laver le résidu avec de l'ac. chlorhydrique étendu ; enfin dissoudre dans l'alcool, précipiter par l'acétate de plomb, filtrer ; enlever l'excès de plomb par l'hydrog. sulf. et faire évaporer la liq. obtenue à l'étuve. — L'absinthéine est jaune, d'od. faible, de sav. très amère ; paraît avoir le caractère des acides ; — peu sol. dans l'eau, très sol. dans l'alcool. — Le *sel d'absinthe* des anciens, obtenu par incinération, n'était autre que du carbonate de potasse.

Act. phys. — Tonique, fébrifuge, anthelmintique, emménagogue, à petite dose ; à dose plus forte, produit l'irritation de l'estomac, céphalalgie, vertiges, troubles nerveux. Elle rend amer le lait des nourrices. Les troubles produits par l'abus de la liqueur d'absinthe sont dus en partie aux principes de la plante, en partie à l'alcool.

Doses et usages. — *Infusé :* 5 p. 1000 eau bouillante. *Vin :* 50 à 100 gr. par jour = tonique. — *Extrait :* 1 à 2 gr. — *Essence :* 2 à 5 gouttes sur du sucre. — *Infusé chargé :* 50 gr. pour 1000. = En fumigations locales dans la dysménorrhée, en lotions contre les démangeaisons causées par les ascarides vermiculaires, en lavements contre les ascarides vermiculaires ou lombricoïdes. — *Poudre :* 1 à 4 gr. en prises ou pilules.

Antipath. — Éviter de l'associer aux subst. que précipite le tannin.

Poudre.
Prép. comme *Poudre de digitale.*

Teinture
1 p. pour 5 p. alcool à 60°. Prép. comme *Teint. de quinquina.*

Teinture d'absinthe composée. *Elixir stomachique de Stoughton.*

Pr. Sommités d'absinthe. . .	25
— de chamædrys.	25
Racine de gentiane. . .	25
Ec. d'oranges amères. .	25
Rhubarbe choisie. . . .	15
Aloès du Cap.	5
Cascarille.	5
Alcool à 60°	1000

Macérer dix jours, exprimer, filtrer. (Cod.)

Vin.

Pr. Feuilles sèches d'absinthe.	30
Alcool à 60°	60
Vin blanc	1000

Incisez l'abs., f. macérer 24 h. avec l'alcool ; ajoutez le vin ; laissez macérer dix jours en agitant de temps en temps ; passez, exprimez, filtrez. (Cod.)

Huile.
Prép. comme *H. de camomille.*

Eau distillée.
Prép. c. *Eau dist. de menthe.*

Huile volatile.
Prép. c. *H. vol. de fleurs d'oranger.*

Extrait.
Prép. c. *Extrait de digitale.* Rendement, 19/100.

Sirop.
Prép. c. *Sirop de coquelicot.*

Fumigation stimulante.

Pr. Absinthe	20
Armoise	20
Eau bouillante	1000

Dirigez la vapeur sur les parties sexuelles pour ramener la menstruation. (Dorv.)

ACACIA (Suc d').

Obtenu par évap. des gousses (*bablahs*) de l'*Acacia vera* Willd, en pains de 125 à 200 gr. — Astringent à peu près abandonné. — On prép. en Allemagne un suc d'acacia faux par évapor. des fruits du *Prunus spinosa.*

Les parfumeurs emploient sous le nom de *Cassie* les fleurs de l'*Acacia farnesiana* dont les pousses sont désignées par le nom de *Balibabolahs.*

ACANTHE. *Branche-ursine ; Acanthus mollis* L. — Acanthacées. Émollient rarement employé en cataplasmes, en bains, lavements.

ACÉTATES. Sels formés par la combinaison de l'acide acétique avec les bases

Chim. — En général solubles dans l'eau; ceux d'argent et de mercure le sont peu; sont décomposés par la chaleur rouge et donnent *acide acétique, acétone;* il reste du métal, de l'oxyde ou du carbonate, mélangé de charbon. — Chauffés avec acide sulfurique dilué, donnent *ac. acétique;* avec acide sulfurique concentré et alcool : *éther acétique;* avec acide arsénieux et une base alcaline caustique bien desséchée et pulvérisée : *cacodyle,* reconnaissable à son odeur. — Acétate neutre en solution et perchlorure de fer : coloration rouge-foncé ; cette réaction *caractéristique* n'a pas lieu avec l'ac. acétique libre.

ACÉTATES PEU USITÉS.

Acétate d'alumine. Préparé par comb. dir. de l'alumine hydratée avec l'ac. acétique; hygrométrique, à réaction acide; astringent. Employé en teinture.

Acétate d'argent. Dissoudre du carb. d'argent dans Q. S. d'acide acétique, faire cristalliser. Inusité.

Acétate de bismuth. Précipiter à chaud une sol. concentrée d'acétate de potasse par une sol. de nitrate de bismuth; se dépose en paillettes. Inusité.

Acétate de chaux. Saturer Q. S. d'acide acétique par du carb. de chaux En aiguilles soyeuses. — 1 à 4 gr. comme antistrumeux. — Employé dans les arts.

Acétate de magnésie. Même préparation. Très déliquescent; très sol. dans l'alcool. — Purgatif peu sapide, aux mêmes doses que le citrate de magnésie.

Acétate de quinine. F. chauffer 1 p. quinine avec 2 p. d'eau, ajouter ac. acétique en léger excès et cristalliser. — Propriétés des sels de quinine.

ACÉTATE D'AMMONIAQUE LIQUIDE. *Acetas ammoniæ liquidus; Liquor ammonii aceti; Esprit de Mindererus;* = $AzH^3, HO, C^4H^3O^3$, ou $C^2H^3O^2AzH^4$ = 204,36.

Prép. — Saturer 1000 p. d'acide acétique à 3° (D. = 1,02) par 60 à 70 p. de carbonate d'ammoniaque. (Cod.) Liqueur incolore. marquant 5° au pèse-sel (D. = 1,036), neutre, de saveur urineuse et d'odeur légèrement ammoniacale. — L'esprit de Mindererus se préparait autrefois en saturant le *vinaigre distillé* par le *sel volatil de corne de cerf :* il contenait des produits pyrogénés.

Act. phys. — Stimulant diffusible, diaphorétique, antispasmodique. Il est rapid^t absorbé et s'élimine par les reins, un peu par la peau et le poumon. Il excite la sécrétion urinaire, la transpiration et la formation du mucus bronchique.

Doses et usages. — 1 à 4 gr. dans un verre d'eau. contre l'ivresse; 4 à 15 gr. en potion = sudorifique dans la fièvre typhoïde, la goutte, les affections de la peau.

Antipath. — Alcalis et acides concentrés.

Chim. — Réactions des acétates; avec base fixe, dégage ammoniaque.

Potion contre la rage. *P. antilyssique, de Selle.*

Pr.	Acét. d'ammon. liq. . . .	250,0
	Thériaque	15,0
	Sel vol. de c. de cerf. . .	8,0
	Camphre	4,0
	Proscarabées.	4,0

On broie les proscarabées dans l'esprit de Mindérer, et on ajoute les autres substances.

On la prend par cuillerées dans l'hydrophobie pour exciter les sueurs et les urines. Remède allemand. (Vir. et Dorv.)

Potion diaphorétique. (Bouchardat.)

Pr.	Acét. d'ammoniaque. . .		15
	Eau de cannelle.	āā	50
	— de menthe...		
	Sirop simple....		

M. — Par cuillerées d'heure en heure.

ACÉTATE DE CUIVRE NEUTRE. *Acetas cupricus; cristaux de Vénus; verdet cristallisé;* $=$ $CuO,C^4H^3O^3,HO$, ou $(C^2H^3O^2)^2Cu,H^2O = 99,72$.

Prép. — Obtenu dans l'industrie en dissolvant le vert-de-gris dans l'ac. acétique. — On le purifie par dissolution et cristallisation. — Prismes rhomboïdaux vert foncé, sol. dans l'eau, un peu dans l'alcool.

L'*acétate de cuivre et d'ammoniaque* s'obtient en dissolv. 250 p. d'acétate neutre dans 1500 p. d'eau dist. et 50 p. d'acide acétique, et ajoutant de l'ammoniaque jusqu'à dissol. du précipité formé. On fait cristalliser. On l'emploie en collyres dans quelques pays.

Act. phys. — Styptique, vénéneux; propriétés analogues à celles du sulfate de cuivre (voir ce mot), plus prononcées encore. — N'est employé qu'à l'extérieur et à peu près inusité.

Chim. — Sa dissolution étendue dépose par l'ébullition un sel tribasique et dégage de l'acide acétique; avec sucre, précipité de protoxyde rouge de cuivre. — Chauffé à 250°, donne acétone, acide acétique (*vinaigre radical*) et résidu de cuivre métallique. — D'ailleurs réactions du cuivre.

Toxic. — Voir *Cuivre.*

ACÉTATE DE CUIVRE BASIQUE. *Subacetas cupricus : vert-de-gris ; verdet gris ; acétate de cuivre brut;* $=(CuO)^2,C^4H^3O^3,6HO = 184,46$.

Prép. — Se trouve dans l'industrie; il vient de Montpellier, où on l'obtient par l'action du marc de raisin sur des lames de cuivre; — l'alcool s'acidifie, — le cuivre s'oxyde aux dépens de l'air. — Traité par l'eau, il se dédouble en acétate sesquibasique, qui se dissout, et en acétate tribasique insoluble.

Propriétés et usages. — Mêmes que le précédent.

Toxic. — Voir *Cuivre.*

Poudre.
Prép. c. *Poudre de sulfure d'antimoine.*

Emplâtre d'acétate de cuivre. *Cire verte.*

Pr.	Cire jaune.	100
	Poix blanche	50
	Térébenthine du mélèze.	25
	S.-acétate de cuivre porph.	25

Div. le sous-acét. de cuivre dans la térébenthine, mêlez à la poix et à la cire fondues, agitez jusqu'à refroidissement et roulez en magdaléons. (Cod.)

Miel escharotique. *Onguent Ægyptiac.*
Pr. S.-acétate de cuivre pulv. . 100
Vinaigre. 140
Miel blanc. 280

Mêlez le tout dans une grande bassine de cuivre; chauffez en remuant jusqu'à ce que le mélange ait une couleur rouge et une consistance de miel. — Cette préparation se séparant rapidement, il faut la mélanger avant l'emploi. (Cod.)

Poudre escharotique au verdet.
Pr. Verdet gris, Sabine, āā. . . P. E.
Excroissances des parties génitales. *Esp.* (Dorv.)

Baume vert de Metz. *Baume de Metz, Baume vert, Baume de feuillet, Huile verte, Elæolé d'acétate de cuivre composé.*
Pr. Huile de lin. 180
Huile d'olive. 180
Huile de laurier. 30
Térébenthine 60

F. fondre à une douce chaleur, ajoutez :
Poudre d'aloès. 8
Poud. de sulfate de zinc . 6
Poudre de vert-de-gris. . 12

Versez dans une bouteille et ajoutez encore :
Huile vol. de genièvre. . 15
Huile vol. de girofle. . . 4

Mêlez exactement. (Soub.)

Agiter le flacon au moment de s'en servir.

Pansement des plaies et des ulcères. (Dorv.)

ACÉTATES DE FER.

Acétate de protoxyde de fer; acétate ferreux. S'obtient par double décomposition de l'acétate de plomb et du sulfate de protoxyde de fer. — Filtrer, évaporer dans une cornue pour éviter le contact de l'air. = Masse aiguillée, vert clair, très sol. dans l'eau, avide d'oxygène ; inusité.

Acétate de peroxyde de fer; acétate ferrique, extrait de Mars, vinaigre martial, vinaigre chalybé; = $Fe^2O^3, 3(C^4H^3O^3) + Aq.$ S'obtient en saturant de l'ac. acétique à 10° Bé par du peroxyde de fer hydraté. = Liqueur brune foncée, à saveur astringente, contenant environ les 3/4 de son poids de sel supposé sec ; se décompose quand on veut le concentrer.

Le *pyrolignite de fer*, *mordant de rouille*, est un mélange des deux acétates précédents, employé dans la teinture.

L'*acétate de fer et d'ammoniaque* est formé par le mélange de 7 p. acétate d'amm. et 1 p. acétate ferrique. — Usage externe.

Act. phys. — Fondant apéritif, participant d'ailleurs des propr. des sels de fer.

Chim. — Réactions des acétates et du fer. Cependant le fer peut y être dissimulé dans le cas suivant : Étant préparé par double décomposition avec sulfate de peroxyde et acétate de plomb, il supporte l'ébullition sans se décomposer. Après avoir été chauffée au B.-M. pendant 5 ou 6 heures, la liqueur devient rouge brique : trouble par réflexion, limpide par transmission; elle n'est plus précipitée par le cyano-ferrure de pot. ; plus de saveur ferrique ; elle donne, par les acides chlorhydrique et nitrique concentrés un précipité rouge grenu, qui se redissout dans l'eau pure.

ACÉTATES DE MERCURE.

Le *Proto-acétate de mercure, acetas hydrargyrosus, acétate mer-*

cureux = $Hg^2O,C^4H^3O^3$, ou $(C^2H^3O^2)^2Hg^2$ = 259, s'obtient en précipitant une solution de proto-nitrate de mercure par un léger excès d'acétate de soude. = Petites écailles blanches, nacrées, solubles dans 333 p. d'eau, altérables à la lumière.

Le *Deuto-acétate de mercure, acetas hydrargyricus, acétate mercurique* = $HgO,C^4H^3O^3$, ou $(C^2H^3O^2)^2Hg$ = 159, se prépare par la saturation d'ac. acétique à 8° par le bioxyde de mercure; soluble dans 4 p. d'eau.

Act. phys. — Antisyphilitiques; propr. génér. des composés mercuriels. — 1 à 5 centigr; très peu usités.

Dragées de Keyser.
Pr. Protoacétate de mercure. . 0,6
Manne en larmes. 12
F. 72 pilules dragéifiées. (Soub.)

ACÉTATE DE MORPHINE. *Acetas morphinæ; ac. morphicus.*

Prép. — Dissoudre q. v. de morphine dans q. s. d'ac. acétique; évaporer doucement à siccité. — Blanc jaunâtre, pulvérulent; il devient peu à peu basique; aussi doit-on aider sa dissolution par q. s. d'ac. acétique.

Act. phys. — Voir *Morphine.*

Doses et usages. — 1 à 5 centigr. en pilules, poudres, potions; en applications sur les surfaces dénudées d'épiderme par un vésicatoire. *Sirop* : 30 à 60 gr. — Injections hypodermiques.

Chim. et fals. — Entièr. sol. dans l'alcool et l'eau acidulée par l'ac. acétique. — Calciné sur une lame de platine, ne doit laisser aucun résidu. — Étant dissous dans l'ac. acétique étendu alcoolisé, il laisse cristalliser la morphine par l'addition d'ammoniaque. — Entièr. sol. dans l'alcool à 80° bouillant. — Tout corps étranger ajouté au sel ne remplirait pas ces conditions.

Toxic. — Voir *Morphine.*

Sirop.
Prép. c. le *Sirop de chlorhyd. de morphine.*

Liqueur de Jung.
Acétate de morphine. 0,25
Eau dist. de laur.-cer 5,0
Acide prussique, gtt. V
Contre la migraine. 5 à 10 gttes de ce mélange et une q. ég. d'eau sont aspirées par la narine correspond. au côté affecté, en ayant soin de boucher l'autre narine. (Dorv).

ACÉTATE DE PLOMB CRISTALLISÉ. *Acetas plumbicus; acétate neutre de plomb; sel* ou *sucre de Saturne;* = $PbO,C^4H^3O^3$, 3HO, ou $(C^2H^3O^2)^2Pb + 3H^2O$ = 189,56.

Prép. — Obtenu en grand dans les arts par dissol. de la litharge dans l'ac. pyroligneux. On le purifie par cristall. — Petits cristaux blancs, efflorescents, agglomérés; sav. sucrée et styptique; sol. dans 1 p. 1/2 d'eau dist. et dans 8 p. d'alcool.

Act. phys. — A l'intérieur, action styptique générale; diminue la sueur, les sécrétions, les hémorrhagies. A petites doses répétées, agit comme altérant : amène les coliques, paralysies, les névroses et intoxication saturnine. A haute dose, irritation et douleur de l'estomac, sensation de brûlure, vomissements ; — à l'extérieur, astringent puissant.

Doses et usages. — A l'intérieur, 5 à 10 centigr. par jour, pour combattre les sueurs des phthisiques, les diarrhées et les écoulements abondants; on peut augm. progress. jusqu'à 40 et 50 centigr. — A l'extérieur, en collyres, injections, lotions, pommades.

Incomp. — On doit éviter de l'associer avec les mat. organiques et les sulfates, les chlorures, les carbonates, les chromates. les iodures solubles, le tannin, les sels de fer, etc.

Chim. et fals. — Réactions des acétates et des sels de plomb (V. *Plomb*). Doit se dissoudre entièrement dans l'eau dist., légèrement aiguisée d'ac. acét. Il est quelquefois vert et contient du cuivre; on l'en débarrasse en chauffant sa solution avec des morceaux de plomb métallique.

Toxic. — Voir *Plomb*.

Pilulæ plombi cum opio. (Brit. Pharm.)

Pr. Poudre d'acétate de plomb. 2,33
— d'opium. 0,39
Conserve de rose 0,39

F. une masse homogène. (Cod.)

Injection à l'acétate de plomb pour l'urèthre. (Ricord.)

Pr. Eau de roses. 150,0
Acét. de plomb cristallisé. 3,0

Injection à l'acétate de plomb pour le vagin. (Ricord)

Pr. Eau 1000,0
Acét. de plomb cristallisé. 10,0

On peut porter graduellement la dose d'acétate jusqu'à 30 grammes.

L'injection de *sous-acétate de plomb*. ou d'*extrait de Saturne*, s'entend de l'*eau blanche*. (Dorv.)

Pommade contre la calvitie. (Dupuytren.)

Pr. Moelle de bœuf 250,0
Acétate de plomb 4,0
Baume du Pérou. 8,0
Alcool à 21°. 30,0
Teint. de cantharides . . 1,0
— de girofle. 0,75
— de cannelle. . . . 0,75

On enduit tous les soirs le cuir chevelu avec gros comme une noisette de cette pommade. (Cod., 1837.)

Pommade de Giacomini.

Axonge récente 15,0
Acétate de plomb. 4,0
Eau cohobée de laur.-cer. 4,0

Pommade populaire en Italie ; très utile contre les inflammations externes. surtout contre les engelures.

ACÉTATE DE PLOMB LIQUIDE. *Subacetas plumbicus liquidus; Extrait de Saturne; acétate de plomb basique* ou *tribasique*.

Prép. — Chauffez ensemble dans une terrine au bain-marie :

Acétate de pl. crist. 300
Eau dist. 800
Litharge 100

Quand la litharge est dissoute et que la liqueur marque 34 à 35° Bé (D. = 1,32), on laisse déposer, on filtre et on renferme. (Codex.) Le bain-marie n'est pas indispensable; mais, quand on se sert d'une bassine de cuivre, il faut ajouter de la grenaille de plomb pour éviter que l'extrait de Saturne n'ait une couleur verte. — On peut encore le préparer à froid en mettant seulement la q. d'eau nécessaire, et agitant de temps en temps.

C'est une dissolution d'*acétate de plomb tribasique* = $(PbO)^3 C^4H^3O^3$ + aq., ou $(C^2H^3O^2)^2Pb,2PbO,H^2O$, avec un peu d'*acétate neutre* et d'*acétate sexbasique*.

Usages. — Très employé à l'extérieur, étendu d'eau ; astringent, siccatif et résolutif : contusions, entorses, brûlures, écoulements.

Incomp. — Les mêmes que le précédent ; mais, comme on l'emploie plus communément à l'extérieur, on ne se préoccupe pas autant des subst. qu'on lui associe. Avec l'opium, il y a formation de pet. q. d'acétate de morphine, et les deux actions, astringente et calmante, restent manifestes.

Chim. et toxic. — Voir *Acétate neutre de plomb* et *Plomb*.

Cérat saturné. *Cérat de Goulard.*

Pr. Sous-acétate de plomb. .	10
Cérat de Galien	90

Mêlez au mortier au moment du besoin.

Eau blanche. *Eau de Goulard. Eau végéto-minérale.*

Pr. Sous-acétate de plomb liq.	20
Eau de rivière.	900
Alcoolat vulnéraire . . .	80

M. (Cod.)

Lotion de Guerlain. *Eau cosmétique de Guerlain.*

Pr. Eau distillée de laur.-cerise et de pêcher. . .	10000,0
Teint. de benjoin. . . .	15,0
Extrait de Saturne . . .	125,0
Alcool (mêlé à la teinture)	60,0

Taches de rousseur. — Cosmétique. (Dorv.)

ACÉTATE DE POTASSE. *Acetas potassicus ; terre foliée de tartre* ou *végétale* ; = $KO,C^4H^3O^3$, ou $C^2H^3O^2K + KHO$ = 98,11.

Prép. — Saturer q. v. d'acide acétique faible (à 4° ou D. = 1,03) par q. s. de carbonate de potasse ; concentrer, filtrer sur charbon animal ; évaporer à moitié, et laisser déposer un peu de silice provenant du carb. de pot. ; filtrer, aj. un excès d'acide et évaporer à siccité dans une bassine d'argent ; on relève le sel sur les bords à mesure qu'il se solidifie. Enfin, enfermer dans des flacons hermétiquement bouchés.

Sel blanc, doux au toucher, feuilleté et léger ; déliquescent, soluble dans l'alcool ; saveur piquante, douce et salée.

Tombé en déliquescence, il constitue ce qu'on appelait autrefois l'*acétate de potasse liquide* ou *liqueur de terre foliée de tartre*.

Act. phys. — Diaphorétique, diurétique au même titre que le nitrate de potasse. A la dose de 8 à 16 gr. détermine des coliques et purge ; se transforme dans l'économie en carbonate et rend les urines alcalines ; stimulant des reins, qu'il peut irriter à la longue, de même que la muqueuse bronchique : ce qui permet de penser qu'il est en partie éliminé par le poumon. (Gubler.)

Doses et usages ; incomp. — A été employé avec succès contre : hydropisies, diathèse urique, dermatoses chroniques, maladies inflammatoires, rhumatismes articulaires. — 1 à 5 gr. comme diurétique ; jusqu'à 15 gr. comme altérant. — Éviter de l'associer aux acides énergiques et aux sels minéraux qui peuvent amener une double décomposition.

Chim. et fals. — Réactions des *acétates* et de la *potasse*. Ne doit pas précipiter par chlorure de baryum, azotate d'argent, oxalate d'ammoniaque, hydr. sulf. — Pour reconnaître la présence de la soude, calciner au rouge pour transformer en carbonate, dissoudre, saturer par acid. chlorhyd. et ajouter bichlorure de platine. Evaporer au B.-M. et reprendre par alcool à 86°, qui dissoudra le chl. double de platine et sodium et laissera le chl. de plat. et pot. — La solut. alcool. est évaporée; le résidu, étant calciné, puis repris par l'eau, donnera par cristall. du chlorure de sodium.

ACÉTATE DE SOUDE. *Acetas sodicus ; terre foliée minérale ;* = $NaO,C^4H^3O^3 + 6HO$, ou $C^2H^3O^2Na + 3H^2O = 136$.

Prép. — S'obtient comme l'acétate de potasse. Arrêter l'évaporation à pellicule et laisser cristalliser.

Sel blanc, en cristaux prismatiques ; saveur amère et piquante ; soluble dans un peu plus de 3 parties d'eau ; peu dans l'alcool.

Act. phys. et doses. — Mêmes propriétés que l'acét. de potasse, mais moins marquées; il paraît être moins diurétique et agir davantage comme prép. alcaline. (Gubler.) — 2 à 8 gr. par jour.

ACÉTATE DE ZINC. *Acetas zincicus.* = $ZnO,C^4H^3O^3,3HO$, ou $(C^2H^3O^2)^2Zn + 3H^2O = 118,56$.

Prép. — Dissoudre du carbonate de zinc dans de l'acide acétique; évaporer et faire cristalliser. — Paillettes brillantes, très solubles dans l'eau, peu dans l'alcool ; saveur très styptique.

Inus., mais on le produit souv. par double décomp. dans les prép. où l'on fait entrer le sulfate de zinc et l'acétate de plomb.

Act. phys. — Astringent à l'extérieur, en collyres et injections ; à l'intérieur, émétique et antihystérique, comme le sulfate.

Chim. — Réactions des *acétates* et du *zinc*. Précipite par carb. de soude et par hyd. sulfuré; calciné au chalumeau avec un peu d'azotate de cobalt, donne un résidu d'un beau vert. — Calciné, sur charbon, avec carbonate de soude, donne des globules métalliques, volatilisables avec production de vapeurs blanches.

ACÉTONE. *Esprit pyracétique ; méthylacétyle ;* = $C^6H^6O^2$, ou $C^3H^6O = 58$.

Prép. — Distiller dans une cornue de fer 2 p. acétate de plomb mêlées à 1 p. chaux pulv. ; le produit rectifié sur le chlorure de calcium, puis au B.-M., est l'acétone pure. — Elle se produit en général dans la distillation des acétates. — Liq. très fluide, od. pénétrante, sav. âcre et brûlante ; sol. dans l'eau, l'alcool et l'éther, en toute prop. ; très combustible. D. = 0,792; bout à 56°.

Act. phys. — Elle est fort peu usitée ; on l'a employée comme anthelmintique : 15 à 20 gtes 3 fois par jour ; contre la goutte, les rhumatismes, etc.

ACHE. *Persil* ou *Céleri des marais; Apium graveolens* L. — Ombellifères.

Pl. commune, dont toutes les parties sont arom. Contient une huile vol. accompagnée d'une mat. sucrée anal. à la mannite. (Hubner et Vogel.) — Propr. stimulantes, antifébriles et carminatives. — On emploie l'herbe, les semences et la racine; celle-ci fait partie des cinq rac. apéritives.

Infusé : 20 p. 1000 ; *conserve, sirop*, etc.

Sirop des cinq racines. *Sirop diurétique.*

Pr. Racine d'ache . . . . } āā 100
— d'asperge . . .
— de fenouil . .
— de persil . . .
— de petit houx
Eau bouillante. 3000
Sucre blanc. 2000

Versez la moitié de l'eau bouillante sur les rac. coupées et dépoudrées; faites infuser 12 h en agitant de temps en temps. Passez sans exprimer, filtrez au frais. Faites une seconde infusion avec le reste de l'eau, passez et exprimez. Avec cette liq., faites un sirop par coction et clarification; quand il marquera 30° Bé, évaporez-le jusqu'à ce qu'il ait perdu le poids de la première infusion. Ajoutez celle-ci et passez. (Codex.)

Espèces diurétiques.

Pr. Racine d'ache . . . . } āā P. E.
— d'asperge . .
— de fenouil . .
— de persil . .
— de petit houx.

Incisez et mélangez. (Cod.)

ACIDE ACÉTIQUE CRISTALLISABLE. *Acidum aceticum purum ; acide acétique pur ;* = $C^4H^3O^3,HO$, ou $C^2H^4O^2 = 51$.

Prép. — Chauffez doucement dans une cornue 625 gr. acétate de soude desséché avec 250 gr. ac. sulfurique à 1,84 ; recueillez 180 gr. de produit, et rectifiez sur l'acétate de soude desséché. — Cristall. en lames qui fondent à + 16°. Au-dessus, il est liq. ; D. = 1,063 ; od. particulière, vive et pénétrante ; sav. piquante, caustique.

Act. phys. — Excitant, antiseptique, vésicant. Appliqué à l'extérieur, à petite dose, il rétracte les tissus et les capillaires sanguins. A haute dose, il cause de la douleur, de l'afflux du sang, enfin dissout les éléments protéiques et agit comme caustique. A l'intérieur, il produirait les effets d'un poison irritant. D'après les expériences faites sur les animaux, les symptômes sont des étourdissements, des convulsions, la paralysie du sentiment et du mouvement. (Gubler.)

Etendu, il constitue le *vinaigre*, qui, porté dans la circulation, agit comme antiphlogistique, réfrigérant, hémostatique ; à la longue, son usage produit l'amaigrissement, la cachexie.

Usages. — Concentré : en inspirations dans les syncopes (flacons de poche) ; comme révulsif : en applications au moyen d'un morceau de papier buvard que l'on en imbibe (*Vésicatoire de Beauvoisin*) ; étendu : voir *Vinaigre*.

Incomp. et contre-poisons. — Les subst. alcalines qui le saturent lui enlèv. ses propr. et enrayent rapid. son action locale.

Chim. et fals. — L'acide acétique pur est sol. dans l'eau et l'alcool. Il doit être entièr vol. sans résidu. Il ne rougit pas la teinture de tournesol et n'attaque pas les carbonates, s'il n'est étendu d'eau; sa densité augmente par son mélange avec l'eau, tant que celle-ci ne dépasse pas la proportion de 20/100; le maximum de densité = 1,0735. — Il bout à 120°, sa vapeur est inflammable; il dissout les résines et les mat. albumineuses.

Acide acétique aromatisé. *Vinaigre anglais.* (Codex)

Pr.	Acide acétique crist. . .	600
	Camphre	60
	H. vol. de lavande . . .	0,50
	— de girofle. . . .	2 »
	H. vol. de cannelle. . .	1 »

M. — Pour garnir les flacons.

Acide acétique camphré.

Pr.	Acide acétique.	144
	Camphre	13

(Ph. Edim.)

ACIDE ACÉTIQUE CONCENTRÉ. *Vinaigre radical.*

Prép. — Distillez dans une cornue de grès des cristaux d'acétate neutre de cuivre, jusqu'à ce qu'il ne passe plus rien. Le produit, qui est coloré par un peu d'acétate, est rectifié dans une cornue de verre. — On recueille les produits de manière que leur mélange ait une densité moyenne entre 1,075 et 1,083. (Codex.)

Propriétés. — Les mêmes que le précédent, dont il diffère cepend. par son od., due à un peu d'acétone qu'il contient touj.

ACIDE ACÉTIQUE DU BOIS. *Vinaigre du bois; acide pyroligneux.*

Prép. — Obtenu en grand, dans l'industrie, par la distillation du bois. Il contient div. produits volatils et empyreumatiques, dont on peut le débarrasser en le transform. d'abord en acétate de soude que l'on grille convenabl. et qu'on décompose ensuite par l'ac. sulfurique. — Pur, il a toutes les propr. de l'ac. acétique décrites plus haut. Impur, c'est un antiseptique, un puissant conservateur des mat. organiques.

ACIDE ANTIMONIEUX. *Acidum antimoniosum;* = Sb^2O^3, Sb^2O^5, ou Sb^2O^4 = 308.

ACIDE ANTIMONIQUE HYDRATÉ. *Acidum antimonicum; matière perlée de Kerkringius;* = $Sb^2O^5 + 4HO$, ou anhydre : Sb^2O^5 = 324.

Propr. — Ces deux corps, inusités aujourd'hui, ont les propriétés générales des prép. d'antimoine, = contro-stimulants, diaphorétiques, sudorifiques : 1 à 4 gr.

ACIDE ARSÉNIEUX. *Acidum arseniosum; arsenic blanc; oxyde blanc d'arsenic;* = AsO^3 = 99, ou As^2O^3 = 198.

L'industrie livre l'acide arsénieux tout préparé, provenant du grillage du *mispickel* (sulfo-arséniure de fer). — Il présente deux états isomériques : récent, il est *vitreux* : D. = 3,70 ; soluble dans 25 p. d'eau à + 15° ; peu à peu, il devient *opaque* : D. = 3,95 ; soluble dans 85 p. d'eau. Div. conditions le ramènent à la modification d'ac. vitreux. — Il est sol. dans l'alcool et dans la glycérine ; l'addition d'un peu d'ac. chlorhyd. ou d'un alcali augmente beaucoup sa solubilité dans l'eau. Il est entièr. volatilisable. — L'ac. arsénieux pulv. ressemble au sucre, il est blanc et inod. ; sav. âcre et nauséabonde ; très vénéneux.

Act. phys. — L'un des plus violents poisons qui existent, non seulement pour l'homme et les animaux, mais aussi pour les végétaux ; cependant ses effets sont extrêm[t] variables suivant les doses employées et le mode d'administration. Dans cert. contrées de l'Autriche, en Styrie, les paysans ont la coutume de manger de l'arsenic ; ils l'emploient à doses minimes et n'arrivent que progress. à des q. plus fortes. D'après le docteur Tschudi, ils acquièrent ainsi de l'embonpoint et une apparence de santé florissante. L'arsenic les rend légers et leur donne une aisance de respiration qui leur permet de gravir sans peine des montagnes élevées. Ils emploient le même moyen pour donner une belle apparence à leurs chevaux et faciliter l'engraissement des animaux domestiques. Il est bon de remarquer qu'une interruption dans cette habitude suffit pour faire apparaître tous les symptômes d'une intoxication arsenicale, qui ne cesse que par un retour immédiat à l'usage supprimé.

A la dose de 1 à 2 centigr., l'arsenic augmente la soif et l'appétit, précipite la digestion et active le pouls et la respiration. Pris d'une manière continue à la dose de 5 à 15 milligr., il produit les mêmes phénomènes, avec des évacuations alvines plus fréquentes ; de 20 à 35 milligr., il commence à provoquer quelques nausées et coliques, rarement des vomissements. En même temps, le sujet éprouve quelques mouvements fébriles, de la langueur, un besoin de sommeil ; les yeux s'injectent, les paupières se rubéfient, avec œdème prononcé. Il survient aussi de la salivation avec chute des cheveux et de la barbe, des taches brunes à la peau. Fowler regardait l'apparition de ces symptômes comme nécessaire et comme le signal des effets thérapeutiques qui allaient suivre.

Jusque-là les effets de la médication permettraient de ranger l'arsenic parmi les reconstituants, si les phénomènes se présentaient constamment dans l'ordre où ils sont présentés ; mais il n'en est pas toujours ainsi, et « l'appellation de *tonique*, appliquée à l'arsenic, demande quelques réserves. » (Gubler.)

Toutefois son action, bien qu'encore obscure, paraît devoir être rapportée à deux chefs principaux : irritation légère de la muqueuse de l'estomac, qui augmente l'appétit et accélère les digestions; diminution de l'oxydation du sang, ce qui favoriserait l'emmagasinement des subst. hydro-carbonées (graisse, etc.) et expliquerait les effets fébrifuges et antipériodiques. On lui attribue encore des effets anaphrodisiaques. (Charcot.)

Vers 5 centigr. commence l'action toxique. Cette dose, continuée qque temps, peut amener les symptômes suivants : dyspepsie, gastralgie, soif, nausées, vomissements, diarrhée et coliques, langue saburrale avec ptyalisme ou sécheresse, céphalalgie, vertiges, petitesse et irrégularité du pouls, oppression et toux sèches ; membres douloureux, tremblants ou agités de mouvements convulsifs, et enfin paralysés ; œdème des paupières et des pieds ; enfin mort avec connaissance, ou après délire et coma. — Après une dose toxique donnée d'emblée, le sujet éprouve : une sensation de brûlure dans les premières voies, constriction de la gorge, hydrophobie, vomissements bilieux ou sanguinolents, douleurs du ventre, diarrhée, rareté et suppression de l'urine, crampes, refroidissement et sueur froide. Ensuite viennent les désordres nerveux : syncopes, convulsions, paralysie, insensibilité, délire et coma. (Gubler.)

Après la mort, on trouve dans l'estomac et le tube digestif, quelquefois dans les organes de la circulation et de la respiration, de la rougeur, des ulcérations, des taches gangréneuses et des extravasations sanguines. Le sang du cœur est ordinairement fluide et de couleur de lie.

Appliqué à l'extérieur sur les tissus vivants, l'acide arsénieux produit d'abord une irritation douloureuse et un afflux sanguin. A la longue, il y a eschare avec inflammation. L'arsenic n'agit pas ici comme un corps destructeur qui, par une action chimique particulière, détruit les combinaisons organiques préexistantes pour faire entrer leurs éléments dans de nouveaux composés ; il ne dissout pas les tissus ; son rôle se borne à entraver la réparation et l'entretien de ces tissus; par suite, il détermine leur mortification et l'inflammation consécutive éliminatrice. En raison de ce mode d'action, l'arsenic n'altère pas les tissus d'un cadavre. C'est ce qui explique encore que, mis en rapport avec une tumeur cancéreuse, il détruira d'abord les productions morbides, de formation récente et de résistance moindre, avant d'atteindre les éléments histologiques de l'organe primitif où elles se sont développées.

Les ouvriers exposés aux vapeurs arsenicales portent souvent aux doigts des lésions en forme d'ulcères à pic, d'apparence chancreuse; ils sont exposés aussi à la perforation de la cloison des fosses nasales. Absorbé par la peau ou par les muqueuses, il peut d'ailleurs produire des accidents toxiques, et il ne tarde pas à apparaître dans l'urine. Il s'élimine en outre par la peau, la salive et en général par les muqueuses, dans un temps qui peut se prolonger jusqu'à six semaines.

Doses et usages. — On l'emploie dans un gr. nombre de maladies : fièvres intermittentes (méthode de Boudin), rhumatismes chron., dartres, aff. nerveuses, asthme, chorée, chlorose, dyspepsie, cancers, maladies des yeux, etc. — 1 milligr. à 5 centigr. par jour, sous différentes formes, suivant les cas et progressiv. en surveillant attentivement la tolérance du sujet.

Acide arsénique. On le prépare en oxydant l'ac. arsénieux, soit au moyen de l'eau régale, soit par un courant de chlore. Il est très sol., crist. difficilement (voir ci-dessous les réactions des *arséniates*).

Chim. et toxic. — L'acide arsénieux, combiné aux bases alcalines, donne des *arsénites* solubles. Les arsénites des autres oxydes métalliques se dissolvent dans l'acide chlorhydrique. L'acide azotique et l'eau régale les transforment en *acide arsénique.* — La chaleur rouge décompose tous les arsénites en arséniates et arsenic métallique.

Au chalumeau, dans la flamme intérieure et sur le charbon, surtout après l'addition d'un peu de carbonate de soude, l'ac. arsénieux ou les arsénites dégagent une odeur d'ail prononcée. Mêlés, étant secs, avec du charbon et un peu de carbonate de soude, et chauffés dans un tube fermé par un bout, les arsénites donnent un sublimé d'arsenic métallique. Ils sont précipités d'une solution acidulée, par l'hydrogène sulfuré, à l'état de sulfure jaune d'arsenic ($As\ S^3$), soluble dans la potasse et l'ammoniaque ou leurs carbonates et dans les sulfures alcalins, insoluble dans l'acide chlorhydrique même bouillant. Quand il s'agit d'un arséniate, le précipité est du quintisulfure ($As\ S^5$), soluble dans les sulfures alcalins, insoluble dans l'acide chlorhyd. bouillant. — Le nitrate d'argent ammoniacal précipite les arsénites en jaune, les arséniates en rouge brique. — Le sulfate de cuivre donne avec les arsénites un précipité vert (vert de Scheele); avec les arséniates, un précipité bleu verdâtre; l'arsénite de cuivre est soluble dans l'ammoniaque. — Une lame de zinc réduit à l'état métallique la solution d'acide arsénieux ou d'acide arsénique dans l'acide chlorhydrique.

Les réactions : au chalumeau ; avec l'hydr. sulf. ; avec le nitrate d'argent ; avec le sulfate de cuivre ; — sont caractéristiques pour les arsénites et les arséniates. Le sulfure jaune d'arsenic est sol. dans l'ammoniaque sans coloration; l'add. d'un ac. le précipite de nouveau; on peut reprod. plusieurs fois cette réaction, en add. success. la liq. d'un acide et d'ammoniaque.

Recherche de l'arsenic dans les empoisonnements. — Il y a à examiner les substances suspectes et, si la victime est morte, les organes extraits du cadavre.

1° *Substances suspectes.* Si elles sont liquides et sans mélange de mat. organ., le corps du délit se retrouvera ordinair. à la partie inférieure du vase. Une petite partie de mat. solide ou de ce dépôt sera projetée sur un charbon incandescent; si elle contient de l'arsenic, il y aura production de fumées blanches à od. alliacée. — Une autre portion sera mélangée intimement avec P. E. de carbonate de soude desséché et de charbon, et introduite dans un petit tube fermé à une extrémité (5 millim. de diam,, 15 centim. de long.). On chauffe à l'alcool; s'il se dégage de la vap. d'eau qui se condense sur les parois, on l'enlève avec du papier à filtre roulé. On porte peu à peu au rouge. S'il y a de l'arsenic, il se forme bientôt un anneau brillant et miroitant d'arsenic métallique un peu au-dessus de la partie chauffée (fig. 7).

Cet anneau peut être déplacé par la chaleur. Si l'on casse l'extrémité fermée du tube, et que l'on chauffe, en tenant le tube incliné à 35°, l'arsenic est transformé en acide arsénieux qui se dépose un peu plus loin sous la forme d'un sublimé blanc (à la loupe, cristaux octaédriques ou tétraédriques (fig. 8). La partie du tube qui contient ces cristaux étant coupée et trempée dans une eau acidulée à 1/15 par l'ac. chlorhydrique, on obtient une solution qui reproduira, par l'hyd. sulfuré, l'ammoniaque, le nitrate d'arg., le sulfate de cuivre, les réactions indiquées ci-dessus.

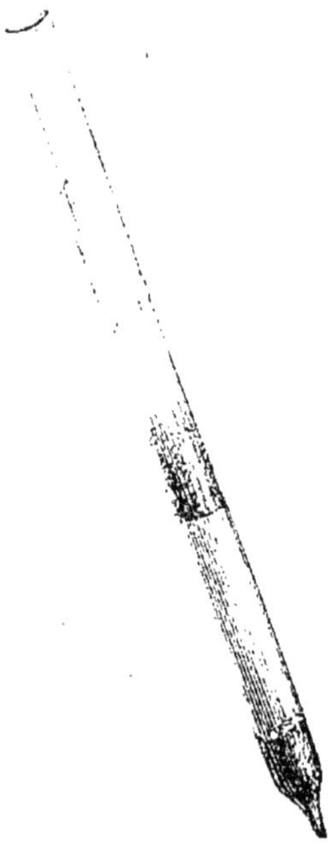

Fig. 7. — Arsenic métallique sous forme d'anneau miroitant.

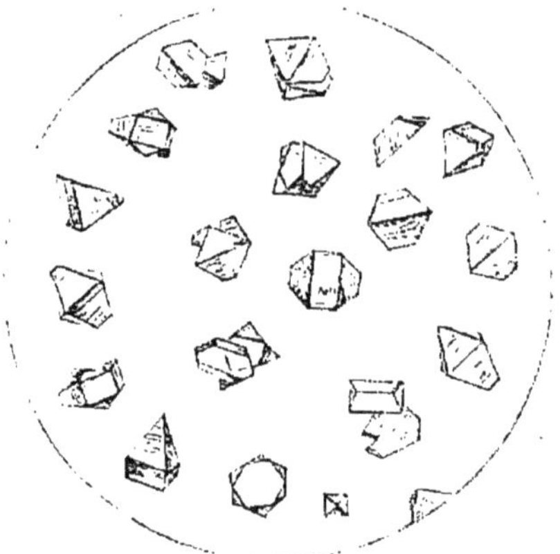

Fig. 8. — Acide arsénieux.

L'anneau miroitant doit disparaître entièrement par l'addition de quelques gouttes d'hypochlorite de chaux ou de soude. Il doit se dissoudre complètement dans l'ac. azotique ; la solution évaporée à siccité laisse un résidu à peine visible d'ac. arsénique blanc; si l'on ajoute quelques gouttes d'ammoniaque, qu'on évapore à siccité, et qu'on touche le fond de la capsule avec une baguette imprégnée de nitrate d'argent neutre, il se produit une coloration rouge brique caractéristique.

Quand les subst. suspectes sont des sol. limpides exemptes de mat. organiques, les réactions peuv. être produites, ou directement, ou sur le résidu obtenu par évaporation au B.-M.; si elles contiennent des mat. alimentaires, il faudra les traiter comme les organes eux-mêmes soumis à l'examen.

2° *Organes* et *mat. alimentaires*. Examiner d'abord sur les parois de l'estomac, et à la partie inférieure des vases contenant les organes ou les matières alimentaires, s'il ne se rencontre pas quelques particules solides, constituées précisément par le corps de délit. Sinon il faut, avant tout, détruire la matière organique. Plusieurs procédés ont été proposés : l'azotate de potasse en fusion, l'acide azotique, l'acide chlorhydrique et le chlorate de potasse, le chlore gazeux, l'eau régale, l'acide sulfurique, enfin la transformation des comp. arsenicaux en chlorure volatil.

Procédé de Schneider et Fyfe, usité en Allemagne et en Angleterre. Voici comment on opère : On introduit les mat. divisées, et mélangées avec 1/4 de sel marin pur fondu, dans une cornue tubulée. On aj. un peu d'eau; le bec de la cornue communique avec un récipient tubulé vide, lequel est réuni à un tube à boule de Liebig, contenant un peu d'eau dist.; l'autre tubulure de la cornue reçoit un entonnoir à robinet, fixé hermétiquement au moyen d'un bouchon. Cet entonnoir sert à l'introduction graduelle et ménagée d'acid. sulfurique. On chauffe au bain de sable peu à peu. Il se condense dans le récipient : de l'eau, de l'ac. chlorhydr. et enfin du chlorure d'arsenic. Quand l'opération a été bien conduite, le tube de Liebig n'en contient pas. On s'assure, en essayant les derniers produits, qu'il ne passe plus d'arsenic; dans ce cas, le résidu n'en contient pas trace. Le liquide du récipient servira à produire toutes les réactions caractéristiques.

Procédé de MM. Flandin et Danger. C'est le plus parfait. Les organes

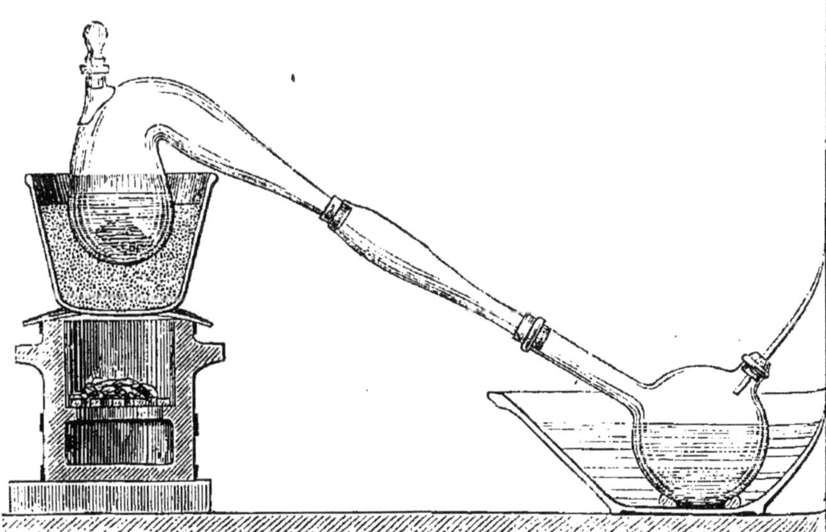

Fig. 9. — Appareil pour la destruction des matières organiques par l'acide sulfurique.

sont divisés en petits morceaux; les liquides sont rapprochés au B.-M. à l'état d'extrait mou; le tout est introduit dans une cornue tubulée, avec allonge et ballon récipient refroidi (fig. 9). On verse sur les mat. le 1/4 de leur poids d'ac. sulfurique conc. et pur, on chauffe au bain de sable graduellement, jusqu'à ce que le charbon paraisse sec et friable et qu'il se dégage des fumées blanches d'ac. sulfurique; on laisse refroidir, et l'on met de côté le liq. du récipient. Le charbon extrait de la cornue, pulvérisé dans un mortier de verre, est arrosé avec 1/10 d'ac. azotique conc. et pur, et laissé en digestion au B.-M., pendant 1/2 heure. On étend le mélange d'eau dist. chaude, qui dissout l'ac. arsénique formé, et l'on filtre sur papier Berzélius. On lave à l'eau dist. au moyen d'une pissette (fig. 10). Si la liq. est colorée, la carbonisation est incomplète; il faut la concentrer, après avoir ajouté un peu d'ac. sulfurique, traiter à nouveau par ac. azot. étendu d'eau et filtrer. Les liq. réunies sont évap. au B.-M., puis au bain de sable, en ayant soin de ne pas dépasser 150°, jusqu'à cessation d'od. nitreuse; on étend le résidu de son vol. d'eau dist. et l'on filtre, s'il y a dépôt de sulfate de chaux. Ce liquide peut alors être soumis à l'appareil de Marsh.

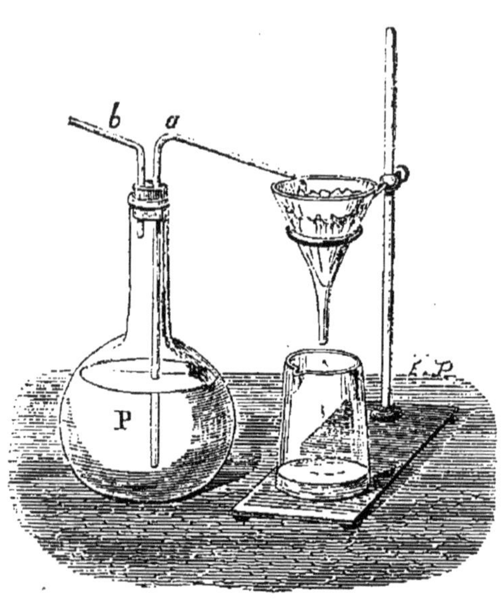

Fig. 10. — Appareil pour laver le charbon sulfurique. — P, pissette; *b*, tube par lequel on souffle; *a*, tube qui laisse écouler l'eau.

Appareil de Marsh. Le fonctionnement de cet appareil est basé : 1° sur la propriété qu'a l'hydrog. naissant de décomposer les ac. arsénieux et arsénique, de manière à former de l'hydrog. arsénié; 2° sur la décomposition facile de cette combinaison, sous l'influence de la chaleur en hydrog. et arsenic métall. Cet appareil,

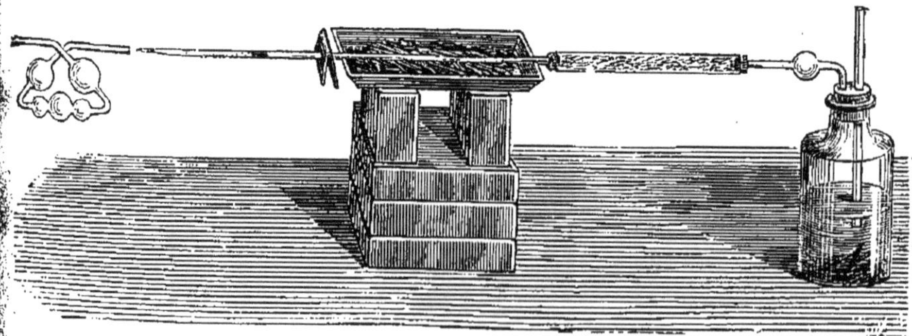
Fig. 11. — Appareil de Marsh, adopté par l'Académie des sciences.

d'abord très primitif, a été modifié à diverses reprises; la figure 11 représente la forme adoptée par l'Académie des sciences : flacon à col droit, fermé par un bouchon percé de deux trous, dans l'un un tube droit un peu large descendant jusqu'au fond, dans l'autre un tube à angle droit, terminé en biseau dans le flacon, avec boule soufflée dans le verre dans la partie horizontale ; ce tube se continue par un autre plus large, garni de coton ou d'amiante, puis par un tube de verre peu fusible, long de 40 centim. environ, effilé à l'extrémité libre, et enveloppé de clinquant vers le milieu, sur 8 à 10 centim. d'étendue. Le flacon doit n'être rempli qu'aux 3/4, après addition de toute la liq. à essayer.

On introduit dans le fl. de la grenaille de zinc — on bouche — et, par le tube large, assez d'acide sulfurique dilué (eau : 9 p. ; acide sulf. : 1 p.), pour la recouvrir. On laisse le dég^{t} chasser l'air, ensuite on chauffe au charbon ou à la lampe la partie du tube recouverte de clinquant. Si les réactifs sont purs d'arsenic, il ne se produit pas de tache dans le tube. On laisse l'opération se continuer pendant 1/2 h., pour n'avoir aucun doute. On ajoute alors par portions successives le liquide acide préparé ; le dég^{t}. d'hydrog. devient plus rapide, et, s'il y a de l'arsenic, un anneau miroitant se forme rapidement un peu en avant de la portion chauffée. On change de temps en temps le tube, pour avoir plusieurs anneaux. A la fin, on recueille des taches sur des soucoupes de porcelaine ; pour cela, on cesse de chauffer le tube à la partie moyenne pendant quelque temps, puis on allume le jet de gaz. On approche une soucoupe de porcelaine, bien propre, de manière à couper la flamme en deux et à l'écraser. L'arsenic, au lieu de brûler, se dépose en taches noires miroitantes, que l'on peut obtenir, en grand nombre, et sur lesquelles on peut reproduire les principales réactions, spécialement celle du nitrate d'argent.

Si l'on n'a pas obtenu de résultat avec le liquide préparé, il convient de continuer l'expérience avec les produits condensés pendant la carbonisation sulfurique. Pour cela, on les additionne d'un peu d'ac. azotique pur et l'on évapore à siccité ; on reprend par l'eau, et la solution obtenue, filtrée, est versée dans l'appareil.

Pendant le temps que l'on chauffe le tube de dég^{t}. pour obtenir un anneau, il est bon de terminer l'appareil par un tube de Liebig réuni par un tube de caoutchouc, et contenant une solution de nitrate d'argent. Les dernières portions d'hydr. arsénié, s'il en échappe à la décomposition, abandonnent là tout l'arsenic qu'elles contiennent. Cette liqueur sera ensuite précipitée par un excès d'ac. chlorhydrique et évaporée à siccité après filtration ; le résidu sera de l'acide arsénique.

Les taches produites peuvent être formées d'antimoine métallique ou d'un mélange d'arsenic et d'antimoine. — L'hypochlorite de soude ou de chaux dissout instantanément l'arsenic et n'attaque l'antimoine qu'au bout de plusieurs heures : le sulfhydrate d'ammoniaque pur et récent, à l'aide de la chaleur, transforme la tache d'arsenic en sulfure jaune, la tache d'antimoine en sulfure rouge orangé ; le liquide étant complètement évaporé, le sulfure d'antimoine se dissoudra facilement dans l'acide chlorhydrique, le sulfure d'arsenic ne sera pas attaqué, même à chaud.

Par suite de la putréfaction ou pendant la carbonisation, une partie de l'arsenic peut passer à l'état de sulfure, qui reste dans le charbon. — Lessiver le charbon avec eau ammoniacale, évaporer, reprendre le résidu par ac. azotique, etc.

Si l'ac. sulfurique est nitreux, il se forme, dans le flacon même de l'appareil de Marsh, un hydrure d'arsenic solide qui n'est pas décomposé ; on évite cet inconvénient par l'add. d'une faible prop. de sucre ou de gomme, qui s'oppose à sa formation. Ainsi un peu de sucre candi pur, dissous dans l'eau dist., sera introduit préalablement à l'addition de la liq. arsenicale.

Quand on agit sur des parties de cadavre exhumées d'un cimetière, on doit toujours essayer comparativement une petite quantité de terre voisine de la bière.

Contre-poisons. — Après avoir fait vomir le sujet, le gorger d'hydrate de fer gélatineux ou de magnésie hydratée; sulfure de fer hydraté, acétate de peroxyde de fer ; à défaut : eau de chaux, lait, albumine, eau de puits sulfatée; la chaleur, les alcooliques et l opium sont des antidotes dynamiques.

Fals. — L'acide arsénieux étant d'un bas prix n'est généralement pas falsifié. D'ailleurs il est entièrement volatilisable sans résidu et sans production de corps charbonneux, ce qui exclut à peu près toutes les substances qui pourraient s'y trouver mélangées.

Liqueur de Fowler. *Solution d'arsénite de potasse*

Pr.	Acide arsénieux	5
	Carbonate de potasse	5
	Eau distillée	500
	Alcoolat de mélisse Cé.	15

Pulv. l'ac. arsénieux, mêlez au carb. alcalin ; faites bouillir dans un ballon jusqu'à complète dissolution ; ajoutez l'alcoolat après refroidissement, complétez 500 par add. d'eau dist. et filtrez. — Contient 1/100 de son poids d'ac. arsénieux. (Cod.)

Poudre d'ac. arsénieux.

Pulvérisez dans un mortier de porcelaine et passez au tamis de soie. — Pour l'avoir très fine, broyez au porphyre par petites parties, en évitant les poussières qui se répandent dans l'air.

Pilules arsenicales. *Pilules asiatiques.*

Pr.	Acide arsénieux porph.	0.50
	Poivre noir pulv.	5 »
	Gomme arabique pulv.	1 »
	Eau dist.	q. s.

Faites une masse bien homogène, que vous diviserez en cent pilules Chacune contient cinq milligr. d'ac. arsénieux.

Granules d'ac. arsénieux.

Prép. des granules contenant chacun 1 milligr. d'ac. arsénieux, c. les *Granules de digitaline.*

Poudre escharotique arsenicale faible.
(Formule d'Antoine Dubois ; Cod.)

Pr.	Acide arsénieux pulv.	1
	Sulf. rouge de merc. pulv.	16
	Sang-dragon pulv.	8

Mêlez exactement. — Pour l'emploi, on en fait une pâte avec q. s. d'eau.

Poudre escharotique arsenicale forte.
(Formule du frère Côme ; Cod.)

Pr.	Acide arsénieux pulv.	1
	Sulf. rouge de merc. pulv.	5
	Eponge torréfiée pulv.	2

Mêlez exactement. — Pour l'emploi, on en fait une pâte avec q. s. d'eau.

Granules de Dioscoride.

Pr.	Acide arsénieux	0,10
	Mannite	4 »

F. 100 granules argentés. (Bouch.)

Soluté arsenical ou **minéral.** (Boudin.)
Solution fébrifuge du docteur Boudin.

Pr.	Acide arsénieux	1
	Eau distillée	1000

F. bouillir 1/4 d'heure. — 50 gram. de ce soluté représentent 5 centig. d'acide arsénieux (Dorv.)

Poudre fébrifuge arsenicale. (Boudin)

Pr.	Acide arsénieux	0,01
	Sucre de lait	1 »

Mêlez intimement, divisez en 20 paquets, dont chacun représentera un demi-milligramme ou un centième de grain d'acide arsénieux.

On prend un paquet délayé dans une cuillerée d'eau, cinq ou six heures avant le moment présumé de l'accès. (Dorv.)

Cigarettes arsenicales de Boudin. *Cigarettes de Dioscoride, Papier arsenical.*

Pr.	Acide arsénieux	0,01

Faites-le dissoudre dans quelques gouttes d'eau, absorbez le soluté par un morceau de papier que vous ferez sécher et roulerez ensuite en cigarette. — Dans l'asthme. (Dorv.)

Pâte arsenicale pour la destruction des animaux nuisibles.

Pr. Suif fondu 1000
Farine 1000
Ac. arsénieux pulv. fin[t]. 100
Noir de fumée 10
Ess. d'anis. 1
F. S. A. — (Cod.)

Savon arsenical.

Pr. Acide arsénieux. 320
Carbonate de potasse. . . 120
Eau distillée. 320
Savon de Marseille. . . . 320
Chaux vive 40
Camphre 10

F. bouillir l'eau avec l'acide arsénieux et le carbonate. Lorsque la dissolution sera opérée, ajoutez le savon très divisé ; celui-ci étant dissous, ajoutez enfin la chaux en poudre fine et le camphre.

Ce savon, qui est celui de *Bécœur*, modifié par l'École de pharmacie, sert aux naturalistes à conserver les dépouilles d'animaux. (Dorv.)

ACIDE AZOTIQUE. *Acidum azoticum s. nitricum ; acide nitrique ; esprit de nitre ; eau-forte ;* = AzO^5,HO, ou $AzHO^3$ = 63.

Prép. — Il est préparé en grand dans le commerce (*eau-forte*); mais, pour les usages pharmaceutiques, on préfère un acide plus hydraté ($AzO^5,4HO$), que l'on prépare de la manière suivante : On prend : azotate de potasse pulv. et ac. sulfurique à 66° (D. = 1,84) ãã : 1000 p. ; on introduit le sel dans une cornue de verre, on verse l'ac. sulfurique au moyen d'un tube qui descend jusqu'au sel ; la cornue se continue par une allonge, adaptée à simple frottement, et un ballon récipient tubulé que l'on refroidit. On chauffe doucement, puis plus fort, jusqu'à ce que la distill. soit terminée. On obtient 650 p. d'ac. coloré, auxquelles on ajoute 113 p. d'eau dist. (Codex.) C'est l'acide à 4 éq. d'eau : D. = 1,422, 42° Bé ; bout à 123° ; c'est le plus stable.

L'acide du commerce marque de 36 à 40° Bé , D. = 1,33 à 1,38; il contient ordinairement de l'ac. sulfuriq. (distiller sur nitrate de baryte) ; du chlore (addition de nitrate d'argent) ; des produits nitreux (distill. sur 1 ou 2 centièmes bichromate de potasse).

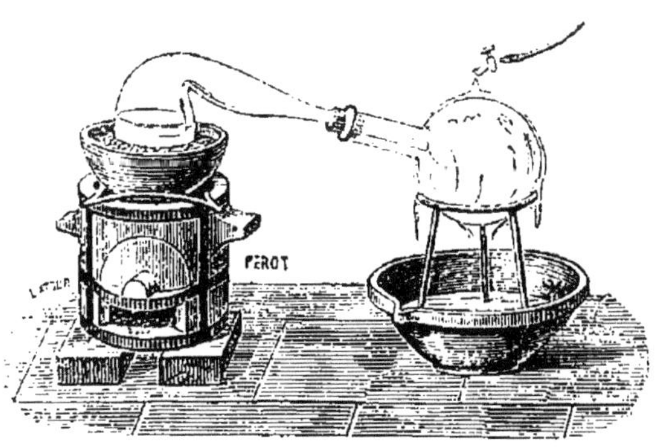

Fig. 12. — Préparation de l'acide azotique monohydraté.

Pour obtenir l'acide azot. monohydraté, on distille l'acide du commerce, sur qques fils de platine (fig. 12). On rejette le premier tiers, qui est aqueux ; le reste est additionné de vol. égal d'ac. sulf. concentré. On distille deux fois sur ac. sulf., puis seul. On débarrasse le produit des composés nitreux en dist. avec 1/100 bichromate de potasse. — Il est fumant, se colore à la lumière, bout à 86°; D. = 1,520, 49° Bé.

Act. phys. — Très dilué : rafraîchissant, et tempérant ; il passe dans la circulation et dans l'urine, qu'il rend plus abondante. Plus concentré : il attaque la muqueuse gastrique, produit du ptyalisme. Concentré et fumant : c'est un caustique énergique, moins violent que l'ac. sulfurique. — Puissant agent d'oxydation ; il transforme les matières protéiques en *acide xanthoprotéique*, jaune orangé ; c'est pour cela qu'il colore les tissus en jaune. Appliqué sur des surfaces parenchymateuses et vasculaires, il les noircit, parce qu'il coagule et décompose le sang à la manière de l'ac. sulfurique.

Doses et usages. — Très dilué (1 à 2 gr. par litre d'eau), contre les enrouements des chanteurs, dans les hépatites chroniques, la syphilis, la maladie de Bright. — Plus concentré (au 1/10), en lotions ou topique contre les aphthes, ulcérations cutanées, la gale. — Concentré, à l'extérieur, pour détruire les verrues, les excroissances et cautériser les plaies gangréneuses ; en badigeonnages contre les exostoses indolentes, les hémorrhoïdes externes, etc.

Chim. et toxic. — La flanelle et les tissus organiques sont teints en jaune par l'acide azot. ; la couleur devient plus foncée par l'action des alcalis caustiques. — Chauffé dans un tube avec un peu de mercure ou de cuivre, il dégage des vap. rutilantes qui rougissent le tournesol et produisent une coloration pourpre sur un papier amidonné humecté avec de l'iod. de potassium. — Une sol. de 1/500 d'ac. azotique décolore à chaud le sulfate d'indigo. — Une liq. contenant ac. azot., add. de quelques gouttes d'ac. sulfurique, puis de sulfate de peroxyde de fer, donne une coloration variable du pourpre foncé au rose tendre. Cette réaction permet de découvrir moins de 1/20000 d'ac. azot. — En ajoutant à une liq. contenant de l'ac. azot. ou un azotate un vol. égal d'ac. sulfurique conc., laissant refroidir, puis versant à la surface, sans mélanger, 1/2 vol. de sol. récente de protosulfate de fer, il se produit au point de contact une zone rouge pourpre, puis brune, qui augmente peu à peu. (Roussin.) — Combiné à la potasse, l'ac. azotique donne un sel qui déflagre sur des charbons incandescents.

Empoisonnements. — Les lèvres et la peau portent des taches jaune orangé caractéristiques ; il y a presque constamment des altérations analogues dans les voies respiratoires, le larynx et la trachée.

Les liq. de l'économie ne renf. jamais d'ac. azot. libre, de sorte que sa constatation, à l'état de liberté, suffit pour établir qu'il y a eu ingestion. Les organes et les mat. de vomissements présentent une réaction acide ; on peut établir la nature de cet ac. par les réactions que nous avons indiquées ci-dessus. D'ailleurs on peut employer les deux procédés suivants :

1° On divise les substances en petits morceaux; on sature complètement par du carbonate de chaux pur ; on dessèche le tout au B.-M. On les traite, après les avoir divisées au mortier, par 3 fois leur poids d'alcool à 90°; on porte à l'ébullition dans un ballon, au B.-M. ; on exprime ; on filtre le liq. au papier Berzélius ; on évapore à siccité ; le résidu, repris par l'eau, donne une solution d'azotate de chaux, contenant tout l'acide.

2° Les matières, divisées dans l'eau dist., sont saturées par un excès d'hydrate de quinine, récemment précipité ; évaporer au B.-M.. à siccité : reprendre par l'alcool absolu tiède ; évaporer à consist. sirupeuse ; reprendre par l'eau et filtrer. Pendant l'évaporation, il se forme des gouttelettes oléagineuses qui, refroidies, ressemblent à de la cire figée ; en conservant ces globules sous l'eau, ils se changent en groupes de cristaux brillants et réguliers. Dans cette modification, l'azotate de quinine absorbe de l'eau ; cet azotate est très amer et précipitable par l'ammoniaque. Par la potasse caustique, on élimine la quinine ; il reste de l'azotate de potasse.

L'azotate de potasse, additionné d'ac. sulfurique, donnera toutes les réactions propres à l'ac. azotique. Le mélange, additionné d'acide chlorhydrique, sera propre à dissoudre l'or. — On essayera d'ailleurs les autres réactions indiquées, surtout celle du sulfate de fer.

Incomp. et contre-poisons. — Les bases, et spécialement *chaux* et *baryte*, l'albumine, les matières gommeuses. Comme contre-poisons : la magnésie calc. ou son carbonate ; eau de savon, bi-carb. de soude ou de potasse, craie, lait, huiles, blancs d'œufs ; eau en quantité

Fals. — Doit être entièrement volatilisable ; 100 p. d'acide réel sont saturées par 93 p. de carb. de chaux. — Peut contenir des *matières salines* : laisse un résidu fixe ; *acide sulfurique* : étant étendu, précipite le nitrate de baryte ; *acide hypoazotique* : coloré en vert par quelques gouttes d'une sol. étendue de bichromate de potasse ; *chlore* : précipite le nitrate d'argent, dissout l'or à chaud ; *iode* : saturer par alcali, puis ajouter amidon et ac. sulfuriq., il y aura coloration bleue ou rose ; *arsenic* : saturer par la potasse, évaporer à sec, décomp. par ac. sulfuriq. ; filtrer et essayer par l'app. de Marsh.

Acide azotique alcoolisé. *Esprit de nitre dulcifié.*

Pr. Acide azotique à D. = 1,31.	100
Alcool à 90°.	300

Versez peu à peu l'acide sur l'alcool contenu dans un flacon à l'émeri. Débouchez de temps en temps pendant 2 ou 3 jours pour donner issue aux gaz. (71 gr. 5 d'ac. azot. à 1,42, add. de 28,5 d'eau dist., donnent 100 gr. d'ac. azot. à 1,31.) (Cod.)

Limonade nitrique.

Pr. Acide azot. à 1,24. . . .	2
Eau.	900
Sirop de sucre.	100

M.

Pommade nitrique. *Pommade oxygénée.*

Pr. Axonge.	500
Ac. nitrique à 1,42 . . .	60

F. fondre l'axonge, ajoutez l'acide, et chauffez en remuant jusqu'à ce qu'il commence à se dégager des bulles de gaz nitreux. Retirez du feu, agitez le mélange jusqu'à ce qu'il commence à prendre, et coulez dans des moules de papier. (Cod.)

Acide azotique dilué.

Pr. Acide azotique.	35
Eau distillée.	225

(Lond.)

Poudre fumigatoire nitreuse. (Boutigny.)

Pr. Bisulfate de potasse. . . .	15
Nitrate de potasse.	12

On pulvérise les substances, on les mêle en y ajoutant Q. S. d'oxyde de manganèse pour noircir.

Pour s'en servir, on la projette par pincées sur une pelle ou une brique fortement chauffée. Aussitôt d'abondantes vapeurs d'acides azotique et hypoazotique se dégagent. (Dorv.)

Potion contre l'enrouement

Pr. Acide azotique. .	5 à 10 gouttes
Eau sucrée . . .	125

M. — Par cuillerées.

Caustique au papier.
Pr. Ac. azot. monohydraté . Q. V.
Papier de soie blanc. . . Q. S.

Pour faire une pâte homogène, que l'on applique sur les parties que l'on veut cautériser.

ACIDE BENZOIQUE. *Acidum benzoïcum ; fleurs de benjoin ;* = $C^{14}H^{6}O^{4}$, ou $C^{7}H^{6}O^{2}$ = 113.

Prép. — 1° Par voie sèche : on introduit dans une capsule de fer ou de porcelaine un mélange de sable calciné et de poudre de benjoin ; on tend par-dessus une feuille de papier à filtre, dont on colle les bords à la capsule ; on recouvre le tout d'un cône de carton ou de papier fort que l'on colle de même autour de la capsule (fig. 13). On chauffe au bain de sable. L'acide se purifie, en filtrant au travers du papier, et vient cristalliser en lames et prismes aplatis sur les parois du cône. Ainsi obtenu, il est odorant, fusible à 120°, volatilisable à 145°, soluble dans 200 p. d'eau froide et 12 p. d'eau bouillante, très soluble dans l'alcool et l'éther. — 2° Par voie humide : on fait bouillir : 2 p. benjoin, 1 p. chaux hydratée et 12 p. eau, pendant 2 h. ; on passe, on ajoute au résidu de l'eau et de la chaux, et l'on recommence le traitement une 2e et une 3e fois. Les liq. filtrées sont précip. par l'ac. chlorhyd. — Le produit est lavé, séché et redissous dans l'eau bouillante, qui le laisse cristalliser. On peut obtenir ainsi de 8 à 15 0/0 du benjoin employé. — Il est inodore quand il est pur. On peut, si l'on veut le ramener à la forme précédente, le sublimer dans l'appareil représenté par la figure 13.

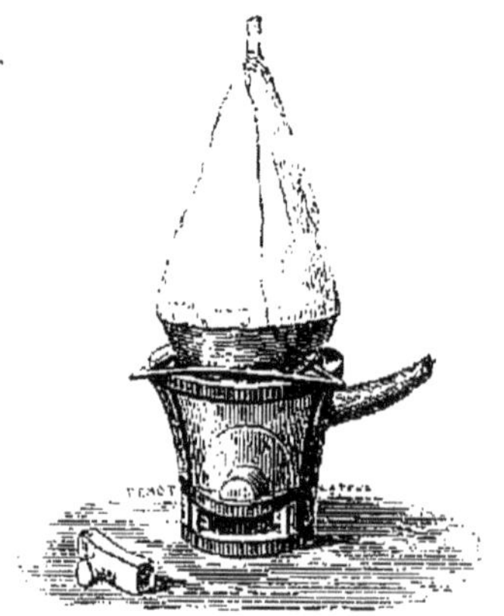

Fig. 13. — Préparation de l'acide benzoïque.

On l'extrait aussi en Allemagne de l'urine des herbivores, et on en prépare, en France, au moyen de la naphtaline.

Act. phys. — Stimulant diffusible, tonique des muqueuses respiratoires et urinaires. Il modifie la composition de l'urine, dans laquelle il passe à l'état d'acide hippurique, aux dépens des matières protéiques, car il ne change pas la proportion de l'urée et de l'acide urique éliminés hors de son action. — Il produit dans la bouche et l'estomac une sensation de chaleur âcre ; sa vapeur provoque la toux et active la circulation.

Doses et usages. — De 20 centigr. à 1 gr. 50, en prises ou pilules, c. stimulant, sudorifique, anticatarrhal : — dans le catarrhe chron., la diathèse goutteuse, les calculs urinaires, etc.

Chim. et fals. — Donne, avec les alcalis et les terres alcalines, des sels sol. dans l'eau; l'add. d'un ac. minéral précipite l'ac. benzoïque ; l'acétate de plomb ne précip. pas immédiat[t]. l'ac. benz. libre. — Le nitrate d'argent donne un précipité blanc cailleboté, sol. dans l'eau bouill. et dans l'ammoniaque ; le perchlorure de fer précipite les *benzoates* en jaune clair.

Il doit être entièr[t] sol. dans l'eau bouill., entièr[t] volatilisable, sans résidu fixe ni charbonneux; s'il contenait de l'ac. hippurique, on le reconnaîtrait en chauffant à siccité avec un peu d'ac. azotique, et touchant le résidu avec 1 goutte d'ammoniaque : il y aurait production de coloration violette.

Potion.

Pr. Acide benzoïque.	5,0
Potion gommeuse	125,0

Catarrhes chroniques, gravelle urique. (Bouch.)

Mixture. (Bouchardat.)

Pr. Ac. benzoïque. . . .	1 à 5 gr.
Phosphate de soude.	10
Eau distillée.	100
Sirop simple.	30

Goutte, gravelle, — en 3 fois dans la journée.

Pilules balsamiques. (Morton.)

Cloportes pulvérisés.	68,0
Gomme ammoniaque	34,0
Acide benzoïque	23,0
Safran	4,0
Baume de Tolu.	4,0
— de soufre anisé.	23,0

Faites des pilules de 0,2. (*Anc. Codex.*)

Aff. chr. de la poitrine. — 2 à 6 par jour.

ACIDE BORIQUE. *Acidum boricum; acide boracique; sel sédatif de Homberg.* = $BoO^3 + 3HO$, ou $BoO^3H = 62$.

Prép. — On l'obtient dans l'industrie par purification de l'ac. brut des *lagoni de Toscane*, ou par décomp. du borate de soude et de chaux naturel. — En pharmacie : faire dissoudre 300 p. borax dans 1200 p. eau chaude, aj. un blanc d'œuf délayé ; verser peu à peu 100 p. ac. sulfurique à D. = 1,84, en agitant continuell[t]; on aband. au repos; l'ac. borique cristallise par refroidissement; la présence de l'albumine favorise la cristallisation en belles lames. — Il est peu sol. dans l'eau, sol. dans l'alcool, dont il colore la flamme en vert ; sa sav. est peu acide.

Act. phys., doses et usages. — A passé pour sédatif et antispasmodique ; c'est un lég. tempérant et rafraîchissant qu'on n'emploie plus que sous la forme de *Crème de tartre soluble.* A l'intérieur, 25 centigr. à 2 gr. ; en gargarisme, 8 à 16 gr. dans 500 gr. de liq. approprié contre les angines pultacées, couenneuses, etc. (Gubler.)

Chim. et fals. — Il est fusible par la chaleur, perd son eau de cristallisation et se réduit en une masse vitreuse incolore. — Sa solut. dans l'eau ou l'alcool rougit le tournesol et brunit le papier de curcuma; quand on la chauffe, les vapeurs entraînent de l'ac. qui se volatilise.

Les sol. de *borates* ont généralement une réaction alcaline; aucun n'est complèt[t] insol. ; la chaleur rouge ne les décompose pas; les borates alcalins, chauffés avec des oxydes métalliques, donnent souvent des verres colorés; l'alcool, versé sur un borate mêlé d'ac. sulfuriq., brûle avec flamme verte, surtout en agitant le mélange. Le borate d'argent est sol. dans l'ac. nitrique, l'ammoniaque, et même dans une gr. q. d'eau. Tous les corps étrangers qui pourraient se trouver mélangés seront décelés soit par leur insolubilité dans l'eau et l'alcool, soit par les réactions propres aux sulfates et aux chlorures.

ACIDE CAMPHORIQUE. = $C^{10}H^{16}O^4$.

Prép. — Mettez dans une cornue 1 p. camphre pulv. et 10 p. acide azotique à 36° ; distillez jusqu'à ce qu'il ne se dégage plus de vapeurs. Le résidu est cristallisé plusieurs fois. — Aiguilles blanches, sol. dans l'eau (1/100), très sol. dans l'alcool, l'éther, les huiles ; saveur un peu amère, od. safranée ; — antisyphilitique inusité.

ACIDE CARBONIQUE. *Acidum carbonicum* ; = CO^2 = 22.

Prép. — Traiter un carbonate (craie ou marbre blanc) par l'acide chlorhydrique, laver le gaz et le recueillir, soit dans l'eau à l'état de dissolution, soit dans une cloche à l'état gazeux. — L'eau dissout à la temp. et sous la pression ord^res^ environ son vol. d'ac. carbonique (soit à peu près 2 gr. par litre). Elle peut en dissoudre 5 à 6 fois son vol. en augmentant la pression. C'est ainsi qu'on obtient l'eau de Seltz artificielle.

Act. phys. et usages. — L'ac. carbonique gazeux n'a pas d'action propre sur les téguments recouverts d'épiderme ; il y détermine cependant une sensation de chaleur périphérique, qui n'est sans doute qu'une action réflexe de la cessation des échanges gazeux entre la peau et l'atmosphère. — En contact avec une plaie ou une muqueuse, il produit du picotement, de la chaleur ; il diminue la sensibilité presque jusqu'à l'anesthésie. Son action sur la muqueuse de l'estomac est analogue.

Son passage dans le torrent circulatoire, consécutif à son ingestion directe par l'estomac ou à son injection dans les veines, ne manifeste pas d'action toxique propre ; il produit une stimulation passagère, une ivresse fugace et gaie. — Injecté en grande quantité dans les veines, il peut occasionner des troubles mécaniques mortels.

Mêlé en trop gr. quantité dans l'air, il le rend irrespirable ; il détermine rapid^t^ de la gêne, de l'anxiété, des vertiges, de la cyanose ; les effets peuvent aller jusqu'à la perte de connaissance et la syncope. Tous ces phénomènes disparaissent ordin^t^ dès que le sujet est porté dans un air pur. Ces effets indiquent que l'ac. carbon. asphyxie en s'opposant à l'hématose, mais n'empoisonne pas. (V. *Asphyxie.*)

Usages. — En boissons gazeuses, sous forme d'eaux minérales, pour stimuler l'appétit et les fonctions de l'estomac. — En inhalations dans certaines phthisies, l'asthme. — En douches et injections, à l'état de gaz ou de solution, comme anesthésique, antiputride, excitant local.

Chim. — Il existe dans l'air, dans toutes les eaux en contact avec l'atmosphère, dans beaucoup d'eaux minérales. Il rougit faiblement la teinture de tournesol; mais, comprimé à deux atmosphères, il lui donne une teinte *pelure d'oignon*, comme l'ac. sulfurique.

La chaleur chasse l'ac. carbonique de sa sol. aq.; il est absorbé par les bases alcalines et précipite l'eau de chaux quand celle-ci est en excès. Le précipité est sol. dans l'ac. carbonique lui-même, et dans les ac. chlorhydrique, azotique et acétique. (Voyez *Carbonates*.)

Eau gazeuse simple.
C'est de l'eau chargée d'ac. carbonique sous une pression de 7 atmosphères et conservée dans des bouteilles bouchées ou des siphons — En sucrant l'eau préalablement avec 80 gr. sirop de limon par bouteille, on obtient la *limonade gazeuse*.

Poudre gazeuse neutre. *Poudre de Seltz.*
Pr. Bicarbonate de soude pulv. 20 gr.
Div. en 10 paquets *bleus*.
Acide tartrique pulv. . . 20 gr.
Div. en 10 paq. *blancs*.
Pour l'usage, on fait dissoudre l'acide d'abord dans un grand verre rempli d'eau au tiers seulement, on ajoute le bicarbonate, et l'on boit aussitôt.

Potion gazeuse. *Potion antivomitive de Rivière.*
N° 1. *Potion alcaline.*
Pr. Bicarbonate de potasse. . 2 gr.
Eau commune . . . . . . 50 gr.
Sirop de sucre 15
F. dissoudre le sel dans l'eau et ajoutez le sirop.
N° 2. *Potion acide.*
Pr. Acide citrique. . . . . . . 2 gr.
Eau commune 50
Sirop d'acide citrique aromatisé au citron 15
F. diss. l'acide dans l'eau, ajoutez le sirop.
On administre simultanément une cuillerée de chaque potion, en commençant par le n° 1.

Pulvis ærophorus. (Pharm. Germ.)
Pr. Bicarbonate de soude. . . 10 gr.
Acide tartrique. . . . . . 9 gr.
Sucre . . . . 19 gr.
Mélangez les poudres bien sèches et conservez.

ACIDE CHLORHYDRIQUE. *Acidum chlorhydricum; acide muriatique; esprit de sel fumant.* = HCl = 36,5.

Prép. — On prend : sel marin décrépité 1500 p.; eau commune 500 p.; acide sulf. à 66° (D. = 1,84) 1500 p. — Introduisez le sel dans un grand matras que vous placerez sur un bain de sable et au col duquel vous adapterez deux tubes, l'un courbé en S et finissant en entonnoir à sa partie supérieure, l'autre recourbé en siphon qui se rendra dans une série de flacons de Woolf; le premier flacon de lavage contiendra 100 p. d'eau, les deux suivants 500 p. d'eau dist. chacun, et ne devront être remplis qu'aux deux tiers. Un dernier flacon est destiné à absorber les dernières parties de gaz (fig. 14). Les tubes qui amènent le gaz ne doivent plonger que très peu dans le liq. L'appareil étant disposé, muni de tubes de sûreté et luté, versez peu à peu l'ac. sulfuriq. étendu d'eau et chauffez graduellt jusqu'à ce qu'il ne se dég. plus rien. On recueille seulement l'ac. des deux flacons intermédiaires. (Cod.)

C'est une solution de gaz ac. chlorhydr. dans l'eau dist. Elle

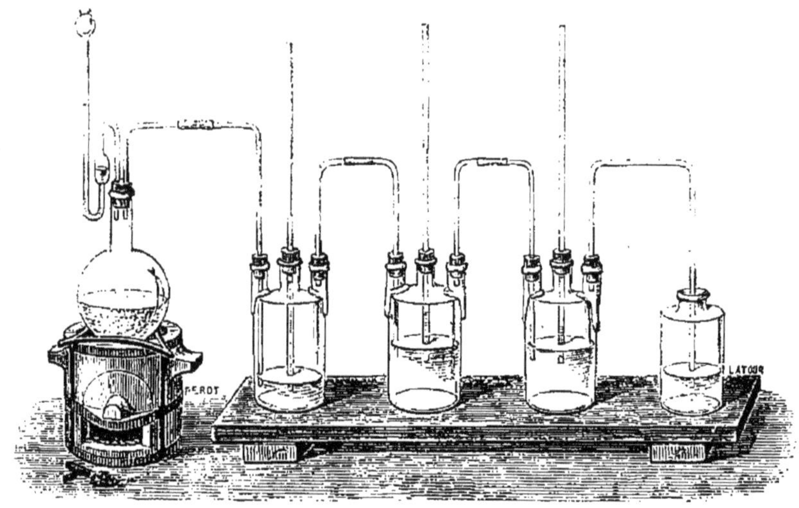

Fig. 14. — Préparation de l'acide chlorhydrique.

doit marquer 22° Bé (D. = 1,18) et contient alors 36,36 p. 100 d'acide réel.

Act. phys. — Il a des propr. génér. qui le rapprochent des ac. sulfuriq. et azotique. (V. ces mots.) De plus, il émet des vapeurs qui enflamment les yeux et les muqueuses pituitaire et bronchique; ces vap. suffoquent et tuent rapidt les animaux qui y sont soumis. Les ouvriers qui les respirent habituellement perdent leurs dents, dont toute la partie calcaire se dissout dans l'acide que contient constamment leur salive.

Dilué, il est employé à l'intérieur comme excitant, fondant, rafraîchissant, antiseptique et antidyspeptique. Il facilite la digestion des aliments en transformant les mat. protéiques en subst. gélatiniforme. Son abus aurait des effets fâcheux en amenant une transform. semblable de la muqueuse. Concentré, il agit localement à la manière des ac. sulfuriq. et azot., mais il produit une eschare grisâtre, moins consistante.

Doses. — 1 à 6 gouttes en potion ; 1 gr. dans 250 gr. en gargarisme. 1 gr. pour 15 gr. miel en collutoire ; 30 à 60 gr. pour bain de pied ; 300 gr. pour bain général.

Chim. et toxic. — Concentré, c'est un liq. incolore ou légèrement verdâtre (quand il contient un peu de fer). — Il dég. des fumées acides, d'od. caractéristique, qui deviennent opaques dès qu'on approche une baguette imprégnée d'ammoniaque. Pur, il n'attaque pas le cuivre et le mercure, même à chaud. Chauffé avec du peroxyde de manganèse, il donne du chlore qui blanchit le tournesol, et colore en rouge pourpre le papier amidonné, humecté d'iodure de potassium. Dilué, l'ac. chlorhyd. est complètement volatil, a une réaction ac. marquée, dissout les carbonates avec efferv. en donnant des chlorures, enfin précipite en blanc caillebotté l'azotate d'argent. Le *chlorure d'argent* se colore à la lumière, en passant par des nuances bleuâtres et pourpres ; il est sol. dans l'ammoniaque et insol. dans l'ac. azotique, fusible à chaud et se prend, par refroidissement, en une masse cornée.

Empoisonnements. — Les lésions ressemblent beaucoup à celles que produit l'ac. azotique. Les taches sur les lèvres et dans la bouche sont grisâtres ; les muqueuses atteintes se couvrent de fausses membranes. L'ingestion est suivie de douleur brûlante de l'estomac, faiblesse du pouls, sueur froide et visqueuse, nausées et vomissements. La gorge se tuméfie, la déglutition devient impossible; enfin mort au bout de quinze à vingt heures, avec intelligence conservée. (Tardieu.)

La recherche de l'acide chlorhyd. est difficile, même quand il est à l'état libre, parce que la distillation ne l'enlève aux matières organiques que lorsque celles-ci sont déjà carbonisées. Voici le meilleur procédé à suivre (Roussin) : les organes et vomissements sont divisés, mis en bouillie claire et partagés en deux parties égales; l'une de ces parties est additionnée d'un grand excès de carbonate de soude exempt de chlorure, et desséchée au B.-M. L'autre partie est desséchée de même sans addition. Ensuite chacune est calcinée séparément dans un creuset, jusqu'à complète carbonisation. — Reprendre les deux charbons par Q. E. d'eau distillée; filtrer ; précipiter par azotate d'argent acidifié par ac. azot. Les précipités, recueillis sur de petits filtres de papier Berzélius, sont bien lavés, séchés, calcinés avec les filtres et enfin pesés. S'il y a excédant de poids dans la partie additionnée de carb. de soude, cet excédant est dû à de l'acide chlorhydrique libre.

Si les secours administrés ont converti l'ac. en chlorures, on opérera de la même manière comparativ[t] avec un mél. à P. E. de pain et de viande crue. Les organes et vomissements seront seuls add. de carb. de soude.

La réaction de l'acide chlorhyd. ou des chlorures solubles avec l'azotate d'argent est caractéristique.

Incompatibles et contre-poisons. — Tous les alcalis et sels alcalins, les carbonates, etc., sont incompatibles, et aussi les sels de mercure, de plomb et d'argent. — Comme contre-poisons : magnésie et son carbonate, bicarbonates alcalins, craie, eau de savon, lait, huile, albumine, etc.

Fals. — Doit être incolore, marquer 22°, être entièr[t]. volatil. Il peut contenir : de l'*acide sulfurique :* étendu d'eau, il précipite le chlorure de baryum; de l'*acide sulfureux :* avec la grenaille de zinc, il donnera de l'hydrogène, lequel, réagissant sur l'ac. sulfureux, produira de l'eau et de l'hydrog. sulf. facile à reconnaître; du *chlore :* décolore le sulfate d'indigo; du *cuivre :* concentrer, étendre d'un peu d'eau et saturer par l'ammoniaque, coloration bleue caractéristique; du *fer :* concentrer en présence d'un peu d'acide azotique, et précipiter par le cyanure jaune; de l'*arsenic :* appareil de Marsh; de l'*iode*, du *brome :* on recherchera ces corps après avoir saturé par un alcali bien pur.

Acide chlorhydrique dilué. (Brit. Pharm.)
Pr. Acide chlorhydrique. . 1 p.
Eau distillée . . . . . 3 p.
M.

Eau régale. *Acide nitro-muriatique.*
Pr. Acide nitrique à 1,32. . 100
Ac. chlorhydrique à 1,17. 300
M. — Laissez débouché quelques jours, et conservez à l'abri de la lumière.

Limonade hydrochlorique.
Sirop simple 60
Eau 1000
Acide chlorhydrique. 4
(Guib.)

Collutoire chlorhydrique.
Miel blanc. 40 ou miel rosat. 20
Acide chlorhydrique 10
Détersif. Dans le ptyalisme mercuriel, en application sur les gencives ; il faut éviter de toucher les dents. (Bouch.)

Pédiluve chlorhydrique.
Pr. Acide chlorhydrique. . . 100
Eau tiède 6000
M. dans une terrine de grès ou de bois. Le bain ne doit pas dépasser la cheville.

Pédiluve nitro-muriatique.
Pr. Eau régale. 100
Eau tiède 6000

Alcoolé d'acide chlorhydrique. *Esprit de sel dulcifié, acide muriatique alcoolisé, alcool hydrochlorique.*
Pr. Acide chlorhyd. à 22°. . 1
Alcool à 90°. 3
Mêlez. (Cot.)

Bain acide.
Pr. Acide chlorhydrique du commerce . . . . . . 1 kilog.
Eau Q. S. pour un bain, ou. . . . . 300 litres.
Mêlez. (F. H. P.)

Liniment résolutif. (Pott.) *Savon, liqueur ou esprit arthritique de Pott.*
Pr. Ess. de térébenthine. . . 60
Acide hydrochlorique. . . 30
(Cad.)

Liniment contre les engelures. (Fiévée.)
Pr. Alc. de Fioravanti. . . . 50
Acide hydrochlorique . . 5
En frictions matin et soir sur les engelures imminentes. (Cad.)

ACIDE CHROMIQUE. *Acidum chromicum.* $= CrO^3 = 50,20$ ou $CrO^3 = 100,4$.

Prép. — Dissoudre au B.-M. 1 p. bichromate de potasse dans 10 p. d'eau dist. ; laisser refroidir jusqu'à + 25°, puis ajouter, par petites p. et en agitant constamment, 20 p. d'ac. sulfurique à D. = 1,84 ; abandonner le mélange 24 h. ; décanter, recueillir et faire égoutter les cristaux déposés dans un entonnoir garni de morceaux de verre ; enfin les sécher à l'étuve sur une brique poreuse en chauffant à + 35° pendant 48 h. (Codex.)

Cet acide est en aiguilles prismatiques d'un rouge vif, déliquescentes, d'une saveur âcre, caustique.

Act. phys. — A l'extérieur, son action varie, suivant sa concentration, depuis l'irritation simple jusqu'à la destruction complète des tissus. La douleur varie en même temps de la simple cuisson à une sensation de brûlure atroce et persistante. Pur, il détruit profondt les tissus en les colorant en jaune d'abord, puis en brun et en noir. Il se forme une eschare qui se détache entière après qques semaines. On ne l'emploie pas à l'intérieur, à cause de son énergie redoutable ; on lui substitue le bichromate de potasse. — Ses effets destructeurs ont été attribués à la gr. facilité avec laquelle il abandonne son oxygène aux subst. hydrocarbonées ; d'après Gubler, on doit en reporter une partie sur son avidité pour l'eau, qui le rapproche singulièrt de l'ac. sulfurique.

Usages et doses. — En solution très étendue (1 p. pour 10 eau dist.) : comme astringent, dessiccatif ; contre les démangeaisons des maladies de peau ; — 1 p. pour 3 d'eau : comme caustique et cathérétique, contre les végétations, certaines ophthalmies, etc. ; — 1 p. pour 1 d'eau (*solution officinale du Codex)* : contre certaines tumeurs, squirrhes, verrues, etc., et les ulcères de mauvaise nature.

Chim et toxic. — Il est soluble dans l'eau et l'alcool hydraté ; l'alcool fort le transforme en oxyde vert de chrome ; au rouge, il se décompose en oxyde vert et oxygène. — Les *chromates* sont tous colorés en jaune ou en rouge. Les chromates, acidifiés par l'ac. chlorhydrique et traités par l'hydrog. sulfuré, donnent un précipité de soufre et une solution verte de chlorure de chrome. Au chalumeau dans la flamme intérieure, avec le borax ou le sel de phosphore, les chromates donnent des perles vertes. — Les chromates solubles donnent : avec le chlorure de baryum, un précipité bleu jaunâtre ; avec le nitrate d'argent ou le protonitrate de mercure, un précipité rouge ; avec l'acétate de plomb, un précipité jaune. — Ils sont caractérisés par leur couleur, leur facile réduction à l'état de sels de chrome et leur manière d'être au chalumeau.

Empoisonnements. — Il n'y a pas, à notre connaissance, d'exemple d'empoisonnements par l'acide chromique ; la recherche du corps de délit serait, en tout cas, facile. Il faudrait calciner les matières et les organes avec addition d'azotate de potasse ; le résidu, repris par l'eau, contiendrait du chromate de potasse, apte à produire toutes les réactions nécessaires.

Contre-poisons. — Il conviendrait d'administrer de l'eau de chaux avec du lait, du blanc d'œuf ; d'après Gubler, l'eau très sucrée et chargée d'amidon serait fort utile en cas d'urgence.

Fals. et mélanges. — L'acide chromique contient toujours un peu d'acide sulfurique provenant de l'eau-mère. On peut l'en débarrasser en le dissolvant dans l'eau, ajoutant un peu de bichromate de baryte, laissant déposer le sulfate formé, décantant et évaporant la liq. dans le vide.

ACIDE CHRYSOPHANIQUE. *Acide rhubarbarique ; Ac. rhéique ; Rhubarbarine.* = $C^{10}H^8O^3$ ou $C^{20}H^8O^6$ = 92.

Prép. — On l'extrait du lichen des murailles en traitant celui-ci par une solution alcaline et précipitant par un acide. On le purifie par cristallisation dans l'alcool. Aiguilles jaunes éclatantes, peu solubles dans l'eau froide, solubles dans l'eau bouillante, l'alcool et l'éther. Il est entièrement volatil et se colore en rouge par les acides azotique et sulfurique.

Il existe dans la rhubarbe, le séné (voy. ces mots), dans la patience, l'aunée, le lichen des murailles. La *poudre de Goa* (voy. ce mot) en contient environ 80 0/0.

Prop. et us. — C'est un purgatif assez puisant ; mais on l'emploie surtout au traitement externe du psoriasis. Il calme la démangeaison et amène la guérison plus rapidement que l'huile de cade.

Pommade contre le psoriasis.
Pr. Acide chrysophanique. 1 à 2 gr.
Axonge. 30
M. S. A.
En onctions deux fois par jour, après avoir fait tomber les squames.

ACIDE CITRIQUE. *Acidum citricum.* $= C^{12}H^8O^{14} + 2HO$, ou $C^6H^8O^7 + aq = 165$.

Prép. — Saturer à chaud, par de la craie, du suc de citron fermenté ; ajouter un peu de lait de chaux ; laisser déposer le citrate formé, laver à l'eau bouillante jusqu'à ce que l'eau reste incolore ; délayer le citrate dans de l'acide sulfurique étendu de 6 p. d'eau, ayant encore sa chaleur d'hydratation, et abandonner 24 heures. Délayer dans de l'eau chaude et laver le précipité, formé de sulfate de chaux, pour recueillir tout l'acide citrique mis en liberté ; évaporer les liqueurs réunies à 25° Bé ; séparer le précipité de sulfate de chaux, évaporer de nouveau à pellicule et faire cristalliser à l'étuve. Il est nécessaire que la liq. contienne un excès d'acide sulfurique pour que la cristallisation s'effectue bien. — Cristaux incolores, prismatiques, d'une acidité forte mais agréable ; solubles dans l'alcool, un peu dans l'éther, dans leur poids d'eau froide, et dans beaucoup moins d'eau bouillante.

Act. phys. et usages. — Tempérant, rafraîchissant, antiseptique ; fréquemment employé sous différentes formes, dans l'embarras gastrique, les fièvres typhoïde, putride et éruptives, les affections hépatiques et scorbutiques.

Chim. — L'acide citrique fond par la chaleur, puis se décompose en répandant des vapeurs d'acide pyrocitrique. — Chauffé avec l'acide sulfurique, il donne d'abord : acide carbonique et oxyde de carbone, sans se colorer ; plus tard, il se charbonne et donne de l'acide sulfureux. — Avec chlorure de calcium, pas de précipité ; par l'addition d'ammoniaque, la liq. reste claire, mais il y a précipité par l'ébullition du mélange ; — l'eau de chaux ne précipite pas à froid l'acide citrique ; le précipité se produit à l'ébullition et se redissout par le refroidissement de la liq. — L'acétate de plomb en excès donne un précip. peu soluble dans l'amm., très soluble dans le citrate d'amm. — Le nitrate d'argent donne un précipité blanc.

Les *citrates alcalins* sont solubles ; comme les tartrates, ils empêchent la précipitation des sels de fer, manganèse et alumine par les alcalis. Calcinés, ils se charbonnent sans dégager l'odeur de sucre brûlé. — Ils donnent avec le chlorure de calcium un précipité blanc, insoluble dans la potasse, soluble dans le chlorhydr. d'amm. ; — à l'ébullition, le précipité se reproduit. — Ils se comportent avec l'eau de chaux comme l'acide citrique.

L'ac. citrique se rencontre dans les citrons, les groseilles, les framboises, les baies d'airelle et beaucoup de fruits.

Fals. et mélanges. — Peut contenir de l'*acide sulfurique :* une solution de chlorure de baryum ou d'acétate de plomb donnera un précipité incomplètement soluble dans l'acide azotique; — de l'*acide tartrique :* odeur de caramel par la calcination; action sur la lumière polarisée (l'ac. citrique n'en a aucune); quelques gouttes de soluté acide saturé ajoutées à de l'eau de chaux donnent un précipité de tartrate; la saturation par la magnésie donne un sel soluble avec l'acide citrique, très peu soluble avec l'acide tartrique; — de l'*acide oxalique :* par les sels de chaux; — du *sulfate de chaux :* la calcination donnerait un résidu de sulfate de chaux ou de sulfure de calcium facile à reconnaître.

Poudre
Prép. c. la *Poudre d'ac. arsénieux.*

Limonade citrique.
Pr. Sirop d'ac. citriq. aromatisé au citron 100
Eau. 900

Sirop.
Pr. Acide citriq. crist 10
Eau distillée. 20
Sirop de sucre. 970
Mêlez la dissol. à froid.

Sirop de limon.
Pr. Sirop d'acide citrique. . . 1000
Alcoolature de citron . . 15

Sirop d'orange.
Pr. Sirop d'acide citrique . . 1000
Alcoolature d'orange. . . 15

Limonade sèche. *Poudre citrique sucrée.* (Guib.)
Pr. Acide citrique. 8
Sucre blanc. 125
Essence de citron . . . . 8 gttes
Une cuillerée par verre d'eau.

Orangeade sèche.
Pr. Acide citrique 4
Sucre. 125
Huile essentielle d'orange. 8 gttes
Une cuillerée par verre d'eau. (Dorv.)

ACIDE CYANHYDRIQUE. *Acidum cyanhydricum; acide hydrocyanique; acide prussique.* = C^2AzH, ou CAzH = 27.

L'*acide cyanhydrique médicinal* est une solution au 1/10 d'acide cyanhydrique anhydre dans l'eau.

Prép. — On prend :

Cyanure de mercure.	100 p.
Chlorhydrate d'ammoniaque.	45 p.
Acide chlorhydrique à 1,17.	90 p.

Les deux sels pulvérisés sont mélangés intimement et introduits dans une petite cornue de verre tubulée; le col se continue par un tube, de 50 centim. de long sur 15 millim. de diamètre, dans lequel on a disposé des morceaux de marbre blanc occupant le premier tiers, et des fragments de chlorure de calcium fondu occupant les deux autres. A la suite de ce tube horizontal se trouve un tube plus petit, recourbé, communiquant avec un matras à long col entouré d'un mélange réfrigérant. — Le tout étant luté, on verse l'acide par la tubulure, et l'on chauffe peu à peu. L'acide cyanhydrique se dégage abondamment, et l'on évite qu'il se condense dans le tube horizontal en promenant à distance un charbon ardent. — L'opération est terminée quand il ne se condense plus rien à l'extrémité du tube horizontal. Le contenu du récipient étant recueilli et additionné de 9 fois son poids d'eau distillée (avoir soin de bien mélanger par l'agitation), constitue l'*acide cyanhydrique médicinal.* (Cod.)

Pendant toute l'opération, il faut avoir soin de se tenir à l'abri des vapeurs.

Le procédé de Gea-Pessina donne un produit de meilleure conservation, mais qui n'est pas toujours identique. Il est néces-

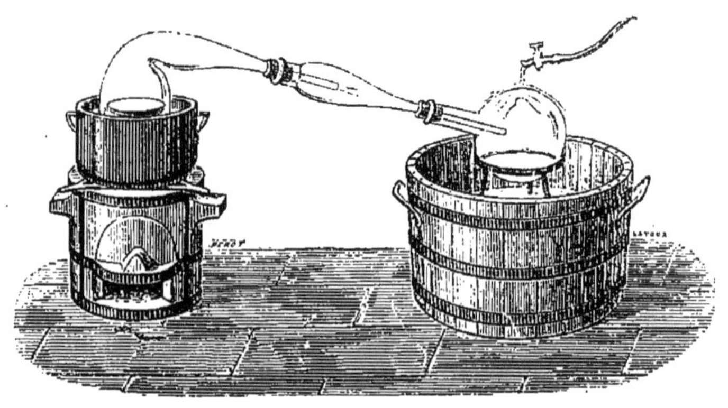

Fig. 15. — Préparation de l'acide cyanhydrique.

saire de doser l'acide obtenu pour le ramener à la concentration adoptée de 1/10.

On prend :

Cyanure jaune.	90
Acide sulfurique à 66°.	45
Eau distillée.	60

On verse l'acide dans l'eau et on laisse refroidir ; le cyanure pulv. est introduit dans une cornue tubulée ; on ajoute l'acide par parties en agitant pour le mélanger à la poudre ; on adapte à la cornue une allonge et un ballon récipients ; on lute ; on dispose la cornue sur un bain de sable, et on abandonne le tout 24 heures. Ensuite on chauffe progressivement, en ayant soin de tenir le récipient sous un courant d'eau froide (fig. 15).

Le procédé de Clarck, pour obtenir l'acide cyanhydrique extemporané, donne un produit beaucoup moins concentré que l'acide médicinal. — On fait dissoudre 4 gr. d'acide tartrique dans 30 gr. d'eau dist. ; on introduit 1 gr. 60 de cyanure de potassium récemment préparé, on bouche fortement et l'on agite sous l'eau froide. Sachant que le cyanure de potassium ne contient que 40/100 d'acide cyanhydrique, les 30 gr. de liqueur obtenus ne peuvent contenir que 60 centig. d'acide anhydre. Pour l'usage, on sépare le précipité de tartrate acide de potasse.

L'acide cyanhydrique, quel que soit le procédé de préparation employé, s'altère rapidement en laissant déposer une matière noirâtre ; on doit donc fréquemment s'assurer de son titre.

Act. phys. et usages. — A petite dose (5 à 10 gttes d'*acide médicinal* par jour), il agit comme sédatif, stupéfiant, anesthésique et antispasmodique, dans les affections dépendant d'une excitation du système nerveux. Mais son action est aussi éphémère qu'elle est rapide. Néanmoins on en a obtenu de bons effets contre les névralgies à tics douloureux, les toux fébriles et convulsives, la coqueluche, certaines gastralgies et entéralgies. De même, à l'extérieur, il calme les douleurs vives et le prurigo des ulcères cancéreux et des affections de peau à forme irritative. On l'a employé en injection dans la chaudepisse cordée. — A dose plus forte et plus concentré, son ingestion est suivie d'une sensation de brûlure du tube digestif et de rougeur de la muqueuse. Il se produit aussi de la salivation, des nausées, de la diarrhée. Ces effets sont consécutifs à l'action générale qui est analogue à l'asphyxie. En effet, cet acide non seulement résiste à l'oxydation dans l'organisme, mais encore s'oppose à celle de divers produits organiques. Il empêche donc l'hématose et par suite le jeu de toutes les grandes fonctions. (Gubler.)

L'acide cyanhydrique anhydre est le plus violent des poisons. Une seule goutte introduite dans la bouche, ou portée sur la conjonctive d'un chien, le fait périr en qques secondes. La cornée devient blanche dans les points touchés, l'œil pleure abondamment; la perte de sentiment, des convulsions violentes se produisent aussitôt ; enfin la mort arrive foudroyante. On a eu l'occasion, chez l'homme, d'observer la succession des symptômes, quand la mort se faisait attendre davantage : amertume de la bouche, chaleur de la gorge et de l'estomac, nausées, salivation ; étourdissements et défaillances, respiration lente ou rapide, mais difficile ; soupirs ; pouls faible, parfois insensible ; perte du sentiment et du mouvement, parfois convulsions ; coma et mort. — A l'autopsie, les viscères sont hyperémiés ; le sang est noirâtre, fluide, visqueux ; les organes ont une odeur prononcée d'acide cyanhydrique. Le cadavre présente tout d'abord une rigidité considérable et beaucoup plus prolongée qu'à l'ordinaire.

Chim. et toxic. — L'ac. cyanhydrique pur est liq., incolore, très volatil. Sa vapeur brûle avec une flamme bleuâtre ; elle a une od. d'amandes amères et prend à la gorge d une façon particulière. Étendu d'eau, il donne les réactions suivantes : quelques gouttes mêlées à P. E. de sulfhydr. d'ammoniaque, et évaporées à une douce temp., laissent un lég. résidu qui, humecté d'une goutte d'eau et d'une goutte de perchlorure de fer, produit la magnifique couleur rouge du sulfocyanate de fer. — Une sol. d'azotate d'argent donne avec l'ac. cyanh. aqueux un précipité de cyanure d'argent qui, séparé de l'eau surnageante, est inattaqué par l'ac. azotique froid, mais dissous plus ou moins complèt. dans le même ac. concentré et bouillant. Ce cyanure d'argent, chauffé dans un tube, donne du cyanogène qui brûle avec une flamme rose; traité par l'ac. chlorhyd., il dégage de l'ac. cyanhydrique. — Si l'on sature de l'acide cyanhyd. par de la potasse, puis qu'on ajoute du sulfate ferroso-ferrique et un peu d'acide chlorhydrique, il y a production de bleu de Prusse.

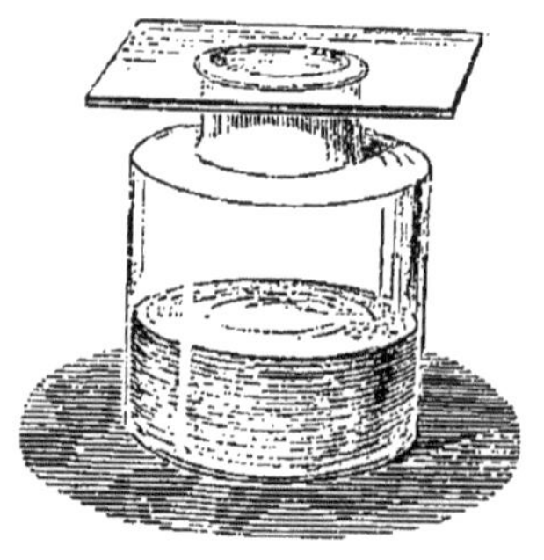

Fig. 16. — Appareil pour la formation du bleu de Prusse.

Toutes ces réactions peuvent être obtenues avec les vapeurs d'ac. cyanhyd., en leur présentant les réactifs en solution sur un verre de montre ou une plaque de verre, comme il est indiqué par la figure 16.

Empoisonnements. — Les cadavres des individus empoisonnés par l'acide cyanhyd. présentent une grande rigidité, qui se prolonge au delà du terme ordinaire. La putréfaction néanmoins arrive dans le temps normal. Les organes ont tous une odeur caractéristique d'amandes amères, notamment l'estomac. Signes de congestion, fréquemment, dans les vaisseaux de l'encéphale, dans les poumons, les viscères abdominaux et la membrane muqueuse gastro-intestinale; le sang est souvent épais, mais non coagulé. (Tardieu.)

Les subst. alimentaires ou provenant des organes, soupçonnées de contenir de l'ac. cyanhydrique, devront être rapidement soustraites à toute cause de perte par évaporation ou par décomposition. Pour cela, on les additionnera d'une notable prop. d'alcool à 90°, et d'un lég. excès d'ac. phosphorique sirupeux ; on bouche et on laisse digérer en lieu frais. Le tout est introduit dans une cornue tubulée, qui communique, par un tube recourbé, avec un flacon tubulé suivi lui-même d'un tube à boules de Liebig. La seconde tubulure de la cornue porte un tube en S servant de tube de sûreté ; le flacon contient une dissol. limpide de 10 gr. azotate d'argent dans 300 gr. eau dist., dans laquelle le tube recourbé doit plonger de plusieurs centim. : le tube à boules est aussi destiné à contenir de la sol. argentique. La cornue est chauffée au bain de sable; on entretient une ébullition modérée et non interrompue; on s'arrête quand il ne se forme plus visiblement de précipité. Les liquides du flacon, du tube à boules et du tube de sûreté sont réunis; le dépôt est séparé du liquide surnageant et recueilli sur un filtre pour être lavé. — Ce précipité peut contenir, outre le cyanure, du chlorure provenant de ce que l'ac. phosphorique aura décomposé des chlorures contenus dans les mat. traitées : mais on y reconnaîtra le cyanure par la méthode suivante : le précipité sera introduit dans un ballon, avec un peu d'eau, quelques copeaux de fer pur et de l'ac. chlorhydr. Après une demi-heure de réaction, on filtre la liqueur, à laquelle on ajoute une ou deux gouttes de perchlorure de fer et un léger excès de potasse caustique. Il se précipite des oxydes de fer et du bleu de Prusse : l'addition d'un petit excès d'acid. chlorhydr.

suffit pour dissoudre les oxydes, et le bleu de Prusse persiste seul avec sa couleur caractéristique.

On peut encore, après avoir complèt. desséché le précipité de cyanure d'argent, l'additionner d'iode (en quantité moindre que le poids supposé du cyanure) et introduire le tout dans un tube étroit, long de 20 centim. : une très lég. chaleur fait apparaître sur les parois du tube des aiguilles d'iodure de cyanogène. Ce tube peut être scellé et conservé; ces aiguilles, dissoutes dans la potasse avec un peu de sel ferroso-ferrique, donneront, après l'ad. d'un lég. excès d'ac. chlorhydr., la réaction déjà indiquée. (Roussin.)

On a récemment recommandé (Schœnbein) comme un réactif d'une sensibilité extraordinaire de la présence de l'ac. cyanhyd., le papier de gayac, additionné de sulfate de cuivre. La moindre trace d'ac. cyanhyd. le fait bleuir; mais ce papier est ainsi impressionné par tant de causes diverses, qu'il ne présente pas une certitude suffisante.

Contre-poisons. — Ils sont rarement administrés à temps. — Faire vomir ; faire respirer de l'eau chlorée, du chlorure de chaux ou de soude étendu ; administrer une solut. d'un mélange de protosel et de persel de fer avec add. de carbonate de soude ; affusions d'eau froide sur la tête, la nuque et la colonne vertébrale ; glace sur la tête ; sangsues derrière les oreilles ; sinapismes aux pieds.

Fals. et mélanges. — Il n'est guère falsifié. Il peut contenir de l'*acide sulfurique*, du *cyanure de mercure*, provenant des matières qui ont servi à le préparer ; leur présence serait facile à reconnaître. Le point important, c'est de constater son degré. Pour cela, on peut le transformer en cyanure d'argent. — 1 gr. de ce sel représente 0,20 d'acide médicinal. Le procédé de Buignet est d'une grande exactitude. (Voyez *Eau de Laurier-cerise.*)

Sirop d'acide cyanhydrique.

Pr. Ac. cyanhydrique méd. . 1
Sirop de sucre incolore. . 199

M. Ce sirop contient par 20 gr. 1 centig. d'ac. cyanhydrique pur, ou 10 centig. d'acide médicinal. (Cod.)

Lotion hydrocyanique. (Magendie.)

Pr. Acide hydrocyaniq. méd. 4
Eau de laitue. 1000

En applications sur les dartres, les cancers ulcérés, et pour faire des injections dans les ulcères de l'utérus.

ACIDE FLUORHYDRIQUE. *Acidum fluorhydricum ; acide fluorique; acide phtorique.* = HF = 20.

Prép. — S'obt. en chauffant dans un appareil en plomb 2 p. d'ac. sulfur. conc. avec 1 p. de fluorure de calcium ou spath-fluor.

Act. phys. — C'est un poison des plus irritants. Une goutte sur la peau provoque une violente inflammation suivie d'une pustule profonde ; ses vapeurs sont très irritantes. — Inusité en pharmacie ; on l'applique uniquement à la gravure sur verre.

Chim. — Liquide incolore très acide, volatil et produisant des fumées blanches; bout à + 15° ; se mêle à l'eau en toute prop. Sa propr. la plus remarquable est d'attaquer tous les silicates, insolubles dans l'ac. chlorhyd. — Les *fluorures* alcalins, d'alumine, de mercure et de fer sont sol. dans l'eau. — La plupart sont indécomposables par la chaleur rouge. Les fluorures sol. neutres sont précipités par le chlorure de calcium. Le précipité est transparent et gélatineux, insol. à froid dans les ac. chlorhyd. et nitriq., et les liq. alcalines. — Un fluorure, réduit en poudre, chauffé avec l'ac. sulf. conc. dans un creuset de platine, dégage des vapeurs qui attaquent le verre et le quartz. — Un fluorure chauffé avec du sable siliceux et de l'ac. sulfuriq. concentré, dégage de l'ac. fluosilicique (SiF^2), qui fume à l'air et se dissout dans l'eau en déposant de la silice gélatineuse.

L'ac. fluorhydrique est aujourd'hui fabriqué en grand et s'expédie dans des vases de gutta-percha.

ACIDE FORMIQUE. *Acide des fourmis.* $= C^2HO^3 + HO$, ou $CH^2O^2 = 37$.

Prép. — On prend 1 p. de fécule, 4 de peroxyde de manganèse; on mêle, et l'on introduit dans un alambic de gr. contenance; on aj. 2 p. d'eau et l'on mêle, puis 4 p. d'ac. sulfuriq. étendu de 4 p. d'eau. On chauffe à + 100°. On retire de 25 à 30 p. de liq., en ayant soin de maintenir le niveau constant dans la cucurbite par une arrivée d'eau régulière. On sature le produit par du carbonate de plomb; le sel, desséché, est décomposé par HS dans une cornue tubulée. Il se dég. de l'ac. formique monohydraté.

Act. phys. — Très corrosif; appliqué sur la peau, il produit une véritable brûlure. Son action sur l'économie peut être comparée à celle de l'acide azotique. Il est inusité en pharmacie; cependant il a été appliqué à l'extérieur, suffisamment dilué, pour accélérer la cicatrisation des ulcères chroniques.

Chim. — Liquide incolore, d'une odeur très piquante de fourmis. Se mêle à l'eau en toute proportion; volatil; bout à + 100°. Sa vapeur est inflammable et brûle avec une flamme bleue. — Les *formiates* sont solubles. Chauffés avec ac. sulfuriq. *dilué*, donnent de l'ac. formique; avec ac. sulfurique *concentré*, donnent de l'oxyde de carbone.

Le nitrate d'argent précipite les formiates en solution concentrée; le précip., d'abord blanc, se réduit rapid. à l'état métallique. Cette réaction se produit immédiatement à chaud. — Le nitrate de mercure donne des réactions analogues. L'acide formique se produit en général par l'oxydation des matières organiques hydrocarbonées au moyen d'un mélange d'ac. sulfuriq. et de peroxyde de manganèse.

Alcoolat de fourmis composé. *Eau de magnanimité.*

Pr. Fourmis rouges 720
Alcool à 82° 1080

Faire macérer 6 jours, distiller à siccité et faire infuser dans ce produit :

Cannelle 90
Cubèbes 15
Girofles 22
Zédoaire 38
Petit Cardamome 22

Distillez de nouveau à siccité. (Wurt.)

4 à 8 gr. comme cordial, stomachique, diurétique. — A l'extérieur, en frictions, comme antirhumatismal. (Dorv.)

ACIDE GALLIQUE. *Acidum gallicum.* $= C^{14}H^6O^{10},2HO$, ou $C^7H^6O^5 + H^2O = 170$.

Prép. — Des noix de galle, concassées et humectées d'eau, sont abandonnées à l'air pendant un mois, fréq[t] remuées et tenues constamm[t] humides. On exprime fortement; on lave le résidu à l'eau bouill.; on filtre. L'ac. cristallise coloré; on le redissout dans 8 p. d'eau bouil. en présence du charbon animal lavé; on filtre et on laisse refroidir. — Il se dépose en aiguilles soyeuses incolores. (Cod.)

Act. phys., usages et doses. — Propr. anal. à celles du tannin, moins énergiques. Il ne précipite pas les mat. protéiques et doit être en conséquence préféré pour l'us. interne. — Astringent utile contre la diathèse hémorrhagique et l'albuminurie; c'est aussi un bon diurétique, toutes les fois qu'il y a un peu d'hyperémie rénale. — 30 centigr. à 1 gr. par jour en poudre, en pilules ou en capsules.

Chim. — Sol. dans 100 p. d'eau froide et dans 3 p. d'eau bouill.; très sol. dans l'alcool, moins dans l'éther. Il colore en bleu les solutions de fer au maximum. Il ne précipite ni la gélatine ni les sels à base d'alcaloïde. Il réduit le perchlorure d'or et le nitrate d'argent. Chauffé à + 215°, il se dédouble en acide carbon. et en ac. pyrogallique qui se sublime.

ACIDE IODHYDRIQUE. *Acidum iodhydricum; acide hydriodique.* = HI = 127,88.

Prép. — On obtient cet acide en dissolution en faisant passer un courant de HS dans de l'eau tenant de l'iode en suspension. Cette sol. se décompose rapid[t] en abandonnant de l'iode.

Act. phys. — Analogue à celle des autres composés à base d'iode. Il a été conseillé en inhalations (12 à 20 gouttes pour 1 verre d'eau) contre les affections strumeuses. — Inusité.

Chim. — Gaz incolore, fumant à l'air, d'une odeur irritante, très soluble dans l'eau. Sa dissolution saturée, soumise à l'ébullition, abandonne d'abord du gaz, puis distillle à 128°; elle garde alors une densité de 1,07, jusqu'à la fin = HI,11 HO. L'acide iodhyd. dissout l'iode en se colorant en brun-rouge. — Il est décomposé par le chlore et le brome, qui séparent l'iode, et par le mercure et la plupart des métaux, qui séparent l'hydrogène. — Il est solidifiable par le froid.

Les *iodures* ont beaucoup de rapport avec les chlorures et bromures, mais sont moins généralement solubles; plusieurs sont volatils. Les iodures solubles donnent avec l'azotate d'argent un précipité jaune clair, insoluble dans l'ac. azotique étendu, et presque insoluble dans l'ammon.; avec le bichlorure de mercure, un précipité rouge, soluble dans un excès de chacun des réactifs et dans l'acide chlorhydr. — L'eau chlorée, ajoutée avec précaution à une solution d'iodure, de même que l'acide azotique, dégagent l'iode de sa combinaison, et un peu d'empois d'amidon ajouté à la liq. la colore en bleu. — Les iodures, chauffés avec acide sulfuriq. et bioxyde de manganèse, dégagent des vap. violettes d'iode. — Ils précipitent en noir le nitrate ou le chlorure de palladium.

ACIDE IODIQUE. $= IO^5,HO$, ou $IO^3H = 166,88$.

Cité pour mémoire; n'a guère reçu d'emploi qu'à l'état d'iodate de strychnine. — On le prép. en oxydant l'iode au moyen de l'ac. azotique, ou par le chlorate de potasse et l'ac. azotique. Il est en cristaux blancs nacrés, déliquescents, sol. dans l'alcool, décomposables par la chaleur. — Les *iodates* alcalins sont sol.; ils donnent avec le nitrate d'argent un précipité sol. dans l'amm., *insoluble* dans l'ac. azot., ce qui les distingue des *bromates*.

ACIDE LACTIQUE. *Acidum lacticum.* $= C^6H^6O^6$, ou $C^3H^6O^3 = 90$.

Prép. — On dissout 200 p. de lactate de chaux dans Q. S. d'eau dist. et l'on aj. peu à peu 35 p. d'ac. sulfuriq. à 1,84. On agite. Pour faciliter le dépôt du sulfate de chaux, on étend le tout d'un quart de son vol. d'alcool; on filtre la liq.; on concentre au B.-M. — On peut encore décomposer le lactate de zinc par HS, séparer le sulfure de zinc, et évaporer à consist. sirupeuse. (Cod.)

Act. phys. — L'acide lactique est un des principes constituants du suc gastrique; la membrane de l'estomac, indépendamment de l'influence vitale, mise en contact avec les matières neutres, peut continuer à les transformer en acide lactique. Son action peut donc être utile dans le traitement des dyspepsies par manque de sécrétion acide. MM. Dusart et R. Blache ont constaté l'assimilation rapide du phosphate de chaux tribasique par l'intermède de l'acide lactique. — On l'emploie à la dose de 10 centigr. à 2 gr. en potions, limonade, sirop.

Chim. — Il se forme spontanément par suite d'une véritable fermentation; il résulte de l'action de la caséine sur le sucre de lait. En saturant le produit par le carbonate de chaux, on obtient, après une purification convenable, le lactate de chaux qui sert à la prép. de l'acide lactique. — C'est un liquide incolore, inodore, incristallisable. D = 1,21. Sa saveur est très acide, mais agréable; — soluble en toutes pp. dans l'eau, l'alcool et l'éther. Il coagule immédiatement le lait.

Il ne trouble pas l'eau de baryte, de strontiane ou de chaux; il précipite les sol. conc. d'acétate de zinc ou de magnésie. L'ac. azot. bouill. le change en ac. oxalique. — Les *lactates* sont presque tous sol.; chauffés légèrement avec SO^3, ils donnent un dégagement abondant d'oxyde de carbone. Ils présentent qques propr. différentes, selon qu'ils ont été préparés avec de l'ac. lactique provenant du sucre ou de l'ac. lactique provenant de l'organisation animale, de la chair musculaire : ce qui semblerait indiquer deux modifications isomériques de cet acide, bien qu'on ne reconnaisse aucune dissemblance dans les caract. de l'ac. lui-même, quelle que soit son origine.

Limonade. (H. des enf. mal.)

Pr.		
	Eau	1000
	Sirop simple	60
	Acide lactique	4 à 8 gr.

Par verres dans la journée contre les exostoses.

Potion.

Pr.		
	Ac. lactique	10 à 20 gttes
	Eau sucrée	100

Avant le repas, contre les digestions difficiles.

ACIDE MALIQUE. *Acide sorbique.* $= C^4H^6O^5$.

Prép. — Saturer le jus de sorbes avant complète maturité par lait de chaux à l'ébullition dans un vase de cuivre. Le malate de chaux précipité est lavé à l'eau froide et dissous par l'acide azotique étendu de 9 p. d'eau. On obtient du malate acide qu'on fait cristalliser; on le précipite par l'acétate de plomb et on décompose le précipité par HS. On fait cristalliser l'acide par évap. lente à l'étuve. — Incolore, inodore, déliquescent, sol. dans l'alcool. La dissolution aqueuse devient visqueuse à la longue dans des flacons bouchés. — Inusité.

ACIDE OXALIQUE. *Acidum oxalicum ; acide carboneux; acide de sucre.* $= C^2O^3 + HO$, ou $C^2H^2O^4 = 90$.

Prép. — On traite, dans une cornue et à chaud, de la fécule ou du sucre par P. E. d'acide azotique; il se dégage des vap. rutilantes. Quand elles ont cessé de se produire, on laisse refroidir et on abandonne jusqu'au lendemain. Les cristaux sont recueillis et purifiés par plusieurs cristallisations successives. — La plupart des mat. organiques donnent de l'acide oxalique, sous l'influence des agents puissants d'oxydation.

Act. phys. — L'acide oxalique, à petites doses (0gr,10 à 0,50) est un rafraîchissant acidule, antiphlogistique, et à ce titre entre dans la composition de pastilles et de limonades. Quand la dose est exagérée, son emploi est dangereux : on a des exemples d'empoisonnements suivis de mort après l'absorption de 5 gr. et même de 2 gr. Ord[t] une dose, variable entre 8 et 30 gr., est nécessaire pour produire ces funestes effets. Les symptômes sont les suivants : acidité brûlante de la gorge, qui gagne l'œsophage et l'estomac; vomissements suivis de prostration, de stupeur ; pouls petit, irrégulier ; respiration ralentie et spasmodique ; refroidissement et cyanose de la peau ; mort.

Quand la victime résiste aux premiers effets, la bouche reste douloureuse avec sensation de brûlure et de constriction de la gorge; l'estomac est longtemps irrité, les vomissements et la diarrhée se reproduisent; la langue se dépouille, la voix est altérée pendant qques jours; la torpeur des membres inférieurs peut persister pendant plusieurs mois.

Chim. et toxic. — L'ac. oxalique crist. $(C^2O^3,HO + aq)$ est sous la forme de prismes incolores, très acides, sol. dans l'eau et l'alcool. La chaleur les volatilise en partie, en partie les décompose. — Il se combine aux bases de manière à former des *oxalates neutres*, des *bi-oxalates*, des *quadroxalates*, des *sous-oxalates*. Les oxalates alcalins sont sol.; la calcination les transf. ainsi que les oxalates terreux en carbonates, sans dépôt de charbon; les autres laissent soit du métal, soit de l'oxyde. L'ac. sulfuriq. conc., chauffé avec l'ac. oxal. ou un oxalate sec, dégage des vol. égaux d'oxyde de carbone et d'ac. carbonique. Si l'on absorbe ce dernier par la potasse, l'autre gaz peut être enflammé et reconnu à sa flamme bleue. — Tous les sels de chaux, même la sol. de gypse, précipitent les oxalates neutres ou additionnés d'ammoniaque en blanc; le précipité, sol. dans l'ac. chlorhyd. ou azotique, est complèt. insol. dans les ac. oxalique ou acétique. Une sol. d'ac. oxalique colore en vert foncé, même à froid, une sol. de sesquichlorure d'or; c'est de l'or métallique, qui se dépose bientôt en petites écailles.

Empoisonnements. — A l'autopsie, on trouve la muqueuse, depuis la bouche jusqu'à l'estomac, généralement blanche; quelquefois, lorsque la mort a été rapide, l'estomac et le duodénum sont très rouges. Le sang et tous les tissus pourvus d'un système capillaire très apparent ont en général une coloration vermeille. (Tardieu.)

La recherche de l'acide oxalique, dans les organes et leur contenu, n'offre pas de sérieuses difficultés. Il faut seulement tenir compte de l'alimentation antérieure, qui a pu introduire dans l'estomac des oxalates d'origine végétale, et aussi de la disparition possible de l'acidité, par suite de l'administration de contre-poisons chimiques. — Si la réaction est franchement acide, on coupera les organes digestifs en petits morceaux qui, mélangés avec les mat. contenues ou provenant des vomissements, seront évaporés au B.-M. lentement, jusqu'à dessiccation. Le résidu sera épuisé par l'alcool à 85°; la nouvelle solution, évaporée de la même manière, laissera un dépôt qui, traité par l'eau chaude, lui abandonnera tout l'ac. oxalique qu'il contient. Cette solution, par l'acétate de chaux, donnera un précipité qui, lavé à l'alcool et à l'eau, puis desséché, présentera les réactions caractéristiques de l'oxalate de chaux : chauffé à sec ou avec ac. sulfuriq. concentré = dégagement d'oxyde de carbone; broyé avec alcool et un peu d'ac. sulfurique = acide oxalique en solution, apte à produire les div. réactions indiquées.

On peut encore exprimer les mat., les laver à l'eau dist. et réunir les liq.; aj. un excès d'acétate de plomb jusqu'à cessation complète de précipité.

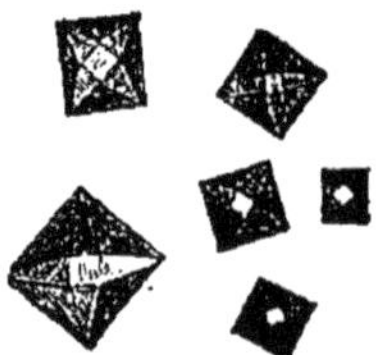

Fig. 17. — Cristaux octaédriques d'oxalate de chaux.

Celui-ci, recueilli et lavé, est mis en suspension dans l'eau et soumis à un courant d'HS lavé, jusqu'à persistance d'od. sulfhydrique manifeste; tout l'ac. oxalique reste dans la liq. après séparation du dépôt de sulfure de plomb.

Si l'on a administré à la victime de la magnésie ou de la craie, l'ac. sera à l'état d'oxalate de ces bases. Les mat. seront alors traitées par l'eau aiguisée d'acide chlorhydrique qui dissoudra ces sels. La solution, add. de chlorure de calcium et d'ammoniaque, donnera un précipité complexe de sels calcaires contenant tout l'ac. oxalique; traité par l'acide acétique étendu, ce précipité lui abandonnera tous les sels calcaires autres que l'oxalate.

Les urines des personnes qui ont absorbé de l'ac. oxalique contiennent bientôt de l'*oxalate de chaux*, qu'il est facile de reconnaître par un examen microscopique. On recueille un peu d'urine, on la laisse déposer, et une goutte du dépôt est placée entre deux verres sur le porte-objet. L'oxalate de chaux affecte la forme de pet. cristaux octaédriques réguliers, ressemblant beaucoup à la face postérieure d'une enveloppe de lettre (fig. 17).

Contre-poisons. — Ce sont spécial' l'hydrate de magnésie, la craie, l'hydrate de sesquioxyde de fer, en un mot les corps inertes capables de le saturer en donnant naissance à un composé insol.; d'ailleurs, mêmes moyens que contre les ac. énergiques.

Fals. et mél. — Il peut contenir de l'*ac. azotique,* provenant d'une purification insuffisante; de l'*acide tartrique,* du *sel d'oseille,* du *sulfate de potasse*, du *sulfate de magnésie*, de l'*alun*, mélangés dans un but de fraude. — L'ac. oxalique brûlé sur une lame de platine ne doit pas laisser de résidu; il est entièrement soluble dans l'alcool : ces deux réactions excluent les sels; l'acide tartrique, en brûlant, développe une odeur particulière de sucre brûlé; l'acide azotique le colore en jaune et lui donne l'odeur nitreuse.

Poudre.
Prép. c. la *Poudre d'ac. arsénieux.*

Pastilles. (Soubeiran.)

Pr. Ac. oxalique pulv. . . .	4
Sucre blanc.	250
Essence de citron, gttes. nº	12
Mucilage de gom. adrag.	Q. S.

Faites des tablettes de 60 centigr.

ACIDE PECTIQUE. = $C^{32}H^{44}O^{32}$ (Frémy).

La pectine des fruits sucrés acidules et des racines sucrées comestibles se change en acide pectique par l'action des alcalis. — Forme une gelée, étant humide. Sec, a l'aspect de gélatine, presque insoluble dans l'eau, insol. dans l'alcool. — Inusité.

ACIDE PHÉNIQUE. *Acidum phenicum ; acide carbolique; phénol ; hydrate de phényle.* = $C^{12}H^5O,HO$, ou $C^6H^5,OH = 94$.

Prép. — On sature par une sol. de potasse l'huile de houille bouillant entre 150 et 200°. Après cristallisation, le sel formé est décomposé par l'ac. chlorhyd., et l'acide phénique est séparé et purifié par des distillations successives.

Act. phys. — Action énergique sur les tissus : astringente, et même corrosive et caustique ; il tanne la peau et les muqueuses et les rend imputrescibles. C'est un puissant antiseptique et désinfectant. Proposé pour le traitement d'un grand nombre d'affections externes (en sol. diversement concentrées suiv. les indications), et aussi pour l'usage interne (1 p. 1000 d'eau), contre la diarrhée chronique, les vomissements. — On en garnit aussi des flacons de poche, par mesure de précaution contre les piqûres d'insectes et les morsures de vipère. Il n'est pas certain que son action soit supérieure à celle de l'ammoniaque, qui elle-même est mise en doute. (Voy. Empoisonnements : *Venins.*)

Chim. — L'ac. phénique cristallise en paillettes soyeuses, incolores, dont l'od. rappelle celle de la créosote et des viandes fumées. D. = 1,065 à + 18°. Il fond à + 35°, bout entre 187 et 188, et distille à 200°. Il brûle avec une fl. rouge sombre. Bien que très déliquescent, il exige pour se dissoudre 25 p. d'eau; très sol. dans l'alcool et l'éther; l'ac. azotique, à chaud, le transforme en ac. nitrophénique, binitrophénique et enfin en ac. picrique. Etendu de 1/10 d'alcool, il reste liq. à la temp. ord. et jusqu'à — 10°; en cet état, il est d'un emploi plus commode pour tous les us. pharmaceutiques.

Toxic. — L'acide phénique du commerce est un mélange d'acide phénique et d'acide crésylique (C^7H^8O). Ce dernier acide a des propriétés et des réactions analogues. Ce mélange est très caustique et a donné lieu déjà à un certain nombre d'empoisonnements. — 2 à 3 grammes introduits dans l'estomac d'un chien suffisent pour déterminer la mort. Les symptômes sont : sensation de brûlure dans l'œsophage et l'estomac, nausées, vomissements peu abondants ou manquant tout à fait; résolution musculaire, insensibilité, état comateux; refroidissement des extrémités, sueur visqueuse; respiration haletante; écume laiteuse à la bouche; mort dans un temps qui varie de 1 à 10 heures. — A l'autopsie, les viscères et les liquides organiques répandent l'odeur de l'acide phénique; eschares noires ou taches blanches dans les voies digestives; parfois aucune altération visible quand la solution a été administrée très étendue; sang fluide, brunâtre, pas d'épanchement dans l'encéphale; système nerveux central généralement anémié; parfois dégénérescence graisseuse du foie et des reins.

La présence de l'acide phénique est décelée par son odeur, dont les organes sont imprégnés : tube digestif, matières de vomissements, cerveau, urine. L'odeur s'exalte quand on chauffe ces matières avec une légère addition d'acide sulfurique. L'acide phénique passe dans les produits de la distillation de la liqueur ainsi acidifiée; on le sépare par agitation avec de l'éther, et ce véhicule l'abandonne par évaporation spontanée. Le résidu prend une belle couleur bleue au contact de l'ammoniaque et du chlorure de chaux.

Contre-poisons. — Il n'existe pas de véritable contre-poison; l'albumine et les alcalins ne donnent pas de résultats appréciables. On conseille de provoquer les vomissements, ou de vider l'estomac au moyen de la pompe gastrique, puis d'administrer l'huile d'olives ou d'amandes douces additionnée d'huile de ricin.

Eau phéniquée pour boisson.

Pr. Acide phénique 1
Eau. 1000

Eau phéniquée pour usage externe.

Pr. Acide phénique. 1
Eau. 100

Potion phéniquée. (Dussau.)

Pr. Acide phénique crist. . . 0,15
Eau dist. 100
Eau de fl. d'oranger. . . 10
Sirop d'éc. d'or. am. . . 40

A prendre en trois fois dans l'espace de 2 heures. Choléra.

Sirop phéniqué.

Pr. Acide phéniq. crist . . . 1
Eau. 375
Sucre. 625

F. S. A. un sirop. Il est au millième.

Lavement phéniqué. (Dussau.)

Ac. phéniq. crist. 0,25
Décocté de gr. de lin. . . 500

Pour 2 lavements à 2 h. de distance. — Contre le choléra.

Phénol sodé.

Acide phénique. . . . . 70 gr.
Soude caustique. 30
Eau . . . . Q. S.

Pour compl. un litre. Mêlez.

Poudre désinfectante. (Bouchardat.)

Plâtre. 1000
Acide phénique 1

M.

Vinaigre phéniqué.

Acide phénique crist. . . 8
Vinaigre ordinaire. . . . 800

Etendu d'eau pour la toilette.

Liniment phéniqué. (Dussau.)

Ac. phéniq. crist. 2
Alcool rectifié 100
Eau distillée. 100

En frictions, contre le choléra.

Pommades phéniquées. (Parisel.)

Acide phénique 5
Axonge. 40

Contre les engelures. Contre l'ozène, la prop. d'acide phénique s'abaisse à 1.

Autre :

Farine de froment. . . . 100
Acide phénique 1
Axonge. 4

proposée pour remplacer la *poudre de Corne et Demeaux.*

Pommade phéniquée. (Lemaire.)

Acide phénique 1
Axonge purifiée 100

Affections de la peau.

Glycérolé d'acide phénique.

Pr. Acide phénique crist . . 1 gr.
Glycérine. 99

Dissolv. — La glycérine peut être remplacée par le glycérolé d'amidon.

Phénol camphré. *Camphre phéniqué.*

Pr. Acide phénique. . . . . 1 p.
Camphre. . . . . 2 p.

M. — Le tout se liquéfie en une matière huileuse jaune rougeâtre qu'on lave à l'eau.

Le Dr Soulez a indiqué des proportions un peu différentes :

Pr. Acide phénique. . . . . 1 p.
Camphre. . . . . 2 p. 1/2

Le produit est insoluble dans l'eau, dans la glycérine et dans l'alcool ; sol. dans les huiles grasses ; il s'émulsionne aisément à l'aide de la saponine.

C'est un antiseptique puissant ; utilisé dans les pansements chirurgicaux, principalement sous forme d'*émulsion :*

Pr. Camphre phéniqué . . . 1 p.
Teinture de quillaya au 1/8. 1 p.

Agitez. Cette émulsion s'emploie étendue de 10 parties d'eau.

ACIDE PHOSPHORIQUE. *Acidum phosphoricum.* = PhO^5 ou P^2O^5 = 71.

Prép. — L'acide qu'on emploie en médecine est de l'ac. phosph. liq. trihydraté. On prend : phosphore, 1 p. ; acide azotique à D. = 1,42, 6 p. ; eau dist., 3 p. On introduit le mélange d'acide et d'eau dans une cornue tubulée dont le bec se continue par un ballon-récipient muni d'un long tube de dégagement, et dont la tubulure est fermée par un bouchon à l'émeri. On aj. le phosphore par pet. fragments, et l'on chauffe doucement, jusqu'à sol. complète ; alors on introduit de nouveau phosphore. Chaque fois il y a production de vap. nitreuses et effervescence. — On réunit au liq. de la cornue la liq. dist. ; on fait une nouvelle distillation ; quand le mélange épaissit, on le verse dans une capsule de platine, où on le concentre, jusqu'à ce qu'il ne perde plus de son poids. On aj. au résidu la q. d'eau nécessaire pour qu'il marque 1,45 au densimètre. — C'est là l'acide médicinal. (Cod.) L'*acide phosph. glacial*, en plaques ou cylindres transp., est de l'*acide métaphosphorique*.

Act. phys. — L'ac. phosphoriq. est peu usité ; cependant ses propr. particulières, par rapport aux mat. protéiques, seraient de nature à le faire préférer dans certains cas aux autres acides, c. acidule et antiphlogistique ; il est moins irritant et plus assimilable. On l'a employé contre la gravelle phosphatique (1 à 5 gr diluées dans Q. S. d'un liq. approprié), les catarrhes des muqueuses, la jaunisse, l'hystérie, l'impuissance virile (Gubler) ; dans le rachitisme et la carie osseuse, c. reconstituant du squelette. Il est stimulant du système nerveux et un peu aphrodisiaque. — Introduit pur dans les veines des animaux, il les tue rapid^t ; dans l'estomac, il agit c. corrosif.

Chim. et toxic. — L'acide phosphor. peut présenter 4 états : 1° L'acide *anhydre;* = PhO^5 ; solide, blanc, déliquescent, qu'on obtient en brûlant du phosphore dans de l'air sec. 2° L'acide *métaphosphorique;* = PhO^5,HO ; s'obtient en décomposant le phosphate d'ammon. par la chaleur ; il coagule l'albumine, précipite en blanc les sels de baryte, de chaux et d'argent. 3° L'acide *pyrophosphorique;* = $PhO^5,2HO$; s'obtient en calcinant le phosphate de soude, décomposant le pyrophosphate de soude formé par l'acétate de plomb, et le pyroph. de plomb par HS. Il est vitreux, blanc, comme le précédent ; ne précipite ni l'albumine ni la baryte, mais, étant saturé par un alcali, précipite en blanc le nitrate d'argent. 4° L'acide *phosphorique trihydraté;* = $PhO^5,3HO$. C'est celui qui, à l'état de dissolution, constitue l'acide médicinal. Nous avons donné sa préparation. Il précipite en jaune le nitrate d'argent, en blanc la baryte, et dissout l'albumine. Il empêche même la coagulation de cette substance par la chaleur.

Les *phosphates* ont des réactions variables suivant que leur acide est à l'un de ces trois derniers états ; mais les pyrophosphates et les métaphosphates passent à l'état de phosphates ordinaires, quand on les fond avec du carbonate de soude. Chauffés au chalumeau dans la flamme extérieure, après avoir été humectés d'un peu d'ac. sulfuriq. concentré, ils donnent une coloration vert-bleuâtre ; leur solution précipite en blanc le chlorure de baryum ; le précipité est sol. dans l'acide chlorhyd. ou nitrique. Le sulfate de magnésie produit, dans leurs sol. concentrées, un précipité de phosphate de magnésie ; si la sol. de phosphate a été préalablement add. d'amm., on obtient dans les liq., même très étendues, un précip. de *phosphate ammoniaco-magnésien* cristallin, insoluble dans l'amm. et le chlorhyd. d'amm., mais soluble dans les acides, même dans l'ac. acétique. — Le nitrate d'argent précipite les phosphates neutres en jaune clair ; les pyroph. et les métaphosph., en blanc ; l'acétate de plomb donne avec les phosphates neutres un précipité blanc fusible au chalumeau, sur le charbon, en une perle transparente qui prend en se refroidissant des facettes dodécaédriques. — Le molybdate d'ammon., dans une sol. chlorhyd. ou nitrique d'un phosphate portée à l'ébullition, donne une coloration jaune vif, et un précip. jaune quand les liqueurs sont concentrées.

En cas d'empoisonnement, la recherche de l'acide phosphorique serait aisée ; on détruirait les mat. organiques par le chlorate de potasse ; on retrouverait dans le résidu l'ac. phosphorique avec ses réactions caractéristiques ; il y aurait à tenir compte de l'ac. phosphor. normal. — Comme contre-poisons : l'eau de chaux, le lait de magnésie, les émollients, etc.

Fals. et mél. — Peut contenir *acide phosphoreux :* odeur alliacée, réduction du bichlorure de mercure à l'état de protochlorure ; *acide sulfurique :* saturer par chlorure de baryum ; le précipité est incomplèt. soluble dans l'acide azot. ; *ac. azotique :* en saturant par chlorure de baryum, l'ac. azotique reste dans la liq. ; *sels calcaires :* par l'oxalate d'amm. ; *arsenic :* saturer l'acide, faire passer HS, qui précipitera à la longue du sulfure d'arsenic.

Limonade phosphorique.

Pr. Acide phosphorique à 1,45.	2 gr.
Eau	900
Sirop de sucre	100
M.	

Sirop d'acide phosphorique.

Pr. Acide phosph. méd. . . .	15
Sirop simple	1000
	(Guib.)

Soubeiran, à l'exemple de Niemann, remplace le sirop simple par celui de framboises. (Dorv.)

ACIDE PICRIQUE. *Acidum picricum ; acide carbazotique ; acide trinitrophénique ; amer de Welter ; amer d'indigo.* = $C^{12}H^3O^2,3AzO^4$, ou $C^6H^2(AzO^2)^3,OH = 229$.

Prép. — On l'obtient en faisant réagir l'ac. azot. sur l'ac. phénique ou l'indigo ; beaucoup de subst. traitées de la même manière sont aptes à donner de l'ac. picrique : la soie, la laine, le benjoin, l'aloès, etc. Il cristall. en lamelles rectangulaires allongées, brillantes, d'un beau jaune ; il est peu sol. dans l'eau, qu'il teint fortement; sol. dans l'alcool et l'éther. Il tache la peau en jaune. Il est fort usité en teinture, fort peu en médecine.

Act. phys. — Son usage est très restreint ; son excessive amertume l'a fait employer comme fébrifuge avec qque succès, soit pur, soit à l'état de sel. Il a l'inconvénient de donner une teinte jaune génér. à la peau des malades et d'être explosible à chaud, ainsi que ses sels. On dit que les *picrates* de quinine et de cinchonine n'ont aucune action fébrifuge, ce qui paraît invraisemblable. — Les picrates s'emploient à la dose de 2 millig. à 1 centig. en pilules.

ACIDE SALICYLIQUE. *Acidum salicylicum.* = $C^7H^6O^3$, ou $C^{14}H^6O^6 = 138$.

Prép. — A une solution concentrée de soude caustique du commerce ajoutez de l'acide phénique cristallisé en quantité exactement équivalente, et évaporez dans une capsule de fer en agitant avec un pilon jusqu'à ce que le produit soit pulvérulent. Le phénate de soude ainsi obtenu est introduit dans une cornue tubulée en verre chauffée au bain d'huile. On fait passer un courant d'acide carbonique sec ; puis on élève la température à 100° et peu à peu en 3 ou 4 heures à 180°. De l'acide phénique distille en petite quantité, puis en plus grande abondance; à la fin, on chauffe à 220, puis à 250°. L'opération est terminée quand, à cette température, l'acide carbonique n'entraîne plus d'acide phénique. Le résidu de la cornue est du salicylate de soude brun. On le dissout dans l'eau et on ajoute un léger excès d'acide chlorhydrique.

L'acide salicylique se précipite, on l'égoutte sur un filtre et on le purifie par plusieurs cristallisations dans l'eau ou par sublimation (Soc. de ph.).

Act. phys. — Cet acide et ses sels ont été préconisés dans ces dernières années dans le traitement du rhumatisme articulaire aigu. C'est un antipyrétique énergique qui, en diminuant la calorification fébrile, atténue les dépenses de l'organisme. Son action spécifique contre le rhumatisme n'est pas encore parfaitement établie; son emploi prolongé paraît amener des troubles digestifs et cérébraux et rendre l'urine albumineuse.

L'élimination est rapide (3 gr. en 36 à 40 heures). Une portion est rejetée sans altération, une autre à l'état de salicine, d'acide salicylurique et peut-être d'acide oxalique (Byasson).

L'acide salicylique arrête les fermentations (l'industrie paraît en faire grand emploi pour cet usage); il détruit l'odeur et empêche la putréfaction des matières animales.

Usages et doses. — De 1 à 3 gr. dans les 24 heures, en potion, pilules, prises, etc., contre le rhumatisme aigu, la goutte. On préfère généralement le salicylate de soude (Voy. ce mot).

Chim. — Blanc, léger, cristallisé en fines aiguilles. Lorsqu'il a été sublimé, il provoque l'éternument par les lamelles qu'il laisse voler dans l'air. Il fond à 200°, est peu soluble dans l'eau froide (1/300); très soluble dans l'alcool et dans l'éther, dont l'évaporation spontanée l'abandonne sous forme de cristaux volumineux. En dissolution aqueuse, il donne avec les persels de fer une coloration violette très intense.

Recherche dans les boissons. — On opère sur 200 c. c. Chauffez le cidre ou la bière à 58-60° pour chasser l'acide carbonique; le vin à 70°, — ne pas faire bouillir, — jusqu'à réduction de un tiers pour chasser l'alcool. — Le liq. refroidi est lavé en trois fois par son vol. d'éther. La solution éthérée distillée laisse un résidu dont on prend le poids et qu'on lave en trois fois par environ cinq fois son poids de chloroforme lavé à l'eau. — La sol. évaporée à l'air abandonne des aiguilles d'ac. salicylique, qu'on dissout dans l'eau dist. de manière à obtenir 100 c. c. de solution. — On examine la coloration que donne cette liqueur en présence du perchlorure de fer dilué comparativement avec une solution dosée d'acide salicylique, en opérant dans des tubes gradués. — On emploie de part et d'autre même nombre de gouttes de réactif, même volume de solution salicylée; on égalise les colorations en ajoutant q. s. d'eau dans l'un ou l'autre tube. — On admet alors que les deux solutions contiennent q. égale d'ac. salicylique et on déduit la quantité fournie par le liquide essayé au moyen d'une règle de trois. — On ne doit pas oublier que la prise d'essai était de 200 c. c. et non de 100 c. c., volume de la solution aqueuse. (A. Rémont.)

Mél. et fals. — Doit être blanc, volatil sans résidu, ne pas avoir d'odeur phénique.

Solution d'acide salicylique au centième.

Pr. Acide salicylique. . . 1 gr.
Alcool à 95° 33
Eau distill. 66

Dissolv. dans l'alcool, ajoutez l'eau, filtrez. (Soc. de ph.)

Solution glycérinée.

Pr. Acide salicylique. . . . 1 gr.
Glycérine 20
Eau dist. 80

F. S. A.

Potion salicylique.

Pr. Acide salicylique . . . 5 gr.
Bicarb. de potasse. . 3
Potion gommeuse . . 120

Une cuillerée toutes les trois heures. (Guéneau de Mussy.)

NOTA. — On peut aussi introduire l'acide salicylique dans la potion de Tood.

Pommade salicylique. (Wagner.)

Pr. Acide salicylique. . . . 3 gr.
Alcool. 6
Axonge 30

F. S. A. — L'addition d'alcool est nécessaire.

ACIDE SUCCINIQUE. *Acidum succinicum.* = $C^8H^3O^5,3HO$ ou $C^4H^6O^4 = 118$.

On employait autrefois, sous le nom de *sel essentiel de succin* ou *sel volatil de succin*, l'ac. succinique empyreumatique qui se dépose dans le col et l'allonge de l'appareil qui sert à la distill. du succin. — 0,20 à 1 gr. 20, c. antispasm. et sudorifique.

Prép. — Pour obtenir l'ac. succinique pur, on fait fermenter à + 30° une bouillie de malate de chaux add. d'une pet. q. de fromage pourri ; quand le dégagement d'ac. carbonique cesse, on décompose le tout à chaud par un excès d'ac. sulfuriq. étendu. On concentre pour séparer le sulfate de chaux ; on fait cristalliser plusieurs fois. — On peut l'obtenir encore par l'action de l'ac. azotiq. sur la cire.

Chim. — Saturé par l'amm., l'ac. succinique donne un réactif précieux, qui permet de séparer le manganèse du fer; le succinate d'ammoniaque précipite les sels neutres de sesquioxyde de fer en brun ; le précipité calciné est entièrement composé de sesquioxyde de fer.

ACIDE SULFHYDRIQUE. *Acidum sulfhydricum ; acide hydrosulfurique ; hydrogène sulfuré.* = HS, ou $H^2S = 17$.

Prép. — On traite 1 partie de sulfure d'antimoine pulv. par 4 parties d'acide chlorhydrique, dans un ballon à deux tubulures, muni d'un tube de dégagement. Si on veut l'obtenir en solution, on adapte à ce tube un premier flacon laveur qui retient l'ac. chlorhyd. entraîné, puis une série de flacons de Woolf, et enfin un flacon contenant un lait de chaux. Les flacons seront remplis aux 3/4 d'eau dist. froide et récemment bouillie. (Codex.) — L'eau dissout plus de 2 vol. d'acide sulfhydrique.

Un moyen économique consiste à décomposer le sulfure de fer par l'ac. sulfurique.

Act. phys. et usages. — Pris à l'intérieur, ce gaz prod. les effets stimulants et altérants du soufre ; il peut causer des nausées et des vomissements, quand la dose a été exagérée ; c'est qu'alors une partie est portée par la circulation jusque sur les muqueuses pulmonaires, où elle gêne momentanément l'hématose. Une partie passe à l'état de sulfure alcalin et est rejetée avec l'urine. — Introduit dans le sang, il ne paraît pas avoir d'action toxique propre ; ses effets sont plutôt chimiques et paraissent se résumer dans l'obstacle qu'il oppose à l'oxygénation du sang. Aussi sont-ils beaucoup plus prompts et redoutables quand il est inspiré en q. un peu considérable ; après qques inspirations, l'animal tombe foudroyé. A moindre dose, il provoque des nausées, des faiblesses, céphalalgies, convulsions suivies d'insensibilité et de coma.

Employé principalement sous la forme d'eaux minérales, contre les aff. chroniques des poumons, les maladies de peau, la goutte, le rhumatisme, les blessures de guerre. On l'utilise aussi en inhalations et c. contre-poison du plomb.

La solution du Codex s'emploie de 1 cuillerée à une demi-verrée, étendue de lait ou d'une infusion, dans les cas que nous venons d'indiquer. Elle s'altère rapidt au contact de l'air ; l'addition de 1/10 de glycérine la rend plus stable.

Incomp. — L'administration de l'ac. sulfhydrique en sol. aq. ou sous forme d'eau minérale exclut celle des alcalins et des bases métalliques ; de même, les toniques sédatifs, les astringents amers ont une action opposée, dont on doit se préoccuper.

Asphyxie. — C'est à ce gaz que l'air des lieux d'aisances, des égouts, doit ses propriétés délétères. — Porter la victime au grand air, la déshabiller; mettre sous les narines un nouet de chlorure de chaux mouillé d'un peu de vinaigre (agir avec précaution) : frictions sèches, aspersions d'eau vinaigrée au visage, sinapismes aux extrémités.

Chim. — L'ac. sulfhydrique est gazeux, incolore, d'une od. d'œufs pourris, brûlant avec une fl. bleue, en dégageant l'od. d'ac. sulfureux. L'eau en dissout 2 à 3 vol., à la temp. ordinaire. Les *sulfures* alcalins et terreux seuls sont sol. dans l'eau. Les autres se dissolvent soit dans l'ac. chlorhydr., soit dans l'ac. azotique, soit dans l'eau régale; le sulfure de mercure (HgS) est volatil sans décomposition. — Par le grillage à l'air, ils donnent tantôt de l'ac. sulfureux, tantôt un sulfate. — La sol. aq. des sulfures précipite en noir le nitrate d'argent et l'acétate de plomb. — Au chalumeau, dans la flamme d'oxydation, beaucoup de sulfures brûlent avec une fl. bleue et dégag. de l'ac. sulfureux. Les sulfures alcalins et terreux, et ceux de fer, de manganèse et de zinc, traités par un ac. minéral étendu, dégag. de l'HS, qui noircit un papier imprégné d'acétate de plomb. Les sulfures insol., fondus avec du carbonate de soude, donnent une masse qui, mouillée et placée sur une pièce d'argent, la tache en noir.

ACIDE SULFUREUX. *Acidum sulfurosum.* $= SO^2 = 32.$
A peu près inusité en médecine ; on en a fait usage sous forme

de bains gazeux, comme parasiticide et antiherpétique ; en sol. aqueuse, contre les cryptogames de la bouche. (Jenner.)

Chim. — On prépare l'acide sulfureux, soit en brûlant du soufre, soit en décomposant l'acide sulfurique, à chaud, par la sciure de bois, le charbon, le cuivre ou le mercure. La figure 18 représente la disposition de l'appareil propre à préparer la solution saturée d'acide sufureux. Le ballon est chauffé au B. de sable : le premier flacon contient un peu d'eau pour laver le gaz; il est suivi de un ou plusieurs flacons de Woolf contenant de l'eau privée d'air. L'eau en dissout jusqu'à 50 fois son volume. Il peut être liquéfié et solidifié à l'aide de mélanges réfrigérants. — Il est impropre à la combustion et à la respiration ; son odeur irritante, caractéristique, irrite les poumons et provoque la toux. — Les *sulfites* alcalins sont sol. dans l'eau; ils

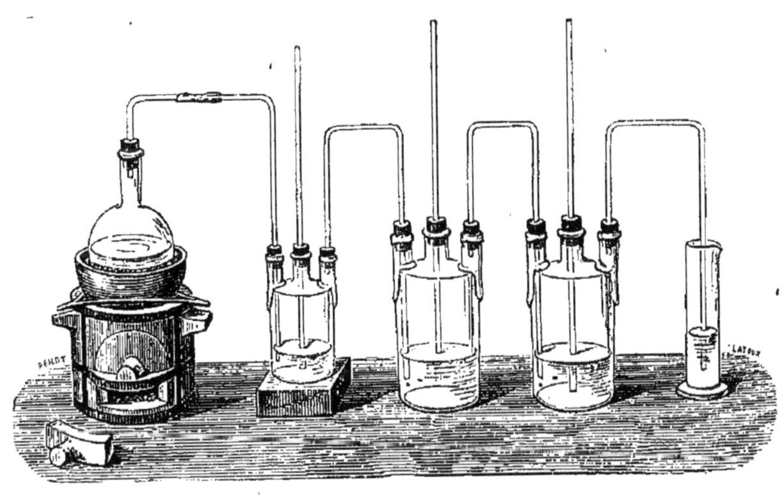

Fig. 18. — Appareil pour la préparation de la solution saturée d'acide sulfureux.

se transforment en sulfates en absorbant l'oxygène de l'air; la calcination les transforme en sulfates et en sulfures. Les acides sulfurique et chlorhydrique décomp. les sulfites avec dég^{t} d'ac. sulfureux sans dépôt de soufre, et production d'une vive effervescence dans les sol. concentrées. L'ac. azotique les convertit en sulfates avec prod. de vap. nitreuses.

ACIDE SULFURIQUE. *Acidum sulfuricum ; huile de vitriol.* $= SO^3 + HO = 49$, ou $SH^2O^4 = 98$.

Prép. — L'ac. sulfurique est préparé sur une vaste échelle dans l'industrie, en faisant condenser dans de gr. chambres de plomb de la vapeur d'eau mélangée aux gaz provenant du grillage du soufre et du nitre. Le produit est concentré dans des chaudières de plomb jusqu'à 60° au pèse-acide, puis chauffé dans des cornues de platine ou de verre, jusqu'à ce qu'il marque 66°. — Pour les us. pharmac., on purifie l'ac. du commerce par la distillation, opération qui doit se faire avec des précautions particulières décrites dans tous les ouvrages de chimie ; les principales consistent dans l'addition à l'ac. de qques spirales de platine et dans le chauffage circulaire ; pour éviter autant que possible les soubresauts, on arrête l'opération quand les 2/3 de l'acide ont distillé. — On trouve aussi dans le commerce un ac. sulfurique, dit *de Nordhausen*, qui ne contient qu'un demi-équivalent d'eau. Il est fumant, général[t] coloré en noir par des mat. organiques qui se sont carbonisées à son contact ; on le prépare par la distillation du sulfate de fer ; il n'a que des usages industriels. — Enfin on peut obtenir l'*acide sulfurique anhydre* soit en combinant direct. l'ac. sulfureux et l'oxygène au moyen de la mousse de platine lég[t] chauffée, soit en distillant avec ménagement l'ac. de Nordhausen, soit enfin en distillant l'ac. monohydraté sur de l'ac. phosphorique anhydre. Il est solide, blanc, en aiguilles soyeuses et molles, ressemblant à l'amiante. Il n'altère pas la peau et ne rougit pas le papier de tournesol sec. Il fond à + 25° et bout à 30°. (Bussy.)

Act. phys. — Très dilué, l'ac. sulfurique agit à la manière des acides végétaux, comme réfrigérant, antiphlogistique et lég[t] styptique, bien que, à l'inverse de ces derniers, il rende les urines acides et paraisse traverser l'économie sans subir d'altération. Dans l'urine, il déplace les acides normaux, urique et lactique, qui, mais en liberté, manif. leur acidité. En somme, administré dans ces conditions, il paraît diminuer l'hématose, ralentir la circulation et abaisser la temp., en même temps qu'il prod. localement sur la muqueuse de l'estomac un effet gén. de contraction qui favorise le fonctionnement de cet organe. Il en résulte un accroissement de l'appétit et des digestions plus faciles.

Plus concentré, c'est un astringent actif, qui rétracte et pâlit les tissus avec lesquels il est mis en contact. — Pur, c'est un caustique des plus violents, qui détruit toutes les mat. organ. par suite de sa gr. avidité pour l'eau. Il coagule instantanément l'albumine et carbonise toutes les mat. hydrocarbonées en leur enlevant, à l'état d'eau, tout l'H et l'O qu'elles contiennent ; aussi, appliqué sur les tissus, il les désorganise rapid[t] à une certaine profondeur et forme une eschare qui, d'abord blanche, devient ensuite noire et dure. Ingéré dans l'estomac, il produit sur son passage des effets anal. Immédiatement une douleur atroce se fait sentir sur tout le trajet de l'œsophage, dans la gorge et dans l'estomac ; le patient pousse des cris et est pris d'une angoisse, d'une anxiété inexprimables. Les vomissements arrivent rapid[t], mais sans apporter de soulagement ; les mat. vomies font effervesc. sur le carreau. Le pouls est petit, convulsif, la face pâle et anxieuse, souvent couverte de taches et d'escharas produites par l'acide ; le corps se refroidit rapid[t], les forces diminuent, le patient s'agite ; enfin l'affaiblissement fait de rapides progrès, et la mort survient. Pendant cet atroce supplice, l'intelligence reste entière. — La durée de l'empoisonnement est variable suivant la dose, la concentration de l'ac. ingéré, l'état de vacuité ou de plénitude de l'estomac lors de l'ingestion. Il y a des exemples de mort en 2 ou 3 heures ; qqfois la terminaison se fait attendre plusieurs jours ; parfois encore les effets rapides de l'ac. ont été enrayés par les secours administrés avec promptitude, mais les désordres produits, presque touj. irréparables, mènent au bout de qques mois la victime au tombeau. (Tardieu.)

Usages. — Comme rafraîchissant, astringent et hémostatique, on fait usage de limonade sulfurique composée de : eau, 1000 ; acide sulf., 2. On remplace fréq[t] l'ac. pur par l'alcool sulfurique ou eau de Rabel, 8 gr. Cette prépar. est utile dans les aff. fébriles et bilieuses, les hémorrhagies, certaines dyspepsies et diarrhées ; contre l'intoxication saturnine. — Sous forme de collutoires et de gargarismes dans les stomatites scorbutiques et gangréneuses. — A l'extérieur, c. révulsif, dans la sciatique et les névralgies lombaires ; c. caustique, pour détruire les tumeurs cancéreuses, sous forme de pâte avec le safran ou le charbon.

Chim. et toxic. — L'ac. sulfuriq. ordinaire (SO^3HO) est un liq. huileux, incolore, inodore, plus pesant que l'eau. Son mélange avec celle-ci donne lieu à une grande élévation de temp. Il charbonne le bois, le papier et la plupart des mat. organ. — Un gr. nombre de *sulfates* sont sol. dans l'eau ; les sulfates métalliques sont tous insol. dans l'alcool ; les sulfates à base alcaline ou terreuse et le sulfate de plomb sont indécomposables par la chaleur, les autres dégag. de l'ac. sulfuriq. ou de l'ac. sulfureux et de l'oxygène. Calcinés avec du charbon, ils donnent un sulfure ou dégag. de l'ac. sulfureux. Chauffés à la flamme intérieure du chalumeau sur du charbon, en présence du carbonate de soude, ils donnent naissance à du sulfure de sodium, qui noircit l'argent humecté d'eau et dégage de l'HS au contact d'un acide. — Les sulfates insol. sont décomposés par les carbonates alcalins à la temp. de fusion et donnent du sulfate alcalin sol. Tous les sulfates solubles produisent dans le chlorure de baryum ou l'acétate de plomb un précipité blanc ; le sulfate de baryte est insol. dans l'eau et les ac. dilués ; le sulfate de plomb, peu sol. dans l'ac. azotique, se dissout au contraire dans l'ac. HCl bouillant, en se transformant en chlorure.

Empoisonnements. — Quand la mort est survenue à la suite de l'absorption d'ac. sulfurique, le tube digestif, la bouche, les lèvres présentent ordin[t] des eschares noirâtres qui marquent le passage de la subst. corrosive; souvent toutes les ulcérations sont colorées en bleu, parce que la victime a fait usage de bleu en liqueur, qui n'est autre chose qu'une dissol. d'indigo dans l'ac. sulfuriq. fumant. A l'autopsie, on retrouve les mêmes traces dans l'œsophage, dans l'estomac, qui s'est fortement rétracté; qqfois, le liq. a pénétré dans la trachée et détruit en partie les poumons; ou bien il a perforé l'estomac et atteint les organes voisins, le foie, la rate, le mésentère, l'aorte. L'absorption fait pénétrer l'ac. dans des régions assez éloignées; le cœur et qques vaisseaux, les veines illiaques, contiennent de gros caillots sanguins qui se sont formés sous son influence.

La recherche du poison ne présente pas de difficulté sérieuse; cependant, quand les symptômes notés indiquent qu'il s'agit d'un acide, il est bon de se hâter de commencer l'opération, pour que la fermentation putride des mat. organ., en donnant naissance à de l'ammoniaque, ne vienne pas saturer l'ac., qu'il est important de retrouver en liberté. Le tableau suivant, emprunté à MM. Amb. Tardieu et Roussin, indique très nettement la voie à suivre et permet de déterminer l'ac. auquel on a affaire.

Les liqueurs filtrées et limpides provenant du lavage des organes et des vomissements sont introduites dans une cornue munie d'un récipient refroidi et distillées à siccité à une température qui ne dépasse pas 110°.	A la fin de la distillation, la cornue se remplit de vap. rutilantes et le résidu est de couleur jaunâtre.			*Acide azotique.*
	Pas de vapeurs rutilantes.	On constate la production d'acide sulfureux et le résidu devient noir.		*Acide sulfurique.*
		Pas d'acide sulfureux.	Le produit distillé précipite par l'azot. d'argent.	*Ac. chlorhydrique.*
			Pas de précipité par l'azot. d'argent; le résidu de la cornue, traité par l'alcool, filtré, puis additionné d'acét. de chaux, donne un précipité soluble dans l'acide chlorhydrique, insoluble dans l'acide acétique	*Acide oxalique.*

Les essais faits suivant les données de ce tableau suffisent pour indiquer la nature de l'acide; il s'agit de l'isoler des autres subst. auxquelles il est mêlé. Plusieurs procédés ont été indiqués, qui présentent tous des causes d'erreur graves. 1° Laver les mat., filtrer, précipiter par le chlorure de baryum; décomposer le précipité par la calcination avec le charbon. Le résidu, traité par HCl, donnera de l'hyd. sulfuré; mais, s'il existait des sulfates sol. dans les mat., le résultat sera le même. — 2° Les liq. provenant du lavage des mat. sont évap. à consist. sirup., puis chauffées dans un tube à expérience avec de la limaille de cuivre. S'il y a de l'ac. sulfurique, il se dégage des vap. d'ac. sulfureux qui sont reconnaissables à l'odeur et rougissent un papier amidonné mouillé d'un peu d'acide iodique. — Or, il se dégage en même temps des vap. empyreumatiques, et la réaction sur le papier amidonné peut se produire sans qu'il y ait eu préexistence d'ac. sulfurique. (Roussin.) — 3° Distiller les mat. à feu nu jusqu'au rouge; la liq.

dist. doit contenir tout l'ac. sulfurique à l'état d'ac. sulfureux. On fait barboter dans la liq. un courant de chlore qui reproduit de l'ac. sulfurique, précipitable par la baryte. Mais la liq. est chargée de produits goudronneux; une notable partie de l'acide sulfureux se dégage; enfin il peut passer à la distillation des sulfates ou sulfites d'ammoniaque, provenant de sulfates préexistants. Ce procédé est impraticable avec de faibles traces d'acide. — 4° Enfin on a fondé un procédé sur la propr. de cet ac. de noircir le sucre à une temp. inférieure à 100°. Il serait excellent, si les liq. de lavage ne contenaient pas constamment des mat. organ. colorées, qui masquent la réaction.

La difficulté tout entière réside dans la séparation de l'ac. libre des sulfates qui l'accompagnent. L'alcool offrirait un véhicule commode, s'il n'avait pas l'inconvénient de transformer l'ac. sulfuriq. en acide sulfo-vinique, qui n'est plus précipitable par les sels de baryte. — Toutes ces raisons ont conduit M. Roussin, à qui nous empruntons cette discussion, à instituer un procédé fondé sur la solubilité du sulfate de quinine dans l'alcool, à l'exclusion des autres sulfates : on précipite par l'ammoniaque une sol. limpide de sulfate acide de quinine; le précipité est longuement lavé jusqu'à ce qu'il ne contienne plus aucune trace de sulfate d'ammon. Cette quinine est employée à saturer complètt les eaux de lavage des organes et matières. On évapore au B.-M. à consist. d'extrait fluide, et on traite à plusieurs reprises par l'alcool absolu, qui dissout seulement le sulfate de quinine et non les autres sulfates. La sol. est évaporée, l'extrait redissous dans l'eau distill. bouill., et la sol. filtrée immédiatement. Si la quantité de sulfate est assez abondante, il cristallise par refroidissement; sinon l'acétate de plomb, le chlorure de baryum permettront aisément de reconnaître la présence de l'ac. sulfurique.

La sol. peut encore être évaporée, et le résidu, mélangé avec du charbon et du carbonate de soude, calciné sur une lame de platine; il y aura formation de sulfure de sodium.

Les objets tachés par l'acide, les linges, les étoffes portent des traces visibles et contiennent de pet. q. du corps de délit, que les eaux de lavage enlèveront aisément. Le tissu est en général désorganisé, noirci ; les couleurs sont détruites ou modifiées; le bleu de Prusse et l'indigo seuls éprouvent peu de changement.

Quand les contre-poisons dont on a gorgé la victime ont enlevé aux organes et aux mat. toute réaction acide, on est touj. renseigné d'abord par les indications de ceux qui les ont administrés, par la nature des lésions produites et ensuite par une analyse comparative faite d'une part avec les organes, etc., et d'autre part, avec des mélanges de subst. organiques se rapprochant autant que possible par leur composition, de ces organes et de ces mat. On trouve dans ce cas un excès tel de sulfate, que le doute n'est pas possible.

Contre-poisons. — Le but qu'on doit se proposer tout d'abord doit être de saturer l'acide, de manière à lui enlever toute propriété caustique; on administrera donc rapidement de la magnésie délayée dans l'eau, du carbonate de chaux ou de baryte, de l'eau de savon, des sol. étendues de carbonate de soude ou de potasse, de l'albumine, du lait, etc.

Fals. et mélanges. — Il doit marquer 66° Baumé, D. = 1,842. Il peut contenir des *composés azotés* ou de l'*acide azotique :* il colore diversement, du rose au brun, suivant la proportion et la nature du composé nitreux, une solution de sulfate de fer versée à sa surface ; il colore en vert le bichromate de potasse ; il décolore le sulfate d'indigo ; il rougit la narcotine ; du *sulfate de plomb :* il précipite par son mélange avec l'eau ; de la *magnésie*, du *fer*, de la *chaux*, de la *soude :* ces différentes bases restent à l'état de sels, quand on évapore à siccité un peu de l'acide suspect ; de l'*arsenic :* l'acide, ayant été à peu près saturé, laissera précipiter par l'HS du sulfure d'arsenic jaune.

On a signalé dans ces derniers temps la présence, dans certains acides sulfuriques du commerce, d'une notable proportion de *sulfate de soude* ajouté pour lui donner une densité fictive : l'évaporation à siccité permet de découvrir aisément cette fraude.

Acide sulfurique dilué.

Pr. Acide sulfurique pur à 1,84. 100
Eau distillée. 900

Versez l'acide dans l'eau peu à peu en agitant.

Acide sulfurique alcoolisé. *Eau de Rabel.*

Pr. Ac. sulfurique pur à 1,84. 100
Alcool à 90°. 300
Pétales de coquelicot. . . 4

Versez peu à peu l'acide dans l'alcool contenu dans un matras et agitez fréquemment. Après refroidissement, ajoutez les pétales de coquelicot ; filtrez au bout de quatre jours.

Limonade sulfurique.

Pr. Ac. sulfurique pur à 1,84. 2
Eau. 900
Sirop de sucre. 100

Gargarisme détersif. (Cod.)

Pr. Miel rosat. 60
Alcool sulfurique 2
Décoct. d'orge mondé. . . 250

Mêlez.

Aqua vulneraria acida Thedenii. *Aqua Thedenii.* (Pharm. Austr.)

Pr. Vinaigre 1260
Alcool rectifié. 630
Ac. sulfurique dilué à 1/7. . 210
Miel blanc. 420

M.

Sirop d'acide sulfurique. *S. vitriolique, S. sulfurique.*

Pr. Acide sulfurique. 60
Sirop simple. 940

Mêlez à froid. (Mouch.)

Les pharmacopées de Wurtzbourg et de Leipsick remplacent le sirop simple pas celui de framboises ou de coquelicots, au choix. (Dorv.)

Sirop d'acide sulfurique alcoolisé. (Puche.) *S. de Rabel.*

Pr. Eau de Rabel. 30
Sirop de sucre. 375

Une ou deux cuillerées à café dans un verre d'eau froide, comme adjuvant dans le traitement de la gonorrhée. (Foy.)

Elixir vitriolique. (Mynsicht.) *Alcoolé sulfurique aromatique, Elixir acide aromatique, Teint aromatique sulfurique du Codex de 1837.*

Pr. Acore. 30
Galanga 30
Camomille 15
Sauge 15
Absinthe. 15
Menthe crépue. 15
Girofle. 12
Cannelle 12
Cubèbes 12
Muscades. 15
Gingembre. 15
Bois d'aloès 4
Écorce de citrons. 4
Sucre. 90
Alcool à 80°. 1000
Acide sulfurique 125

Laissez macérer pendant deux jours dans une partie de l'alcool, ajoutez l'acide, laissez macérer de nouveau pendant deux jours, ajoutez le reste de l'alcool, laissez encore macérer quatre jours, passez, exprimez et filtrez.

Préparation jadis célèbre comme stomachique et hémostatique. 30 à 50 gouttes dans un véhicule approprié. (Dorv.)

Baume contre les engelures.

Ess. de térébenth. 4,0
Acide sulfurique 1,0
Huile d'olive. 10,0

Mêlez. (Cap.)

En frictions, matin et soir, sur les engelures imminentes.

Caustique dit **Pâte caustique.** (Rust.) *Caustique sulfurique au safran* ou *sulfosafrané, de Velpeau.*

On ajoute 10 de safran à Q. S. d'acide sulfurique concentré (15 à 20) pour former une pâte un peu molle. Le safran est carbonisé par l'acide, et il en résulte une pâte noire comme du cirage. Cette pâte est versée dans un petit pot, le chirurgien en prend avec une spatule et l'étale sur la région malade en couche épaisse de 2 à 4 millimètres plus ou moins; il en arrondit les bords, et il la laisse appliquée jusqu'à ce qu'elle sèche. Une croûte se forme bientôt, on la couvre alors d'une compresse que l'on maintient avec une bande.

Ce caustique doit être conservé dans un flacon à l'émeri à large ouverture.

Dans le *caustique sulfocarbonique de Ricord,* le charbon est substitué au safran. Il se conserve mieux. (Dorv.)

Potion contre la diarrhée.

Sirop de coings.	30,0
Teinture de cachou. . . .	10,0
Eau de cannelle.	30,0
Eau commune	90,0
Acide sulfur. alc.	2,0
Laud. de Rouss., gtt. . .	10

Très efficace. En 2 ou 3 f. dans la journée.

Embrocation de Questionan.

Essence de térébent. . . .	45
Huile d'olive.	45
Acide sulf. alcoolisé.	12

(*Rem. patenté angl.*) — Antirhumatismal.

Baume de Warren.

Acide sulfurique.	5
Ess. de téréb.	2
Alcool	2

On verse l'ac. dans une capsule de porcelaine, on y aj. peu à peu l'h. vol., puis l'alcool. Quand il ne se dég. plus de vap., on enferme le prod. dans un flacon bouché à l'émeri. Il doit être d'un rouge foncé. — Préconisé aux États-Unis contre l'hémoptysie, les métrorrhagies, l'épistaxis, etc.

ACIDE TANNIQUE, *Acidum tannicum ; tannin.* $= C^{54}H^{22}O^{34}$, ou $C^{27}H^{22}O^{17} = 618$.

Prép. — Exposez 3 ou 4 jours à la cave de la poudre de noix de galle ; introduisez-la dans un flacon et versez assez d'éther à 54° Bé pour obtenir une pâte molle ; laissez en contact 24 h. Exprimez à la presse dans un coutil serré. Le résidu est mélangé d'éther contenant 6/100 d'eau et exprimé de nouveau. Les deux liquides sont étendus au pinceau sur des assiettes et mis à l'étuve chauffée à + 45°. Le tannin se boursoufle et se présente sous forme de feuillets légers composés de petites aiguilles légt colorées en jaune verdâtre. — Pour le purifier, on l'agite avec P. E. d'eau et d'éther ; il se forme trois couches ; l'inférieure est du tannin pur. (Cod.)

Act. phys. — Astringent énergique. Sa propr. de précipiter les mat. protéiques et de former avec les tissus animaux des composés imputrescibles explique son action styptique sur les muqueuses. Cependant il est absorbé et passe dans le sang ; on a pu constater que, chez des chevaux, l'ingestion de cent grammes de tannin en 5 jours avait rendu leur sang imputrescible. (Gubler, d'après H. Bouley.) Il augmente la sécrétion urinaire, lorsque celle-ci est raréfiée par une congestion des reins. — Ses propr. toniques et astringentes le font employer dans les hémorrhagies, les écoulements, l'hydropisie, l'albuminurie, les sueurs profuses ; en topique, contre la chute du rectum, l'allongement de la luette, les angines, etc. On en a fait des crayons avec l'aide de gomme adrag. et de mie de pain, contre les maladies de l'utérus. C'est un contre-poison des alcaloïdes, de l'opium et de la noix vomique.

Doses. — A l'intérieur, de 0,10 à 1 gr. sous différentes formes ; en injections, collyres, gargarismes : de 1 à 2 gr. pour 50 à 200 gr. de véhicule.

Incomp. — On ne doit l'associer ni aux alcaloïdes végétaux, ni aux sels métalliques, ni aux subst. qui contiennent de l'albumine ou des mucilages.

Chim. — Le tannin est soluble dans l'eau, l'alcool et l'éther aqueux; sa solution abandonnée à l'air dépose de l'acide gallique, qui passe ensuite à l'état d'acide ellagique. Il forme avec presque toutes les bases et les alcaloïdes des composés insolubles; il précipite en noir les persels de fer. Etant dissous dans l'eau, il est entièrement absorbé par les peaux et membranes animales (c'est le principe de la préparation du cuir). Distillé, il donne de l'acide carbonique et de l'acide pyrogallique.

Le tannin existe dans un grand nombre de végétaux, mais il possède des propriétés différentes suivant son origine; on a rangé sous trois types les différents tannins, suivant qu'ils colorent les sels ferriques en bleu noir, en vert ou en gris-verdâtre.

Fals. — Son entière solubilité dans l'eau et dans l'alcool, sa complète absorption par les membranes animales, permettent de reconnaître s'il a été frauduleusement mêlé de subst. étrangères.

Glycéré de tannin.

Pr. Tannin pulv. 10
Glycéré d'amidon. 50
M. (Cod.)

Collyre au tannin. (Desmarres.)

Pr. Tannin. 1
Eau de laur.-cerise. . . . 20
Eau distillée 100

2e période des conjonctivites catarrhales.

Injection astringente au tannin.

Pr. Tannin. 1
Eau distillée. 250

Blennorrhagies opiniâtres. (Ber.)

Pommade au tannin.

Pr. Axonge. 45
Tannin 8
Eau distillée 8

Pour donner de la tonicité aux plaies et aux relâchements de certains organes. (Dorv.)

Lavement au tannin.

Pr. Tannin. 8
Eau. 500

Comme astringent et pour combattre les effets des lavements à l'opium à trop forte dose. (Dorv.)

Injection tannique vineuse. (Ricord.)

Pr. Vin rouge du Midi. 125
Tannin 1

Blennorrhée chez l'homme ou la femme.

On peut remplacer le vin rouge simple par du vin aromatique, ou celui de roses de Provins.

ACIDE TARTRIQUE. *Acidum tartricum ; acide du tartre.* = $C^8H^6O^{12}$, ou $C^4H^6O^8 = 150$.

Prép. — On prend : crème de tartre, 1 p. ; craie, 1 p. ; ac. sulfurique à 66°, 2 p. ; chlorure de calcium, 1 p. Dissolv. la crème de tartre dans l'eau bouillante ; ajoutez par parties la craie ; retirez du feu, laissez déposer. Décantez la liq. surnageante ; portez à l'ébullition, ajoutez le chlorure de calcium; il se produira un nouveau précipité qui, réuni au premier, sera décomposé par l'acide sulfurique ; la sol. donnera l'acide tartrique cristallisé, en usant des mêmes précautions que pour la prép. de l'acide citrique.

Act. phys. — Mêmes propr. et usages que l'acide citrique.

Chim. — Cristaux incolores, inaltérables à l'air, solubles dans l'eau et dans l'alcool; saveur acide agréable; fondant à 180° environ, et répandant par la calcination une odeur de sucre brûlé; déviant à droite la lumière polarisée. — Les *tartrates* se charbonnent par la calcination et répandent la même odeur. L'ac. tartrique précipite les sels de potasse, surtout par l'agitation; le précipité est cristallin et peu soluble dans l'eau froide, mais sol. dans les alcalis et les acides minéraux. — Ajouté à la sol. d'un sel d'alumine, de protoxyde de manganèse ou de sesquioxyde de fer, il empêche leur précipitation par la potasse ou l'ammoniaque. — Il ne précipite le chlorure de calcium qu'après avoir été neutralisé; cette réaction ne se produit qu'en partie en présence de sels ammoniacaux. L'eau de chaux précipite les tartrates neutres; ajoutée en excès, elle précip. aussi l'acide tartr. libre. — L'acétate de plomb et le nitrate d'argent donnent des précip. blancs.

Une autre variété d'acide tartrique dévie à *gauche* la lumière polarisée; combinée à équivalents égaux avec l'acide *droit*, elle forme l'acide *paratartrique* ou *racémique*, inactif, qu'on a extrait d'abord des tartres de certains pays (*acide thannique*), et que l'on a depuis obtenu artificiellement. M. Jungfleisch le prépare en chauffant l'ac. droit en vase clos à 180°, avec un peu d'eau ; il l'a obtenu par synthèse en partant de l'*éthylène*. On peut séparer les deux acides : *droit* et *gauche*, d'une solution d'acide racémique, par des cristallisations provoquées. L'acide racémique est moins sol. dans l'eau; il précipite immédiat. le chlorure de calcium et le sulfate de chaux, qui n'est pas précipité par l'ac. ordinaire.

M. Pasteur a signalé un *acide tartrique inactif*, qu'on ne peut dédoubler: il se trouve dans les eaux-mères de l'acide racémique artificiel. — Chauffé brusquement à 180°, l'ac. tartrique ordinaire devient *anhydre* ($C^8H^4O^{10}$); plus tard, il perd CO^2 et devient *acide pyruvique* $= C^6H^4O^6$, puis *acide pyrotartrique* $= C^{10}H^8O^8$.

Fals. et mélanges. — Doit être entièr. sol. dans l'eau et l'alcool; doit brûler entièr. sans laisser de cendres : ce qui exclut les sels qui pourraient s'y trouver mélangés. Il ne doit pas contenir d'*acide sulfurique*, qui, par le chlorure de baryum, donnerait un précipité insol. dans l'ac. chlorhydr.

Poudre.

Prép. c. la *Poudre d'ac. arsénieux.*

Limonade tartrique.

Pr. Sirop d'ac. tartrique. . . .	100 gr.
Eau.	900

Sirop.

Pr. Ac. tartrique crist.	20 gr.
Eau dist.	40
Sirop de sucre.	940

Faites dissoudre l'ac. dans l'eau, mêlez au sirop froid.

Poudre gazifère pour limonade. *Limonade sèche gazeuse.*

Bicarb. de soude.	20,0
Sucre.	140,0
Ess. de citron	1,0

Mêlez et faites 12 paquets bleus.

Acide tartrique.	24,0

Faites 12 paquets blancs.

ACIDE THYMIQUE, *Thymol.* $= C^{10}H^{14}O$, ou $C^{20}H^{14}O^2 = 150$.

Prép. — Il existe dans l'essence de thym, d'où on l'extrait en traitant celle-ci par vol. égal de sol. aq. de potasse ou de soude à 1/5, filtrant pour séparer le thymène qui surnage, et décomposant par l'ac. chlorh. On lave le produit, on le dessèche et on le purifie par distillation. C'est un corps liq. à od. faible rappelant celle du thym, peu sol. dans l'eau, très sol. dans l'alcool, très caustique. On peut l'obtenir cristall. en refroidissant pendant un certain temps l'essence de thym.

Usages et doses. — Peut remplacer l'acide phénique dans tous ses usages et s'emploie aux mêmes doses.

Solution d'acide thymique au millième.

Pr. Acide thymique	1 gr.
Alcool à 90°	4

Faites dissoudre, ajoutez :

Eau distillée	995

M. — Cette solution est employée en lotions, injections, inhalations, etc. (Soc. de ph.)

ACIDE URIQUE. *Acide lithique.* $= C^5H^4Az^4O^3$.

Prép. — Faire bouillir du guano mélangé de lait de chaux jusqu'à cessation de dégag. d'AzH^3. Ajouter de la potasse et faire bouillir jusqu'à ce que le liq. filtré soit clair et lég^t jaune. — On filtre, et on ajoute un excès d'HCl. Après quelques heures, on recueille le précipité sur un filtre, on lave, on le fait bouillir avec HCl concentré. L'acide urique est de nouveau dissous dans la potasse et précipité par HCl. — Blanc, inodore, insipide, peu soluble dans HO, insol. dans alcool ou éther; traité par acide azotique, puis par l'ammoniaque, il donne de la *murexide*, d'un beau rouge pourpre. — Inusité.

ACIDE VALÉRIANIQUE ou **VALÉRIQUE.** *Acidum valericum.* $= C^{10}H^{10}O^4$, ou $C^5H^{10}O^2 = 102$.

Prép. — On prend :

Racine de valériane conc.	10000
Acide sulfurique à 1,84	1000
Bichromate de potasse	600
Eau	50000

Dissolv. le bichromate dans une p. de l'eau ; aj. l'ac. sulf. ; versez le mélange et le reste de l'eau sur la racine; f. digérer 24 h. Distillez un quart du liq., et versez-le dans la cucurbite ; recommencez et distillez jusqu'à cessation d'acidité des liqueurs. — Saturez le prod. avec du carbonate de soude ; évaporez à consist. sirup., aj. un léger excès d'ac. sulfurique étendu et abandonnez dans une éprouvette. L'ac. valérianique, qui se rassemble à la surface en couche oléagineuse, sera séparé et rectifié dans une cornue de verre munie d'un récipient.

On peut l'obtenir artificiell[t] par l'action des alcalis ou de l'ac. azotique sur l'huile de pomme de terre (alcool méthylique). Les valérianates présentent des caractères un peu différents suivant l'origine de l'acide dont ils sont formés.

C'est un liquide oléagineux, incolore, d'une od. désagréable, sol. dans 30 p. d'eau, en toutes prop. dans l'alcool ou l'éther ; il bout à + 175°. D. à 0° = 0,955. (Codex.)

Il n'est employé en médecine que combiné aux bases. Il forme des sels dont les propr. participent de celles de la valériane. (V. ce mot.)

ACONIT. *Aconit napel ; Aconitum napellus* L. — Renonculacées. Plusieurs Aconits sont indigènes, mais n'ont pas, à l'exclusion de l'A. napel, d'usage en thérapeutique.

Comp. — On y a signalé deux alcaloïdes : l'*aconitine* et la *napelline*, des acides *aconitique* et *malique* combinés à la chaux, etc.

On n'emploie général[t] que les feuilles à l'état frais ; d'après les essais comparatifs qui ont été faits, les rac. sont beauc. plus actives.

Act. phys. — On attribue à la pl. fraîche, maintenue sur la peau, des prop. presque vésicantes. Il est certain que dans la bouche elle produit de la chaleur et de l'irritation suivie d'engourdissement. L'aconit est d'autant plus dangereux, qu'il est commun dans les jardins comme pl. d'ornement, et que toutes ses parties, depuis les fleurs jusqu'aux racines, sont douées de propr. toxiques narcotico-âcres. (V. *Aconitine.*) Ingéré, surtout à l'état frais, il cause des ardeurs à l'épigastre ; vomissements, coliques et diarrhée, vertiges, paralysie, coma, refroidissem. et mort. (Gubler.) La dessiccation lui fait perdre une gr. partie de ses propriétés.

Ses indications sont nombreuses et peu précises. Chaque praticien a sur ce sujet des idées spéciales assez difficiles à définir ; de sorte que l'aconit a été préconisé contre un gr. nombre d'affections, sans être absolument utile dans aucun cas. Vanté par les uns, combattu par les autres, dans le traitement de telle maladie, il est employé par tous les médecins, journellement, contre les symptômes les plus divers. Peut-être que le peu de régularité des prépar. d'aconit[t] et la différence considérable qu'elles peuvent présenter, suivant l'état sec ou frais, suivant la partie employée, suivant l'âge même de la plante, expliquent ces divergences. L'aconit est, en réalité, un calmant narcotique fréq[t] utilisable. — Rhumatismes, goutte, névralgies, cancer, syphilis, phthisie, maladies de la peau, enrouement.

La racine est, d'après Hottot, la partie la plus active.

Doses. — *Poudre* (de feuilles) : 5 à 50 centig. *Extrait avec le suc* : 5 à 30 centig. *Extrait alc.* : 5 à 15 centig. *Alcoolature* : 1 à 2 gr. et plus en potion ou par gouttes. *Teinture* : 1 à 2 gr. id. *Poudre de racine* : 25 milligr. à 30 centigr.

Poudre.
Prép. c. *Poudre de digitale.*

Alcoolature.
Pr. Feuilles récentes d'aconit cueillies au commencement de la floraison. . 1000
Alcool à 90°. 1000

Contusez les feuilles, ajoutez l'alcool, et filtrez après 10 jours de contact.

Extrait d'aconit avec le suc.
Prép. c. *Extrait de ciguë.*
Rendement. 4/100.

Extrait alcoolique.
Prép. c. *Ext. alcool. de digitale.*
Rendement, 22,5/100.

Sirop.
Pr. Alcoolature d'aconit. . . . 100
Sirop de sucre. 900
M. à froid.

Sirop d'aconit. (Ferrand.)
Mélange direct du sirop de sucre avec l'alcoolature d'aconit, dont la richesse en extrait alcoolique est préalabl. déterm. Les proportions sont une q. d'alcoolature représentant 1,0 d'extrait pour 6000 de sirop.

Dose : 1 à 2 cuill. à bouche pour adultes.

Teinture.
Prép. c. *Teinture de gentiane* (1 : 5 alcool à 60°).

ACONITINE. *Aconitina.* = $C^{27}H^{40}AzO^{10}$, ou $C^{54}H^{40}AzO^{20}$ = 394.

Prép. — La racine d'aconit sauvage pulv. est épuisée par de l'alcool conc. add. de 1/100 d'ac. tartrique. On distille à l'abri du contact de l'air, et on reprend l'extrait par l'eau. La sol. filtrée est agitée avec de l'éther qu'on sépare, puis add. de bicarbonate alcalin. L'alcaloïde séparé est enlevé par l'éther et cristallise par évaporation du véhicule add. d'éther de pétrole.

L'aconitine, ainsi obtenue, est cristallisée en tables rhombiques ou hexagonales, sol. dans l'alcool, l'éther, la benzine, le chloroforme ; insol. dans le pétrole, la glycérine (Duquesnel).

Chaque granule préparé selon la formule du Codex doit contenir 1/4 de milligramme d'aconitine cristallisée (Soc. de ph.).

Le *nitrate d'aconitine* s'obt. en saturant l'ac. azotique par Q. S. d'alcaloïde ; par l'évaporation, le sel cristallise aisément.

Act. phys. — L'aconitine est un des plus violents poisons d'origine végétale et se place sous ce rapport à côté de l'atropine. Placée sur les muqueuses, sur la peau privée d'épiderme, elle produit une sensation de cuisson et de chaleur vive, qui persiste plusieurs heures. Dans la bouche, elle rappelle la saveur âcre du pyrèthre ou des cardamomes. Introduite dans l'estomac, elle cause promptement un sentiment de brûlure, qui provoque la salivation. Bientôt après se manifestent des nausées, des troubles de la vue, des vertiges, des coliques ; une sensation particulière de fourmillement à la face, autour du nez. La sensibilité générale est altérée, entre autres le toucher et le goût. Le sujet a des éblouissements, des bourdonnements d'oreilles, de la céphalalgie. Le pouls se ralentit, puis, dans la période voisine de la mort, devient désordonné ; les pupilles se dilatent; il se manifeste quelques mouvements convulsifs, et la mort survient. L'aconitine paraît donc avoir une action spécialisée sur les nerfs sensitifs, dont elle paralyse plus ou moins les fonctions ; de là anesthésie, ralentissement de la circulation et abaissement de la température. (Gubler.)

Usages et doses. — Elle est indiquée contre les aff. douloureuses, telles que les névralgies, le cancer, les maladies de cœur, l'angine de poitrine, asthme, gastralgies ; dans les formes douloureuses du rhumatisme et de la goutte. Pour l'us. interne, sous forme de granules contenant 1/4 milligr. d'alcaloïde : de 1 à 6 par jour peu à peu et en surveillant la tolérance. A l'extérieur, en injections hypodermiques ; on prépare une solution à 1/500, en dissolvant l'aconitine par qques gouttes d'ac. sulfurique. Cette préparation produit une sensation de brûlure vive qui persiste longtemps : 1/2 à 2 millig.

Chim. et toxic. — La recherche de l'aconitine dans les cas d'empoisonnements offre des difficultés. L'occasion ne paraît pas s'être présentée, puisque les auteurs spéciaux ne donnent aucune indication qui lui soit propre. Il y aurait alors à suivre la marche générale indiquée pour la recherche des alcaloïdes végétaux; essayer de la dialyse; isoler la subst. par le procédé de Stas, par l'ac. phospho-molybdique, l'iodure double de mercure et de potassium, ou l'iodure de potassium ioduré. L'aconitine, isolée, ne se colore pas par l'ac. azotique et prend une teinte violette par l'ac. sulfuriq. étendu, à chaud. — Il est important de faire avec le produit obtenu des essais physiologiques.

Contre-poisons. — Il convient surtout de faire évacuer la mat. toxique le plus rapidement possible : faire vomir par l'émétique; sulfate de soude comme purgatif; combattre les symptômes.

Gouttes d'aconitine.

Aconitine	1
Alcool rectifié	8

Faites dissoudre. (*Bouch.*) On préparera de même les gouttes de *vératrine* et celles de *delphine*.

ACORE. *Acore vrai ; roseau aromatique ; Calamus aromaticus; Acorus calamus* L. — Aroïdées.

Rhizome fauve extérieurt, d'un blanc rosé à l'intérieur, marqué à la partie inférieure de points noirs qui indiquent l'insertion des radicelles, à la partie supérieure de cicatrices qui sont les vestiges des feuilles. Il a une od. agréable, une sav. aromatique chaude. On en obtient par la distillation une huile vol. d'od. camphrée, et par la lixiviation avec l'éther une résine molle usitée en Allemagne. — Stomachique, excitant, carminatif, fort peu usité aujourd'hui. — *Infusé :* 20 p. 1000; *Poudre :* 1 à 4 gr.

ACTÉE EN ÉPI. *Actea spicata* L.

ACTÉE EN GRAPPES. *Actea rasemosa* L. — Renonculacées. La première est une pl. d'Europe ; la racine est un purgatif violent et un parasiticide usité en vétérinaire ; on la dénomme qqfois *Ellebore noir*.

La rac. de la seconde est antiphlogistique, astringente. Elle est employée en Angleterre et aux États-Unis contre la toux, les aff. pulmonaires, les maladies nerveuses. On la désigne aussi sous le nom de *Serpentaire noire*. — Inus. en France.

ADHATODA. *Noyer des Indes* ou *de Ceylan; Justicia adhatoda* L. — Acanthacées.

Les div. parties de cette plante sont employées dans l'Inde comme antispasmodiques et antiasthmatiques. Le *J. paniculata* et le *J. pectoralis* sont considérés comme stomachiques dans l'Inde et aux Antilles. — Inusités.

AGARIC BLANC. *Agaric purgatif* ou *du mélèze : Boletus laricis* Jacq. — Champignons hyménomycètes.

Masses plus ou moins volumineuses, d'un tissu blanc spongieux, privées d'écorce, sans odeur ; saveur d'abord douceâtre, devenant ensuite très amère, âcre et nauséeuse. On lui accorde généralement des propriétés drastiques qui sont mises en doute par qques auteurs ; on ne l'emploie guère que mélangé à d'autres substances. On en extrait une résine blanche, insipide.

Il paraît propre à combattre les sueurs des phthisiques, sans doute par dérivation sur l'intestin. — *Poudre :* 0,25 à 2 gr. et plus.

Poudre.
Coupez par tranche, f. sécher à l'étuve, pilez et passez au tamis de soie.

Extrait.
Prép. c. l'*Extrait de scille.*
Rendement, 10/100.

AGARIC DE CHÊNE. *Amadou; Boletus s. Polyporus igniarius* L. et Fries. — Champignons hyménomycètes.

Champignon parasite du chêne et des hêtres des forêts européennes, mais tout spécialement préparé dans les Pyrénées pour l'usage médical. On prend la partie moyenne, que l'on bat avec des maillets pour l'amener à l'état de feuilles telles que nous les connaissons. C'est un hémostatique externe précieux, dont tout le monde connaît l'emploi. — On en fait des moxas en le roulant en petits cylindres retenus et serrés par un fil.

Hémostatique de trousse.
Sous ce nom, M. Martin prép. des morceaux d'amadou choisis et préalabl. séchés, qu'il imprègne de perchlor. de fer. Pour l'usage, il suffit d'appliquer l'amadou avec le doigt sur l'ouverture sai-

gnante et de comprimer pendant 10 à 15 minutes; on maintient ensuite avec des bandelettes.

On a un liquide hémostatique moins irritant en employant le *chlorure de fer et de soude*. (*Piazza*.)

Voici la formule de M. Adrian :

Solution de perchl. neutre à 30°.	25
Chlorure de sodium.	15
Eau distillée.	60

Le liquide marque 20° Baumé.

AGAVE. *Agave americana* L. — Broméliacées.

Cette pl., d'origne américaine, ressemble à un aloès de grande taille. Elle fournit des fibres textiles, un suc qui, épaissi, donne le miel de Maguey, du Mexique, et fermenté fournit le breuvage nommé *Pulque*.

Les feuilles et racines passent pour diurétiques et antisyphilitiques. — Inusité.

AGRIPAUME. *Cardiaque; Leonorus cardiaca* L. — Labiées.

Propr. mal définies : indiquée contre la cardialgie et c. préservative de la rage. — Inus.

AIGREMOINE. *Agrimonia Eupatoria* L. — Rosacées.

Plante herbacée commune sur les bords des chemins et des fossés, qui possède, comme les espèces voisines, quelques propriétés astringentes. On l'emploie en tisane, gargarismes, fomentations astringentes. — *Infusé* ou *décocté* : 20 p. 1000.

AIL. *Allium sativum* L. — Liliacées.

Le bulbe de l'ail est composé de plusieurs pet. bulbes ou caïeux accolés l'un à l'autre. Il contient une huile vol. abondante, qui prend naissance quand on vient à le râper ou à le contuser, douée de propr. énergiques. Cette ess. (C^6H^5S), d'une odeur âcre et pénétrante, est irritante et vésicante ; elle provoque le larmoiement ; sa sav. est brûlante ; à l'extérieur, elle amène de la rougeur et une véritable vésication ; à l'intérieur, elle prod. des effets d'excitation très marqués et peut amener un état fébrile. L'ail pilé participe, à un degré moins marqué, de toutes ces propr. La cuisson les lui fait perdre pour conserver seulement les qualités mucilagineuses ; les autres *Allium* ont des propr. semblables, ce qui les fait employer en cataplasmes émollients dans la médecine domestique.

Usages. — Assez nombreux : c. irritant local et révulsif contre la gale, la teigne, les cors ; c. antiseptique, contre les morsures d'animaux venimeux ; en lavement contre les oxyures. Cuit, c. émollient ; on le dit antiscorbutique ; on le considère en Orient c. un excellent antirhumatismal.

Pulpe d'ail. Prép. c. la *Pulpe de carotte*.

AIMANT. *Pierre d'aimant; Magnes.*

Oxydule de fer (Fe^3O^4) naturel, doué de propr. magnétiques qu'il perd quand on le pulvérise.

Les aimants artificiels sont des morceaux de fer ou d'acier auxquels on communique des propr. magn. perman. ou momentanées.

On a employé les aimants ou plutôt les courants magnétiques en thérapeutique plutôt à titre d'expérimentation que de traitement. Ils paraissent avoir de l'influence dans les affections nerveuses, particulièrement l'hystérie.

AIRELLE. *Myrtille; Vaccinium Myrtillus* L. — Ericacées.

Les baies sont rafraîchissantes et légt. astringentes; on les emploie qqfois contre la diarrhée bilieuse et l'embarras gastro-intestinal. On peut en faire toutes les prépar. que comportent les baies sucrées : suc, rob, sirop, conserve. *Infusé* : 20 p. 1000.

Suc. Prép. c. le *Suc de cerises.*

ALBUMINE.

Telle qu'elle existe dans le blanc d'œuf, c'est un liquide incolore, visqueux, d'une saveur fade, inodore. Elle se coagule complètt, vers 75°, en une masse blanche, opaque, insol. dans l'eau, sol. dans la potasse et la soude caustiques. Cette coagulation est un simple changement d'état physique qui n'entraîne ni absorption ni élimination d'eau. Etendue dans l'eau, l'albumine, en se coagulant, forme une sorte de réseau qui entraîne toutes les impuretés nageant dans le liq., ce qui explique son emploi pour la clarification des sirops, etc. Chauffée en vase clos à 150°, elle reprend l'état liq. après sa coagulation et n'est plus susceptible d'être coagulée de nouveau. Les acid. concentrés (sauf l'ac. phosphorique bi et trihydraté), la créosote, l'ac. phénique. l'alcool concentré, la plupart des sels métalliques, précipitent l'albumine de ses dissolutions. Ceci explique son emploi c. contre-poison ; toutefois il faut remarquer que souvent les précipités formés par les sels métalliques sont des combinaisons albuminées, sol. dans un excès d'albumine, et qu'il faut se hâter de déterminer l'évacuation du corps toxique pour en enrayer définitivement les effets. — Chauffée avec l'ac. chlor., elle donne naissance à une belle couleur bleue.

L'albumine est très répandue dans les animaux et les végétaux ; elle forme un des principes constituants du sang. On la prépare en grand pour la livrer au commerce en desséchant lentement le sérum débarrassé des globules et de la fibrine. Elle est alors sous forme d'écailles jaunâtres, translucides, cornées, solubles dans l'eau et propres à la clarification des vins.

Act. phys. et usages. — Outre sa valeur c. contre-poison, l'albumine, délayée dans l'eau, donne une tisane lénitive, adoucissante, employée avec succès contre les aff. inflammatoires du tube digestif, la dysenterie, les diverses diarrhées ; on s'en sert encore en collyre, en gargarismes ; mélangée à l'huile, en liniment contre les brûlures ; on en enduit les bandes que l'on veut rendre inamovibles. On l'a associée à l'iode dans le but de remplacer l'huile de foie de morue ; on a préparé aussi un albuminate de fer et de potasse soluble, pour présenter le fer dans un état de gr. division et sous une forme plus assimilable. (V. *Œuf.*)

Incomp. — Tous les corps qui la précipitent, spécialement les sels métalliques, le tannin, etc.

Chim. — L'albumine présente quelques caractères variables suivant son origine. Dans le règne animal, on en reconnaît deux types principaux : l'albumine d'œuf et l'albumine du sérum. Celle-ci se retrouve avec des modifications légères dans les liquides normaux ou pathologiques du corps humain. — Voici la principale différence que présentent ces deux types : si l'on prépare une dissolution étendue d'albumine d'œuf, de manière à obtenir une liqueur de concentration égale à celle du sérum, puis qu'on l'additionne de 4 à 5 vol. d'alcool, on obtient un précipité à peu près insoluble dans l'eau ; au contraire, le sérum, le liquide des kystes, traités de la même manière, donnent un précipité soluble en assez grande proportion.

On nomme *métalbumine* l'albumine de l'hydrocèle, qui conserve sa solubilité dans l'eau, même après un séjour prolongé dans l'alcool concentré ; *hydropisine*, celle de l'ascite, que l'alcool rend tout à fait insoluble ; enfin *paralbumine*, celle qui donne au liquide de certains kystes une consistance visqueuse et filante très remarquable. — On considère aujourd'hui l'albumine animale *soluble*, quelle que soit son origine, comme une sorte de combinaison de l'élément organique, jouant le rôle d'acide, avec la soude (*bialbuminate de soude*). Un albuminate alcalin, étant versé dans une solution métallique, donne, par échange de base, un précipité insoluble. (Pour la recherche de l'albumine, voir *Urine*.)

ALCHIMILLE. *Pied de lion ; Alchemilla vulgaris* L. — Rosacées. Pl. commune d'Europe dont les rac. et les feuilles sont astringentes et vulnéraires. — Inusité.

ALCOOL. *Esprit de vin.* — $C^4H^6O^2$, ou $C^2H^6O = 46$.

Prép. — La fabrication de l'alcool est tout industrielle ; on ne s'occupe en pharmacie que de sa rectification pour l'amener à un degré convenable de concentration, et de son hydratation, pour le rendre propre aux diff. prépar. dont il fait partie. Ses origines sont diverses, toutes les mat. sucrées étant propres, par la fermentation, à donner de l'alcool. Dans le commerce, on en trouve spécialt deux espèces : celui de *Montpellier*, obtenu par la distillation du vin ; celui du *Nord*, qui provient de la fermentation du jus de betteraves. L'alcool provenant de la fermentation des fécules (alcool de grain, de fécules, de pommes de terre) n'a pas d'emploi en pharmacie. Ces deux espèces diffèrent entre elles par des mat. odorantes, qui prennent naissance pendant la fermentation et sont des indices d'origine. On est parvenu, dans la fabrication de l'alcool de betterave, à enlever ces mat. odorantes, de manière à obtenir un alcool qui ne sent plus que l'alcool ; on le désigne sous le nom d'alcool *bon goût*. Celui-ci est propre, comme l'alcool de Montpellier, à tous les us. pharmac. Cependant le Codex n'admet que l'espèce de Montpellier.

Les esprits du commerce marquent à l'aréomètre de Cartier 33 à 36° (85 à 90° centésimaux). (Voir *Aréomètres.*) Pour les concentrer davantage, on les distille sur du carbonate de potasse bien desséché, puis sur la chaux vive en poudre. (Voyez *Alcool rectifié* et *Alcool à 95o*.)

Quand on prend le degré d'un alcool à l'aide de l'aréomètre, il est toujours nécessaire de tenir compte de la température; autrement on s'exposerait à des erreurs considérables. La table ci-dessous indique les corrections à faire pour les degrés les plus usités en pharmacie.

Degrés alcoométriques à + 15 degrés (Dorvault).

TEMP.	45 c.	50 c.	55 c.	56 c.	60 c.	80 c.	85 c.	90 c.	94 c.	95 c.	*100 c.
0	50,7	55,4	60,2	61,2	65,0	84,3	88,9	93,6	97,1	98,0	
1	50,3	55,1	59,9	60,9	64,7	84,0	88,7	93,3	96,9	97,8	
2	49,9	54,7	59,5	60,5	64,4	83,7	88,5	93,1	96,7	97,6	
3	49,6	54,3	59,2	60,2	64,1	83,5	88,2	92,9	96,5	97,4	
4	49,2	54,0	58,9	59,8	63,7	83,2	87,9	92,7	96,3	97,2	
5	48,8	53,6	58,5	59,5	63,4	82,9	87,7	92,4	96,1	97,0	
6	48,4	53,3	58,1	59,1	63,0	82,6	87,4	92,2	95,9	96,8	
7	48,1	52,9	57,8	58,8	62,7	82,3	87,2	91,9	95,7	96,6	
8	47,7	52,6	57,7	58,5	62,4	82,0	86,9	91,7	95,5	96,4	
9	47,3	52,2	57,1	58,1	62,0	81,7	86,6	91,5	95,3	96,2	
10	46,9	51,8	56,8	57,8	61,7	81,5	86,4	91,2	95,1	96,0	
11	46,6	51,5	56,4	57,5	61,4	81,2	86,1	91,0	94,9	95,8	
12	46,2	51,1	56,0	57,1	61,0	80,9	85,8	90,7	94,7	95,6	
13	45,8	50,8	55,7	56,7	60,7	80,6	85,5	90,5	94,4	95,4	
14	45,4	50,4	55,3	56,3	60,3	80,3	85,3	90,2	94,2	95,2	
15	45,0	50,0	55,0	56,0	60,0	80,0	85,0	90,0	94,0	95,0	100,0
16	44,6	49,6	54,6	55,6	59,6	79,7	84,7	89,7	93,8	94,8	99,8
17	44,2	49,3	54,3	55,3	59,3	79,4	84,4	89,5	93,6	94,6	99,7
18	43,8	48,9	53,9	54,9	58,9	79,1	84,1	89,2	93,3	94,3	99,5
19	43,5	48,5	53,6	54,6	58,6	78,8	83,9	88,9	93,1	94,1	99,3
20	43,1	48,2	53,2	54,2	58,2	78,5	83,6	88,7	92,9	93,9	99,1
21	42,7	47,8	52,9	53,9	57,9	78,2	83,3	88,4	92,6	93,7	99,0
22	42,3	47,4	52,5	53,5	57,5	77,9	83,0	88,2	92,4	93,4	98,8
23	41,9	47,0	52,1	53,1	57,1	77,6	82,7	87,9	92,1	93,2	98,6
24	41,5	46,6	51,8	52,8	56,8	77,3	82,4	87,6	91,9	93,0	98,4
25	41,1	46,3	51,4	52,4	56,5	77,0	82,1	87,4	91,6	92,7	98,2
26	40,7	45,9	51,0	52,0	56,1	76,7	81,8	87,1	91,4	92,5	98,1
27	40,3	45,5	50,7	51,7	55,8	76,3	81,5	86,8	91,1	92,2	97,9
28	39,9	45,1	50,3	51,3	55,4	76,0	81,2	86,5	90,9	92,0	97,7
29	39,5	44,7	49,9	51,0	55,0	75,7	80,9	86,2	90,6	91,7	97,5
30	39,1	44,3	49,6	50,6	54,7	75,4	80,6	86,0	90,4	91,5	97,3

Voici comment on se sert de cette table : après avoir cherché la température dans la colonne verticale à gauche, on cherche le degré alcoométrique trouvé dans la première ligne horizontale ; la valeur réelle de l'alcool ramené à + 15° se trouve à l'intersection des deux lignes. Ex. : de l'alcool qui marque 90° à + 25° a une force réelle de 87,4 à + 15°.

Nous empruntons au Codex la table suivante, indiquant les relations des aréomètres de Cartier et centésimal, et la densité correspondante.

Relations entre les degrés Cartier et centésimaux et la densité.

DEGRÉS CENTÉSIMAUX	DEGRÉS DE CARTIER	DENSITÉS CORRESPONDANTES	DEGRÉS CENTÉSIMAUX	DEGRÉS DE CARTIER	DENSITÉS CORRESPONDANTES	DEGRÉS CENTÉSIMAUX	DEGRÉS DE CARTIER	DENSITÉS CORRESPONDANTES
0	10,0	1,000	34	15,4	0,961	68	25,4	0,896
1	10,2	0,998	35	15,6	0,959	69	25,8	0,893
2	10,4	0,997	36	15,8	0,958	70	26,3	0,891
3	10,6	0,996	37	16,0	0,957	71	26,7	0,888
4	10,8	0,994	38	16,2	0,955	72	27,1	0,886
5	11,0	0,993	39	16,4	0,954	73	27,5	0,883
6	11,2	0,991	40	16,7	0,952	74	28,0	0,880
7	11,3	0,990	41	16,9	0,951	75	28,4	0,878
8	11,5	0,989	42	17,1	0,949	76	28,9	0,875
9	11,7	0,988	43	17,4	0,947	77	29,3	0,873
10	11,8	0,987	44	17,6	0,946	78	29,8	0,870
11	12,0	0,985	45	17,9	0,944	79	30,3	0,867
12	12,1	0,984	46	18,1	0,942	80	30,8	0,864
13	12.3	0,983	47	18,4	0,940	81	31,3	0,862
14	11,4	0,982	48	18,7	0,938	82	31,8	0,859
15	12,6	0,981	49	19,0	0,937	83	32,3	0,856
16	12,7	0,980	50	19,2	0,935	84	32,8	0,853
17	12,8	0,979	51	19,5	0,933	85	33,3	0.850
18	13,0	0,978	52	19,8	0,931	86	33,8	0,847
19	13,1	0,977	53	20,1	0,929	87	34,4	0,844
20	13,2	0,976	54	20,5	0,927	88	35,0	0,841
21	13,4	0,975	55	20,8	0,925	89	35,6	0,838
22	13,5	0,974	56	21,1	0.923	90	36,2	0,835
23	13,7	0,973	57	21,4	0,921	91	36,9	0,831
24	13,8	0,972	58	21,8	0,918	92	37,5	0,828
25	14,0	0,971	59	22,1	0,916	93	38,2	0,824
26	14,1	0,970	60	22,5	0,914	94	38,9	0,820
27	14,3	0,969	61	22,8	0,912	95	39,7	0,817
28	14,4	0,968	62	23,2	0,910	96	40.5	0,813
29	14,6	0,967	63	23,5	0,907	97	41,3	0,809
30	14,7	0,966	64	23,9	0,905	98	42,2	0,804
31	14,9	0,964	65	24,3	0,903	99	43,2	0,799
32	15,0	0,963	66	24,7	0,900	100	44,2	0,795
33	15,2	0,962	67	25,0	0,898			

Cette table permet aussi de connaître le degré d'un alcool quelconque d'après le poids d'un litre pour une temp. connue. — Exemple : Un litre de l'alcool examiné pèse 864 gr. Nous voyons dans la table que la densité 0,864 correspond à 30°,8 Cartier ou 80° centésimaux pour la temp. de + 15°, mais nous constatons une temp. de + 21°. Par la table précédente, nous savons que de l'alcool marquant 80° à + 21° ne titre réellement que 78°,2.

Composition en centièmes (poids) d'un alcool d'un titre quelconque (Dorvault).

DEGRÉS CENTÉSIMAUX	P. 100 EN POIDS		DEGRÉS CENTÉSIMAUX	P. 100 EN POIDS		DEGRÉS CENTÉSIMAUX	P. 100 EN POIDS	
	ALCOOL	EAU		ALCOOL	EAU		ALCOOL	EAU
0	0	100	34	28	72	68	60	40
1	2	98	35	29	71	69	61	39
2	3	97	36	29,5	70,5	70	62	38
3	3,5	96,5	37	31	69	71	63,3	36,7
4	5	95	38	31,5	68,5	72	64	36
5	5,5	94,5	39	32,5	67,5	73	64,7	35,3
6	6	94	40	33,5	66,5	74	66	34
7	8	92	41	34,5	65,5	75	67,3	32,7
8	9	91	42	35	65	76	68,3	31,7
9	10	90	43	35,5	64,5	77	69	31
10	11	89	44	36,5	63,5	78	70,5	29,5
11	12,5	87,5	45	38	62	79	71,7	28,3
12	13	87	46	38,5	61,5	80	73	27
13	13,5	86,5	47	39	61	81	74,2	25,8
14	14	86	48	39,5	60,5	82	75	25
15	15	85	49	40,5	59,5	83	76	24
16	15,5	84,5	50	41,5	58,5	84	77,5	22,5
17	16	84	51	42,5	57,5	85	79	21
18	17	83	52	43,3	56,7	86	80	20
19	18	82	53	44	56	87	81,3	18,7
20	18,5	81,5	54	45	55	88	82,3	17,7
21	19	81	55	46	54	89	84	16
22	20	80	56	47	53	90	85	15
23	21	79	57	48	52	91	86	14
24	22	78	58	49	51	92	87,3	12,7
25	22.5	77,5	59	49,7	50,3	93	88,5	11,5
26	23	77	60	51	49	94	90	10
27	23,5	76,5	61	51,7	48,3	95	91,7	8,3
28	24	76	62	52,5	47,6	96	93,3	6,7
29	25	75	63	53,5	46,5	97	94,7	5,3
30	25,5	74,5	64	55	45	98	96,7	3,3
1	26	74	65	56	44	99	98,3	1,7
32	26,5	73,5	66	57	43	100	100	0
33	27	73	67	58,5	41,5			

A l'aide de ces tables, il sera touj. facile de ramener à un titre inférieur un alcool quelconque. Le procédé le plus exact serait de prendre le degré de l'alcool primitif et sa temp. et d'aj. assez d'eau dist. pour que le mélange marque le degré cherché pour la temp. indiquée. Ex. : Nous avons de l'alcool à 85° c. à la temp. de + 22° (c.-à-d. de l'alcool marquant 83° à + 15°), qu'il s'agit de réduire à 56°. Nous aj. peu à peu de l'eau dist. Si le mélange a une temp. de + 20°, il devra marquer à l'aréomètre environ 58° pour que l'alcool obtenu soit bien à 56° pour la temp. de + 15°. Mais cette méthode demande de longs tâtonnements, parce qu'il est touj. nécessaire de tenir compte de la temp., qui varie avec les proportions du mélange.

Il est préférable de chercher par le calcul la proportion d'eau à ajouter. Ex. :

Soit qu'il s'agisse de préparer avec de l'alcool à 90° 4 kilog. d'alcool à 56°. Nous voyons dans la table précédente que 100 gr. d'alcool à 90° contiennent en poids 85 p. d'alc. absolu et 15 p. d'eau. Cherchons d'abord quel poids il faudra prendre de cet alcool pour avoir 47 p. d'alcool absolu (47 p. exprime la quantité d'alcool absolu contenu dans 100 p. d'alcool à 56°). Pour trouver ce poids, nous n'aurons qu'à poser la proportion suivante : 85 : 100 :: 47 : x; ou autrement : si 100 gr. contiennent 85 p. d'alcool, quel sera le poids nécessaire pour en contenir exactement 47? Nous trouvons ainsi que $x = \frac{4700}{85} = 55,3$ environ. Donc 55 gr. 30 d'alcool à 90° étendus de 44 gr. 7 d'eau donneront un mélange qui, pour 100 gr., contiendra 47 p. d'alcool absolu, par conséquent qui sera de l'alcool à 56°. — Nous en voulons faire 4 kilogr., c.-à.-d. 40 fois plus, nous n'aurons qu'à multiplier 55,3 par 40 et 44,7 par 40 pour connaître exactement le poids de l'alcool et le poids de l'eau à mélanger. Tout ce calcul s'applique nécessairement à la temp. de 15°; mais la table que nous avons donnée ci-dessus permet de l'appliquer à toute autre temp.

En somme, pour établir par le calcul les prop. d'alcool et d'eau à mélanger, on n'aura qu'à multiplier par le poids qu'on veut obtenir le poids d'alcool absolu contenu dans le degré qu'il s'agit de préparer, et à diviser le produit par le poids de l'alcool absolu contenu dans le degré qu'on réduit : $\frac{4000 \times 47}{85} = 2212$; une simple différence entre le poids total à préparer et le résultat précédent ($4000 - 2212 = 1788$) donne le poids de l'eau à ajouter.

M. Pfersdorff a publié un tableau synoptique que nous reproduisons ci-contre, où sont consignés les résultats de ces calculs pour les cas les plus usuels.

Le calcul en volumes est exactement le même en remplaçant les chiffres qui expriment les poids par ceux qui expriment les volumes : il s'agit de préparer 4 litres d'alcool à 56° avec de l'alcool à 90°. Il faudra prendre d'alcool : $\frac{4 \times 56}{90} = 2$ lit.49 environ, et l'eau nécessaire pour compléter 4 litres, c.-à.-d. 1 lit. 51.

Act. phys. — Gubler divise en trois périodes l'action générale de l'alcool sur l'organisme depuis le moment où il a été ingéré jusqu'à celui qui précède immédiatement son élimination : 1° action topique : cette action, analogue, quoique moins intense, à celle que produit l'alcool sur les surfaces privées d'épiderme (coagulation du sang et de la sérosité albumineuse; sensation de chaleur cuisante, avec pâleur des tissus, suivie de phénomènes de réaction, tels que rougeur, inflammation, escharre), stimule la muqueuse stomacale et les papilles nerveuses périphériques; — 2° action sympathique : l'excitation transmise aux centres nerveux se traduit par une circulation plus intense et une augmentation de chaleur; — 3° action générale ou diffuse : après son

Table synoptique pour servir à la dilution de l'alcool, par M. G. Pfersdorff [1].

	100°	95°	92°	90°	86°	85°	80°	75°	70°	65°	60°	56°	55°	50°	45°	40°	35°	30	25°	20°	15° [2]
95°3	917 83																				
92°	873 127	952 48																			
90°	850 150	926 74	973 27																		
86°	800 200	872 128	916 84	941 59																	
85°	790 210	861 139	904 96	929 71	987 13																
80°	730 270	796 204	836 164	858 142	912 88	321 76															
7 °	673 327	733 267	770 230	791 209	841 159	851 149	921 79														
70°	620 380	676 324	710 290	729 271	775 225	784 216	849 141	921 79													
65°	560 440	610 390	641 359	658 342	700 300	708 292	767 233	832 168	903 97												
60°	510 490	556 444	584 416	600 400	637 363	670 330	698 302	757 243	822 178	910 90											
56°	470 530	512 488	538 462	552 448	587 413	594 406	643 357	701 299	758 242	839 161	921 79										
55°	460 540	501 499	526 474	541 459	575 425	582 418	630 370	683 317	741 259	821 179	901 99	978 22									
50°	415 585	452 548	475 525	488 512	518 482	525 475	568 432	616 384	669 331	741 259	813 187	883 117	902 98								
45°	380 620	414 586	435 565	447 553	475 525	481 519	520 480	564 436	612 388	678 322	745 255	808 192	826 174	915 85							
40°	335 665	365 635	383 617	394 606	418 582	424 576	458 542	497 503	540 460	598 402	656 344	712 288	728 272	807 193	881 119						
35°	290 710	316 684	332 668	341 659	362 638	366 634	397 603	430 570	467 533	517 483	569 431	617 383	630 370	698 302	763 237	865 135					
30°	255 745	278 722	292 708	300 700	318 682	322 678	349 651	378 622	411 589	457 543	500 500	563 437	554 446	614 386	671 329	762 239	879 121				
25°	225 775	245 755	257 743	264 736	281 719	284 716	308 692	334 666	362 638	401 599	441 559	478 522	489 511	542 458	592 408	671 329	775 225	882 118			
20°	185 815	201 799	211 789	217 783	231 769	234 766	253 747	274 726	298 702	330 670	362 638	393 607	402 598	445 555	486 514	552 448	637 363	725 275	822 178		
15°	150 850	163 837	171 829	176 824	187 813	189 811	205 795	222 778	241 759	267 733	294 706	319 681	326 674	361 639	394 606	447 553	517 483	588 412	666 334	810 190	
10°	890 110	119 881	126 874	129 871	137 863	139 861	150 850	163 837	177 823	196 804	215 785	234 766	239 761	265 735	289 311	328 672	379 621	431 569	488 512	594 406	733 267

1. *Journal de pharmacie d'Alsace-Lorraine*, décembre 1880.
2. Degrés de l'alcool que l'on veut réduire.
3. Degrés auxquels on veut arriver par la réduction.

absorption, l'alcool agit directement sur les centres nerveux et les glandes sécrétoires, dont il altère ou exaspère les fonctions.

A petite dose, l'alcool ingéré se trouve modifié dans ses effets topiques par les liquides et les substances diverses auxquelles il est mélangé dans l'estomac; il ne produit alors qu'une excitation générale de la muqueuse, active ses fonctions et ses sécrétions, et favorise définitivement la digestion. A dose plus forte, il cause une demi-ébriété, qui se manifeste par de la gaieté communicative, de la vivacité d'esprit et de l'activité musculaire. Plus tard, les phénomènes deviennent plus intenses, et une sorte de fièvre s'empare du buveur. L'ivresse présente des caractères variables suivant les individus, mais est toujours accompagnée de l'oubli de toute dignité, de tout intérêt et de toute pudeur, qui la caractérise. Les nausées et les vomissements sont fréquents et suivis d'un irrésistible besoin de sommeil. Le réveil est quelquefois suivi des symptômes qui se sont montrés avant que l'ébriété fût complète, mais dans un ordre inverse.

Quand la quantité ingérée est considérable, il en résulte des accidents toxiques graves, caractérisés par des symptômes épileptiformes, coma, analgésie ou anesthésie, contraction ou dilatation de la pupille, lenteur des mouvements du cœur et de la respiration, le tout pouvant se terminer par la mort. — Les lésions cadavériques sont, dans ce cas, des rougeurs, des ecchymoses de la muqueuse stomacale, congestion rénale, hyperémie des poumons, hémorrhagies méningées; cœur et gros vaisseaux remplis de sang noir liquide, mélangé de petits caillots et de gouttelettes huileuses. Ces altérations ont le plus grand rapport avec celles que produisent les gaz irrespirables.

L'élimination de l'alcool se fait en partie par la respiration et par la peau, sans qu'il soit altéré; le reste doit subir une oxydation, qui le transforme en acide acétique et plus tard en acide carbonique. D'après Gubler, il pourrait se faire que l'alcool se transformât d'abord en hydrogène protocarboné, hydrogène et oxyde de carbone, avant d'être brûlé; mais cette hypothèse a besoin d'être vérifiée par des expériences directes. — Il est certain que, pendant la première période des effets alcooliques, l'acide carbonique éliminé diminue, soit que l'alcool s'oppose en partie au travail d'élimination des matières usées, soit que l'affinité plus grande de l'acide carbonique pour l'alcool le maintienne momentanément dans la circulation.

L'usage habituel de l'alcool produit un empoisonnement chronique, connu sous le nom de *delirium tremens*, état de faiblesse générale, de tremblement et d'imbécillité, qui rend les sujets impropres à tout travail intellectuel ou physique.

Usages. — A l'extérieur, pur ou dilué, comme stimulant, irritant, astringent, tonique, dans le pansement des plaies récentes, des entorses, des ecchymoses, etc.; dilué, en injections pour la cure de l'hydrocèle; en vapeurs, contre les névralgies, rhumatismes, engorgements chroniques froids. — A l'intérieur, comme stimulant diffusible, hémostatique; dans ces dernières années, on l'a préconisé dans le traitement des affections inflammatoires et fébriles et contre la phthisie. Son utilité, dans ces différents cas, est contestée par qques médecins.

Chim. et toxic. — L'alcool est un liq. incolore, très volatil et mobile, d'une odeur agréable, d'une saveur chaude et âcre, qui devient agréable par le mélange avec l'eau; bouillant à 78°, d'une conservation indéfinie; soluble en toutes proportions dans l'eau, et dissolvant lui-même un grand nombre de corps : métalloïdes, alcalis caustiques, alcaloïdes, sels, huiles volatiles, quelques huiles fixes, résines, etc. Son pouvoir dissolvant s'étend à un plus grand nombre de corps par son mélange avec l'eau. — Le mélange de l'eau et de l'alcool donne lieu à un dégagement de chaleur et à une contraction du liquide. — Il est facilement inflammable; sa flamme, bleuâtre quand il est mélangé d'eau, prend diverses teintes quand l'alcool est mélangé de sels, même insolubles dans ce liquide : verte sur l'acide borique, jaune sur le chlorure de sodium, violacée sur le chlorure de potassium, rouge sur le chlorure de lithium, purpurine sur le chlorure de strontium, etc. Les acides suroxygénés, permanganique, chromique, azotique, chlorique, oxydent rapidement l'alcool, souvent en déterminant son inflammation. — L'alcool mêlé à la neige peut produire un froid qui atteint jusqu'à — 37°.

Empoisonnements. — La recherche de l'alcool après la mort est rarement nécessaire, parce qu'il est rare qu'il y ait doute sur la nature du poison. Néanmoins voici les procédés indiqués : on recueille les mat. de l'estomac que l'on distille au B.-M. Les prem. portions, soumises à une nouvelle distillation, donneront l'alcool. — S'il s'agit de le rechercher dans les organes où il a pu se fixer après absorption, — foie, poumon, cerveau, sang, — on délayera les mat. dans un peu d'eau, et l'on distillera dans le vide en ayant soin d'entourer le récipient d'un mélange réfrigérant. Si la q. d'alcool est très faible, sa présence sera manifestée par le moyen suivant : le produit distillé sera reçu dans une dissol. de 1 gr. de bichromate de potasse dans 30 gr. ac. sulfurique : il se produit une teinte verte.

L'ivresse est facilement combattue par l'administration de 5 à 15 gouttes d'ammoniaque ou de 10 à 30 gr. d'acétate d'ammoniaque dans un verre d'eau. Si l'alcoolisme est intense, faire vomir et évacuer, administrer de l'ammoniaque; frictions, insufflations d'air.

Fals. et mél. — L'aréomètre donne le degré ; il est toujours nécessaire de tenir compte de la temp. pour avoir des indications exactes; mais l'alcool peut être mélangé d'*esprit de grain*, d'*esprit de bois*, d'*huile de pommes de terre :* dans ce cas, une petite q. évaporée sur la paume de la main laisse une od. particulière désagréable, qui indique qu'il doit être rejeté. — S'il contient des *sels*, il laisse un résidu par l'évaporation; des *matières organiques :* add. d'une pet. q. de sol. d'azotate d'argent, il prend à la lumière une coloration rouge; de l'*acide sulfurique :* étant évaporé au 1/10 de son vol., il rougit le tournesol et précipite par les sels de baryte.

Alcool rectifié.

Remplissez aux 3/4 le bain-marie d'un alambic d'alcool de vin à 85°. Distillez les deux cinquièmes de la q. primitive. On a alors l'alcool rectifié qui doit marquer 88 à 90°. Le reste de l'alcool est distillé jusqu'à ce que l'eau de la cucurbite entre en ébullition; le produit est moins élevé en degré et peut être employé dans div. opérations.

Alcool à 95°.

Pr. Alcool de vin à 85°. . . . 3000 gr.
Carb. de pot. desséché. 400

Laissez digérer 2 jours à une douce chaleur, en agitant de temps en temps. Puis distillez au bain-marie tout l'alcool. Le produit marque ordinairement 95° à + 15°. — Pour obtenir l'alcool absolu, il faut faire digérer l'alcool à 95° avec 300 gr. de chaux vive en poudre par litre et distiller de nouveau. (Cod.)

Limonade alcoolique.

Alcool. 60
Sirop tartrique. 60
Eau. 880
(F. H. P.)

Potion de Todd. (Soc. de ph.)

Pr. Eau-de-vie vieille. 60
Eau dist. 90
Sirop de sucre. 40
Teint. de cannelle. 10

On peut faire varier la quantité d'eau-de-vie ou la remplacer par du rhum.

ALCOOLATS.

Les alcoolats sont constitués par de l'alcool chargé de principes odorants. Pour les obtenir, on fait macérer dans l'alcool les substances convenablement divisées, pendant un temps plus ou moins long, et l'on soumet le tout à la distillation au B.-M. Il faut que l'alcool soit d'un degré tel qu'il puisse dissoudre aisément les principes volatils; il doit aussi être de très bonne qualité, pour ne pas altérer la finesse des aromes.

Pour les parfums fugaces, on emploie en parfumerie un procédé indirect qui permet d'obtenir certains alcoolats. On dispose des couches de fleurs, séparées par des morceaux d'étoffe de laine imprégnés d'huile d'olive, et l'on comprime lég^{t} le tout. Toutes les vingt-quatre heures, on renouvelle les fleurs jusqu'à ce que l'huile soit suffis^{t} chargée ; alors on lave les étoffes à l'alcool et l'on distille au B.-M. Ou bien, au moyen d'un mél. réfrigérant, on congèle l'huile qui se sépare natur^{t} de l'alcool qui surnage.

Les alcoolats sont en général des médicaments stimulants. Un grand nombre ne sont employés que comme aromates, ou destinés à l'usage externe.

ALCOOLATURES.

Les alcoolatures sont des dissolutions dans l'alcool des principes actifs des subst. végétales, tels qu'ils existent dans les plantes fraîches; ce sont donc de véritables teintures, faites avec les pl. fraîches. Ces médicaments ont une grande valeur, parce qu'il arrive que des plantes actives perdent par la dessiccation la plus gr. partie de leurs propriétés.

Leur prépar. est très simple : on contuse la plante, récoltée avant la floraison, et on la fait macérer pend[t] au moins dix jours avec P. E. d'alcool à 90°. Il est nécessaire que l'alcool soit à un haut degré, parce qu'il est considérabl[t] affaibli par l'eau que contiennent les plantes. On ne peut admettre comme mode de prépar. logique celui qu'on a proposé, et qui consistait à mêler, à un poids donné d'alcool, le suc provenant de P. E. de pl. fraîche. Il peut arriver que les principes actifs, général[t] peu sol. dans l'eau, ne soient pas entraînés par le suc et échappent à l'action dissolvante de l'alcool.

ALCOOLÉS.

Ce sont de simples dissolutions alcooliques. La manipulation se réduit à un mélange, ou exige seulement l'aide du mortier. Les alcoolés ont en général pour base un acide, un alcaloïde, une huile volatile.

ALCORNOQUE. *Bowdichia Virgilioïdes* Humb. et Bonp. — Légumineuses.

On a employé l'écorce comme amère et astringente et contre la phthisie. Le liber est émétique; il contient une résine qui teint la salive en jaune. — *Poudre* : 2 à 8 gr. — Inusité.

ALDÉHYDE. *Aldéhyde vinique* ou *acétique*; *hydrure d'acétyle*; *acide aldéhydique*; *acétol*. $= C^4H^4O^2 = 44$, ou C^2H^4O.

Prép. — Dist. au B.-M dans une cornue de vol. triple 6 p. ac. sulfurique, 4 p. eau, 4 p. alcool et 6 p. peroxyde de manganèse pulv. — Purifiez par distillation sur ac. sulfurique étendu, puis sur chlorure de calcium.

Liq. incolore, à od. éthérée fragrante, inflammable, sol. dans eau, alcool, éther. D. = 0,790 à 20°,8. Il dissout le soufre, le phosphore, l'iode et agit c. un réducteur puissant sur les sels métalliques.

Il a des propr. anesthésiques qu'on n'a point encore utilisées.

ALETRIS. *Aletris farinosa* L. — Liliacées.

Pl. de l'Amér. du Sud d'une amertume excessive; tonique. — Inusité.

ALKÉKENGE. *Coqueret*; *Physalis Alkekengi* L. — Solanées.

Les baies d'alkékenge ressemblent un peu à des cerises et ont une saveur aigrelette et sucrée. Elles sont renfermées dans le calice acrescent, de couleur rouge, et d'une saveur très amère. — On a vanté la plante comme fébrifuge; les fruits sont diurétiques; ils font partie du sirop de chicorée composé.

L'amertume paraît due, au moins en partie, à la présence d'une mat. résinoïde et cristalline, non alcaline, la *physaline*, isolée par Dessaigne et Chautard.

ALLIAIRE. *Sysimbrium Alliaria*, Endl. — Crucifères.

Les div. parties de la plante, froissées, donnent naissance à une huile essentielle, analogue à l'essence d'ail. Propriétés semblables, mais à un moindre degré. — Excitant, rubéfiant, béchique, anti-scorbutique, vermifuge, diaphorétique. — *Infusé* : 20 p. 1000.

ALOÈS. *Aloe* L. — Liliacées.

Sous ce nom, on désigne le suc épaissi de diverses espèces d'aloès. Selon son origine, son mode d'extraction, la plante qui l'a fourni, il prend des caractères un peu différents. On l'extrait des feuilles, dont le parenchyme médullaire, formé de grandes cellules, est rempli d'un liquide mucilagineux très abondant. Voici les divers modes d'extraction connus : 1° Les Hottentots font des incisions aux feuilles sur pied et recueillent le suc, qui s'écoule sur d'autres feuilles placées sur le sol. 2° Ailleurs on coupe les feuilles, que l'on place debout dans des tonneaux; le suc se rassemble au fond. 3° Les feuilles, hachées, sont exprimées; le liquide, dépuré par le repos, est desséché au soleil. 4° A la Jamaïque, les feuilles, coupées en morceaux, sont placées dans un panier que l'on plonge dans l'eau bouillante; après un certain nombre d'opérations semblables, l'eau, étant assez chargée, est abandonnée au repos; la solution, décantée, est évaporée et l'extrait coulé dans des calebasses. 5° Dans quelques pays, on fait simplement bouillir les feuilles dans l'eau.

Les différents aloès sont fournis par l'*A. socotrina* Lam., l'*A. vulgaris* Lam., l'*A. spicata* Thunb., l'*A. linguæformis* Thunb., etc. Dans le commerce, on compte principalement quatre espèces d'aloès :

1° L'*aloès socotrin* vient de l'île Socotora. Couleur rouge hyacinthe ou grenat; cassure unie, glacée, conchoïdale; poudre jaune d'or; odeur agréable, analogue à la myrrhe; saveur très amère; complètement sol. dans l'alcool. Cet aloès est tantôt transparent, tantôt opaque et traversé par qques veines translucides; on en a vu des échantillons semi-liquides. — Il est aujourd'hui à peu près inconnu dans le commerce.

2° L'*aloès du Cap* vient de Bonne-Espérance et se vend aujourd'hui général' sous le nom d'A. socotrin. Couleur brun noirâtre, à reflets verdâtres, opaque en masse, translucide en lames minces et de couleur rouge foncée; cassure brillante, vitreuse; poudre jaune verdâtre, sav. très amère. — On trouve aussi de l'aloès du Cap en masses opaques que l'on substitue au suivant. Il est touj. reconnaissable à son od. particulière forte, tenace, peu agréable. Il est peu sol. dans l'eau.

3° L'*aloès des Barbades* vient de la Jamaïque et de Barbade; couleur un peu hépatique, qui noircit à la longue; cassure terne, inégale, grenue; od. assez forte, rappelant l'iode; poudre jaune rougeâtre sale, brunissant à la lumière; il est plus sol. dans l'eau que l'aloès du Cap et plus estimé que cette dernière sorte; on le désigne général[t] sous le nom d'*aloès hépatique*.

4° L'*aloès caballin* ne paraît pas être une sorte distincte. D'après les uns, c'est le résidu des autres sortes commerciales; d'après d'autres, il serait préparé sur les côtes d'Espagne et au Sénégal, par décoction des feuilles. Son odeur est quelque peu empyreumatique. Réservé aux préparations vétérinaires.

Comp. — Les feuilles d'aloès contiennent deux sucs très différents dont le mélange constitue l'aloès commercial; l'un, très

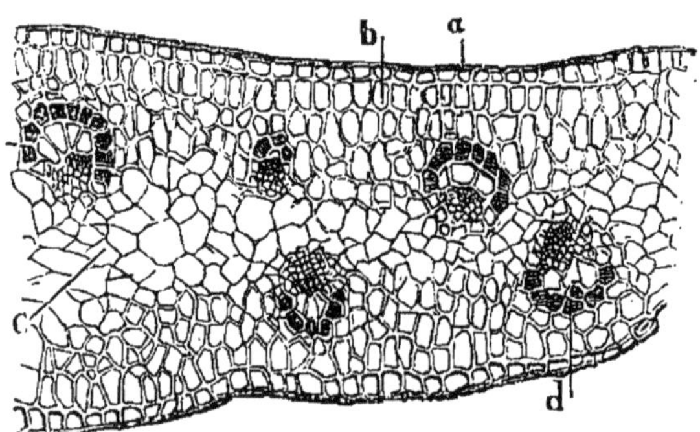

Fig. 19. — *a*, épiderme. — *b*, couche sous-épidermique avec cellules à raphides. — *c*, partie médiane de la feuille à larges cellules à parois minces. — *d*, faisceaux avec cellules contenant le suc aloès.

mucilagineux, contenu dans la partie centrale, est presque insipide; l'autre, contenu dans un tissu cellulaire spécial, voisin de la superficie, est coloré en jaune et d'une grande amertume : il paraît être le seul actif. — Les figures 19 et 20 montrent la constitution histologique du parenchyme des feuilles.

Beaucoup de travaux ont été publiés sur cette subst. E. Robiquet en a retiré une mat. colorante, l'*aloétine*, qu'il considérait comme le principal corps constituant de l'aloès. Smith et Stenhouse y ont découvert l'*aloïne*. D'après Graves, on obtient facil[t] cette subst.

de la manière suivante : On prend 30 gr. aloès socotrin ou des Barbades concassé ; on le jette dans l'eau bouill., et on agite constam[t] pendant 20 minutes. Après refroidissement, on acidule le liq. par l'ac. chlorhyd. ; on filtre, on évapore au B.-M. jusqu'à consist. de sirop épais, et on abandonne au repos dans un lieu frais. Après qques jours, les cristaux sont séparés et purifiés par de nouvelles cristallisations au moyen de l'eau bouill. — L'aloïne est en cristaux jaune citron, d'une sav. d'abord sucrée, puis très amère, sol. dans l'alcool, l'éther acétique, les alcalis. Elle est peu purgative et ne paraît acquérir cette propr. que par une oxydation. En dissolution, elle se transforme rapd[t] à l'aide de la chaleur en une subst. résinoïde que l'on ne peut plus ramener à l'état d'aloïne.

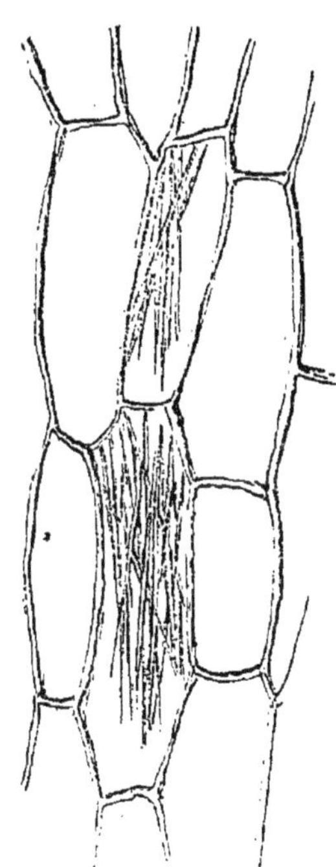

Fig. 20. — Cellules à raphides vues en coupe longitudinale.

C. Kosmann a trouvé que l'aloès était constitué par deux résines électro-négatives, unies à un hydrure de carbone qui se transforme en glucose par l'action des acides ou des alcalis.

Act. phys. — A petites doses (5 à 6 centigr.), il agit comme amer, tonique, stimule l'estomac et facilite la digestion. A dose plus forte, il cause de faibles coliques et des selles diarrhéiques. Son usage prolongé produit une congestion du gros intestin et peut occasionner une fluxion hémorrhoïdale. Chez la femme, son action se porte aussi sur l'utérus, qu'il congestionne, en sorte qu'il agit comme un véritable emménagogue. On ne doit pas l'administrer aux femmes enceintes, ni aux personnes atteintes de maladies de la vessie. L'aloès est anthelmintique.

Comme topique, il est usité dans la médecine vétérinaire et rendrait peut-être de gr. services dans la médecine humaine. La pulpe de feuilles fraîches d'aloès calme instantan[t] les violentes douleurs de la brûlure et active la guérison.

Fait très remarquable, certaines subst., telles que le sulfate de quinine, les ferrugineux, augmentent ses propr. purgatives; l'extrait de jusquiame modère son action sur le gros intestin.

Doses. — 2 à 15 centigr. c. tonique, 15 centigr. à 1 gr. et plus c. purgatif, en *poudre* ou en *pilules*. *Teinture comp.* : 5 à 30 gr.

Poudre.
Pilez grossièrement dans un mortier de fer, desséchez à l'étuve, puis achevez la pulvérisation par trituration et passez au tamis de soie. (Cod.)

Teinture.
Pr. Aloès du Cap en poudre gross. 100
Alcool à 60° 500
F. macérer 5 jours; filtrez.

Teinture d'aloès composée. *Elixir de longue vie.*
Pr. Aloès du Cap. 40
Racine de gentiane. . . . 5
— de rhubarbe. . . . 5
— de zédoaire. . . . 5
Safran. 5
Agaric blanc 5
Thériaque. 5
Alcool à 60°. 2000
Versez l'alcool sur toutes les subst. convenablement divisées, laissez macérer pendant 10 jours, exprimez, filtrez, — Contient 20 centigr. d'aloès par 10 gr. (Cod.)

Pilules d'aloès simples.
Pr. Aloès du Cap. pulv. . . . 30
Conserve de roses. 15
F M., div. en pilules de 15 centigr. et argentez. Chaque pil. contient 10 centigr. d'aloès.

Pilules d'aloès et de savon. *Pilules aloétiques savonneuses.*
Pr. Aloès du Cap pulv. 10
Savon médicinal. 10
M., divisez en pil. de 20 centigr.

Pilules d'aloès et de gomme-gutte. *Pilules écossaises ou d'Anderson.*
Pr. Aloès Barbade pulv 20
Gomme-gutte pulv. 20
Huile volatile d'anis. . . . 1
Miel blanc 10
M., faites des pilules de 20 centigr. Chacune contient 8 centigr. d'aloès et 8 centigr. de gomme-gutte. (Cod.)

Pilules ante-cibum. *Grains de vie; Pilules de Clerambourg.*
Pr. Aloès du Cap pulv. . . . 10 gr.
Extrait de quinq. Huanuco. 5
Cannelle pulv. 2
Sirop d'absinthe. 3
M. et div. en 100 pilules. Chacune contient 10 centigr. d'aloès et 5 centigr. d'extrait de quinquina. (Cod.)

Pilulæ aloes compositæ. (Phar. Dan.)
Pr. Aloès 12
Extrait de gentiane. 6
Huile volatile de carvi. . . 1
Poudre de guimauve. . . Q. S.
(Cod.)

Pilulæ aloes et myrrhæ. (Brit. Pharm.)
Pr. Aloès socotrin. 56,7
Myrrhe 28,3
Safran sec. 14,2
Conserve de roses. . . . 70,9

Pilulæ aloeticæ ferratæ. (Pharm. Germ.)
Pr. Poudre d'aloès. 1
Sulfate de protoxyde de fer desséché 1
M. et faites à l'aide de l'alcool une masse que vous div. en pilules de 12 centigr. (Cod.)

Suppositoires.
Pr. Aloès finement pulv. . . . 5
Beurre de cacao 45
Faites fondre le beurre de cacao, et, quand il sera suffisamment refroidi, mélangez l'aloès. Faites 10 suppositoires contenant chacun 50 centigr. d'aloès.

Pilules angéliques. *P. de Francfort, P. aloétiques rhéo-agaricées.*
Pr. Aloès 30
Suc dép. de roses pâles. . . 30
— de chicorée . . . 15
— de bourrache . . . 15
Évaporez en extrait et ajoutez :
Rhubarbe 2
Agaric blanc. 1
Faites des pilules argentées de 0,1 (Guib.)

Pilules bénites. (Fuller.) *P. aloétiques fétides.*
Pr. Aloès 30
Séné. 15
Ase-fétide 8
Galbanum 8
Myrrhe 15
Safran 4
Macis 4
Sulfate de fer. 45
Huile de succin. 4
Sirop d'armoise. 15
F. S. A. des pilules de 0,2. (Soub.)

Pilules de Franck. *Grains de santé du docteur Franck.*
Pr. Aloès. 100
Jalap 100
Rhubarbe. 25
Sirop d'absinthe. . . . . . Q. S.
Faites des pilules de 0,1 argentées. (Cad.) 1 à 12 dans une cuillerée de soupe ou de potage, selon l'effet purgatif que l'on veut produire. On les fait quelquefois dissoudre dans des lavements. (Dorv.)

Pilules de Morison.
Ces pilules sont de deux espèces :
N° 1. Pr. Aloès. 70
Crème de tartre pulv. 35
Séné pulv. 35

Mêlez, faites une pâte avec un peu d'eau et divisez en pilules de 0,13 que vous roulerez dans de la crème de tartre pulvérisée.

N° 2. Pr. Aloès 40
Coloquinte pulv. . . 30
Crème de tartre pulv. 20
Gomme-gutte pulv. 30
Jalap pulv 20

Opérez comme ci-dessus. (Dorv.)

1 à 4 pilules par jour comme purgatif drastique.

Pilules de Holloway.

Pr. Aloès socot. 4,00
Rhubarbe 1,70
Poivre 0,45
Safran, sulf. de soud., aa. 0,20

Pour 144 pilules. Telle est la composition de ce remède patenté anglais trouvée par l'analyse. (Dorv.)

Pilules de Rufus. *P. d'aloès et myrrhe; P. d'aloès myrrho-safranées.*

Pr. Aloès. 4
Myrrhe 2
Safran. 1
Sirop d'absinthe au vin d'Espagne . . . . Q. S.

F. S. A. des pilules de 0,2. (Cad.)

Toniques, stomachiques et purgatives.

Electuaire Hiera-picra. *Hiera-picra, Electuaire d'aloès composé.*

Pr. Aloès. 90
Safran. 6
Cannelle. 6
Macis. 6
Racine d'asaret. 6
Mastic 6
Miel 380
(Guib.)

N'est plus guère employé qu'en lavement.

Elixir de propriété. *Teinture d'aloès et de myrrhe safranée.*

Pr. Teinture d'aloès. 4
— de myrrhe. . . . 2
— de safran. 2
M. (Deschamps.)

Pilules de Spiedemann. *Pilules toni-purgatives.*

Pr. Aloès. 5
Myrrhe 5
Rhubarbe 5
Extrait de camomille. . . . 5
Essence de camomille. . . . 1

F des pilules de 0,2. Purgatif, tonique.

Huile d'aloès pyrogénée.

Mettez dans une cornue Q. V. d'aloès, chauffez et recevez le produit qui distille. (Swéd.)

Vanté comme vermifuge chez les enfants, en frictions, deux ou trois fois par jour, sur la région ombilicale.

ALSTONIA SCOLARIS R. Br. *Dita.* — Apocynées.

L'écorce de dita est employée à Manille comme fébrifuge et vermifuge. On a voulu la présenter c. succédané du quinquina. — On y a trouvé de la *ditamine* (Jobst et Hesse) et de la *ditaïne* (Merck) = $C^{22}H^{30}Az^{2}O^{4}$. Cette dernière est toxique, à la façon du curare. Toutefois il faut employer 10 à 15 centigr. d'alcaloïde pour déterminer la paralysie complète des mouvements avec *diminution* de la pression sanguine.

AMANDES. *Amygdalus communis* L. — Rosacées-amygdalées.

1° *Amandes douces.* Elles proviennent de la variété *dulcis* de l'*A. communis.* Dans le commerce, on les distingue en trois espèces, qu'on désigne sous les noms de *Am. flos*, *triées* et *en sorte.* — Elles ne doivent être ni vermoulues ni d'une cassure jaunâtre cireuse. Les amandes contiennent environ 54/100 d'huile fixe douce très employée en pharmacie et en parfumerie, 24/100 d'*émulsine* ou *synaptase*, mat. protéique qui, dans l'émulsion d'amande, maintient l'huile en suspension. Simples propriétés adoucissantes.

2° *Amandes amères* produites par l'*A. communis*, var. *amara.*

Elles sont plus plates et plus rugueuses que les précédentes. Elles contiennent moins d huile et plus de synaptase, mais elles renferment en outre un produit particulier : l'*amygdaline*, qui, en présence de l'eau et de la synaptase, donne naissance à l'*huile essentielle d'amandes amères* et à une cert. q. d'ac. cyanhydrique. Cette essence est le principe actif des am. amères et, comme nous l'avons dit, ne se produit que lorsqu'on vient à écraser celles-ci en présence de l'eau. Les parfumeurs, avant de la produire, commencent par extraire toute l'huile fixe, qui se vend comme h. d'am. douces ; on distille ensuite les tourteaux après les avoir fait macérer avec de l'eau. Cette ess. (= C^7H^6O) est liq., incolore, d'une odeur bien connue, qui rappelle l'ac. cyanhydrique. C'est un poison presque aussi violent et dont les effets sont analogues. Dans la circulation, elle se tranforme en ac. hippurique qu'on retrouve dans l'urine.

Act. phys. — A petite dose, les am. amères et leur essence ont des propr. sédatives et calmantes, utilisées souvent à l'intérieur (sirop d'orgeat, looch, etc.), et à l'extérieur contre les éphélides et le prurit dartreux.

Incomp. — Mêmes incomp. chimiques que l'ac. cyanhydrique, mercuriaux principalement.

Mél. et fals. — On reconnaît facil. le mélange de la nitrobenzine ou ess. de Mirbane à l'ess. d'am. amères par le procédé suivant : A 10 gouttes d'essence on aj. 3 à 4 centim. c. d'une sol. alcool. de potasse caust. à 1/5 et l'on fait bouillir pendant 2 ou 3 min. L'essence pure prend une couleur jaune paille ; l'essence additionnée de nitrobenzine prend une couleur rouge brun. 1/100 de nitrobenzine la colore en rouge orangé vif. (E. Ferrand.)

Eau distillée d'amandes amères. *Aqua amygdalarum amararum.*

Tourteau d'am. amères.	1 kil.
Eau com. froide. . . .	Q. S.

Délayez le tourteau d'amandes dans l'eau, de manière à obt. une bouillie claire, introduisez-la dans la cucurbite, montez l'alambic, laissez macérer pendant vingt-quatre heures ; alors dist en faisant arriver de la vapeur d'eau produite par un générateur au fond de la cucurbite. Continuez la distill. jusqu'à ce que vous ayez obtenu en produit dist. 2 kilog. Filtrez pour séparer l'huile volatile non dissoute. (Anc. Cod.) L'introduction de paille hachée dans la bouillie claire formée par le tourteau paraît favoriser la marche de la distillation. (Greiner.)

Huile volatile d'amandes amères.

Pr. Tourteau récent d'amandes amères.	10 000
Eau.	30 000

Réduisez le tourteau en poudre fine, délayez-le dans l'eau froide avec soin. Introduisez le tout dans la cucurbite d'un alambic, montez l'appareil et laissez macérer 24 heures. Distillez ensuite en chauffant à la vapeur, jusqu'à ce que le produit cesse d'être très odorant. Séparez l'huile volatile, et redistillez dans un petit alambic l'eau aromatique qui laissera séparer une nouvelle quantité d'huile essentielle. — Mélangez les produits. (Cod.)

Sirop d'orgeat. *Sirop d'amandes.*

Pr.	Amandes douces	500
	— amères	150
	Sucre blanc	3000
	Eau	1625
	Eau de fleur d'oranger	250

Mondez les amandes ; réduisez-les en pâte très fine dans un mortier de marbre ou sur une pierre à chocolat, avec 750 p. de sucre et 125 p. d'eau. Délayez la pâte avec soin dans le reste de l'eau et exprimez à travers une toile fine. Ajoutez le sucre concassé, faites fondre au B.-M., mêlez l'eau de fleur d'oranger, et passez de nouveau sur une toile. Laissez refroidir en vase couvert, enfermez dans des bouteilles bien sèches, que vous boucherez exactement et tiendrez couchées à la cave. (Cod.)

Huile d'amandes douces.

Mondez les amandes des corps étrangers qui s'y trouvent mêlés, frottez-les dans un sac de toile rude ; réduisez-les en poudre grossière au moulin, et pressez-les graduellement dans des sacs de forte toile. L'huile filtrée sera conservée au frais dans des vases bien bouchés.

Emulsion simple. *Lait d'amandes.*

Pr.	Am. douces mondées	50
	Sucre blanc	50
	Eau commune	1000

Pilez les amandes avec le 1/3 du sucre et un peu d'eau dans un mortier de marbre, pour obtenir une pâte très fine. Délayez dans le reste de l'eau, passez à l'étamine, faites dissoudre le reste du sucre.

Looch blanc.

Pr.	Amandes douces mondées	30
	Amandes amères mondées	2
	Sucre blanc	30
	Gomme adragante pulv.	0,50
	Eau de fleur d'oranger	10
	Eau commune	120

Faites une émulsion avec les amandes, l'eau commune et presque tout le sucre. Passez. Triturez la gomme avec le reste du sucre ; délayez la poudre obtenue avec une petite quantité d'émulsion ; battez vivement et longtemps ; ajoutez peu à peu le reste de l'émulsion et l'eau de fleur d'oranger. (Cod.)

Beaucoup de pharmaciens suppriment les amandes amères.

Looch diacodé.

Pr.	Looch blanc	150
	Sirop diacode	30

M.

Looch huileux.

Pr.	Huile d'amandes douces	15
	Gomme arabique pulv.	15
	Sirop de gomme	30
	Eau de fl. d'oranger dist.	15
	Eau commune	100

Prép. un mucilage avec la gomme et 2 fois son poids d'eau ; ajoutez l'huile peu à peu en triturant, et délayez avec le reste du liquide. (Cod.)

Looch solide. (Gallot.)

Pr.	Amandes douces	1000
	— amères	125
	Gomme arabique	2000
	Sucre blanc	2000
	Eau de fleur d'oranger	250

F. S. A.

Pâte pour Looch. (Vée.)

Pr.	Amandes douces	450
	— amères	60
	Sucre blanc	600
	Eau de fl. d'oranger	200

Mondez les am., pilez-les avec le sucre en aj. peu à peu l'eau de fl. d oranger. Complétez le broyage à la pierre à chocolat avec un rouleau de pierre. — 50 gr. pour un looch ; on aj. la q. nécessaire de g. adragante. — Cette pâte se conserv. pendant qque temps.

Pâte d'amandes pour les mains.

Pr.	Amandes	750
	Farine de riz	125
	Iris	125
	Benjoin	30
	Sel de tartre	30
	Blanc de baleine	30
	Essence de lavande	1,5
	— de girofle	2,5
	— de Rhodes	1,5

F. S. A.

Pâte d'amandes au miel pour les mains.

Pr.	Pâte d'amandes fine	500
	Miel fondu	1000
	Pâte d'amandes amères	125
	Jaunes d'œufs	n° 8

Mélangez les pâtes avec les jaunes d'œufs, puis ajoutez le miel peu à peu en remuant toujours. (Dorv.)

AMBRE GRIS, Concrétion intestinale du *Cachalot ; Physeter macrocephalus* L. — Mammifères cétacés.

Concrétions irrégulières à couches concentriques, de consist.

variable, analogue à celle de la cire, de couleur cendrée, marbrée de jaune et de noir; on y rencontre des becs de sèches. L'ambre est fusible par la chaleur, d'une od. faible qui se développe en présence de la potasse ou du musc en petite q.; insol. dans l'eau, presque entièr[t] dans l'alcool. Ce véhicule bouillant en sépare une mat. insaponifiable, anal. à la cholestérine, nommée *ambréine*, qui cristallisé par refroidissement (85/100).

C'est bien plus un parfum qu'un médicament; cependant il s'emploie qqfois c. un succédané du musc, du castoréum ou de la civette, à titre de stimulant, antispasm., stomachique et aphrodisiaque. *Poudre* : 25 centigr. à 1 gr. *Teinture* : 1 à 10 gr. et plus.

Teinture.
Prép. c. la *Teinture de castoréum*, avec 1 p. d'ambre pour 10 p. d'alcool à 80°.

Teinture éthérée.
Prép. c. la *Teinture éthérée de castoréum*, avec 1 p. ambre gris pour 10 p. éther alcoolisé à 0,76.

Baume de vie d'Hoffmann. *Mixture oléo-balsamique.*

Pr. Huile vol. de cannelle.		
— de citron		
— de girofle		
— de lavande	ãã. 1,25	
— de succin		
— de macis		
— de marjolaine		
— de rue	ãã. 6	
Ambre gris		
Alcool		300

Filtrez après quelque temps de macération.

Essence royale. *Alcoolé d'ambre et de musc composé, Essence pour mouchoir; Essentia odorata.*

Pr. Ambre gris	2,5
Musc	1,2
Civette	0,5
Huile vol. de roses	0,2
— de cannelle	0,3
— de bois de Rhodes	0,2
— de fleurs d'oranger	0,2
Carbonate de potasse	0,6
Alcool à 90°	86,0

Après quinze jours de macération, filtrez. (Guib.)

Essence d'ambre liquide.

Ambre	1
Musc	1
Liqueur d'Hoffmann	70

L'*Essence d'ambre sèche* est simplement un mél. de P. E. d'ambre et de musc.

On nomme ordinairement *Essence d'ambre la Teinture d'ambre.*

AMBRETTE. *Abelmosch; graine de musc; Hibiscus Abelmoschus* L. — Malvacées.

Graine odorante, musquée, réniforme, fort peu usitée en pharmacie, mais très employée en parfumerie. — On lui attribue des propriétés antispasmodiques, et, dans l'Amérique du Sud, on l'administre contre la morsure des serpents venimeux. — Inusité.

L'*Hibiscus esculentus* L., *Gombo* (contrées tropicales), est une pl. herbacée mucilagineuse, dont les différentes parties pourraient remplacer les p. correspondantes de la guimauve. — Usitée aux Indes.

AMIANTE. *Asbeste; laine* ou *soie fossile.*

Silicate de chaux et de magnésie (*amphibole*) sous forme de filaments soyeux et flexibles. En raison de son incombustibilité et de sa résistance aux agents chimiques, on s'en sert pour faire des mèches de lampe, des étoffes; pour filtrer les acides et les sol. alcalines concentrées. On a proposé de l'utiliser comme charpie, mais elle n'a pas toutes les qualités de souplesse et d'absorption d'une bonne charpie; on y a renoncé.

AMIDON. *Fécule du blé; Triticum sativum* L. — Graminées. L'amidon a pour formule, ainsi que tous ses congénères; $C^{12}H^{10}O^{10}$. Ses grains, examinés au microscope, sont plus petits que ceux de la fécule de pomme de terre; ils se colorent de même en bleu violet par l'iode. Bouilli avec l'eau, il se transf. en empois; avec l'eau aiguisée d'ac. sulfurique, en dextrine. Il contient de l'*amiduline*, subst. sol. à chaud dans l'eau, mais se colorant en bleu par l'iode.

Act. phys. — L'amidon, pris à l'intérieur, est un adoucissant et un analeptique. Il se transf. par la digestion en glucose. A l'extérieur, c'est un précieux calmant des démangeaisons dartreuses; on l'emploie aussi c. absorbant dans l'*intertrigo*, et pour saupoudrer les draps des personnes alitées depuis longtemps. On en prépare des bains, lavements, cataplasmes, etc.

Cataplasme de poudre d'amidon.
Prép. c. *Cataplasme de fécule.*

Lavement avec l'amidon.

Pr. Amidon	15
Eau	500

Délayez l'amidon dans 100 gr. d'eau froide; faites chauffer le reste du liquide et versez-le bouillant sur le mélange, en agitant pendant quelques instants. (Cod.)

Glycéré d'amidon.

Pr. Amidon pulv.	10
Glycérine	150

Mélangez; chauffez dans une capsule de porcelaine à une chaleur ménagée, en remuant constamment, jusqu'à ce que la masse soit prise en gelée. (Cod.)

La trituration préalable de l'amidon avec quelques gouttes d'eau rend l'opération plus prompte et plus facile.

AMMI. *Sison Ammi* L., *Ptychotis fœniculifolia* D. C. — Ombellifères.

Les fruits d'ammi, très petits, de forme ovale, profondément striés, de couleur fauve, ont une odeur agréable, et les propriétés carminatives et stomachiques de la plupart des fruits d'ombellifères. — *Infusé* : 10 p. 1000. — Inusité.

L'essence du *Ptychotis Ajowan* D.C. qui arrive de l'Inde en gr. quantité est du thymol presque pur.

AMMONIAQUE (GOMME RÉSINE), provenant du *Dorema Ammoniacum* Don. — Ombellifères (Perse, Arménie).

C'est le suc concret qui découle des tiges et des rameaux de la plante, par suite des piqûres d'un insecte. On la trouve dans le commerce sous forme de larmes détachées, blanches et opaques intérieurement, jaunâtres à l'extérieur, — ou sous forme de masses agglomérées, formées de larmes réunies par une pâte brune, contenant plus ou moins d'impuretés.

La G. ammoniaque s'émulsionne avec l'eau, se dissout en partie dans l'alcool, l'éther et le vinaigre; elle a une od. forte, particulière, une sav. amère et âcre. Elle contient 70 0/0 de résine et 18 0/0 de gomme. Elle rougit fortement au contact de l'hypochlorite de soude. La résine, obtenue par l'alcool, est incolore et a pour formule = $C^{40}H^{24}O^{8}$. D'après Hagers, elle contient aussi une huile volatile.

Act. phys. — A l'extérieur, elle détermine la rubéfaction suivie d'une éruption papuleuse; on l'emploie comme résolutive des engorgements indolents; — à l'intérieur, elle provoque une excitation marquée de la circulation et une modification particulière des sécrétions, à laquelle elle doit son succès dans le traitement des affections catarrhales.

Doses. — 1 à 4 gr. en pilules, émulsions, etc. Elle fait partie de masses pilulaires et emplastiques officinales.

Poudre.

Mondez des impuretés; divisez autant que possible et faites sécher à l'étuve en maintenant longtemps à une douce température. Pulvérisez par trituration dans un mortier de fer; passez au tamis de soie. (Cod.)

Teinture.

Prép. c. *Teinture de benjoin*, avec 1 p. G. amm. pour 5 p. alcool à 80°.

Gomme ammoniaque purifiée.

Pr. Gomme ammoniaque. . .	1500
Eau	1000

Mettez la gomme ammoniaque grossièrement concassée avec l'eau dans une bassine tarée; faites chauffer jusqu'à ce que la gomme-résine soit entièrement divisée dans le liquide. Pesez le tout afin de connaître la quantité d'eau qui reste dans la bassine, et ajoutez ce qu'il faut d'alcool à 90° pour que le mélange fasse de l'alcool à 60° (pour obtenir 1000 gr. d'alcool à 60°, il faut mélanger 350 gr. d'eau à 650 gr. d'alcool à 90°). Mêlez l'alcool à l'émulsion chaude, chauffez un peu si la solution de la gomme-résine n'est pas complète, passez avec expression à travers un linge moyennement serré. Évaporez la solution jusqu'à ce que quelques gouttes jetées dans l'eau froide forment une boule qui puisse être malaxée dans les doigts, sans y adhérer; coulez dans un pot. — Si l'on agissait sur de grandes quantités, on retirerait l'alcool de la solution par distillation. (Cod.)

Emplâtre de G. ammoniaque.

Pr. Cire jaune.	10
Poix résine.	10
Térébenthine du Mélèze. . .	10
Gomme amm. purifiée. . .	20

Faites fondre et coul. dans un pot. (Cod.)

Emplâtre diachylon gommé.

Pr. Emplâtre simple.	1500
Cire jaune.	250
Poix blanche purifiée. . .	100
Térébenthine.	150
Résine élémi purifiée. . .	100
Huile d'olive.	50
Gomme amm purifiée. .	30
Galbanum purifié.	30
Sagaponum purifié	30

Mettez le tout dans une bassine, faites fondre doucement et roulez en magdaléons. (Cod.)

Sparadrap diachylon gommé.

C'est l'emplâtre précédent étendu sur des bandes de toile au moyen du sparadrapier ou du couteau.

Émulsion de G. ammoniaque. *Lait ammoniacal.*

Gomme ammoniaque. . . .	4
Eau.	500

Faites une émulsion.

Beaucoup de pharmacopées font intervenir la gomme, remplacent l'eau commune par un hydrolat aromatique de menthe, d'hysope, etc., et édulcorent avec un sirop approprié.

La *Mixture de gomme ammoniaque* ou *Lait ammoniacal* et la *Mixture au lait d'asa-fœtida* (Lond.) se préparent avec

8 de l'une ou de l'autre de ces gommes-résines et 250 d'eau. (Dorv.)

Potion pectorale avec la gomme ammoniaque.

Gomme ammoniaque . . . 15
Eau d'hysope 180

Faites une émulsion et ajoutez :

Esprit de Mindérer. 30
Sirop de vélar. 60
(Fuld.)

AMMONIAQUE LIQUIDE. *Ammoniacum causticum; alcali volatil; esprit de sel ammoniac.* = AzH^3 (= 17) + aq.

Prép. — Prenez :

Chlorhyd. d'ammoniaque pulv. } ãã. 2000
Chaux éteinte. . . . . }

Mêlez rapid^t. Le mélange est introduit dans une cornue de grès lutée, munie d'une allonge et d'un ballon communiquant avec 3 fl. de Woolf. Le premier fl. contiendra un peu d'eau, les 2 suiv. chacun 1500 eau dist. Lutez, chauffez peu à peu jusqu'à épuisement. On recueillera seulement le liq. du second flacon, qui con-

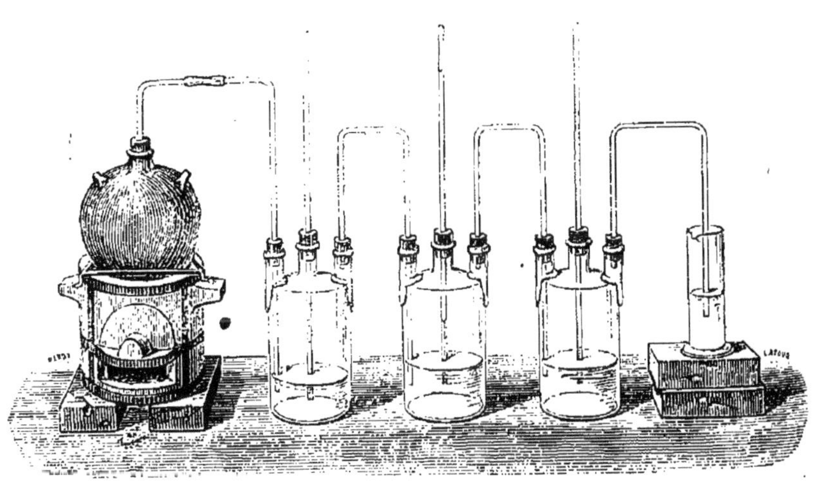

Fig. 21. — Appareil pour la préparation de l'ammoniaque.

tiendra l'*ammoniaque officinale*, = marquant 22° B^é ou D. = 0,92. Les tubes qui amènent le gaz doivent plonger presque jusqu'au fond des flacons; ceux-ci doivent être refroidis par un filet d'eau froide, parce que, la dissol. du gaz élevant la temp., l'eau ne se chargerait pas assez. Ils ne doivent être, au début, que remplis à moitié, parce que le vol. augmente beaucoup. (Cod.)

La disposition de la figure 21 est avantageuse. La cornue et son allonge sont remplacées par une tourie de grès, communiquant à une série de flacons de Woolf, dont le premier sert de laveur.

Pour les autres dispositions, on doit suivre les indications données ci-dessus.

On pourrait remplacer le mélange précédent par un mél. de 1 p. sulfate d'ammon. et 3 p. chaux éteinte, ou de 1 p. chlorhyd. d'ammoniaque, 1/2 p. sulfate d'ammoniaque et 2 p. 1/2 chaux éteinte.

Obtenue comme ci-dessus, c'est un liq. incolore, plus léger que l'eau, contenant 46/100 de son poids de gaz ammoniac, ou 654 vol. à la temp. de + 20° et à la pression de 0,76. Elle a une odeur urineuse, forte, pénétrante, asphyxiante, une sav. âcre de lessive. Elle doit être maintenue dans des vases bien bouchés, parce qu'elle perd du gaz ammoniac à l'air, en même temps qu'elle absorbe de l'ac. carbonique.

Act. phys. — Appliquée à l'extérieur ou sur les muqueuses, l'ammoniaque se comporte, suivant la dose et la durée de son action, c. un excitant local, un irritant ou un escharotique; on peut lui faire produire un simple érythème, une vésication ou une mortification plus ou moins profonde des tissus, qu'elle saponifie et dissout. — Ses vapeurs irritent les yeux et provoquent le larmoiement; respirées, elles produisent sur la muqueuse un picotement vif et cuisant, suivi d'une sécrétion abondante de liquides séreux. Leur action est semblable sur la muqueuse des bronches et peut amener des malaises, des spasmes et jusqu'à la suffocation. — Ingérée en pet. q., elle agit c. excitant local et en neutralisant les acides, mais elle passe bientôt dans la circulation qu'elle accélère, en produisant une sorte de fièvre avec sécrétions et sueurs abondantes. A dose plus massive, elle donne lieu à tous ses effets topiques et agit comme un poison corrosif et irritant.

Ses usages sont nombreux à l'extérieur, comme vésicatoire, rubéfiant, ou pour cautériser les piqûres d'insectes, les morsures d'animaux venimeux. — On fait respirer ses vapeurs dans la syncope, le coryza, les empoisonnements par l'acide prussique, l'asthme nerveux, l'angine pharyngée, etc. Quelques gouttes (4 à 15) dans un verre d'eau sont très efficaces contre l'ivresse. Enfin elle est usitée comme diurétique, diaphorétique, stimulant diffusif. La Vétérinaire s'en sert contre la météorisation des bestiaux.

Chim. et toxic. — L'ammoniaque pure est un gaz incolore, éteignant les corps en combustion et donnant d'abondantes vap. blanches à l'approche d'une baguette humectée d'ac. chlorhyd., nitrique ou acétique concentré. Sa solution bleuit le tournesol et perd son ammoniaque par l'ébullition.

Elle est précipitée par une solution saturée d'acide tartrique versée en excès; par le bichlorure de platine en jaune; elle précipite d'abord en blanc le sulfate de cuivre, puis, ajoutée en excès, elle redissout le précipité avec une coloration bleue intense. Elle noircit les sels de protoxyde de mercure, en particulier le calomel; elle précipite en blanc la solution de bichlorure. Ajoutons un caractère très sensible de la présence de très petites quantités d'ammon. : si l'on ajoute à une solution d'acide molybdique dans l'acide chlorhyd. en excès, et contenant de l'acide phosphorique, quelques gouttes d'une liq. contenant de l'ammoniaque libre, il se produit un abondant précipité jaune, surtout à l'ébullition. (Roussin.) — Elle forme des sels tout à fait analogues à ceux des bases les plus puissantes.

Les *sels ammoniacaux* sont incolores, général[t] très solubles, isomorphes aux sels de potasse. Ils sont tous volatilisés ou décomposés par la chaleur. Broyés avec *potasse* ou *chaux*, ils dégagent de l'ammoniaque. Le chlorure de platine les précipite en jaune; mais le précipité calciné laisse du platine pur : l'acide tartrique précipite leur solution concentrée.

Empoisonnements. — A l'autopsie, on remarque une rougeur vive et souvent des ulcérations de toute la muqueuse des organes digestifs. Le foie et les reins présentent parfois les signes de la dégénérescence graisseuse. (Tardieu.) Les poumons sont congestionnés, la muqueuse bronchique est injectée et couverte d'exsudations membraneuses.

La recherche du poison n'est possible que pendant un temps très limité après la mort. L'ammoniaque est très vol., et, d'autre part, la décomposition naturelle donne naissance à des produits ammoniacaux. Si la dose ingérée était considérable, les organes répandent l'od. vive et caract. de l'amm.; en outre, un papier de tournesol rougi et humecté d'eau redevient bleu, même étant maintenu à une petite distance de leur surface. — Pour séparer le corps du délit, on devra diviser les organes en pet. morceaux qu'on introduit à mesure dans une cornue tubulée avec les mat. vomies. On ajoute assez d'eau dist. pour obtenir une bouillie liq. La cornue est mise en communication avec un réfrigérant de Liebig, et l'on dist. avec ménagement jusqu'à ce que le produit n'ait plus de réaction alcaline. La liq. obtenue est saturée par un léger excès d'ac. sulfurique et évaporée au B.-M. jusqu'à siccité. Le résidu est introduit dans une pet. cornue tubulée munie d'un bouchon à l'émeri, et communiquant avec un réfrigérant de Liebig dont le tube affleure une petite q. d'eau dist. renfermée dans un flacon entouré de glace. On aj. rapid[t] un peu de potasse caustique en sol. conc., on bouche, et on chauffe doucement. Le gaz ammoniac dégagé se dissout dans l'eau du flacon récipient. La liq. qui en résulte présentera alors les div. réactions et propr. de l'ammoniaque, comme od., comme alcalinité au tournesol, et en présence des divers réactifs indiqués plus haut : ac. tartrique, ac. chlorhydr., chlorure de platine, sulfate de cuivre, ac. molybdique.

Contre-poisons. — Ce sont ses incompatibles chimiques : eau vinaigrée, limonades, potion huileuse, eau albumineuse, eau en quantité.

Fals. et mélanges. — Peut être d'un degré trop faible : constater par l'aréomètre; — 100 p. d'amm. doivent saturer 120 p. d'ac. chlorhyd. à 22°. — Peut contenir : *carbonate d'ammoniaque* : fait efferv. aux ac., est précipitée par l'eau de chaux; *chlorhyd. d'ammoniaque* : précipite par le nitrate d'argent, après saturation préalable; *sulfate d'ammoniaque :* précip. par le chlorure de baryum, après saturation ; *matières empyreumatiques :* après saturation et évaporation à siccité, on obtiendra un sel coloré et d'od. caractéristique.

Potion ammoniacale.

Pr. Eau commune. 100
Sirop de sucre. 30
Ammoniaque liquide. . . 0,50
M. (Cod.)

Alcoolat aromatique ammoniacal.

Pr. Ecorces fraiches d'orange. 100
— de citron. 100
Vanille 30
Cannelle de Ceylan. . . . 15
Girofles. 10
Chlorhydrate d'amm. . . . 500
Carbonate de potasse. . . 500
Eau dist. de cannelle. . . 500
Alcool à 80°. 500

Divisez les substances végétales et mettez-les dans une cornue de verre avec le sel ammoniac, l'eau de cannelle et l'alcool; faites macérer 3 ou 4 jours en agitant de temps en temps. Mélangez le carbonate de potasse, et après quelques heures distillez au B.-M. 500 gr. d'alcoolat. — Conservez dans de petits flacons bouchés à l'émeri à l'abri de la lumière. (Cod.)

Pommade ammoniacale. *Pommade de Gondret.*

Pr. Suif de mouton. 10
Axonge 10
Ammoniaque liq. à 0,92. . . 20

Faites liquéfier le suif et l'axonge à une douce chaleur dans un flacon à large ouverture bouchant à l'émeri; quand les corps gras sont en partie refroidis, ajoutez l'ammoniaque, agitez vivement, et plongez le flacon dans l'eau froide pour hâter le refroidissement. (Cod.) — Les corps gras sont plus rapidement refroidis, en les faisant fondre dans une capsule et les versant dans le flacon froid; en tout cas, il faut se garder de mouiller les parois du flacon en y pesant d'abord l'ammoniaque. (Ferrand.)

Eau sédative. *Lotion ammoniacale camphrée.*

Pr. Ammoniaque liq. à 0,92. . 60
Alcool camphré. 10
Chlorure de sodium. . . . 60
Eau distillée 1000

Faites dissoudre le sel, filtrez, ajoutez l'alcool camphré, puis l'ammoniaque. — Agitez avant l'emploi. (Cod.)

Liniment ammoniacal. *Liniment volatil.*

Pr. Huile d'amandes douces. . . 90
Ammoniaque liq. 10
Mêlez et tenez bouché. (Cod.)

Liniment ammoniacal camphré. *Liniment volatil camphré.*

Pr. Huile camphrée. 90
Ammoniaque liq. 10
Mêlez et bouchez. (Cod.)

Liniment excitant. (F. des Hôp. de Paris.)

Pr. Alcoolat de Fioravanti. . . 40
Huile d'amandes douces. . . 40
Alcool camphré 15
Ammoniaque. 5
Mêlez et bouchez.

Baume opodeldoch.

Pr. Savon animal. 300
Camphre. 240
Ammoniaque liq. 100
Huile vol. de romarin. . . 60
— de thym. . . . 20
Alcool à 90°. 2500

Râpez le savon, mettez-le dans un matras, ajoutez l'alcool et faites fondre au B.-M., ajoutez le camphre pulvérisé, puis les huiles volatiles. Mélangez 100 gr. de charbon animal, agitez, enfin versez l'ammoniaque et filtrez rapidement dans des flacons à large ouverture que vous boucherez avec des bouchons de liège garnis d'étain. (Cod.)

Liquor ammonii anisatus. (Pharm. Bad. — Boruss. — Germ. — Sax.)

Pr. Esprit-de-vin rectifié. . . . 96
Huile vol. d'anis. 3
Ammoniaque pure 24
M. (Cod.)

Alcoolé d'ammoniaque. *Esprit de sel ammoniac vineux, Liqueur d'ammoniaque vineuse, Alcool ammonié* ou *ammoniacal, Ammoniaque alcoolisée ; Alcali ammoniacum spirituosum.*

Pr. Ammoniaque liquide. 1
Alcool à 90°. 2
(Guib.)

Excitant, diaphorétique; 20 à 40 gouttes dans un véhicule approprié.

Alcoolé d'ammoniaque succiné. *Ammoniaque succinée, Epyrèle de succin ammoniacale, Mixture d'ammoniaque et d'huile de succin, Eau de Luce, Esprit* ou *Alcool ammoniacal succiné.*

Pr. Huile de succin rect. . . . 15
Savon blanc. 2
Baume de la Mecque. . . 2
Alcool à 90°. 375

Faites macérer pendant huit jours, filtrez, et à chaque partie de cette teinture ajoutez-en 16 d'ammoniaque. (Soub.)

Potion contre l'ivresse. *Potion ammoniacale.*

Pr. Ammoniaq. liq., goutt. N°. 20
Eau pure 125

Baume opodeldoch liquide.

Pr. Savon blanc 90
Camphre 90
Alcool à 86°. 300
Eau 125

Ajoutez à la solution filtrée :
Huile volatile de lavande et de thym, aa. 30
Ammoniaque liquide. . . . 60

M.

Collyre gazeux. (Furnari.)

Pr. Eau distillée 4
Ether sulfur. 1
Ammoniaque. 10

Appliquez ce mélange sous l'œil pour combattre la migraine ophthalmique. (Bouch.)

Liniment ammoniacal térébenthiné.

Liniment ammoniac. . . . 45
Essence de térébent. . . . 15

Vésicatoire extemporané.

Quelques gttes d'ammoniaque versées sur une rondelle d'étoffe que l'on met immédiatement en contact avec la peau et que l'on maintient en place au moyen d'un verre de montre plat ou d'une pièce de monnaie, produisent en qques secondes ou qques min., suivant l'adresse avec laquelle le procédé est appliqué, une vésication. La teinte rosée que prend la peau autour du verre ou de la pièce indique que l'effet est produit.

AMOME. *Amome en grappes;* fruit de l'*Amomum racemosum* L. — Amomacées.

Vient de Java et Sumatra; en grappes ou coques isolées, grosses comme de petites noisettes, formées d'une enveloppe scarieuse à trois valves, contenant des semences brunes, à odeur vive, camphrée, agréable. — Stimulant diffusible, carminatif, aphrodisiaque: fait partie de plusieurs électuaires.

AMYLÈNE. *Valerène, Pentylène.* $= C^{10}H^{10} = 70$ ou C^5H^{10}.

Prép. — Versez sur des fragments de chlorure de zinc sec Q.S. d'alcool amylique pour immerger et notez la quantité employée. Après trois jours, dist. au B.S. à 45° en faisant arriver peu à peu 5 fois autant d'alcool amylique. — Refroidissez le récipient. — On rectifie le produit très lentement.

Liquide incolore, odeur éthérée alliacée, insol. dans l'eau, brûle avec flamme blanche, bout à 35-39°. D = 0,659.

Anesthésique abandonné après un moment de vogue.

L'azotite d'amyle (*Ether amylnitreux*), est employé à l'étranger en inhalations contre la dyspnée.

ANACARDE ORIENTALE. Fruit du *Semecarpus Anacardium* L. — Térébinthacées.

Fruit composé : d'une enveloppe, qui contient une liqueur âcre, caustique, employée aux Indes comme escharotique, contre les végétations, les douleurs de dents, etc.; et d'une amande douce comestible. — Inusité.

ANCOLIE. *Aquilegia vulgaris* L. — Renonculacées.

Plante cultivée dans les jardins; toutes les p. ont été employées c. sudorifiques, antiscorbutiques. — Inusité.

ANDA-AÇU. *Johannesia princeps* Vellos. — Euphorbiacées. (Brésil).

Le fruit, nommé *coco purgatif*, contient des amandes dont l'huile est purgative à la dose de 10 gr., sans sav. ni od. répugnante. On a extrait aussi des graines une mat. : *johannéséine*, encore mal étudiée. (M. Oliveira.)

ANDROSÈME. *Hypericum Androsemum* L. — Hypericinées.

Pl. voisine des hypericum, dont les feuilles sont légèrt astringentes : cataplasmes. Les baies sont laxatives.

ANÉMONES. *Anemone* L. — Renonculacées.

Quatre espèces ont été plus ou moins employées : 1° l'Anémone des bois, *Sylvie*, *Anemone nemorosa* L. ; jolie plante des bois, très âcre, rubéfiante ; c'est un poison pour les animaux qui la mangent ; 2° l'Anémone des prés, *Pulsatille noire*, *Anemone pratensis* L. ; 3° l'Anémone pulsatille, *Pulsatille* ou *Coquelourde*, *Anemone Pulsatilla* L. ; 4° l'Anémone hépatique, *Hépatique*, *Anemone Hepatica* L.

L'**Hépatique des fontaines**, *Marchantia polymorpha* L. (Hépatiques) est lég. astringente. Inusité.

Ces plantes, comme la plupart des Renonculacées, doivent leurs propr. âcres et toxiques à une subst. qui se dissipe ou se détruit par la dessiccation (*anémonine*), au point que, sèches, elles peuvent être sans danger mangées en assez gr. quantité par les bestiaux. L'anémonine ($C^{15}H^{12}O^{6}$) se transf. en *ac. anémonique* par l'action des alcalis. — Effets généraux analogues à ceux des aconits ; on a employé la pulsatille contre les aff. vénériennes, les maladies de peau, la coqueluche.

Doses. — *Extrait* : 5 à 15 centigr. par jour. *Infusé* : 2 à 4 gr. pour 1000 d'eau.

Alcoolature.

Prép. c. l'*Alcoolature d'aconit*.

Extrait.

Prép. c. l'*Extrait de cigué*. — Rendement 2,7/100.

Extrait alcoolique.

Prép. c. l'*Extrait alcool. de digitale*. — Rendement 20/100.

ANETH. *Fenouil puant* ; *Anethum graveolens* L. — Ombellifères.

Séminoïdes de 2 millim. de long sur 1 de large environ, membraneux sur les bords, avec trois stries au milieu, glabres ; odeur forte, peu agréable. — Stomachique, stimulant, carminatif.

Poudre : 0,50 à 2 gr.; *huile essentielle :* 1 à 4 gouttes sur du sucre; *infusé :* 10 p. 1000.

ANGÉLIQUE. *Archangelica officinalis* Hoffm. — Ombellifères.

On emploie toutes les parties de la plante, en pharmacie les fruits et les racines; celles-ci surtout sont douées d'une od. aromatique et d'une sav. chaude très agréables. — On a constaté dans l'angélique une huile volatile, un acide (l'*acide angélique*, très voisin de l'acide valérianique), une résine cristalline (l'*angélicine*), et une résine amorphe. — Excitant, stomachique, carminatif. *Infusé* (racine) : 20 : 1000.

Spiritus angelicæ compositus. *Spiritus theriacalis.* (Pharm. Austr., Germ.)

Pr.		
Racine d'angélique	. . . .	120
— de valériane	. . .	105
Baies de genièvre	. . . .	105
Alcool rectifié	. . . . . .	2520
Eau commune	. . . . . .	1260

Macérer 24 heures, dist. 2520 d'alcoolat dans lesquels vous ferez dissoudre :

Camphre 52,5

Filtrez. (Cod.)

ANGUSTURE VRAIE. Ecorce du *Galypea officinalis* Hancock, et du *Galypea Cusparia* D.C. — Rutacées (Amér. mérid.).

Ecorce en morceaux presque plats de 10 à 20 centim. de long, amincis sur les bords, avec épiderme grisâtre, rougeâtres à l'intérieur; odeur forte, animalisée, saveur très amère. Sa poudre est semblable à celle de rhubarbe. Elle contient une huile volatile, un principe amer (*cusparin*), deux résines : une solide, amère, l'autre molle et balsamique.

Tonique, fébrifuge, stimulant aromatique sans astringence. A été employée dans le traitement des fièvres débilitantes, les dyspepsies, les dysenteries. — 2 à 4 gr. et plus par jour *en poudre*. — Très peu usitée aujourd'hui.

Il importe de ne pas confondre l'*angusture vraie* avec une autre écorce connue sous le nom de **fausse angusture**, qui paraît provenir du *Strychnos nux vomica* et contenir, comme la *noix vomique*, des alcaloïdes vénéneux. La fausse angusture est *inodore*, et les bords des écorces ne sont pas *taillés en biseau*.

Poudre d'angusture. Prép. c. la *Poudre de cannelle*.

ANIS. *Anis vert; Pimpinella anisum* L. — Ombellifères.

Les fruits d'anis sont verts, marqués de sillons, pédiculés, d'une od. et d'une sav. douces, agréables. Ils contiennent une huile volatile, concrète à la temp. ordinaire (stéaroptène), une huile fixe, de la résine, de la chlorophylle, etc. — Stimulant, diaphorétique, stomachique, employé surtout contre les dyspepsies flatulentes. — *Poudre* : 1 à 4 gr.; *infusé* : 10 : 1000; *huile volatile* : 1 à 5 gouttes.

Poudre d'anis.
Vanez et mondez des corps étrangers; exposez à l'étuve modérément chauffée, pilez dans un mortier de fer, et passez au tamis de crin serré. (Cod.)

Eau distillée d'anis.
Prép. c. l'*Eau dist. de fleurs de tilleul.* (Cod.)

Huile volatile d'anis.
Prép. c. l'*Huile vol. de fleurs d'oranger.* (Cod.)

Alcoolat. *Esprit d'anis.*

Pr. Fruits d'anis.	1000
Alcool à 80°	8000

Faites macérer 2 jours et dist. au B.-M., pour retirer presque tout l'alcool. (Cod.)

Sirop.
Prép. c. le *Sirop de fleur d'or.* (Cod.)

Oléosaccharure.

P. Huile volatile d'anis. . . .	0,05
Sucre blanc.	4

Triturez dans un mortier. (Cod.)

Espèces carminatives. *Semences carminatives.*

Pr. Fruits d'anis. . . .
— de carvi. . .
— de coriandre.
— de fenouil. .
} aa... P. E.

M. exactement. (Cod.)

Pains d'anis.

Anis vert entier.	60
Farine.	500
Sucre	500
Blancs d'œufs.	n° 4
Jaunes d'œufs.	n° 2
Huile de tartre.	Q. S.

Pétrissez, cuisez et laissez les pains 22 ou 24 heures sur le four d'un boulanger av. de les enfermer. (Cad.)

Pain d'épices.

Anis	15
Coriandre.	15
Girofle	2
Cannelle	2
Carb. de potasse	2
Eau.	500
Farine	10 000
Miel.	Q. S.

F. S. A. une pâte que vous diviserez par parties que vous vernirez avec du jaune d'œuf et ferez cuire comme ci-dessus. En y aj. du semen-contra, on obtient le *Pain d'épices à vers.*

ANSÉRINE. *Chenopodium anthelminticum* L. — Chénopodacées (Etats-Unis d'Amér.).

Toutes les parties de cette plante, mais surtout les fruits, sont riches en huile vol. balsamique, d'un goût piquant; propr. vermifuges. La plante est stimulante et antispasmodique, mais n'est guère utilisée que pour détruire les ascarides lombricoïdes. *Infusé* : 10 : 1000.

ANTHYLLIS. *Anthyllis vulneraria* L. — Légumineuses.

Les sommités contusées passent pour astringentes vulnéraires, cicatrisantes. Les fleurs entrent dans certains thés composés.

ANTIMOINE. *Antimonium; régule; Stibium.* = Sb = 120.

Ce métal est préparé en grand pour les usages industriels; il est alors sous forme de gros pains portant à la surface une trace de cristallisation simulant des feuilles de fougère. Mais il est très impur et contient, entre autres, de l'arsenic. Pour les usages pharmaceutiques il doit être purifié. Voici le procédé employé par le Codex : l'antimoine commun, pulv. finement, est étendu en couche mince dans un plat de terre vernissé ; on chauffe graduellement jusqu'à ce qu'il se manifeste des taches noires dans la masse ; on ralentit alors la chaleur, en fermant le fourneau. Le tout devient noir uniformément, puis incandescent. On brasse la matière avec une spatule de fer, pour qu'elle s'oxyde uniformément. Il se fixe ainsi 12,5 0/0 d'oxygène : c'est un oxyde mal défini, contenant de l'antimoine métallique. Cet oxyde est introduit dans un creuset couvert et chauffé doucement jusqu'à fusion. On laisse refroidir, et on trouve, en cassant le creuset, un culot brillant d'antimoine métallique, représentant environ le 1/4 de l'antimoine primitivement employé.

Act. phys. — L'antimoine n'agit sur l'économie qu'après avoir subi par l'action des liquides de l'estomac un changement d'état qui le transf. d'abord en oxyde, puis en sels variables ; ceux-ci manifestent alors les propr. émétiques, purgatives et diaphorétiques des composés d'antimoine. C'est ce qui explique l'usage qu'on faisait autrefois dans les familles des *pilules perpétuelles*, qui étaient rendues presque sans altération. On préparait aussi des gobelets d'antimoine, dans lesquels on laissait séjourner du vin, qui devenait émétique et purgatif, en se chargeant d'une pet. q. de tartrate d'antimoine et de potasse.

Chim. — L'antimoine a une D. = 6,7, fond à 432°. Grillé à l'air, il répand des fumées blanches d'oxyde d'antim. L'ac. chlorhyd. bouillant ne l'attaque pas ; l'ac. azotique l'oxyde sans le dissoudre ; l'eau régale le dissout à chaud. — Les *sels d'antimoine* donnent des sol. incolores, vomitives et vénéneuses. La plupart, en sol. concentrée, sont précipités par l'add. d'eau. Le précipité est sol. dans l'ac. tartrique. Au chalumeau, à la flamme intérieure, avec du carbonate de soude, ils donnent des granules cassants d'antim. métallique, avec une auréole blanche-bleuâtre d'oxyde incrustée dans le charbon. Les sol. acides de sels d'antim. sont complèt. précipitées par l'HS en jaune orangé. Le sulfure formé (SbS^3) est sol. dans la potasse et les sulfures alcalins, dans l'ac. chlorhyd. bouillant avec dégag. d'HS. Le zinc précipite l'antim. de ses dissol. sous forme de poudre noire. — Avec l'appareil de Marsh (voir *Ac. arsénieux*), les sol. d'antim. donnent des taches et un anneau métallique. Les taches sont noires, mates et sans éclat. Si l'on évapore par-dessus de l'ac. nitrique et qu'on reprenne par l'eau, on obtient un résidu blanc d'oxyde d'antimoine, et la liqueur ne précipite pas par le nitrate d'argent ; si l'on évapore par-dessus qques gouttes de sulfhydrate d'ammoniaque, ces taches se transf. en un sulfure orangé, qui par une douce chaleur, après add. d'une goutte d'ac. chlohyd., disparaît complètement ; elles ne s'altèrent pas au contact de l'hypochlorite de soude. — L'anneau est très brillant, il ne se déplace pas à la lampe comme celui d'arsenic; grillé, il donne des vap. sans odeur; chauffé dans un courant d'HS. ils se transf. en sulfure; si l'on fait passer alors un courant d'ac. chlorhyd. sec, il disparaît promptement à l'état de chlorure volatil ($SbCl^3$) qui, recueilli dans l'eau, donne par HS le précipité orangé caractéristique.

Toxic. — Voir *Emétique*.

ANTIMONIATE DE POTASSE. *Antimonias potassicus; antimoine diaphorétique lavé; oxyde blanc d'antimoine* = $KO, 2SbO^5 + 6HO$.

Prép. — Prenez :

Antimoine purifié.	1 p.
Azotate de potasse.	2 p.

Pulv. et mêlez; projetez par parties dans un creuset incandescent, couvrez le tout et chauffez fortement pendant 1/2 heure. Sortez la matière du creuset, laissez refroidir, puis pulvérisez finement, et lavez à l'eau jusqu'à ce que celle-ci ne soit plus alcaline. Séchez à l'étuve. — Les eaux provenant des lavages, add. d'un acide, laissent déposer de l'acide antimonique, nommé autrefois *matière perlée de Kerkringius*.

Act. phys. — Analogue à celle des autres antimoniaux, faible, et dépendant de la quantité qui se trouve dissoute par les liquides de l'estomac. — 0,50 à 4 gr. en potion, dans un julep gommeux, une émulsion, un looch.

Fals. et mélanges. — Peut contenir *carbonate de chaux* : l'acide acétique donne effervescence; la sol. obtenue précipite par l'acétate d'ammoniaque; du *carbonate de plomb* : le produit noircit au contact d'hyd. sulfuré; du *phosphate de chaux* : l'acide azotique donne une solution qui précipite en blanc par l'ammoniaque.

ANTIMONIATE DE QUININE.

Prép. — Lavez à l'eau bouillante l'antimoniate de potasse au sortir du creuset et précipitez avec ce liquide une sol. chaude de sulfate de quinine — composé mal défini.

Antipériodique : 40 à 60 centigr. dans l'intervalle des accès. Inusité.

APOMORPHINE. = $C^{17}H^{17}AzO^2$, ou $C^{34}H^{17}AzO^4$.

Prép. — On introduit dans un tube de verre très résistant, fermé à un bout, un mélange de 1 p. de morphine et de 20 p. d'acide chlorhydrique pur. Le mélange doit occuper au plus le 1/15 de la contenance du tube. On ferme celui-ci à la lampe, et on l'introduit dans un tube de fonte fermant à vis. Tout le système est chauffé au bain d'huile pendant 3 heures entre 140 et 150°. Après refroidissement, on ouvre le tube, on étend d'eau la liqueur qu'il renferme et on l'additionne de bicarbonate de soude en excès. L'apomorphine et la morphine non décomposée se précipitent. On dissout la première par l'éther ou le chloroforme. Quelques gouttes d'acide chlorhydrique ajoutées à la solution saturent l'apomorphine, qui se dépose en cristaux; ce chlorhydrate est purifié par solution dans l'eau bouillante et cristallisation.

Le solution concentrée de chlorhydrate, additionnée de bicarbonate de soude, laisse déposer un précipité blanc, qui verdit rapidement à l'air : c'est l'apomorphine. On doit la laver et la sécher sans perdre de temps pour éviter cette altération.

Poudre amorphe grisâtre, assez soluble dans l'eau; sa solution verdit rapidement au contact de l'air. On peut la conserver sans altération en solution dans le sirop de sucre et en flacons bien fermés.

Act. phys. — L'apomorphine est un émétique puissant, dont l'action est sûre et rapide, surtout quand elle est administrée en injections hypodermiques. On l'emploie surtout à l'état de chlorhydrate : 5 à 10 millig., dissous dans Q. S. d'eau pour remplir la seringue de Pravaz, amènent à coup sûr le vomissement. — Utile dans les empoisonnements et lorsque l'ingestion par les voies naturelles est impossible. — 10 à 15 centigr. en *potion;* 5 à 10 milligr. en *injection hypodermique.*

Chim. et fals. — Saveur un peu amère; soluble dans l'eau; l'alcool et l'éther; colorée en rouge foncé, un peu violacé, par l'acide nitrique; coloration rose, puis violacée, passant au noir par le perchlorure de fer. La solution aqueuse ou alcoolique exposée à l'air devient verte; cet effet se produit immédiatement par l'addition d'une goutte de solution étendue de permanganate de potasse (Patrouillard).

APOZÈMES. Préparations magistrales, dont le véhicule est l'eau, et qu'on obtient, suivant les cas, par macération, infusion ou décoction. Ce sont des tisanes très chargées de principes médicamenteux, qui ne servent jamais de boisson ordinaire aux malades, mais sont prises en plus grande quantité que les potions.

Le mode de préparation varie suivant chaque cas particulier, et sera indiqué, quand il y aura lieu, à la suite de la formule.

ARENARIA RUBRA L. *Sabline.* — Caryophyllées.

Pl. commune en Algérie, vantée depuis peu contre le catarrhe vésical, la gravelle et en général les aff. des reins. — C'est un remède populaire à Malte.

Ni ses caractères apparents, ni sa composition ne justifient l'efficacité qu'on lui prête.

ARGEMONE. *Argemone mexicana* L. — Papavéracées.

Plante, qui croît au Mexique, dans l'Inde et au Sénégal, à suc jaune caustique; les fleurs et les fruits sont somnifères; ses graines cont. une huile, indiquée récemment comme pouvant être utilisée en thérapeutique : elle participe des propr. de l'huile de ricin et de l'huile de croton, et se place entre elles.

ARGENT. *Argentum; Lune; Diane.* = Ag = 108.

Prép. — L'argent des monnaies et de bijouterie contient toujours du cuivre, dont on doit le purifier pour les usages pharmaceutiques.

On prend :

Argent de monnaie.	100 p.
Acide azotique à D = 1,42.	140 p.
Eau dist.	60 p.

Mêlez, f. dissoudre au bain de sable, laissez reposer. Versez dans une gr. q. d'eau pure, et précipitez à l'état de chlorure en aj. un excès d'ac. chlorhyd. Lavez et séchez. Mêl. le précipité avec la moitié de son poids de carbonate de soude desséché, et chauffez fortement dans un creuset de Hesse pend. une heure au fourneau à réverbère. On obtient un culot de métal pur, qui sera fondu et projeté dans l'eau pour être divisé en grenailles. (Cod.)

Chim. — D. = 10,5. — Sol. dans l'ac. azotique avec dég[t] de vap. rutilantes; l'ac. chlorhyd. bouillant l'attaque à peine; l'ac. sulf. concentré à chaud le convertit en sulfate avec dég[t] de gaz sulfureux. — Les *sels d'argent* donnent des sol. génér[t] incolores, à sav. métallique, neutres aux papiers réactifs, se colorant à la lumière. Elles précipitent : par la potasse, en brun clair (oxyde d'argent); par l'ammoniaque, de même, mais le précipité est sol. dans un excès de réactif; par les carbonates alcalins, en blanc (carb. d'argent, AgO,CO^2), sol. dans le carbonate d'amm.; par l'HS ou le sulfhyd. d'amm., en noir (sulfure d'argent, AgS); par l'ac. chlorhydrique et les chlorures solubles, en blanc caillebotté (chlorure d'argent, AgCl). Le précipité est insol. dans l'ac. azotique, fort sol. dans l'ammoniaque, se colore à la lumière en violet, puis en noir; il est fusible à la chaleur rouge en un liquide jaune qui se solidifie par le refroidissement en une masse cornée. — Les sol. d'argent précipitent en blanc jaunâtre par l'iodure de potassium, en rouge foncé par le chromate de potasse; enfin elles donnent de l'argent métallique au contact du zinc, du mercure, du cuivre, ou d'une sol. de protosulfate de fer. Au chalumeau, à la flamme intérieure, avec le carbonate de soude, les sels d'argent donnent de petits globules d'argent métallique, sans auréole ni enduit sur le charbon.

Fals. et mél. — Devra se dissoudre ent[t] dans ac. azotiq.; la liq., add. de chlorure de sodium, donnera un précipité insol. dans l'ac. azotique, ent[t] sol. dans l'ammoniaque; et la liq. qui surnage le précipité devra rester incolore et ne pas se troubler par l'HS. Cet essai exclut tous les autres métaux qui pourraient lui être alliés, et qu'il faudrait rechercher séparément.

ARISTOLOCHES. *Aristolochia* L. — Aristolochiées.

On emploie ou l'on a employé plusieurs aristoloches :

1° *Aristoloche longue, A. longa* L.

2° *Aristoloche ronde, A. rotunda* L.

Ces deux espèces fournissent des racines à saveur douceâtre, puis amère, douées de propriétés stimulantes. On les a utilisées contre la goutte, le catarrhe pulmonaire et comme emménagogues. — *Poudre* : 1 à 5 gr.

3° *Aristoloche Clématite, A. Clematitis* L. — Racine âcre et même toxique. — Fébrifuge, antiarthritique.

4° *Aristoloche Serpentaire* ou *Serpentaire de Virginie, A. Serpentaria* Guib. — Elle contient une huile vol. camphrée et une résine molle. — A pet. dose, elle est stimulante et provoque l'appétit; à dose plus forte, elle augmente les sécrétions et les selles, donne des nausées et des pesanteurs de tête. On l'emploie c. diaphorétique; elle a été recommand. contre la morsure des chiens enragés et des serpents. — *Poudre :* 1 à 2 gr. *Infusé :* 4 : 1000.

5° *Aristoloche du Brésil, Mil-Homens, A. cymbifera* Mart. — Racines amères et même toxiques étant fraîches, employées dans les mêmes cas que la précédente.

Poudre de serpentaire. Prép. c. la *Poudre de valériane.*

ARMOISE. *Artemisia vulgaris* L. = Composées.

On emploie les feuilles pinnatifides, blanches et cotonneuses en dessous, vertes en dessus — comme emménagogues et antihystériques ; sav. amère, od. lég[t] aromatique. — *Poudre :* 2 à 4 gr. *Extrait :* 1 à 2 gr. *Infusé :* 20 : 1000. — Les racines passent pour antichoréiques et antiépileptiques.

Le duvet des feuilles est employé à confectionner des moxas.

Poudre d'armoise.
Prép. c. *Poudre de digitale.*

Extrait d'armoise.
Prép. c. *Extrait de digitale.* — Rendement 20/100.

Sirop d'armoise.
Prép. c. *Sirop de coquelicot.*

Sirop d'armoise composé.

Pr. Sommit. fraîches d'armoise.	200
— de cataire.	200
— de pouliot.	200
— de sabine.	200
— de basilic.	100
— d'hysope .	100

Pr. Som. fraîches de marjolaine.	100
— de matricaire.	100
— de rue. .	100
Racines fraîche d'aunée. .	20
— de fenouil.	20
— de livèche.	20
Anis vert.	25
Cannelle	25
Sucre blanc	2500
Eau	3000
Alcool à 90°.	250
Sirop de miel.	1250

Mettez les plantes divisées dans un B.-M., ajoutez l'eau mêlée avec l'alcool. laissez macérer 24 h. et distillez au B.-M, 350 de produit. — Pressez le résidu, clarifiez la liq. au blanc d'œuf, ajoutez le sucre et faites un sirop marquant 30° Bé. Concentrez-le jusqu'à ce qu'il ait perdu 350, alors ajoutez le sirop de miel, puis, quand le tout sera en partie refroidi, la liqueur distillée, et passez. (Cod.)

ARNICA. *Tabac des montagnes; Arnica montana* L. — Composées.

On emploie les fleurs et les racines. Les fleurs cont. une résine et une mat. amère, alcaline? (*arnicine*), sans âcreté, peu sol. dans l'eau, plus sol. dans l'alcool et l'éther, donnant un chlorure cristallin. Les racines cont. de l'huile volatile et une résine âcre.

Act. phys. — Propr. physiologiques encore mal définies; Gubler les rapproche de celles des Renonculacées et de l'aconitine. On la recommande c. fébrifuge (*quinquina des pauvres*), c. antiputride, antipsorique, antigoutteux. Il est certain qu'elle augmente les sécrétions, provoque de la gastralgie, du vertige et un sommeil pénible; à certaine dose, elle donne des nausées et même des vomissements. Son usage, très répandu, très populaire, semble consacrer des propr. vulnéraires remarquables (*Panacea lapsorum*).

Poudre : 20 à 30 centigr. *Infusé :* 5 : 1000. On doit le passer au travers d'un linge fin. *Ext. alc.* : 5 à 20 centigr. *Teinture :* 1 à 2 gr. — A l'extérieur, en compresses sur les parties contusées ou luxées : *Teinture*, 1 p. *Eau*, 8 à 10 p.

Teinture d'arnica.
Prép. c. *Teinture de gentiane :* 1 p. pour 5 p. alcool à 60°.

Alcoolature d'arnica.
Prép. c. *Alcoolature d'aconit.*

Espèces vulnéraires. *Thé suisse.*

Pr. Fl^es et som. d'absinthe. . .
— de bétoine. . .
— de bugle . . .
— de calament. .
— de chamædrys.
— d'hysope . .
— de lierre terrest.
— de millefeuille.
āā P.E.

Fl^es et som. d'origan. . . .
— de pervenche .
— de romarin . .
— de sanicle. . .
— de sauge . . .
— de scolopendre.
— de scordium. .
— de thym . . .
— de véronique .
Fleurs d'arnica . . . . .
— de pied-de-chat. . .
— de tussilage. . . .
āā P.E.

Incisez les plantes, ajoutez les fleurs; mélangez exactement. (Cod).

ARRÊTE-BŒUF. *Bugrane; Ononis spinosa* L. — Légumineuses.

Longues racines blanches intérieurement, noires à la surface, dont l'écorce jouit de propr. diurétiques manifestes; usitées dans la diathèse urique, les inflammations de la muqueuse urinaire, etc. Des poils dont la plante est couverte exsude une mat. résineuse arom. qui communique des propr. balsamiques à l'eau dist. d'arrête-bœuf, utilisée contre les hémorrhoïdes, le scorbut, les plaies ulcéreuses. — *Infusé*: 20 : 1000.

ARROW-ROOT, Fécule du *Maranta arundinacea* Plum. — Amomacées. (Indes, Antilles)

Fécule retirée des racines de plusieurs plantes, mais principalement du M. *arundinacea*. Fine, douce au toucher, moins blanche que l'amidon; analeptique propre à faire des potages légers, convenables pour les convalescents et les dyspeptiques.

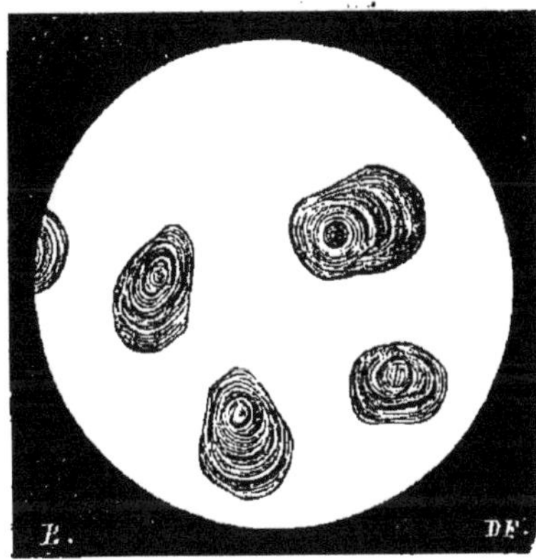

Fig. 22. — Fécule d'arrow-root.

Au microscope, les grains sont nacrés, transparents, à peu près égaux entre eux, presque triangulaires. Le hile, punctiforme, est entouré de zones concentriques. Leur grosseur égale celle des plus gros grains d'amidon, mais est infér. à celle des grains de fécule (fig. 22).

Chocolat à l'arrow-root. Prép. c. le *chocolat au salep*.

ARSÉNIATES. *Généralités* (Voir *Ac. arsénieux*).

Leurs propriétés tiennent essentiellement à celles de l'acide arsénieux. Cependant elles peuvent être modifiées par celles de la base ou par leur plus ou moins de solubilité.

ARSÉNIATES PEU USITÉS.

Arséniate d'antimoine. — On précipite une sol. très concentrée d'arséniate de soude par le protochl. d'antimoine, en laissant un excès du premier. On évite difficilement la formation d'oxychlorure. — Pulvérulent, blanc, insipide, insoluble dans l'eau. — Maladies du cœur : *Granules* de 1 milligr.

Arséniate de quinine. — Faire bouillir 10 gr. quinine pure dans une sol. de 3 gr. d'acide arsénique dans 100 gr. d'eau. Cristallise par refroidissement.

Arséniate de strychnine. — Par double décomp. à équiv. égaux de l'arséniate de potasse et du chlorhydrate de strychnine. Cristallisable, très soluble dans l'alcool et l'éther.

ARSÉNIATE D'AMMONIAQUE. *Arsenias ammonicus*. = $2(AzH^3HO), AsO^5, 2HO$, ou $AsO^4H(AzH^4)^2 = 185$.

On le prépare en saturant l'ac. arsénique en sol. par un excès

BALSAMITE. *Baume des jardins ; menthe-coq ; Balsamita suaveolens* Pers. — Composées.

Pl. herbacée indigène, et cultivée dans les jardins ; très aromatique, à od. voisine de celle de la menthe, forte et pénétrante ; à sav. chaude et amère. — Stimulant diffusible assez énergique, stomachique, antispasm., emménagogue, vermifuge. *Infusé* : 4 à 8 gr. p. 1000.

BAOBAB. *Adansonia digitata* L. — Malvacées.

Arbre colossal de l'Afrique centrale. Les fruits, gros c. des citrouilles, renferment une pulpe acidulée astringente et fébrifuge. Les feuilles, sous le nom de *lato*, sont employées en condiment par les nègres. L'écorce, très mucilagineuse, contient un principe particulier (*Adansonine*) ; le *décocté* (30 : 1000), réduit d'un tiers, est un fébrifuge énergique.

BARBATIMAO. Écorces de l'*Inga Avaremotemo* et de l'*Inga Barbatimao* Endl. — Légumineuses.

Ecorces du Brésil, où elles sont très employées, c. astringentes, contre la diarrhée, les écoulements, les hémorrhagies, les hernies ; c. toniques et antiputrides, au pansement des ulcères chroniques et indolents. — Inus. en France.

BARDANE. Racines et feuilles provenant des *Lappa major*, *minor* et *tomentosa* D.C. — Composées.

Les racines, qui passent pour sudorifiques, antiherpétiques et antisyphilitiques, sont, d'après Gubler, mucilagineuses et à peu près inertes. *Décocté* : 20 : 1000. Les feuilles passent pour plus actives ; leur décocté apaise le prurit dartreux. Les semences sont âcres et purgatives à la dose de 4 gr. (Gubler.)

Poudre de bardane.
Prép. c. la *Poudre de bistorte.*

Extrait de bardane.
Prép. c. *Extrait de gentiane.* — Rendement : 35/100.

BASILIC. *Grand basilic ; Ocimum basilicum* L. — Labiées.

Pl. à od. suave ; propriétés anal. à celles des autres labiées : stimulant diffusible, stomachique. — *Infusé* : 10 : 1000.

BATIATOR (Racine de).

Plante du Sénégal non déterminée. Rac. cylindrique ridée longitudinalement, de la grosseur d'une plume de corbeau. — Vomitif aux mêmes doses que l'ipéca.

BAUME DE CALABA. *Baume vert, baume Marie.* — Produit par le *Calophyllum Calaba* Jacq. — Clusiacées.

Blanc, verdissant à la longue. Récent, il contient de l'ac. benzoïque. On croit que c'est de la tacamaque à l'état liquide. — Inusité.

BAUME DU CANADA. Térébenthine de l'*Abies balsamea* Miller. — Conifères.

On l'extrait de la même manière que la térébenthine du sapin; liquide, à peine colorée, transparente. En vieillissant, elle prend une belle couleur jaune d'or et épaissit beaucoup. Od. suave, sav. âcre, un peu amère. Propriétés physiologiques et médicales des autres térébenthines : stimulant diffusible, diurétique, anticatarrhal. On l'emploie dans les affections purulentes de l'urèthre et des bronches, dans le rhumatisme chronique, les catarrhes, etc. — 1 à 4 gr. par jour sous div. formes.

BAUME DE GURJUN. *Baume de gurgum; Wood-oil.*

Obtenu par incision de quelques arbres de la famille des Diptérocarpées, ce baume offre quelques analogies physiques et thérapeutiques avec le copahu. — Aromatique, plus léger que l'eau, visqueux, de couleur brune.

Employé comme succédané du copahu dans la blennorrhagie et dans quelques affections de peau.

Mixture au baume de Gurjun. (Vidal.)

Pr.		
Baume de Gurjun	4 gr.
Gomme pulv.	4
Infusion de badiane	40

F. S. A. — A prendre en deux fois au commencement des repas.

Potion au baume de Gurjun. (Mauriac.)

Pr.	
Baume de Gurjun	16 gr.
Gomme pulv.	10
Sirop de gomme	30
Eau de menthe	50

F. S. A. — A prendre en trois fois dans la journée. — La dose de baume est élevée et occasionne parfois des troubles intestinaux.

BAUME DE LA MECQUE. *Baume de Judée* ou *de Gilead;* térébenthine des *Balsamodendron opobalsamum* et *gileadense* Kunth. — Térébinthacées.

Obtenu par incisions du tronc et par décoction des rameaux. Le premier est une térébenthine liquide, limpide et suave; le second est opaque, glutineux et moins odorant. Le baume actuel du commerce est fait de toutes pièces et inférieur même à cette deuxième sorte. — Mêmes propriétés que le précédent.

Le *Carpobalsamum* (baies) et le *Xylobalsamum* (menus fragments de bois odorants) des anciennes pharmacopées, oubliés et introuvables aujourd'hui, sont les fruits et le bois du baumier de la Mecque. — Odeur analogue.

tiges, l'extrait aqueux et l'extrait hydro-alcoolique c. fébrifuges : 0,25 à 1 gr.

Le *cynarin*, la *cynarine*, qu'on en a extraits, sont des corps mal déterminés.

ARUM. *Gouet; pied de veau; Arum maculatum* L. — Aroïdées.

Le tubercule radical, quand il est frais, est âcre, caustique et vénéneux. Mais ces propr. sont fugaces et ne se retrouvent plus dans le tubercule sec, qui n'est guère formé que de fécule.

Des accidents toxiques peuvent résulter de l'ingestion d'une petite quantité de tubercule frais. La langue est douloureuse et éprouve des picotements pénibles; puis se manifestent une sensation de brûlure à la gorge, des vomissements, de la diarrhée et des convulsions. La millefeuille passe pour calmer instantanément le picotement de la langue; quant aux autres symptômes, il faut les combattre comme si l'on avait affaire à l'*aconit* et aux *renonculacées*.

ASA-FŒTIDA. Gomme résine du *Ferula Asa-fœtida* L. — Ombellifères (Perse, Punjab, Affghanistan).

Connue des Romains, qui l'appelaient *Laser*, et des Grecs, qui la nommaient Σίλφιον. D'après Kœmpfer, les indigènes coupent les tiges au collet, dégagent légt les racines, et disposent des feuilles au-dessus, pour les préserver du soleil. Après 30 ou 40 jours, ils recueillent les larmes formées sur la section, avivent et creusent celle-ci et la recouvrent de nouveau; tous les deux jours ils viennent faire la nouvelle récolte et recommencer l'opération, en ayant soin de laisser de temps à autre reposer la plante.

L'asa-fœtida est rarement en larmes séparées, ordt en masses compactes d'un brun rougeâtre avec qques larmes semi-opaques, blanchâtres. Quand on casse celles-ci, la surface se colore rapidt en rouge intense, à la lumière. — Odeur alliacée fétide, saveur amère, âcre, repoussante; on prétend que le chloroforme détruit son odeur. Elle fait émulsion avec l'eau et est aux 2/3 sol. dans l'alcool. Elle contient 0/0 : 65 de résine, 19,44 de gomme sol., 3,6 d'huile vol., 11,6 de bassorine. (Pelletier.)

L'*huile volatile* est un sulfure d'allyle ($C^{12}H^{11}S$ et $C^{12}H^{11}S^2$, Hlasivetz), incolore, âcre, amère, d'odeur alliacée très désagréable. La résine est formée du mélange de deux résines différentes; sa composition se rapproche de la formule $= C^{40}H^{26}O^{10}$.

Act. phys. — Antispasm. puissant, utile contre l'hystérie et les névroses des organes respiratoires; excitant actif des fonctions digestives; emménagogue et vermifuge. Les Orientaux l'emploient

c. condiment. Son od. repoussante passe dans les sécrétions et rend la sueur infecte.

Doses. — 1 à 2 gr. et plus en *pilules*, *émulsions;* — en *lavement :* 4 gr. *Teinture :* — 1 à 4 gr. — Très usité en vétérinaire.

Incomp. — Les sels métalliques, les acides, les prép. prussiques.

Poudre d'asa-fœtida.

Prép. c. la *Poudre de gomme ammoniaque.*

Teinture d'asa-fœtida.

Prép. c. la *Teinture de benjoin*, avec 1 p. pour 5 p. d'alcool à 80°.

Teinture éthérée d'asa-fœtida.

Pr. Asa-fœtida	100
Ether alcoolisé à 0,76. . .	500

Mettez en contact dans un flacon à l'émeri ; f. macérer 10 j. en agitant de temps en temps ; filtrez dans un entonnoir couvert.

Asa-fœtida purifiée.

Prép. c. la *Gomme ammoniaque purifiée.* (Pharm. Boruss. — Germ. — Sax.)

Aqua fœtida antihysterica. *Aqua asæfœtidæ composita.*

Pr. Galbanum	20
Asa-fœtida	30
Myrrhe	15
Racine de valériane. . . .	40
— de zéodaire	40
— d'angélique.	10
Feuilles de menthe.	30
— de serpolet	20
Fleurs de camomille rom. .	20
Castoreum du Canada . . .	2,5
Alcool rectifié	360
Eau	Q. S.

Retirez par distillation :

Produit distillé trouble. . .	720

Pilules contre l'hydrothorax. (Dupuy.)

Pr. Digitale pulv.	ãã 5
Asa-fœtida pulv.	
Scille pulv.	
Extrait de ményanthe. .	

F. 100 pilules. — 4 matin et soir.

Lavement d'asa-fœtida.

Pr. Asa-fœtida	5
Jaune d'œuf.	n° 1
Décocté de guimauve . . .	250

(Bouch.)

Le décocté de guimauve est quelquefois remplacé par un infusé de camomille et même tout simplement par de l'eau.

Cataplasme vermifuge.

Ajoutez à 500 de cataplasme commun deux gousses d'ail broyées, et 2 p. d'asa-fœtida triturée avec de la pommade camphrée. On l'applique sur tout l'abdomen et on le renouvelle toutes les deux heures. (Raspail.)

ASARUM. *Cabaret; oreille d'homme; Asarum europæum* L. — Aristolochiées.

On emploie les feuilles et les racines. La racine surtout est active; elle contient deux principes volatils, l'un liquide, l'autre cristallin, analogue au camphre.

Act. phys. — Toutes les p. de la plante sont âcres et irritantes. La poudre de racine est un violent sternutatoire; avalée, elle cause des douleurs d'entrailles, nausées et diarrhée. Elle est vomitive; elle est employée en Russie contre l'ivresse. — *Poudre :* 50 centig. à 1 gr. — *Infusé :* 10 : 1000.

Poudre de feuilles d'asarum.

Pr. Feuilles récemment séchées. Q. V.

Pilez dans un mortier de fer, passez à travers un tamis de crin, cessez lorsque vous aurez pulv. les 3/4 de la substance. (Cod.)

Poudre sternutatoire.

Pr. Feuilles sèches d'asarum . .	100
— de bétoine. .	100
— de marjolaine.	100
Fleurs de muguet.	100

Pilez au mortier de fer, passez au tamis de crin.

ASCLÉPIADE. *Dompte-venin; Asclepias vincetoxicum* L. — Asclépiadées.

On emploie les racines comme stimulantes, purgatives hydragogues, dans la scrofule et les maladies de la peau; comme alexitères contre les poisons virulents; c'est une plante dangereuse et inusitée : 1 à 2 gr.

ASPERGE. *Asparagus officinalis* L. — Asparaginées.

On emploie les racines sèches et les turions frais. L'asperge contient deux principes : l'*asparagine* et un extrait aqueux, ayant des propriétés diurétiques et sédatives des mouvements du cœur, et communiquant à l'urine une odeur fétide. — L'asparagine s'obtient des turions d'asperge ou de la racine de guimauve, qui en contient aussi : le suc exprimé est filtré et évaporé en consistance sirupeuse; après un repos d'un mois, on traite la masse cristalline formée par l'alcool, qui la dissout et la laisse ensuite cristalliser à l'état de pureté. — L'asparagine est diurétique, mais inusitée en France.

Infusé de racines : 10 : 1000. *Extrait* de turions ou racines : 1 à 4 gr. *Sirop :* 15 à 16 gr.

Sirop de pointes d'asperges.
Prép. c. le *Sirop de fumeterre.*

Suc de pointes d'asperges.
Prép. c. le *Suc de chicorée.*

Extrait de pointes d'asperges.
Prép. c. *Extrait de ciguë.* — Rendement : 2/100.

ASPÉRULE ODORANTE. *Asperula odorata* L. — *Aspérule* ou *Herbe à l'esquinancie; Asperula Cynanchica.* — Rubiacées.

La première est sternutatoire; la seconde est un astringent léger : sa racine contient une mat. color. anal. à celle de la garance.

ASPHODÈLE. *Asphodelus ramosus* L. — Liliacées.

Plante du Midi, commune en Algérie et en Sicile. La racine, tuberculeuse, féculente, fournit de l'alcool par fermentation. — Antiherpétique usité chez les Arabes.

ASPHYXIE.

Nous traiterons cette question seulement au point de vue des secours urgents à donner, dont le choix peut incomber aux pharmaciens [1].

a. Asphyxie par l'*acide carbonique,* l'*oxyde du carbone,* les *gaz des marais, des mines, d'éclairage,* etc.

1. Voyez, pour plus de détails, E. Ferrand, *Premiers secours aux empoisonnés, aux noyés, aux asphyxiés,* etc. ; Paris, 1878 ; et A. Corlieu, *Aide-Mémoire de médecine et de chirurgie.* 3e édition. Paris, 1877.

Exposer le sujet nu au grand air, le tronc élevé, couché sur le dos; affusions d'eau froide sur le visage et la poitrine ; frictions avec l'eau vinaigrée ou des alcoolats aromatiques, puis avec des flanelles ou une brosse; titiller les narines avec les barbes d'une plume ou des vap. d'ac. acétique; lavements à l'eau froide add. de 1/3 de vinaigre, puis avec une poignée de sel ou du sulfate de magnésie. — Insufflations d'air de bouche à bouche, ou par des moyens artificiels. — Saignée à la jugulaire ou au pied. — Continuer tous ces moyens pendant plusieurs heures avec persévérance.

b. Asphyxie par l'*acide sulfhydrique*, le *gaz des fosses d'aisances* et *des égouts*. — Voyez *acide sulfhydrique*.

c. Asphyxie par l'*eau*. — *Noyés*.

Déshabiller rapidement, étendre le sujet sur le côté droit, la tête un peu penchée pour favoriser l'écoulement du liquide de la trachée; envelopper de laine, débarrasser les narines et le nez des mucosités. — Réchauffer au moyen de briques chaudes, de fers à repasser enveloppés, etc.; au moyen de frictions sèches ou alcooliques répétées. — Essayer de rétablir la respiration par des compressions méthodiques sur la poitrine et le bas-ventre, au besoin par des insufflations de bouche à bouche. Employer à l'extérieur les révulsifs les plus prompts et les plus énergiques. — Lavements de tabac. — Continuer les efforts pendant plusieurs heures avec persévérance.

d. Asphyxie par *strangulation*. — *Pendus*.

Saigner immédiatement à la jugulaire ou au pied; d'ailleurs employer les moyens indiqués ci-dessus.

e. Asphyxie par le *froid*.

Mettre le malade dans un bain froid, dont on élèvera peu à peu la température. — Moyens généraux semblables aux précédents.

f. Asphyxie par l'*alcool* ou les *boissons fermentées*.

Faire boire de l'eau en abondance; appliquer sur la tête des compresses froides. Administrer l'ammoniaque (10 gouttes dans un verre d'eau) ou l'acétate d'ammoniaque (4 à 6 gr. dans une potion).

g. Asphyxie par les inhalations d'*éther* ou de *chloroforme*. — Voy. ces mots.

ASTRAGALE. *Astragalus exscapus* L. — Légumineuses.

La racine est sudorifique, antisyphilitique, antirhumatismale. — Inusité.

ATROPINE. *Atropina.* = $C^{34}H^{23}AzO^{6}$ ou $C^{17}H^{23}AzO^{3}$ = 289.

Prép. — Cet alcaloïde est extrait de la belladone; il existe dans toutes les parties de la plante, mais surtout dans les racines.

Prenez :

Racine de belladone fraiche.	10,000 p.
Potasse caustique.	Q. S.
Chloroforme.	200
Alcool à 90°.	Q. S.

Le suc étant bien exprimé, la rac. est lavée à plusieures reprises avec de l'eau, et les liq. sont réunies; décanter, coaguler par la chaleur et filtrer. Aj. potasse caustique jusqu'à réaction franchement alcaline et la moitié du chloroforme, agiter vivement, séparer le chloroforme, et f. une nouvelle opération semblable avec la seconde moitié. Les sol. chloroformiques sont filtrées et distillées au B.-M. : le résidu, bouilli avec alcool à 90°, donne une sol. qui, décolorée par le charbon animal et filtrée, dépose par évaporation spontanée de fines aiguilles blanches d'atropine.

L'atropine a une saveur amère et âcre; se dissout dans 500 p. d'eau froide, 30 p. d'eau bouillante, 8 p. d'alcool à 90°, 60 p. d'éther. Elle est très soluble dans les acides; ses sels cristallisent difficilement. (Cod.)

D'après MM. Regnauld et Valmont, l'atropine du commerce est formée d'un mélange en prop. var. de deux alcaloïdes cristallisables ayant d'ailleurs les mêmes propr. phys., les mêmes réactions, formant des sels identiques et différant seulement par leur point de fusion et celui de leur chloro-aurate. — L'atropine *a* ou vraie fond à 165° environ; l'atropine *b* ou *atropidine*, qui constitue presque intégralement l'atropine du Codex, fond à 105°.

Cette atropidine est l'alcaloïde cristallisable de toutes les solanées mydriatiques et de la Duboisia et qui a été désignée selon son origine par les noms d'*hyoscyamine*, *daturine*, *duboïsine*. Mais, comme elle existe en bien plus grande quantité dans la belladone que dans les autres, il est inutile de la chercher ailleurs.

Récemment on a dédoublé l'atropine en deux corps : la *tropine* $= C^8H^{15}AzO$ et l'*acide tropique* $= C^9H^{10}O^3$. M. Ladenburg, en étudiant et poursuivant la voie ouverte par cette expérience, a démontré que l'*hyoscyamine*, la *daturine*, la *duboïsine* pouvaient être également dédoublées en une base et un acide, et que la combinaison de l'un de ces acides avec l'une des bases, quelles que fussent les origines de l'une ou de l'autre, reconstituait de l'atropine. — Pour ce chimiste, l'atropine est isomérique avec l'hyoscyamine, la daturine et la duboisine, qui seraient toutes trois le même corps. La *belladonine*, purifiée de la matière huileuse qui la souille, serait aussi identique avec l'hyoscyamine.

M. Ladenburg a préparé, en combinant la tropine aux acides organiques, une série de bases mydriatiques qu'il nomme *tropéines*.

Act. phys. — L'atropine est un violent poison, qui, à dose infinitésimale, produit simplement des effets sédatifs; à dose plus élevée, elle cause des désordres considérables de la motilité, des sens et de l'intelligence; à dose toxique, elle provoque des vomissements, la constriction de la gorge, l'aphonie, la résolution musculaire, la syncope et la mort. Dans tous les cas, son influence est toujours prononcée sur la pupille, qu'elle dilate fortement. — Appliquée à l'extérieur sur les muqueuses ou la peau dénudée, elle cause une sensation de cuisson fugitive et un peu d'inflammation. — Introduite entre les paupières, elle irrite et rougit la conjonctive; l'œil larmoie, mais immédiatement la pupille se dilate en proportion de la dose employée. Introduite dans la circulation par la bouche, la surface d'un vésicatoire ou à l'aide d'injections sous-cutanées, elle ne tarde pas à se manifester par une grande sécheresse de la gorge, de la soif, de la dilatation pupillaire; puis, si la dose a été assez forte : difficulté de parler et d'avaler, anesthésie de la face, mydriase excessive, céphalalgie, vertiges, délire, battements du cœur tumultueux et variables, respiration courte, précipitée, qqfois très ralentie, paralysie, tremblement, qqfois des convulsions, stupeur, coma et mort. — Si l'organisme résiste à l'empoisonnement, le retour à la santé est très rapide, ce qui tend à prouver que l'atropine change de nature dans l'économie, disparaît rapid' et ne s'accumule pas.

Usages et doses. — L'atropine est employée à l'extérieur en collyres dans les maladies des yeux; à l'intérieur, contre les bronchites nerveuses, incontinence d'urine, constipation, scarlatine. — 1 à 3 millig. sous forme de granules; en injections sous-cutanées : 1 à 5 gouttes d'une sol. à 1/100, contre les névralgies, sciatique, etc.

Chim. et toxic. — Les lésions cadavériques produites par l'atropine ne sont ni constantes ni caractéristiques; la seule qu'on puisse noter est n état congestif général des poumons, des méninges du cerveau et de la rétine; on peut ajouter qques taches noirâtres de l'estomac, et une certaine fluidité du sang.

La recherche de l'atropine offre de grandes difficultés, à cause du peu de fixité de cet alcaloïde et du peu de netteté de ses réactions ; mais sa propriété spéciale, et qu'elle seule possède à un tel degré de dilater la pupille d'un animal vivant, est un caractère qui domine et efface tous les autres et lui constitue un véritable réactif. Voici, d'après Tardieu et Roussin, comment devra être instituée l'expérience : les organes et matières sont divisés finement avec des ciseaux, introduits dans un ballon de verre avec 4 fois leur poids d'alcool très pur à 95°, auquel on ajoute assez d'ac. oxalique pur et finement pulv. pour que la liq., après une macération de deux heures au B.-M. à + 50°, conserve une réaction acide très manifeste. On filtre; on épuise le résidu par des lavages à l'alcool; on réunit les liq., on évapore au B.-M. à + 50° jusqu'à consistance sirupeuse. On reprend par l'eau, qui élimine des mat. grasses et dissout l'oxalate acide d'atropine. La liq. est filtrée et reçue dans un flacon à l'éméri contenant une vingtaine de gr. de chloroforme pur, puis additionnée d'une sol. de carbonate de potasse jusqu'à réaction franchement alcaline. On agite vivement et on laisse reposer. Le chloroforme chargé d'atropine est séparé et évaporé spontanément à une temp. de + 40°. Le résidu sirupeux est traité par qques gr. d'eau acidulée à 1/2 0/0 par l'ac. sulf; il en résulte la séparation des mat. grasses, color., etc, et une solution de sulfate propre aux expériences physiologiques. On peut la concentrer si sa saveur, à peine amère, indique qu'elle est trop étendue. — Avec cette liq., on pourra faire des exp. physiologiques par ingestion directe ou par la méthode sous-cutanée.

1° Par ingestion. On prend deux lapins de taille moyenne, à jeun depuis quatre heures au moins, qu'on place dans une pièce bien éclairée par la lumière diffuse, et l'on opère entre midi et deux heures. On s'assure que ces deux lapins ont des pupilles sensiblement égales. On fait avaler à l'un d'eux la moitié de la liq. obtenue; l'autre sert de terme de comparaison. A partir de ce moment, on examine attentivement les deux animaux, et l'on note tous les symptômes; au bout de 20 à 30 minutes, la pupille est largement dilatée, quand la liq. contient de l'atropine.

2° Par la méthode sous-cutanée. On introduit avec la seringue de Pravaz 1 à 2 centim. cubes de liq. dans le tissu cellulaire sous-cutané. Les phénomènes commencent à se manifester, par cette méthode, cinq minutes à peine après l'opération.

On peut encore, même avec très peu de mat. suspecte, obtenir un résultat en inoculant dans l'un des yeux du lapin 2 gouttes de solution et laissant l'autre comme point de comparaison. L'action étant presque immédiate, il faut la suivre incessamment, pour noter les phénomènes, avant que, par suite d'absorption, l'autre œil se trouve également influencé. Pour contrôler ses expériences, l'expert devra préparer une solution de sulfate d'atropine, d'un goût aussi rapproché que possible de celui de la liq. obtenue des organes, et avec ces deux liqueurs faire des essais comparatifs sur deux lapins de même taille et de même âge; il aura soin de noter tous les effets produits, dont l'accord sera de nature à produire la conviction du tribunal.

Des liquides intestinaux, de l'urine, l'atropine peut être extraite par la dialyse. On obtient ainsi une liq. propre aux essais physiologiques et aux réactions chimiques.

Les propriétés de l'atropine se retrouvent, quoiqu'un peu amoindries, dans la *daturine* et l'*hyoscyamine*, qui sont des poisons également puissants, à effets très analogues et dont la recherche devrait être tentée d'après les mêmes principes.

Voici les principales réactions de ces trois corps; l'ac. sulf. concentré colore passagèrement l'atropine en violet, et développe une odeur de roses. Le tannin la précipite en blanc; le chlorure d'or en jaune, le chlorure de platine en jaune isabelle (le précipité est sol. dans l'ac. chlorhyd.); le bichlorure de mercure et la sol. de biiodure de mercure dans l'iod. de potassium, en blanc; la teinture d'iode et l'iodure de potassium ioduré, en brun kermès. Le poids de l'iodure double de mercure et d'atropine permet de doser cette dernière. D'après quelques chimistes, la daturine et l'hyoscyamine sont précipitées en blanc par le chlorure d'or et ne sont pas précipitées par le chlorure de platine (Voir ci-dessus, page 115).

Contre-poisons. — Vomitifs, café, purgatifs, saignée. On a beaucoup vanté l'opium comme un véritable antidote de la belladone et de l'atropine : de nombreux cas de succès sont contre-balancés par des échecs complets.

Granules d'atropine.
Prép. c. les *Granules de digitaline.*

Alcoolé d'atropine. *Gouttes* ou *Teinture d'atropine.*

Pr. Atropine. 1
Alcool à 85° 40

Dissolvez (Bouch.), 1 à 5 gouttes en potion.

Collyre d'atropine pour dilater la pupille. (Bouchardat.)

Pr. Atropine 0,05
Eau distillée 20

Dissolvez à l'aide d'une goutte d'acide chlorhydrique. Quelques gouttes suffisent pour dilater la pupille.

Pommade d'atropine.

Pr. Atropine 0,25
Axonge 5

Matin et soir, on introduit gros comme une tête d'épingle de cette pommade entre les paupières pour détruire les adhérences cristalloïdiennes. (Bouch.)

Sirop d'atropine.

Atropine. . . . . 1 décig.
Sirop simple. . . . . . 1000 gr.

Dissolv. l'atropine dans 10 gr. d'eau add. d'une goutte d'ac. chlorhydr.; M. — 100 gr. de sirop cont. 1 centigr. d'atropine. Dose : 20 à 50 gr.

AUNE. *Alnus glutinosa* W. — Amentacées.

L'éc. est astringente, contient du tannin. Les feuilles appliquées sur le sein passent pour antilaiteuses. — Inusité.

AUNÉE. *Inula Helenium* L. — Composées.

Plante indigène; la racine est tonique, stimulante et diaphorétique. Utile contre le catarrhe chronique, la dysménorrhée, les maladies de la peau. — Od. forte, poivrée; sav. camphrée, âcre et amère. Elle contient une résine âcre, un peu d'huile volatile, une sorte de camphre, et un glucoside (*inuline*) qui n'est pas bleui par l'amidon et se dissout dans l'eau sans former de gelée.

Doses. *Poudre :* 1 à 4 gr. *Infusé :* 20 : 1000. *Extrait :* 1 à 4 gr. *Vin* et *Sirop :* 15 à 60 gr.

Teinture d'aunée.
Prép. c. la *Teinture de gentiane*, avec 1 p. pour 5 p. alcool à 60°.

Vin d'aunée.
Prép. c. le *Vin d'absinthe.*

Extrait d'aunée.
Prép. c. l'*Extrait de gentiane.* — Rendement : 21,3/100.

Alcoolat d'aunée composé. (Dorv.)
Elixir américain de Courcelles.

Pr. Racine d'aunée. 640
— d'aristoloche . . . 480
— de canne à sucre . 480
— d° de Provence . . 30
— d'asarum 10
— de palmiste. . . . 10
Feuilles d'avocatier. . . . 160
— de millepertuis. . 320
— de sureau 80
— de *croton bals.* . . 40
— de romarin. . . . 20
— de *justicia pect.* . 20
Fleurs d'oranger. 40
Ecorce de bois de fer. . . 60
Baies de genièvre 30
Fleurs de tilleul 20
Opium. 25
Calebasse . . . . n° 1/2
Alcool rectifié 2000
Eau. . . . . Q. S.
Cendres provenant de la combustion des mêmes plantes qui servent à la préparation de l'élixir. 240

Faites infuser les quatre premières racines dans l'eau bouillante, Q. S. pour avoir 2,4 lit. de liqueur, fortement exprimée; ajoutez-y toutes les autres substances divisées, puis l'alcool. Faites macérer trois jours, et distillez toute la partie spiritueuse.

Exprimez le résidu, brûlez-le, ajoutez les cendres à la liqueur extractive avec Q. S. d'eau pour distiller à feu nu autant d'eau aromatique qu'on a obtenu d'alcoolat ; mêlez les deux liqueurs et colorez-les avec 60 gr. de coquelicots et 30 gr. de racine de garance ; filtrez.

Guibourt supprime les feuilles de palmiste et remplace la *canne à sucre* par Q. E. de *canne de Provence*, les feuilles d'*avocatier* par du *laurier commun*, le *croton bals.* par la *cascarille*, le *justicia pect.* par l'*acanthe molle*, le *bois de fer* par l'*écorce de Gayac*.

AURONE. *Aurone mâle; citronelle; Artemisia Abrotanum* L. — Composées.

Plante indigène ayant beaucoup de rapport avec les absinthes. Mêmes propr. et emplois. — Amer, tonique, vermifuge.

AVOINE. *Avena sativa* L. — Graminées.

L'avoine, mondée de ses glumelles, constitue le *gruau*. C'est un analeptique adoucissant, dont la décoction est utile dans les irritations inflammatoires des organes digestifs et pour suppléer au lait maternel insuffisant. Le gruau contient de l'amidon, du sucre, de la gomme, une huile fixe, de l'albumine, du gluten et une autre substance protéique nommée *avénine*. L'enveloppe contient un principe aromatique, analogue à la vanille.

Décocté : 20 : 1000.

AYA-PANA. *Eupatorium Aya-pana* Vent. — Composées.

On emploie les feuilles, qui nous viennent du Brésil, où on leur attribuait des propriétés extraordinaires : elles étaient infaillibles contre les fièvres intermittentes, les dartres, l'hydropisie, etc. En somme, c'est un aromatique amer de quelque valeur, qui se recommande par son od. agréable de fève Tonka. Il a à peu près les vertus du thé.

Infusé : 10 : 1000.

AZEDARACH. *Melia Azadirachta* L. — Méliacées.

On emploie en Amérique l'écorce de racines, les feuilles et les fruits comme vermifuges. — L'*azadirine*, alcaloïde extrait de l'écorce, est, dit-on, fébrifuge.

AZOTATES, NITRATES.

Combinaisons de l'ac. azotique avec les bases. En général, leurs propriétés sont dominées par celles du métal, auxquelles s'ajoute la puissance d'oxydation de l'acide. (V. *Acide azotique.*)

Chim. Les azotates neutres sont tous solubles dans l'eau; quelques sous-azotates y sont insolubles, mais se dissolvent dans les acides. — Ils sont décomposés par la chaleur rouge, avec dég[t] d'oxygène et de vapeurs rutilantes. — Ils déflagrent sur des charbons ardents, ou bien quand on les chauffe fortement en présence d'une matière organique.

Un azotate, mêlé de limaille de cuivre et add. d'ac. sulfurique concentré, dégage des vap. rutilantes, surtout si on chauffe le mélange. — Si l'on aj.

à une sol. d'azotate une goutte de sol. d'indigo, puis qques gouttes d'ac. sulfurique, le mélange se décolore à l'ébullition ; dans cette expérience, l'indigo s'oxyde aux dépens de l'ac. azotique, mis en liberté. — Quelques feuilles d'or, introduites dans de l'ac. chlorhydrique bouillant, auquel on aj. un peu d'un azotate, se dissolv. rapid. — Enfin, si l'on verse avec précaution une sol. de sulfate de protoxyde de fer, à la surface d'ac. sulfurique auquel on a mêlé une faible q. d'un azotate solide ou dissous, on voit se produire une couche brune foncée à la jonction des deux liquides.

AZOTATES PEU USITÉS.

Azotate d'ammoniaque. — Prép. par saturation de l'ac. azotique par l'ammoniaque. — Diurétique : 0,25 à 1 gr.

Azotate de baryte. — Prép. par décomposition du carbonate de baryte ou du sulfure de baryum par l'ac. azotique. — Cristallisé, soluble. — N'est employé qu'en pyrotechnie ou comme réactif.

Azotate de cobalt. — S'obtient en dissolvant l'oxyde ou le carbonate de cobalt dans l'acide azot.; cristallise en prismes rouges déliquescents; devient bleu quand on le chauffe au-dessus de 100°, reprend sa couleur rouge par refroidissement. — Employé comme réactif.

Azotate de cuivre. — Dissolv. du cuivre dans l'ac. azotique, f. cristall. Prismes d'un beau bleu. — Le *nitr. de cuivre ammoniacal* s'obt. en dissolv. dans l'ammoniaque le précipité d'abord formé par ce réactif et séparé de la liqueur mère. — Cristallise par évaporation lente de la liq. — Astringent, caustique. Inusité.

Azotate de magnésie. — Saturez de l'ac. azotique par carbonate de magnésie. — Déliquescent, à sav. amère. Inusité.

Azotate de plomb. — Dissolvez du plomb ou de la litharge dans l'ac. azot. — Désinfectant, antiseptique, cicatrisant; a été employé en crayons et en solutions pour raviver les plaies ulcéreuses.

Azotate de quinine. — Par sol. de quinine pure dans q. s. d'acide azotique et cristallisation.

Azotate de strychnine. — Même préparation. Sel très soluble et très vé néneux.

Azotate de vératrine. — Même préparation.

AZOTATE D'ARGENT CRISTALLISÉ. *Azotas argenticus; caustique lunaire.* = AgO, AzO^5, ou $AgAzO^3$ = 170.

Prép. — Prenez :

Argent fin.	500
Acide azotique à D. = 1,42.	690
Eau dist.	310

Introduisez le tout dans un matras et chauffez lég^t au bain de sable. Après dissolution, versez dans une capsule de porcelaine où se fera la cristallisation. L'eau-mère évaporée donne de nouveaux cristaux. Ceux-ci étant réunis dans un entonnoir, et égoutlés, seront arrosés d'une petite quantité d'eau distillée qui enlèvera l'excès d'acide nitrique, puis séchés et enfermés. (Codex.)

On peut se servir d'argent de monnaie, en ayant soin de ne pas pousser les cristallisations trop loin, de laver les cristaux obtenus avec un peu d'eau aiguisée d'ac. azot., enfin de les faire cristalliser une seconde fois après dissol. dans l'eau dist. L'argent qui reste dans les eaux-mères peut être recueilli sur des lames de cuivre.

Act. phys. — L'azotate d'argent a une saveur métall. très forte accompagnée d'astriction; si la dose est suffisante, il y a sensation de brûlure et de corrosion. Cette action topique est la même sur les muqueuses gastrique et intestinale; toutefois elle est fort atténuée par la présence à leur surface de substances protéiques et de chlorures qui précipitent l'argent en un composé insol. ou moins sol. Introduit dans les veines, il coagule les mat. albuminoïdes du sang et produit des embolies locales. — Il est certain que, malgré le changement d'état que subit le sel ingéré, l'argent est absorbé et emporté dans la circulation; car les sujets soumis à cette médication ne tardent pas à prendre une teinte ardoisée générale, indélébile; en outre, on a pu retirer de l'argent de l'urine et des os des personnes qui en avaient fait usage.

Appliqué sur la peau, il prod. une tache blanche qui ne tarde pas à noircir. Après plusieurs applications, il peut y avoir vésication et vive douleur. Sur une surface dénudée d'épiderme, il prod. une eschare mince en substituant à une ulcération de mauvaise nature une inflammation réparatrice favorable.

En somme, comme topique, son action est parfaitement nette et le place au premier rang des caustiques modificateurs des surfaces; mais les avantages qu'il est possible d'obtenir de son usage interne sont encore très problématiques, bien qu'on l'ait appliqué avec des succès divers au traitement de l'épilepsie, de la chorée, de l'ataxie locomotrice.

Usages et doses. — En *collyres* et *injections :* de 5 centigrammes à 2 grammes pour 100 grammes eau distillée, selon le cas et les effets à obtenir. En *pommades*, suivant des formules diverses. A l'intérieur, en *pilules* avec la mie de pain, contenant généralement 1 centigramme de sel; en *solutions* ou *potions*, contenant de 5 à 20 centigrammes pour 120 grammes de liquide.

Incomp. — La plupart des sels métalliques, spécialement : chlorures, cyanures, carbonates, phosphates, sulfures, etc., les matières organiques.

Chim. — Voir *Azotates*, *Acide azotique* et *Argent*.

Fals. et mél. — N'est pas généralement falsifié, mais peut contenir un excès d'*acide azotique :* dissoudre et faire cristalliser de nouveau; de l'*azo-*

tate de cuivre : sa solution bleuit par l'addition d'ammoniaque. Par une nouvelle cristallisation, le cuivre reste dans l'eau-mère.

Pilules de nitrate d'argent. (Am. Vée.)
Pr. Nit. d'argent crist. 0,20
Nitrate de potasse 2
Mucilage de gomme adragante : le moins possible.

Pour 20 pilules. Le but à atteindre étant de mêler le nitrate d argent à une poudre inorganique, sans action sur ce sel. A ces pilules, M. Vée préfère les pilules de nitrate d'argent à la silice, où celle-ci précipitée pure, provenant de la décomposition des silicates par les acides, est substituée au nitrate de potasse ; on les laisse sécher spontanément à l'obscurité, si elles sont trop molles. Chacune de ces pilules renferme 1 centigr. de nitrate d'argent. (Dorv.)

Collyre au nitrate d'argent.
Pr. Nitrate d'argent. 0,05
Eau distillée 30

Collyre au nitrate d'argent, de Velpeau, contre l'ophthalmie purulente.
Pr. Nitrate d'argent. . . . . 2 gr.
Eau distillée . . . . . . 30 gr.

Injection au nitrate d'argent.
Pr. Nitrate d'argent. 0,05
Eau distillée 125

Dans la blennorrhagie. On augmente graduellement la dose du nitrate.

Lavement à l'azotate d'argent. (Trousseau.)
Pr. Azotate d'argent 0,25
Eau. dist 500

Diarrhées rebelles.

AZOTATE D'ARGENT FONDU. *Azotas argenticus fusus; pierre infernale.*

Prép. — On fait fondre dans un creuset d'argent ou de platine Q. S. d'azotate crist. ; on maintient en fusion pendant quelques instants, puis on coule dans une lingotière graissée et chauffée. La couleur noire est due à une petite quantité d'argent réduit. Pour l'obtenir blanc, il faut au contraire fondre rapidement et couler dans une lingotière platinée ; il faut aussi que le sel garde une réaction acide.

Act. phys. et usages. — On ne l'emploie qu'à l'extérieur comme caustique (Voir *Azotate d'argent cristallisé*).

Fals. et mél. — Peut contenir *azotate de cuivre :* la sol. se colore en bleu par l'ammoniaque ; la sol., précipitée par l'ac. chloryd. et filtrée, est précipitée en noir par l'HS ; *azotate de plomb, de zinc, oxyde de manganèse, plombagine, ardoise :* ces azotates étant général[t] décomposés pendant la fusion, les métaux restent insolubles après dissolution dans l'eau, de même que les corps étrangers. Si une partie de ces azotates, non décomposée, entrait en solution, l'acide chlorhydrique précipiterait en partie le plomb à l'état de chlorure en même temps que l'argent, mais le chlorure de plomb resterait indissous par l'ammoniaque. L'azotate de zinc, resté en sol., après l'add. d'ac. chlorhyd., serait précipité en blanc par les sulfures. — 100 p. d'azotate d'argent doivent fournir 84,38 de chlorure.

Crayons d'azotate d'argent mitigé.
Pr. Nitrate d'argent. . . . } āā P. E.
— de potasse. . . . }

Triturez le nitr. d'argent en poudre avec le nitrate de potasse. F. fondre dans une capsule et coulez le mélange dans des lingotières chaudes.

AZOTATE (SOUS-) DE BISMUTH. *Subazotas bismuthicus; Oxyde, magistère* ou *blanc de bismuth; blanc de fard.* = AzO^5, $BiO^3 + 2HO$, ou $(BiAzO^4)^2H^2O$.

Prép. — Pr. :

Bismuth purifié.	200
Acide azotique à D. = 1,42.	450
Eau dist.	150

Mettez l'ac. et l'eau dans un matras ; aj. peu à peu le métal en poudre grossière ; quand l'efferv. a cessé, f. bouillir pour achever la dissol. ; laissez déposer, décantez, et évaporez la liq. aux 2/3. Versez alors dans 40 à 50 fois son poids d'eau, en agitant. Laissez déposer, lavez avec soin par décantation, faites égoutter sur un filtre et sécher. (Cod.) L'eau où a eu lieu la précipitation contient encore du bismuth qu'on devra précipiter par AzH^3, à l'état d'oxyde, et réserver pour une opération subséquente.

Act. phys. — Il agit spécialement comme antiacide et absorbant et est inoffensif, même à dose considérable. Les propr. caustiques attribuées par qques auteurs au nitrate de bismuth se rapportent à un nitrate contenant 3 éq. d'acide ($3AzO^5,BiO^3 + 3HO$). — Son usage est devenu très fréquent dans la diarrhée, la gastrodynie (25 cent. à 5 gr. et plus), en *poudre* ou sous forme de *bouillie* hydratée ; en *injections*, c. absorbant et modificateur de la muqueuse ; en *pommades*, etc.

Fals. et mél. — Doit être entièrement sol. dans l'ac. azotique sans effervescence (ce qui exclut les *carbonates*). L'acide sulfuriq. dilué et l'azotate d'argent ne doivent pas précipiter la sol. (ce qui exclut le *plomb* et l'*oxychlorure de bismuth* qui est moins cher). L'*arsenic* serait dévoilé par l'appareil de Marsh. S'il contenait du *sulfate de chaux* : étant calciné sur du charbon avec du carbonate de soude, il donnerait du sulfure qui noircit l'argent humide; de la *fécule* : il donnerait par l'ébullition avec l'eau un empois, qui bleuit par l'iode.

Tablettes de sous-nitrate de bismuth.

Pr. Sous-nitrate de bismuth . .	100
Sucre blanc.	900
Mucilage de gomme adrag.	90

F. des tablettes de 1 gr. — Conservez en flacons bouchés à l'abri de la lumière. (Cod.)

Crème de bismuth.

La *crème de bismuth* de Quesneville, ou *bouillie de sous-azotate de bismuth*, est du sous-azotate récemment précipité et non séché, proposé contre la diarrhée. Lebarillier le prescrit, dans le même cas, à la dose de 4 à 6 gr. mêlé et agité avec 60 gr. de sirop de gomme, à prendre par cuillerées à café toutes les deux heures.

Injection au sous-nitrate de bismuth. (Caby.)

Pr. S.-nitrate de bismuth . . .	30
Eau de roses	200

Mêlez. Agitez au moment de l'emploi; contre la blennorrhée ou goutte militaire ; dans la leucorrhée vulvaire.

Beyran indique :

Pr. Solution gommeuse	125
Craie lavée et sous-nitrate de bismuth, $\widetilde{aa}$.	3

Potion contre la diarrhée des enfants.
(Mascarel.)

Pr. S.-nitrate de bismuth . . . 1
Gomme adragante. 1
Eau de laitue. 120
Sirop simple 30

1/2 cuil. d'h. en h. Diarrhée, cholér.

Potion antidiarrhéique.

Extrait thébaïque. . . . 0,05
S.-nitr. de bismuth . . . 2
Eau distillée 75
Sirop de coings. . . . } āā 15
Sirop de menthe. . . }

Par cuill. d'heure en heure, en agitant chaque fois.

Pastilles bismutho-magnésiennes.

S.-nitrate de bismuth . . . 10
Magnésie hydratée 10
Sucre pulvérisé 80
Mucil. adrag. menthé ou à l'eau de fleurs d'oranger. Q. S.

F. 100 pastilles-tablettes. — De 1 à 10 par jour, contre la gastralgie, la dyspepsie, etc.

Ces pastilles sont données comme représentant les *pastilles américaines de Patterson*, de *Fayard*, de Lyon. La *poudre* de même nom est la composition ci-dessus moins le mucilage.

AZOTATE DE FER. *Azotas ferricus.* = $Fe^2O^3,AzO^5 + 3HO$, ou $(AzO^3)^6(Fe^2)$.

Prép. — Pr. :

Fil de fer décapé. 7,45
Acide nitrique concentré. 89,44

F. dissoudre par la chaleur, et, après refroidissement, complétez 149 gr 06. C'est là la solution de nitrate de fer (*Liquor ferri nitrici*) de la Pharm. belge. — Tonique, astringent, hémostatique. — 1 à 2 gr. à l'intérieur. — Inusité en France.

Baume d'acier ou d'aiguilles.

Aiguilles d'acier. 15
Acide nitrique. 45

F. dissoudre et ajoutez :

Huile d'olive. 75
Alcool. 60

Mettez sur un feu doux pendant un quart d'heure en ayant soin de remuer. (Baumé.)

Maladies arthritique

AZOTATE DE MERCURE CRISTALLISÉ. *Azotas hydrargyrosus ; nitrate de protoxyde de mercure ; nitrate mercureux.* = $Hg^2O,AzO^5 + 3HO$, ou $2\,(AzO^3)\,Hg^2 + 3H^2O$.

Prép. — Pr. :

Mercure. 1000
Acide azotique à D. = 1,42. 750
Eau dist. 250

Versez le mélange d'acide et d'eau sur le mercure, contenu dans un grand matras à fond plat ; après 24 heures, séparez les gros cristaux de nitrate formés, lavez-les à l'acide azotique étendu, séchez et renfermez. (Codex.) Traité par l'eau chaude, ce sel se décompose en un sous-azotate insoluble dans l'eau, sol. dans l'acide azotique, jaune verdâtre, désigné sous le nom de *Turbith nitreux*. (V. *Azotate mercureux bibasique.*)

Ces deux corps sont lég. cathérétiques et irritants, et usités à l'extérieur contre les affections de la peau.

Pommade citrine. *Onguent citrin.*

Pr. Axonge	400
Huile d'olive	400
Mercure	40
Acide azotique à 1,42	80

Dissolv. à froid le mercure dans l'acide; f. liquéfier l'axonge avec l'huile, et quand ce mélange sera refroidi, versez-y la sol. mercurielle; mélangez exactement et coulez dans des moules de papier. (Cod.)

Pommade de nitrate de mercure.

Nitrate de mercure	1
Axonge	30

ou :

Pommade citrine	50
Huile d'am. douces	20

On prend la pomm. citrine venant d'être préparée et non encore figée, on la lave à deux reprises diff. av. de l'eau froide, on la laisse égoutter et on la mêle avec l'huile, par trituration. Dartres.

Eau mercurielle caustique.

Mercure	4
Acide azotique à 33°	Q. S.

Dissolv. à une douce chal. et aj. :

Eau distillée	30

La liq. cont. un mél. de proto et de deutonitrate de merc. (*Codex* de 1818.)

AZOTATE MERCUREUX BIBASIQUE. *Turbith nitreux*; $= AzO^5, 2Hg^2O, HO = Hg^2, 2AzO^3, Hg^2O, H^2O$.

Prép. — On prend :

Azotate mercureux cristallisé du Codex	1 p.
Eau bouillante	10 p.

Pulvérisez finement le sel et délayez-le dans l'eau bouillante en agitant pendant quelque temps. Quand la poudre est devenue jaune verdâtre, laissez-la déposer; décantez le liquide et lavez ensuite le dépôt plusieurs fois à l'eau froide. Faites sécher et conservez à l'abri de la lumière.

Pommade antiherpétique. (Fontaine.)

Acide azotique	130
Mercure	95
Axonge	1750
Huile d'am. douces	1275

On piste l'axonge, on y aj. la dissol. mercurielle refroidie et on triture pend. 1/2 heure en incorporant dans le mél. les 3/4 de l'huile. Lorsque la pommade est dure, on la piste de nouveau de manière à en faire une masse bien homogène, qui est lavée à 3 ou 4 eaux, pour enlever l'excès d'azotate acide. On laisse égoutter et on aj. le reste de l'huile en triturant. Pour éviter les grumeaux, il ne faut pister la pommade que lorsqu'elle est devenue tout à fait dure. Contre les maladies de la peau.

AZOTATE ACIDE DE MERCURE. *Azotas hydrargyricus; nitrate de mercure liquide* ou *mercurique*. $= HgO, AzO^5 + 2$ aq. ou $(AzO^3)^2Hg, H^2O = 180$.

Prép. — Pr. :

Mercure	100
Ac. azotique à D. = 1,42	150
Eau dist.	50

F. dissoudre le mercure dans le mél. d'acide et d'eau, et évaporez jusqu'à ce qu'il reste 225 p. — Caustique énergique employé à l'extérieur pour réprimer les végétations syphilitiques, les ulcères cancéreux, les chancres, etc. Il produit une vive douleur et une eschare grisâtre.

Chim. — Voir *Acide azotique* et *Mercure*.

AZOTATE DE MERCURE ET D'AMMONIAQUE. *Mercure soluble d'Hannemann.*

Prép. — Triturez 100 p. de proto-azotate de mercure avec Q. S. d'eau froide, faiblement acidulée avec ac. azotique, pour obtenir 4 à 5 litres de soluté. Aj. goutte à goutte en agitant constamment de l'ammoniaque étendue de 15 à 20 fois son poids d'eau, jusqu'à ce que le précipité prenne une teinte pâle; séparez par décantation et faites sécher. — Ce corps a une couleur et une composition variables ; il contient ord[t] d'autant plus de mercure que sa teinte est moins franchement noire et tourne au gris. Ses propr. sont d'ailleurs anal. à celles des autres mercuriaux, mais variables, ce qui fait que son emploi est à peu près abandonné. — 1 à 5 centigr. en pilules.

AZOTATE DE POTASSE. *Azotas potassicus ; nitre, sel de nitre ; salpêtre ; nitrate de potasse ; Kali nitricum.* = KO,AzO^5, ou AzO^3K = 101,11.

Prép. — L'azotate de potasse provient en très grande quantité des nitrières naturelles ou artificielles, et est versé dans le commerce sous le nom de *Salpêtre cru.* Il n'a besoin que d'être purifié par la cristallisation. Il se prépare aussi, mais sur une échelle restreinte, par double décomposition du carbonate ou du chlorure de potassium et de l'azotate de soude naturel.

Sel incolore et inodore, cristallisé en prismes allongés, à sav. fraîche, piquante et amère ; sol. dans 4 p. d'eau froide, insol. dans l'alcool fort. Fondu dans un creuset de Hesse et coulé en plaques, il prend le nom de *sel de prunelle*, *cristal minéral*, et n'a d'ailleurs aucune propr. nouvelle.

Act. phys. — A petite dose, l'azotate de potasse est un tempérant sédatif, un diurétique dont l'action se rapproche de celle de la digitale et des sels neutres. Il prod. dans la bouche une sensation de fraîcheur, indice réel d'un abaissement général de température. Il retarde la coagulation du sang extrait de la veine et lui communique une couleur rouge vif. En somme, il diminue la plasticité du sang, dont il favorise l'exosmose au travers des parois des petits vaisseaux : aussi agit-il, étant pris en cert. quantité, comme un purgatif hydragogue. Il est éliminé sans décomp. par l'urine, et, par suite de l'excitation qu'il détermine, au passage, sur les reins, favorise et augmente la diurèse. A haute dose, à partir de 30 grammes ou plus, il peut occasionner des phénomènes d'intoxication et même la mort. Les symptômes sont ceux d'une irritation des organes digestifs : coliques, vomissements, diarrhée; et de désordres nerveux : étourdissements, convulsions, syncopes, paralysie. (Gubler.)

Doses. — Jusqu'à 2 ou 3 gr. c. diurétique et sédatif; 6, 8 et 10 gr. c. contre-stimulant, dans le rhumatisme, par exemple.

Chim. et toxic. — Voir *Azotates* et *Potasse.*

Empoisonnements. — Ils ont touj. lieu par suite de méprise, lorsque le sel a été donné pour un autre (sel de Sedlitz, sel d'Epsom) et que la dose a été donnée forte d'un seul coup. Les accidents que nous venons d'indiquer se produisent rapid., et la mort arrive dans un espace de temps qui varie général[t] de 2 à 5 heures. — A l'autopsie, on trouve l'estomac uniformément rouge, parsemé de petites taches noires, qqfois rempli de sang liquide; la rougeur de l'intestin n'est pas moins vive; les poumons et le cœur n'offrent rien de particulier; le sang est fluide et d'un rouge vif.

Pour rechercher le poison, on fait bouillir les mat. suspectes avec de l'eau, on filtre et l'on évapore au B.-M. Souv. le nitre cristallise; sinon, on évap. à sec, on lave à l'alcool, on dissout dans l'eau, on filtre et évap. de nouveau. On projette sur des charbons une pet. parcelle du résidu, qui devra *fuser*. Alors on vérifiera les caract. des azotates; il faut aussi les rechercher dans l'urine.

Il n'y a pas de contre-poison spécial; on doit lui opposer les stimulants diffusibles, les aromatiques, les astringents, les sudorifiques; toutes substances dont l'action est inverse de celle de l'azotate de potasse.

Fals. et mél. — Peut contenir *chlorures :* la sol. add. d'acide azotique précipite par l'azotate d'argent; *sulfates :* précipite par le nitrate de baryte; *chaux :* précipite par l'oxalate d'ammoniaque. Le sel doit être entièrement soluble, et la solution incolore.

Poudre de nitrate de potasse.

Prép. c. la *Poudre de borate de soude.*

Poudre diurétique.

P. Poudre de nitrate de potasse.	10
— de gomme arab. . .	60
— de guimauve	10
— de réglisse	20
— de sucre de lait. . .	60

M. (Cod.)

Pilules de nitre camphrées.

Pr. Nitrate de potasse.	10
Camphre pulv.	5
Conserve de roses.	5

F. des pilules de 20 centigr. (Cod.)

Carton fumigatoire. *Carton antiasthmatique.*

Pr. Papier gris sans colle . . .	120
Poudre de nitr. de potasse.	60
— de belladone. . .	ãã 5
— de stramoine. . .	ãã 5
— de digitale. . . .	ãã 5
— de lobélie enflée.	ãã 5
— de phellandrium .	ãã 5
— de myrrhe. . . .	ãã 10
— d'oliban	ãã 10

F. tremper le papier, laissez-le égoutter, et pilez-le pour le mettre en pâte. Incorporez les poudres déjà bien mélangées ; étendez la masse également dans des moules de fer-blanc et séchez à l'étuve. — Divisez le carton sec en 36 morceaux égaux. (Cod.)

Papier nitré.

Trempez dans une sol. saturée à froid de sel de nitre des feuilles de papier sans colle, et séchez-les sur une corde. (Cod.)

Vin nitré. (Orfila.)

Pr.	Vin blanc.	1 litre.
	Nitrate de potasse. . . .	10 gr.

Faire boire mêlé d'eau de Seltz, pour faciliter l'élimination par l'urine des poisons absorbés.

Vin hydragogue majeur. (Debreyne.)

Jalap.	8
Scille.	8
Nitre.	15
Vin blanc.	1000

3 cuill. par jour, que l'on augmente progressivement.

Le *Vin hydragogue mineur* du même auteur se prép avec : nitre 12, genièvre 60, et vin 1000. (*Gaz. H.*)

AZOTATE DE SOUDE. *Azotas sodicus; natrum nitricum; nitre cubique* ou *du Chili.* = NaO, AzO^5 = 85.

Il est commun dans le commerce, qui l'exporte des nitrières naturelles de l'Amérique du Sud. Il n'a besoin que d'être purifié par crist. On l'emploie en q. considérables pour la fabrication de l'ac. sulfurique et de l'ac. azotique. — Blanc, cristall. en prismes rhomboïdaux, déliquescents, à sav. fraîche et âcre. — Il est diurétique comme l'azotate de potasse. — Inusité.

AZOTITES.

Combinaisons des bases avec l'ac. azoteux. On les obtient soit en réduisant les azotates par le charbon ou l'amidon, soit en recevant dans une sol. alcaline le gaz produit par la réaction de l'acide azotique sur l'amidon, soit en chauffant un azotate en présence d'un métal. — Les *azotites de potasse* et *de soude* sont inusités. — L'*azotite d'ammoniaque*, qu'on obtient par double décomposition, détone sous le choc.

Réactions : Général[t] sol. dans l'eau, à réaction alcaline; se transform. en azotates par ébull. dans l'eau, en dégageant du bioxyde d'azote; traités à froid par ac. sulfurique, donnent des vap. rutilantes.

B

BADIANE. *Anis étoilé, anis de la Chine*; fruits de l'*Illicium anisatum* L. — Magnoliacées.

Fruits en étoiles, formés de 8 à 12 coques ligneuses, contenant chacune une semence luisante brune, à amande blanche. — Odeur forte d'anis, suave et fragrante ; goût chaud, piquant, âcre. Ils contiennent une grande quantité d'huile vol., employée surtout à la fabrication de l'anisette. — Stimulant, stomachique, carminatif, employé à la manière de l'anis vert et dans les mêmes cas, à doses un peu moindres.

Mél. et Fals. — On a récemment signalé qques accidents toxiques produits par l'anis étoilé. On les attribue au mélange frauduleux des fruits de l'*Illicium religiosum* Sieb. — Ces fruits sont plus petits : diamètre 1 centim., épaisseur 4-6 millim.; rugueux ; carpelles terminés par un bec épineux, recourbé à angle droit. Les graines sont moins foncées que celles de l'anis étoilé. Od. propre, non anisée ; sav. âpre, irritante, rappelant le camphre et le cajeput.

Poudre de badiane.
Prép. c la *Poudre d'anis.*

Eau distillée de badiane.
Prép. c. l'*Eau dist. de cannelle.*

Alcoolat de badiane. *Esprit de badiane.*
Prép. c. l'*Alcoolat de cannelle.*

Eau dentifrice de Mallard.

Pr. Badiane	38
Anis vert	38
Gaïac râpé	50
Quinquina gris	29
Cannelle	38
Girofles	38
Roses de Provins	25
Cochenille	15
Muscades	10
Alcool à 33°	5000

Pulv. les substances, arrosez-les avec la cochenille que vous aurez pulv. et fait bouillir avec Q. S. d'eau : puis traitez par déplacement ; ajoutez à la teinture :

Essence de menthe	35
Esprit de cochléaria	
Teinture de benjoin	

(Dorvault.)

BAGUENAUDIER. *Séné indigène ; Colutea arborescens* L. — Légumineuses.

Les folioles, lég. purgatives, sont quelquefois mélangées au séné. On pourrait utiliser leurs propriétés en thérapeutique.

BAINS.

Les bains constituent une forme de médication externe, qui a pour but de soumettre tout ou partie du corps à l'influence d'un milieu médicamenteux. Ce milieu peut être de nature très diverse suivant les cas : liquide (bains simples, médicinaux, d'eaux minérales, salins, acides, sulfureux, gélatineux ; additionnés d'infusions ou de décoctions végétales, etc.) ; gazeux (bains de vapeur, d'air chaud, de gaz divers). — Cette seconde classe comprend les *fumigations*, dont la nature est extrêmement variable, comme les effets thérapeutiques qu'on veut en obtenir. Ainsi tantôt c'est de l'air chargé des produits de la décomposition ignée des résines, du benjoin, des baies du genévrier, du sulfure de mercure, etc. ; tantôt c'est de la vapeur d'eau chargée de produits volatils et aromatiques, tantôt enfin de l'alcool en vapeurs servant de véhicule à des principes vaporisables.

Les *inhalations* sont des fumigations destinées à agir exclusivement sur les poumons ; elles sont appliquées au moyen d'appareils particuliers. Les vapeurs ou gaz les plus employés sont : l'éther, le chloroforme, le protoxyde d'azote, comme anesthésiques, l'oxygène, l'iode, le chlore, des infusions, des teintures, le camphre, etc., comme agents médicamenteux.

Aujourd'hui, l'usage des bains sous leurs différentes formes est devenu général et a donné naissance à toute une méthode de traitement, l'hydrothérapie ; les liquides médicamenteux employés en *douches*, en *pluie*, ou à l'aide du *pulvériseur*, produisent des effets nouveaux et plus intenses. L'action mécanique se joint ici à l'action physiologique propre.

L'absorption des médicaments, en solution aqueuse, par la peau, a été récemment l'objet de discussions graves. Il est certain que l'eau est un véhicule insuffisant, et que les corps gras jouissent sous ce rapport de propriétés bien plus certaines. La peau, enduite naturellement d'une substance sébacée grasse, n'est ni mouillée ni pénétrée par l'eau ; il serait cependant contraire à la vérité de prétendre que l'absorp. est nulle, parce qu'elle est limitée.

La temp. ordin. d'un bain doit être de 33 à 35° centigrades. Elle peut être abaissée ou élevée sur ordonnance magistrale.

BALLOTES. *Ballota* L. — Labiées.

1° Ballote cotonneuse, *B. lanata* L. Pl. aromatique originaire de Sibérie, considérée en Russie c. diurétique, sudorifique, utile dans la goutte et le rhumatisme ; *infusé* : 15 : 500.

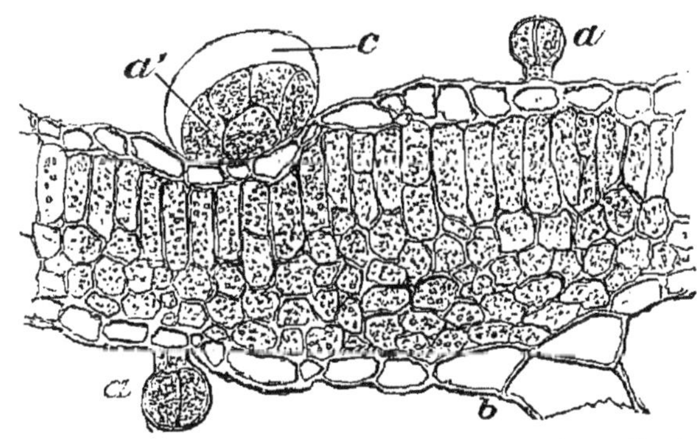

Fig. 23. — Ballote : *a*, glandes au commencement de leur développement. — *a'*, glande complètement développée. — *c*, produit de sécrétion extravasé entre la partie sécrétante des cellules et leur cuticule décollée. — *b*, origine d'un poil.

2° Ballote fétide, *Marrube noir*, *B. nigra* L. Indigène, à od. désagréable ; passe pour antipasm. et vermifuge.

3° Ballote odorante, *B. Suaveolens* L. Originaire de Saint-Domingue ; emménagogue, antihystérique, expectorante.

Inusitées.

L'huile essentielle des labiées est contenue dans des glandes dont la fig. 23 montre la disposition et le développement.

de carbonate d'ammoniaque ou par l'ammoniaque. — On laisse cristalliser spontanément. Il est blanc, très sol. dans l'eau et s'effleurit à l'air en perdant de l'ammon. — Antidartreux : 2 à 6 milligr. par jour.

Chim. et toxic. — Voir *Acide arsénieux* et *Ammoniaque*.

ARSÉNIATE DE FER. *Arsenias ferrosus.* $= 2FeO,HO, AsO^5$, ou $FeHAsO^4 = 187$.

Blanc quand il est récent, il devient d'un vert bleuâtre en absorbant de l'oxygène; l'oxyde de fer passe alors à l'état d'oxyde magnétique. On le prépare par double décomposition au moyen de l'arséniate de soude et du sulfate de protoxyde de fer. Il est sol. dans le citrate et le pyrophosphate d'ammon. — Dartres, cancers, pityriasis : 1 à 5 milligr. par jour.

On peut obtenir également l'*arséniate de peroxyde de fer;* c'est sur l'insolubilité de ce corps qu'est basé l'emploi de l'hydrate de peroxyde de fer comme contre-poison de l'ac. arsénieux.

ARSÉNIATE DE POTASSE. *Arsenias potassicus.* $= KO, AsO^5 + 2HO$, ou $KH^2AsO^4 = 180,11$.

L'ac. arsénique et la potasse peuvent donner trois sels : un sous-sel, un sel neutre, un sel acide. Celui qu'on emploie en pharmacie est le sel acide dont nous donnons la formule, et désigné parfois sous le nom de *sel arsenical de Macquer*. Pour l'obtenir, on chauffe dans un creuset de grès un mélange à parties égales d'acide arsénieux et d'azotate de potasse. Le produit, traité par l'eau bouillante, lui abandonne le sel formé, qui cristallise par refroidissement. — Prismes à quatre pans, à réaction acide prononcée.

Il a toutes les propr. de l'ac. arsénieux : 1 millig. à 1 centig. graduellement.

Chim. et toxic. Voir *Ac. arsénieux* et *Potasse*.

ARSÉNIATE DE SOUDE. *Arsenias sodicus.* $= 2NaO,HO,AsO^5 + 14HO$, ou $Na^2HAsO^4,7H^2O = 312$.

On le prépare de la même manière que le précédent, seulement à la solution on aj. un petit excès de carbonate de soude jusqu'à réaction alcaline franche; on fait cristalliser; beaux prismes hexagonaux, très sol. dans l'eau. — Propr. et usages de l'*ac. arsénieux*. — 1 millig. à 1 centigr. graduellement.

Chim. et toxic. — Voir *Ac. arsénieux* et *Soude*.

Solution arsenicale de Pearson

Pr. Arséniate de soude crist. . 0,05
Eau distillée. 30

Dissolv. et filtrez.

Papier arsenical. *Cigarettes arsenicales.*

Pr. Arséniate de soude crist. . 1
Eau distillée. 30

Dissolv.; faites absorber la totalité de cette solution par une feuille de papier à filtrer; séchez et divisez la feuille en 20 p. égales. Chaque morceau contient 5 centigr. d'arséniate de soude.

Pour l'usage, on roule un de ces carrés sur lui-même et on l'introduit dans un tube de papier à cigarettes. (Cod.)

Liquor sodæ arseniatis. (Brit. Pharm.)

Pr. Arséniate de soude (rendu anhydre par l'action d'une temp. qui ne doit pas dépasser 150° c.). 0,26
Eau distillée. 28,35

Dissolv. — Cette liq. est 10 fois plus concentrée que notre liqueur de Pearson.

Sirop dépuratif (Ricord).

Sirop de saponaire. . . . 500
Bicarbon. de soude. . . 10
Arséniate de soude. . . . 0,15

2 cuill. à bouche dans 1000 d'infus. de saponaire qu'on boira dans un jour. Contre les affections herpétiques.

ARSENIC. *Arsenicum; Régule d'arsenic.* = As = 75.

L'arsenic métallique n'est pas employé en médecine; il sert à détruire les mouches, sous les noms de *cobolt*, *cobalt*, *arsenic noir*; la petite quantité d'acide arsénieux qui se produit à l'air sous l'influence de l'humidité rend l'eau qui le recouvre très vénéneuse pour ces insectes.

Chim., toxic., etc. — Voir *Ac. arsénieux.*

ARSÉNITES.

Combinaisons de l'*ac. arsénieux* avec les bases; voir pour leurs propriétés *Ac. arsénieux*. Un seul est employé : l'*arsénite de potasse*, sous forme de solution (voyez *Liqueur de Fowler*).

ARSÉNITES PEU USITÉS.

Arsénite de cuivre. — Quand on précipite le sulfate ou l'acétate de cuivre pur par l'ac. arsénieux ou les arsénites alcalins, on obtient des sels d'un beau vert employés en peinture : *verts de Scheele, de Schweinfurt, Paul Véronèse, minéral.* — Ces composés sont toxiques.

Arsénite de potasse. — Existe en solution dans la liqueur de Fowler.

Arsénite de quinine (Bi). — Faites dissoud. 3 gr. acide arsénieux et 1 gr. 50 carb. de potasse dans 125 gr. d'eau dist. — Ajoutez Q. S. d'eau pour que 20 gr. de solution contiennent 60 cent. d'acide arsénieux, et pour chaque quantité de 20 gr. ajoutez 2 gr. 50 de sulfate de quinine dissous dans l'eau bouillante. — Précipité blanc sol. dans alcool. — Vanté comme fébrifuge et antidartreux.

Arsénite de strychnine. — On précipite une sol. de sulfate de strychnine par une sol. d'arsénite de potasse, on reprend par l'alcool : cristaux cubiques, d'un blanc mat. Employé en vétérinaire contre la morve, le farcin, etc.

ARTICHAUT. *Cynara Scolymus* L. — Synanthérées.

Plante potagère. — On a préconisé la décoction des feuilles et

BAUME DU PÉROU NOIR. *Baume de San-Salvador* ou *de Sonsonate.* — Extrait par incisions du *Myrospermum Pereira* Boyle. — Légumineuses.

Les incisions faites à l'écorce sont précédées de l'application extérieure du feu. Il s'écoule un liquide noir, d'un brun foncé, transparent, très âcre, aromatique et d'une od. très suave ; constitué par une huile volatile (*cinnaméine* de Fremy), de l'*acide cinnamique* et une résine qui paraît être un *hydrate de cinnaméine.* — Stimul. anticarrh. analogue aux autres prod. résineux; à l'intérieur, à dose un peu forte, il déterm. une excitation fébrile avec soif; utile dans le catarrhe pulmon. — Il est surtout éliminé par les voies respiratoires. — On l'emploie aussi à l'extérieur comme stimulant sur les plaies anciennes; la parfumerie en fait une grande consommation. — 1 à 2 gr. en *pilules.*

Fals. et mél. — Il est à peu près entièrement soluble dans l'alcool, ce qui exclut les huiles fixes (sauf l'huile de ricin). Pur, il coule au fond de l'eau, sans se séparer en deux couches. A la distillation avec l'eau, il donne peu ou point d'huile volatile.

Pommade contre les gerçures des mamelons. (Cruveilhier.)

Pr. Axonge	30
Baume du Pérou	4

Et opium brut, 0,1, si les douleurs sont vives.

Dans ce dernier cas, l'enfant ne doit pas téter. (Dorv.)

Baume acoustique.

Pr. Suc d'oignon	30
Baume tranquille	30
Baume du Pérou	15

Mêlez. (Soub.)

Dans la surdité catarrhale.

BAUME DE TOLU. Obtenu du *Myrospermum toluiferum* Kunth. — Légumineuses.

Originaire de Saint-Thomas et Carthagène, ce baume, d'abord liquide, prend peu à peu la consistance solide que nous lui connaissons. Il se ramollit facil. à la moindre chaleur. Couleur jaune rougeâtre, od. suave, sav. balsamique, âcre. Il cède à l'eau chaude de l'acide benzoïque et de l'huile volatile ; il est ent[t] sol. dans l'alcool et l'éther ; il fond au feu, et brûle en répandant des fumées odorantes. Composition presque identique à celle du baume du Pérou, avec de l'acide benzoïque en plus. Ses propr. physiol. sont aussi les mêmes, et il est beaucoup plus employé comme médicament. — 0,25 à 2 gr. par jour.

Fals. et mél. — On reconnaîtra les *résines étrangères* à l'odeur que répand le baume chauffé sur une plaque de fer. Traité par l'acide sulfuriq., quand il est pur, il donne une liq. rouge sans dégag[t] d'acide sulfureux; mélangé de *colophane,* la liq. est noire et dégage de l'ac. sulfureux.

Teinture de baume de Tolu.

Prép. c. la *Teinture de benjoin*, avec 1 p. pour 5 p. alcool à 80°.

Teinture éthérée de baume de Tolu.

Prép. c. la *teinture éthérée d'asa-fœtida*, avec 1 p. pour 5 éther à 0,76.

Sirop de baume de Tolu.

Pr. Baume de Tolu sec. . . .	100
Eau	1000
Sucre très blanc	Q. S.

F. digérer le baume de Tolu avec la moitié de l'eau pendant 2 h. dans un B.-M. couvert, en agitant fréquemment; décantez la liqueur et remplacez-la par l'autre moitié de l'eau; faites une nouvelle digestion semblable; réunissez les solutions, laissez refroidir, filtrez.

Ajoutez du sucre pilé grossièrement dans la proportion de 190 p. de sucre pour 100 de liq., faites fondre au B.-M. couvert et filtrez au papier. (Cod.)

Tablettes de baume de Tolu.

Pr. Baume de Tolu.	100
Sucre blanc	2000
Gomme adragante	20
Eau distillée	Q. S.

F. digérer le baume au B.-M. pendant 2 h. avec le double de son poids d'eau, en agitant fréquemment; laissez refroidir, et filtrez. Servez-vous de la liq. aromatique (180 gr.) pour faire le mucilage avec la gomme adragante; faites des tablettes de 1 gr. (Cod.)

BDELLIUM. Gomme résine produite par le *Balsamodendron africanum* Endl. — Térébinthacées.

Il en existe deux sortes : le *Bdellium d'Afrique*, en larmes arrondies, légt. verdâtres à cassure cireuse, doué d'une od. lég. aromatique et d'une sav. amère et âcre; le *Bdellium de l'Inde*, en fragments qui ressemblent beaucoup à la myrrhe. Le premier est seul employé en pharmacie; encore son usage est-il fort restreint, puisque le Codex de 1866, après l'avoir supprimé dans les autres formules d'emplâtres, ne le fait plus entrer que dans l'emplâtre de Vigo ou emplâtre mercuriel.

Il contient de la gomme, de la bassorine, de la résine et une huile vol. Ses propr. sont analogues à celles de la myrrhe, mais moins marquées. C'est un balsamique, béchique, anticatarrhal, inusité aujourd'hui.

BÉBÉÉRU. Ecorce du *Nectandra Rodici* Rob. Schomburgk. — Lauracées (Guyane).

L'écorce se trouve dans le commerce en fragments grisâtres, plats, durs et pesants, épais de 6 à 8 millim. Elle est très amère et contient, d'après Rodic, un alcaloïde, la *bébéérine* ($C^{38}H^{21}AzO^{6}$), fébrifuge presque aussi actif que la quinine. Le sulfate a l'aspect d'un extrait et commence à être utilisé en Angleterre; le bois est estimé des tourneurs anglais.

BECCABUNGA. *Veronica Beccabunga* L. — Scrophulariacées.

Pl. commune aux bords des ruisseaux, dans les fossés humides. Ses feuilles sont épaisses et succulentes, d'un goût légt amer, chaud, piquant et un peu astringent. Elle renf. une huile vol. analogue à celle des crucifères, et partage leurs propr. antiscorb. et dépuratives. On la fait entrer qqfois dans les sucs d'herbes.

BÉLA (fruit de). *Ægle marmelos* Correa. — Rutacées.
Sphérique, aromatique, mucilagineux, contient plusieurs graines; prend une consist. dure en se desséchant. Très usité aux Indes contre la dysenterie. Fait partie de la pharmacopée anglaise. On lui substitue souvent le fruit du *Feronia elephantum* (*Wood Apple*). — Inusité en France.

BELLADONE. *Belle-Dame ; Atropa Belladona* L. — Solanées.

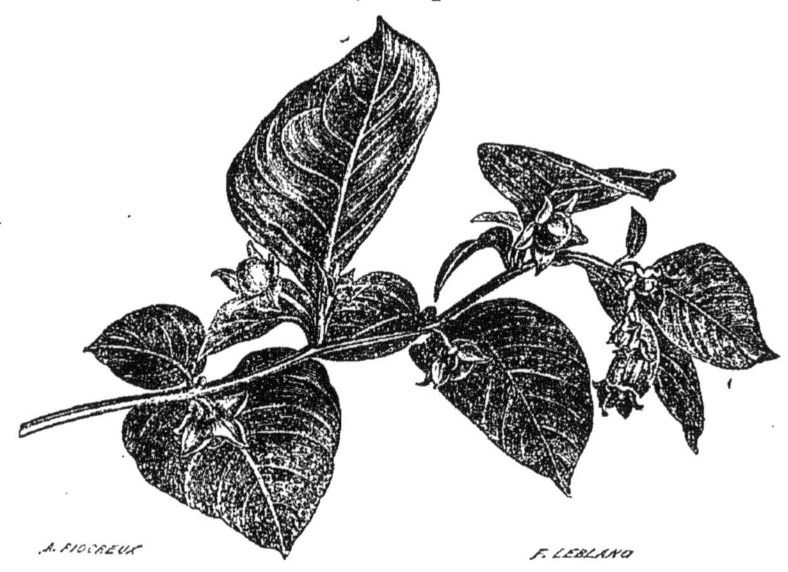

Fig. 24. — Belladone.

Pl. indigène ; on emploie principal. les feuilles et les racines (fig. 24).

Comp. — Eau, sels, subst. azotée, amidon, gomme, ligneux, chlorophylle, cire, *malate d'atropine ; pseudo-toxine* (Brandes) ; *belladonine* (Lübekend) : alcaloïde volatil cristallisable, à odeur ammoniacale ; *acide atropique* (Bichter), voisin de l'ac. benzoïque. — L'atropine (V. ce mot) domine toutes les prop. de la belladone.

La belladonine, l'hyoscyamine et l'atropine sont très probablement isomériques : l'hyoscyamine et la belladonine paraissent être le même corps, comme aussi la daturine et la duboisine, d'après M. Ladenburg.

La rac. de **Belladone du Japon** (*Scopolia Japonica*) contient, d'après M. Langgard, deux alcaloïdes, la *rotoïne*, que le chloroforme enlève aux sol. acides, et la *scopoléine*, plus abondante, que le même véhicule enlève aux sol. alcalines. Le premier, cristallisable, dilate la pupille ; le second, amorphe, se rapproche beaucoup de l'atropine, dont il paraît avoir toutes les propr. chimiques et physiologiques.

Act. phys. — Violent poison ; à petite dose, produit des effets sédatifs, dont on tire souvent parti ; à haute dose, manifeste tous les troubles physiologiques dus à l'atropine.

Usages. — Comme sédatif, calmant, laxatif, dans la paralysie, les convulsions, les névralgies, les toux nerveuses, l'asthme; comme hyposthénisant et mydriatique : elle relâche tous les sphincters, et par suite s'emploie contre les constrictions de l'utérus, du rectum ; contre l'incontinence d'urine. La poudre de racine paraît réussir contre la coqueluche. Les effets de la belladone sont mieux supportés par les enfants que par les adultes.

Doses. — *Poudre :* 5 à 30 centigr. *Extrait* : 1 à 15 centigr. *Alcoolature* et *teinture* : 1 à 10 gouttes.

Toxic. — Voyez *Atropine.*

Poudre de racine de belladone.
Prép. c. la *Poudre de gentiane.*

Poudre de feuilles de belladone.
Exposez pendant quelques h. à l'étuve des feuilles récemment séchées ; pulv. par contusion au mortier de fer, et passez au tamis de soie, jusqu'à ce que vous ayez obtenu les 3/4 du poids primitif. Conservez en flacons noirs. (Cod.)

Il faut renouveler sa provision chaque année, au moyen de feuilles de la dernière récolte. (Ferr.)

Teinture de feuilles de belladone.
Prép. c. la *Teinture de quinquina* avec 1 p. pour 5 p. alcool à 60°.

Alcoolature de f. de belladone.
Prép. c. l'*Alcoolature d'aconit.*

Huile de belladone.
Prép. c. l'*Huile de ciguë.*

Baume tranquille. *Huile narcotique.*

Pr. Flles fraîches	de belladone.	200
—	de jusquiame.	200
—	de morelle. .	200
—	de nicotiane.	200
—	de pavot. . .	200
—	de stramoine.	200
Feuilles sèches	de balsamite.	50
—	de romarin .	50
—	de rue. . . .	50
—	de sauge. . .	50
Som. sèches	d'absinthe. . .	50
—	de marjolaine.	50
—	de menth. poiv.	50
—	de millepert. .	50
—	d'hysope . . .	50
—	de thym . . .	50
Fleurs	de lavande.	50
—	de sureau	50
Huile	d'olive	5000

Contusez les plantes vertes, mettez-les avec l'huile dans une bassine de cuivre ; faites cuire à feu doux jusqu'à ce que l'eau de végétation soit presque entièrement dissipée ; alors ménagez le feu, et, quand l'huile aura pris une belle couleur verte, versez-la encore chaude sur les autres plantes nouvellement récoltées, séchées et incisées. Laissez digérer au B.-M. pend. 12 h. ; passez avec expression, décantez après repos convenable et filtrez.

Conservez en lieu frais, à l'abri de la lumière, dans des vases bien bouchés. (Cod.)

Extrait de belladone.
Prép. c. l'*Extrait de ciguë.* — Rendement : 2/100.

Extrait alcoolique de belladone.
Prép. c. l'*Extrait alcoolique de digitale.* — Rendement : 21/100.

Extrait de semences de belladone.
Prép. c. l'*Ext. de sem. de stramoine.*

Sirop de belladone.

Pr. Teinture de belladone. . .	75
Sirop de sucre.	1000

Prenez 100 gr. de sirop de sucre, portez-les à l'ébullition, ajoutez la teinture et faites bouillir jusqu'à ce que le sirop soit ramené à son poids primitif. — Mél. alors le reste du sirop de sucre.

5 gr. de ce sirop contiennent 12 mil. d'extrait alcoolique. (Codex.)

Espèces narcotiques.

Pr. Flles sèches	de belladone.	āā P.E.
—	de ciguë . .	
—	de jusquiame.	
—	de morelle. .	
—	de nicotiane.	
—	de pavot. . .	

Incisez et mêlez. (Codex.)

Cérat belladoné.

Pr. Extrait de belladone. . . . 10
Cérat de Galien. 90
M. (Codex.)

Emplâtre d'extrait de belladone.

Prép. c. l'*Emplâtre d'extrait de ciguë*, avec l'extrait alcoolique.

Fomentation narcotique.

Pr. Espèces narcotiques 50
Eau bouillante. 1000
F. inf. 1 h.; passez à l'étamine. (Cod.)

Injection de feuilles de belladone.

Pr. Feuilles sèches de belladone. 50
Eau bouillante 1000
F. infuser une h. ; passez.

Glycéré d'extrait de belladone.

Pr. Extrait de belladone. . . . 10
Glycéré d'amidon 100

Ramollissez l'extrait avec très peu d'eau, et mêlez au glycéré d'amidon.

Cigarettes de belladone.

Incisez des feuilles de bellad. et introduisez-les à l'aide d'un moule dans des feuilles de papier à cigarettes. — Chaque cig. doit contenir 1 gr. de flles.

Poudre contre la coqueluche. (Guersant.)

Pr. Belladone, ciguë, oxyde de zinc, āā. . . . . P. E.
De 5 à 25 centigrammes par jour.

Sirop contre la coqueluche. (Trouss.)

Pr. Sirops d'éther, d'opium, de belladone et de fleurs d'oranger, āā . P. E.
10 à 20 par jour, par cuill. à café.

Cigarettes antiasthmatiques. On fait d'abord du *papier antiasthmatique :*

Pr. Feuilles de belladone, stramoine, digitale, sauge. āā . . . 5
Teint. de benjoin 40
Sel de nitre. 75
Eau 1000

Faites une décoction de toutes les plantes, passez, ajoutez le sel de nitre et la teinture, pour immerger, feuille par feuille, une main de papier buvard rose, pendant vingt-quatre heures ; on fait sécher et on coupe en rectangles de 10 centim. de longueur, sur 7 cent. de large, que l'on enferme dans des boîtes. Chaque boîte doit contenir 100 rectangles de papier. Pour faire les cigarettes ou tubes antiasthmatiques, prenez des bandes du papier antiasthmatique de la dimension que nous venons d'indiquer, roulez-les dans le sens de leur longueur sur un mandrin de 1 millim. de diamètre, et arrêtez le papier avec un peu de colle. Ch. boîte doit contenir 40 tubes. (*Bul. de la Soc. de phar. de Bordeaux.*)

Trousseau emploie un mélange de : stramoine, 30 ; sauge, 15 ; divisé en vingt cigarettes ou à consommer en pipes.

Favrot a proposé l'*amadou nitré*, dont on aspire la fumée. Letanneur préconise le *papier nitré :* il sature de l'eau avec du nitre, il y trempe du papier écolier, fait sécher et roule en cigarettes. Le *papier nitré de Fruneau* est analogue, mais il se brûle sur un petit gril de fil de fer dans la chambre du malade. (Dorv.)

Cigarettes pectorales d'Espic. *Cigarilles* ou *fumigateur pectoral.*

Pr. Belladone. 0,30
Stramoine 0,15
Jusquiame 0,15
Phellandre 0,05
Extrait d'opium. 0,013
Eau de laur.-cerise. . . . Q. S.

Les feuilles, séchées avec soin et mondées de leurs nervures, seront hachées et mélangées exactement. L'opium sera diss. dans Q. S. d'eau de laurier-cerise et le soluté réparti également sur la masse.

Le papier brouillard qui sert à confectionner les cigarettes est préalablement lavé avec le macératé des plantes ci-dessus décrites dans l'hydrolat de laurier-cerise et séché convenablement. Deux à quatre cigarettes par jour dans l'asthme ; elles réussissent très bien.

Les boîtes d'Espic cont. 20 cig. (Dorv.)

Pommade sédative antihémorrhoïdale. (Debreyne.)

Pr. Populéum 30
Ext. de belladone 4
Extrait d'opium. 0,6
Mêlez et aromatisez.

Liniment contre la goutte. (Foy.)

Eau de laur.-cerise. . . . 16
Éther sulfurique 2
Extrait de belladone. . . . 1
— de jusquiame . . . 1

Dans le *liniment antirhumatismal* de *Réveillé-Parise*, l'extrait de jusquiame est remplacé par du laud. de Rousseau.

BENJOIN. Baume produit par le *Styrax Benzoïn* Dryander. — Styracinées (Moluques, Iles de la Sonde).

Découle spontanément ou par incisions de l'arbre. On en distingue deux sortes : le *Benjoin de Siam*, en larmes détachées, fort rare dans le commerce ; le *Benjoin de Sumatra*, qui est l'officinal, en masses formées de larmes blanches empâtées dans une masse rougeâtre, ayant quelque analogie d'aspect avec le nougat. On distingue encore le *Benjoin en sorte*, en masses impures contenant peu de larmes et des débris d'écorces.

Comp. — 80,07 0/0 de résine, 19,8 d'ac. benzoïque, huile volatile et un autre acide qui paraît être l'*acide toluique*. — Il a une od. suave, une sav. douce et balsamique, puis âcre ; il fond à la chaleur, et brûle en donnant des fumées odorantes ; sol. dans l'alcool et l'éther ; il abandonne à l'eau de l'acide benzoïque.

Act. phys. et usages. — Stimulant général, utilisé dans le traitement des aff. chroniques des bronches et de la vessie. En fumigations contre les aff. rhumatismales. L'ac. benzoïque qu'il contient se transf. dans la circulation en acide hippurique, éliminé par l'urine. On l'emploie peu en nature, pour l'us. interne (1 gr. 50 à 2 gr.). Ses propr. se retrouvent dans l'ac. benzoïque, qui est plus facile à doser et à manier.

Poudre de benjoin.

Pulv. par trituration au mortier de fer, et passez au tamis de soie.

Teinture de benjoin.

Pr. Benjoin en larmes grossièrement pulv. 100
Alcool à 80°. 500

F. macérer 10 j. en agitant de temps en temps ; filtrez.

Teinture balsamique. *Baume du Commandeur de Permes.*

Pr. Racine d'angélique 10
Som. fleuries d'hypericum . 20
Alcool à 80°. 720

F. macérer 8 j. l'alcool avec les subst. convenablement divisées ; passez avec forte expression et ajoutez d'abord :

Myrrhe. 10
Oliban 10

F. macérer 8 j. et ajoutez :

Baume de Tolu. 60
Benjoin. 60
Aloès du Cap. 10

F. macérer 10 j. et filtrez.

Clous fumants. *Trochisques odorants.*

Pr. Benjoin. 80
Baume de Tolu. 20
Santal citrin 20
Charbon de bois léger. . . 500
Nitrate de potasse. 40
Mucilage de G. adrag. . . Q. S.

Mélangez les subst. réduites en poudre, et faites-en avec le mucilage une pâte ferme que vous diviserez en petits cônes de 3. cent de hauteur.

Vinaigre virginal.

Pr. Alcool, vinaigre fort, benjoin, ãã. . . . . P. E.

Laissez macérer ; filtrez. Quelques gttes ajoutées à l'eau la rendent laiteuse en lui communiquant un parfum agréable et des propriétés toniques pour la peau.

(Dorv.)

Fumigation de benjoin.

Pr. Benjoin concassé. 15

On jette sur des charbons ardents et on recueille les vapeurs sur une flanelle avec laquelle on fait des frictions.

Eau balsamique de Jackson.

Pr. Zestes d'oranges. 50
— de citrons. 60
Racine d'angélique 60
Gaïac. 180
Pyrèthre 180
Baume de Tolu. 60
Benjoin. 60
Cannelle 15
Vanille 15
Myrrhe. 15
Ecorces de grenades. . . . 15
Alcool 1900

Faites macérer huit jours ; distillez au B.-M. à siccité et ajoutez au produit :

Alcool à 80°. 500
Alc. de cochléaria, de menthe, ãã. 250

Colorez avec Q. S. de teinture d'orcanette. Dentifrice, rince-bouche, toilette.

(Dorv.)

Poudre fumigatoire balsamique. *P. de benjoin et de mastic composée.*

Pr. Mastic, oliban, benjoin, genièvre āā . . . . P. E.

Faites une poudre. (Guib.)

Trochisques aromatiques. *Bâtons aromatiques russes.*

Baume du Pérou.	1
— de la Mecque. . . .	1
— de Tolu	4
Storax calam	4
Benjoin.	4
Cannelle	4
Cascarille.	4
Girofle	1
Sucre.	4
Vanille	2
Musc.	1/18
Ambre gris	1/18
Succin	8
Laque carm.	1
Esprit de roses.	Q. S.

F. une masse que vous diviserez en cylindres allongés du poids de 15 gr. (Soub.)

Pour parfumer les appartements ; en frottant ces cylindres sur une pelle chauffée, ils rép. une od. arom. agréable. (Dorv.)

Poudre fumigatoire odoriférante. (Berlin.) *P. de Berlin, Parfum du prince Kourakin.*

Musc.	0,1
Benjoin.	4
Cascarille.	4
Storax calam	15
Iris.	15
Girofle	12
Cannelle	12
Roses rouges	12
Fleurs de lavande	24
— de grenade.	24
Macis.	2
Ess. de bergamote, gtt. . .	12
— de girofle, gtt.	12
— de cannelle, gtt. . . .	12
— de roses, gttes. . . .	12

F. une poudre grossière dont on répandra une pincée sur une plaque chaude. Cette poudre peut aussi servir à faire des sachets. (Dorv.)

BENOITE. *Geum urbanum* L. — Rosacées.

La rac. est seule employée ; fraîche, elle a une od. de girofles qu'elle perd par la dessicc. Sa composition : h. volatile, résine, tannin, ac. gallique, — lui donne des propr. astringentes et toniques qui ont été utilisées contre la diarrhée, la dysenterie, la leucorrhée et la diathèse hémorrhagique. — Inusité.

BENZINE. *Benzol; benzène; hydrure de phényle.* = $C^{12}H^6$.

Obtenue par la rectification de l'huile de houille. Pure, elle est huileuse, limpide, incolore, d'une saveur sucrée, d'une odeur agréable, éthérée ; bout à + 80°. Elle dissout en général les corps solubles dans l'éther et les essences. — Elle a été employée comme parasiticide et comme anesthésique.

La benzine du commerce a une composition très variable : elle contient plusieurs des produits de la distillation de la houille, a une odeur désagréable, et bout au-dessus de 100°. — La benzine, par l'action de l'acide azotique concentré, donne la *nitrobenzine* (essence de mirbane), à odeur d'amandes amères, employée dans la parfumerie. — Soumise à l'action d'agents réducteurs, celle-ci donne naissance à l'aniline, matière alcaline, dont les sels, sous diverses influences, se transforment en magnifiques matières colorantes. — 1 vol. de benzine et 2 vol. d'alcool à 90° donnent un mélange qui brûle avec une flamme très éclairante.

BENZOATE D'AMMONIAQUE. *Benzoas ammonicus.* = $AzH^3HO,C^{14}H^5O^3,HO$, ou $C^7H^5O^2AzH^4,C^7H^6O^2$ = 139.

Prép. — A 80 gr. d'ammoniaque concentrée, versée dans un ballon, ajoutez 100 gr. d'acide benzoïque et chauffez doucement en agitant, pour opérer la dissolution. Le sel cristallise par refroidissement. — Sel très soluble dans l'eau, perdant par son exposition à l'air et même en dissolution dans l'eau une partie de son ammoniaque pour passer à l'état de benzoate acide. (Cod.)

Act. phys. — Propr. générales de l'ac. benzoïque augmentées des propr. diaphorétiques et diurétiques de l'ammoniaque. — 10 à 50 centigr. par jour en *potion*.

BENZOATE DE CHAUX. *Benzoas calcicus.* = $CaO,C^{14}H^5O^3,HO$.
On fait bouillir du benjoin et de la chaux éteinte avec de l'eau: on filtre, et les liq. concentrées laissent déposer le sel. — Propr. des suivants : goutte, gravelle.

BENZOATE DE SOUDE. *Benzoas sodicus.* = $NaO, C^{14}H^5O^3,HO$, ou $C^7H^5O^2Na + H^2O = 153$.

Prép. — Délayez de l'ac. benzoïque dans de l'eau chaude, et aj. de la soude caustique liq. en Q. S. pour neutraliser la liqueur; f. cristalliser en plaçant les solutions sous une cloche au-dessus d'un vase contenant de l'ac. sulfurique. — Aiguilles efflorescentes, peu sol. dans l'alcool, même bouillant. (Cod.)

Propr. et **usages** du précédent. — 10 à 50 centig. en *potion*, *pilules*, etc.

Sirop dialytique. (Bonjean.)

Pr.	
Silicate de soude	600
Benzoate de soude	300
Sirop de gomme	10000

Faites dissoudre séparément les deux sels dans Q. S. d'eau chaude, filtrez et mêlez au sirop que l'on concentre ensuite à 30° bouillant.

Une à deux cuillerées par jour dans un verre de tisane dépurative, contre la goutte, la gravelle. (Dorv.)

BERBÉRIS. *Epine-vinette; Berberis vulgaris* L. — Berbéridées.

Pl. indigène. Les fruits sont de petites baies rouges, ovoïdes, contenant des ac. citrique et malique. La pl. contient en outre deux alcaloïdes : la *berbérine* et l'*oxyacanthine*. La première est la mat. color. jaune des racines, usitées en teinture; elle possède aussi des propr. toniques et fébrifuges anal. à celles des alcaloïdes du quinquina. La seconde est amère et astringente. — Le *Quinoïde Armand* est préparé avec l'extrait de berbéris. — Les semences entrent dans l'*Electuaire diascordium*.

Suc de berbéris.
Prép. c. le *Suc de cerises*.

Sirop de berbéris.
Prép. c. le *Sirop de groseilles*.

BERCE. *Fausse Acanthe; Heracleum spondylium* L. — Ombellifères.

La plante a une sav. douce; la rac. est blanche, volum., à sav. âcre. A été employée contre l'épilepsie (poudre : 8 gr.). — Inusitée.

BERGAMOTE. Fruit du *Citrus Limetta*, var. *Bergamota* Risso. — Aurantiacées.

Orig. de Bergame, cette variété du genre *Citrus* produit l'*essence de bergamote*, très usitée en parfumerie. — Entièr[t] sol. dans l'alcool à 28° et la plus lourde des essences d'Aurantiacées.

Oleosaccharure de bergamote.
Prép. c. l'*Oléosaccharure de citron.*

Huile volatile de bergamote.
Prép. c. l'*Huile vol. de fl. d'oranger.*

BÉTOINE. *Betonica officinalis* L. — Labiées.

Pl. indigène, sternutatoire et sialagogue, inusitée aujourd'hui. La racine est vomitive.

BEURRE. *Butyrum.*

Matière grasse du lait. Le beurre provenant du lait de vache contient : oléine, butyrine, stéarine et ac. butyrique. — Aliment respiratoire, très propre à la nutrition quand le sujet dépense beaucoup et demande une réparation continue, par exemple dans l'anémie et la tuberculose; au contraire, son excès est nuisible chez les individus pléthoriques, sédentaires, et accroît inutil. la sécrétion biliaire. En masse, il peut agir c. purgatif.

Utilisé en pharmacie comme excipient dans les pommades. — Mais il ne tarde pas à rancir, et dès lors devient irritant : c'est donc un mauvais excipient.

BIDENS. *Chanvre aquatique; Bidens tripartita* L. et *B. cernua* L. — Synanthérées.

Plantes à sav. âcre, sialagogues. — Inusitées.

BIÈRE. *Cervisia.*

Boisson fermentée obtenue avec l'orge et le houblon. Le principe de sa préparation repose sur la transformation de la fécule de l'orge en glucose par la germination; par la décoction aqueuse, on dissout la matière sucrée formée aux dépens de la fécule, et l'addition de levure détermine la fermentation alcoolique; le houblon ajoute à la liqueur des principes toniques et aromatiques. La bière sert de base à quelques préparations peu employées. Elle dissout les mêmes principes que le vin, mais en moindre proportion, étant moins alcoolique; par la même raison, les *bières médi-*

cinales sont très altérables et d'une courte conservation. — Les matières doivent être contusées et mises en macération pendant 3 à 4 jours; on presse et on filtre.

BISCUITS.

Pâtisserie obtenue en mêlant du sucre, de la farine et des œufs battus en neige; la masse, divisée dans des moules, est cuite au four. On y incorpore div. subst. médicam. peu sapides. pulvérisées, en vue surtout de la médecine des enfants.

BISMUTH. *Bismuthum.* = Bi = 210.

Métal blanc rosé, lamelleux, cassant; D. =9,83, fusible à + 246°; cristallise en cubes par refroidissement. — Celui du commerce contient de l'arsenic, dont on le purifie en le chauffant lentement au rouge dans un creuset, après l'avoir pulvérisé et mélangé de 1/20 de nitre. On recommence deux fois cette opération et l'on sépare les scories.

On n'emploie guère en pharmacie que le sous-azotate.

Chim. — Difficilement sol., même à chaud, dans l'ac. chlorhyd., avec dégagement d'hydrogène. Sol. dans l'ac. azotique, dans l'ac. sulfuriq. concentré et bouillant, qui donne du sulfate avec dég[t] d'ac. sulfureux. — Les *sels de bismuth* sont incolores. Ils sont décomposés par l'add. de beaucoup d'eau; il se précipite un sous-sel, insoluble dans l'ac. tartrique, ce qui les distingue des précipités produits par l'eau dans les sels d'antimoine. Un grand excès d'acide empêche la précipitation par l'eau. — La potasse, l'ammoniaque, les carbonates alcalins, donnent un précipité blanc, insoluble dans un excès de réactif. Les sulfures alcalins et l'HS donnent un précipité noir; le chromate de potasse, un précip. jaune, sol. dans l'acide nitrique, ce qui le distingue du chromate de plomb. — Au chalumeau, sur le charbon, ils donnent des grains métalliques et un léger enduit jaune.

Fals. et mél. — Peut contenir *différents métaux*, qui restent dans la liqueur quand on prépare le sous-azotate. Quant à l'*arsenic*, on le reconnaîtra dans ce sel par l'appareil de Marsh.

BISTORTE. *Polygonum Bistorta* L. — Polygonacées.

La racine, noire à l'extérieur, rouge à l'intérieur, deux fois repliée sur elle-même, contient beaucoup de tannin et d'acide gallique. C'est un puissant astringent employé à l'extérieur sous forme de *décocté* (20 : 1000), en lotions, injections, gargarismes, lavements, etc.; à l'intérieur, en *poudre* (2 à 4 gr.), en *décocté* (8 : 1000). — Diarrhée, leucorrhée, maux de gorge, etc.

Poudre de bistorte.

Concassez la racine, faites-la sécher à l'étuve; pulvérisez par contusion dans un mortier de fer; passez au tamis de soie.

Extrait de bistorte.

Prép. c. l'*Extrait de gentiane.* — Rendement : 17,5/100.

BITTERA. *Byttera; bois amer de Saint-Martin; Bittera febrifuga* Bellanger; *Picræna excelsa* Planchon. — Rutacées.

Bois amer de la Martinique, qu'on substitue fréq. au quassia. Contient un principe amer cristallin (*bittérin*); usages et doses du *quassia amara*.

BITUME DE JUDÉE. *Asphaltum.*

Subst. pyrogénée naturelle, provenant de la mer Morte. Solide, cassant, noir brillant, électrique par le frottement, répandant, étant chauffé, une odeur particulière; produisant, quand on le brûle, une fumée épaisse à od. vive et pénétrante. C'est lui qui imprègne les momies d'Égypte. — A été employé autrefois en fumigations contre les rhumatismes et à l'intérieur comme résolutif et antispasmodique. — Inusité.

Le Malthe, ou *Bitume glutineux*, le Naphte et le Pétrole sont des substances analogues et de même origine.

On désigne sous le nom d'*Huile de Gabian* (localité de l'Hérault où existe une ancienne source de pétrole) le pétrole brut, mélange de divers hydrocarbures, tel qu'il sort des puits de Pennsylvanie et de Virginie. — Médicament inoffensif, même à haute dose (d'après le Dr Blache); on l'emploie sous forme de capsules prises au commencement du repas, dans les maladies pulmonaires à sécrétions abondantes, phthisie, etc.

BLANC DE BALEINE. *Cétine; spermaceti; cetaceum.* Mat. grasse proven. du *Cachalot*, *Physeter macrocephalus* L. — Cétacés.

La cétine se dépose par refroidissement de l'huile grasse contenue dans les vastes cavités de la tête du cachalot. On la sépare par la pression, et on la purifie par la fusion : solide, blanche, cristallisée confusément en lames nacrées, légt odorante. — Fond vers + 45°; sol., surtout à chaud, dans l'alcool, qui la laisse déposer à l'état de pureté par refroidissement; saponifiable par les alcalis, qui en séparent de l'*Ethal* ou *oxyde de cétyle;* composée des acides oléique et margarique combinés à l'oxyde de cétyle.

A été employée à l'intérieur comme béchique, en *émulsion* (2 à 8 gr.), aujourd'hui n'est usitée qu'à l'extérieur sous forme de pommades diverses.

Fals. et mél. — On lui a mélangé diverses substances : *cire, suif, stéarine*, etc. Son aspect en est un peu altéré : elle est moins brillante, moins lamelleuse, moins friable; elle est aussi moins soluble dans l'alcool et l'éther.

BLUET. *Barbeau; casse-lunettes; Centaurea Cyanus* L. — Composées.

La fleur est lég^t astringente; fournit une eau dist. presque inusitée aujourd'hui et qu'on fait entrer dans qques collyres.

Eau distillée de bluet. Prép. c. l'*Eau dist. de laitue*.

BOIS D'ALOÈS VRAI. *Bois d'Agalloche* ou de *Calambac; Aloexylum Agallochum* Lour. — Légumineuses.

Ce bois est aujourd'hui très rare et communément remplacé par le *Bois d'aigle*, *Aquilaria secundaria* D. C. — Aquilarinées.

Tous deux ont une od. prononcée; mais celle du vrai Bois d'aloès est plus suave et plus forte. Il a des propr. stimulantes et toniques. — Inusité.

BOIS D'ANACAHUITA, venant de Tampico (Mexique).

Contient tannin, acide gallique, gomme et oxalate de chaux; recommandé dans le traitement de la phthisie. On en fait aux colonies un sirop usité contre l'asthme.

BOIS DE BRÉSIL. *Bois de Fernambouc*, du *Cæsalpinia echinata* Lam. — Légumineuses.

Ne sert qu'en teinture; le *Libidibi*, employé au tannage des peaux, est le fruit du *Cæs. coriaria*.

BOIS DE CAMPÊCHE. *Bois des Iles; bois d'Inde; Hæmatoxylon campechianum* L. — Légumineuses.

Très usité dans la teinture pour les couleurs peu solides. Chevreul y a trouvé une mat. colorante, l'*hématine* (qu'il ne faut pas confondre avec la mat. colorante du sang, à laquelle ce nom s'applique plus spécialement). — En médecine, a été employé comme tonique, astringent, contre la dysenterie, les écoulements, les fièvres adynamiques. — *Décocté* : 50 : 1000. *Extrait* : 1 à 2 gr. Il colore l'urine en rouge.

BOL D'ARMÉNIE. *Argile ocreuse; bol rouge; Bolus orientalis.*

En masses douces au toucher, compactes, d'un rouge assez vif, à cassures conchoïdes, happant à la langue, ne faisant pas effervescence avec les acides. C'est de l'argile colorée par de l'oxyde de fer. Contient : silice, alumine, magnésie, chaux, fer et eau. (Bergmann.) Venait autrefois de Perse et d'Arménie, aujourd'hui vient des environs de Blois et Saumur.

Ses propr. participent de l'argile, qui le rend dessiccatif, et du peroxyde de fer, qui en fait un astringent hémostatique.

La *Terre sigillée* ou *de Lemnos*, en boules aplaties marquées d'un sceau, a une nature et des propr. analogues.

Poudre de bol d'Arménie.

Pulv. le bol d'Arménie dans un mortier; mettez la poudre dans une terrine avec de l'eau, délayez et laissez tremper 48 h. en agitant de temps en temps. — Mêlez le dépôt au liq.; laissez reposer quelques minutes, décantez la liqueur encore trouble et renouvelez cette manipulation jusqu'à ce que toutes les parties fines aient été enlevées. Rejetez le résidu.

Laissez déposer les liqueurs, égouttez le dépôt sur une toile et mettez en trochisques que vous ferez sécher. (Cod.)

BOLDO. *Boldea fragrans.* — Monimiacées.

Arbre du Chili, dont les feuilles, qui rappellent celles de la pervenche, contiennent un alcaloïde : la *boldine* (Bourgoin).

On leur attribue de bons effets dans certaines affections du foie et des reins. — *Infusé :* 10 p. 1000; *Vin* (30 p. 1000 vin de Madère) : un verre à liqueur; *Essence :* 20 à 50 centigrammes.

BONDUC. *Cæsalpinia Bonducella* Flem. — Légumineuses (Régions tropicales).

Arbuste épineux dont on emploie les graines amères comme toniques et antipériod. aux Indes anglaises. Ces graines cont. une huile grasse.

BORATES. Combinaisons de l'acide borique avec les bases. (Voyez *Acide borique.*)

BORATES PEU USITÉS.

Borate d'ammoniaque. — Préparé directement.

Borate de potasse. — Préparé directement.

Borate de mercure. — Par précipitation d'une sol. de sublimé par une sol. de borax : rouge brun ; il paraît n'être qu'un oxychlorure. On a proposé de le substituer au calomel. Dans un mélange de sublimé et de sel ammoniac, le précipité est blanc et contient de l'ammoniaque.

Borate de quinoïdine (voyez *Quinquina*).

BORATE DE SOUDE. *Borax; soude boratée; bi* ou *sous-borate de soude; Natrum boracicum*; *Boras sodicus.* $= 2NaO,BoO^3 + 10HO$, ou $Bo^4O^7Na^2 + 10H^2O = 190,78$.

Existe à l'état naturel dans les eaux de quelques lacs de l'Inde et de la Chine, d'où on le tirait autrefois. On le fabrique artificiellement en saturant par la soude l'acide borique des *lagoni* de Toscane. Cristallise sous deux formes : *prismatique :* c'est le borax médicinal; *octaédrique*, qui contient moins d'eau (5HO) et sert uniquement aux usages industriels, à la soudure des métaux.

Act. phys. et usages. — Se comporte comme un alcalin faible, antiacide, diurétique et litholytique; utile contre le muguet;

à l'extérieur, contre certaines affections de la peau. — On l'a dit emménagogue et propre à favoriser les contractions utérines pendant l'accouchement, — cela n'est pas prouvé. Il se retrouve inaltéré dans l'urine. — Doses variables suivant les usages. 10 gr. p. Eau : 200 : en gargarismes, lotions, etc.

Poudre de borate de soude.

Pilez dans un mortier de marbre du borax cristallisé et passez au tamis de soie.

Mellite de borax. *Miel boraté.*

Pr. Borax. 4
Mellite simple. 30
Contre les aphthes. (Lond.)

Collutoire boraté.

Pr. Borax pulvérisé, miel blanc, āā 10

Préparez de même le *collutoire aluné*, le *collutoire au chlorate de potasse*, *au chlorate de soude*. (Dorv.)

Collyre boraté. (Foy.)

Pr. Borax. 2
Sucre. 4
Eau de roses 125
F. dissoudre.

BOUGIES MÉDICINALES.

Cylindres de petit diamètre, longs et flexibles, destinés à être introduits dans l'urèthre. Les bougies élastiques, fournies au commerce par le fabricant d'instruments de chirurgie, sont purement instrumentales. Les bougies emplastiques sont préparées au moyen de mèches de fil, de coton ou de soie, que l'on trempe dans des mélanges emplastiques add. de subst. actives. On les roule ensuite sur un marbre de manière à leur donner un diamètre régulier et à polir la surface.

Bougies emplastiques proprement dites.

Pr. Cire jaune 6
Huile d'olive. 1
Faites fondre. (Pid.)

BOUILLONS MÉDICINAUX.

Médic. magistraux, ayant l'eau pour véhicule et préparés par décoction, avec la chair ou d'autres parties de divers animaux, des subst. végétales, etc., souvent add. de sels, d'aromates, qqfois de beurre. Leur préparation varie avec les subst. composantes. — Décoction de 2 h., dans un vase de terre de préférence; aj. à la fin les pl. aromatiques et les mat. grasses.

Bouillon de veau.

Pr. Rouelle de veau. 120
Eau. 1000

Coupez par morceaux ; faites bouillir à une douce chaleur, en vase couvert, pend. 2 h. ; passez le liquide refroidi.

Préparez de même les suivants :

Bouillon de mou de veau.

Bouillon de poulet.

Bouillon de grenouille.

Bouillon de tortue.

BOULEAU. *Aune blanc; Betula alba* L. — Bétulacées.

L'écorce est résineuse; on la considère comme fébrifuge et diurétique. La résine, cristallisable (*bétuline*), donne par la distillation sèche une huile empyreumatique, utilisée pour la fabrication du cuir de Russie. — Inusité.

BOURRACHE. *Borrago officinalis* L. — Borraginées.

Les feuilles et les fleurs s'emploient en infusion c. antiphlogistiques, adoucissantes, diurétiques et sudorifiques ; tisane populaire contre les refroidissements et au début des fièvres éruptives. La bourrache contient du mucilage et du nitrate de potasse. — *Infusé* : 10 : 1000. *Extrait* : 1 à 4 gr. L'*Eau distillée de bourrache* est insignifiante.

Suc de bourrache.

Pilez les feuilles fraîches dans un mortier de marbre, ajoutez à la pulpe le 1/5 de son poids d'eau ; exprimez et filtrez.

Extrait de bourrache.

Prép. c. l'*Extrait de digitale.* — Rendement : 9,5/100.

Sirop de bourrache.

Prép. c. le *Sirop de fumeterre.*

BOURSE A PASTEUR. *Capsella bursa-pastoris* Mœnch. — Crucifères.

Astringent léger, inusité.

BROMAL. = $C^4HBr^3O^2$, ou C^2HBr^3O.

Composé analogue au chloral. On verse peu à peu, dans un peu d'alcool absolu refroidi, 3 à 4 p. de brome. On distille aux 3/4 ; le dernier quart restant, traité par l'ac. sulfurique concentré, donne le bromal. — Liquide huileux, à od. vive, irritant les yeux et le nez ; saveur brûlante. D. = 3,34. Bout au-dessus de 100° ; forme un hydrate et un alcoolate. — Anesthésique trop actif.

BROME. *Bromum.* = Br = 80.

Prép. — S'obtient industriellement des eaux-mères des salines ; on fait passer un courant de chlore qui décomp. le *bromure de magnésium* naturel ; le brome mis à nu est enlevé au moyen d'éther qu'on agite avec la liqueur. Cet éther décanté, mis en contact avec de la potasse, donne du bromure de potassium, qu'on recueille et qu'on sèche. Traité par le bioxyde de manganèse et l'ac. sulfurique dans une cornue, ce sel abandonne le brome qui distille.

Liquide d'un rouge brun, répandant des fumées rouges à l'air ; solidifiable à — 25° avec l'aspect de l'iode ; bouillant à + 63° ; peu soluble dans l'eau, soluble dans l'alcool et surtout dans l'éther. — Odeur désagréable, tenant de l'iode et du chlore.

Act. phys. — Propr. analogues à celles du chlore et de l'iode. Il jaunit et corrode la peau. Son action est la même sur les muqueuses ; introduit dans l'estomac, il cause au passage une sensation d'âcreté, qui persiste ; dix gouttes produisent des coliques et des éructations : au delà, vomissements. Consécutivement : lésions inflammatoires. — Il est inusité, bien qu'il paraisse agir c. résolutif dans les aff. strumeuses et tuberculeuses. A l'extérieur, c'est un bon désinfectant contre les plaies gangréneuses et la pourriture d'hôpital. — 2 à 10 gouttes dans une *potion*. *Solution alcoolique au* 1/10 pour l'usage externe.

Chim. — Le brome a moins d'affinité pour l'hydrogène que le chlore; aussi la préparation de l'*acide bromhydrique* (HBr) est-elle plus difficile. C'est un gaz comme l'acide chlorhydrique, avec lequel il a les plus grands rapports. Une des plus simples manières de le préparer en solution consiste à faire passer un excès d'HS dans un mélange de brome et d'eau (fig. 25);

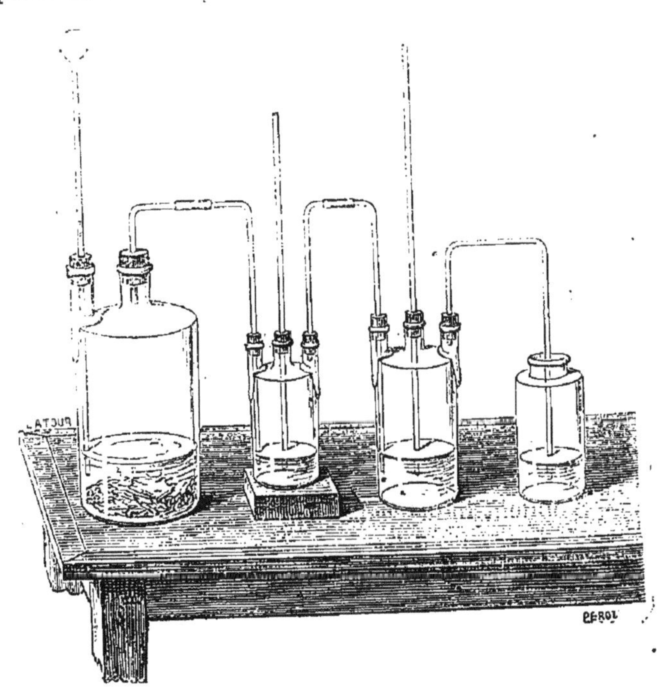

Fig. 25. — Préparation de l'acide bromhydrique.

il se dépose du soufre; on distille après décantation, pour séparer l'acide bromhydrique d'une certaine quantité d'acide sulfurique qui reste dans le résidu. (Le premier flacon sert à la production de l'HS; le second contient de l'eau pour laver le gaz ; la réaction a lieu dans le troisième; à la suite est un flacon contenant du lait de chaux pour absorber le gaz en excès). L'*acide bromique* (BrO^5) a aussi les plus grands rapports avec l'acide chlorique et prend naissance dans l'action du brome sur la potasse. — Les *bromures* ont beaucoup de propriétés des chlorures : ils sont généralement solubles et volatilisables par la chaleur; d'autres sont décomposés au rouge. En solution, ils sont précipités par le nitrate d'argent en blanc jaunâtre; le précipité est insoluble dans l'acide nitrique, peu soluble dans l'ammoniaque, et se colore en violet à la lumière. — Le chlore les décompose: le brome mis à nu colore le liquide en jaune rougeâtre et se dissout dans l'éther qu'on agite avec lui; l'ac. nitrique les décompose, excepté ceux de merc. et d'argent; le brome mis à nu colore l'empois d'amidon en jaune.

Toxic. — Les empoisonnements par le brome ne peuvent être qu'accidentels et non criminels. Les matières vomies ont l'odeur caractéristique et la couleur jaune du brome. On pourra au moyen d'éther en isoler une petite partie, la combiner à la potasse et obtenir toutes les réactions indiquées. — Un des meilleurs contre-poisons est l'empois d'amidon; à défaut eau albumineuse, lait, etc.

BROMOFORME. *Tribromure de formyle.* = C^2HBr^3 ou $CHBr^3$.

Prép. — Dist. de l'alcool, de l'acétone ou de l'esprit de bois avec le bromure de chaux; ou bien faites réagir le brome sur de l'alcool méthylique contenant KO ou NaO caustiques; ou distillez du bromal avec sol. de potasse. — Incolore; sav. sucrée, rappelant le chloroforme. D. = 2,13. Dissout l'iode avec color. rouge carmin. — Anesthésique trop actif, dangereux.

BROMURES.

Combinaisons du brome avec les corps simples. Leurs propr. thérap. les rapprochent des iodures et des chlorures. (V. *Brome.*)

BROMURES PEU USITÉS.

Bromure de bismuth. — On l'obtient en projetant du bismuth en poudre dans un mél. à P. E. d'éther anhydre et de brome. — Gris d'acier, déliquescent, volatil, fusible à 200°.

Bromure de cadmium. — On fait réagir 1 p. de brome sur 2 p. de cadmium granulé en présence de 10 p. d'eau. Après sol., on filtre et on concentre à pellicule. — Sel efflorescent, en longues aiguilles, employé en photographie.

Bromure de calcium. — S'obtient par combinaison directe de l'ac. bromhydrique et de la chaux, en décomp. du carb. de chaux, ou encore en traitant le bromure de fer par un lait de chaux. — Propr. sédatives des bromures alcalins.

Bromure de mercure. — Le *protobromure* (aj. peu à peu à une sol. de bromure de potassium une solution très étendue de protonitrate de mercure) : on lave et on sèche le précipité blanc jaunâtre. — Inusité.

Le *deutobromure* s'obtient en sublimant un mélange à P. E. de brome et de mercure. — Volatil, soluble dans eau, alcool et éther. — Vénéneux et antisyphilitique aussi actif que le sublimé corrosif; mêmes doses.

Bromure de plomb. — On précipite le sous-acétate de plomb par le bromure de potassium. — Poudre blanc jaunâtre qu'on doit conserver à l'abri de la lumière. — Inusité.

Bromure de zinc. — On mél. 14 gr. 35 de sulfate de zinc et 11 gr. 91 de bromure de potassium par trituration. Le mélange se liquéfie. Après 20 minutes, on ajoute 50 gr. d'alcool à 95° parfait[t] rectifié. On filtre pour sép. le sulfate de potasse. La liq. est évap. à siccité ; on enferme en flacon sec et bouché. — Entièr[t] vol. et sol. dans eau, alcool ou éther. — Employé en photographie.

BROMHYDRATE D'AMMONIAQUE. *Bromure d'ammonium; Bromuretum ammoniacum.* = AzH^3,HBr, ou AzH^4Br = 98.

Prép. — On fait lentement arriver le brome dans de l'ammoniaque en agitant constamment, jusqu'à ce que la coloration persistante indique un léger excès de brome. On décolore en ajoutant quelques gouttes d'am., et on évapore à cristallisation.

Prismes incolores, volatils sans fusion et sans décomposition, très solubles dans l'eau.

Act. phys. — Mêmes propriétés et usages que le bromure de potassium ; doses un peu plus faibles. Vanté contre la coqueluche : 0 gr. 10 à 0 gr. 50 trois fois par jour.

Chim. — Voir *Brome* et *Ammoniaque.*

BROMURE DE FER (PROTO-). *Bromuretum ferrosum.* = $FeBr$ ou $FeBr^2$ = 108.

Prép. — On prend :

Limaille de fer....................	40 gr.
Eau distillée......................	216
Brome..............................	80

On introduit dans un matras l'eau, puis le brome et, peu après, la limaille. On termine la réaction par la chaleur ; le liquide a, à la fin, une belle teinte verte. On le conserve sur la limaille en excès ; c'est une solution au 1/3, qu'il convient d'employer promptement pour éviter son altération.

Propr. génér. des ferrugineux ; mêmes doses que le proto-iodure.

Chim. — Voir *Brome* et *Fer.* — 1 gramme de bromure de fer pur est entièrement précipité par 1 gr. 56 azotate d'argent.

Pilules de bromure de fer.

Pr. Solut. norm. à 1/3 filtrée. .	15 gr.
Limaille de fer porphyr. .	0,10
Gomme arab. pulv	Q. S.
Réglisse pulv.	Q. S.

Evaporez la solution en présence de la limaille dans une capsule de porcelaine jusqu'à ce qu'elle ne pèse plus que 5 grammes. Versez-la dans un mortier sec et légèrement chauffé, et ajoutez les poudres mélangées en Q. S. Divisez la masse en 100 pilules. Chacune contient 0,05 de bromure de fer.

Sirop de bromure de fer.

Pr. Sol. norm. à 1/3.	15 gr.
Sirop de gomme arom. à la fleur d'oranger . . .	985

Mêlez.

20 gr. contiennent 10 centigr. de bromure de fer.

BROMURE DE POTASSIUM. — *Bromuretum potassicum.* = KBr = 119,11.

Prép. — Saturez peu à peu de brome une sol. au 1/15 de potasse caustique, en faisant arriver le brome au fond du vase au moyen d'un entonnoir effilé, et en tournant doucement pour mélanger les deux liquides. Quand la liq. garde une coloration jaune persistante, évap. à siccité dans une capsule de porcelaine ; f. fondre le résidu dans un creuset de platine et maintenez au rouge obscur pend. qques instants pour décomposer le bromate. Redissoudre la masse et évap. à cristallisation. (Codex.)

Cristaux cubiques, blancs, à saveur salée, piquante ; très solubles dans l'eau, peu dans l'alcool.

Act. phys. — Ses propr. sédatives sont très remarquables. Il ralentit la circulation, diminue la chaleur générale et la sensibilité ; il peut produire l'anesthésie complète de la peau. A dose élevée, il détermine un affaiblissement général, avec langueur intellectuelle, perte de mémoire, vertiges et somnolences. — Il augmente la diurèse et la salivation. En somme, ses effets se rapprochent de ceux de la digitale, et il est important qu'il ne contienne pas trace d'iodure, dont l'action est tout à fait inverse. — Ses usages sont nombreux : c. fondant dans la scrofule, le goitre, la diathèse tuberculeuse ; c. sédatif et hyposthénisant, dans un gr. nombre d'aff. très différentes où l'élément nerveux paraît jouer un rôle actif. — *Doses :* 50 centig. à 1 gr. c. fondant, altérant, résolutif. 2 gr. au moins, jusqu'à 5 et 6 gr. par jour c. sédatif.

Chim. — Voir *Brome* et *Potasse*.

Fals. et mél. — Peut contenir : *iodure :* la sol. add. d'empois d'amidon et d'une goutte d'ac. azotique donnera la coloration bleue caractéristique ; elle précipitera en jaune plus ou moins foncé par le nitrate de plomb (le bromure de plomb est blanc) ; — *chlorure :* on distille le sel sur du bichromate de potasse et de l'ac. sulfurique ; on recueille les vap. dans de l'eau ammoniacale ; quand il y a du chlorure, il passe du chromate de chlorure de chrome, qui colore l'amm. en jaune ; sinon la sol. est incolore.

Sirop de bromure de potassium.

Pr. Bromure de potassium. .	50 gr.
Eau distillée	50
Sirop simple	900

F. dissoudre le sel dans l'eau à une douce chaleur et mêlez au sirop. — Chaque cuillerée contient 1 gramme de bromure.

Sirop de bromure de potassium à l'écorce d'oranges amères.

Prép. comme le précédent, en remplaçant le sirop simple par le *sirop d'écorce d'oranges amères*. (Soc. de ph.)

BROMHYDRATE BASIQUE DE QUININE.

Prép. — On prend :

Sulfate basique de quinine.........	10 gr.
Bromure de baryum sec..........	3,40
Eau distillée.....................	100

Délayez le sulfate de quinine dans 80 gr. d'eau distillée, faites bouillir, ajoutez le bromure dissous dans 20 gr. d'eau, filtrez, évaporez et faites cristalliser. — Houppes blanches soyeuses, solubles dans 60 p. d'eau froide. La solution ne doit pas précipiter par les sulfates solubles. C'est le sel qui doit être délivré à défaut de désignation spéciale.

BROMHYDRATE NEUTRE DE QUININE.

Prép. — On prend :

Sulfate basique de quinine........	10 gr.
Acide sulfurique à 1/10..........	11,20
Bromure de baryum sec..........	6,80
Eau distillée....................	75

Dissolvez le sulfate dans 50 gr. d'eau contenant l'acide sulfurique, le bromure dans les 25 gr. d'eau qui restent. Mêlez les solutions, faites bouillir un instant, filtrez. La liqueur, réduite à 35 gr. et refroidie, laisse déposer de beaux cristaux prismatiques, solubles dans 7 p. d'eau froide, très solubles dans l'eau bouillante et l'alcool ; la solution n'est pas troublée par les sulfates solubles.

BROMURE DE SODIUM. *Bromuretum sodicum.* = NaBr, ou $NaBr^2$ = 103.

Même préparation ; mêmes propr. que le bromure de potassium. Mis en contact avec la muqueuse rectale, il anesthésie et paralyse les muscles et le sphincter anal, et les mat. fécales peuvent s'écouler natur[t] (Deschamps.) Mêmes doses que le précédent.

BRUCINE. *Brucina.* = $C^{46}H^{26}Az^2O^8,8HO$ = 466.

Prép. — Saturer par ac. oxalique les eaux mères alcool. d'où on a extrait la strychnine ; évaporer ; séparer les cristaux, les laver dans l'alcool absolu froid, puis les dissoudre dans l'eau et ajouter un excès de chaux caustique. Le précipité est séché et repris par l'alcool bouillant, qui laisse cristalliser la brucine. (Cod.)

On la retire aussi de l'écorce de la fausse angusture par le procédé qui sert à préparer la quinine. — C'est un *poison violent.*

Cristallise en gros prismes, incolores, inodores, très amers ; sol. dans 500 p. d'eau bouillante et dans 850 p. d'eau froide, très sol. dans l'alcool, insoluble dans l'éther. Elle est colorée en rouge de sang par l'acide azotique, et en violet par le même acide en présence du protochlorure d'étain.

Act. phys. et toxic. — Propr. identiques, avec une puissance moindre, à celles de la strychnine. (V. *Strychnine.*)

Doses. — 1 à 5 centigr. progressiv. et av. circonspection.

BRYONE. *Vigne blanche; Navet du diable; Bryonia dioica* Jacq. — Cucurbitacées.

La racine (fig. 26) est grosse comme le bras, blanche, succulente, fusiforme, souvent bifurquée; saveur âcre et od. désagréable; le suc est irritant et même vésicant : pris à l'intérieur, il purge violemment; la pulpe contient une grande quantité d'amidon. On y a trouvé une matière amère et âcre, sol. dans l'eau et l'alcool, la *bryonine*. — Par la dessiccation, l'âcreté de cette racine est beaucoup diminuée. — Elle reste néanmoins un purgatif drastique et irritant (*poudre :* 1 à 5 gr.), presque inusité aujourd'hui, après avoir été largement employé autrefois contre l'hydropisie, la manie, les fièvres bilieuses, les coliques vermineuses, etc.

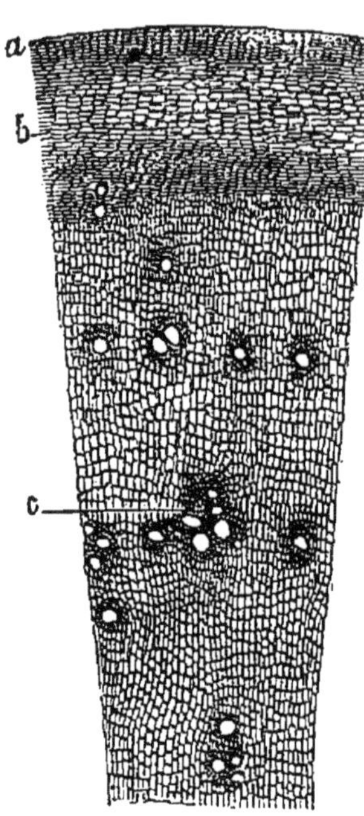

Fig. 26. — Coupe de la racine de *Bryonia dioïca : a*, couche subéreuse. *b*, parenchyme cortical. — *c*, faisceaux.

Poudre de bryone.

Prép. c. la *Poudre de bistorte.*

Alcoolatum bryoniæ compositum. *Eau de bryone composée.* (Pharm. belge.)

Pr. Castoreum en pdre grossière.	7
Alcool à 75°.	Q. S.

Pour obtenir 50 de teinture, ajoutez au marc de castoreum :

Feuilles récentes	de rue. .	84
—	de sabine.	7
—	de pouliot.	7
Feuilles récentes	de basilic.	7
—	de matricaire. .	7
—	de cataire.	7
Ecorces d'oranges		14
Myrrhe		14
Racine de bryone fraîche .		168
Alcool à 50°.		336
Eau.		2000

Retirez par distillation 950 de liq. à laquelle vous ajouterez les 50 p. de teinture de castoreum. (Cod.)

BUCHU ou **BUCCO.** *Diosma crenata* L. — Rutacées.

Les feuilles en masse ressemblent au séné, sauf qu'elles sont dentées. — Tonique stimulant, en faveur chez les Hottentots c. vulnéraire et c. un spécifique de toutes les maladies de la vessie. Leur sav. aromatique et leurs propr. stimulantes les rapprochent des Labiées aromatiques : sudorifique, antidyspeptique, diurétique. *Infusé :* 10 : 1000; *teinture :* 1 à 8 gr.

BUGLE. *Ajuga pyramidalis* L. et *Ajuga reptans* L. — Labiées. Légers astringents communs dans les bois, à peu près oubliés.

BUGLOSSE. *Anchusa officinalis* et *A. italica* L. — Borraginées.

Propriétés émollientes et sudorifiques de leur congénère, la *bourrache*. Mêmes modes d'emploi.

BUIS. *Buxus sempervirens* L. — Euphorbiacées.

L'écorce de la rac. est la partie la plus employée. Elle est très amère : on lui attribue des propriétés dépuratives et sudorifiques, mal définies. — Syphilis, rhumatisme, etc. Elle contient un alcaloïde : la *buxine*. — *Décocté* : 50 : 1000.

Les feuilles sont purgatives à la dose de 4 gr. (Gubler.)

BUPLÈVRE. *Buplevrum perfoliatum rotundifolium* L. — Ombellifères.

Astringent vulnéraire. — Inusité.

BUSSEROLE. *Raisin d'ours; Uva ursi; Arbutus Uva ursi* L. — Ericinées (Alpes, Pyrénées).

On emploie les feuilles, qui doivent à peu près toutes leurs propriétés au tannin qu'elles contiennent (36 0/0). On y a trouvé en outre un glucoside amer, l'*arbutine*. (Kawalier.)

Act. phys. — Propr. gén. des astringents, qui, après transformation dans l'économie, sont éliminés par les reins. En même temps, accroissement de la sécrétion et diminution des dépôts uriques. On a préconisé l'emploi de cette substance en obstétrique ; avec une action moins énergique que celle qui appartient à l'ergot de seigle, elle présenterait l'avantage de favoriser le travail en accentuant les contractions utérines normales sans provoquer de contractions toniques comme l'ergot.

On emploie la busserole contre les affections chroniques de la vessie et des bronches, et comme diurétique.

Poudre : 2 à 4 gr. *Infusé* : 10 : 1000. *Extr.* : 0,50 à 2 gr.

Sirop de busserole (de Beauvais).

Pr. Uva ursi	90
Eau bouillante	Q. S.
Sucre blanc	1000

Contre les incontinences d'urine, leucorrhées, ménorrhagies. (Dorv.)

Extrait de busserole.

Prép. c. l'*Extrait de digitale*. — Rendement : 28/100.

C

CACAO. Semences du *Theobroma Cacao* L. — Malvacées-Byttnériacées (Amérique, Antilles).

Le fruit est gros comme un concombre et contient une pulpe acidule et une trentaine de graines en forme d'amandes. Ces semences sont formées d'un tégument mince et scarieux, et d'une amande fauve à goût un peu amer. Dans qques pays, on les enfouit pendant un certain temps dans le sol avant de les sécher : cette sorte de cacao est dite *terrée*.

Comp. — Matière grasse ou *beurre* : 45 à 50 0/0 ; fécule : 15 0/0 ; matière albuminoïde : 15 0/0 ; *théobromine*, 1 à 1,5 0/0. Le beurre de cacao est un adoucissant local ; la théobromine est un alcaloïde voisin, comme action, de la théine. Les coques de cacao sont astringentes et toniques et entrent dans quelques préparations. Le cacao, privé de son tégument, broyé et mélangé au sucre, constitue le chocolat, auquel on ajoute dans certains cas de la fécule et des aromates. Sous cette forme, il sert à préparer un aliment agréable et des bonbons très estimés.

Beurre de cacao.

Pr. Cacao non terré . . . . . . Q. V.

Enlevez les corps étrangers ; torréfiez-le seulement en ce qui est nécessaire pour faciliter la séparation de l'enveloppe. Passez au moulin ; séparez les enveloppes par le van, et les germes par le criblage. Réduisez en pâte en le pilant dans un mortier de fer chauffé ; mettez cette pâte au B.-M. avec eau : 1/10 du poids du cacao employé ; chauffez qques instants, et soumettez le tout rapidement à la presse dans une toile de coutil, entre des plaques de fer étamées, qui ont été trempées dans l'eau bouillante. — Le beurre obtenu est liquéfié au B.-M. et abandonné au repos pendant le refroidissement. On sépare alors l'eau et le parenchyme déposé ; on le sèche sur du papier buvard ; enfin on le fait fondre et on l'introduit dans un filtre chauffé à l'eau bouillante ou à la vapeur. On le reçoit dans des bouteilles que l'on bouche et que l'on conserve à la cave. (Cod.) — On peut aussi le mouler comme le chocolat et envelopper les tablettes de papier d'étain. Ce procédé de conservation est, d'après des expériences récentes de M. E. Baudrimont, le meilleur.

Suppositoires de beurre de cacao.

Pr. Beurre de cacao. . . . 30 gr.

Faites fondre à une douce chaleur, et quand il sera sur le point de se figer, coulez dans six moules de papier en forme de cônes allongés. Laissez refroidir. En été, on ajoute au beurre 1/10 de cire blanche. (Cod.)

Chocolat.

Pr. Cacao caraque. 3000
— maragnan. 3000
Sucre pulv. 5000
Cannelle pulv 30

Nettoyez le cacao à la main et enlevez les mat. étrangères et les graines altérées. Torréfiez lentement dans un brûloir en tôle jusqu'à ce que les enveloppes s'enlèvent aisément. Brisez-le en fragments, vannez et criblez.

Pilez le cacao ainsi préparé dans un mortier de fer chauffé, pour le réduire en pâte molle ; ajoutez les 4/5 du sucre et continuez à piler pour mélanger uniformément. Broyez la pâte par petites parties sur une pierre échauffée ; incorporez la poudre de cannelle mélangée au reste du sucre, et repassez le tout sur la pierre. Moulez en tablettes de 125 ou 250 gr. (Cod.)

Chocolat à la vanille.

Pr. Chocolat sans cannelle. . . 1000
Poudre de vanille sucrée. . 40

Ramollissez le chocolat dans un mortier de fer chauffé, ajoutez la poudre, mélangez exactement, et moulez. (Cod.)

Crème pectorale de Tronchin.

Beurre de cacao. 60
Sucre. 15
Sirop de Tolu. 30
— de capillaire. 30

F. S. A. (Cod.)

Ne pas confondre avec la marmelade du même.

Crème pectorale. (Jeannet.)

Beurre de cacao 90
Huile d'am. douces 53

Sirop de coquelicot	30
Eau de fleur d'oranger	15

F. S. A. (Cad.)

Chocolat blanc.

Sucre	3000
Farine de riz	860
Fécule	250
Alcoolé de vanille	15
Beurre de cacao	250
Gomme arabique	125

F. une pâte avec eau bouill. Q. S. et mettez en moules.

Racahout des Arabes.

Salep de Perse	15
Cacao caraque	
Glands doux d'Asie	60
Féc. de p. de terre	45
Farine de riz	60
Sucre	250
Vanille	0,5

(BREVET EXPIRÉ.)

Wakaka des Indes.

Sucre	125
Cacao torréfié	45
Sucre vanillé	40
Cannelle	4
Rocou sec	4

Une cuillerée à bouche dans un potage au riz, au vermicelle, dans du lait, du chocolat. (Cad.)

M. Bouchardat supprime le rocou, mais y fait entrer de l'ambre gris; Soubeiran a fait la même suppression et a ajouté ambre et musc.

CACHETS MÉDICAMENTEUX.

Cette forme nouvelle, vulgarisée par M. Limousin, est destinée à faciliter la division et l'administration de tous les médicaments simples ou composés susceptibles d'être pulvérisés et indifférents au contact de l'air sec ou humide. Les cachets sont formés de deux rondelles de pain azyme à concavité centrale et à bords plats. La poudre est renfermée entre les deux concavités, et les bords légèrement mouillés sont accolés au moyen d'une petite presse à main spéciale.

CACHOU. *Catechu.* Suc astringent dont il y a plusieurs espèces, extraites par décoct. dans l'eau, soit des fruits de l'*Areca Catechu* L. (Palmiers), soit du bois de l'*Acacia catechu* Willd. (Légum.), soit des feuilles du *Nauclea Gambir* Hunt. (Rubiacées).

Toutes les variétés ont des propr. semblables, dues à un tannin particulier qui précipite les persels de fer en vert noirâtre, l'*acide cachutique* ou *catéchique* ($C^{34}H^{18}O^{14} + 3HO$). Cet ac. est très sol. dans l'eau bouillante, peu sol. dans l'eau froide ; aussi les meilleurs cachous sont-ils préparés en desséchant à l'air le précipité qui se prod. dans la décoction refroidie. L'unique cachou officinal est maintenant le *cachou de Pégu* ou *caschcuttie*, extrait pur, brun, fragile, à sav. amère astringente, avec arrière-goût sucré : pains rectangulaires accolés, réunis en masses de 40 à 50 kilogr. et probabl. extrait du *Nauclea Gambir*. Il doit se dissoudre complètement dans l'eau ou l'alcool bouillants et ne contenir ni amidon ni matière terreuse. (Cod.)

Guibourt et Pereira donnent la description d'un grand nombre de sortes de cachou, attribués à diverses origines, mais qui n'ont paru qu'accidentellement dans le commerce. Nous les rappellerons seulement pour mémoire.

Cachous de l'Arec : 1° *Cachou en boules terne et rougeâtre*, en masses anguleuses pesant 90 à 125 gr., compact vers la surface, terreux et pulvérulent au centre ; bonne sorte qui n'existe plus dans le commerce ; 2° *Cachou brun noirâtre, orbiculaire et plat, de Ceylan*, contenant 57 0/0 d'acide cachutique, connu exclusivement dans le commerce anglais ; 3° *Cachou brun noirâtre*, *amylacé*, en pains de 30 à 60 gr., et 4° *Cachou brun noirâtre amylacé, intermédiaire*, ressemblant par sa forme au cachou en boules ; ces deux sortes contiennent beaucoup d'amidon.

Cachous de l'Acacia Catechu : obtenus par décoct. du cœur du bois de l'arbre, et divisés en morceaux quadrangulaires. Les div. sortes décrites : *Cachou terne et parallélipipède*, *Cachou blanc enfumé*, *Cachou brun en gros pains parallélipipèdes*, *Cachou brun rouge polymorphe*, *Cachou brun siliceux*, ont complèt. disparu du commerce ou n'y ont paru qu'accidentellement.

Cachou du Gambir : obtenu par décoction des feuilles ; en petits cubes de 2 à 3 centim. de côté, bruns, durs, résineux à la surface, fauves et spongieux à l'intérieur ; sav. amère, astring. avec arrière-goût sucré agréable. Il est de bonne qualité.

Act. phys. — Elle est due à l'ac. cachutique, qui forme dans les bons cachous 50 0/0 de la masse. Ses propr. sont celles du tannin ; aussi l'emploie-t-on , à l'intérieur et à l'extérieur, contre la diarrhée, les hémorrhagies, la gonorrhée, la fétidité de l'haleine ; en applications topiques sur les ulcères ; c. dentifrice.

Doses. — *Poudre* : 0,05 à 2 gr. et plus. — *Infusé* : 5 à 10 : 1000.

Incomp. — Les sels minéraux, les mat. albumineuses, les alcaloïdes ; tout ce que précipite le tannin.

Poudre de cachou.

Prép. c. la *Poudre d'aloès*.

Teinture de cachou.

Prép. c. la *Teinture d'aloès*, avec 1 p. pour 5 p. d'alcool à 60°.

Sirop de cachou.

Prép. c. le *Sirop de ratanhia*.

Tablettes de cachou.

Pr. Cachou pulv. 100
Sucre blanc. 400
Mucilage de gom. adrag. . 45

F. des tablettes de 50 centigr. qui contiendront chacune 10 centigr. de cachou. (Cod.)

Grains de cachou.

Pr. Masse à pastilles de cachou. Q. V.
Divisez en grains. (Codex, 1837.)

Ce sont là les grains de *cachou sans odeur*. Les *grains de cachou à la menthe*, *à la rose*, *à la cannelle*, *à l'anis*, *à la fleur d'oranger*, se préparent en ajoutant quelques gouttes des huiles volatiles de ces substances à la masse ; ceux d'*ambre*, de *musc*, de *vanille*, avec les teintures. (Dorv.)

Cachou de Bologne. *Pastilles de cachou aromatique des Italiens.*

Pr. Extrait de réglisse par infusion,
Eau, ãã 100

F. fondre au bain-marie et ajoutez :
Cachou pulv. 30
Gomme pulv. 15

F. évaporer en consistance d'extrait, et alors incorporez les substances suivantes réduites en poudre très fine :
Mastic, cascarille, charbon, iris
ãã . . . .

Rapprochez la masse en consistance ; retirez du feu et ajoutez encore :
Essence de menthe 2
Teinture de musc, d'ambre,
ãã, gouttes . . . . N° 5

Coulez sur un marbre huilé et étendez, à l'aide d'un rouleau, en plaques de l'épaisseur d'une pièce de 50 cent. Lorsque la masse sera refroidie, frottez-la avec du papier sans colle, afin d'enlever complètement l'huile des deux surfaces ; puis humectez celles-ci très légèrement, étendez-y des feuilles d'argent, laissez sécher, et enfin coupez la plaque d'abord en lanières très étroites, puis ces lanières en carrés ou losanges très petits.

Préparation stomachique et carminative d'une saveur fort agréable ; aussi la prend-on le plus souvent par agrément. Elle convient aux fumeurs pour couvrir l'odeur du tabac.

Le cachou de Bologne, qui vient d'Italie, est contenu dans des petites boîtes de sapin, ovales, du poids d'environ 20 gr., portant sur le couvercle un large cachet rouge. (Dorv.)

CADMIUM. = Cd = 56. P. At. = 112.

Chim. — Métal blanc comme l'étain, facilement fusible et volatil. D. = 8,6. Il s'oxyde par le grillage; il est attaqué avec dégagement d'hydrogène par les acides sulfurique dilué, chlorhydrique et acétique; il se dissout aisément dans l'acide azot. — L'oxyde (CdO) est jaune rougeâtre.

Les *sels de cadmium* donnent des solutions incolores, à réaction acide; ils sont décomposés au rouge. La potasse en précipite l'hydrate blanc soluble dans un excès de réactif; l'ammoniaque précipite un sous-sel insoluble dans un excès; les carbonates alcalins et le carbonate d'ammoniaque précipitent du carbonate blanc, insoluble dans un excès.

L'hydr. sulf. et les sulfures solubles précipit. du sulfure jaune (CdS) insol. dans un excès de réactif, dans les ac. étendus, dans les alcalis et dans le cyanure de potassium; facil[t] décomposable par l'ac. azotique. L'hydr. sulf. ne précip. les sol. acides que lorsqu'elles sont très étendues.

Au chalumeau, sur le charbon, dans la flamme intérieure et avec le carbonate de soude, les sels de cadmium donnent un enduit jaune rougeâtre d'oxyde de cadmium. — On n'emploie en pharmacie que le sulfate.

CAFÉ. Semences du *Coffea arabica* L. — Rubiacées.

Arbrisseau à feuilles persistantes, originaire d'Ethiopie, acclimaté aux Antilles et dans les parties chaudes de l'Amérique.

Comp. — D'après Payen, contient : cellulose, 34 ; eau, 12; subst. grasse, 13 ; glucose, dextrine, acide végétal indéterminé, 15,5 ; légumine et caséine, 10 ; chlorogénate de potasse et de caféine, 5 ; plus, mat. azotée, caféine libre, huiles essentielles, substances minérales, etc.

Act. phys. — Par la torréfaction, le café est altéré dans sa comp. primitive ; il se produit des essences empyreumatiques aux dépens des éléments aromatiques, soit même aux dépens de la caféine. C'est pourquoi l'infusion de café torréfié a des propr. différentes de l'infusé de café vert. L'infusé de café noir est un excitant de la circulation ; il active les fonctions intellect. et prolonge la veille. C'est aussi un tonique et un désinfectant. Il masque l'amertume du sulfate de quinine, du sulfate de magnésie et du séné. On l'a employé contre la coqueluche, la goutte et les empoison. par les narcot. Le café vert paraît être fébrif. et antigoutteux.

Sirop de café.

Pr. Café torréfié et moulu. . . 500
Sirop simple. 4000

Traitez le café par déplacement au moyen de l'eau bouillante de manière à obtenir 1000 de liqueur. Mettez alors le sirop sur le feu et faites-le évaporer jusqu'à ce qu'il ait perdu 1000, remplacez cette perte par le déplacé, passez. (Guib.)

Macération de café.

Pr. Café non torréfié. 25
Eau. 300

F. macérer 12 h.; passez : par verres dans la journée, contre la coqueluche ; sucrez à volonté.

CAFÉINE. *Théine; Guaranine.* $= C^{16}H^{10}Az^4O^4$, ou $C^8H^{10}Az^4O^2 = 194$.

Existe dans le café, le thé, le guarana. Dans le café, elle est combinée avec l'*acide caféique*, *cafétannique*, ou *chlorogénique* (de Payen), lequel est coloré en vert par l'ammoniaque. — Pour la préparer, réduisez en poudre grossière du thé vert ou noir de bonne qualité et arrosez-le avec deux fois son poids d'eau bouillante. Introduisez après quelques instants dans un appareil à déplacement et épuisez par le chloroforme. — Après distillation du véhicule, reprenez le résidu par l'eau bouillante en présence du noir animal, filtrez et faites cristalliser.

On peut l'extraire du guarana par le même procédé.

Prismes blancs, soyeux, inodores, amers, sol. dans 98 p. d'eau froide, très sol. dans l'eau bouillante ; un peu sol. dans l'alcool et l'éther ; se subliment sans altération à 384° ; précipités par le tannin en blanc, par le chlorure de platine en jaune. — C'est une base faible à sels mal définis.

Act. phys. — Très anal. à celle du café. A faible dose, d'abord léger assoupiss., puis excitation générale du syst. nerveux. A dose plus élevée, elle peut produire des vomissements. — *Inject. hypod* : 1 à 2 centigr. dans la migraine.

Citrate de caféine.

On l'obtient par saturation directe ; il cristallise en aiguilles blanches satinées, très sol. dans l'eau. — Employé contre la migraine. (Reveil.)

Pilules de citrate de caféine.

Pr. Citrate de caféine. 0,50
Extrait de chiendent. . . . 1

F. des pilules de 15 centigr. — 1 toutes les heures à partir du début de l'accès. (Hannon.)

Citrate de fer et de caféine.

Diss. ensemble 1 p. citrate de caféine et 4 p. citrate de fer ; séchez sur des assiettes à l'étuve.

Lactate de caféine.

Saturez de l'ac. lactique étendu par de la caféine et évap. doucement. En masses cristallines. On en prépare des pastilles.

Valérianate de caféine.

On le prépare par saturation directe, comme le citrate; c'est un sel mal défini. On l'a préconisé contre la coqueluche.

Prises de valérianate de caféine.

Pr. Valérianate de caféine . . 2 gr. 40
Sucre pulv. 4

Mêlez et divisez en 24 prises.

De une à trois prises par jour pour les enfants de 6 mois à 2 ans.

Sirop de valérianate de caféine.

Pr. Valérianate de caféine. 1 gr. 50
Eau-de-vie 20
Sirop de café 250

Mêlez.

De deux cuillerées à café à trois cuillerées à soupe pour les enfants de 6 mois à 2 ans. (Lagnoux.)

CAILCEDRA. Ecorce du *Khaya senegalensis* Guill. et Perr. — Cédrélacées.

Ecorce large, cintrée, rougeâtre, à épiderme lisse blanchâtre, dure, cassante, lourde, amère, légèrement odorante. E. Caventou y a trouvé une matière colorante jaune, et une autre rouge abondante, qu'il croit fébrifuge ; en outre, une très petite quantité (8/10000) d'une matière neutre, amère : le *caïlcédrin*.

Le caïlcedra est fébrifuge, et porte pour cette raison le nom de *quinquina du Sénégal*. — Inusité.

CAILLELAIT BLANC. *Galium Mollugo* L. — Rubiacées.

CAILLELAIT JAUNE. *Galium luteum* L. — Rubiacées.

Ces deux plantes, ainsi que les *G. palustre*, *rigidum* et *Aparine*, sont légèrement astrigentes et diaphorétiques. On les a vantées contre l'épilepsie (suc frais), comme antigoutteuses et antidartreuses. Leur réputation ne paraît pas bien justifiée. — *Infusé* : 10 : 1000. — Peu usitées.

CAINÇA. *Cahinça* ; *Chiococca anguifuga* Mart. — Rubiacées.

Racine rameuse, contournée, grosse comme le doigt, originaire du Brésil. Saveur amère et nauséeuse, odeur voisine de celle de la valériane. Sa composition n'est pas bien définie ; il est probable qu'elle contient un principe voisin de l'*émétine*, peut-être la *chiococcine*, obtenue par Brandes du *C. racemosa*.

Act. phys. — A petite dose, purgatif ; au-dessus, drastique et émétique ; sialagogue, diaphorétique. — C'est un bon dérivatif vers le tube digestif, dans les hydropisies et les affections congestives du cerveau (Gubler). Ses propriétés paraissent résider plus spécialement dans l'écorce. *Poudre* : 1 à 2 gr.

Extrait alcoolique de caïnça.
Prép. c. l'*Extrait alcoolique de digitale*. — Rendement : 20/100.

CAJEPUT. *Melaleuca minor* Sm. — Myrtacées.

L'huile essentielle ($C^{20}H^{18}O^{2}$) est retirée des feuilles : verte, très mobile, transparente ; odeur très agréable, rappelant la rose quand elle se volatilise spontanément à l'air ; saveur piquante et fraîche. — A l'extérieur, irritant local, en frictions dans le rhumatisme et la goutte ; à l'intérieur, puissant excitant : paralysies, coliques, affections vermineuses et convulsives. — 1 à 5 gouttes dans une infusion ou sur du sucre.

CALAGUALA. *Polypodium Calaguala* Ruiz. — Fougères.

Rhizôme rougeâtre d'origine incertaine, et qui appartient peut-être à une autre espèce que celle indiquée. Vanté en Amérique c. antisyphilitique et antirhumatismal. — Inus. en France.

CALAMENT. *Calamintha officinalis* Mœnch. — *Melissa Calamintha* L. — Labiées.

Plante aromatique et amère, à huile essentielle, douée des propriétés excitantes de ses congénères. — *Infusé* : 5 p. 1000.

CALEBASSE D'EUROPE, Gourde ou Cougourde. *Lagenaria vulgaris* Ser. — Cucurbitacées.

La chair est amère et purgative; les semences en émulsion sont tempérantes et rafraîchissantes. — Les semences du potiron (*Cucurbita maxima*) et du giraumon (*C. Pepo*) sont employées comme vermifuges, à la dose de 60 gr., broyées avec 500 gr. d'eau. On administre ensuite de l'huile de ricin : c'est une ancienne pratique, remise à la mode.

Le fruit du **Calebassier des Antilles** (*Crescentia Cujete*, Solanées), aussi nommé *Calebasse* ou *Calabasse,* sert à prép. de nombreux médicam. toniques et pectoraux, inconnus en Europe.

CAMOMILLE ROMAINE. *Anthemis nobilis* L. — Composées.

La pl. croît naturell. dans les bois, sur les pelouses, mais on préfère en pharmacie les fleurs doublées par la culture. Od. forte, agréable ; sav. chaude, amère. — L'analyse de la Camomille est incomplète ; on y a trouvé plusieurs subst. amères mal définies et des traces d'ac. tannique. Elle fournit une h. essentielle bleue, avec od. particulière forte et un goût brûlant.

Act. phys. — Agit comme tonique, fébrifuge, antidyspeptique par son principe amer, et comme excitant, stimulant diffusible par son principe aromatique. Son usage est fréquent comme stomachique, contre les crampes d'estomac et les coliques. A haute dose, elle est vomitive. — *Poudre* : 1 à 4 gr. *Infusé* : 5 : 1000. *Essence* : 1 à 5 gouttes.

La **Camomille commune** ou **d'Allemagne,** *Matricaria Chamomilla* L. a une odeur agréable et des propriétés analogues à la précédente. On lui substitue fréquemment la *Camomille des champs*, *Anthemis arvensis* L., qui lui est inférieure.

La **Camomille puante,** *Maroute, Anthemis Cotula* DC., a une odeur désagréable, fétide. Antihystérique, emménagogue, fébrifuge. — Peu usitée.

Poudre de camomille.
Prép. c. la *Poudre de roses rouges.*

Huile de camomille.

Pr.	Fl. sèches de camomille rom.	100
	Huile d'olive	1000

F. digérer 2 h. au B.-M. couvert, en agitant de temps en temps; passez avec expression, filtrez.

Eau distillée de camomille.
Prép. c. l'*Eau dist. de tilleul.*

Huile volatile de camomille.
Prép. c. l'*Huile vol. de fl. d'oranger.*

Extrait de camomille.
Prép. c. l'*Extrait de digitale.* — Rendement : 22,5/100.

Sirop de camomille.
Prép. c. le *Sirop de coquelicot.*

CAMPHRE. Huile volatile concrète du *Laurus Camphora* L. — Lauracées. = $C^{20}H^{16}O^2$, ou $C^{10}H^{16}O$ = 152.

Il arrive en Europe en petits grains impurs provenant d'une première extraction opérée en Chine et au Japon : on coupe en morceaux le bois des camphriers, on le fait bouillir avec de l'eau dans des appareils recouverts de chapiteaux garnis à l'intérieur de paille de riz. Le camphre se sublime et se dépose sur cette paille. — En Europe, on le raffine en le mélangeant avec un peu de chaux et le sublimant au bain de sable dans des matras à fond plat. On obtient ainsi des pains de 1 à 2 kilos propres à être livrés au commerce. — Blanc, fragile, onctueux au toucher, cassure brillante et cristalline ; sav. chaude et piquante ; od. forte et pénétrante. — Très peu sol. dans l'eau (2 à 3 p. 1000), très sol. dans l'alcool, l'éther, le chloroforme, le sulfure de carbone, les huiles grasses et volatiles.

Pour le pulvériser facil., on l'add. de qques gouttes d'alcool ou d'éther, ou encore on le pile dans un mortier avec un peu d'eau et l'on passe au tamis de crin. — La sol. alcool. add. d'eau laisse déposer le camphre en flocons pulvérulents. Le lait l'émulsionne bien ; une petite q. de carbonate de magnésie facilite sa suspension dans l'eau. — Le camphre liquéfie les graisses, des résines et des gommes-résines. — Des parcelles de camphre, projetées à la surface d'eau bien propre, éprouvent des mouvements giratoires, qui cessent aussitôt qu'on touche la surface liquide avec un corps gras, et même avec une aiguille qu'on a passée dans les cheveux.

Les alcalis n'ont pas d'action sur le camphre ; l'ac. acétique le dissout simplement. L'ac. sulfurique conc. le décompose en tannin artificiel et charbon ; l'ac. chlorhydrique gaz. est absorbé (144 vol.), et le camphre ainsi modifié se transf. en un liq. incolore. — D'autre part, le même ac. transforme l'essence de térébenthine en un produit cristallin, qui a toutes les apparences du camphre naturel (*camphre artificiel*). L'ac. azotique le transforme en *acide camphorique* ($C^{20}H^{16}O^8$), et en *huile de camphre* ($C^{20}H^{16}O$), identique au liquide qui s'écoule des incisions faites au camphrier quand il est jeune. C'est un liquide jaune pâle, à odeur de camphre ; sa formule indique le mélange d'un hydrocarbure ($C^{20}H^{16}$) isomère avec l'essence de térébenthine et du camphre ($C^{20}H^{16}O^2$).

Le **Camphre de Bornéo** provient du *Dryobalanops Camphora* Colebr. — Guttifères.

Il exsude natur[t] du bois et se réunit sous l'écorce en petites masses cristallines de grosseur variable. Sa formule = $C^{20}H^{18}O^2$ (*Bornéol*). Il est plus dense que l'eau et moins volatil que le précédent. L'arbre, quand il est jeune, donne par incision un liq. jaune pâle, à od. térébenthinée, qui paraît être formé de 94 0/0 d'huile vol. (*bornéène* = $C^{20}H^{16}$) et de 6 0/0 de résine.

Enfin le camphre existe dans les essences d'un gr. nombre de pl. : Labiées, Amomées, gingembres, cannelliers, Synanthérées. Toutefois il n'est pas identique avec le camphre du Japon, car celui-ci déviant à droite la lumière polarisée, le camphre des Labiées est inactif, celui de la matricaire dévie à gauche.

Act. phys. — Il a, à dose faible, de grands rapports d'action avec les autres substances aromatiques, et paraît tempérant, sédatif, diaphorétique ; à dose excessive, il produit une irritation locale de la muqueuse, suivie de nausées, vomissements, et même de spasmes, convulsions, éclampsie et mort. Nous avons vu 8 gr. de camphre émulsionné, donnés en lavement à un chien de grande taille, produire très rapidement des accidents tétaniques répétés, tout à fait comparables à ceux qui suivent l'ingestion de la strychnine ; pourtant les crises allèrent en s'éloignant et en diminuant d'intensité, et l'animal ne mourut pas (E. Ferrand).

Il est éliminé par les voies respirat. et ne passe ni dans le chyle ni dans l'urine. D'après Gubler, c'est ainsi qu'il protégerait la vessie contre l'action irritante des cantharides, de la scille et du garou, en s'opposant à leur passage par les reins.

S'emploie c. stimulant général, c. antispasm. dans les névroses, c. antirhumatismal et antigoutteux, c. antiputride et anaphrodisiaque. On l'associe à un gr. nombre d'autres médicaments.

Dose — 0,05 à 1 gr. à l'intérieur, sous diff. formes.

Mél. et fals. — Rarement falsifié ; on y a mélangé du *sel ammoniac*, qui par l'addition de chaux et trituration, dégage de l'ammoniaque, dont l'odeur est facile à reconnaître.

Poudre de camphre.

Réduisez le camphre en poudre au moyen d'une râpe à sucre, passez au tamis de crin. — Extemporanément en triturant dans un mortier, après avoir humecté d'éther ou d'alcool rectifié. (Codex.)

Cigarettes de camphre de Raspail.

Les tourneurs font des tubes en forme d'étuis amincis et percés d'un seul trou par un bout, gros et percés de plusieurs petits trous par l'autre bout ; on y introduit le camphre, on met la cigarette dans la bouche par le petit bout et l'on aspire. On renouvelle le camphre lorsqu'il est épuisé. A ces tubes façonnés, M. Raspail préfère les tuyaux de plume.

Eau camphrée.

Pr. Camphre 10
Eau distillée. 1000

Pulv. le camphre à l'aide de quelques gouttes d'alcool, délayez-le dans l'eau ; laissez en contact 48 h. en agitant fréquemment. Filtrez. — A saturation, 100 gr. de cette liq. renferment 33 centigr. de camphre. (Cod.)

Eau-de-vie camphrée.

Pr. Camphre 100
Alcool à 60°. 3900
F. dissoudre et filtrez. (Cod.)

Alcool camphré. *Esprit de camphre.*

Pr. Camphre 100
Alcool à 90°. 900
F. dissoudre et filtrez. (Cod.)

Teinture éthérée de camphre. *Ether camphré.*

Pr. Camphre 10
Ether alcoolisé à 0,76 . . . 90

F. dissoudre dans un flacon bouché. (Cod.)

Vinaigre camphré.

Pr. Camphre 10
Acide acétique cristallisable. 10
Vinaigre blanc. 400

Pulv. le camphre dans un mortier de porcelaine à l'aide d'un peu d'acide acétique concentré ; ajoutez peu à peu le vinaigre, mettez le tout dans un flacon à l'émeri, agitez de temps en temps, et après quelques jours filtrez. (Cod.)

Huile camphrée.

Pr. Camphre râpé. 100
Huile d'olive. 900

Div. le camphre dans l'huile ; filtrez après dissolution. (Cod.)

Huile de camomille camphrée.

Pr. Camphre râpé. 100
Huile de camomille. . . . 900

F. dissoudre et filtrez. (Cod.)

Pommade camphrée.

Pr. Camphre divisé. 30
Cire blanche. 10
Axonge 90

Faites liquéfier l'axonge et la cire, ajoutez le camphre, remuez jusqu'à ce que le camphre soit dissous et la pommade presque refroidie. (Cod.)

Linimentum camphoræ. (Brit. pharm.)

Pr. Camphre 28,35
Huile d'olive. 103,75

Linimentum camphoræ compositum. (Brit. pharm.)

Pr. Camphre 70,87
Huile vol. de lavande . . 3,14
Ammoniaque concentrée. 130,40
Alcool rectifié 354,65

Mixtura camphorata. (Pharm. belge.)

Pr. Camphre 4
Alcool 1
Eau dist 195

Passez à travers un linge.

Pommade camphrée (Raspail.)

Pr. Axonge. 100
Poudre de camphre 30

Faites fondre au B.-M.

Lavement vermifuge de Raspail.

Pr. Eau. 1000
Aloès. 0,15
Tabac. 0,15
Asa-fœtida. 0,10
Huile camphrée 10

Bougies camphrées.

Pr. Graisse de mouton. 500
Cire. 10
Camphre pulv. 150

Faites fondre le camphre dans la graisse et coulez le tout dans un moule cylindrique (en papier fort) ayant environ 1 centimètre de diamètre. On coupe les cylindres de la longueur de 4 centimètres pour l'anus et de 6 à 8 pour l'utérus.

Hémorrhoïdes, affections utérines. Elles font partie de la *Médication de Raspail.* (Dorv.)

CAMPHRE MONOBROMÉ. *Bromure de camphre.* = $C^{10}H^{15}O,Br$ ou $C^{20}H^{15}O^{2},Br$.

Prép. — Introduisez dans un ballon de grand volume du camphre en poudre qui n'occupe pas plus du 1/10 de la capacité. Versez en agitant sans cesse un filet de brome jusqu'à liquéfaction complète. Après avoir muni le ballon d'un long tube plongeant dans une lessive alcaline destinée à absorber les vapeurs qui se dégagent, chauffez au bain-marie. La réaction est vive et rapide; elle se produit entre 80 et 90°, et le liquide qui en résulte, de couleur ambrée, se solidifie par refroidissement. On purifie par cristallisation dans l'alcool fort. — Cristaux aiguillés prismatiques, qui peuvent atteindre plusieurs centim. de longueur ; odeur camphrée et térébenthinée, saveur un peu amère; insolubles dans l'eau, solubles dans l'alcool, les huiles fixes et les essences, l'éther, le sulfure de carbone, le chloroforme.

Act. phys. — Sédatif, antispasmodique, hypnotique. On l'emploie dans le délire, la nymphomanie, les convulsions, l'hystérie. — Dose : 0,2 à 2 gr. et plus, en pilules ou dragées.

Chim. — Fusible à 70°, bout à 274°; volatil sans résidu; calciné avec potasse caustique, donne du bromure qui précipite le nitrate d'argent. — En chauffant un éq. de camphre monobromé avec 2 éq. de brome dans des tubes scellés, on obtient le **Camphre dibromé** qui cristallise difficil., ne paraît pas bien défini et est jusqu'à présent sans usage.

CAMPHRÉE DE MONTPELLIER. *Camphorosma Monspeliaca* L. — Chénopodacées.

Pl. à laquelle on attribue une odeur de camphre fugace et qu'on a préconisée contre l'asthme, le catarrhe, les maladies de peau, le rhumatisme, l'hydropisie. *Infusé* : 10 : 1000. — Inusité.

CANNE DE PROVENCE. *Grand roseau; Arundo Donax* L. — Graminées.

Rhizomes d'un jaune luisant à l'extérieur, blanchâtres et spongieux à l'intérieur, irréguliers, d'une saveur sucrée ; inodores, bien que donnant à l'analyse une mat. résineuse amère et aromatique, vanillée. — Antilaiteux vulgaire, conjointement avec la pervenche. — *Infusé* : 20 : 1000.

CANNELLE BLANCHE. *Cannella alba* Murr. — Guttifères.

Ecorce roulée, épaisse, sans épiderme, en longs morceaux jaunâtres à l'extérieur, blancs à l'intérieur, ayant beaucoup d'analogie avec l'*Ec. de Winter*. — Contient : h. vol., résine, extractif amer, *Cannelline* (glucoside cristallisable, non fermentescible). — Ses propr. sont stimulantes, voisines de celles de la cannelle de Ceylan et du girofle. — Entre dans qques prép. officinales.

Poudre de cannelle blanche. Prép. c. la *Poudre de cannelle*.

CANNELLE DE CEYLAN. *Cinnamomum Zeylanicum*, Breyne ; *Laurus Cinnamomum* L. — Lauracées (fig. 27).

Ecorces privées d'épiderme et roulées sur elles-mêmes ; en longs tuyaux qui en contiennent de plus petits, scarieux, lisses, fauves. — Od. agréable ; saveur chaude, sucrée, puis brûlante. — Renferme : huile vol., tannin, mat. azotée, mat. colorante, résine, amidon, ligneux, *acide cinnamique*.

Stimulant, carminatif, antispam. ; tonique propre à relever les forces, et à favoriser le flux mensuel ; entre dans la comp. d'un gr. nombre de médicam. toniques, purgatifs et autres.

L'*essence de cannelle*, préparée à Ceylan avec les débris d'écorces, des feuilles et d'autres parties du cannellier, est presque entièrement constituée par l'*hydrure de cinnamyle* ($C^{18}H^8O^2$). — *Dose :* 1 à 3 gouttes.

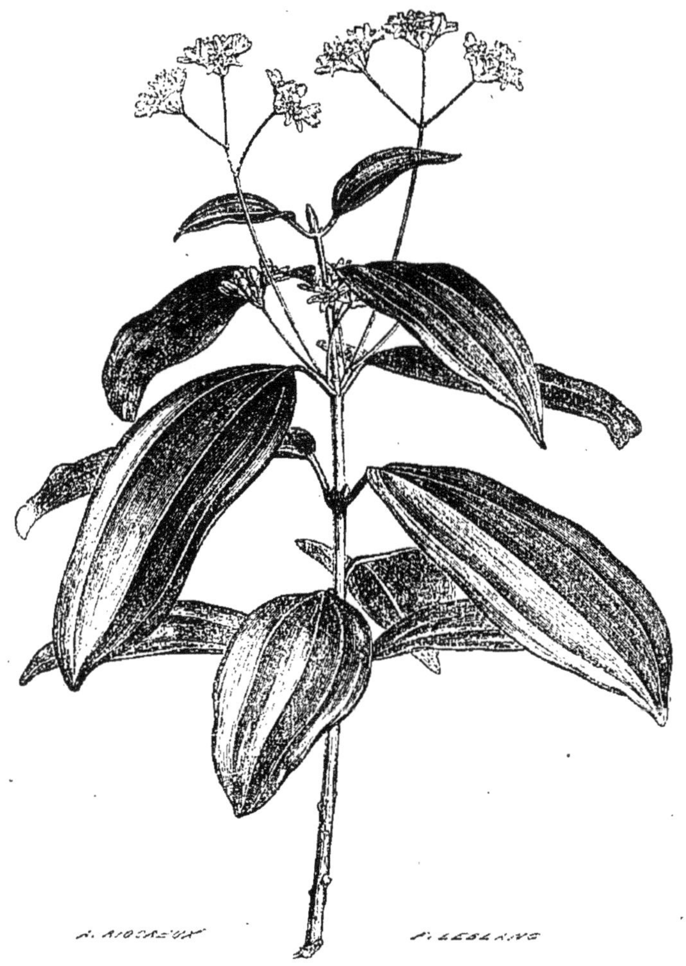

Fig. 27. — Cannellier de Ceylan.

La **Cannelle de Chine** est fournie par le *Cinnamomum aromaticum*, Nees, *Laurus Cassia* L., qui croît à Malabar, en Chine et Cochinchine. Les tuyaux sont simples et beaucoup plus épais que les précédents. — Od. moins agréable et moins forte ; sav. moins chaude. — Cette espèce, beaucoup plus employée comme condiment, est bien inférieure à la cannelle de Ceylan. Mêmes propr. générales.

La **Cannelle giroflée des Moluques** ou **Ec. de Culilawan**, *Cinnamomum Culilawan* Blume-Lauracées, est originaire de Java, où elle est

employée comme masticatoire et comme aromate. Mêmes propr. — Inusitée.
La **Cannelle giroflée du Brésil,** *Dicypelium caryophyllatum* L, Lauracées; formée de bâtons contenant un grand nombre d'éc. minces, roulées et serrées; brunes, à forte od. de girofle. — Mêmes propriétés.

Poudre de cannelle.

Pr. Cannelle de Ceylan. . . Q. V.

Pulv. grossièrement; séchez à l'étuve modérément chauffée; achevez la pulvérisation par contusion dans un mortier de fer, passez au tamis de soie. (Cod.)

Teinture de cannelle.

Pr. Cannelle de Ceylan en poudre demi-fine 100
Alcool à 80° . . . . Q. S.

Opérez par déplacement comme pour la teinture de quinquina, de manière à obtenir 5 p. de liqueur pour 1 p. de substance. (Cod.)

Eau distillée de cannelle.

Pr. Cannelle de Ceylan concassée. 1000
Eau . . . . Q. S.

F. macérer 12 h. et distillez pour obtenir :

Produit distillé. . . . . . . 1000 (Cod.)

Huile volatile de cannelle.

Pr. Cannelle de Ceylan grossièrement pulv. 5000
Eau. 20000

F. macérer 2 j. et distillez 5000 du produit ; décantez l'eau et reversez-la dans la cucurbite par la tubulure; redistillez 5000 de liq. et reversez dans la cucurbite de la même manière; continuez ainsi jusqu'à ce que l'huile vol. ne paraisse plus augmenter. Enfin laissez déposer 24 h., décantez l'eau qui surnage et renfermez l'huile dans un flacon bouché.

(Cod.)

Alcoolat de cannelle. *Esprit de cannelle.*

Pr. Cannelle de Ceylan, . . . 1000
Alcool à 80° 8000

Pulv. grossièrement la cannelle; faites macérer avec l'alcool pendant 4 j., puis distillez au B.-M. pour retirer toute la partie spiritueuse. (Cod.)

Sirop de cannelle.

Prép. c. le *Sirop de fl. d'oranger.*

Vin de cannelle. *Vin cordial.*

Pr. Cannelle 30
Vin de malaga 500

Laissez macérer. (Ber).

Pulvis aromaticus. (Brit. pharm.)

Pr. Poudre de cannelle . . . 113,40
— de muscade. . . 85,05
— de safran 85,05
— de girofles. . . . 42,52
— de cardamome . 28,35
Sucre en poudre 708,72

Mêlez.

Pulvis aromaticus. (Pharm. germ.)

Pr. Poudre de cannelle 5
— de petit cardamome . 3
— de gingembre 2

Mêlez.

Poupre de cannelle composée.

Cannelle. 60
Cardamome 45
Gingembre. 30
Poivre long 15

F. une poudre fine. (Lond.)

Tinctura cinnamomi composita. *Tinctura aromatica.* (Pharm. Bad. — Bav. — Belg. — Boruss. — Dan.)

Pr. Cannelle 40
Semences de petit cardamome. 10
Girofle 10
Racine de galanga 10
— de gingembre . . . 10
Alcool rectifié. 480

Alcoolat de cannelle composé. *Esprit de vie de Matthiole.*

Pr. Cannelle 30
Galanga, Marjolaine, Menthe, Cubèbe, Bois d'aloès, Gingembre, Zédoaire, Girofle, Muscade, Macis . . . . ãã 15
Acore, Thym, Serpolet, Sauge, Romarin, Roses rouges . . . . ãã 8
Santal citrin, Petit cardamome, Anis, Fenouil . . . ãã 4
Zeste de citron 45
Alcool à 80° C. 3000

Dist. toute la partie spiritueuse. (Dorv.)

Elixir alkermès. *Alkermès liquide des Italiens.*

Cannelle	23
Macis	15
Girofle	4
Muscade	4
Alcool à 33°	3800

Laissez dig. pendant 5 jours, dist. et aj. au prod.

Sucre	6000
Eau distillée de roses	2500
Eau	3000

Colorez la liq. avec une teinture aqueuse de cochenille alunée, clarifiez et filtrez. (Cad.)

Van Mons y ajoute de l'ambre.

Liq. stomachique très estimée à Florence et à Naples. — Sans doute que, dans l'origine, il y entrait du kermès animal. (Dorv.)

Potion cordiale des hôpitaux.

Pr. Vin rouge	125
Sirop simple	25
Teint. de cannelle	10

Sirop de cannelle vineux.

Pr. Vin de cannelle	10
Sucre	15

Eau de Botot.

Pr. Anis	30
Girofle	8
Cannelle	8
Ess. de menthe	1,2
Eau-de-vie	875

Laissez macérer huit jours, filtrez et ajoutez :

Teinture d'ambre	4

Dentifrice très usité. (Cad.) Des auteurs y ajoutent de la cochenille.

Voici une bonne modification de l'eau de Botot :

Pr. Girofle	50
Cannelle	50
Badiane	50
Cochenille	25
Crème de tartre	25
Essence de menthe	25
Alcool à 80° c	8000

On concasse les aromates et on les met dans l'alcool, ainsi que l'huile volatile. D'autre part, on triture la cochenille avec la crème de tartre à l'aide d'un peu d'eau; on ajoute ce mélange au premier; on laisse en contact dix jours et on filtre. (Dorv.)

Elixir antiapoplectique des Jacobins de Rouen. *Eau apoplectique.*

Pr. Cannelle	60
Santal citrin	60
— rouge	30
Anis vert	40
Genièvre	60
Sem. d'angélique	25
Contra-yerva	25
Galanga	10
Impératoire	10
Réglisse	10
Bois d'aloès	10
Girofle	10
Macis	10
Cochenille	5
Alcool à 85°	3840

(Guib.)

Stomachique.

CANTHARIDE. *Mouche d'Espagne; Cantharis vesicatoria* Geoff. *Meloe vesicatorius* L. — Insectes coléoptères (fig. 28).

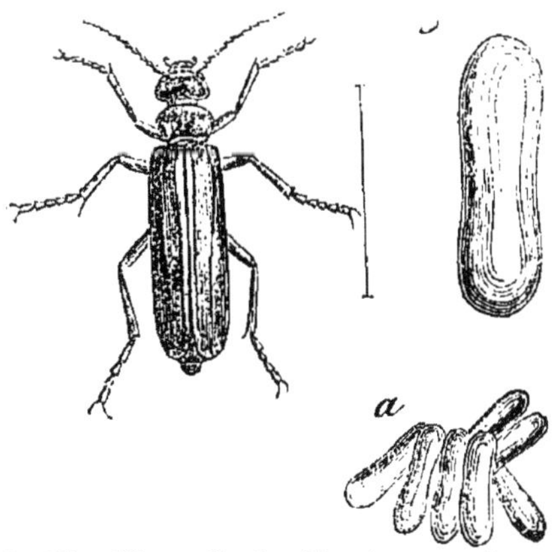

Fig. 28. — Cantharide et ses œufs : *a*, grandeur naturelle; *b*, grossis.

Insectes longs de 15 à 20 millim., larges de 4 à 6; antennes noires, filiformes, à 11 articles; tête plus grosse que le corselet; élytres flexibles, finement guillochés, aussi longs que l'abdomen; couleur générale vert-doré. — Od. forte, désagréable, persistante, même quand l'insecte est desséché et vermoulu. — On les récolte le matin avant le lever du soleil, en secouant les arbres (frênes, lilas, troënes), au pied desquels on a étendu des draps; on les tue par immersion dans le vinaigre bouillant ou en les exposant à sa vapeur ; on fait sécher, et l'on conserve en vase clos. La majeure partie vient d'Ukraine et de Valachie. — Elles sont rapid[t] attaquées par différents insectes et acarus ; la vermoulure conserve en partie les propr. vésicantes. La présence du camphre, du carbonate d'ammoniaque, du mercure dans les vases qui les contiennent, ne paraît pas assurer leur conservation. — Il faut les choisir entières et récentes.

Comp. — H. grasse, verte ; mat. jaune ; ac. urique ; ac. acétique ; phosphates de chaux et de magnésie ; *cantharidine* (Robiquet) ; h. volatile (Orfila) ; mat. rouge altérable (A. Fumouze).

On obtient la cantharidine en traitant les cantharides par le chloroforme (W. Procter) et purifiant l'extrait obtenu par le sulfure de carbone (Mortreux et A. Fumouze), qui enlève les mat. grasses et colorantes. Plusieurs cristallisations permettent de l'obtenir tout à fait pure. — C'est une substance neutre (?) bien qu'azotée, $C^{10}H^6O^4$ (Robiquet), $C^6H^7AzO^6$ (Liebig). Les parties molles de l'insecte en contiennent beaucoup plus que les parties dures (Berthoud et Fumouze) ; en lames micacées, insol. dans l'eau, sol. dans l'alcool, l'éther, les huiles, la benzine, etc. C'est à elle que sont dues les propr. vésicantes des cantharides ; elle est vol. à la temp. ordin., fusible à + 210° et se sublime en partie.

Act. phys. — Appliquées à l'extérieur, les cantharides causent au bout d'une ou deux heures une sensation de chaleur qui devient cuisante et s'accompagne de rougeur et tuméfaction. Puis l'épiderme est soulevé par des vésicules contenant de la sérosité, qui se réunissent souvent pour former une grosse phlyctène qui occupe toute la surface altérée. La rapidité d'action dépend et de la délicatesse de l'épiderme, et de la vitalité locale. Il arrive qu'un contact même très prolongé ne prod. aucun résultat. (Gubler.) Après ce premier effet, la cantharidine absorbée, portée dans la circulation, se manifeste de la même manière que lorsqu'elle a été ingérée par l'estomac.

Ingérée, la cantharide provoque une sensation de brûlure à l'estomac suivie de nausées et vomissements ; la cantharidine passe dans la circulation. Quand la dose est forte : soif, fièvre, peau chaude et sudorale, ardeurs d'urine, priapisme, douleur dans le bas-ventre. La miction est douloureuse, l'urine contient de l'albumine et du sang ; hydrophobie, ptyalisme, sensibilité extrême du ventre ; puis délire, convulsions, tétanos, coma et mort. Quand le sujet résiste, la fièvre tombe peu à peu, la température s'abaisse et le malade épuisé reste dans la résolution.

Comme agent thérapeutique, la cantharide est le plus employé et le plus sûr des vésicants. La cantharidine, qui n'avait pas d'emploi jusqu'à ces derniers temps, a été utilisée à la confection de vésicatoires propres, actifs et peu coûteux, dont l'action sur la vessie paraît nulle, grâce à l'exclusion des corps gras, qui sont les véhicules nécessaires de la cantharidine. (Dusart et Ferrand.) A l'intérieur, contre la paralysie vésicale, le diabète, c. un stimulant actif; c. aphrodisiaque et antiherpétique. C'est un médicament incertain et dangereux.

Doses. — *Poudre :* 2 à 5 centigr. *Teinture :* 1 à 10 gouttes.

Toxic. — A l'autopsie, nombreuses ecchymoses dans l'estomac et l'intestin; reins, urétères, vessie enflammés; muqueuse de la vessie épaissie, ramollie, friable, qqfois avec ecchymoses et phlyctènes; le pénis est raidi, comme gangrené.

La recherche du corps de délit est assez facile, quand les cantharides ont été administrées en poudre. On délaye les matières avec un peu d'alcool et on les étend sur un verre pour les examiner au microscope; on aperçoit alors qques points brillants d'un vert mordoré provenant des élytres. L'intestin sera vidé, insufflé et suspendu avec un poids à la partie inférieure; après dessiccation, on le coupera en petits morceaux qu'on examinera successivement. Ensuite recueillir les menus débris d'insecte et tenter de reproduire avec eux une vésication, pour bien prouver leur nature et leur origine. La présence de ces débris, coïncidant avec les symptômes observés pendant la marche de l'intoxication, est un indice certain. — Quand l'empoisonnement a eu lieu par la teinture, l'extrait, etc., la recherche offre plus de difficulté. On ne peut penser à isoler la cantharidine; il faut se contenter de traiter par l'éther toutes les matières; l'extrait provenant de l'évaporation spontanée pourra qqfois offrir des prop. vésicantes.

Contre-poisons. — Emollients, vomitifs, laxatifs; bains prolongés, frictions huileuses et camphrées; narcotiques; antispasmodiques, camphre.

Mél. et fals. — On trouve parfois dans les cantharides qques insectes différents de forme (*Cétoine dorée, Lytta syriaca*) : la seule inspection suffit pour les reconnaître. — D'autres fois, elles sont *humides :* elles perdent à l'étuve une partie importante de leur poids. — Imprégnées d'*huile :* elles tachent le papier. — Mélangées de *cantharides épuisées :* elles contiennent alors beaucoup de débris. Il est difficile d'établir une base d'appréciation d'après le rendement en cantharidine; malgré le Codex, qui dit que les cantharides de bonne qualité doivent donner 0,50 p. 100 de cantharidine, il est rare que cette proportion soit atteinte, et des cantharides qui donnent seulement 0,30 p. 100 sont ordin[t] de bonne qualité. — En somme, choisir les cantharides entières et, autant que possible, récentes.

Poudre de cantharides.

Exposez-les à l'étuve à 50° après les avoir criblées; pulv. sans résidu dans un mortier de fer couvert et passez au tamis de soie. (Cod.)

Teinture de cantharides.

Pr. Cantharides en poudre grossière. 100
Alcool à 80°. 1000

Macérez 10 j. Exprimez, filtrez. (Cod.)

Teinture éthérée de cantharides.

Pr. Cantharides pulv. 10
Ether acétique 100

F. macérer 10 j., exprimez, filtrez. (Cod.)

Huile de cantharides.

Pr. Cantharides en poudre grossière. 100
Huile d'olive 1000

F. digérer au B.-M. pendant 6 h. en vase fermé, en remuant souvent; exprimez et filtrez. (Cod.)

Extrait de cantharides.

Prép. c. l'*Extrait de scille.* — Rendement : 20/100.

Extrait éthéré de cantharides.

Prép. c. l'*Extrait éthéré de fougère mâle.* — Rendement : 9,6/100.

Extrait acétique de cantharides.

Cantharides en poudre grossière. 4
Acide pyroligneux 1
Alcool à 85° 16

F. dig. au B.-M , passez avec expression, filtrez, distil. et évap. à une douce chaleur.

On obt. une huile verte. Un papier graissé avec cette huile et appliqué sur la peau fournit en peu de temps une ampoule bien formée.

Pommade épispastique anglaise. *Onguent de cantharides.*

Cantharides pulvérisées. . . 60
Eau distillée. 250

F. bouillir jusqu'à réduction de moitié, filtrez et aj. au liquide :

Cérat de résine 250

F. évaporer l'humidité. (Lond).

Pommade épispastique jaune.

Pr. Cantharides en poudre grossière 60
Axonge. 840
Cire jaune. 120
Curcuma pulv. 4
Huile vol. de citron. . . . 4

F. digérer pend. 4 h. au B.-M., en agitant souvent, l'axonge et les cantharides. Exprimez à travers une toile; remettez la pommade sur le feu avec la poudre de curcuma; f. digérer 1 h., filtrez au papier à la température de l'eau bouillante, faites liquéfier la cire dans le produit; agitez jusqu'à ce que la masse soit presque refroidie et mélangez l'huile vol. de citron. (Cod.)

Pommade épispastique verte.

Pr. Cantharides en poudre fine. 10
Onguent populeum 280
Cire blanche. 40

Liquéfiez la cire et l'onguent, ajoutez les cantharides et agitez jusqu'à refroidissement. (Cod.)

Emplâtre vésicatoire.

Pr. Résine élémi purifiée. . . . 100
Huile d'olive 40
Onguent basilicum. 300
Cire jaune 400
Cantharides en poudre fine. 420

F. fondre la résine élémi dans l'huile, ajoutez l'onguent basilicum et la cire, faites fondre; incorporez la poudre de cantharides et agitez jusqu'à refroidissement; coulez dans un pot.

On prépare avec cet emplâtre les écussons destinés à produire la vésication en l'étendant en couche mince sur du sparadrap de diachylon ou de la peau. — Le vésicatoire camphré s'obtient en répandant à la surface du vésicatoire ordinaire Q. S. d'éther saturé de camphre. (Cod.)

Sparadrap vésicant.

Pr. Résine élemi purifiée. . . . 100
Huile d'olive. 40
Onguent basilicum. 225
Poix résine purifiée. 100
Cire jaune 375
Cantharides en poudre fine. 420

F. fondre les 5 premières substances, incorporez les cantharides; laissez qques instants sur le feu en agitant. Retirez le vase, et, quand la masse sera en consistance convenable, étendez-la en sparadrap sur des bandes de toile cirée. — En hiver, on remplace 25 gr. de cire jaune par 25 gr. d'onguent basilicum; en été, on fait l'inverse. (Cod.)

Mouches de Milan.

Pr. Poix blanche purifiée. . . . 50
Cire jaune. 50
Cantharides pulv. 50
Térébenthine du mélèze. . . 10
Huile vol. de lavande. . . . 1
— de thym. 1

F. fondre les 2 premières substances, ajoutez les cantharides, et faites digérer 2 h. au B.-M; ajoutez la térébenthine, et, quand tout est bien fondu, retirez du feu, remuez jusqu'à ce que la masse soit presque refroidie, et alors aromatisez avec les huiles volatiles.

Cet emplâtre se délivre en petites masses de 1 gr. aplaties dans un morceau de taffetas noir plié en deux, de 6 centimètres de diamètre. On étend l'emplâtre au moment du besoin. (Cod.)

Papier épispastique.

Pr. Cire blanche. 240
Blanc de baleine. 90
Huile d'olive 120

Térébenthine du mélèze . . 30
Cantharides pulv. 30
Eau. 300

Mettez le tout dans une bassine étamée et faites bouillir doucement pendant 2 h. en agitant. Passez à travers une étoffe de laine sans exprimer ; maintenez le mélange fondu en le plaçant au B.-M. dans une bassine évasée.

Prenez des bandes de papier de grandeur convenable et enduisez-les d'un seul côté en les passant à la surface du corps gras liquéfié ; divisez ces bandes en rectangles de 0m,09 sur 0,065. — Cette formule donne le papier n° 1. On obtient le n° 2 en augmentant de 10 gr. le poids des cantharides. (Cod.)

Emplâtre vésicant anglais.

Pr. Emplâtre de cire. 125
Axonge. 125
Faites fondre et ajoutez :
Cantharides en poudre fine. 125
Remuez jusqu'à refroidissement. (Cod. 1837.)

Emplâtre perpétuel de Janin. *Vésicatoire de Janin.*

Pr. Mastic. 90
Térébenthine. 90
Euphorbe pulvérisée 15
Faites fondre et ajoutez :
Cantharides pulv. 30
Emplâtre diachylon gommé . 15
Faites un mélange homogène (Cad.)

On le laisse appliqué tant qu'on veut obtenir de la suppuration, laquelle se fait par-dessous. Cependant il ne convient pas de le laisser plus de cinq ou six jours. (Dorv.)

Potion cantharidée *Emulsion de cantharides de Van Mons.*

Pr. Huile de cantharides par infusion. 6
Jaune d'œuf. . . . . n° 1
Miel 30
Gomme arabique. 8
Eau dist. de genièvre. . . 90
F. S. A. une émulsion. (Guib.)

Dans l'ascite, la folie, et pour exciter l'appareil génital. (Dorv.)

Pommade de cantharidine.

Pr. Cantharidine. 0,05
Axonge. 30
(Soub.)

Collodion cantharidé. (Tichborne.)

Pr. Cantharides. . . . 186,47
Ether méthylique. 312 ou Q. S.
Acide acétique cristallisable 48
Coton-poudre. . . 15,51
Alcool méthylique. 168 ou Q. S.

Placez les cantharides dans un appareil à déplacement. Traitez par l'éther méth. et l'acide acétique préalablement mélangés, déplacez par l'alcool méthyl. et ajoutez le coton-poudre. Le mylabris cichorii, traité de la même manière. donne un collodion plus vésicant. (Dorv.)

CAOUTCHOUC. Suc concret provenant de plusieurs arbres des contrées chaudes d'Amérique et principalement du *Siphonia elastica* Pers., Euphorbiacées, et des *Ficus elastica* Roxb. et *indica* Lam., Morées.

On en obtient aussi par incisions de l'écorce de l'*Hevea guianensis* Aubl. (Guyane) et de l'*Hevea brasiliensis* Willd (Brésil). D'autres *Hevea* fournissent le caoutchouc du Para. Toutes ces plantes appartiennent aux Euphorbiacées.

C'est un produit naturel hydrocarboné (C^8H^7), blanc, inodore, insipide, mou, flexible, très élastique, plus léger que l'eau. Insol. dans l'eau, dont il peut cependant absorber 26/100 par macération prolongée. Insol. dans l'alcool ; sol. en partie dans l'éther, le sulfure de carbone, la benzine, le naphte, l'essence de térébenthine chauffée. — Il fond à + 200° et distille un liquide formé de plusieurs carbures d'hydrogène, qui est son meilleur dissolvant. Il brûle avec une flamme blanche, fuligineuse, odorante. — Combiné avec le soufre (caoutchouc vulcanisé), il garde son élasticité et sa souplesse, malgré le froid, et est employé à la confection de tubes, d'instruments de chirurgie, d'étoffes imperméables. On emploie le caoutchouc en chirurgie pour faire des pansement par occlusion; on l'applique sous forme de sol. dans le chloroforme (1 p. 12); le véhicule évaporé, il reste une couche mince imperméable. — On l'a donné à l'intérieur soit pur, soit allié à l'essence de térébenthine, contre la phthisie.

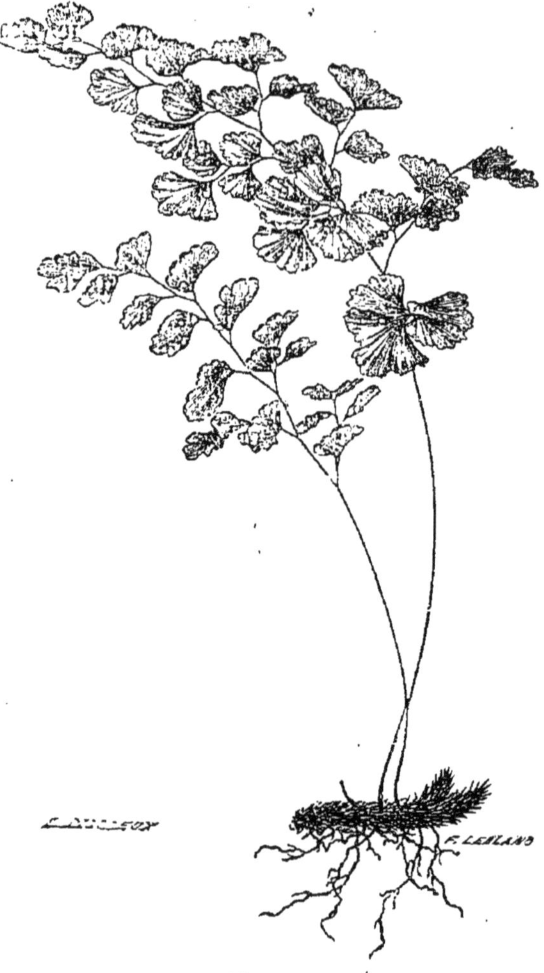

Fig. 29. — Capillaire de Montpellier.

CAPILLAIRE DU CANADA. *Adianthum pedatum* L. — Fougères.

Pétiole lisse d'un *rouge brillant;* divisé en haut en deux branches qui ne portent de nouvelles subdivisions que du côté interne; folioles à pédicule court, d'un vert pur, oblongues, *incisées seulement sur la marge interne.* Od. douce et agréable : sav. un peu styptique. (Cod.) Vient du Canada en masses comprimées.

Le **Capillaire de Montpellier,** *Adianthum Capillus-Veneris* L. (fig. 29), qu'on substitue souvent au précédent, lui est de beaucoup inférieur. — Pétioles grêles, lisses, luisants, noirs, divisés en branches *alternes*, courtes, capillaires; folioles *cunéiformes*, à bord supérieur arqué et découpé.

Comp. — Acides tannique et gallique, extractif amer, huile volatile. — Adoucissants, béchiques, légèrement sudorifiques; = rhume, catarrhe. *Infusé :* 10 : 1000.

Sirop de capillaire. Prép. c. le *Sirop de coquelicot.*

CAPRIER. *Capparis spinosa* L. — Capparidées.

Les *câpres* sont les boutons floraux conservés dans le vinaigre. L'écorce de la rac. est, dit-on, diurétique. Les câpres passent pour anti-rhumatismales. — Inusité.

CAPSULES MÉDICAMENTEUSES.

Enveloppes gélatiniformes rondes ou olivaires, recouvrant des produits médicamenteux de diverse nature et d'administration difficile, soit en raison de leur odeur et de leur saveur, soit en raison de leur volatilité.

L'enveloppe doit être formée de subst. inactives, facil^t sol. dans les liquides de l'estomac et inaltérable par les corps qu'elle contient. Voici la formule recommandée par le Codex :

Gélatine incolore	30	gr.
Gomme arab. pulv	30	—
Sucre pulv	30	—
Miel blanc	10	—
Eau	100	—

F. dissoudre au B.-M. Plongez dans la sol. de petites olives en fer étamé, lég^t huilées et fixées sur un plateau par une tige mince. Retirez le plateau, imprimez-lui un mouvement circulaire, jusqu'à ce que la mat. soit un peu refroidie, puis faites sécher dans une étuve lég^t chauffée. On enlève les capsules sèches, par un brusque mouvement de traction, et on régularise l'ouverture avec des ciseaux. Les capsules, étant disposées sur des supports en bois percés de trous hémisphériques, sont remplies au moyen d'une burette effilée; la substance sera au besoin chauffée au B.-M. si sa consistance est épaisse (B. de copahu). — Les capsules sont ensuite fermées au moyen d'un pinceau enduit de sol. gélatineuse chaude, et plongées jusqu'au quart de leur hauteur dans le même liquide, puis séchées.

On fait des capsules contenant des masses pilulaires ou des opiats; la masse est divisée en bols auxquels on donne la forme ovoïde; ceux-ci, fixés à l'extrémité de tiges minces, suivant le grand axe, sont plongés dans le mélange. Après dessiccation, on retire les tiges brusquement après les avoir chauffées suffisamment à la lampe, pour que la gélatine liquéfiée ferme d'elle-même l'ouverture faite à l'enveloppe par la tige.

On prépare, sous le nom de perles, de petites capsules arrondies dans lesquelles on renferme des médicaments liquides et volatils (éther, chloroforme, ess. de thérébenthine, teintures éthérées). Ces perles s'obt. au moyen d'un appareil spécial, qui, soudant l'une à l'autre, par une forte pression, deux plaques minces de gélatine ou de pâte de jujubes, enferme le médicament dans les cavités hémisphériques réservées de telle sorte que la capsule, découpée en même temps que soudée par ses bords, sort de l'appareil entièr[t]. terminée, sous forme de sphéroïde.

On prépare aussi des capsules composées de deux tubes d'un égal diamètre se fermant l'un par l'autre comme un étui dans lesquels on introduit des poudres.

Les capsules de gluten sont prép. avec un mél. de sucre et de gluten, qu'on applique sur la subst. solide par l'intermède de l'eau ; on les vernit à la fin au moyen d'une sol. alcool. saturée de gluten. Leur prép. demande de l'habitude et de l'habileté.

CARAPA TOULOUCOUNA Guill. — Méliacées.

Le *C. Touloucouna* et le *C. guianensis* Aubl. ont des écorces fébrifuges. Leurs semences fournissent une huile jaune, très amère, employée par les Indiens pour l'éclairage ; ils s'en frottent le corps pour se mettre à l'abri de la piqûre des insectes. Elle sert à la fabrication du savon. E. Caventou a signalé dans l'écorce de *C. Touloucouna* un principe amer, fébrifuge (*touloucounin*). Petroz et Robinet ont aussi retiré de l'huile du *C. guianensis* une mat. blanche, très amère (*carapin*). — Inusités.

CARBONATES. Combinaisons de l'acide carbonique avec les bases. Leurs propriétés sont en général dominées par celles de la base. — Voy. *Acide carbonique.*

Chim. — Il existe des carbonates neutres, des bicarbonates, des sesquicarbonates et des sous-carbonates. — Parmi les carbonates neutres, ceux qui sont à base alcaline sont seuls solubles dans l'eau, leur réaction est alcaline. — Les carbonates acides de chaux, de baryte, strontiane, magnésie, fer et manganèse sont sol. ; mais la solution dépose le sel neutre par l'ébullition. — La chaleur décompose tous les carbonates, excepté ceux de potasse, soude, ammoniaque, baryte et strontiane. — Les acides minéraux décomposent tous les carbonates avec effervescence ; le gaz dégagé trouble l'eau de chaux employée en excès. Les chlorures de calcium et de baryum précipitent de suite les carbonates neutres, et à l'ébullition, les bicarbonates.

CARBONATES PEU USITÉS.

Carbonate de baryte. — On précip. une sol. de nitrate ou de chlorure de baryum par un carbonate alcalin. — Blanc, très peu soluble, mais vénéneux. On l'emploie comme mort-aux-rats.

Carbonate de mercure. — Précipitez le proto-azotate de mercure par le bicarbonate de potasse. — Sel peu stable, inusité.

Carbonate de quinine. — On traite par de l'eau chargée d'ac. carbon. de la quinine fraîchement précipitée, une partie du gaz se dégage, et la liq. laisse déposer des aiguilles de carb. de quinine. — Inusité.

CARBONATE D'AMMONIAQUE. *Sesqui ou sous-carbonate d'ammoniaque ; alcali volatil concret ; Carbonas ammonicus.* = $(AzH^3,HO)^2 (CO^2)^3$, ou $(CO^3)^3 (AzH^4)^4 H^2 + 2H^2O = 118$.

S'obtient en distillant 2 p. de carbonate de chaux avec 1 p. sel ammoniac dans une cornue de grès, et recevant les vapeurs dans un ballon refroidi. — Transparent, incolore, efflorescent ; devient opaque en perdant de l'ammoniaque ; doit être renfermé dans des flacons bien bouchés. Il a une od. d'ammoniaque prononcée. Sol. dans 2 p. d'eau froide, décomposé par l'eau bouillante.

Act. phys. — Propriétés analogues à celles de l'ammoniaque, moins énergiques. Stimulant diffusible, diaphorétique. — Scrofules, paralysies, maladies syphilitiques. — A l'extérieur, il peut produire la rubéfaction et la vésication.

On employait autrefois un carbonate d'ammoniaque empyreumatique provenant de la distillation sèche de la corne de cerf (*sel volatil de corne de cerf*).

Doses. — Comme diaphorétique : 0,50 à 2 gr. en solution aqueuse ; à la dose de 1 gr. 50, répétée, s'il y a lieu, il est vomitif. — On s'en sert encore en Angleterre pour garnir des flacons de poche (sel volatil anglais), soit pur, soit additionné de quelques gouttes d'ammoniaque aromatisée ou de qques fragments de potasse ou de chaux, qui dégagent l'ammoniaque (smellings salts).

Chim. — Voyez *Acide carbonique*, *Carbonates* et *Ammoniaque*.

Fals. et mél. — Entièrement volatilisable et soluble dans l'eau. Sa solution aqueuse, saturée par l'ac. nitrique, ne doit précipiter, ni par les sels de baryte (*sulfates*), ni par le nitrate d'argent (*chlorures*), ni par l'acide sulfhydrique (*oxydes métalliques*).

Sel volatil d'Angleterre.

Pr. Sel ammoniac	2
Carbonate de potasse	3

Mêlez et introduisez dans un flacon à large ouverture, bouché à l'émeri.

On peut aromatiser avec une essence.

Potion contre la scarlatine. (Stahl.)

Mixture de carb. d'ammoniaque, de Bodenius.

Carb. d'ammoniaque	8
Eau distillée	200
Sirop de guimauve	40

Scarlatine nerveuse et ataxique. (Bouch.)

Sel volatil aromatique.

Carbon. d'ammoniaque	60
Ecorce fr. d'orange	24
— de citron	24
Vanille	8
Cannelle	4
Macis	3
Girofle	2

Distill. dans une cornue et recueillez le produit. On peut aussi retirer ce sel de la cornue qui a servi à distill. l'alcoolat aromatique ammoniacal.

CARBONATE DE BISMUTH (Sous-). *Carbonas bismuthicus.* = BiO^3,CO^2, ou Bi^2O^3,CO^2.

On le prépare en précipitant le nitrate acide de bismuth par le sesquicarbonate d'ammoniaque, faisant bouillir le précipité pendant quelques minutes, lavant et séchant.

Mêmes propr. que le sous-azotate ; plus propre à combattre la pyrosis, par suite de sa facile décomposition par les acides faibles. Mêmes doses.

CARBONATE DE CHAUX. *Carbonas calcicus.* = CaO,CO^2, ou $CaCO^3$ = 50.

Se trouve à l'état naturel (craie, marbre, etc.) ; mais, pour les usages pharmac., il convient de le préparer artificiell. Dissoudre dans Q. S. d'eau dist. 100 p. de chlorure de calcium fondu ; précipiter par un soluté contenant 260 p. de carbonate de soude ; laver et mettre en trochisques. (Cod.)

Insol. dans l'alcool et dans l'eau, si ce n'est à la faveur d'un excès d'ac. carbonique. Chauffé au rouge, il se transforme en chaux vive, en dégageant tout son ac. carbonique.

Act. phys. — Absorbant, antiacide, antiémétique, favorable dans la pyrosis ou dyspepsie acescente ; contre-poison des acides minéraux. Il peut s'employer dans tous les cas pour lesquels on prescrit le nitrate de bismuth.

Chim. Voyez *Acide carbonique, Carbonates* et *Chaux*.

Poudre de craie.
Pr. c. la *Poudre de bol d'Arménie*.

Mixtura cretæ. (Brit. pharm.)

Pr. Carbonate de chaux. . .	7,09
Gomme arab. pulv. . .	7,09
Sirop simple	18,85
Eau dist. de cannelle. .	282,62

Pulvis cretæ aromaticus. (Brit. pharm.)

Pr. Carbonate de chaux. . .	453,6
Poudre aromatique (Br. Ph.)	1360,8

Pulvis cretæ aromaticus cum opio. (Br. Pharm.)

Pr. Poudre de craie aromatique ci-dessus. . . .	276,40
Opium en poudre. . . .	7,09

Poudre dentifrice blanche anglaise. (*Camphorated cretaceous tooth-powder*, Ang.). *Craie camphrée.*

Pr. Craie blanche	3
Camph. en poud. fine. . . .	1

Conservez en flacon bouché. (Dorv.)

CARBONATE DE CUIVRE. *Carbonas cupricus.* = $(CuO)^2CO^2$, HO, ou CO^3Cu, $CuO + H^2O$.

C'est le sel qu'on désigne vulgairement par *Vert-de-gris.* Obtenu du sulfate précipité par un carbonate alcalin, il est d'abord bleu et devient vert par la dessiccation. Il n'a d'intérêt qu'au point de vue toxicologique (voyez *Cuivre*).

Le *carbonate de cuivre ammoniacal*, CuO,AzH^3,CO^2,HO, obtenu en évaporant doucement une solution ammoniacale de carbonate de cuivre dans l'ammoniaque, a été employé comme fébrifuge. — Inusité.

CARBONATE DE FER. *Carbonate de protoxyde de fer ; carbonate ferreux ; Carbonas ferrosus.* = FeO,CO^2, ou CO^3Fe = 58.

Ce composé existe cristallisé dans la nature, puis à l'état de dissolution dans certaines eaux minérales. On l'obtient artificiellement en précipitant le sulfate ferreux par le carbonate de potasse ou de soude; mais son existence est très éphémère; aussitôt précipité, il absorbe l'oxygène de l'air, perd son acide et se transforme finalement en sesquioxyde. Sa couleur, d'abord blanche, devient verte, puis fonce de plus en plus, et passe au rouge brun à mesure que la dessiccation s'opère. — Ce n'est qu'au moyen d'un artifice, en le mélangeant de sucre ou de miel aussitôt qu'il a été préparé, qu'on lui conserve à peu près sa composition normale (Pilules de Vallet, de Blaud).

On a tenté de lui donner naissance dans l'estomac même en prépar. des granules contenant, séparés par une mince couche de sucre, le sulfate de fer et le carbonate alcalin (Garnier et Lamoureux), ou en renfermant dans des enveloppes gélatin. les deux sels bien desséchés, fin. pulv. et rapid. mélangés (Perles de Tisy). Il n'est pas sûr que l'ac. lactique, contenu dans le liq. gastrique, ne transf. pas d'abord le carbonate alcalin en lactate, incapable de décomposer le sulfate ferreux.

Le carbonate ferreux a toutes les propr. des meilleurs ferrugineux (V. *Fer*) et constitue une des formes les plus actives qu'on puisse employer.

Le corps nommé à tort *sous-carbonate de fer* n'est, à proprement parler, qu'un oxyde (V. *Oxyde de fer*).

La substitution du sucre de canne au sucre de lait dans la prép. des pilules de Vallet donne lieu à la longue à la formation de cristaux auxquels M. Tanret attribue la formule: $(C^{12}H^{11}O^{11})^2(FeO,CO^2)^2$, et qu'il considère c. une combinaison qu'il nomme *sucro-carbonate de fer;* le fer, comme l'indique la formule, y est à l'état de protoxyde.

Pilules ferrugineuses de Blaud.

Pr. Sulfate de fer purifié, desséché et pulvérisé	30
Carbonate de potasse pur, desséché	30
Gomme arabique en poudre	5
Eau	30
Sirop simple	15

F. dissoudre la gomme dans l'eau au B.-M. dans une capsule de porcelaine; ajoutez le sirop et le sulfate de fer; mélangez; ajoutez le carbonate de potasse pulv. en remuant avec une spatule de fer et chauffez jusqu'à ce que la masse ait pris une consistance pilulaire plutôt dure que molle. — Divisez en 100 pilules que vous sécherez à l'étuve et argenterez. Conservez en flacons bouchés. (Cod.)

Pilules de protocarbonate de fer de Vallet.

Pr. Protosulfate de fer pur, cristallisé	1000
Carbonate de soude cristallisé	1200
Miel blanc	300
Sucre de lait	300
Sucre blanc	Q. S.

F. dissoudre à chaud le sulfate de fer dans Q. S. d'eau contenant 1/20 de sucre et privée d'air par l'ébullition. Dissolv. de même le carbonate de soude. Réunissez les liq. dans un flacon bouché, qui soit presque entièrement rempli; agitez, et laissez déposer. Décantez le liquide surnageant et remplacez-le par de nouvelle eau sucrée bouillie; continuez les lavages de la même manière pour enlever tout le sel alcalin. Jetez le carbonate sur une toile serrée imprégnée de sirop de sucre; exprimez lentement et fortement et mettez le carbonate dans une capsule avec le miel; ajoutez le sucre de lait et concentrez rapid. au B.-M. en consist. d'extrait. — On transforme en pilules en mélangeant 3 p. de la masse obtenue avec 1 p. d'un mélange à P. E. de poudres de réglisse et de guimauve; on fait des pilules de 25 centig. qu'on argente. — Conservez en flacons bouchés. (Cod.)

Pilules au carb. ferro-manganeux. (Burin-Dubuisson.)

Sulfate de fer pur. . . .	75
Carb. de soude.	120
Sulf. de mang. pur . . .	25
Miel fin.	60
Eau.	Q. S.

Opérez c. pour les pilules de Vallet et f. des pilules de 20 centig. argentées. — 2 à 4 par jour.

Pilules de Griffith. *P. de fer et de myrrhe composées.*

Myrrhe	8
Carb. de soude	4
Sulfate de fer.	4
Mélasse.	4

F. une masse pilulaire. (*Belg.*)

Analogues à celles de Blaud et de Vallet, préconisées par les Anglais dans la phthisie tuberculeuse. (Dorv.)

Mixture de fer composée (Griffith.) *Mixture de Myrrhe.*

Myrrhe pulvérisée. . . .	8
Carb. de potasse.	3
Eau de roses.	384
Sulfate de fer	4
Esprit de muscade. . . .	6
Sucre	8

Triturez la myrrhe et le carbonate avec l'esprit et le sucre; aj. success. les 7/8 de l'hydrolat, puis le sulfate préalabl. dissous dans le reste de l'eau de roses. (Brit.).

Emménagogue tonique. Dose: 20 à 50

CARBONATE DE LITHINE. *Carbonas lithicus.* $= LiO,CO^2$, ou $Li^2CO^3 = 36,43$.

S'obtient en décomposant l'acétate par calcination, ou en précipitant un sel sol. de lithine par un carbonate alcalin. — Poudre blanche, légère, peu sol. dans l'eau (12 p. 1000), plus sol. dans l'eau chargée d'ac. carbon. — Vanté dans ces dernières années contre la goutte, en raison de la grande solubilité de l'urate de lithine. — On l'administre en solution : 5 à 50 centigr. par jour, ou sous forme de granules effervescents.

CARBONATE DE MAGNÉSIE. *Magnésie blanche, anglaise ou carbonatée; sous-carbonate de magnésie; hydrocarbonate de magnésie; Carbonas magnesicus.* $= (MgO)^4, (CO^2)^3 + 4HO$.

Prép. — Précipiter un soluté de sulfate de magnésie par un autre de carbonate de soude, laver et sécher. Avec des sol. très étendues, on obtient un carbonate léger et ténu; avec des sol. bouillantes, un précipité dense; avec des sol. saturées et bouillantes, un produit granulé. En Angleterre, on précipite par le carbonate de soude l'eau de la source d'Epsom; en Bohême, on l'obt. de même des eaux d'Egra et de Sedlitz. — Ce sel existe à l'état naturel sous forme de minéraux abondants (*magnésite, lémolithe*), combiné au carbonate de chaux (*dolomie*), ou à l'état de bicarbonate dans beaucoup d'eaux minérales (Carlsbad, Tœplitz, Saint-Allyre). — Dans le commerce, il est sous la forme de pains cubiques, blancs et légers; insipide, inodore, presque insol. dans l'eau froide (1/2500), moins encore dans l'eau bouillante (1/9000).

Il se combine avec le bicarbonate de potasse ou de soude ; il en résulte des sels cristallisés et solubles.

Act. phys. — Absorbant, antiacide, antidyspeptique ; à dose massive (3 à 8 gr.), c'est un bon purgatif. On l'emploie aussi comme dentrifice et contre-poison des acides. On prétend que son usage habituel fait disparaître les verrues.

Carbonate de magnésie et de potasse;
Carbonate de magnésie et de soude;

En mêlant une sol. de sulfate de magnésie avec une sol. concentrée d'un bicarbonate alcalin et laissant cristalliser, on obtient ces deux sels, qui se décomposent en partie quand on les traite de nouveau par l'eau. Le *carbonate de magnésie et de soude* est employé en Angleterre sous le nom de magnésie soluble. — Ce sont des purgatifs analogues au tartrate double de potasse et de soude.

Chim. — Voir *Acide carbonique*, *Carbonates* et *Magnésie*.

Fals. et mél. — Peut contenir : *eau* en excès : mis à l'étuve, il ne doit pas perdre plus de 5 0/0; *chlorures :* lavé à l'eau dist., la sol. précipitera par nitrate d'argent; *sulfates :* la même sol. précipitera par le chlorure de baryum; *alumine :* le carbonate sera dissous dans l'acide chlorhydrique en excès, additionné ensuite d'un excès d'ammoniaque qui précipite l'alumine; *chaux :* la liqueur d'où l'on aura séparé l'alumine par le filtre précipitera par oxalate d'ammoniaque.

Poudre de magnésie blanche.

Pulvérisez les pains d'hydrocarbonate de magnésie en les frottant sur un tamis de crin placé sur une feuille de papier ; repassez la poudre au tamis de soie. (Cod.)

Tablettes de magnésie.

Pr. Hydrocarbonate de magnésie.	200
Sucre blanc.	800
Mucilage de gomme adrag.	120

F. des tablettes du poids de 1 gr. — Chacune contient 20 centigr. d'hydrocarbonate de magnésie. (Cod.)

Tablettes de magnésie et de cachou.

Pr. Hydrocarbonate de magnésie.	100
Cachou pulv.	50
Sucre blanc.	850
Mucilage de gomme adrag.	120

F. des tablettes de 1 gr. — Chacune contient 10 centigr. d'hydrocarbonate de magn. et 5 centigr. de cachou. (Cod.)

Pulvis magnesiæ cum Rheo. (Ph. Germ.)

Pr. Hydrocarbonate de magnésie.	60
Sucre pulv.	40
Rhubarbe pulv.	15
Huile vol. de fenouil. . . .	1

CARBONATE DE MANGANÈSE. *Carbonas manganosus.* = MnO,CO^2, ou $MnCO^3 = 57,57$.

Prép. — Pr. :

Sulfate de manganèse crist.	200
Carbonate de soude crist.	260

F. dissoudre à chaud séparément les deux sels, filtrez et mêlez les sol. dans un vase de capacité convenable. Lavez à plusieurs reprises et par décantation, à l'eau chaude, le précipité blanc obtenu, puis mettez-le en trochisques. — Poudre blanche rosée, inaltérable à l'air, total. sol. dans l'ac. chlorhydrique. (Cod.)

Act. phys. — Il peut être employé comme adjuvant des préparations de fer ; c'est un tonique reconstituant dont l'action n'est pas très nette, et qui doit peut-être toute sa valeur aux ferrugineux qu'on lui associe. — 0,20 à 1 gr. par jour. — Inusité.

CARBONATE DE PLOMB. *Céruse; blanc de plomb; blanc d'argent; Carbonas plumbicus.* = PbO,CO^2, ou CO^3Pb = 133,56.

Préparé en grand dans l'industrie, par divers procédés, qui reviennent tous à décomposer un acétate basique de plomb par l'acide carbonique. En pharmacie, on peut l'obtenir en faisant passer un courant d'ac. carbonique dans le sous-acétate de plomb, ou en décomposant l'acétate cristallisé par le carbonate de soude. — Blanc, pulvérulent, inodore, insipide, insol. dans l'eau, si ce n'est quand elle est chargée d'ac. carbonique.

C'est un dessiccatif, un résolutif employé à l'extérieur sous forme de pommade. « Il agit comme astringent dès que les acides normaux ou pathologiques en dissolvent une proportion notable. » (Gubler.) Il est absorbé soit par la peau, soit par les voies respiratoires des ouvriers qui le manient tous les jours ; il en résulte souv. pour eux une intoxication grave dont on trouvera les détails à l'article *Plomb*.

Chim. — Voir *Ac. carbonique, Carbonates* et *Plomb*.

Toxic. — Voir *Plomb*.

Fals. et mél. — Dissoudre dans acide acétique : ce qui élimine *gypse, talc, sulfate de baryte*. Le *carbonate de baryte* et la *craie* seraient dissous : on précipitera le plomb par l'hyd. sulfuré; la solution filtrée laissera précipiter la chaux par l'oxalate d'ammoniaque, la baryte par l'acide sulfurique. Chauffé sur le charbon au chalumeau, il donne un globule métallique. — 3 gr. 40 céruse sont entièrement dissous dans 10 gr. acide acétique étendu de 24 gr. d'eau distillée, et le soluté n'est pas entièrement précipité par l'addition d'un soluté de 3 gr. phosphate de soude. (Dorvault d'après Pharmac. d'Edimbourg.)

Poudre de céruse.

Pr. c. la *Poudre de magnésie blanche.* (Cod.)

Pommade de carbonate de plomb. *Onguent blanc de Rhazis.*

Pr. Carbonate de plomb.	10
Axonge benzoïnée.	50

Mêlez exactement au porphyre. — Rancit rapidement; ne doit être préparée qu'au moment du besoin.

CARBONATE DE POTASSE. *Sel de tartre; nitre fixé par le charbon; sous-carbonate de potasse; Carbonas potassicus.* = KO,CO^2, ou CO^3K^2 = 69,11.

La *potasse* du commerce, principal. formée de carbonate de potasse, contient en outre : potasse caustique, sulfate, chlorure, soufre et fer ; elle est colorée ; elle provient des cendres de végétaux. Pour les usages médicaux, on la prép. en faisant déflagrer par parties dans un creuset chauffé au rouge un mélange de 1 p.

nitre et 3 p. crème de tartre pulv. La masse charbonneuse traitée par l'eau, filtrée et évaporée, donne le carbonate pur. Très sol. dans l'eau, insol. dans l'alcool, déliquescent (*huile de tartre par défaillance*), caustique ; il ne doit contenir que des traces de sulfate et de chlorure.

Propr. générales des alcalins, mais moins bien supporté que le bicarbonate de soude, à cause de sa causticité ; antilithique, résolutif, antiherpétique et antiscorbutique.

Dose. — 0,25 à 1 gr. dissous. Plus fréquemment employé en bains : 125 à 250 et plus.

Carbonate de potasse et d'ammoniaque. — On dissout dans le moins d'eau possible 4 p. carbonate de potasse, 1 p. carb. d'ammoniaque, on sature par un courant d'acide carbonique, on chauffe et on fait cristalliser. — Diurétique, antilithique.

Carbonate de potasse et de soude. — On peut obtenir ce sel en faisant cristalliser une sol. mixte et concentrée de ses deux composants.

Chim. — Voir *Acide carbonique, Carbonates* et *Potasse.*

Fals. et mél. — Saturer le carbonate par acide azotique. L'addition de nitrate de baryte doit donner seulement un léger nuage (*sulfates*). De même pour le nitrate d'argent (*chlorures*). La chaleur rouge ne doit pas lui faire perdre plus de 1/5 de son poids.

Alcalimétrie. — On a souvent à titrer les potasses du commerce. L'opé-

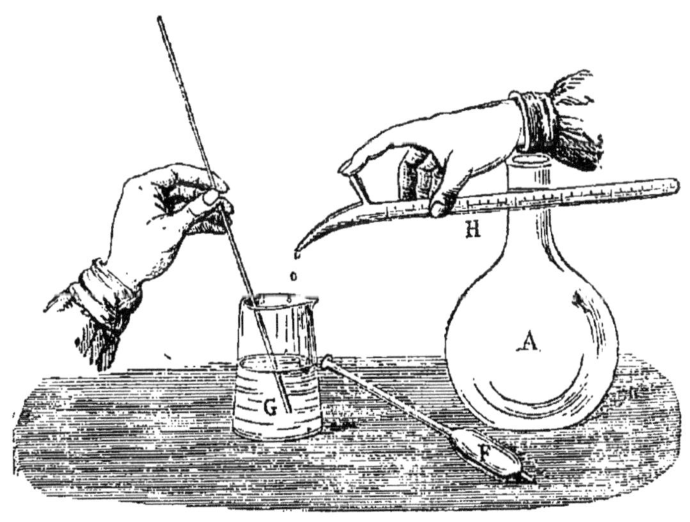

Fig. 30. — A, liqueur acide; F, pipette jaugée à 50 c. c.; H, burette; G, vase à saturation.

ration est basée sur ce fait que 5 gr. d'acide sulfurique monohydraté saturent exactement 4 gr. 807 de potasse pure. On prépare donc une solution acide avec 50 gr. ac. sulfurique monohydraté et Q. S. d'eau pour occuper le volume de 1/2 litre ou 500 c. c. à + 15°. D'autre part, on pèse 48 gr. 07 de potasse à essayer, en prenant des échantillons dans div. parties de la masse, et l'on traite par Q. S. d'eau, en plusieurs fois, pour que toutes les liqueurs réunies fassent exactement un vol. = 1/2 litre. On prend de cette solution, au moyen d'une pipette jaugée, 50 c. c., et on les verse dans un verre à saturation; on ajoute quelques gouttes de teinture de tournesol. D'autre part, on remplit de liqueur acide jusqu'au 0 une burette graduée contenant exactement 50 c. c. et portant 100 divisions (burette de Gay-Lussac, fig. 30). Si la potasse est pure, le liquide de la burettte saturera exactement celui du verre à saturation. Si elle contient moitié de son poids de potasse, il faudra 50 div. de la burette; un quart seulement, il en faudra 25. On voit que la division où s'arrête le liquide, après la saturation, donne exactement la proportion 0/0 de potasse contenue dans l'échantillon, ou son *titre*. La teinture de tournesol prend une teinte vineuse à chaque addition d'acide, par suite du dégagement de l'acide carbonique, puis revient au bleu; à la fin de l'opération, il faut chauffer la liq. pour rendre la réaction plus nette.

Le bicarbonate de potasse, *carbonate de potasse saturé, Bicarbonas potassicus*, = $KO,HO,(CO^2)^2$ ou $KHCO^3$, s'obtient en saturant par un courant d'ac. carbonique lavé, une sol. de carbonate neutre marquant 1, 21 au densimètre. Le sel cristallise à mesure de sa production. — Prismes rhomboïdaux non déliquescents. 100 p. d'eau à + 20° dissolv. 26,9 p. de bicarb. de potasse. La sol. froide ne précipite pas le sulfate de magnésie. Portée à l'ébullition, elle laisse dégager de l'ac. carbonique. et le sel se transforme en sesquicarbonate.

Propr. anal. au précédent; moins caustique. Il alcalise l'urine. Il a été employé spécial. dans la diathèse urique et le croup.

Dose. — 0, 50 à 2 gr. et plus en *potion*.

Lotion alcaline.
Pr. Carbonate de potasse . . . 50
Eau distillée. 1000
F. dissoudre; filtrez. (Cod.)

CARBONATE DE SOUDE. *Sel* ou *cristaux de soude; Carbonas sodicus.* = $NaO,CO^2 + 10HO$, ou $CO^3Na^2,10H^2O = 143$.

Les soudes du commerce sont formées de carbonate de soude mélangé de sels étrangers. Elles proviennent des cendres des végétaux marins. La *soude artificielle*, presque exclusiv. employée aujourd'hui, s'obt. par la décomp. du sulfate de soude par le carbonate de chaux en présence du charbon, à une temp. élevée.

Le carbonate de soude usité en pharmacie est obtenu en purifiant par solution et cristallisation la soude artificielle. — Gros cristaux octaédriques, efflorescents; sav. alcaline, urineuse; sol. dans 2 p. d'eau.

Propr. génér. des alcalins; antilithique, diurétique, antistrumeux. — 1 à 2 gr. à l'intérieur; on lui préfère, pour l'usage interne, le bicarbonate, qui est moins irritant. — Surtout employé pour l'extérieur, en *bains* (125 à 500 gr.) et *pommades* contre les maladies de peau, et comme stimulant général dans la goutte.

Chim. — Voir *Ac. carbonique, Carbonates* et *Soude*.

Fals. et mél. — Sa solution aqueuse, sursaturée par l'acide azotique pur, doit être à peine troublée par le nitrate d'argent (*chlorures*) et par le chlorure de baryum (*sulfates*).

Le *titre* des soudes du commerce s'obtient comme celui des potasses, en pesant seulement 31 gr. 85 de soude pour faire l'échantillon, au lieu du poids de 48,07 indiqué pour la potasse : 3 gr. 185 de soude pure neutralisant exactement 5 gr. d'acide sulfurique monohydraté. — Il faut s'assurer d'avance par un acide qu'elle ne contient ni sulfite ni sulfure (dég[t] d'ac. *sulfureux* ou *sulfhydrique*), auquel cas il faudrait calciner d'abord l'échantillon avec une petite q. de chlorate de potasse qui convertirait ces deux sels en sulfate, impropre à altérer les indications de la burette.

Le BICARBONATE DE SOUDE, *sel de Vichy*, *Bicarbonas sodicus*, = $NaO,HO,2CO^2$ ou $NaHCO^3$, existe en dissol. dans beaucoup d'eaux naturelles : Vichy, Vals, Saint-Alban ; pour la pharmacie, on le prép. en saturant d'ac. carbonique des cristaux de soude, placés sur des diaphragmes, dans des vases fermés à tubulure inférieure permettant de faire écouler à volonté l'eau qui se sépare du sel pendant sa saturation. — Sel d'un blanc mat, en masses composées de petits cristaux ; sol. dans 12 p. d'eau à + 15° ; la sol. bouillante dégage de l'ac. carbonique ; et le sel se change en sesquicarbonate. — Saveur alcaline urineuse.

Act. phys. — Antiacide, antilithique et antigoutteux, diurétique. Il sature les acides de l'estomac dans la pyrosis ; favorise, avec la bile et le suc pancréatique, la digestion des matières grasses. Il contribue dans la goutte et la gravelle urique à l'élimination de l'acide urique, soit en formant un sel soluble, soit en favorisant sa combustion et sa transformation en urée. Sous son influence prolongée, le sang s'appauvrit de globules et perd de sa plasticité : d'où des hémorrhagies multiples. A l'extérieur, en *bains :* il nettoie la peau de la matière sébacée et favorise ses sécrétions. Ce sel a des indications nombreuses.

Dose. — 0,50 à 8 gr. et plus.

Fals. — Peut contenir du *carbonate neutre* non saturé : sa solution précipite alors à froid le sulfate de magnésie et le bichlorure de mercure.

Bain alcalin.

Pr. Carbonate de soude. . . .	250
Pour un bain.	(Cod.)

Bain dit **de Plombières.**

Pr. Carbonate de soude. . . .	100
Chlorure de sodium	20

Sulfate de soude. 60
Bicarbonate de soude . . . 20
Gélatine concassée. 100

Mélangez les sels et enfermez-les dans un flacon. Mettez la gélatine à part. — Pour préparer le bain, on met tremper la gélatine dans 500 gr. d'eau froide pendant 1 heure, on chauffe pour achever la dissolution; on verse dans la baignoire la gélatine d'abord, puis les sels. (Cod.)

Bain électro-chimique, de Pennès.

Pr. Bromure de potassium. . . 1
Carb. de chaux 1
Carb. de soude. 300
Phosph. de soude. 8
Sulfate de soude. 5
Sulfate d'alumine 1
— de fer. 3
Huile vol. de romarin . . . 1
— de lavande . . . 1
— de thym. 1

La dose simple est le bain dit *hygiénique*, de l'auteur; en multipliant plus ou moins les doses, on a le bain dérivatif, sédatif, anticholérique, etc. (Dorv.)

Poudre de bicarbonate de soude.

Prép. c. la *Poudre de borate de soude*.

Tablettes de bicarbonate de soude. *Pastilles de Vichy* ou *de d'Arcet*.

Pr. Bicarbonate de soude. . . 50
Sucre blanc. 1950
Mucilage de gomm. adrag. 180

F. des tablettes de 1 gr. contenant chacune 25 milligr. de bicarbonate.

Pour les aromatiser on emploiera, au choix, pour les proportions ci-dessus :

Huile vol. d'anis 0,25
— de citron. . . . 0,30
— de menthe rectifiée 0,20
— de fl. d'oranger. 0,10
— de rose 0,10
Teinture de vanille. . . . 0,60
(Cod.)

Poudre gazogène alcaline. *Soda-Powders*.

Pr. Bicarbonate de soude pulv. 20 gr.
Pour 10 paquets bleus.
Acide tartrique pulv. . . . 13 gr.
Pour 10 paquets blancs. (Cod.)

Bain artificiel de Vichy.

Pr. Bicarbonate de soude. . . . 500
Pour un bain.

Poudre digestive alcaline. *Saccharo-kali de Blondeau*

Pr. Sucre. 1000
Bicarb. de soude. 20
Laque carminée, Q. S. pour colorer.

Employée dans les mêmes cas que les pastilles de d'Arcet.
50 à 100 gram. pour un litre d'eau. (Dorv.)

Mixture alcaline (Biett.)

Sirop de fumeterre. . . . 500
Bicarb. de soude. 12

Une cuill. à bouche, matin et soir, dans l'eczéma, le lichen, le prurigo.

CARBONATE DE ZINC. *Carbonas zincicus.* = ZnO,CO^2, ou CO^3Zn = 62, 52.

Ce sel insol. n'aurait pas d'intérêt par lui-même, si ce n'est qu'il constitue presque entièrement la *calamine, pierre calaminaire*, qui entre dans qques pommades et onguents, employés comme légers astringents, siccatifs, dans div. maladies de peau. — Inusité.

Chim. — Voir *Ac. carbonique*, *Carbonates* et *Zinc*.

CARDAMINE. *Cresson des prés; Cardamina pratensis* L. — Crucifères.

Antiscorbutique. — Inusité.

CARDAMOMES.

Le *Grand Cardamome* est le fruit de l'*Elettari major* Smith. — Amomacées. — Le *Petit* et le *Moyen Cardamome* viennent de l'*Elettari Cardamomum*.

Fruits à enveloppe scarieuse, trilobée, contenant des graines brunâtres, à od. et sav. très fortes, térébinthacées.

La *Maniguette* ou *Graine de Paradis* — semences rougeâtres, à amandes blanches, âcres et brûlantes — est la semence de l'*Amomum Afzelii* Rosc. Sa teinture est un révulsif, propre à combattre les maux de tête, les douleurs rhumatismales, etc.

Tous ces fruits sont stomachiques, carminatifs, excitants, et sont employés dans qques contrées comme condiments.

Poudre de cardamome.

Prenez le fruit du petit cardamome, déchirez et rejetez les péricarpes ; recueillez les semences que vous sécherez lentement à l'étuve et pulvérisez sans résidu. (Cod.)

Poudre de maniguette.

Préparez c. *P. de cardamome.*

Teinture de cardamome.

Prép. c. la *Teinture de noix vomique* avec 1 p. pour 5 p. alcool à 80°.

Tinctura cardamomi composita. (Brit. Pharm.)

Pr.	Cardamomes concassés. .	7,09
	Carvi concassé.	7,09
	Raisins sans pépins. . . .	56,70
	Cannelle concassée. . . .	14,17
	Cochenille en poudre. . .	3,39
	Alcool à 60° c.	518,05

Prép. par déplacement 530 de teinture. (Cod.)

Baume de Gilead de Salomon.

Pr.	Cardamomes.	30
	Cannelle	30
	Baume de la Mecque . . .	2
	Teint. de cantharides. . . .	1
	Alcool à 56° c.	500
	Sucre.	250

Une cuillerée à café dans du vin généreux, dans l'anaphrodisie. (*Rem. patenté anglais.*) (Dorv.)

CARICA PAPAYA L. — Urticées artocarpées (Amériq. mérid.).

Arbre de 25 à 30 pieds, non ramifié, couronné par un bouquet de feuilles. Les fruits, charnus, ovoïdes, à côtes, de la grosseur d'un melon, contiennent une pulpe comestible. Toutes les parties du végétal laissent échapper par incision un suc laiteux remarquable par sa propriété de dissoudre et digérer la fibrine. Le suc, séché au soleil, est en petites masses irrégulières d'un blanc jaunâtre ou rougeâtre, à odeur animalisée désagréable. Ce suc contient un ferment, la *papaïne*, qu'il est facile d'obtenir et de purifier en la précipitant par l'alcool des solutions aqueuses de suc. Ce ferment dissout la fibrine dans les solutions neutres, acides ou alcalines (Wurtz). Sa composition variable dans certaines limites le rapproche de la *trypsine* (ferment pancréatique). La papaïne, bien purifiée, dissout et transforme partiellement en peptone jusqu'à 2000 fois son poids de fibrine humide à l'aide d'une température de 50°.

Les peptones ainsi obtenues diffèrent des syntonines en ce qu'elles ne sont pas précipitées par une sol. saturée de sulfate de magnésie comme celles-ci, et des peptones parce qu'elles sont précipitées par l'acide chlorhydrique : le précipité est soluble dans un excès. La syntonine est le premier produit de transformation des albumines sous l'influence de la pepsine ; elle est précipitable par l'acide nitrique; la peptone n'est pas précipit. par cet acide. (Guichard.)

Récemment, on a indiqué comme possédant des propriétés analogues au suc de Carica le suc laiteux du *Ficus doliaria* Mart., Artocarpée du Brésil.

Elixir de carica papaya. F. un élixir cont. 0,10 de papaïne par cuillerée à bouche. — Dans le **Vin** 0,10 par verre à bordeaux; dans le **Sirop**, 0,10 par 30 gr.

CAROBA. *Jacaranda procera; Bignonia Copaia* Aubl. — Bignoniées.

Arbre du Brésil; les feuilles y sont employées comme antisyphilitiques, l'écorce comme sudorifique. — Le Catalpa (*Bignonia Catalpa* L.), cultivé maintenant en France, passe pour narcotique. Inusités.

CAROTTE. *Daucus Carota* L. — Ombellifères.

Racine succulente très sucrée, sans propr. bien définies, employée vulgair[t] contre la jaunisse (*suc*) et en cataplasmes (*pulpe*), sur les tumeurs cancéreuses ulcérées. Les semences, par leur composition (*huile essentielle, tannin, principe amer*), participent des propr. génér. des sem. d'Ombellifères : stimulant, tonique, diurétique.

Pulpe de carotte. Pulpez q. v. de racine de carotte au moyen de la râpe.

CAROUBIER. *Ceratonia siliqua* L. — Légumineuses.

Les fruits nommés *carouges* et *caroubes* sont des siliques brunes de 15 à 25 c. de long, contenant des graines entourées d'une pulpe noirâtre sucrée et acidule. Cette pulpe est laxative comme celle du tamarin, rafraîchissante, et est employée par les Arabes contre les rhumes et affections bronchiques, les fièvres bilieuses et inflammatoires. L'extrait d'éc. de caroubier est astringent et antidiarrhéique.

CARRAGAHEEN. *Mousse perlée; mousse d'Islande; Fucus crispus* L. — Algues.

Algue commune des mers du Nord. Sèche, elle est d'un blanc jaunâtre, sous forme de frondes crispées, découpées; od. faible; sav. mucilagineuse. — En grande partie constituée par une gelée végétale (*Carragahéenine*). On y a trouvé des traces d'ac. oxalique, de phosphore, de chaux.

Analeptique et adoucissant : phthisie, diarrhée, maladies des voies urinaires. *Décocté :* 5 : 1000.

Saccharure de carragaheen.

Pr. Carragaheen	1000
Sucre blanc	4000

Lavez le carrag. à l'eau froide, et faites-le bouillir dans Q. S. d'eau pendant 1 h. Passez avec expression, ajoutez le sucre et terminez comme le *saccharure de lichen*. (Cod.)

Gelée de carragaheen.

Pr. Saccharure de carragaheen	40
Sucre blanc	20
Eau	100
Eau de fl. d'oranger	5

Délayez le saccharure dans l'eau, ajoutez le sucre, faites bouillir, écumez et coulez dans un pot où vous aurez d'abord pesé l'eau aromatique. (Cod.)

Sirop de carragaheen.

Pr. Carragaheen	30
Eau	2000
Sirop simple	4000

F. bouillir 1/2 heure le fucus dans l'eau, passez avec expression, ajoutez le sirop et réduisez le tout au poids de celui-ci. (Dorv.)

Cataplasme au Fucus crispus.

On étend sur une claie une feuille de coton cardé d'un mètre carré environ, on verse à la surface une infusion concentrée et mucilagineuse de Fucus crispus; on recouvre le tout d'une autre feuille de coton cardé de même dimension, et au moyen d'une brosse on frappe légèrement pour faire pénétrer la gelée dans toute l'épaisseur de la ouate.

On expose le tout dans une étuve modérément chauffée. La ouate ainsi imprégnée prend, par la dessiccation, l'apparence d'un carton épais sans odeur.

Pour l'usage, placez un morceau de dimension convenable dans une assiette, et arrosez d'eau presque bouillante. Le mucilage se gonfle en reprenant son eau d'hydratation. (Soc. de Ph.)

Lait analeptique au carragaheen.

Mousse d'Irlande	5
Lait de vache	150
F. bouillir 10 min., exprim. et aj. :	
Eau de fleurs d'oranger	45

(Ber.)

On peut rempl. l'hydrolat de fl. d'or. par 30 de sucre et 1,2 de cannelle pulvér.

Cette prép. prend en se refroidissant une consist. de gelée, et est alors fort agréable. On peut l'aromatiser.

CARTHAME. *Safran bâtard* ou *d'Allemagne*; *Safranum*; *Carthamus tinctorius* L. — Composées.

Les fleurons sont employés en teinture; ils contiennent une mat. color. rouge (*carthamine*), qui, sèche et en couches minces, a des reflets verts dorés, et une autre mat. color. jaune.

Les semences (*graines de perroquet*) sont purgatives à la dose de 8 gr. en émulsion. — Inusité.

CARVI. *Carum Carvi* L. — Ombellifères.

Semences analogues à celles de fenouil, moins grosses. — Sav. aromatique, chaude, sucrée. Employé comme condiment par certains peuples, principalement en Allemagne. — Carminatif, stimulant. — *Infusé :* 10 : 1000.

Poudre de carvi.

Prép. c. la *Poudre d'anis*.

Huile volatile de carvi.

Prép. c. l'*Huile vol. de fl. d'oranger*,

Alcoolat de carvi. *Esprit de carvi.*

Prép. c. l'*Alcoolat d'anis*.

CASCA.

Ecorce originaire du Congo, non déterminée, très amère, purgative et émétique. M. Stan. Martin en a extrait un principe cristallisé (*cascarin*).

CASCARILLE. *Croton Elüteria* Swartz. — Euphorbiacées.

Ec. aromatique des Antilles, à goût piquant et chaud, sans astringence. On y a trouvé un principe cristallisable (*cascarilline* de Duval). Elle brûle en répandant des vapeurs aromatiques.

Amer tonique, fébrifuge, antiémétique. *Poudre :* 1 à 2 gr. *Infusé :* 10 : 1000. — En fumigations toniques, excitantes.

Poudre de cascarille.
Prép. comme la *Poudre de cannelle.*

Teinture de cascarille.
Prép. c. la *Teinture de cannelle*, avec 1 p. pour 5 p. alcool à 80°.

CASSE. *Cassia fistula* L. — Légumineuses.

La *Casse en bâtons* est le fruit du *Cassier* ou *Canéficier*, qui croît en Ethiopie, aux Indes, aux Antilles. — Fruit cylindrique, long de 20 à 60 centim., noirâtre, contenant une pulpe sucrée et aigrelette répandue entre des cloisons transversales, autour des semences. — Cette pulpe, débarrassée des cloisons et des sem., est employée c. purgatif; contient sucre, gomme, mat. tannante, mat. glutineuse, mat. colorante sol. dans l'éther.

C'est un laxatif, un purgatif doux, utile dans le cours des affections inflammatoires.

Dose. — 15 à 60 gr.

Pulpe de casse.
Ouvrez les gousses, en frappant sur l'une des sutures, tandis que l'autre porte sur un point résistant; enlevez la pulpe, les semences et les cloisons intérieures; mettez le tout dans un pot de faïence ou de porcelaine avec Q. S. d'eau et faites digérer au B.-M. jusqu'à ramollissement suffisant; pulpez sur un tamis de crin et évaporez en consist. d'extrait mou. (Cod.)

Tisane de casse.

P. Extrait de casse	10
Eau à 60°	1000

Délayez et passez au blanchet. (Cod.)

Extrait de casse.

Pr. Casse	1000
Eau dist. froide	1000

Ouvrez les fruits, enlevez l'intérieur et délayez-le dans l'eau froide; passez à travers une étamine de laine, sans expression; lavez le résidu, réunissez les liqueurs, et évaporez au B.-M. en consistance d'extrait mou. (Cod.)

Conserve de casse. *Casse cuite.*

Pr. Pulpe de casse	100
Sirop de violettes	75
Sucre blanc	20
Huile vol. de fl. d'oranger, Gtt	1

Mélangez le sucre, le sirop et la pulpe; faites cuire au B.-M. en consistance d'extrait mou ; aromatisez à la fin avec l'essence. (Cod.)

CASSIA LIGNEA. Ec. attribuée au *Cinnamomum Malabathrum* Batka. — Lauracées.

Ec. roulée ayant quelque rapport avec la cannelle de Ceylan : les cylindres sont plus gros, et l'éc. est souvent munie de son épiderme. — Peu odorante et inusitée. — Les *feuilles de Malabathrum* sont attribuées par Guibourt au même arbre; elles sont longues et trinervées, et entrent dans la thériaque.

CASTOREUM. Produit sécrété par le *Castor Fiber* L. — Mammifères-Rongeurs.

Chez les Castors, l'anus et les organes génitaux s'ouvrent dans un cloaque sur les côtés duquel se trouvent aussi les orifices de glandes anales volumineuses. En avant du fourreau préputial sont les orifices de deux glandes allongées, piriformes, qui sécrètent le castoreum; ces glandes sont, comme les testicules, renfermées dans l'abdomen. Elles sont moins développées chez la femelle. — A l'état frais, le Castoreum est onctueux, presque fluide, d'une odeur forte et désagréable.

Dans le commerce (fig. 31), il est sous forme de poches ridées, aplaties, géminées; l'une des poches est plus petite que l'autre; brun foncé, à cassure comme résineuse coupée de membranes blanchâtres. — Od. nauséeuse, sav. âcre, amère. — Insol. dans l'eau, presque entièr^{t} sol. dans l'alcool et l'éther. Ces caractères sont ceux du castoreum du Canada.

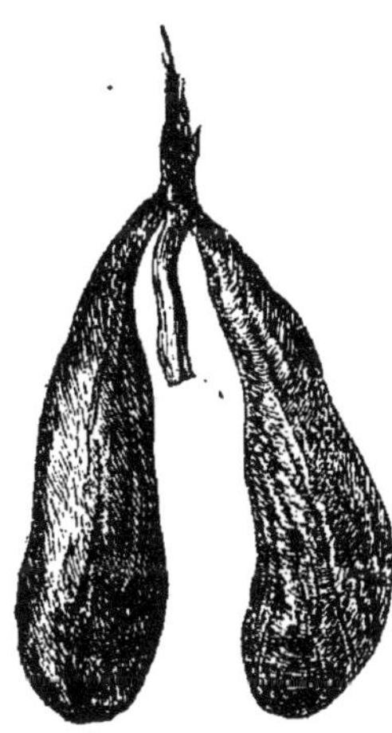

Fig. 31. Castoreum du Canada.

Comp. — Huile vol., résine, albumine, graisse, mucus, cholestérine, gélatine, carbonate d'ammoniaque, urates, benzoates, sulfates, soude, potasse, chaux, magnésie (Brandes), *castorine* (mat. grasse cristallisée, Bizio); salicine et acide phénique (Wœhler). Ses propr. sont dues à l'huile vol. (Valenciennes fils.)

Le *Castoreum de Sibérie*, inusité en France, est en poches arrondies, à cassure jaune rougeâtre, à od. de cuir de Russie.

Act. phys. — Considéré par les uns comme un excellent antispasmodique, par d'autres comme à peu près inactif. — Toutefois son usage est fréquent dans l'hystérie, l'hypochondrie, les névroses, et comme emménagogue. — *Dose :* 0,05 à 1 gr. 50 en *poudre*, ou sous toute autre forme.

Fals. — Il faut s'assurer de l'intégrité des poches et de la présence des membranes qui cloisonnent l'intérieur. — On a fait de faux casteorum de toutes pièces avec des matières résineuses introduites dans des vessies ou baudruches.

Poudre de castoreum.

Déchirez les poches, séparez autant que possible les membranes extérieures et intérieures; faites sécher à l'étuve modérément chauffée. — Pulvérisez par trituration au mortier de fer et passez au tamis de soie. (Cod.)

Teinture de castoreum.

Pr. Castoreum pulv.	100
Alcool à 80°	1000

F. macérer 10 j., passez avec expression et filtrez.

Teinture éthérée de castoreum.

Pr. Castoreum pulv. 10
Ether alcoolisé à 0,76. . . . 100

Prép. c. la *Teinture éthérée d'asa-fœtida.*

Aqua castorei. (Pharm. Belg. Wurt.)

Pr. Castoreum du Canada. . . 4
Eau. . . . . Q. S.

Retirez par distillation 1000 p. de liqueur.

Pilules antihystériques.

Pr. Castoreum. 1,25
Myrrhe 2,0
Acide succinique. 0,2
Huile de Dippel, goutte. . 1
Teint. de myrrhe. . . . . Q. S.

F. 12 pillules. (Van M.)

Les *Pilules antispasmodiques de Piderit* contiennent de l'asa-fœtida. (Dorv.)

Mixture antispasmodique.

Pr. Ammoniaq. liquid 5
Teint. de castoreum 20
Teint. d'ase-fétide. 20

2 grammes dans un verre d'eau sucrée; à prendre par cuillerées. (Bouch.)

CATAIRE. *Herbe aux chats; Nepeta Cataria* L. — Labiées. Plante indigène, aromatique, ayant l'aspect de la mélisse. — Saveur âcre et amère; odeur forte, désagréable, qui attire les chats; d'où son nom. — Carminatif, emménagogue, antispasmodique. *Infusé :* 10 : 1000. — Inusité.

CATAPLASMES. Topiques en consistance de pâte molle, destinés à être appliqués extérieurement. Un bon cataplasme doit garder longtemps sa chaleur et son humidité; c'est ce qui donne à la farine de graine de lin une supériorité sur toutes les autres subst. congénères. — Le cataplasme ordinaire est un émollient; mais on peut introduire dans sa masse ou étendre à sa surface des subst. (poudres, décoctés, teintures, pommades, etc.) qui en modifient sensiblement la nature et l'action.

On en fait de chauds et de froids, les premiers en mélangeant l'eau bouillante à la subst. employée et faisant cuire qques instants, les seconds par simple mélange d'eau froide. Dans l'un et l'autre cas, il faut leur donner la consist. molle convenable.

On a essayé de remplacer les cataplasmes par différents tissus préparés, d'un usage plus commode et plus rapide (cartons-cataplasmes, tissu du docteur Blatin, toile Hamilton, cataplasme au fucus crispus), mais on n'a pas jusqu'ici atteint complètement le but qu'on se proposait.

Les *sinapismes* sont de véritables cataplasmes *révulsifs*, à base de farine de moutarde. On les prépare à l'eau tiède, ou bien on saupoudre de moutarde un cataplasme ordinaire. Les sinapismes Rigollot, constitués par de la farine de moutarde privée d'huile, fixée sur un papier et qu'il suffit de tremper dans l'eau chaude pour les rendre actifs, ont acquis une grande vogue.

CAULOPHYLLUM THALICTROIDES, Michx. — Berbéridées (Am. du Nord).

Le rhizome, analogue à la serpentaire, a une saveur âcre,

amère, une od. agréable. Propr. obstétricales anal. à celles du seigle ergoté. — Sa teint. alcool. précipitée par l'eau donne une résine (*Caulophyllin*) qui paraît être le principe actif.

CAUTÈRES.

Petites plaies artificielles où l'on établit et entretient la suppuration pour déterminer une sorte de dérivation. — Pour former un cautère, on se sert d'une substance caustique (potasse, pierre à cautère, poudre de Vienne) qu'on dispose sur la peau dans l'espace déterminé par une petite ouverture pratiquée dans un morceau de sparadrap. Quand l'eschare est formée (15 minutes environ), on enlève le caustique, on fend l'eschare ou on la laisse tomber, et on entretient le cautère au moyen de pois d'iris ou autres. On a imaginé toutes sortes de pansements pour remédier à l'irritation des parties voisines, à la production de bourgeons, à la fétidité de la suppuration, à l'indolence de la plaie, etc.

CAYAPONA. *Cayapona globulosa* S. Manso. — Cucurbitacées (Amér. centr.).

Purgatif drastique d'une grande puissance employé en Amér. dans la médecine vétérinaire. La *Cayaponine* extraite par M. Andéal, à la dose de 6 milligr., est un purgatif hydragogue très actif.

CÉANOTHE. *Thé de Jersey; Ceanothus americanus* L. — Rhamnées (Amér. du Nord).

La décoct. de racine passe pour antiblennorrhagique et antiscrofuleuse; les feuilles sont astringentes. — Inusité.

CÉDRAT. *Citrus medica* L. — Aurantiacées.

Le zeste du cédrat fournit une huile vol. à od. fragrante, agréable et très usitée en parfumerie. — Ses propr., ses effets, sa composition sont identiques à ceux de l'essence de citron.

Huile volatile de cédrat.
Prép. c. l'*Huile vol. de fl. d'oranger.*

Alcoolat d'éc. de cédrat.
Prép. c. l'*Alcoolat d'éc. d'orange.*

Oléosaccharure de cédrat.
Prép. c. l'*Oléosaccharure de citron.*

CEDRON. *Simaba Cedron* Planchon. — Rutacées.

Semences longues de 2 à 3 centim., larges de 1 centim., planes d'un côté, convexes de l'autre, originaires de Panama. M. Tanret n'a pu obtenir cristallisé le principe amer du *Simaba Cedron* (*cédrine*), qui avait été signalé par M. Lœvy; mais les fruits traités par ce dernier contenaient peut-être des fruits de *Simaba waldivia* de Colombie, espèce voisine. Ces derniers, très amers, étudiés par M. Tanret, lui ont fourni un principe cristallisé, la *waldivine*, très peu sol. dans l'eau froide, sol. dans 60 p. d'alcool à 70°, dans 190 p. d'alcool absolu, très sol. dans le chloroforme, insol. dans l'éther. Ce n'est pas un alcaloïde, = $C^{36}H^{24}O^{20}$, 5HO.

Les sem. de cédron sont toniques, fébrifuges, à la dose de 0,50 à 1 gr. On les a vantées contre la rage et les morsures des serpents. — Inusité.

CENTAURÉE (PETITE). *Erythræa Centaurium* Pers. — Gentianées.

Plante indigène, inodore, très amère, dont on emploie les sommités fleuries, comme toniques, fébrifuges, stomachiques. M. Méhu en a extrait une substance cristallisée, l'*érythro-centaurine,* qui se colore en rouge à la lumière. — *Infusé :* 10 : 1000.

Le **Canchalagua**, *Chironia chilensis* Wild., Gentianées, est une plant très voisine de notre petite Centaurée et en possède les propriétés peut-être à un plus haut degré. — Fébrifuge.

La **Grande Centaurée**, *Centaurea Centaurium* L., Synanthérées, es tonique, amère, astringente; inusitée aujourd'hui.

Poudre de petite centaurée.

Prép. c. la *Poudre de feuilles d'oranger*.

Extrait de petite centaurée.

Prép. c. l'*Extrait de digitale*. — Rendement : 20/100.

Sirop de centaurée.

Pr. Ext. alc. de petite centaurée.	10
Sirop simple.	1000

F. S. A.

CÉRATS.

Médicaments destinés à l'usage externe, équivalents des pommades, dans lesquels l'excipient gras est formé d'un mélange de cire et d'huile. — D'ailleurs toutes les règles qui s'appliquent à la préparation des pommades trouvent leur emploi dans celle des cérats.

Cérat simple.

Pr. Huile d'amandes douces . .	300
Cire blanche.	100

F. liquéfier au B.-M., versez dans un mortier et agitez jusqu'à refroidissement. (Cod.)

Cérat de Galien.

Pr. Huile d'amandes douces. . .	400
Cire blanche.	100
Eau dist. de rose	300

F. chauffer au B.-M. la cire, l'hue et la moitié de l'eau, jusqu'à ce que la cire soit fondue. Versez le tout dans un mortier de marbre chauffé, et agitez vivement jusqu'à refroidissement. Incorporez alors par petites parties le reste de l'eau. (Cod.)

Cérat jaune.

Pr. Cire jaune.	100
Huile d'amandes douces . .	350
Eau.	250

Opérez comme plus haut. (Cod.)

Cérat à la rose. *Pommade pour les lèvres*.

Pr. Huile d'amandes douces. .	100
Cire blanche	50
Carmin.	0,50
Huile vol. de rose	0,50

F. liquéfier la cire dans l'huile, agitez jusqu'à presque entier refroidissement ; ajoutez alors le carmin délayé dans un peu d'huile, puis l'huile volatile. (Cod.)

Cold-cream.

Pr.		
	Huile d'amandes douces. .	215
	Blanc de baleine.	60
	Cire blanche.	30
	Eau de rose.	60
	Teinture de benjoin. . . .	15
	Huile vol. de rose.	0,30

F. liquéfier la cire et le blanc de baleine dans l'huile; coulez dans un mortier chauffé, et triturez à refroidissement; ajoutez l'huile vol., puis peu à peu le mélange d'eau et de teinture préalablement passé à travers un linge. (Cod.)

Pommade en crème pour le teint. *Pommade à la sultane.*

Pr.		
	Cire blanche.	2
	Blanc de baleine	2
	Huile d'amandes douces. .	30
	Eau commune	24
	Baume de la Mecque . . .	0,6

F. liquéfier au B.-M. la cire et le blanc de baleine dans l'huile, versez dans un mortier échauffé par l'eau bouillante; battez vivement, puis ajoutez peu à peu l'eau et enfin le baume.

Cette préparation diffère à peine du cérat cosmétique. On lui donne quelquefois le nom de *Pommade de limaçons.* (Dorv.)

CERFEUIL. *Scandix Cerefolium* L. — Ombellifères.

Employé surtout comme condiment. — Résolutif, diurétique, vulnéraire, emménagogue. — Utile en fomentations dans les blépharites, les conjonctivites et les hémorrhoïdes. On l'applique pilé sur les engorgements.

Suc de cerfeuil. Prép. c. le *Suc de chicorée.*

CERISIER CULTIVÉ. *Griottier; Cerasus Caproniana* DC. — Rosacées.

Les fruits (cerises de Montmorency), rafraîchissants et acidules, sont un aliment de digestion facile, propre aux convalescents. Ils rendent l'urine alcaline, par suite de la transformation des acides végétaux en sels alcalins, sous l'influence comburante de l'oxygène du sang. — Les *queues de cerises* passent par diurétiques. — *Infusé* : 20 : 1000.

Les **Cerisier noir,** *Merisier, Cerasus dulcis,* var. *sylvestris,* Gœrt., donne les fruits qui servent à la fabrication du kirsch.

Les amandes de cerises donnent par la distillation une essence contenant de l'acide prussique.

Suc de cerises.

Pr.		
	Cerises rouges.	10000
	Cerises noires.	1000

Ecrasez les fruits au-dessus d'un tamis de crin placé sur une terrine; pressez le marc, réunissez les liqueurs et laissez-le fermenter à la cave pendant 24 h. envir. Passez au blanchet. (Cod.)

Sirop de cerises.

Prép. c. le *Sirop de groseilles.*

Eau distillée de cerises noires.

Pr.		
	Cerises noires	1
	Eau.	4

Ecrasez les cerises et leurs noyaux, laissez en digestion pendant dix jours et distillez une partie de produit. (Guib.)

Cette eau doit ses propriétés à l'acide cyanhydrique qu'elle contient. (Dorv.)

CÉTÉRACH. *Doradille; Ceterach officinarum* DC. — Fougères.

Encore usité chez les Arabes dans le traitement des affections des reins et de la vessie. — Dysurie, gravelle, coliques néphrétiques. — Tombé dans l'oubli en France.

CÉVADILLE. *Sabadille; Veratrum officinale* Schlecht. — Colchicacées (Mexique).

On emploie les fruits et semences. Les fruits sont en grappes spiciformes, ou isolés, en forme de petites capsules à trois loges, ouvertes en haut, minces, contenant des graines noires, ridées, ensiformes, très âcres, amères, sialagogues, très purgatives et irritantes. — Ces sem. cont. un alcaloïde très dangereux, la *vératrine*; on ne doit les employer, même à l'extérieur, qu'avec la plus grande réserve. — La poudre est sternutatoire; elle était employée jadis contre la vermine sous le nom de *Poudre du capucin*.

Act. phys. — C'est l'action mitigée de la vératrine (voyez ce mot). Ingérée, elle produit une sensation de brûlure, depuis la gorge jusqu'à l'estomac; provoque des nausées, des vomissements et de la diarrhée, des convulsions, et peut causer la mort. — On l'a employée dans les affections vermineuses, et à l'extérieur contre les affections rhumatismales. *Dose :* 0,05 à 0,30 centigr.

Toxic. — Voyez *Vératrine*.

Poudre de cévadille.
Prép. c. la *Poudre d'anis*.

Poudre des capucins.

Pr. Sem. de cévadille. . .	
— de staphysaigre.	ãã P. E.
Semences de persil. .	
Feuilles de tabac. . .	

Pour détruire les poux. (Bat.)

CHANVRE COMMUN. *Cannabis sativa* L. — Urticées-cannabinées.

Les feuilles sont lég. inébriantes. Les fleurs dégagent une odeur stupéfiante; le séjour au milieu du chanvre en fleurs ne serait pas sans inconvénients.

CHANVRE INDIEN. *Cannabis sativa* L. — Cannabinées.

La pl. semble identique avec notre chanvre indigène; elle est d'un port plus grêle. Le climat qui la produit paraît être la cause unique de ses propriétés (Afrique, Arabie, Perse). On en prépare le *haschich*, subst. qui a donné lieu à des légendes quelque peu merveilleuses, et dont les effets enivrants sont très singuliers. — Les propr. actives résident dans une huile vol. composée de deux essences hydro-carbonées (*cannabène* et *hydrure de cannabène*), et une résine brune (*cannabine* ou *haschichine*). On prép. cette résine en traitant les sommités de chanvre indien par l'alcool à 85° chaud, distill. le produit, évapor. en extrait et traitant celui-ci par l'eau. Il reste la résine qu'on fait sécher. Elle est 25 ou 30 fois plus active que le haschich arabe (extrait gras). — Le haschich est préparé en faisant bouillir la plante fraîche contusée avec du beurre, et cuisant jusqu'à évaporation complète de l'eau. *Dose* : 2 à 4 gr. Le *dawamesk* est l'extrait gras sucré et aromatisé. *Dose* : 20 à 30 gr.

Act. phys. — A dose faible, il stimule le système nerveux sensitif et moteur; il active l'intelligence; il est aussi un peu aphrodisiaque. A dose plus forte, il produit l'anesthésie générale, avec résolution musculaire et un peu de catalepsie. Le délire qui accompagne ces effets physiques est tantôt riant et agréable, tantôt sombre ou furieux : quelquefois ces deux phases se succèdent. Le sujet met à nu ses passions et ses sentiments secrets, sans souci de ceux qui le voient et l'entendent. Les sensations extérieures sont tellement perverties, que la vue, le toucher, l'ouïe perçoivent des objets imaginaires et qu'il peut en résulter de graves accidents. — La pupille se dilate, et le sommeil arrive. — L'urine prend une odeur de chanvre ou de fève Tonka.

On emploie le haschich c. sédatif, hypnotique, dans le choléra, la chorée, la manie hypochondriaque; on le substitue à l'opium chez les sujets qui ne peuvent supporter ce médicament.

Doses. — *Extrait* : 5 à 30 centigr. *Teinture* : 20 à 60 gouttes.

CHARBON ANIMAL. *Noir animal* ou *noir d'os ; Carbo animalis.*

Obtenu par la calcination en vases couverts des os des animaux. On le passe à la meule. Il contient 88 0/0 de phosphate et carbonate de chaux, 10 0/0 de charbon, fer, silice, soufre, etc. — Il a la propriété d'absorber les gaz et les mat. colorantes, ce qui lui donne de nombreux usages comme désinfectant et décolorant. Il peut fixer aussi des sels, des alcaloïdes, dissous dans les liquides avec lesquels on le met en contact, et il faut tenir compte, dans les analyses et dans les recherches toxicologiques, de cette propriété. — Pour les usages pharmaceutiques, on le lave avec de l'eau aiguisée d'acide chlorhydrique, puis à l'eau pure.

Employé rarement : à l'extérieur, sur les plaies gangréneuses, comme désinfectant; à l'intérieur, comme absorbant, vermifuge, antidyspeptique : 5 à 30 gr. et plus.

Fals. et mél. — Le noir pur lavé à l'acide ne doit pas laisser plus de 2 à 3 0/0 de cendres par la calcination. — Le noir du commerce ne doit pas donner plus de 85 à 86 0/0. Dans les arts, on titre le charbon animal par une méthode analogue à l'alcalimétrie, ou dosage des potasses et des soudes. Le noir absorbe d'autant plus de *sucrate de chaux* qu'il est plus décolorant; avec des liqueurs titrées, on établit sa valeur proportionnelle.

CHARBON DE TERRE. *Houille.*

Produit d'origine végétale que l'on rencontre en masses dans le grès rouge, grès houiller. Il n'est pas utilisé directement, mais les produits qu'on en extrait par distillation ont été l'objet de travaux scientifiques très remarquables et d'applications nombreuses.

Charbon minéral. *Graphite, plombagine, mine de plomb, carbure de fer.* — C'est du charbon presque pur et souvent exempt de fer.

Le *graphite dépuré* était obtenu par l'ébullition dans l'eau pure et une digestion prolongée dans l'eau régale étendue de 2 p. d'eau. — On lui attribue qque propr. antiherpétique : 0,50 à 1 gr. à l'intérieur; — en pommade, etc. — Inusité.

CHARBON VÉGÉTAL. *Carbo é ligno.*

Tous les bois, calcinés dans des vases couverts, jusqu'à ce qu'ils ne dégagent plus de fumée, donnent du charbon. Pour les usages médicaux, on donne la préférence au charbon provenant des bois blancs, saule, bouleau, peuplier, qui sont plus légers et plus poreux. — C'est, comme le charbon animal, un absorbant, désinfectant, antiputride, qui rend des services dans le traitement des affections flatulentes de l'estomac et de l'intestin, certaines diarrhées; à l'extérieur, en topique sur les ulcères et plaies sanieuses et fétides. — Il est très utile comme dentifrice.

Dose. — 0,50 à 5 gr. et plus par jour.

Charbon végétal pour la pharmacie.

On introduit dans un creuset de terre des fragments de bois blanc, léger et non résineux; on comble les vides par de la poussière de charbon ordinaire et on recouvre le tout d'une couche de 2 à 3 centim. de la même poudre; on place le couvercle, et on porte au rouge. On doit chauffer jusqu'à ce qu'un petit fragment du charbon produit ne colore plus une solution bouillante de potasse caustique. Laissez refroidir; débarrassez les fragments de la poussière charbonneuse et conservez. (Cod.)

Poudre de charbon végétal.

Pilez le charbon obtenu, comme ci-dessus, dans un mortier de fer couvert, et passez au tamis de soie. — Pour l'usage interne, on la fait moins fine, et on lave à l'eau. (Cod.)

Tablettes de charbon.

Pr.	Charbon végétal pulv. . . .	100
	Sucre blanc	300
	Mucilage de g. adrag . . .	40

F. des tablettes de 1 gr. contenant chacune 25 centig. de charbon.

Poudre dentifrice au charbon.

Pr.	Charbon de bois léger. . .	200
	Quinquina gris pulv. . . .	100
	Huile vol. de menthe poiv.	1

Lavez le charbon, séchez-le et réduisez-le en poudre très fine. Mêlez les autres substances. (Cod.)

Antrakokali. *Carbure de potassium.* (Polia.)

Pr.	Carbonate de potasse.	1 p.
	Eau bouillante	10 à 12 p.

Aj. peu à peu de l'hydrate de chaux jusqu'à saturation complète de l'ac. carbonique. Filtrez, évap. jusqu'à consistance huileuse. A 210 p. de liq. aj. 150 charbon de terre porphyrisé en remuant touj. Retirez du feu, broyez avec un pilon chauffé jusqu'à ce que le tout forme une poudre homogène, enfermez et bouchez avec soin. — En aj. au charbon 15 p. de soufre lavé, on a l'*antrakokali soufré*. — Très sol. dans l'eau, peu dans l'alcool. Anti-scrofuleux, antiherpétique : 0,1 deux ou trois f. par j. — A l'extérieur, en *pommade*. (Dorv.)

CHARDONS PEU USITÉS

Chardon bénit des Parisiens. *Carthamus lanatus* L. (Syn.). — Amer, fébrifuge, sudorifique, anthelminthique.

Chardon Marie. *Carduus Marianus* L. (Syn.). — Epineux, à fleurs rouges. Astringent, fébrifuge.

Chardon aux ânes. *Onopordium acanthium* L. (Syn.). — Le suc a été indiqué comme donnant de bons résultats dans le pansement des plaies cancéreuses.

Chardon doré. *Carline, Carlina vulgaris* L. (Syn.). — Vanté comme antiseptique.

Chardon étoilé. *Chausse-trappe, Centaurea calcitrapa* L. (Syn.). — Racine diurétique, emménagogue.

Chardon hémorrhoïdal. *Sarrète, Serratula tinctoria* L. (Syn.). — Employé jadis contre les hémorrhoïdes.

Chardon à foulon. *Dipsacus fullonum* Wild. (Syn.). — Sans prop. spéciales; vanté jadis contre la rage.

Artichaut. *Cynara scolymus.* (Syn.). — Les fleurs sont employées dans qques localités pour faire cailler le lait, sous le nom de *chardonnette.* — Mais la vraie chardonnette est formée des fleurs du *Cynara cardunculus* L.

Chamœleon végétal. *Atractylis gummifera* L. — Plante d'Algérie à rac. vénéneuse. M. L. Lefranc en a extrait l'*acide atractylique;* l'atractylate de potasse, qui existe dans la plante, a de l'analogie avec le myronate de potasse.

CHARDON BÉNIT. *Cnicus benedictus* Gœrtn. — Synanthérées.

On emploie la plante fleurie. Elle est extrêmement amère et doit ses propr. à une substance cristallisée, le *Cnicin* (Nativelle).

Tonique, fébrifuge. *Poudre :* 1 à 4 gr. *Infusé :* 10 : 1000.

Le cnicin est d'une excessive amertume et occasionne des vomissements à la dose de 30 centigr.

Extrait de charbon bénit.
Prép. c. l'*Extrait de digitale.* — Rendement : 19/100.

Espèces amères.

Pr. Feuilles sèches de chardon bénit	}	āā P. E.
Somm. fl. de chamœdrys		
— de petite centaurée		

Incisez et mélangez. (Cod.)

CHARDON ROLAND. *Panicaut; Eryngium campestre* L. — Ombellifères.

La racine passe pour diurétique; dans qques pays, on l'utilise comme aliment. — Inusité.

CHAULMOOGRA. *Ginocardia odorata* R. Brown. — Bixacées (Indes orientales).

C'est un grand arbre à fruit volumineux. Les sem. donnent

une huile très appréciée dans le pays contre la lèpre, les scrofules, la syphilis. — Onctions externes. A l'intérieur : 1 gr. par jour délayé dans une huile douce.

CHAUX. *Oxyde de calcium; Oxydum calcicum.* = CaO = 28 ou 56.

Prép. — On calcine dans un creuset du carbonate de chaux ordinaire ou mieux du marbre blanc en fragments. — Blanche, sol. dans les acides sans effervescence; sav. caustique. Quand on verse de l'eau sur de la chaux vive, il se produit un bruissement particulier, la chaleur s'élève jusqu'à 300°, et la chaux se délite en augmentant de volume (*chaux éteinte*). Elle est sol. dans 700 p. d'eau froide, moins sol. à chaud.

Act. phys. — Sur les muqueuses, elle produit l'effet d'un caustique puissant, par suite de son avidité pour l'eau, et doit être classée dans les poisons corrosifs. Éteinte, son activité est beaucoup moindre, bien qu'analogue. A petite dose, spécialement sous la forme d'*eau de chaux*, elle est usitée comme absorbante, antiacide dans la pyrosis, le météorisme, les diarrhées séreuses, l'entérite chronique, les vomissements incoercibles. — A l'extérieur, en lotions contre les maladies de peau chroniques et surtout contre les brûlures.

Dose. — *Eau de chaux* : 15 à 30 gr., mêlée de lait ou d'eau sucrée.

Chim. — Les *sels de chaux* sont incolores. Le chlorure et le nitrate sont déliquescents et solubles dans l'alcool. — Ils colorent la flamme de l'alcool en rouge orange, moins vif qu'avec les sels de strontiane. La potasse pure précipite de l'hydrate de chaux dans leurs solutions concentrées. L'ammoniaque ne donne pas de précipité. Les carbonates alcalins donnent du carbonate de chaux, sol. dans les ac. azotique et chlorhydrique avec effervescence. Le phosphate de soude donne un précipité blanc sol. dans les mêmes ac. L'ac. sulfurique et le sulfate de soude précipitent les sol. concentrées; dans les sol. diluées, le précipité apparaît par l'addition d'alcool. L'ac. oxalique précipite les sol. neutres de sels de chaux, surtout en présence de l'ammoniaque; le précipité est sol. dans les ac. chlorhydrique et azotique, insol. dans les ac. acétique et oxalique.

Eau de chaux.

Arrosez de la chaux vive d'eau dist. en Q. S. pour l'éteindre. La poudre qui en résulte est introduite dans un grand bocal et lavé avec 30 ou 40 fois son poids d'eau pour enlever la potasse qu'elle peut contenir. On rejette la liqueur et on met sur la chaux déposée au moins 100 fois son poids d'eau distillée; on agite de temps en temps. — Elle contient environ 1,285 de chaux caustique par litre. La chaux contient toujours des traces de chlorure, dont on ne peut la priver que par des lavages prolongés. (Cod.)

Liniment calcaire. *Savon calcaire.*

Pr. Huile d'amandes douces . .	100
Eau de chaux.	900

Agitez vivement, et versez le mélange dans un grand entonnoir dont la douille est fermée; après 1 minute de repos, laissez écouler l'eau, et recueillez dans un flacon à large ouverture la masse crémeuse qui reste et doit seule être employée. (Cod.)

Sirop de chaux.

Pr. Eau de chaux. 500
Sucre 1000

Faites fondre et passez à couvert. Diarrhées chroniques rebelles.

Il revient au *Sirop de saccharate de chaux*. (Dorv.)

Lavement antidiarrhéique. (Trouss.)

Pr. Eau de chaux. 200
Eau de riz. 300
Laudanum. 1

Agitez. Diarrhée chronique.

Pommade contre la teigne. (Frères Mahon.)

Pr. Chaux éteinte. 4
Carbonate de soude. 6
Axonge 30
(Cad.)

On fait tomber les croûtes à l'aide de cataplasmes, et on enduit ensuite de pommade les parties affectées. (Dorv.)

Glycéré de sucrate de chaux.

Pr. Chaux vive. . . . . . . 80 gr.
Sucre pulv. 160
Glycérine 160
Eau (p. compléter 1 lit.). Q. S.

Mêlez la chaux et le sucre en ajoutant par petites potions 700 gr. d'eau. Après vingt-quatre heures de contact, filtrez, ajoutez la glycérine et Q. S. d'eau pour faire un litre.

Liniment saccharo-calcaire.

Pr. Huile d'olive. . . . . . 200 gr.
Glycéré de sucrate de chaux. 100

Mêlez.

CHÉLIDOINE. *Grande Eclaire ; Chelidonium majus* L. — Papavéracées.

Pl. indigène, commune, à suc jaune âcre, amer, caustique, qui paraît contenir de la gomme-gutte ou au moins une mat. gommo-résineuse égalt. drastique. — Son suc est vulgairt. employé pour la destruction des verrues et excroissances. A l'intérieur, purgatif hydragogue et diurétique violent, même dangereux.

Dose. — 30 à 40 gouttes au plus. — Inusité.

Son nom lui vient de χελιδών, hirondelle, parce qu'on croyait que cet oiseau se servait du suc pour faire ouvrir les yeux de ses petits.

CHÊNE ROUVRE et **CHÊNE PÉDONCULÉ.** *Quercus sessiliflora* Sm.; *Quercus pedunculata* Ehr., var. du *Quercus robur* L. — Amentacées.

L'écorce des jeunes rameaux contient une forte proportion de *tannin* et d'*acide gallique*, auxquels elle doit ses propr. astringentes.

Action semblable à celle du tannin, un peu affaiblie. Mêmes indications. *Décocté* pour us. externe : 50 : 1000.

Les fruits ou **glands** de plusieurs variétés sont comestibles; ils contiennent de l'amidon et du tannin : les *Q. alba, æsculus, Ballota, hispanica*. Les glands doux, torréfiés et pulvérisés, constituent un café agréable, stomachique et non excitant. — L'écorce du *Quercus suber* fournit le *liège*.

Le **Q. Ægilops** L. *Chêne Velani*, porte des glands déprimés presque recouverts par les grandes écailles de la cupule (Grèce, Sicile). Les cupules sont vendues sous le nom de **Avelanède,** *gallons du Levant*, pour la teinture en noir.

Poudre d'écorce de chêne. Prép. c. la *Poudre de garou.*

CHÉNOPODES. *Ansérines.* — Atriplicées.

Plusieurs espèces ont été employées, mais sont à peu près oubliées aujourd'hui.

CHÉNOPODE AMBROISIE. *Ch. ambrosioïdes* L. — Tonique, stomachique, aromatique ; en infusé.

CHÉNOPODE ANTHELMINTHIQUE. *Ansérine vermifuge ; Ch. anthelminthicum* L. — On y a trouvé un principe crist. *chénopodine.* Vermifuge inusité.

CHÉNOPODE A BALAIS. *Ch. Scoparium* L. — On le dit anthelminthique.

CHÉNOPODE BLANC. *Chenopodium album* L. — Rafraîchissant, émollient.

CHÉNOPODE BON-HENRI. *Ch. Bonus-Henricus* L. — Rafraîchissant, comestible.

CHÉNOPODE FÉTIDE. *Anserine* ou *Arroche puante; vulvaire; Ch. Vulvaria* L. (Voy. *Vulvaire*).

CHÉNOPODE A GRAPPES. *Botrys ; Ch. Botrys* L. — Aromatique, vulnéraire, pectoral.

CHÉNOPODE DES JARDINS. *Arroche ; Atriplex hortensis* L. — Passe pour vomitif.

CHERVI. *Sium Sisarum* L. — Ombellifères.

Fruits seminoïdes sembl. à ceux du fenouil, plus fins ; employés comme condiment en Allemagne. Racine très sucrée, diurétique, emménagogue, fébrifuge (?)

CHÈVREFEUILLE. *Lonicera Caprifolium* L. — Caprifoliacées.

Ses fleurs, dont l'odeur est très agréable, passent pour cordiales, béchiques, lég[t] astringentes. *Infusé :* 10 : 1000.

Sirop de chèvrefeuille. Prép. c. le *Sirop de coquelicot.*

CHICORÉE SAUVAGE. *Cichorium Intybus* L. — Synanthérées.

On emploie l'infusé des feuilles ou des racines comme tonique, amer, dépuratif, stomachique : c'est un remède populaire.

— Torréfiée, la racine est usitée pour mêler au café afin de lui donner du corps et de la couleur, mais souvent aussi pour le frauder. *Infusé* : 10 : 1000; *Suc dépuré* : 100 à 250 gr.

Suc de chicorée.

Pilez les feuilles fraîches dans un mortier de marbre, exprimez le suc et filtrez-le au papier.

Extrait de chicorée.

Prép. c. l'*Extrait de ciguë*. — Rendement : 2,4 1000.

Suc d'herbes.

Pr. Flles fraîches de chicorée. ⎫
— de cresson. ⎬ aā. P. E.
— de fumeterre . . . .
— de laitue. . ⎭

Prép. c. le *Suc de chicorée*.

CHIENDENT. *Triticum repens* L. — Graminées.

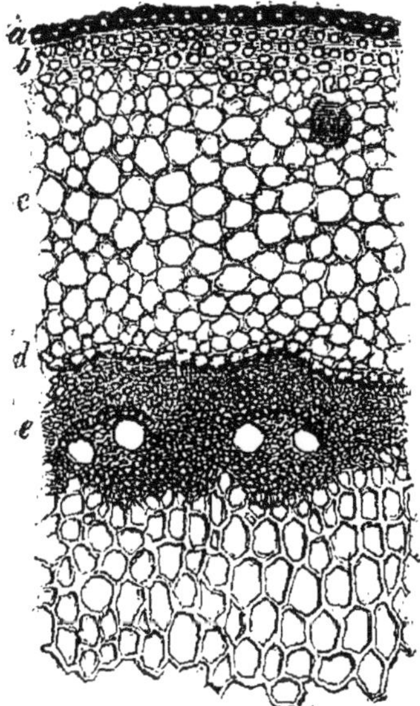

Fig. 32. — Coupe du rhizome du *Triticum repens*. — *a*, épiderme; *b*, sous-épiderme formé de trois rangées de cellules épaisses; *c*, parenchyme cortical; *d*, gaîne des faisceaux; *e*, faisceaux.

Le rhizome (fig. 32), que tout le monde connaît, est employé communément à préparer, par décoction, une tisane rafraîchissante, diurétique. Il contient de la fécule et des sucres, et n'a en somme que des propriétés insignifiantes. — *Décocté* : 20 : 1000.

Extrait de chiendent.

Prép. c. l'*Extrait de gentiane*.

CHLORAL. = $C^4HCl^3O^2$, ou C^2HCl^3O = 147,35.

Prép. — Ce produit résulte de l'action du chlore sec sur l'alcool absolu. Le chlore est produit dans un ballon de grande capacité (15 à 20 litres) au moyen du peroxyde de manganèse, du sel marin et de l'ac. sulfurique. A la suite est un flacon de Woolf vide, un autre contenant du chlorure de calcium sec, un troisième vide et sec, destiné à recevoir l'alcool s'il se produisait une absorption. L'appareil se continue par un ballon contenant l'alcool, au fond duquel on fait arriver le chlore, et se termine par un long tube portant les vap. d'ac. hydrochlorique, qui s'échappent abondamment, dans une bonne cheminée. — On active la production du chlore; quand l'alcool jaunit, on le chauffe avec quelques charbons; on continue à chauffer et à produire du chlore en abondance jusqu'à ce que celui-ci cesse de réagir. — Il faut 2 ou 3 jours pour convertir en chloral 500 gr.

d'alcool, et employer 1200 litres de chlore. — Le produit obtenu est mélangé avec 2 à 3 fois son vol. d'ac. sulfurique concentré, puis distillé. On recueille seulement le liquide qui bout régulièrement à + 94°; on le rectifie enfin sur un peu de chaux vive en poudre. (Dumas)

Liquide clair, transparent, gras au toucher, à odeur pénétrante. Saveur peu sensible, grasse. Il est très caustique. — D = 1,50, bout à + 94° c. Il est soluble dans l'eau, l'alcool, l'éther, le chloroforme, les corps gras.

Hydrate de chloral = $C^4HCl^3O^2,2HO$, ou C^2HCl^3O,H^2O = 165,5. — C'est sous cette forme qu'on emploie le chloral. On le prépare directement en mélangeant 10,8 d'eau distillée à 89,2 p. de chloral obtenu comme ci-dessus.

La combinaison a lieu avec dégagement de chaleur; il en résulte un produit cristallisé ($C^4HCl^3O^2 + 2HO$) très soluble et hygrométrique, fondant à + 46° et distillant entre + 96 et + 98°. (Personne) M. Roussin a cherché à obtenir ce produit directement, en soumettant à la presse le composé cristallin qui résulte de l'action du chlore sur l'alcool, et n'a réussi qu'à préparer l'*alcoolate de chloral* ($C^4HCl^3O^2 + C^4H^6O^2$). L'hydrate de chloral contient 10,8 0/0 d'eau, l'alcoolate 23,7 0/0 d'alcool.

L'**alcoolate** peut être préparé synthétiquement en mélangeant 31 gr. 20 d'alcool absolu et 106 gr. de chloral liquide anhydre. — Fond à 49°, bout à 113,50, D. = 1,335; od. piquante, éthérée; cristaux nacrés. — Propr. hypnotiques analogues à celles de l'hydrate.

Le **métachloral** est une modification isomérique du chloral anhydre. — Prép. : on fait réagir 1 p. d'ac. sulfurique à 66° sur 1/2 p. de chloral hydraté à la temp. ordinaire. Le liquide se sépare en deux couches; la supérieure se solidifie. La transformation est complète en 2 ou 3 semaines. Il suffit de broyer le produit solide et de le laver jusqu'à ce que les eaux de lavage ne précipit. plus par la baryte. (Limousin). 1 kilog. d'hydrate donne 650 gr. de métachloral. — Insol. dans eau, alcool, éther, chloroforme; volatil à la temp. ord.; odeur piquante éthérée. Repasse à l'état de chloral anhydre liq. quand on le distille à 180-200°. — A été substitué en beaucoup de cas à l'iodoforme, dont il a les propriétés, sans l'odeur insupportable.

Le **crotonchloral** est l'hydrure de trichlorocrotonyle, comme le chloral est l'hydrure de trichloracétyle. On l'obtient par l'action du chlore sur l'aldéhyde. — Anhydre, il est liquide et distille à 163-5°. Hydraté, il est cristallisé. Sa sav. est mieux supportée que celle du chloral. — Propriétés anesthésiques analogues.

Act. phys. — Le chloral à l'état d'hydrate, administré à l'intérieur par la bouche ou par le rectum, agit comme hypnotique et secondairement comme anesthésique; son action est plus lente que celle du chloroforme, mais a plus de durée. Chez quelques personnes, il produit de l'hyperesthésie ou une ivresse agitée; chez presque tous les sujets, il amène un sommeil calme, avec résolution générale et insensibilité. Il faut employer pour produire ces effets de 1 à 2 gr. chez les enfants, et jusqu'à 5 gr. pour les adultes. En injections sous-cutanées, il produit des grandes eschares. M. Personne a démontré que le chloral, en contact avec les alcalis du sang, se transforme partiellement au moins en chloroforme, ce qui explique une certaine analogie dans ses effets secondaires avec ceux de ce dernier corps.

Chim. et fals. — Bout sans décomposition à 120°; sa solution aqueuse ne rougit pas ou rougit à peine le papier de tournesol bleu. Ne précipite pas l'azotate d'argent. Traité par potasse caustique concentrée, se décompose en acide formique et chloroforme, dont l'odeur est très franche; les liqueurs restent incolores.

Sirop d'hydrate de chloral.

Pr. Hydrate de chloral crist. 50 gr.
Sirop de fleur d'oranger. 950

F. dissoudre et filtrez. (Soc. ph.)

Solution pour injections intraveineuses.

Pr. Chloral. . . . . 10 gr.
Eau 10

F. dissoudre. (Oré.)

M. Vulpian, pour la même quantité de chloral, ajoute 50 ou même 100 p. d'eau.

Solution pour us. externe.

Pr. Chloral. . . . . . . 1 ou 2 gr.
Eau 100

F. dissoudre. — Antiseptique, anesthésique.

Pommade au chloral.

Hydrate de chloral. 5
Axonge 20
Eau 2

Triturez le chloral avec l'eau, puis aj. l'axonge.

Dans ces prop., cette pomm. est excitante; à plus forte dose de chloral, elle peut être rubéfiante et même vésicante.

Lavement de chloral.

Pr. Hydrate de chloral. . 2 à 5 gr.
Eau. 200

M. — Ce lavement doit être gardé.

Potion au chloral.

Pr. Hydrate de chloral. . 2 à 5 gr.
Julep simple. . . . . 180 gr.

M.

Crayons de méta-Chloral (Limousin).

Mél. le métachloral avec Q. S. d'eau et de gomme arab. pour obten. une masse plastique qu'on roule en cylindres et qu'on trempe ensuite dans la paraffine fondue pour assurer leur conservation.

CHLORATES.

Chim. — Sels formés par la combinaison de l'acide chlorique (ClO^5,HO) avec les bases. — L'*acide chlorique* est liquide et ne peut être séparé de son eau d'hydratation. Pour l'obtenir, on précipite le chlorate de potasse par l'acide hydrofluosilicique en excès. On filtre, on sature par la baryte, qui donne un chlorate très soluble; la liqueur filtrée est décomposée par l'acide sulfurique en Q. S. On concentre doucement jusqu'à ce que la liqueur commence à jaunir.

Les *chlorates* sont tous solubles dans l'eau. Le chlorate de potasse est le moins soluble. — Ils sont décomposés par la chaleur, soit en oxygène et chlorures, soit en oxygène, chlore et oxydes. — Ils sont décomposés par l'iode en présence de l'acide azotique et transformé en iodates. — L'acide sulfurique concentré les décompose en acide perchlorique et acide hypochlorique, dont l'odeur et la couleur jaune sont caractéristiques; cette réaction doit être essayée sur de petites quantités, car elle peut donner lieu à des détonations; les chlorates ne précipitent pas le nitrate d'argent, mais ceux que la chaleur transforme en chlorures le précipitent après calcination. — On les obtient au moyen du chlorate de baryte, dont nous venons d'indiquer sommairement la préparation. — Ce sont des oxydants énergiques, susceptibles de former par leur mélange avec des corps combustibles, des composés fulminants par le choc ou le feu.

CHLORATE DE POTASSE. *Sel de Berthollet; Chloras potassicus.* $= KO,ClO^5$, ou $ClO^3K = 122,56$.

Prép. — On fait passer un courant de chlore lavé, jusqu'à saturation, dans une solution de potasse pure à 30° Bé. Le tube qui amène le gaz doit être d'un diamètre assez large pour ne pas être rapidt obstrué par les cristaux qui se forment sur ses parois. Quand la liq. se colore en jaune, l'opération est terminée; on recueille les cristaux formés, on concentre l'eau-mère, et l'on en obtient de nouveaux. On purifie par un nouvelle cristallisation. — En petites lames brillantes, incolores, inaltérables à l'air; sav. fraîche et acerbe; fusant sur des charbons ardents; soluble dans 20 p. d'eau froide et 2 p. d'eau bouillante.

Act. phys. — Ce sel s'élimine entièrement par les émonctoires ordinaires (sueur, salive, urine), sans subir de transformation; ses propriétés curatives de certaines stomatites et gingivites sont connues, surtout de la stomatite mercurielle qu'il combat victorieusement. Il est rapidement absorbé par la muqueuse de l'estomac, et on a pu en retrouver 5 minutes après son ingestion, dans la salive (E. Ferrand) et dans l'urine (Gubler). Il va sans dire que des précautions avaient été prises dans le premier cas, en l'avalant, pour qu'aucune parcelle ne pût s'arrêter dans la bouche. — On paraît l'avoir appliqué avec succès en topique sur les cancroïdes qu'il détruirait radicalement.

Dose. — 1 à 4 gr. et plus dissous ou en poudre.

Chim. — Voir *Chlorates* et *Potasse*.

Fals. et mél. — Il se transforme par la calcination en chlorure de potassium. Pur, il ne doit pas précipiter le nitrate d'argent (*chlorure*); il ne doit pas donner de vap. nitreuses, quand on le traite par l'ac. sulf. étendu en présence de la tournure de cuivre (*azotate*).

Tablettes de chlorate de potasse.

Pr. Chlorate de potasse pulv.	100
Sucre blanc	900
Carmin	0,5
Gomme adragante	10
Eau arom. au baume de Tolu	90

F. des tablettes de 1 gr. contenant chacune 10 centigr. de sel. (Cod.)

Gargarisme au chlorate de potasse.

Pr. Chlorate de potasse	10
Eau dist.	250
Sirop de mûres	50

Dissolv. le sel dans l'eau, filtrez; ajoutez le sirop. (Cod.)

CHLORATE DE SOUDE. *Chloras sodicus.* = NaO,ClO^5, ou ClO^3Na = 106,45.

Obtenu en décomp. le bitartrate de soude par le chlorate de potasse. Il est plus sol. que le chlorate de potasse, mais paraît moins actif; d'ailleurs, action analogue et mêmes modes d'emploi.

CHLORE. *Chlorum.* = Cl = 35,45.

Métalloïde gazeux, à la temp. ordinaire, de couleur jaune verdâtre, D. = 2,44; od. suffocante, sav. caustique; impropre à la combustion et à la respiration, délétère; liquéfiable en un liq. jaune sous une pression de 5 atmosphères. Pour l'usage médical, le chlore gazeux n'est employé que comme désinfectant; encore lui substitue-t-on aujourd'hui les hypochlorites. — La solution aqueuse de chlore est préférée au gaz lui-même; on l'obtient en traitant 250 gr. bioxyde de manganèse par 1000 p. d'ac. chlorhydrique à 1,17. Le gaz qui se dégage est lavé dans une petite q. d'eau, puis se rend dans une série de flacons de Woolf remplis au 3/4 et dont le dernier communique avec une éprouvette contenant un lait de chaux. L'eau des flacons doit être à une température voisine de + 8°. — L'eau dissout un peu plus de 2 f. son vol. de chlore. La sol. est d'un jaune verdâtre et a l'od. du chlore; on doit la conserver dans des flacons noirs bien bouchés.

Act. phys. — Le chlore irrite vivement le poumon, détermine de la toux, de la suffocation, suivies de crachements de sang. L'irritation peut aller jusqu'à compromettre les fonctions de l'organe et causer la mort. Sa grande affinité pour l'hydrogène, source de sa puissance oxydante, l'a fait considérer comme l'antiseptique et le désinfectant le plus énergique; il mérite cette réputation en effet en tant que topique, mais rien ne prouve que son action soit la même dans l'économie et qu'il puisse détruire les miasmes délétères alors qu'ils sont mélangés au sang. — On l'emploie en inhalations dans la phthisie et les affections sèches des bronches, pour faciliter l'expectoration; en lotions contre les piqûres anatomiques, les engelures, etc.; en aspersions, c. antiméphitique. *Dose* de l'*eau chlorée*, à l'intérieur : 1 à 2 gr. en *potion;* davantage en *gargarisme*.

Asphyxie. — L'asphyxie par le chlore ne peut être qu'accidentelle; en tout cas, il faut soustraire d'abord le sujet au milieu délétère, le porter au grand air et lui faire respirer avec la plus grande précaution des vap. ammoniacales légères, ou des vap. d'alcool ou d'éther.

Fumigation de chlore. *Fumigation Guytonienne.*

Pr. Chlorure de sodium pulv.	250
Bioxyde de manganèse. . .	100
Acide sulfurique à 1,84. . .	200
Eau commune.	200

Mêlez le sel et l'oxyde, délayez-les avec l'eau dans une capsule de verre ou de terre; ajoutez ensuite l'acide. Il se dégage des vapeurs qui augmentent quand on agite avec une baguette de verre. — Les quantités indiquées sont suffisantes pour désinfecter une pièce de 100 mètres cubes de capacité. Il va sans dire que cette pièce doit être bien close et inhabitée. (Cod.)

CHLOROFORME. *Tri* ou *perchlorure de formyle; Chloroformum.* = C^2HCl^3, ou $CHCl^3$ = 119,5.

Prép. — Prenez :

Eau.	40 litres.
Chaux vive.	5 kilogr.
Chlorure de chaux sec.	10 kilogr.
Alcool à 90°.	1,500 gr.

Introduisez l'eau dans la cucurbite d'un alambic, ajoutez la chaux délitée et le chlorure délayé en bouillie claire. Chauffez à 40°; ajoutez l'alcool, ajustez l'alambic, et chauffez graduellement. Quand le liquide distillera, ralentissez le feu, et laissez l'opération se terminer d'elle-même. Le récipient contient deux couches; l'inférieure est du chloroforme impur; décantez-le, lavez-le avec de l'eau pour enlever l'alcool, puis avec une sol. faible de carbonate de potasse pour enlever le chlore. Mettez-le en contact avec du chlorure de calcium sec pendant 24 h. et distillez-le à une douce chaleur. On sépare les derniers produits pour joindre à une opération ultérieure. — Le chloroforme pur a une od. suave, éthérée; D. = 1,48; bout à + 60°,8. Il se mêle en toutes prop. avec l'éther, l'alcool, les huiles fixes et volatiles; très peu sol. dans l'eau (1/100). Il dissout l'iode, le brome, le camphre, les graisses, la cire, les résines, le caoutchouc et la gutta-percha. Il s'altère à l'air et à la lumière et devient acide; il faut donc le conserver dans des flacons noirs et le moins possible en vidange.

Act. phys. — Appliqué extérieurement en topique, le chloroforme est irritant et même caustique; mélangé d'eau, il est rubéfiant; pur, si son contact se prolonge un peu, il peut produire la vésication. Ingéré en présence d'une grande q. d'eau, il produit également, au contact, une vive sensation de chaleur, puis une action sédative et anesthésique locale, en même temps qu'une excitation générale qui se traduit par un accroissement de la circulation. Si la dose est forte, il en résulte des effets d'ébriété et de stupeur, analogues à ceux qu'on observe après les inhalations. — Aspiré par le poumon, il produit d'abord une impression désagréable éphémère, puis sensation de chaleur à la poitrine, bourdonnements d'oreilles, frémissements et engourdissement du corps, avec délire bruyant; enfin sommeil calme ou agité et coma. La respiration et la circulation se ralentissent, les sens s'oblitèrent. — 2 à 4 gr. de chloroforme et 2 minutes d'inhalations suffisent d'ordinaire pour produire l'anesthésie chirurgicale. (Gubler.)

L'action du chloroforme est double; il altère le système nerveux au point de compromettre les fonctions de la vie animale, et produit une véritable asphyxie en suspendant l'action de l'oxygène sur le sang. La mort, qui arrive parfois pendant les inhalations ou à court délai, est surtout le résultat du premier de ces deux effets.

Les inhalations se font avec la plus grande facilité : un mouchoir roulé en cornet, une éponge creuse, imbibés et placés devant la bouche et le nez, suffisent.

Les secours à donner, quand il se produit une syncope inquiétante, sont : placer le sujet la tête plus basse que les pieds, insufflations d'air de bouche à bouche, avec pressions méthodiques sur la poitrine, imitant les mouvements respiratoires ; mettre sous le nez avec précaution un flacon d'ammoniaque; ouvrir les fenêtres, fouetter le malade, le frictionner avec une brosse; sinapismes, insufflation d'oxygène pur, cautérisations au fer rouge dans les espaces intercostaux inférieurs; électrisation.

Les emplois du chloroforme sont nombreux : 1 à 2 gr. en *potion*, avec addition d'alcool comme dissolvant, ou de gomme, d'huile pour le suspendre et masquer sa sav. brûlante; = gastralgie, coliques, coliques hépatiques; en *pommades* et *liniments*, comme anesthésique local, etc.

Toxic. — Il est parfois nécessaire, après la mort, de démontrer la présence du chloroforme dans le sang ou les organes. C'est spécialement dans le cerveau et le foie qu'il convient de le chercher; souvent ils ont une odeur de chloroforme très appréciable. On coupe les organes par morceaux, on les réduit avec Q. S. d'eau en une bouillie claire, liquide, qu'on introduit dans un ballon muni d'un bouchon traversé par deux tubes (fig. 33). L'un d'eux communique avec un tube de porcelaine vernissé intérieurement, et l'on a soin d'introduire dans ce petit tube une boule de coton cardé destinée à retenir les substances et les liquides que l'air pourrait entraîner. Le tube de porcelaine est placé dans un fourneau à réverbère et se continue par un tube à boules de Liebig contenant une sol. d'azotate d'argent au 1/20, acidulée par l'ac. azotique. Le ballon est chauffé au B.-M. à + 40°. — Avant de chauffer le fourneau à réverbère, le liq. du ballon étant à 40°, on souffle comme l'indique la figure à travers l'appareil pendant 7 à 8 minutes. Si le nitrate d'argent ne s'est pas troublé, on porte au rouge le tube, et l'on recommence à souffler; s'il y a du chloroforme, il ne tarde pas à se précipiter du chlorure d'argent. Ce sel, recueilli, est reconnu par ses caractères : sol. dans l'ammoniaque, se colore à la lumière, *insoluble dans l'ac. azotique bouillant.* (Tardieu et Roussin.)

Fals. et mél. — Peut contenir : *alcool*, *esprit de bois :* sa densité est diminuée; il donne avec l'huile un mélange laiteux; quelques centigr. de

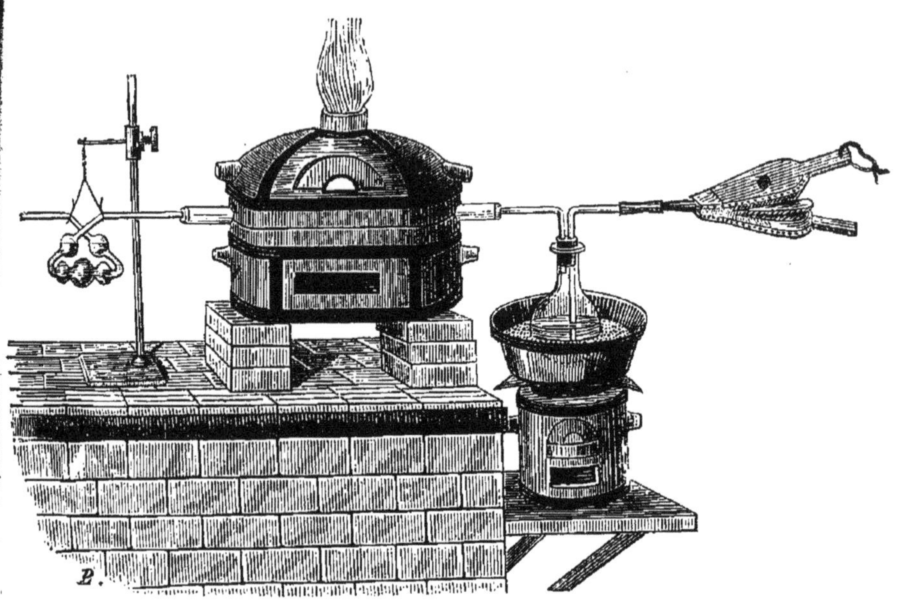

Fig. 33. — Appareil pour la recherche du chloroforme.

binitrosulfure de fer, agités avec lui, le colorent, de même que la *fuchsine;* ces deux corps sont insol. dans le chloroforme (Roussin); le binitrosulfure de fer décèle aussi l'éther; *chlore :* il précipite le nitrate d'argent; *acide chlorhydrique* et *composés chlorés :* même réactif; *substances non volatiles :* elles restent en résidu quand on abandonne le chlorof. à l'évap.

Pommade au chloroforme.

Pr. Chloroforme 20
Cire blanche. 10
Axonge 90

F. fondre l'axonge et la cire au B.-M. dans un flacon à l'émeri à large ouverture; laissez en partie refroidir; ajoutez le chloroforme, agitez vivement jusqu'à refroidissement. (Cod.)

Liniment au chloroforme.

Pr. Huile d'amandes douces. . . 90
Chloroforme. 10
M. (Cod.)

Linimentum chloroformi (Brit. Pharm.)

Pr. Chloroforme. 84,48
Liniment de camphre . (Br. Ph.) 51,88

Eau chloroformisée.

Pr. Chloroforme pur. 0,5 (20 gouttes).
Eau distill. . . 100

Faites dissoudre par une forte et longue agitation. On obtient ainsi un soluté transparent d'une saveur tout à la fois sucrée, menthée et éthérée, qui sera trouvée fort agréable. Une cuillerée contient 4 gouttes ou 1 décigr. de chloroforme. En ajoutant à ce soluté des sirops appropriés, on forme des potions aussi variées qu'il y a d'indications à remplir dans les limites de la médication chloroformique. L'eau chloroformisée peut aussi être employée à l'extérieur en lotions, embrocations, etc. Pour l'usage externe, on peut employer de l'eau chloroformisée saturée, c'est-à-dire contenant, ainsi que nous l'avons démontré, 1/100 de son poids de chloroforme. On peut même en mettre un excès. (Dorv.).

Eau de chloroforme ou chloroformique.

Pr. Chloroforme. 2
Alcool. 16
Eau ordinaire 300

Boisson sucrée agréable; utile contre certaines névroses pour calmer l'irritation nerveuse, etc. (Bouchut.)

Sirop de chloroforme.

Pr. Chloroforme pur. 10
Sirop simple. 1000

Agitez fortement. 100 contiennent 1 de chloroforme et la cuill. 0,2. (Dorv.)

Elixir chloroformique. (Bouchut.)

Pr. Chloroforme. 8
Alcool. 64
Sirop simple. 225

Calmant contre certaines névroses convulsives et mentales.

Lavement chloroformisé. (Aran.)

Pr. Chloroforme, Gttes. . . XX
Gomme. . . . . 8 gr.
Jaune d'œuf. . . . . . nº 1
Eau. 125

F. S. A. — Colique de plomb.

CHLORURES. *Muriates; hydrochlorates* ou *chlorhydrates.*

Combinaisons du chlore avec les corps simples ou les radicaux organiques. — Ils sont en général fondants, diaphorétiques, antiphlogistiques; mais leur action physiologique est dominée par celle de la base.

Chim. — Sont généralement solubles dans l'eau, moins le chlorure d'argent, le protochlorure de mercure, le chlorure de plomb; les sous-chlorures sont insol. dans l'eau et sol. dans les acides. — Les chlorures solubles précipitent le nitrate d'argent en blanc caillebоté, devenant violet à la lumière, sol. dans l'ammoniaque, insol. dans l'ac. azotique, fusible par la chaleur en une masse cornée. — Chauffés avec ac. sulfurique et bioxyde de manganèse, la plupart dégagent du chlore; ils précipitent l'acétate de plomb et le protonitrate de mercure en blanc. — Les chlorures de mercure, antimoine, zinc, arsenic, étain, sont volatilisables par la chaleur.

CHLORURES PEU USITÉS.

Chlorure d'argent. *Argent corné.* — On précipite une sol. d'azotate d'argent par une sol. de chlorure de sodium. — Sol. dans HCl, les chlorures et hyposulfites alcalins; employé en photographie.

C'est un drastique à la dose de 0,01 à 0,05; anti-épileptique, anti-syphilitique.

En saturant à chaud de l'ammoniaque liq. par du chl. d'argent, filtrant et laissant cristalliser, on obtient le **chlorure d'argent ammoniacal.** — Mêmes propriétés.

Chlorure de bismuth. — S'obtient en dissolv. le bismuth dans HCl. — Déliquescent; par l'addition d'eau, laisse déposer de l'**oxychlorure.**

Chlorure de brome. Chlorure d'iode. — Obtenus par combinaison directe. Ne s'emploient qu'en photographie.

Chlorure de cuivre. — On traite, par 24 p. d'eau bouillante ajoutées peu à peu, un mélange de 14 p. de chlorure de potassium et de 22 p. de sulfate de cuivre; on sépare le sulfate de potasse déposé et l'on fait cristalliser.

Chlorure de cuivre ammoniacal. — On fait dissoudre P. E. de sel ammoniac et de chlorure de cuivre et on verse goutte à goutte de l'ammoniaque jusqu'à cessation de précipité. Le sel cristall. par évaporation. — 1 à 25. centigr. dans l'épilepsie.

Chlorure d'étain (Proto-); *Sel d'étain.* — Dissolv. à chaud de l'étain dans HCl, f. cristalliser. Décomposé par l'eau avec dépôt d'*oxychlorure.* — Purgatif violent, anthelminthique : 0,05 à 0,1.

Chlorure d'étain (Bi-). *Liqueur fumante de Libavius.* — On dist. 1 p. d'étain av. 4 p. de sublimé corrosif; liq. fumant à l'air, très volatil, soluble dans l'eau, bout à 120°, dissout à chaud soufre, brome, iode, phosphore, sulfure de carbone en gr. quantité.

Chlorure de platine. — Dissolv. le platine dans l'eau régale sous une lég. pression, évaporez, cristallisez. — Réactif de la potasse. — *Chloroplatinate de soude* : chl. de platine 3, chlorure de sodium 5.

Chlorure de plomb. — On précipite du sous-acétate de plomb liquide en sol. étendue par une sol. de sel marin. Précipité blanc peu sol. dans l'eau. — Inusité.

Chlorhydrate de quinine. — A 3 p. de sulfate de quinine dissous dans l'eau bouillante on ajoute une sol. chaude de 1 p. de chlorure de baryum; filtrez, f. crist. — Sel plus soluble que le sulfate.

Chlorure de soufre. — On fait arriver sur de la fleur de soufre contenue dans un vase refroidi un courant de chlore. On distille pour séparer le produit du soufre en excès.

Liq. jaune rouge, fumant; od. fétide, sav. âcre; bout à 139°, est décomposé par l'eau. — Antiherpétique, parasiticide. Inusité.

Chlorure de strychnine. — Prép. c. le chl. de quinine. Poison des plus terribles en raison de sa solubilité.

CHLORHYDRATE D'AMMONIAQUE. *Hydrochlorate* ou *muriate d'ammoniaque; chlorure d'ammonium; sel ammoniac; Chloruretum ammonicum.* = AzH^3,HCl, ou AzH^4Cl = 53,45.

S'obtient en grand dans l'industrie au moyen des produits ammoniacaux, du gaz d'éclairage ou de l'urine putréfiée. Le carbonate d'ammoniaque qui en provient est transformé d'abord en sulfate par le plâtre, et le sulfate d'ammoniaque en chlorure par le sel marin. On le sublime deux fois pour l'obtenir blanc.

En pains hémisphériques blancs, à texture fibreuse, un peu hygrométriques, à sav. piquante, entièrement volatilisables, sol. dans l'eau et dans l'alcool.

Act. phys. — Stimulant diffusible, diaphorétique, diurétique et fondant. Son usage prolongé diminue la plasticité du sang et cause l'anémie et la diathèse scorbutique. A haute dose, il occasionne des vomissements et de la diarrhée. — Fréquemment employé, à l'intérieur (1 à 2 gr.), comme résolutif, fondant, antirhumatismal, fébrifuge; à l'extérieur, sur les engorgements lymphatiques, tumeurs et contusions; en injections contre la blennorrhagie, la leucorrhée.

Chim. — Voir *Chlorures* et *Ammoniaque*.

Fals. et mél. — Entièrement volatilisable, ce qui exclut les corps à *base fixe;* ne doit pas précipiter par le chlorure de baryum, ce qui exclut les *sulfates* et en particulier le *sulfate d'ammoniaque.*

CHLORURE D'ANTIMOINE (PROTO-). *Beurre d'antimoine; muriate d'antimoine; Chloruretum stibicum.* = $\dot{S}bCl^3$ = 228,5.

Prép. — Dissolvez à l'aide de la chaleur 100 p. de sulfure d'antimoine dans 300 p. d'acide chlorhydrique; laissez déposer et décantez; évaporez jusqu'à ce qu'une goutte portée sur un corps froid se solidifie; alors distillez-le au bain de sable. Le produit obtenu se sépare en deux couches, l'une solide et l'autre liquide; on sépare cette dernière et on enferme la partie solide dans des flacons bouchés. (Codex.)

Blanc, demi-transparent, onctueux, très déliquescent. Quand il est tombé en déliquescence, il prend le nom de *beurre d'antimoine liquide.* Cette liq. versée dans 40 f. son poids d'eau donne lieu à un précipité blanc cailleboté d'*oxychlorure d'antimoine,* dénommé *poudre d'Algaroth* et employé autrefois comme vomitif. — Abandonné aujourd'hui.

Le beurre d'antimoine est un violent caustique qui détruit les tissus et pénètre aisément au fond des plaies. On l'emploie pour cautériser les pustules malignes, les morsures de serpent et des chiens enragés. — C'est un poison violent, dont les antidotes sont ceux des acides minéraux, le tannin, etc. Pour les recherches toxicologiques, voir *Emétique.*

Chim. — Voir *Chlorures* et *Antimoine.*

CHLORURE DE BARYUM. *Muriate de baryte; Chloruretum baryticum.* = BaCl,2Aq, ou $BaCl^2,2H^2O$ = 122,09.

Prép. — Le Codex le fait préparer en décomposant par l'acide chlorhydrique le sulfure provenant de la réduction, sous l'influence d'une forte chaleur, du sulfate de baryte par le charbon ou le noir de fumée. On enflamme le gaz sulfhydrique qui se dégage; la masse est reprise par l'eau; on filtre la solution, on lave le résidu, on réunit les liqueurs qu'on évapore à siccité; on reprend par l'eau, on ajoute un léger excès de solution de sulfure de baryum pour précipiter le fer; on concentre à cristallisation. — Cristaux incolores, efflorescents, d'un gout âcre et nauséeux, sol. dans l'eau et dans l'alcool.

A été vanté contre les affections strumeuses et scrofuleuses (1 à 20 centigr.), mais est presque abandonné aujourd'hui. A forte dose, c'est un violent poison corrosif. Les meilleurs contre-poisons seraient les sulfates inoffensifs : sulfate de soude ou de magnésie.

Chim. — Voir *Chlorures*. — Les *sels de baryte* ou *oxyde de baryum* sont incolores; la plupart sont insolubles; le chlorure et le nitrate sont solubles dans l'eau, insolubles dans l'alcool, non déliquescents.

Leurs solutions très étendues ne sont pas précipitées par la potasse caustique, ou du moins le précipité est soluble dans une grande quantité d'eau. Ils sont précipités en blanc par les carbonates alcalins, le phosphate de soude, l'acide sulfurique et les sulfates solubles.

Le sulfate de baryte (BaO,SO^3) est insoluble dans les acides dilués et dans les alcalis.

Le chromate de strontiane les précipite en jaune, l'acide fluosilicique en blanc cristallin peu soluble dans les acides dilués. L'acide oxalique ne précipite que les solutions concentrées, surtout en présence de l'ammoniaque.

La baryte caustique (BaO) est grisâtre. Elle s'échauffe vivement avec l'eau et produit un hydrate peu sol. (plus à chaud qu'à froid). Elle bleuit la teinture de tournesol rouge. — On obtient un peroxyde de baryum (BaO^2).

Liqueur antiscrofuleuse. (Hufeland.) *Soluté* ou *liqueur de muriate de baryte.*

Chlor. de baryum.	2
Eau distillée	30

5 à 20 gttes 3 fois par jour pour les enfants, et 50 à 60 gttes pour les adultes.

CHLORURE DE CALCIUM. *Muriate de chaux; Chloruretum calcicum.* = $CaCl,6Aq$, ou $CaCl^2,6H^2O$ = 109,45.

Prép. — Dissolvez du carbonate de chaux dans l'acide chlorhydrique étendu de son vol. d'eau; filtrez, évaporez à siccité. Pour l'avoir cristallisé, évaporez jusqu'à ce que la liqueur marque 1,38 au densimètre; les cristaux contiennent 6 équiv. d'eau. — Le *chlorure de calcium fondu* s'obtient en faisant subir la fusion ignée au chlorure desséché. — C'est un sel très déliquescent, soluble dans l'alcool, à saveur amère, purgatif à haute dose. Il est employé seulement comme fondant et antiscrofuleux, à la manière de l'iodure de potassium.

Chim. — Voir *Chlorures* et *Chaux*.

CHLORURE DE CHAUX. — Voir *Hypochlorite de chaux*.

CHLORURE DE FER (PROTO-). *Chlorure ferreux; Chloruretum ferrosum.* = $FeCl$, ou $FeCl^2$ = 63,5.

Prép. — On prend :

Acide chlorhydrique pur.	Q. V.
Limaille de fer pur.	Q. S.

Etendez l'acide de son volume d'eau, ajoutez la limaille et chauffez légèrement à la fin de l'opération. Quand tout l'hydrogène s'est dégagé, filtrez, évaporez rapidement à siccité. C'est le chlorure ferreux anhydre. — Les liqueurs, convenablement évaporées et refroidies, donnent des cristaux verdâtres avec 4 équivalents d'eau. (Soc. de ph.)

Propriétés générales des ferrugineux au minimum.

Chim. — Voyez *Chlorures* et *Fer*.

Pilules de protochlorure de fer.

Pr.	Protochlorure de fer sec.	10 gr.
	Poudre de guimauve . . .	10
	Mucilage.	Q. S.

F. S. A. 100 pilules argentées; chacune contient 0 gr. 10 de sel de fer.

Sirop de protochlorure de fer.

Pr.	Protochlorure de fer sec.	5 gr.
	Eau de fleurs d'oranger .	20
	Sirop de fleurs d'oranger.	175
	Sirop de gomme	800

F. dissoudre le sel dans l'eau et ajoutez la solution au mélange des sirops. — 20 gr. contiennent 0 gr. 10 de sel.

CHLORURE DE FER (PER-). *Deutochlorure* ou *muriate de fer; chlorure ferrique; Chloruretum ferricum.* $= Fe^2Cl^3$, ou $Fe^2Cl^6 = 162,35$.

Prép. — Dissoudre du sesquioxyde de fer dans l'ac. chlorhydrique et évaporer à siccité. Ainsi obtenu, il est amorphe, brun rougeâtre, déliquescent. — Inusité.

La préparation usitée est le *Perchlorure de fer liquide*.

Prép. — Dissoudre 1000 p. de limaille de fer dans Q. S. d'acide chlorhydrique à D. = 1,17, étendre de 3 vol. d'eau; après dissolution, ramener à densité = 1,10, laisser déposer, décanter; introduire dans une série de Woolf, et saturer par un courant de chlore lavé, jusqu'à ce que la solution ne précipite plus en bleu par le cyanure rouge; chauffer à + 50° jusqu'à dég^t complet du chlore, et ramener à D. = 1,26 par évaporation au B.-M. ou par addition d'eau. (Codex.) La fig. 34 indique la disposition de l'appareil pour la saturation. — Cette liqueur pèse 30° B^é et contient 26 p. perchlorure sec pour 74 eau; pour la ramener à des degrés de concentration inférieurs, le Codex donne les indications suivantes :

20 gr.	sol. à 30°	+ 5 gr.	d'eau	donne sol.	à 25° B^é
20	idem	+ 10 —		—	20° —
20	idem	+ 20 —		—	15° —
20	idem	+ 40 —		—	10° —

Act. phys. — Pris intérieurement à petite dose, il produit les effets toniques et reconstituants des autres ferrugineux; de plus, il augmente la plasticité du sang et est propre à combattre les hémorrhagies passives. A forte dose, il peut occasionner des accidents gastriques, par suite de sa vive action locale, astringente et même caustique. A l'extérieur, c'est un hémostatique puissant, qui transforme immédiatement le sang en un caillot solide; toutefois son application sur les plaies récentes présente quelques inconvénients : le caillot provoque bientôt une suppuration sanieuse. — On l'a employé en injections sous-cutanées à la cure des anévrysmes et des varices. — Enfin quelques praticiens

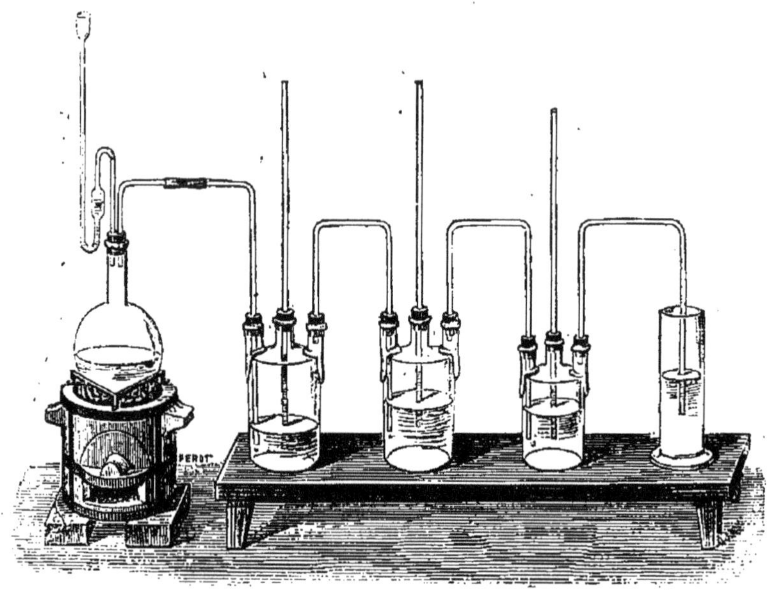

Fig. 31. — Préparation du perchlorure de fer. Le chlore est produit dans le ballon; le premier flacon sert de laveur, la solution de fer est contenue dans les suivants; l'éprouvette qui termine l'appareil renferme du lait de chaux.

le considèrent comme un excellent antiseptique propre à détruire les virus et à empêcher l'infection consécutive.

Dose. — 1 à 2 gr. en *potion;* 1 à 2 gr. pour eau, 150, en *injection*, etc.

Chim. — Voir *Chlorures* et *Fer.*

Chlorure de fer ammoniacal.

Pr. Protochlorure de fer. . . . 100
Sel ammoniac. 300
Eau. . . . . Q. S.

F. dissoudre, et évaporez à siccité; il est déliquescent. En le distillant, on obtient les *fleurs ammoniacales martiales.* Dose : 1 à 5 décigr. (Dorv.)

Sirop de perchlorure de fer.

Pr. Solution off. de perchlorure de fer. 15
Sirop de sucre. 985

M. — On le prépare au moment du besoin, car il s'altère rapidement et se décolore, le perchlorure se transformant en protochlorure. (Cod.)

Teinture éthérée de chlorure de fer.

T. de Bestuchef ou *de Klaproth, Alcoolé de chlorure de fer éthéré.*

Perchlorure de fer sec. . . . 1
Liqueur d'Hoffmann. 7

Conservez à l'abri de l'air. (Anc. Codex.)

Cette même prép. a porté le nom de *Gouttes d'or du général de Lamothe.*

Qques formulaires mentionnent une *Teinture de fer acétique éthérée* ou *Ether acétique martial de Klaproth,* préparée avec acétate de fer liquide, alcool et éther acétique.

Injection au perchlorure de fer. (Deleau.)

Perchlor. de fer à 30°. .	32
Eau distillée.	1000

La proportion du perchlorure est diminuée ou augmentée suivant l'effet que l'on veut obtenir; c'est ainsi que dans l'uréthrite chronique M. Barudel indique 25 gouttes de perchlorure pour 100 gr. d'eau distillée.

CHLORURE DE MAGNÉSIUM. *Chloruretum magnesicum*, $= MgCl,6HO$, ou $MgCl^2 + 6H^2O = 101,45$.

Prép. — Pr. :

Hydrocarbonate de magnésie.	Q. V.
Acide chlorhydrique à D. = 1,17	Q. S.

F. dissoudre dans l'acide étendu de 2 fois son poids d'eau, en laissant un léger excès de carbonate; filtrez, évaporez à D. = 1,38, et faites cristalliser dans un flacon à large ouverture. — Sel très déliquescent. (Codex.)

Il est blanc, très amer, très soluble dans l'eau et l'alcool. Il existe dans l'eau de la mer et dans beaucoup de sources salines. — Il est purgatif à la dose de 10 à 15 gr. — Inusité.

CHLORURE DE MERCURE (PROTO-). *Mercure doux; calomel; chlorure mercureux; Chloruretum hydrargyrosum.* $= Hg^2Cl$, ou $HgCl = 235,45$.

Prép. — Pr. :

Deutochlorure de mercure.	400
Mercure.	300

Broyez le sel dans un mortier de porcelaine après l'avoir humecté d'un peu d'eau, ajoutez le mercure et broyez à extinction. Séchez à l'étuve, puis introduisez dans des matras à fond plat, sans dépasser la moitié de la capacité; sublimez au bain de sable. — Séparez le sublimé après avoir cassé les matras, porphyrisez et lavez avec soin pour enlever le deutochlorure mélangé.

Pour obtenir le *protochlorure pulvérulent* ou *calomel à la vapeur*, qui seul est employé pour l'usage interne, on chauffe le précédent réduit en fragments dans un tube de porcelaine communiquant avec une fontaine de grès très rapprochée dont on colle le couvercle avec des bandes de papier. On lute les jointures, en laissant seulement à la partie supérieure une petite ouverture pour le dégagement de l'air dilaté. — Le calomel obtenu doit être lavé avec soin pour enlever le deutochlorure. — Pulvérulent, blanc, insoluble dans l'eau et l'alcool, sol. dans les acides nitrique ou chlorhydrique bouillants, qui le transforment partiellement en deutochlorure; sol. dans l'eau chlorée.

Act. phys. — A la dose de 5 centig. à 1 gr., en une fois, c'est un purgatif cholagogue très employé et aussi un vermifuge. A doses fractionnées et régulières (1 à 5 centigr. en 20 paquets), il produit rapidement la salivation, la stomatite, et agit comme un altérant, un antiphlogistique des plus puissants. On l'emploie de la même manière comme antisyphilitique. Comme purgatif, il est bon de lui associer d'autres drastiques, dans le but d'éviter les manifestations mercurielles; il donne des selles vertes. — Son mode d'action est encore incertain : quelques auteurs pensent qu'il se transforme en partie en deutochlorure, ce qui est peu probable; d'autres, qu'il se combine avec le chlorure de sodium en formant une sorte de sel double spécial. (Mialhe.) — A l'extérieur, on l'emploie en *topique*, et en *pommades* contre cert. affections de peau et des yeux, et contre les ulcérations syphilitiques.

Incomp. — Les acides, les alcalis, les chlorures alcalins, les prép. conten. de l'ess. d'amandes amères, l'eau de laurier-cerise.

Chim. — Voir *Chlorures* et *Mercure*.

Fals. et. mél. — Doit être entièrement volatilisable, ce qui exclut les *matières fixes*. Peut contenir du *deutochlorure* : touché avec une solution faible d'iodure de potassium, il prend une teinte rouge; lavé avec l'éther, la sol. évaporée sur une lame de cuivre laisse une tache, qui par le frottement prend la teinte blanche métallique de l'almalgame de cuivre; *carbonate de plomb* : chauffé avec acide acétique, la sol. précipite en jaune par l'iodure de potassium; *craie* : effervescence par un acide.

Tablettes de calomel.

Pr. Calomel à la vapeur. . .	10
Sucre blanc.	90
Carmin.	0, 05
Mucilage de gomm. adrag.	9

F. des tablettes de 50 centigr. contenant chacune 5 centigr. de calomel. (Cod.)

Pommade de calomel.

Prép. c. la pommade d'*iodure de plomb*, avec 1 p. pour 9 p. axonge benzoïnée.

Collyre sec au calomel.

Pr. Calomel porphyrisé.	10
Sucre en poudre	10

Mêlez exactement. (Cod.)

Pilulæ calomelanos compositæ. (Brit. Pharm.)

Pr. Calomel.	28,35
Sulfure d'antimoine. . . .	28,35
Résine de gaïac pulv . .	56,70
Huile de ricin.	26,68

F. une masse homogène. (Cod.)

Poudre antispasmodique. (Blanche.)

Pr. Oxyde de zinc.	8
Calomel.	4
Valériane.	4

F. 70 prises. — 2 par jour contre les maladies épileptiformes des enfants.

Biscuits vermifuges au calomel.

Pr. Calomel	8
Pâte de biscuits	n° 24

Chaque biscuit, contenant 3 décig. de calomel, s'administre selon la force du sujet. (Foy.)

Cette proportion de calomel nous semble trop forte, eu égard à la transformation partielle du calomel en sublimé dans l'estomac des enfants. Nous engageons donc à réduire la proportion de calomel à 10 centigr. par biscuit.

Les pâtissiers, dans le but d'avoir des biscuits plus légers, ajoutent quelquefois à leur pâte de biscuits ou de macarons, du carbonate d'ammoniaque. Du calomel qui serait ajouté à des pâtes semblables serait décomposé, et les biscuits deviendraient noirs. (Dorv.)

Biscuits vermifuges au calomel. (Sulot.)

Pr. Calomel pur.	300
Pâte ferme de biscuits de Reims	Q. S.

Pour 1000 biscuits. Chaque biscuit

contient 30 centig. de calomel. 1 biscuit pour un enfant de 4 à 8 ans ; la moitié pour un enfant de 2 à 4 ans. (Dorv.)

Dragées vermifuges au calomel.

Pr. Calomélas 15
Sucre. 20
Amidon 15
Essence de bergamote . . . Q. S.

Pour 144 dragées, dont chacune comprendra 0,10 de calomel environ. (Dorv.)

Pilules vermifuges.

Pr. Semen-contra. 10
Calomel 5
Extrait d'absinthe. . . . . . Q. S.

F. des pilules de 0,2. — Deux pour les enfants de 4 ans et dix pour les adultes. (Bouch.)

Poudre de Clare.

Mercure doux. 0,2
Bol d'Arménie. 0,6

F. 4 paquets pour autant de frictions à faire dans la journée sur les gencives, la face interne des lèvres, la langue et le palais, selon la méthode de Clare et de Brachet.

Plules de Cooper.

Ext. de ciguë. 12
Calomel 4
Soufre doré d'antim. . . . 4

F. des pilules de 0,2.— 2 matin et soir.

Mercure soluble de Mascagni.

Mercure doux. 1
Eau de chaux. 160

On f. bouillir qques instants, on lave et on fait sécher. (Soub).

Ce produit est le même que l'*oxyde de mercure gris* ou *poudre grise de mercure*, de la pharmacopée de Londres. En remplaçant le calomel par le sulfate de protoxyde de mercure, on obtient le *Mercure soluble de Moretti*. En remplaçant le calomel par l'azotate mercureux et en substituant à l'eau de chaux 3 de solution de potasse caustique et 12 d'eau, on a le *Mercure soluble de Moscati*.

Ce sont des mélanges de mercure et d'oxyde de mercure insol., malgré leurs noms, et, partant, des prép. très inconstantes dont l'usage devrait être rejeté complètement.

Pommade ophthalmique. (Jadelot.). *P. mercurielle de Jadelot.*

Pr. Calomel. 250
Savon blanc. 250
Huile d'olive 500
Eau. 30

Pilules de Plummer. *P. altérantes. P. antidartreuses, P. de protochlorure de mercure et de soufre doré, P. de soufre doré mercurielles.*

Pr. Soufre doré d'antimoine,
calomel, āā . . . . . P. E.
Suc de réglisse . . . . . Q. S.

F. des pilules de 0,1 (Rad.)

Cette formule est assez vague. Pour régulariser la composition de cette préparation, nous proposons d'employer l'extrait même de réglisse, et en telle quantité qu'il figure pour un tiers dans la masse pilulaire. (Dorv.)

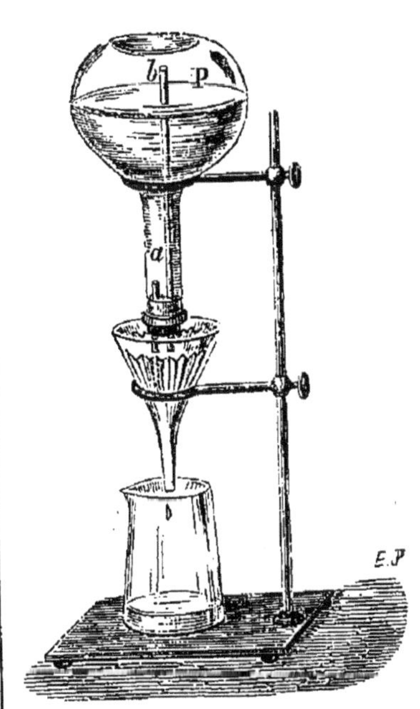

Fig. 35. — Pissette à écoulement continu pour le lavage du précipité. — A mesure que le niveau du liquide baisse, l'air rentre dans le ballon P par le tube *b*, et l'eau s'écoule par le tube *a*, jusqu'à ce que l'extrémité inférieure du tube *b* trempe dans le liquide; ces deux effets sont alternatifs.

CHLORURE DE MERCURE (PROTO-) PRÉCIPITÉ. *Précipité blanc.*

Prép. — Dissoudre 100 p. mercure dans 150 acide nitrique à D. = 1,26, à froid; laissez cristalliser 2 à 3 j., séparez les cristaux, broyez-les, et dissolvez-les dans de l'eau aiguisée d'acide nitrique ; précipitez par l'acide chlorhydrique ; lavez bien le précipité (fig. 35), et en dernier lieu à l'eau distillée bouillante. (Codex.)

Act. phys. — Mêmes propriétés que le précédent ; il produit moins aisément la salivation ; il est uniquement employé à l'usage externe.

Fals. et mél. — Voyez *Protochlorure de mercure pulvérulent.*

Pommade de précipité blanc.

Pr. Précipité blanc.	1
Axonge	20

Contre les dartres.

CHLORURE DE MERCURE (DEUTO-). *Bichlorure de mercure; sublimé corrosif; chlorure mercurique; Chloruretum hydrargyricum.* = HgCl, ou $HgCl^2$ = 135,45.

Prép. — Prenez :

Sulfate de bioxyde de mercure.	500
Chlorure de sodium décrépité.	500
Bioxyde de manganèse.	50

Pulv. séparément, mélangez, et remplissez à moitié des matras à fond plat. Mettez au bain de sable jusqu'au col. Chauffez modérément pour dégager l'humidité, puis découvrez les matras à moitié ; placez sur les orifices de petites capsules et augmentez le feu. — A la fin de l'opération, recouvrez de sable chaud et laissez refroidir lentement. (Cod.) — Pains à cassure cristallisée ; sav. caustique métallique ; sol. dans 16 p. d'eau froide, dans 2 p. 1/2 d'alcool, dans l'éther. Sa solubilité dans l'eau est beaucoup plus grande en présence des chlorures alcalins.

Act. phys. — Violent poison à haute dose. Il produit dans la gorge, l'œsophage et l'estomac des lésions comparables à celles qu'occasionnent les ac. minéraux et l'arsenic ; souvent il survient des vomissements de sang. A faible dose (2 à 25 milligr., quelquefois plus), il produit des effets altérants très remarquables et est usité comme un antisyphilitique puissant ; il est mieux supporté pendant longtemps que le calomel. On modère souvent son action en le combinant avec des matières albumineuses. — Appliqué en topique, il produit une eschare, accompagnée d'une vive douleur.

Chlorure de mercure et d'ammoniaque ; *sel Alembroth soluble.* — Mél. P. E. de sublimé corrosif et de chlorhydrate d'ammoniaque. — Pour l'avoir cristallisé, on diss. dans eau dist. et on fait cristalliser.

Oxychlorure ammoniacal de mercure ; *sel Alembroth insoluble.* — F. diss. 100 p. sublimé dans 2000 p. eau dist. Ajoutez AzH^3 jusqu'à cessation de précipité, lavez et séchez. — Propr. et usages du *précipité blanc*, mais plus actif. C'est le précipité blanc des pharmacopées étrangères.

Bichloroiodure de mercure. — F. diss. 1 p. de bichlorure de mercure dans Q. S. d'alcool à 95°, ajoutez 1 p. de biiodure de mercure et évaporez à siccité. Poudre rouge amorphe très active employée à l'extérieur sous forme de pommade.

Chlorure double de mercure et de morphine; *chlorhydrargyrate de morphine*. — On mélange des sol. aqueuses de bichlorure de mercure et de chlorhydrate de morphine; il se forme un précipité qui se dissout dans l'eau bouillante et crist. par refroidissement. — 1 à 5 centigr. : syphilis constitutionnelle.

Chlorure de mercure et de quinine; *chlorhydrargyrate de quinine*. — Faites des sol. de 1 p. de bichlorure de mercure et 2 p. de chlorhydrate de quinine dans le moins d'eau possible. Par le mélange, il se sépare des cristaux aiguillés. — 5 centigr. : lupus.

Chim. — Réactions spéciales au bichlorure de mercure : précipité jaune par une solution de potasse caustique, insoluble dans un excès de réactif; précipité blanc par l'ammoniaque, insoluble dans un excès, soluble dans les acides libres; précipité rouge brun par le carbonate neutre de potasse ou de soude, insoluble dans un excès de réactif. Pas de réactions avec le cyanure de potassium ou le phosphate de soude; précipité noir par le sulfhydrate d'ammoniaque, insoluble dans un excès, mais soluble dans le sulfure de sodium; par l'hydrogène sulfuré, précipité blanc d'abord, qui devient noir par de nouvelles additions de précipitant; par l'iodure de potassium, précipité rouge vif, soluble dans un excès d'iodure de potassium ou dans un excès de sublimé.

Tous les composés mercuriels mélangés avec de la soude, bien desséchés et chauffés dans un tube à expérience jusque vers 400°, dégagent du mercure qui se condense en gouttelettes sur les parois supérieures. — Une goutte de solution mercurielle tache le cuivre décapé; en frottant doucement, la tache apparait avec l'apparence de l'argent brillant; en chauffant avec précaution, la tache disparaît.

Pile de Smithson. — Pour les recherches toxicologiques, on a ordinairement recours à la pile de Smithson, composée d'une lame d'étain autour de laquelle est enroulée une petite lame d'or, de manière que les tours de spirale ne se touchent pas. Cette petite pile, étant placée dans une solution mercurielle légèrement acidulée par l'acide chlorhydrique, en sépare le mercure, qui se porte sur la lame d'or et la blanchit. La lame d'or séparée, lavée et séchée, étant chauffée dans un petit tube fermé par un bout, laisse dégager le mercure, qui se condense en gouttelettes sur les parois froides du tube. — Il faut ici remarquer que, dans des liq. très acides, un peu d'étain peut se dissoudre et se déposer ensuite sur l'or; le dépôt métallique est alors soluble à l'ébullition dans l'ac. chlorhydrique; le mercure au contraire ne se dissout pas. — On peut obvier du reste à cet inconvénient en remplaçant l'étain par une grosse aiguille de fer bien décapée et bien brillante, ou, mieux encore, se servir d'une petite pile de Bunsen, placée extérieurement et dont les deux pôles, terminés par des lames d'or, plongent dans le liquide ; tout le mercure se dépose au pôle négatif. — Après avoir chauffé la lame d'or, le mercure volatilisé est parfois en quantité tellement minime, que la loupe même n'indique qu'un dépôt grisâtre sans aspect bien caractéristique ; pour établir la nature de ce dépôt, on use de l'artifice suivant : On sépare par un trait de lime la partie du tube où il est réuni ; on introduit ensuite dans son voisinage un cristal d'iode : on bouche les deux extrémités du tube au moyen de cire, et on l'abandonne, placé horizontalement dans un milieu où la temp. = + 30 à 40°. Au bout de 12 h., le léger dépôt sera devenu rouge vif (*biiodure de mercure*) ; on enlève alors le cristal d'iode, et l'on s'assure que, par la chaleur, le sel rouge devient jaune, pour reprendre sa couleur primitive par le refroidissement. On peut aussi dissoudre ce biiodure dans 2 ou 3 gouttes de sol. faible d'iodure de potassium, et essayer sur la solution les réactions de l'hydrogène sulfuré ou du cuivre décapé. (Tardieu et Roussin.)

Toxic. — L'empoisonnement peut affecter plusieurs formes : aigu, subaigu et lent. Dans le premier cas, les symptômes se succèdent rapidement et amènent la mort en 24 ou 36 h. Tout d'abord, gonflement de l'intérieur de la bouche, sensation de brûlure à la gorge et à l'épigastre, vomissements, tension douloureuse du ventre. Puis affaiblissement général ; selles sanguinolentes, urines supprimées ; haleine fétide, salivation abondante. — Après quelques variations dans l'état général, redoublement de faiblesse, syncopes, insensibilité des parties inférieures, refroidissement, mort. — Dans la forme subaiguë, les symptômes sont analogues, mais se succèdent plus lentement ; à la fin, le malade tombe dans une sorte de cachexie qui se termine par la mort au bout de 10 ou 12 jours, à moins que l'administration opportune de contre-poisons actifs n'ait enrayé les accidents.

La forme lente présente les mêmes caractères que l'empoisonnement professionnel par les émanations mercurielles : gonflement des gencives, avec goût métallique ; haleine fétide ; ensuite, l'inflammation de la bouche se généralisant, la salivation devient extrêmement abondante et fétide ; inappétence et diarrhée, coliques, matières colorées en vert ; quelquefois les dents s'ébranlent et tombent, et les maxillaires se nécrosent. Si la marche de l'empoisonnement n'est pas enrayée, les sujets tombent dans l'hébétude, les membres s'affaiblissent et sont pris de tremblements. La terminaison est souvent fatale ; cependant il y a des exemples de guérisons, lentes il est vrai. — L'empoisonnement peut encore avoir pour cause l'application externe de préparations mercurielles.

A l'autopsie, on trouve la muqueuse buccale gonflée, ramollie, recouverte d'une sorte d'enduit blanchâtre, la langue tuméfiée, l'œsophage enflammé. L'estomac est contracté ; sa muqueuse, ordinairement rouge et ramollie par places, quelquefois gangrénée. L'intestin présente aussi des traces d'inflammation locale et des ecchymoses. Les reins ont un aspect granuleux et graisseux ; le sang est noir et fluide. Tous ces symptômes se retrouvent même à la suite de l'empoisonnement externe.

Recherche du poison. — Dessécher d'abord les matières et organes au B.-M. Introduire dans une cornue de verre munie d'un récipient et chauffer avec ac. sulfurique pur et concentré jusqu'à transformation en charbon friable (fig. 36). Après refroidissement, on retire le charbon, on le pulvérise et on le traite par un excès d'eau régale. La solution est réunie au produit distillé qui se trouve dans le récipient; on porte à l'ébullition, qu'on entretient jusqu'à dessiccation presque complète. Le résidu est repris par l'eau dist.; la solution, filtrée au papier Berzélius, est précipitée par l'hydrogène sulfuré. Le sulfure, recueilli, séché et mélangé avec carbonate

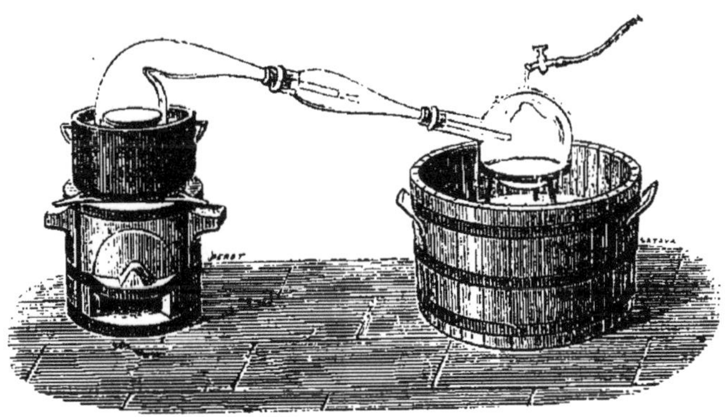

Fig. 36.

de soude, est chauffé dans un tube et donne des globules de mercure; ou bien on le dissout dans un peu d'eau régale, et l'on essaye les réactifs ou la pile de Smithson, comme il a été dit plus haut. (Roussin.)

Contre-poisons. — Le sublimé est précipité immédiatement par l'albumine en un composé insoluble, si ce n'est dans un grand excès du précipitant. Aussi devra-t-on faire prendre à plusieurs reprises, au malade, des œufs délayés dans un peu d'eau, blancs et jaunes mélangés, et faire vomir abondamment après chaque ingestion. Les eaux minérales sulfureuses constituent aussi un bon contre-poison.

Mél. et fals. — Entièr[t] volatilisable, entièr[t] sol. dans l'alcool et dans l'éther.

Liqueur de Van Swieten. *Solution de deutochlorure de mercure.*

Pr. Deutochlorure de mercure	1
Eau distillée	900
Alcool à 80°	100

Dissolv. le sel dans l'alcool; ajoutez l'eau, mêlez — Contient 1/1000 de deutochlorure de mercure. (Cod.)

Poudre de sublimé corrosif.

Prép. c. la *Poudre d'acide arsénieux.*

Pilules de deutochlorure de mercure opiacées. *Pilules de Dupuytren.*

Pr. Sublimé porphyrisé	0,20
Extrait d'opium	0,40
— de gaïac	0,80

M. exactement et div. en 20 pilules. (Cod.)

Sirop de Bellet réformé.

Pr. Sublimé corrosif	0,05
Eau	2
Sirop simple	120
Ether nitrique alcoolisé	4

F. S. A. — Ce sirop s'altère rapid[t].

Bain de sublimé corrosif.

Pr. Bichlorure de mercure	20
Alcool à 90°	50
Eau distillée	200

F. dissoudre et renfermez dans un flacon étiqueté d'une manière très apparente : *Solution pour bain.*

Le bain doit être pris dans une baignoire de bois. (Cod.)

Trochisques escharotiques au sublimé corrosif.

Pr. Sublimé corrosif	1

Amidon. 2
Mucilage de gomm. adrag. . Q. S.

Porphyrisez le sublimé, mêlez l'amidon, et ajoutez le mucilage en Q. S. pour faire une pâte, dont vous ferez des trochisques en forme de grains d'avoine du poids de 15 centigr. (Cod.)

Trochisques escharotiques avec le minium.

Pr. Sublimé corrosif pulv. . . 2
Oxyde rouge de plomb pulv. 1
Mie de pain tendre . . . 8
Eau distillée . . . . . . Q. S.

F. une pâte, que vous diviserez en trochisques de 15 centigr. en forme de grains d'avoine. (Cod.)

Eau phagédénique.

Pr. Sublimé corrosif. 0,40
Eau de chaux. 120

F. dissoudre le sublimé dans 10 gr. environ d'eau dist., et versez la solution dans l'eau de chaux ; agitez.

Mêlez le précipité par l'agitation au moment du besoin. (Cod.)

Liquor Gowlandii. (Pharm. Hag.)

Pr. Deutochlorure de mercure. 1
Chlorhydrate d'ammoniaq. 1
Emulsion d'amandes amères. 480

F. S. A. (Cod.)

Collyre mercuriel ou **antisyphilitique.**

Pr. Sublimé corrosif 0,05
Eau dist. de roses. . . 250

Ulcères syphilitiques des paupières. (Foy.)

Lotion mercurielle. (Cazenave.)

Pr. Bichlor. de mercure. . . 0,6
Eau distillée. 1000
Alcool. 200
Camphre 2

Contre les démangeaisons.

Lotion contre les éphélides. (Hardy.)

Pr. Sublimé 0,50
Sulfate de zinc. 2
Acétate de plomb. 2
Eau distillée. 125
Alcool. . . . . Q. S.

pour dissoudre le sublimé.

Agiter au moment de s'en servir.

Pommade de Cirillo. (Codex, 1837.)

Pr. Sublimé. 4
Axonge 30

Dissolv. le sel à l'aide d'un peu d'eau. (Dorv.)

Pilules majeures (Hofmann). *Pilules de deutochlor. de mercure.*

Sublimé corr. 1
Mie de pain. 20
Eau dist. . . . . Q. S.

F. 216 pilules. 1 matin et soir, dans les aff. syphilitiques.

Eau rouge d'Alibert. *Lotion mercurielle d'Alibert.*

Sublimé corr. 4
Eau distillée. 500
Orcanette. . . . . Q. S.

pour colorer la solution. (Foy.)

En lotions dans les dartres vénériennes.

Pommade de Zeller. *Ong. antipsorique de Zeller, P. de muriate ammoniaco-mercuriel.*

Oxychlor. ammon. de merc. . 1
Onguent rosat. 8

Recommandée dans presque toutes les maladies de la peau. (Pid.)

CHLORHYDRATE DE MORPHINE. *Chlorhydras morphicus.* $= C^{34}H^{19}AzO^{6},HCl,6HO$, ou $C^{17}H^{19}AzO^{3},HCl + 3H^{2}O = 375,45$.

S'obtient en dissolvant la morphine dans l'acide chlorhydrique à D. = 1,17, filtrant, évaporant à consistance sirupeuse et laissant cristalliser. — Fines aiguilles blanches, solubles dans 16 à 20 p. d'eau froide, très solubles à chaud.

Propriétés, doses et usages. — Comme l'*Acétate de morphine.* — 1 à 5 centigr. à l'intérieur. — En *Inj. hypoderm.* : 5 à 10 centigr.

Fals. et mél. — Contient toujours de l'eau, dont la proportion ne doit pas dépasser 13/100; doit se dissoudre entièrement dans l'alcool; le précipité produit par l'ammoniaque dans la solution de chlorhydrate de morphine doit être entièrement soluble dans un excès de ce réactif; brûlé sur une lame de platine, ne doit pas laisser de résidu.

Sirop de chlorhydrate de morphine. *Sirop de morphine.*

Pr. Chlorhydrate de morphine 0,05
Eau distillée. 2
Sirop de sucre incolore. 98

Dissolv. le sel dans l'eau, ajoutez au sirop. — 20 gr. de sirop contiennent 1 centigr. de chlorhyd. de morphine. (Cod.)

Pilules de chlorhydrate de morphine.

Pr. Chlorhyd. de morph. crist. 1
Sucre de lait pulv. 1
Miel blanc. . . . . Q. S.

Incorporez le sel dans un peu de miel sur une plaque de marbre avec un couteau d'ivoire. Ajoutez le sucre de lait; div. la masse en 100 pil. que vous roulerez dans la poudre d'amidon. (Cod.)

CHLORURE D'OR. *Perchlorure d'or; Chloruretum auricum.* = $AuCl^3$.

Prép. — Dissolv. au bain de sable 10 p. d'or laminé dans 4 p. eau régale; évapor. jusqu'à ce qu'il se dégage des traces de chlore, laissez refroidir. (Cod.) Masse cristalline, très déliquescente, qu'il faut immédiat[t] renfermer dans des flacons bien bouchés.

Caustique et vénéneux à haute dose. Ses propr. paraissent analogues à celles du sublimé corrosif, et il a été employé comme lui contre la syphilis. — 1 milligr. à 3 centigr. étendus de sucre de lait ou de lycopode lavé.

Chlorure d'or et d'ammoniaque. — Diss. P. E. de chlorure d'or et de sel ammoniac dans l'eau à l'aide de qques gouttes d'eau régale et desséchez. — Vanté c. emménagogue.

Chim. — Voir *Chlorures* et *Or.*

Fals. et mél. — Calciné, doit laisser 65,18 0/0 d'or métall. (Dorvault.)

CHLORURE D'OR ET DE SODIUM. *Chloruretum aurico-sodicum.* = $NaCl,AuCl^3 + 4HO$, ou $AuCl^4Na,2H^2O$.

Prép. — Préparez le chlorure d'or comme précédemment; ajoutez 3 p. chlorure de sodium dissous dans un peu d'eau, concentrez à siccité. — Déliquescent. Contient 14,08 0/0 de chlorure de sodium.

Moins irritant que le précédent. — Mêmes propr. et doses.

Pilules de Chrestien. *P. aurifères, P. de chlorure d'or et de sodium.*

Pr. Chlor. d'or et de sod. . . . 0,5
Fécule de p. de terre . . . 0,2
Gomme arabique 4
Eau distillée. . . . . Q. S.

F. S. A. 120 pilules. (Soub.)

CHLORURE DE POTASSIUM. *Chloruretum potassicum.* = $KCl = 74,56$.

Prép. — F. dissoudre du carbonate de potasse dans l'eau dist., aj. ac. chlorhydrique jusqu'à saturation, en agitant; évapor. à cristallisation. — Cristaux cubiques incolores, à sav. salée et amère, sol. dans 3 p. d'eau froide, peu sol. dans l'alcool. Fondant, sudorifique, fébrifuge, peu usité. — 1 à 4 gr.

Chim. — Voir *Chlorures* et *Potasse.*

CHLORURE DE SODIUM. *Sel commun; sel gemme; sel marin; Chloruretum sodicum.* = NaCl = 58,45.

Prép. — Pour l'usage médical, on se contente de purifier le sel du commerce : dissoudre le sel dans l'eau, ajouter goutte à goutte une solution de carbonate de soude tant qu'il se précipite des bases terreuses. Filtrer, évaporer, en ayant soin d'enlever les cristaux à mesure qu'ils se forment; on dispose ceux-ci dans un entonnoir, on les lave avec un peu d'eau, et on les sèche. (Codex.)

On le chauffe dans une chaudière de fonte pour obtenir le *sel marin décrépité*.

Act. phys. — C'est le condiment le plus usité : à petite dose, c'est un stimulant actif, et pour ainsi dire indispensable, des fonctions digestives. Il est rapid^t^ entraîné dans la circulation et favorise l'hématose du sang. Il est facile de reconnaître cette propr. en projetant sur un caillot qques cristaux de sel marin. Chacun d'eux s'entoure d'une auréole rutilante. (Gubler.) A certaine dose (8 à 15 gr.), il est vomitif. 20 à 60 gr. agissent comme purgatif, mais la solution a un goût salé tellement désagréable, qu'elle n'est pas prenable. — Usages nombreux : à l'intérieur, comme fondant, antiscrofuleux, contre la phthisie; à l'extérieur, vulnéraire; irritant en *bains;* en *collyres* contre certaines affections de la cornée; en *lavements*, laxatif et vermifuge.

Chim. — Voir *Chlorures* et *Soude.*

Fals. et mél. — Soluble dans moins de 3 fois son poids d'eau, autant à chaud qu'à froid, un peu sol. dans l'alcool faible, insol. dans l'alcool anhydre. Quand il attire l'humidité de l'air, il contient des *chlorures de calcium* ou *de magnésium,* qui sont hygrométriques. On l'a mélangé de *plâtre :* incomplètement sol. dans 3 p. d'eau : la solution précipite par le chlorure de baryum. Quand on l'a mêlé de sels provenant des soudes de varechs, il contient des *iodures* et des *bromures :* ajouter un peu d'eau amidonnée et quelques gouttes d'eau chlorée : coloration bleue (*iode*), coloration jaune (*brome*).

Bain de sel.

Pr. Sel marin 5000

Pour un bain.

Bain de mer artificiel.

Rapprochez 250 litres d'eau de mer, et ajoutez le résidu à l'eau d'un bain ordinaire. (Cod.)

Bain de pieds avec le sel marin.

Sel commun. 125

Eau . . . . Q. S.

CHLORURE DE SOUDE. — Voir *Hypochlorite de soude.*

CHLORURE DE ZINC. *Muriate de zinc; Chloruretum zincicum.* = ZnCl, ou $ZnCl^2$ = 67,97.

Prép. — Dissolvez du zinc laminé dans de l'acide chlorhydrique étendu de 2 vol. d'eau, décantez; faites passer dans la solution un courant de chlore pour peroxyder le fer. Chauffez pour chasser l'excès de chlore, ajoutez peu à peu de l'oxyde de zinc (1/100 environ du poids du métal), qui précipite l'oxyde de fer, en s'emparant de l'acide, filtrez sur de l'amiante, évaporez jusqu'à ce qu'on puisse le couler en plaques. Renfermez immédiatement. Sel blanc, transparent, très déliquescent. (Codex.)

Act. phys. — Très caustique; appliqué à l'extérieur, il produit rapid[t] une eschare blanche, épaisse et dure; aussi l'utilise-t-on en chirurgie, surtout sous la forme de *pâte de Canquoin*, pour détruire des tissus morbides. A l'intérieur, on l'a employé contre la chorée, l'épilepsie, sans en retirer grand avantage; sa causticité le rend très vénéneux et en restreint l'usage.

Chim. — Voir *Chlorures* et *Zinc.*

Fals. et mél. — Peut contenir du *fer :* précipité bleu par le cyanure rouge ; du *chlorure de calcium :* acidifier fortement avec acide acétique et ajouter oxalate d'ammoniaque : précipité blanc d'oxalate de chaux; du *sulfate de zinc :* ajouter ac. chlorhydrique et chlorure de baryum : précipité de sulfate de baryte.

Solution de chlorure de zinc, pour les injections cadavériques. *Solution de Burnett.*

Pr. Chlorure de zinc fondu. . . 100
Eau dist. 200

F. dissoudre en ajoutant à l'eau dist. la quantité strictement nécessaire d'acide chlorhydrique concentré (environ 3 gr.) pour dissoudre l'oxyde de zinc que contient toujours le chlorure anhydre fondu. Conservez dans un flacon bouché. Ce liquide marque 1,33 au densimètre (36° B·). (Cod.)

Caustique avec le chlorure de zinc. *Pâte de Canquoin.*

Pr. Chlorure de zinc. 50
Farine de blé. 50

F. dissoudre le sel dans Q. S. d'eau dist. en triturant dans un mortier de porcelaine; ajoutez la farine et faites une pâte serrée que vous étendrez en plaques. — Conservez dans un flacon bouché. (Cod.)

CHOU ROUGE. Variété rouge du *Chou pommé; Brassica oleracea* DC. — Crucifères.

Doit ses propriétés béchiques, anticatarrhales, à son huile essentielle, qui, comme celle des Crucifères en général, est sulfurée. — Contient en outre : résine, extractif amer, etc.

La teinture de chou rouge peut servir de réactif coloré pour les acides et les alcalis.

Parmi les crucifères, — peu usitées en ph., — on doit citer le **Navet**, *Brassica napus* L. : propr. analogues au précédent; la **Navette** (var. du navet) dont les graines fournissent une huile commune; le **Chou cabus blanc**, dont on fabrique la choucroute, par fermentation lactique dans la saumure ; le **Colza**, *Brassica campestris*, dont les gr. cont. plus de 40 0/0 d'huile ; la **Roquette** (V. ce mot).

Suc de chou rouge.
Prép. c. le *Suc de bourrache.*

Sirop de chou rouge.
Prép. c. le *Sirop de fl. de pêcher.*

CHROMATES.

Combinaisons de l'acide chromique avec les bases. (Voir *Acide chromique*.)

Chromate neutre d'ammoniaque. — Prismes jaune citron.

Bichromate d'ammoniaque. — Rouge grenat. Ces deux sels, surtout le dernier, brûlent facilement en laissant un résidu d'oxyde de chrome vert. Chauffé en vase clos, le bichromate donne de la vap. d'eau et de l'*azote,* avec résidu d'oxyde de chrome vert.

Chromate de plomb; *jaune de chrome.* — On précipite l'azotate ou l'acétate de plomb par le chromate neutre de potasse. Poudre variant du jaune clair au rouge orangé, suivant les conditions de l'opération. Très usité comme couleur.

CHROMATE DE POTASSE (BI-). *Bichromas potassicus.* = $KO,2CrO^3$, ou $K^2Cr^2O^7$ = 147,67.

Prép. — On traite une dissolution de chromate neutre de potasse par l'acide azotique; il en résulte de l'azotate de potasse et du bichromate qu'on purifie par plusieurs cristallisations. Le chromate neutre s'obtient lui-même en calcinant du minerai de chrome (*fer chromé*) avec du nitrate de potasse; le chromate neutre n'a pas d'emploi médical.

Le bichromate cristallise en prismes obliques, d'une couleur orangée foncée, inaltérables à l'air, à saveur amère et métallique.

Act. phys. — Irritant et caustique; il se comporte, étant ingéré, comme un poison corrosif violent. C'est un diminutif de l'acide chromique. Les ouvriers qui le travaillent sont exposés à des éruptions qui se transf. en ulcérations; ils sont souvent atteints de perforation des fosses nasales. A l'intérieur (1 à 10 centigr. et plus) comme antisyphilitique.

Le **Chromate neutre** (jaune, translucide) est obtenu en calcinant la mine de chrome (Var) avec du nitrate de potasse. — Employé en teinture.

Chim. et toxic. Voir *Chromates* et *Potasse.* — Les chromates de potasse donnent, avec les sels de baryte et de plomb, des précipités jaunes; avec les sels d'argent, de protoxyde de mercure, des précipités rouges. La sol. de bichromate additionnée d'acide chlorhydrique donne un liquide vert. — Les matières à examiner, calcinées avec nitrate de potasse et traitées par l'eau, donneraient une sol. où l'on retrouverait ces caractères. Comme *contre-poisons* : mélange d'eau de chaux avec du lait ou du blanc d'œuf.

Fals. et mél. — Le précipité qu'il donne avec le nitrate de baryte doit être entièrement soluble dans l'ac. nitrique, ce qui exclut le *sulfate de potasse,* sel qui peut plus particulièrement lui être mélangé.

CHROME. = Cr = 26,28.

Métal dur, infusible au feu de forge, d'un blanc grisâtre. D. — 5,90

Oxydable au rouge sombre, magnétique de — 15 à — 20°. Il forme un sesquioxyde vert (Cr^2O^3), un bioxyde brun (CrO^2) et un acide, l'acide chromique (CrO^3).

Les *sels de chrome* donnent des dissolutions vertes, violettes et quelquefois bleues, à réaction acide. — Les sels solubles violets, dissous à froid, donnent une solution violette, rouge par transparence; mais, si l'on fait bouillir la liqueur, elle devient verte et ne donne plus par l'évaporation qu'une masse verte incristallisable. — Les solutions violettes se comportent parfois, aux réactifs, d'une manière différente des solutions vertes des mêmes sels. Les unes et les autres sont précipitées par la potasse; l'hydrate *vert bleuâtre* produit est soluble dans un excès de réactif et dans les acides; l'addition de sel ammoniac, ou l'ébullition précipitent la solution alcaline. L'hydrate précipité se transforme d'abord par la calcination en bioxyde brun, puis, avec vive ignition, en sesquioxyde anhydre, insoluble dans les acides.

L'ammoniaque précipite de l'hydrate de chrome bleu grisâtre; le sulfhydrate d'ammoniaque, le même corps *verdâtre*, avec dégagement d'ac. sulfhydrique; l'hydrogène sulfuré n'a pas d'action.

Un sel de chrome, fondu avec du salpêtre et du carbonate de soude, donne un chromate alcalin soluble dans l'eau avec une couleur jaune.

La chaleur rouge décompose les sels de chrome à acide volatil.

Au chalumeau, sur le fil de platine, avec le borax ou le sel de phosphore, dans l'une et l'autre flamme, ils donnent des perles colorées en vert émeraude, transparentes.

Le chrome n'a pas d'usage médical. (V. aussi *Acide chromique*.)

CIGARES et CIGARETTES.

Les cigares et cigarettes, confectionnés pour l'usage médical, ont pour but de porter dans la bouche, les fosses nasales, le larynx ou les poumons, des principes volatils médicamenteux. Ils ont pour base les plantes narcotiques, la digitale, la sauge, le camphre, l'iode, l'arsenic, les baumes, etc. Les cigares sont confectionnés soit avec des feuilles entières, soit avec des feuilles hachées enveloppées dans une feuille entière; les cigarettes contiennent les feuilles hachées enveloppées de papier non collé. Les formules de ces diverses préparations varient suivant le but qu'on se propose d'obtenir. Remarquons seulement que, par un artifice quelconque, il faut faire en sorte que les substances ne soient pas mises en contact direct avec les lèvres.

CIGUE OFFICINALE ou GRANDE CIGUE. *Conium maculatum* L. — Ombellifères (fig. 37).

On emploie les feuilles et les fruits. Plante commune le long des haies, dans les lieux humides; tige cylindrique, haute de 1 à 2 m., marquée vers le bas de taches pourpres; feuilles grandes, tripinnées; odeur vireuse. Toutes les parties sont actives, mais surtout les semences. — On a trouvé dans la ciguë un alcaloïde liquide et volatil (*cicutine*, *conicine*, *conine* ou *conéine*), uni à l'*acide conéique*; une huile volatile, à laquelle elle doit son odeur;

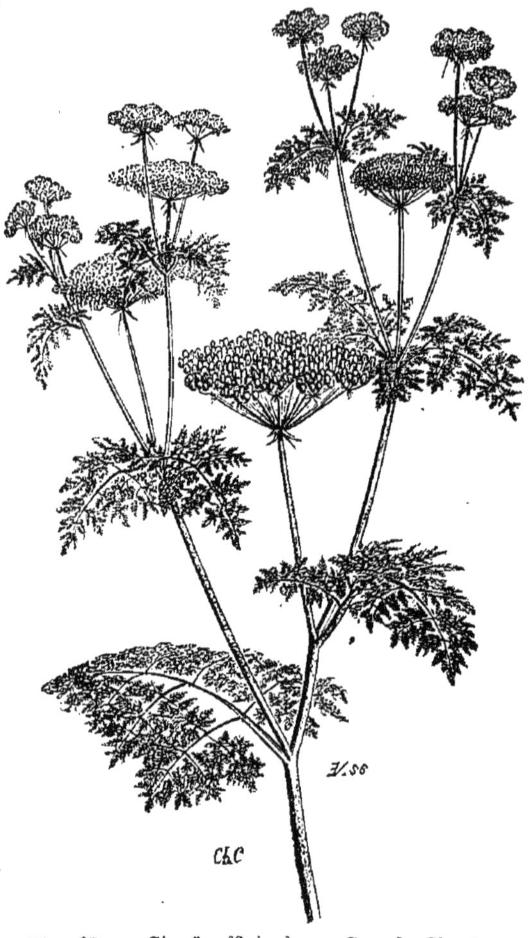

Fig. 37. — Ciguë officinale ou Grande Ciguë.

une résine. On a signalé en outre un second alcaloïde solide et cristallisable : la *conhydrine*. (Wertheim.)

La *cicutine* ($C^{16}H^{15}Az$ ou $C^{8}H^{15}Az$) s'obtient de la manière suivante :

Prenez :

Séminoïdes de ciguë.	3,000
Chaux éteinte.	1,500
Carbonate de potasse.	375
Eau.	6,000

Délayez dans l'eau les séminoïdes contusés et la chaux, ajoutez le carbonate de potasse, et distillez le tout tant que le produit qui passe sera alcalin. Saturez exactement celui-ci par l'acide sulfurique étendu, et évaporez au B.-M. en consistance sirupeuse. Introduisez dans un flacon et agitez avec 2 p. alcool et 1 p. éther. Séparez par le filtre le sulfate d'ammoniaque précipité, et concentrez la liqueur par distillation au B.-M. ; ajoutez un peu d'eau, et achevez de chasser l'alcool en chauffant dans une capsule. Mêlez le résidu sirupeux avec la moitié de son volume d'une solution concentrée de potasse, et distillez au bain d'huile ou de chlorure de calcium. La cicutine passe avec de l'eau, décantez celle-ci, et remettez la cicutine sur la potasse; distillez de nouveau. Le produit obtenu sera déshydraté par quelques fragments de potasse caustique récente, puis distillé une dernière fois dans le vide ou dans un courant d'hydrogène. — 3 kilos séminoïdes donnent environ 30 gr. cicutine.

Liq. incolore, transparent; od. âcre, pénétrante; D. = 0,878; bout à + 212°; peu sol. dans l'eau, plus à froid qu'à chaud; sol. en toute prop. dans l'alcool et l'éther. (Cod.)

Act. phys. — La ciguë est considérée comme fondante, résolutive, et, à ce titre, s'emploie en topique, sous différentes formes. Elle a en outre des prop. calmantes, stupéfiantes, souvent utilisées contre la toux, la coqueluche, la chorée, la phthisie, le rhumatisme. — *Doses. Poudre* : de 5 centigr. jusqu'à 2 gr. *Extraits* : 5 à 20 centigr. *Teinture* : 10 à 30 gouttes. *Infusé pour us. ext.* : 25 à 50 : 1000.

A haute dose, c'est un poison violent, dont l'activité est connue depuis une haute antiquité. Ses effets sont dus à la cicutine : celle-ci, ingérée, cause des nausées, du malaise, des vertiges; elle est rapidement absorbée, et alors les phénomènes produits sont plus intenses : troubles visuels, embarras de la langue, affaiblissement progressif. La paralysie gagne à la fin les muscles respiratoires, le diaphragme, et la mort a lieu par asphyxie. (Gubler.) Quelquefois le sujet est en proie à d'affreuses convulsions et pousse des cris déchirants. — En somme, la cicutine est un poison d'une violence égale à celle de l'aconitine ou de la vératrine, et manifeste des propr. inverses de celles de la strychnine. Cependant il ne faudrait pas en conclure prématurément que l'une est l'antidote de l'autre. — Comme médicament, la cicutine ne doit être employée que par milligr. et avec prudence : convulsions, contractures, tétanos, rage, etc., coqueluche et affections nerveuses.

Les travaux récents de M. Mourrut ont démontré que les préparations *officinales* de ciguë étaient loin d'avoir les propriétés physiol. et toxiques qu'on leur attribue communément ; l'extrait aqueux en particulier est généralement inerte, et l'auteur propose de lui substituer en thérapeutique l'extrait alcoolique des semences.

Poursuivant ses études sur la *conicine* (*cicutine*, *conine*), il en a préparé le bromhydrate, qui cristallise très bien et qui doit être préféré pour l'emploi médical, étant un sel bien défini, facile à doser. — Dose : 5 à 10 milligr. dans la toux convulsive, l'asthme, la coqueluche, hoquet, névralgies, etc.

La **Ciguë vireuse**, *Cicutaire aquatique, Cicuta virosa* L. (Omb.) a une racine qui ressemble à celle du panais, contenant *un suc jaune* âcre. Plus petite que la Ciguë off. ; fraîche, elle a une forte od. d'ache ou de persil. C'est une plante très vénéneuse.

La **Petite Ciguë**, *Ethuse, Faux persil*, *Æthusa Cynapium* L. (Omb.), ressemble beaucoup au persil; feuilles luisantes vert sombre, inodores, mais nauséabondes quand on les froisse. — On la croyait plus vénéneuse que la Ciguë officinale; un travail récent de M. Tanret établit qu'elle est absolument inerte.

Toxic. — Les empoisonnements par la ciguë sont accidentels ou criminels. Quelquefois on retrouve dans l'estomac des débris végétaux qui, broyés avec de la potasse, dégagent, d'après Christison, l'odeur âcre de la cicutine. En général, la quantité de cicutine serait trop minime pour être retrouvée. On pourrait, en tout cas, essayer de la *méthode de Stas :* Epuiser par l'alcool concentré; ajouter 1 à 2 gr. acide tartrique; chauffer à 70 ou 75°; laisser refroidir, filtrer ; évaporer la liq. dans le vide à temp. ne dépassant pas + 35° ; après avoir évaporé et repris à plusieurs reprises par l'alcool, on dissout le résidu dans très peu d'eau, et on ajoute du bicarbonate de potasse ou de soude pur et en poudre, tant qu'il y a effervescence. On agite la solution avec 4 ou 5 fois son vol. d'éther; quand celui-ci s'est éclairci, on en décante une partie, qu'on laisse évaporer dans une capsule de verre. On voit alors s'il se produit des gouttelettes huileuses, indiquant l'alcaloïde liquide. Si oui, on ajoute au mélange d'éther et de liq. acide précédent, 1 ou 2 centim. c. de sol. de potasse ou de soude caustique, on agite, et on épuise par l'éther. Tout le liq. éthéré, étant réuni, est additionné de 1 à 2 centim. c. d'acide sulfurique étendu de 5 vol. d'eau; on agite, et on lave à plusieurs reprises, par l'éther, la liq. acide qui contient l'alcaloïde à l'état de sulfate. — On ajoute de la potasse caustique, et l'on reprend par l'éther, qui s'empare de l'alcaloïde.

La cicutine est colorée en pourpre, puis en bleu, par le gaz chlorhydrique, en rouge par l'ac. azotique concentré; elle n'est pas précipitée par le chlorure de platine.

Faute de pouvoir obtenir la cicutine, il convient de faire, avec l'extrait des matières, des essais physiologiques.

Poudre de ciguë.

Prép. c. la *Poudre de feuilles de belladone*.

Pulpe de ciguë.

Réduisez les feuilles fraîches en pâte fine par contusion dans un mortier de marbre et pulpez à travers un tamis de crin. (Cod.)

Teinture de ciguë.

Prép. c. la *Teinture de quinquina*, avec 1 p. 5 p. alcool à 60°, en opérant par déplacement.

Alcoolature de ciguë.

Prép. c. l'*Acoolature d'aconit.*

Teinture éthérée de ciguë.

Prép. c. la *Teint. éth. de digitale.*

Huile de ciguë.

Pr. Feuil. fraîches de ciguë. . 1000
Huile d'olive. 2000

Pilez les feuilles, mélangez à l'huile et faites cuire sur un feu doux, jusqu'à ce que l'eau de végétation soit presque entièrement dissipée. — Passez avec expression, filtrez. (Cod.)

Extrait de ciguë.

Prenez des feuilles de ciguë, à l'époque de la floraison; pilez-les dans un mortier de marbre, et exprimez le suc à la presse. Faites-le chauffer jusqu'à ce que l'albumine entraînant la chlorophylle se sépare sous forme d'écume. Passez; évaporez au B.-M. en agitant continuellement, jusqu'à réduction au tiers du vol. primitif. Laissez refroidir et reposer pendant 12 h.; séparez le dépôt, et achevez l'évaporation en consist. d'extrait mou au B.-M. Rendement : 3/100. (Cod.)

Extrait alcoolique de ciguë.

Prép. c. l'*Extrait alc. de digitale.* — Rendement : 24/100.

Extrait alcoolique de semences de ciguë.

Prép. c. l'*Extrait alc. de sem. de stramoine.* — Rendement : 11/100.

Emplâtre de ciguë.

Pr. Galipot 940
Poix blanche purifiée. . . 440
Cire jaune. 640
Huile de ciguë. 130
Feuilles vertes de ciguë. . 2000
Gomme ammoniaque purifiée. 500

F. liquéfier à feu doux dans une bassine de cuivre le galipot, la poix, la cire et l'huile; ajoutez les feuilles contusées, et continuez à chauffer jusqu'à ce que toute l'eau soit dissipée; pressez fortement, faites fondre le produit et laissez refroidir lentement et en repos; séparez les mat. déposées, et fondez une dernière fois avec la gomme ammoniaque; coulez dans des pots. (Cod.)

Emplâtre d'extrait de ciguë.

Pr. Extrait alcoolique de ciguë. 90
Résine élémi purifiée . . . 20
Cire blanche. 10

F. fondre la résine et la cire, ajoutez l'extrait. (Cod.)

Sparadrap d'emplâtre de ciguë.

Prép. c. le *Sparadrap d'emplâtre mercuriel.*

Injection de ciguë.

Prép. c. l'*Injection de morelle.*

Glycéré d'extrait de ciguë.

Prép. c. le *Glycéré d'extrait de belladone.*

Cataplasme narcotique.

Pr. Poud. de ciguë, de belladone, de morelle, de lin, āā. 16
Décoction de pavots . . . Q. S.
(Bouch.)

Cataplasme de ciguë.

Pr. Ciguë en poudre. 200
Eau chaude. . . . . Q. S.

Faites une pâte. (Soub.)

Solution pour injections hypodermiques.

Pr. Bromhydr. de cicutine crist. 0,50
Alcool à 90°. 1,50
Eau de laurier-cerise . . . 23

Chaque goutte contient 1 milligr.; 1 gramme contient 2 centigrammes.

Sirop de bromhydr. de cicutine.

Pr. Bromhydr. de cicutine crist. 1 gr.
Sirop de sucre. 999

20 gr. cont. 2 centigr. de sel.

Granules de bromhydr. de cicutine.

Pr. Bromhydr. de cicutine crist. 2 gr.
Lactose pulv. . . . . Q. S.
Sirop de gomme. . . . . . Q. S.

F. 1000 granules contenant 2 milligrammes chacun.

Préparations cicutées. (Guilliermond et Devay.)

Pilules cicutées nº 1. — Pr. 1 gr. séminoïdes récem. pulv. et div. en 100 pil. dragéifiées — de 2 à 15 et 20 par j.

Pilules cicutées nº 2. — Pr. 5 gr. séminoïdes et f. 100 pil. dragéifiées.

Sirop de conicine. — Epuisez 10 gr. sémin. par 60 gr. d'alcool à 28° et mêlez la teinture à 3000 de sirop simple aromatisé.

Ether cicuté. — Epuisez par l'alcool 100 gr. sémin. Evap. à consist. sirup., reprenez par très peu d'eau. Ajoutez de la potasse caustique et agitez avec 20 gr. d'éther à plusieurs reprises pour obtenir 100 gr. d'éther cicuté.

Baume cicuté ou *de conicine*. — Faites évaporer librement 100 grammes d'éther cicuté et mélangez le résidu avec 200 d'axonge.

Pommade de ciguë.

Pr. F. fraîches de ciguë contusées . . . . } ãã 100.
Axonge. . . . . }

On chauffe à un feu doux les f. de ciguë dans l'axonge, jusqu'à dégag. complet des vap. d'eau et l'on passe. A défaut de f. fraîches, on peut prép. cette pomm. av. l'axonge et l'extrait de ciguë aqueux ou plutôt alcoolique.

On peut prép. ainsi la *Pommade de belladone* et des autres pl. narcotiques.

CINCHONINE. *Cinchonina.* = $C^{40}H^{24}Az^{2}O^{2}$, ou $C^{20}H^{24}AzO$. = 308.

Prép. — Traiter le *Quinquina gris Huanuco* par le procédé qui permet d'obtenir le sulfate de quinine. Le précipité de cinchonine et de chaux sera traité par l'alcool à 90° bouillant. Par refroidissement, la liqueur laisse déposer la cinchonine. Les dernières eaux mères, évaporées, laissent un résidu de cinchonine et de quinine; celle-ci peut être enlevée par l'éther, qui dissout très peu la cinchonine. — Aiguilles déliées, brillantes, incolores; sol. dans 2500 p. d'eau bouillante.

Act. phys. — Propriétés analogues à celles de la quinine, mais moins marquées, et de plus courte durée; elle est loin de réussir aussi bien dans le traitement des fièvres intermittentes.

CIRE. Matière produite par l'*Abeille; Apis mellifica* L. — Hyménoptères.

La cire constitue les rayons et alvéoles où l'abeille dépose le miel. On l'emploie sous deux formes : *jaune :* elle a été fondue dans l'eau bouillante, puis seule, et coulée en formes; *blanche :* c'est la cire jaune fondue, mise en rubans et décolorée par la soleil et la rosée.

La cire est constituée principalement par un mélange de *myricine*, mat. saponifiable, soluble dans l'alcool, et de *cérine*, mat. insaponifiable, peu ou point sol. dans l'alcool. — Elle fond vers + 62 ou 64°; elle est incomplètement sol. dans l'éther.

Elle a été employée à l'intérieur sous forme d'émulsion, dans la diarrhée; mais cet usage est abandonné; elle entre dans un grand nombre de préparations pour l'usage externe : cérats, pommades, onguents, etc.

Cire végétale. — Un certain n. de végétaux sécrètent une matière cireuse qui vient exsuder à la surface de l'épiderme : tels sont le *Ceroxylon rudicola* (Carnoba), le *Myrica cerifera*, le *Myristica sebifera* (Ocuba), l'*Eucalyptus globulus* et spécialt le *Rhus succedaneum* qui produit la cire de la Chine ou du Japon. — Celle-ci est fort usitée en remplacement de la cire d'abeilles; c'est de la *palmitine* presque pure, fondant à 40-42°; blanche, légt odorante, plus molle et plus friable que la cire d'abeilles.

La *cérésine*, employée en Autriche, est une sorte de paraffine, obtenue en traitant l'*ozokérite*, résine fossile de Gallicie, par l'ac. sulfurique de Nordhausen. Elle fond à 90°.

Fals. et mél. — C'est une des substances les plus falsifiées. — Elle doit être entièrement sol. dans l'essence de térébenthine, à chaud, ce qui exclut l'*amidon*, l'*ocre* et les *mat. pulvérulentes*. — Son point de fusion (62°) serait abaissé par son mélange avec les *mat. grasses* ou la *paraffine*. Mélangée d'*acide stéarique* : en la faisant bouillir avec de l'eau de chaux, elle lui enlève son alcalinité; il se précipite du stéarate de chaux. — Les *résines* se dissoudront dans l'alcool froid, à l'exclusion de la cire. Le *suif* pourra être dosé approximativement de la manière suivante : on étend de l'alcool d'eau dist. de manière qu'une boule de la cire à essayer, bien compacte et sans bulle d'air, flotte au milieu; on prend ensuite le degré de la liq. au moyen d'un alcoomètre bien exact. Si l'alcool marque :

29°,	la substance représente :	cire 100;		suif :	0
33°,3,	—	—	75	—	25
37°,5,	—	—	50	—	50
41°,7,	—	—	25	—	75
45°,	—	—	0	—	100

(Dorvault, d'après Legrip.)

Sparadrap de cire. *Toile de Mai.*

Pr. Cire blanche. 200
Huile d'amandes d. . . . 100
Térébenthine du mélèze. 25

F. liquéfier le tout au B.-M. et plongez-y des bandes de toile fine de 1 m. sur 0 m. 20. Faites passer les bandes entre deux règles pour enlever l'excédent et lissez-les au moyen du couteau à sparadrap chauffé. (Cod.)

Emulsion de cire. *Lait de cire. Mixture antidiarrhéique.*

Pr. Gomme arabique. 24
Cire jaune fondue. . . . 24
Eau 250
Sirop de sucre. 180

Faites une émulsion. (Soub.)

L'opération doit se faire dans un mortier échauffé, sans quoi la cire se figerait. L'eau doit aussi être chaude. On triture la cire fondue avec la gomme délayée dans la moitié du sirop de sucre; lorsque le mélange est bien homogène, on ajoute le reste du sirop et l'eau en remuant vivement. (Alliot.)

Swédiaur prescrit seulement 8 de cire fondue avec de l'huile d'amandes pour 1000 de décoction d'orge, et fait faire l'émulsion avec du jaune d'œuf. (Dorv.)

CITRATES.

Sels formés par la combinaison de l'acide citrique avec les bases. (Voir *Acide citrique*.) Leurs propriétés thérapeutiques sont généralement dominées par celles de la base.

Citrate d'ammoniaque. — Saturez une sol. d'acide citrique par le sesquicarbonate d'ammon. F. crist. — Antilithique, irritations de la vessie.

Citrate de bismuth et d'ammoniaque. — Le citrate de bismuth s'obtient par double décomposition : citrate de potasse et nitrate ac. de bismuth. On le rend *ammoniacal* en l'agitant avec de l'ammoniaque concentrée après l'avoir mis en pâte (on a ainsi la liq. de bismuth de Schatch, qui s'emploie à la dose de 3 gr.).

Citrate de quinine. Citrate de morphine. — Préparés par saturation directe. — Sels sol. d'un emploi commode. Mêmes doses que les sulfates des mêmes bases.

CITRATE DE FER. *Citrate de sesquioxyde de fer; citrate ferrique; Citras ferricus.* $= (C^6H^5O^7)^0 (Fe^2) + 6H^2O$.

On l'obtient en saturant de l'ac. citrique en solution par de l'hydrate de peroxyde de fer, et desséchant la liq. sur des glaces à l'étuve. En écailles brunes très-brillantes; incomplétement sol. dans l'eau quand il est préparé depuis longtemps; saveur non styptique. — Propriétés des ferrugineux.

Dose. — 25 centig. à 2 gr.

Le **citrate de protoxyde de fer** s'obtient en traitant dans un flacon bouché de la limaille pure par une sol. à P. E. d'acide citrique et d'eau à 60°. Il se dépose des cristaux aiguillés blancs, qu'on lave et sèche rapidement. Se colore à la lumière. — Bon ferrugineux analogue au lactate.

Citrate de fer et de magnésie. — A une sol. de 90 p. d'acide citrique, ajoutez 45 p. oxyde de fer récemment précipité et saturez par du carbonate de magnésie. On le sèche sur des assiettes. Ecailles brillantes, très-solubles. 0,10 à 1 gr. — ne donne pas de constipation.

Le **citrate de fer ammoniacal**, *citrate de fer et d'ammoniaque, citras ammonico-ferricus*, s'obtient de la manière suivante :

Acide citrique crist.	100
Peroxyde de fer hydraté.	Q. S.
Ammoniaque liq.	18

Mettez l'ac. dans une capsule avec la q. d'hydrate de peroxyde de fer qui représente 53 p. d'oxyde sec; aj. l'ammoniaque et f. digérer le tout pendant quelque temps à + 60°. Laissez refroidir, filtrez, rapprochez en consistance sirupeuse et étendez au pinceau sur des glaces; séchez à l'étuve. (Cod.)

En belles écailles grenat; entièr[t] sol. dans l'eau, sans sav. métallique — Mêmes doses, mêmes propr. que le précédent.

Le **citrate de fer et de quinine** se prépare en faisant dissoudre 3 p. de fer en limaille dans un soluté de 6 p. d'ac. citrique dans 20 p. d'eau; on aj. ensuite 1 p. de quinine précipitée; évaporer en consist. sirupeuse, sécher sur des glaces. — Ses propr. participent de celles de la quinine et du fer.

Chim. — Voir *Acide citrique* et *Fer*.

Vin ferrugineux. *Vin chalybé.*

Pr. Citrate de fer ammoniacal.	5
Vin de Malaga.	1000

Dissolv. et filtrez. — Contient 10 centigr. de sel par cuillerée à bouche. (Cod.)

Vin de quinquina ferrugineux.

Pr. Citrate de fer ammoniacal.	5
Vin de quinq. Huanuco au Malaga.	1000

F. dissoudre le sel dans 2 fois son poids d'eau dist.; mélangez au vin et filtrez. (Cod.)

Sirop de citrate de fer ammoniacal.

Pr. Citrate de fer ammoniacal.	25
Eau dist. de cannelle. . .	25
Sirop de sucre.	950

Dissolv. le sel dans l'eau dist. de cannelle, filtrez et mélangez au sirop. — Contient 0,50 de sel par 20 gr. (Cod.)

Sirop de quinquina ferrugineux.

Pr. Sirop de quinq. Huanuco au vin.	1000
Cit. de fer ammoniacal.	10

F. dissoudre le sel dans 20 gr. d'eau dist., filtrez et mélangez au sirop. — Contient 20 centigr. de sel ferrique par cuillerée à bouche. (Cod.)

Pilules de citrate de fer.

Pr. Citrate de fer.	5
Miel	1
Guimauve.	Q. S.

Pour 100 pilules (Bouch.)

Sirop de citrate de fer et de manganèse.

Pr. Citrate de fer mang. . . 8
Eau de fl. d'oranger. . . 15
Sirop simple 180
(Dorv.)

Sirop de citrate de fer (Béral.)

Citrate ferrique. 30
Sirop simple. 470

M., aromatisez avec 8 gttes d'alcoolat de citron.

Pastilles de citrate de fer. (Béral.)

Pr. Sucre vanillé 16
Cit. de fer ammon. . . . 1
Mucilage . . . . Q. S.

F. des pastilles de 0,9.

Citrate de fer effervescent.

Tartrate de potasse et de fer effervescent.

Prép. comme le *Carbonate de lithine effervescent*, en remplaçant celui-ci par poids égal de sel de fer. (Soc. de ph.)

CITRATE DE MAGNÉSIE. *Citras magnesicus.* = $(MgO)^3 C^{12}H^5O^{11},14HO$, = 351.

Le citrate neutre a la formule que nous indiquons; il est obtenu en saturant une sol. d'ac. citrique par la magnésie et évaporant. Mais il ne tarde pas à perdre sa solubilité dans l'eau; aussi ne doit-on le préparer qu'au moment du besoin ou employer l'artifice suivant :

Pr. :

Acide citrique cristallisé. 200
Magnésie calcinée 29

Faites fondre au B.-M. l'acide dans son eau de cristallisation, et incorporez exactement la magnésie. Le mélange, d'abord pâteux, se solidifie : on pulvérise et on conserve. (Dorvault.) — Ce citrate est très soluble. Sa dissolution est permanente, quand on emploie 8 ou 10 fois son poids d'eau. — On peut remplacer dans la préparation les 29 p. de magn. calc. par 64 d'hydrocarbonate de magn. : l'acide carbonique est chassé, et il reste une masse poreuse comparable au bicarbonate de soude. — Ainsi préparé, le citrate est à peu près insipide; il faut augmenter la dose d'acide de 4 p. pour lui donner une acidité agréable.

Purgatif doux, sans goût désagréable, que les malades les plus difficiles prennent sans répugnance. Il s'emploie surtout sous la forme de limonades sèches ou liquides. (Voir aux formules.)

Limonade purgative au citrate de magnésie à 50 gr.

Pr. Acide citrique. 30
Hydrocarbonate de magnésie. 18
Eau. 300
Sirop de sucre incolore. . 100
Alcoolature de zeste de citron. 1

F. dissoudre l'acide dans l'eau, ajoutez le carbonate, et, la réaction terminée, filtrez la solution dans la bouteille contenant le sirop aromatisé. — Pour l'avoir gazeuse, remplacez 4 gr. de carbonate de magnésie par 4 gr. de bicarbonate de soude que vous introduirez dans la bouteille au moment de la boucher.

Préparez de même les limonades suivantes en employant les proportions indiquées :

Limonade à 40 gr. :

Pr. Acide citrique. 24
Hydrocarb. de magnésie. 14,40

On peut remplacer l'alcoolature de zestes de citron par celle d'orange, ou employer les sirops d'agrément au goût du malade. (Cod.)

Limonade à 30 gr. :

Pr. Acide citrique. 18
Hydrocarb. de magnésie. 10,80

Limonade sèche au citrate de magnésie.

Pr. Magnésie calcinée. . . . 6,50
Hydrocarb. de magnésie. 6
Acide citrique. 30
Sucre blanc. 60
Alcoolature de citron. . . 1

Pulv. grossièrement ensemble le sucre et l'acide; mélangez les autres subst.; enfermez dans un flacon à large ouverture.

En bouchant la bouteille où l'on fait la dissolution, et maintenant le bouchon à l'aide d'une ficelle, on a une limonade gazeuse. — Les doses ci-dessus représentent 50 gr. de citrate de magnésie (Cod.)

Pastilles au citrate de magnésie.

Pr. Citrate de magnésie. . . . 50
Sucre arom. au citron. . . 50
Mucilage. . . . . Q. S.

F. 100 pastilles. Elles cont. chacune 0,50 de citrate de magnésie. Laxatif pour les adultes et purgatif pour les enfants.

CITRON. *Limon ;* fruit du *Citrus medica* L. — Aurantiacées. Le suc, qui contient de l'acide citrique, est acidule, rafraîchissant, tempérant, astringent. Le *zeste* contient une *huile volatile* très usitée c. condiment et parfum; elle possède les propriétés stimulantes, stomachiques de ses congénères. L'*écorce* sèche est amère, tonique. Les semences, qui sont très amères, ont été employées c. fébrifuges et vermifuges.

Suc de citron.

Enlevez les écorces et les semences; exprimez le fruit à la main ou avec un petite presse à main; mêlez le résidu avec de la paille de seigle hachée et lavée et mettez à la presse. Laissez le suc se clarifier par le repos et filtrez.

Limonade commune.

Pr. Citron. . . . . nº 2
Eau bouillante. 1000
Sucre. 50

Coupez les citrons par tranches; enlevez les semences; versez dessus l'eau bouillante et après une heure d'infusion passez, et ajoutez le sucre.

Huile volatile de citron.

Prép. c. l'*Huile vol. de fl. d'oranger.*

On l'obtient aussi par expression; on enlève le zeste avec une râpe fine, en laissant intact le parenchyme blanc; on met à la presse dans un sac de coutil; et l'on enlève à l'aide d'une pipette l'huile volatile qui surnage après un repos suffisant.

Alcoolat d'écorces de citron. *Esprit de citron.*

Prép. c. l'*Alcoolat d'éc. d'orange.*

Alcoolature de citron.

Pr. Zestes récents. 100
Alcool à 80°. 200

F. macérez 8 j., filtrez.

Sirop de limon.

Pr. Sirop d'acide citrique. . 1000
Alcoolature de citron. . . 15

M.

Sirop de citron avec le suc.

Prép. c. le *Sirop de groseilles.*

Oléosaccharure de citron.

Pr. Citron frais. . . . . . . nº 1
Sucre blanc en morceaux. 10

Frottez le sucre contre la surface pour détacher toute la partie jaune; triturez au mortier pour avoir un mélange exact. (Cod.)

Eau de Cologne.

Pr. Huile vol. de bergamote. 100
— de cannelle. . 25
— de citron. . . 100
— de cédrat. . . 100
— de lavande. . 50
— de fl d'oranger. 50
— de romarin. . 50
Alcool à 90°. 12000
Alcoolat de mélisse composé. 1500
Alcoolat de romarin. . . 1000

Dissolv. les essences dans l'alcool. ajoutez les alcoolats, laissez 8 j. en contact; puis distillez au B.-M. pour obtenir les 4/5 du mélange employé. (Cod.)

Voici une recette très simple et qui donne cependant un fort bon produit :

Pr. Alcool à 85°. 1750
Huile vol. de citron. . . 30
— de cédrat. . . 12
Huile vol. de bergam. . 23
— de lavande. . 6
Teinture de benjoin. . . 45

Mél. et filtr. après qques h. de contact. Le musc et l'ambre sont ajoutés avec avantage à l'eau de Cologne. (Dorvault)

Eau de senteur.

Pr.	Ecorce réc. de citron	180
	— d'orange	180
	Santal blanc	60
	Camomille romaine	60
	Marjolaine	60
	Roses muscates	500
	Romarin	30
	Iris	60
	Cannelle	60
	Macis	24
	Girofle	24
	Souchet	15
	Lavande	100
	Basilic	100
	Storax	12
	Benjoin	20
	Eau	15000

Distillez 7500 de produit et ajoutez 1,5 de musc renfermé dans un nouet.

En remplaçant l'eau par de l'alcool, on obtient l'*extrait de senteur* des parfumeurs.

Préparation pour la toilette. (Dorv.

CIVETTE. Matière sécrétée par la *Civette* (*Viverra Civetta* L.) et par le *Zibeth* (*Viverra Zibetha*). — Mammifères carnassiers.

Cette matière s'amasse dans une poche située entre l'anus et les organes génitaux. Cette poche existe dans les deux sexes et est entourée d'un muscle qui permet à l'animal d'expulser le contenu (*viverreum*) (fig. 38). — Od. forte, désagrégable, ammoniacale, fécale; consistance semi-fluide, onctueuse, d'un jaune plus ou moins foncé. — Contient: huile vol., mat. résineuse, corps gras fixes, etc.

Propr. — Analogues à celles du musc et du castoréum. — A été employée surtout c. antispasmodique et aphrodisiaque (25 à 50 centigr.). — Inusité.

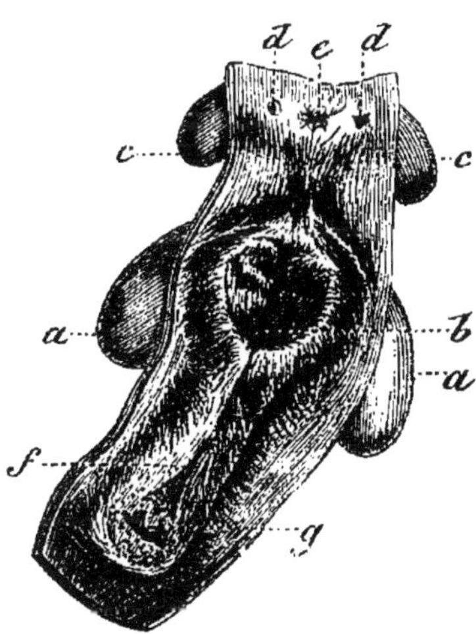

Fig. 38. — Appareil de la civette. — *a,a*, glandes de la civette; *b*, leurs orifices; *c,c*, glandes anales; *d,d*, leurs orifices; *e*, anus; *f*, vulve; *g*, clitoris.

CLAVALIER. *Frêne épineux*; *Xanthoxylum fraxineum* Marsh. — Rutacées (Amérique).

L'écorce est aromatique, excitante, sudorifique, odontalgique. Les feuilles et les fruits portent des vésicules remplies d'une huile essentielle à od. citronée.

L'écorce de **Clavalier jaune** (*Xanthoxylum flava Herculis*) est fébrifuge et empl. en teinture. Ces deux écorces contiennent de la *Xantopicrite*, analogue à la berbérine. — Inusité en Europe.

CLÉMATITES.

La **Clématite des haies**, *Vigne blanche*, *Clematis vitalba* L.; la **Clématite odorante**, *Cl. flammula* L.; la **Clématite bleue**, *Cl. viticella* L.; la **Liane arabique**, *Cl. mauritiana* Lam. (Renonculacées), sont des plantes à suc âcre, rubéfiant, qu'on a vantées contre le cancer. — Inusitées.

CLOPORTE DES CAVES, *Oniscus Asellus* L., et **CLOPORTE ARMADILLE**, *Armadillo officinalis* Cuv. — Crustacés Isopodes (fig. 39 et 40).

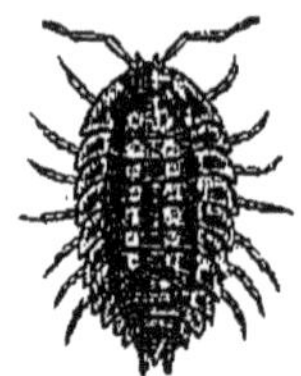

Fig. 39.
Armadille officinale.

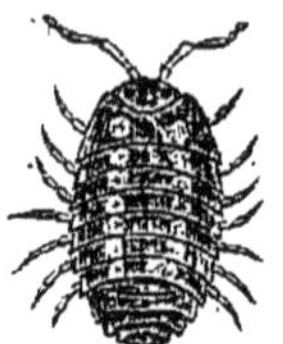

Fig. 40.
Cloporte ordinaire.

Employés autrefois sous forme de *bouillon*, de *sirop*, de *poudre*, c. fondant, apéritif, diurétique. Leur action, assez problématique d'ailleurs, est due à une petite q. de nitrate de potasse qu'ils contiennent.

Poudre de cloportes. Prép. c. la *Poudre de cantharides*.

COBALT. = Co. = 29,52.

Chim. — Métal gris, magnétique, plus difficile à fondre que le fer, oxydable par le grillage à l'air; D. = 8,5. Il est attaqué par l'ac. chlorhydrique, l'ac. sulfurique dilué, l'acide azotique. — Il donne deux oxydes : l'un (CoO), vert olive, rose étant hydraté ; l'autre (CO^2O^3) noir, brun à l'état d'hydrate. — Les *sels de cobalt* donnent des solutions d'un rose plus ou moins intense, selon la concentration, mais qui sont bleues ou vertes, quand elles renferment un acide libre; les sels neutres rougissent le tournesol; ils sont décomposés à la chaleur rouge.

La potasse donne un précipité bleu qui, par l'ébullition, passe au rose pâle, insoluble dans un excès de réactif; l'ammoniaque les précipite en rose pâle, sol. dans un excès de réactif : la présence des sels ammoniacaux empêche la précipitation. — Les carbonates alcalins donnent un précipité rose pâle, soluble seulement dans un excès de carbonate d'ammoniaque avec coloration rouge. — Le cyanure de potassium produit dans les solutions *acides* de sels de cobalt un précipité blanc brunâtre de cyanure de cobalt (CoCy) qui se redissout dans un excès de réactif en présence de l'acide cyanhydrique libre. Il se forme ainsi du *cobalticyanure de potassium* (Co^2Cy^3 + 3KCy), qui n'est pas précipitable par les acides. Cette réaction permet de distinguer le nickel du cobalt; lorsqu'à une dissolution de ces deux métaux on ajoute du cyanure de potassium en Q. S. pour redissoudre le précipité, la solution précipite par les acides du *cobalticyanure de nickel* (Co^2Cy^3 + 3NiCy), qui peut être mélangé de cyanure de nickel si le nickel prédomine. (Gerhardt et Chancel.)

L'hydrogène sulfuré ne précipite pas les sol. de cobalt en présence d'un acide fort, mais il les précipite entièrement en présence d'un acétate alcalin. Le sulfhydrate d'ammoniaque précipite tout le cobalt, à l'état de sulfure noir insoluble dans un excès, insoluble dans l'ac. chlorhydrique dilué, peu soluble dans l'eau régale.

Au chalumeau, les sels de cobalt, avec le borax, donnent une perle limpide d'un beau bleu, presque noir quand le sel est trop abondant. Même réaction avec le sel de phosphore ; avec le carbonate de soude : une poudre grise métallique, magnétique.

Le cobalt et ses sels n'ont pas d'usage en médecine.

COCA. *Haschich des Péruviens* ou *des Mexicains; Erythroxylum Coca* Lam. — Erythroxylées (Amériq. du Sud).

Les feuilles de cet arbrisseau contiennent un alcaloïde cristallisable (*cocaïne*) sol. dans l'alcool et l'éther, et un autre (*hygrine*) liquide, volatil, sol. dans l'alcool amylique. — Od. analogue à celle du thé; sav. amère, un peu astringente. — Pour prép. la cocaïne ($C^{17}H^{21}AzO^4$), épuiser les feuilles par l'éther, dist. la liq. à siccité; reprendre par l'eau bouillante, ajouter de la magnésie et évap. à siccité. Le résidu est repris par l'alcool amylique, qui laisse crist. le cocaïne. (Truphême.)

Act. phys. — Propr. semblables à celles du thé et du café. La Coca excite la sécrétion salivaire et produit l'insomnie; elle permet d'entretenir les forces pendant un certain temps, tout en se privant d'aliments. Chez les Indiens, on en fait avec de la chaux un masticatoire très usité. En Bolivie, au Pérou, son usage est répandu comme celui du thé chez nous. — On l'a employée contre le rhumatisme, les fièvres intermittentes. *Poudre* : 2 à 8 gr. par jour. *Sulfate de cocaïne* : 0,50 à 2 gr.

Tisane.

Pr. Feuilles de coca. . . . . 10 gr.
Eau bouillante. 1000

Infusez en vase clos, passez.

Vin de coca.

Pr. Coca concassée. . . . . 30 gr.
Alcool à 60°. 60

F. macérer 24 heures; ajoutez :

Vin de Lunel. 940

Après six jours, filtrez.

Elixir de coca.

Pr. Coca conc. . . . . . . 100 gr.
Alcool à 60°. 600

Après dix jours, exprimez et ajoutez au liquide :

Sirop de sucre. 400

Filtrez.

Extrait de coca.

Coca pulv. grossièrement. 1000 gr.
Alcool à 60°. 6000

Introduisez la poudre dans l'appareil à déplacement, mouillez d'alcool et laissez en contact douze heures; puis lessivez avec le reste de l'alcool. Distillez et concentrez à consistance d'extrait mou.

Sirop de coca.

Pr. Feuilles de coca. . . . 100 gr.
Eau bouillante. 1000

Laissez infuser vingt-quatre heures, exprimez, filtrez le liquide sur du sucre en proportion de 190 gr. pour 100 de colature. (Form. de la Soc. de ph.)

COCHENILLE. *Coccus cacti* L. — Insectes hémiptères (fig. 41). La femelle seule est usitée. Les mâles, beaucoup plus petits, sont ailés et ne vivent qu'un mois. Les femelles sont récoltées sur les *Nopals* (*Opuntia vulgaris*, *Op. cochinillifera* et *Tuna* Mill.) peu après la fécondation. Le commerce en offre trois sortes : 1° *grise* : diamètre moindre de 2 millim.; couverte d'un enduit blanchâtre; poudre rouge vif; — 2° *noire* : grains plus gros que les précédents, rouge brun foncé, avec rides grisâtres; poudre rouge cramoisi; — 3° *sylvestre* : grains rougeâtres ternes; donne à l'eau une teinte vineuse; peu estimée.

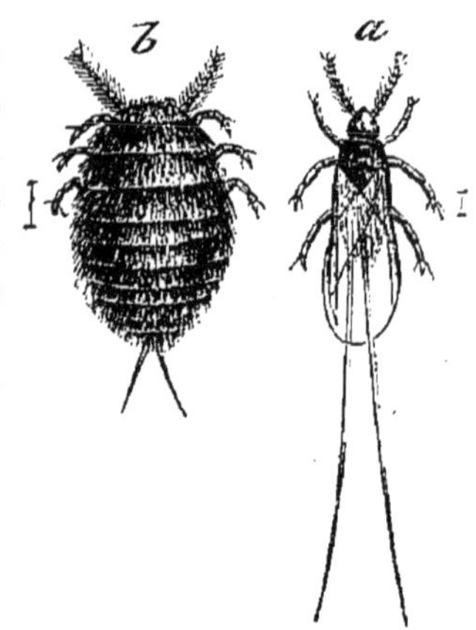

Fig. 41. — Cochenilles grossies. *a*, mâle; *b*, femelle.

Les cochenilles étant traitées par l'éther, et le résidu par l'alcool, ont donné à Pelletier et Caventou une belle mat. colorante : la *carmine*. Une dissolution de cochenille, traitée par le bitartrate de potasse, donne un précipité nommé *carmin*.

Sert principal[t] comme mat. colorante; a été vantée contre la coqueluche, mais son emploi est resté fort restreint.

Le **Kermès animal**, *Kermès végétal*, *Graine d'écarlate*, *Coccus ilicis* L., et *Chermes vermilio* Gustave Planchon, est récolté sur le Chêne Ganouille (*Quercus coccifera* L.), sur les bords de la Méditerranée. — Coques globuleuses, rouge brun, grosses comme un grain de groseille, employées autrefois comme tonique, astringent, cordial. — Inusité.

Fals. et mél. — On imite qqfois la cochenille grise avec des sortes inférieures enduites de *talc* : en faisant macérer dans l'eau, le talc se détache. La valeur d'une cochenille, dans les arts, s'estime d'après sa puissance colorante, ou par la quantité de chlore nécessaire à décolorer la teinture faite avec un poids donné.

Poudre de cochenille.
Pr. c. la *Poudre de cantharides.*

Teinture de cochenille.
Pr. c. la *Teinture de castoréum*, avec 1 p. pour 10 p. d'alcool à 80°.

Electuaire ou **Confection alkermès.**

Pr. Cannelle	24
Kermès animal	24
Santal citrin	15
Corail rouge	15
Sirop de kermès	500

Cette formule est celle de la pharmacopée de Turin. C'est la simplification de la formule primitive qui nous a paru la meilleure. (Dorv.)

COCHLEARIA. *Cochlearia officinalis* L. — Crucifères.

On emploie la plante fraîche et fleurie. — Contient une huile vol. analogue à celle du raifort, sulfurée; une résine et un extractif amer. Mâché, il provoque la sécrétion salivaire et, à l'extérieur, agit comme stimulant. Ses div. préparations sont utilisées comme antiscorbutiques et comme topique local contre les affections des gencives.

Suc de cochléaria.

Pr. c. le *Suc de chicorée.*

Suc antiscorbutique.

Pr. Feuilles fraiches de cochléaria. . . } ãã P. E.
— de cresson. . }
— de ményanthe. }

Pilez dans un mortier de marbre, exprimez et filtrez. (Cod.)

Alcolat de cochléaria. *Esprit ardent de cochléaria.*

Pr. Feuilles fraiches de cochléaria 3000
Racine fraiche de raifort sauv. 400
Alcool à 80° 3500

Pilez le cochléaria et le raifort préalablement coupé en tranches minces; f. macérer 2 j. avec l'alcool dans un bain-marie, et distillez 3000 de produit. (Cod.)

Sirop antiscorbutique de Portal.

Pr. Racine fraiche de raifort. 30
Feuilles fr. de cochlaria. 100
— de cresson. . 100
Racine de gentiane . . . 20
— de garance. . . . 10
Quinquina calysaya . . . 5
Eau. 650
Sucre blanc. 1180

Pilez le raifort et les plantes fraiches, exprimez, filtrez le suc au papier dans un lieu frais. — Faites infuser 12 h. dans l'eau les racines sèches incisées et le quinquina concassé; passez, filtrez au papier. — Réunissez 500 de colature et 120 de suc filtré, ajoutez le sucre; faites fondre au B.-M. couvert par une douce chaleur; passez le sirop refroidi. (Cod.)

Conserve de cochléaria.

Pr. Feuilles fraiches de cochléaria 100
Sucre blanc. 300

Pilez le tout dans un mortier de marbre, et passez la pulpe au tamis de crin. (Cod.)

COCOTIER. *Cocos nucifera* L. — Palmiers.

La sève sucrée fournit div. liq. alimentaires; les racines, à sav. âcre, sont antidysentériques. Le tronc jeune contient une moelle comestible, le bourgeon terminal est très estimé comme aliment.

Enfin le fruit, noix de coco, est entouré de fibres textiles et renferme, outre un liq. laiteux rafraîchissant (lait de coco), une amande huileuse de goût agréable. La coque très dure peut servir de vase; elle est façonnée et sculptée par les tabletiers et tourneurs.

L'huile de coco est employée comme aliment et dans l'industrie; elle fournit des acides gras solides et volatils. — Pas d'emploi thérapeutique.

CODÉINE. *Codeina.* $= C^{36}H^{21}AzO^{6},2HO$, ou $C^{18}H^{21}AzO^{3} + 2H^{2}O = 347$.

Prép. — La liq. d'où l'on a extrait la morphine contient des chlorhydrates de codéine et de morphine. On concentre; par refroidissement, il se dépose des houppes soyeuses formées de ces deux sels. On les triture avec une sol. de potasse caustique qui dissout la morphine et précipite la codéine; le précipité lavé à l'eau froide est redissous dans l'éther; on additionne d'un peu d'eau, et on laisse évaporer spontanément; il se dépose de beaux cristaux de codéine. (Cod.)

Gros cristaux incolores, sol. dans 80 p. d'eau, dans l'alcool et l'éther.

Act. phys. — C'est un diminutif de la morphine, auquel on attribue des effets sédatifs et soporifiques, mais non congestifs. Cependant, à haute dose, elle peut occasionner la stupeur, comme son congénère, et agir comme toxique.

Dose. — 1 à 5 centigr.

Fals. et mél. — Doit brûler sans résidu; ne pas se colorer en bleu par les persels de fer (*morphine*), ne pas être colorée en brun ou en noir par l'acide sulfurique (*sucre*).

Sirop de codéine.

Pr. Codéine pulv.	0,20
Eau dist.	34
Sucre très blanc	66

F. dissoudre à chaud la codéine dans l'eau dist., ajoutez le sucre, faites fondre et laissez refroidir. Complétez 100 gr. de sirop par addition de Q. S. d'eau dist. — 20 gr. contiennent 4 centigr. de codéine. (Cod.)

COING. Fruit du *Cydonia vulgaris* Pers. — Rosacées.

On emploie le fruit et les semences. Le suc, qui contient : tannin, acide malique, huile vol., etc., est très astringent et en même temps stimulant; on en fait usage contre la diarrhée, sous forme de sirop, gelée, etc. Les sem. sont très mucilagineuses; leur mat. gommeuse (*cydonine*) est employée c. émolliente à l'extérieur, spécialement en collyres.

Suc de coings.

Prenez des coings un peu avant leur parfaite maturité; essuyez-les avec un linge rude, râpez-les et soumettez la pulpe à la presse. Laissez le suc lég[t] fermenter jusqu'à clarification, filtrez au papier. (Codex.)

Sirop de coings.

Prép. c. le *Sirop de groseilles*.

Mucilage de coings.

Pr. Semences de coing	1
Eau tiède	5

Laissez en contact six h. en agitant de temps en temps; passez avec expression. (Cod.)

Mucilage de semences de coings, sec.

Pr. Semences de coing	100
Eau à 50 ou 60°	3000

F. macérer en deux fois, passez avec expression, faites évaporer aux trois quarts à une douce chaleur et terminez la dessiccation à l'étuve. On obtient 10 de produit sec, dont 0,1 suffit pour communiquer une consistance demi-sirupeuse à 100 d'eau.

M. Garot a donné cette formule pour faciliter et régulariser la préparation du mucilage de coings destiné à entrer dans les collyres. (Dorv.)

Gelée de coings.

Pr. Coings mondés	3000
Eau	5000

Faites cuire, passez et ajoutez :

Sucre	2000

Clarifiez au blanc d'œuf et faites cuire en consistance. Pour obtenir la gelée de coings aromatisée, on ajoute du girofle, de la cannelle et du zeste de citron.

Préparez de même la *gelée de pommes*. (Dorv.)

COLCHIQUE. *Colchique d'automne; Colchicum autumnale* L. — Colchicacées (fig. 42).

On emploie les bulbes et les semences; les fleurs n'ont pas d'usage établi, bien qu'elles soient actives. Les bulbes, récoltés au mois de novembre, sont dépouillés de l'enveloppe noire qui les recouvre; ils sont alors grisâtres, marqués sur une face d'un sillon longitudinal (fig. 43). L'intérieur est blanc, compact. Les semences sont rouge brun, dures, cornées. Les uns et les autres ont une sav. très âcre. Ils contiennent entre autres principes une mat. alcaloïde, analogue à la vératrine (*colchicine*), combinée à l'acide gallique, une matière grasse, de l'amidon, beaucoup d'inuline. — La colchicine s'extrait au moyen de l'alcool; la teinture est add. de magnésie, distillée et évaporée en vase clos en consist. d'extrait fluide; le résidu est étendu de 10 p. d'eau, ce qui sépare de l'huile qu'on enlève, et agité avec du chloroforme qui s'empare de la colchicine. On la purifie en la dissolvant dans l'eau et reprenant par le chloroforme. On peut l'obtenir cristallisée en aiguilles soyeuses. — La colchicine chauffée en présence de l'ac. chlorhyd. se change en *colchicéine* cristallisable; longtemps chauffée à l'air elle se transf. en *colchico-résine* insol. et inerte.

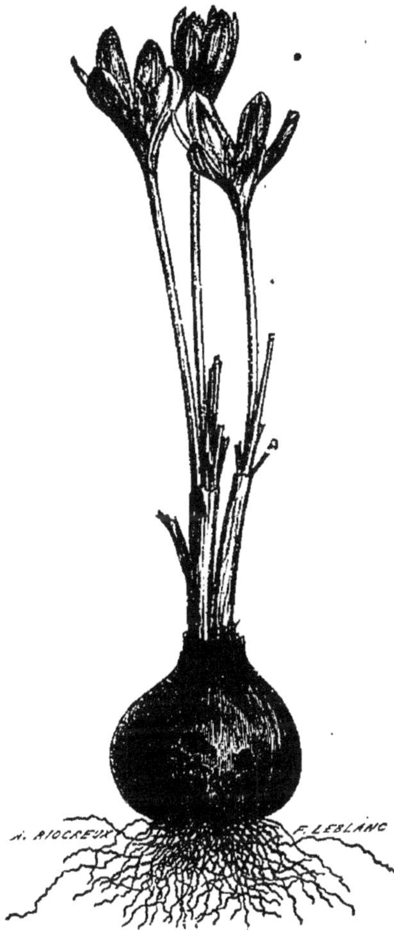

Fig. 42. — Colchique fleuri.

Act. phys. — Les effets certains du colchique sont ceux d'un purgatif drastique. On lui attribue cependant des propr. antigoutteuses toutes spéciales (Fiévée), que d'autres auteurs lui refusent. Ses doses convenables sont très variables pour diverses raisons : époque de la récolte, qui

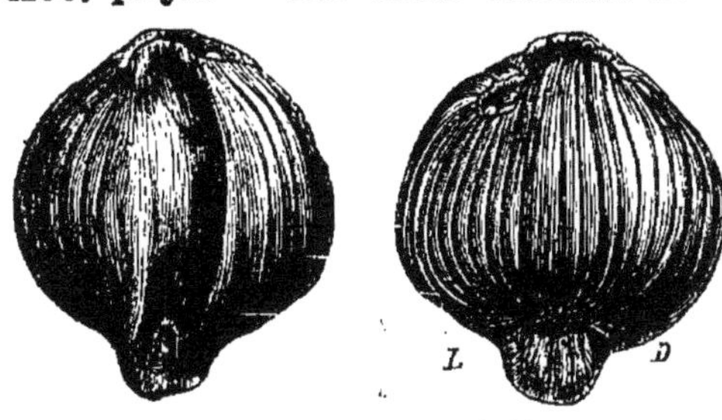

Fig. 43. — Bulbe de colchique.

peut avoir une grande influence; impressionnabilité spéciale du sujet; nature du véhicule : le vinaigre paraît être celui qui donne les prépar. les plus actives. — A dose exagérée, le colchique est un véritable poison, dont l'action, comparable à celle de l'ellébore blanc, de l'aconit, des Renonculacées vénéneuses, produit des désordres cholériformes.

Doses. — *Teinture, Vin, Vinaigre* : 1 à 5 gr. *Extrait* : 1 à 10 centigr.

Toxic. — La colchicine ne présente pas de caractère tranché, qui permette, dans un cas d'empoisonn. obscur, d'établir la nature du poison. Il faudrait alors suivre le procédé gén. indiqué pour la recherche de la morphine ou de la strychnine, et faire avec le produit obtenu des essais physiologiques.

Contre-poisons. — Tannin, opium, alcool, essences stimulantes.

Poudre de bulbes de colchique.

Pr. c. la *Poudre de Jalap.*

La *Poudre de semences de colchique* est difficile à préparer, par suite de la dureté de ces semences. On commencera par les passer au moulin, puis on les séchera à l'étuve et on terminera l'opération c. *Poudre d'anis.*

Teinture de bulbes de colchique.

Prép. c. la *Teinture de gentiane*, avec 1 p. pour 5 p. alcool à 60°.

Teinture de semences de colchique.

Pr. Semences de colchique. . 100
Alcool à 60°. 1000

Pulv. les semences; faites macérer 10 j., passez avec expression et filtrez. (Cod.)

Alcoolature de fleurs de colchique.

Alcoolature de bulbes de colchique.

Pr. c. l'*Alcoolature d'aconit.*

Vin de bulbes de colchique.

Vin de semences de colchique.

Pr. c. le *Vin scillitique.*

Vin de colchique. (Husson.) *Eau médicinale d'Husson.*

Colchique sec. 60
Vin de Xérès. 125

20 gttes dans un verre d'eau sucrée, contre la goutte, le rhumatisme. (Rem. pat. angl.)

Vin de colchique. (Reynold.) *Spécifique antigoutteux de Reynold.*

Vin de Xérès. 500
Bulbes de colchique 250

Colorez avec Q. S. de coquelicots, et aromatisez avec rhum : 30.

20 gttes dans un verre d'eau. (R. pat. angl.)

Vin ou teinture de colchique. (Williams.)

Semenc. de colchique. 60
Vin de Xérès. 473

4 à 8 gram. chez les adultes.

Vinaigre de colchique.

Pr. Bulbes secs. 100
Vinaigre blanc 1000

F. S. A.

Extrait acétique de colchique.

Colchique frais. 370
Acide pyroligneux. 75

Pilez le colchique en versant peu à peu l'ac. acétique dessus, exprimez et faites évaporer au B.-M. en consistance dans un vase de porcelaine ou de terre non vernissée. (Lond.)

Extrait de semences de colchique.

Prép. c. l'*Extrait de sem. de stramoine.* — Rendement : 9,7/100.

Mellite de bulbes de colchique.

Prép. c. le *Mellite de scille.*

Oxymel de bulbes de colchique.

Prép. c. l'*Oxymel scillitique.*

Sirop de colchique.

Pr. Vinaigre de colchique. . . . 1
Sucre. 2
(Bér.)

Mixture contre la goutte. (Fiévée.)

Pr. Teint. de bulbes de colchique. 10
— de sem. de colchique. 5
Sirop de limons. 100

Mêlez. A prendre par cuillerées à bouche dans une tasse d'infusé de mélisse. Ce mélange, donné dans les 24 h., produit plusieurs évacuations. (Bouch.)

COLLE DE POISSON. *Ichthyocolle.* Vessie natatoire desséchée du *Grand Esturgeon, Accipenser Huso* L. — Chondroptérygiens-Sturioniens.

On en distingue trois sortes : en *lyre*, en *cœur* et en *feuilles*. Par l'ébullition, la bonne colle de poisson se transf. presque sans résidu en gélatine pure et incolore ; aussi l'emploie-t-on de préférence aux autres gélatines, pour les usages culinaires. — Analeptique, adoucissant, dont on fait des *gelées* diversement aromatisées pour les convalescents; — en *lavements* : 5 : 1000, dans les inflamm. d'intestin; etc. Elle entre dans la compos. du taffetas d'Angleterre.

Fals. et mél. — On lui substitue les vessies d'autres poissons, la membrane intestinale du veau, etc. La bonne ichthyocolle a des reflets irisés, se déchire dans le sens des fibres, se dissout presque entièrement dans l'eau, et donne une gelée par refroidissement.

Sparadrap de colle de poisson. *Taffetas d'Angleterre.*

Pr.	Colle de poisson	50
	Eau commune	400
	Alcool à 60°	400

Coupez la colle en petits morceaux; f. la macérer dans l'eau prescrite pend. 24 h., ajoutez l'alcool et chauffez au B.-M. dans un vase couvert pour dissoudre; passez à travers une toile. — Etendez au pinceau plusieurs couches successives de la préparation maintenue liquide par une douce chaleur, sur des bandes de taffetas noir, blanc ou rose, jusqu'à ce que celui-ci soit suffisamment chargé. (Cod.)

Baudruche gommée. Prép. c. le *Sparadrap de colle de poisson.*

COLLIERS ANODINS.

Formés de perles de diverse nature : minéraux, os tournés, graines végétales; ils n'ont guère d'utilité, si ce n'est peut-être, quand ils sont ajustés, pour empêcher la peau de se couper. On les croyait autrefois utiles contre les convulsions, et on attribue encore cette propriété aux colliers de graines de pivoine.

COLLYRES.

Médicaments destinés au traitement des maladies des yeux. Presque toujours on les prépare sur ordonnance au moment du besoin ; quelques-uns sont officinaux. Ils sont solides, liquides ou gazeux, selon qu'on les emploie sous forme de poudres très fines par insufflation, sous forme liquide, ou enfin sous forme de vapeur. Les collyres liquides peuvent être très limpides par dissolution complète de la substance active, ou troublés par des poudres en suspension. Ce qu'on appelait autrefois collyres mous ne se désigne plus que par le nom général de *pommades.*

On a imaginé depuis qques années, pour faciliter la division des subst. très actives, des papiers dits *Collyres secs gradués*

(C. Leperdriel), imprégnés de 10 centigr. d'atropine, par exemple, par décimètre carré. Le dessin filigrané du papier permet de le diviser en centim. carrés et ceux-ci en 10 parties égales. On peut ainsi composer un collyre contenant seulement 1/10 de milligr. d'atropine, si on le désire, en faisant tremper le papier imprégné (1/10 de centim. carré) pendant qques instants dans l'eau distillée.

L'application des collyres se fait, suivant les cas, au moyen de compresses, d'œillères, de compte-gouttes, de pinceaux, etc.

COLOMBO. *Cocculus palmatus* DC. — Ménispermées.

Racine originaire de Mozambique, en rouelles minces de 3 à 4 centim. de diamètre, jaune verdâtre, d'une sav. très amère, surtout dans la partie corticale (fig. 44). On en a retiré deux subst. cristallisables : la *colombine*, très amère, et de la *berbérine*, identique à celle de l'épine-vinette. — En outre : extrait résineux, un peu d'h. vol., 33/100 d'amidon.

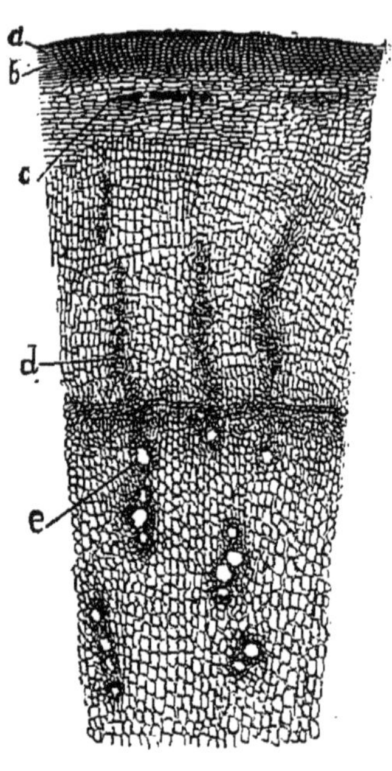

Fig. 44. — Coupe de la racine de colombo. *a*, couche subéreuse; *b*, zone corticale; *c*, gaine des faisceaux; *d*, faisceaux, partie libérienne ; *e*, faisceaux, partie ligneuse.

Act. phys. — Tonique amer très efficace, sans astringence; ne contient pas de tannin. Pris à dose massive, il peut provoquer des nausées et des vomissements, tandis qu'à dose convenable il peut au contraire empêcher de vomir.

Dose. — *Poudre :* 0,50 à 2 gr. *Infusé :* 10 : 1000. — On peut l'associer aux prép. ferrugineuses, qu'il ne précipite pas; son infusé au contraire est précipité par le tannin. Ces deux réactions sont propres à distinguer le vrai colombo des fausses racines qu'on lui substitue quelquefois.

Poudre de colombo.
Prép. c. la *Poudre de bistorte.*

Teinture de colombo.
Prép. c. la *Teinture de gentiane*, avec 1 p. pour 5 p. alcool à 60°.

Vin de colombo. (Soc. de ph.).

Pr. Racine de colombo conc.	30	gr.
Alcool	60	
Vin de Lunel.	940	

Prép. c. le *Vin de quinquina..*
Avec le Malaga, on supprime l'alcool.

Apozème à la rhubarbe et au colombo.

Pr. Colombo.	4
Rhubarbe	1
Eau.	200

Laissez inf. 12 h. sur les rac. incisées. A prendre à jeun dans cert. gastro-entéralgies et dans les gastralgies avec tendance à la constipation. (*Delioux.*)

Vin de colombo composé. (Bouchardat.)

Pr. Colombo 16
Gentiane 16
Bistorte. 16
Quinquina. 16
Ec. d'orange. 16
Genièvre 32
Alcool à 86°. 40
Eau filtrée 1000
Acide chlorhydrique. . . 15

Laissez macérer 15 jours, filtrez et conservez. — 1 cuillerée à bouche après chaque repas contre les gastralgies, entéralgies, accompagnées de chlorose.

Extrait alcoolique de colombo.

Prép. c. l'*Extrait de scille*. — Rendement : 16,2/100.

Tinctura columbæ. (Brit. Pharm.)

Pr. Colombo concassé. . . 70,87
Alcool à 60° c. 518,05

F. macérer et déplacez, pour obtenir 525 de teinture.

COLOPHANE. *Colophane; brai sec; arcanson.* Résine sèche du *Pinus maritima* L. — Conifères.

C'est la résine qui reste après la distillation complète de de l'essence térébenthine. — Sèche, friable, à peu près inod., vitreuse, d'un jaune d'or. Elle est constituée par les acides *pimarique*, *pinique* et *sylvique*, tous trois isomères et produits d'oxydation.

La colophane n'est employée que comme un hémostatique mécanique, par arrêter le sang des sangsues. Elle entre dans des prépar. emplastiques.

Poudre de colophane.

Prép. c. la *Poudre de benjoin.*

Poudre hémostatique.

Pr. Poudre de cachou. 10
— de colophane. . . . 40
— de gomm. arab. . 10

M. (Cod.)

COLOQUINTE. *Cucumis Colocynthis* L. — Cucurbitacées.

Croît dans tout l'Orient, et est cultivée dans les jardins, comme plante d'ornement. On emploie le fruit décortiqué, gros comme le poing, formé d'une pulpe blanche, spongieuse, contenant des semences disséminées. Sa saveur est extrêmement amère : elle est due à un glucoside non cristallin (la *colocynthine*), soluble dans l'alcool et dans l'eau. — Les semences passent pour inactives.

Act. phys. — Purgatif drastique et irritant d'un effet très sûr. Elle active la sécrétion de la muqueuse intestinale et secondairement celle des reins. Si la dose est excessive, les selles deviennent sanguinolentes; puis nausées, vomissements, ténesme, sensibilité extrême du ventre, priapisme : la mort peut suivre ces accidents : ne l'employer qu'avec prudence. — Elle est indiquée contre la constipation par atonie, l'obstruction intestinale, l'hydropisie, etc. — C'est un remède populaire (mais dangereux) contre la gonorrhée; pour cet usage on la fait infuser dans du vin blanc.

Poudre de coloquinte.

Prenez des coloquintes mondées de leur épicarpe ; enlevez les semences, faites sécher à l'étuve, pluv. par contusion; passez au tamis de soie.

Teinture.

Prép. c. la *Teinture de gentiane* (1 : 5 alc. 60°.)

Extrait alcoolique de coloquinte.

Prép. c. l'*Extrait de scille*. — Rendement : 15/100.

Pilules de coloquinte composées.

Pr. Aloès Barbade pulv.	10
Coloquinte pulv.	10
Scamonnée pulv.	10
Miel liquide.	30
Huile vol. de girofles.	0,05

F. 200 pilules argentées. — Ces pilules remplacent les *Pilules catholiques, de Rudius, panchymagogues, cochées mineures*, etc. (Cod.)

Extractum colocynthidis compositum. (Brit. Pharm.)

Pr. Coloquintes privées de semences	170,1
Extrait d'aloès socotrin.	340,2
Résine de scammonée pulv.	113,4
Savon pulv	85
Cardamomes sans capsule pulv.	28,3
Alcool à 60° c.	4144,9

Faites un extrait de consistance pilulaire. (Cod.)

Extractum colocynthidis compositum. (Pharm. Germ.)

Pr. Extrait hydro-alc. de coloquinte	3
Aloès pulv.	10
Résine de scammonée.	8
Extrait de rhubarbe.	5

Mêlez, séchez; faites une poudre homogène. (Cod.)

Pilules antibilieuses. (Barclay.)

Pr. Extr. de coloquinte.	8
Résine de jalap.	5
Savon médicinal.	6
Résine de gaïac.	12
Emétique	0,4
Ess. de genièvre, gtt.	1
— de carvi, gtt.	4
— de romarin, gtt.	4
Sirop de nerprun.	Q. S.

Faites des pilules de 0,2. (Rem. pat. angl.)

Pilules antigoutteuses.

Pr. Extr. de coloquinte comp.	20
— de colchique.	20
— d'opium.	1

F. S. A. des pilules de 0,15.

Ces pilules ont été proposées par M. Bouchardat pour remplacer les *Pilules de Lartigues*, auxquelles on attribue aussi la composition suivante : extrait de coloquinte composé, 20; extrait hydralcoolique de semences de colchique, 1; extrait de digitale, 1. (Génissieu.)

Les pilules ci-dessus se prescrivent à la dose de 1 à 6 jusqu à effet purgatif. On se trouve bien, dans quelques cas, de remplacer le gramme d'extrait d'opium par 20 grammes de sulfate de quinine. (Dorv.)

Pilules de Fothergill.

Pr. Aloès.	30
Scammonée.	30
Extr. de coloquinte.	30
Antimoine diaphor.	1,3

Faites des pilules de 0,1. (Rem. pat. angl.)

Maladies cutanées.

CONCOMBRE. *Cucumis sativus* L. — Cucurbitacées.

Le fruit du concombre, lég^{t} odorant, paraît posséder des propr. sédatives adoucissantes, qu'il communique aisément aux graisses. — La *pommade de concombre* est un remède populaire contre les gerçures, les érosions de la peau. — Les semences font partie des 4 semences froides ; elles sont aussi tempérantes et rafraîchissantes.

Pommade de concombres.

Pr. Axonge.	1000
Graisse de veau.	600
Baume de Tolu	2
Eau dist. de rose.	10
Suc de concombres.	1200

F. fondre les graisses au B.-M., en y ajoutant le baume de Tolu, préalablement dissous dans un peu d'alcool, et l'eau de rose. Quand la graisse sera éclaircie, décantez-la et versez-la dans une bassine étamée. Ajoutez le tiers du suc, en ayant soin de remuer continuellement pendant 4 h.; retirez ce suc et mettez le second tiers puis le troisième de la même manière.

Séparez la graisse du liquide; faites-la fondre au B.-M., et après quelques heures de repos enlevez l'écume. Coulez la pommade dans des pots et conservez à la cave. — Pour la terminer, faites-la ramollir, sans la liquéfier, et battez avec une spatule de bois, de manière à la faire doubler de vol. (Cod.)

CONCOMBRE SAUVAGE. *Momordica Elaterium* L. — Cucurbitacées.

On prép. avec le fruit à moitié mûr une sorte d'extrait féculent (*élatérium anglais*); le suc passé à travers un tamis fin est abandonné au repos; la fécule qui se dépose est séparée et séchée. — L'élatérium de France, qui est l'extrait préparé avec le suc non dépuré et évaporé, est moins actif. Il doit ses propr. à l'*élatérine*, subst. neutre, cristalline, purgative à la dose de 3 à 4 milligr. Le bon élatérium, traité par l'alcool, donne une sol. qui, concentrée et traitée par un soluté bouillant de potasse, laisse cristalliser 15 à 25 0/0 de son poids d'élatérine.

Act. phys. — L'élatérium est le plus violent de tous les drastiques. Il produit des selles abondantes accompagnées de coliques, à des doses inférieures à 1 centig. A dose excessive, il peut produire des désordres graves, par suite de l'inflammation de la muqueuse gastro-intestinale. — Hydropisie, goutte.

CONDURANGO. *Gonolobus Cundurango* Triana. — Asclépiadées (Amérique du Sud).

Plante grimpante, dont le bois et l'écorce ont été apportés en Europe depuis qques années et vantés comme des spécifiques du cancer. — L'écorce est grisâtre, le bois est jaunâtre; sav. un peu amère et aromatique après avoir été maché. — Propr. antinévralgiques et anti-rhumatismales mal définies. — Poudre : 1 à 4 gr.

CONSOUDE. *Grande Consoude; Symphytum officinale* L. — Borraginées.

On emploie la racine, qui est noire à l'extérieur, comprimée, blanche en dedans. Elle fournit avec l'eau des solutions mucilagineuses et très légèrement astringentes. — Hémorrhagies légères, diarrhées. — *Infusé* : 20 : 1000.

Sirop de consoude. Prép. c. le *Sirop de guimauve*.

CONTRA-YERVA. *Dorstenia brasiliensis* Lam. — Morées.

Rac. rougeâtre, blanche intérieur^t, sous forme de fibres entremêlées; sav. un peu âcre; od. aromatique. — Stimulant, sudorifique; elle jouit au Brésil d'une certaine réputation contre les morsures des serpents. — *Infusé* : 20 : 1000. — Inusité.

CONYSE. *Herbe aux mouches; Conyza squarrosa* L. — Synanthérées.

Vulnéraire, emménagogue oublié.

COPAHU. *Térébenthine*, *Baume* ou *Huile de copahu;* oléo-résine des *Copaïfera officinalis* Jacq., *C. guyanensis* Desf., *C. Langsdorffii* Desf. — Légumineuses (Antilles, Mexique, Brésil).

Découle, spontanément ou par incisions, des espèces précédentes et d'autres encore. — Dans le commerce, on en distingue surtout deux espèces : *Copahu de Colombie* ou *Maracaïbo*, jaunâtre; od. forte, désagréable; sav. âcre et amère; il laisse déposer une mat. résineuse cristall.; — *Copahu du Brésil*, transparent, jaune clair, plus fluide; même sav. et od. — Le copahu est insol. dans l'eau, sol. dans l'alcool fort, l'éther sulfurique ou nitreux, les huiles fixes et volatiles. Il est composé de 32 à 47 0/0 d'huile vol. incolore ($C^{10}H^{16}$) et de deux résines, l'une (*acide copahivique*, $= C^{40}H^{30}O^{4}$) solide; l'autre (1 à 2,5 0/0 du poids total) visqueuse et qui paraît être un produit d'oxydation de l'ac. copahivique, qui lui-même dérive de l'essence, sous l'influence des forces natur. de la vie végétale.

Le copahu (16 p.), mélangé avec la magnésie (1 p.), se solidifie après un temps variable. D'après M. Roussin, cette réaction ne se produit bien que lorsque l'un des composants contient une certaine q. d'eau déterminée; pour la rendre rapide et facile, il suffit d'agiter le copahu pendant qque temps avec 1/20 d'eau et de séparer l'eau en excès. La chaux peut remplacer la magnésie et donner un prod. analogue. — Le carbonate de magnésie, pour lui donner la consistance pilulaire, doit être mêlé à poids égal. Le copahu (3 p.), add. de solution de potasse au 1/8 (1 p.), donne une liq. limpide qui est sol. dans l'eau, l'alcool et l'éther. La soude et l'ammoniaque donnent des composés analogues. L'ac. sulfurique le solidifie en le colorant en rouge brun.

L'*essence de copahu* est transparente, d'une od. aromatique moins désagréable que celle du baume lui-même. Elle est fort employée en parfumerie pour étendre d'autres essences.

Act. phys. — A faible dose, il est assez bien toléré par les organes digestifs, et ne produit guère que des éructations gênantes par leur odeur et une sensation particulière de l'estomac, analogue à celle de la faim. A plus haute dose, il irrite et amène des effets purgatifs intenses. Dans ce cas, une grande partie passe dans les selles sans profit immédiat pour le traitement. Son élimination a lieu surtout par les reins, la respiration et les pores de la peau. Les reins se chargent spécialement de la résine, que l'on retrouve dans l'urine (Gubler); celle-ci, modifiée dans sa nature, contribue efficacement à la guérison de la blennorrhagie. — L'abus du copahu peut prod. une sorte d'intoxication cholériforme avec éruptions superficielles, déterminées par le passage par les pores de l'h. essentielle éliminée. En résumé, le copahu agit à la manière des balsamiques sur les muqueuses atteintes de catarrhe: mais la résine privée d'essence semble plus propre à combattre celui de l'appareil génito-urinaire, et l'h. essentielle celui des voies respiratoires. L'eau chargée d'essence par distillation, ou de résine par suspension, est assez souvent employée en injections.

Dose. — 0,25 à 1 gr. par jour comme antileucorrhéique, 2 à 15 gr. sous diverses formes contre la blennorrhagie.

Fals. et mél. — Privé d'essence par ébullition prolongée avec l'eau, il doit laisser une résine sèche et cassante; il doit être entièrement soluble dans l'alcool concentré; ces deux essais feraient reconnaître un mélange avec une certaine quantité d'*huile fixe*. Les *huiles volatiles*, surtout en chauffant, se décèlent à l'odeur. Enfin, 2 gr. 50 copahu, agités avec 1 gr. d'ammoniaque à D. = 0,917, donnent un mélange transparent et homogène; 1 p. carbonate de magnésie et 4 p. copahu donnent après quelques heures un mél. transparent, analogue à une sol. épaisse de gomme arabique.

Potion balsamique. *Potion de Chopart.*

Pr. Baume de copahu. 60
Alcool à 80°. 60
Sirop de baume de Tolu . 60
Eau dist. de menthe p. . 120
Alcool nitrique. 8

Mêlez l'alcool et l'alcool nitrique, ajoutez le copahu, puis le sirop et l'eau dist. (Cod.)

Opiat de copahu composé.

Pr. Baume de copahu. 100
Cubèbe pulv. 100
Cachou pulv. 100

M. le copahu et le cachou, ajoutez le cubèbe par parties. (Cod.)

Pilules de copahu.

Pr. Baume de copahu 10
Hydro-carbonate de magnésie. . . . . Q. S.

M. et div. en 40 pilules. (Cod.)

Eau distillée de copahu.

Pr. Copahu. 100
Eau. . . . . Q. S.

S'obtient comme tous les hydrolats de même genre, et de manière à avoir une solution saturée d'essence; incolore; elle exhale une forte odeur de copahu. Usitée en injections. Le docteur E. Langlebert la recommande dans le traitement de la blennorrhagie uréthrale. Il la prescrit aussi en potion, à la dose 150 à 200 gr. par jour, en y ajoutant quelques gouttes d'eau de laurier-cerise pour en masquer la saveur. (Dorv.

Emulsion de copahu.

Pr. Copahu 30
Eau de fl. d'oranger . . . 30
Eau de laitue. 30
Sirop de pavot. 30
Gomme arabique. 10

Trois à six cuill. par jour en trois fois. (F. H. P.)

Sirop de copahu.

Pr. Gomme arabique pulv . . . 60
Eau 60

F. un mucilage et ajoutez :

Copahu. 125
Sirop simple. 1750
Huile volatile de menthe. . 2,5

(Mouch.)

Le *Sirop de copahu gommeux*, de Pache, ne diffère pas sensiblement. Van Mons supprime l'essence. (Dorv.)

Electuaire de copahu composé.

Pr. Copahu 100
Cubèbe pulv. 100
Cachou pulv. 100

Mêlez le copahu avec le cachou, ajoutez par parties le cubèbe, et faites un électuaire bien homogène. (Dorv.)

Electuaire antiblennorrhagique.

Pr. Copahu 50
Ess. de menthe 1
Hydrochl. de morphine . . 0,05
Tourt. d'amandes douces. . Q. S.

Pour neuf doses. Trois par jour. (Bouch.)

Electuaire de copahu ferré.

Pr. Copahu 100
Cubèbe pulvérisé 100
Magnésie carbonatée. . . . 6
Sesquioxyde de fer hydraté
(safr. de mars apéritif). . 30

Mêlez le copahu avec la magnésie, ajoutez par parties l'oxyde de fer et le cubèbe, et faites un électuaire bien homogène. (Dorv.)

Electuaire de copahu et de matico. (Debout.)

Pr. Copahu. 30
Cubèbe 45
Essence de matico 2
Sucre pulvérisé. . . . . . . Q. S.

A prendre enveloppé dans du pain azyme. Préconisé contre la blennorrhagie.

Gelée de baume de copahu. (Stan. Martin.)

Pr. Baume de copahu. 30
Blanc de baleine 10

Chauffez au B.-M. et aromatisez avec quelques gouttes d'essence de menthe. A prendre dans du pain azyme.

Gelée de baume de copahu. (Caillot.)

Pr. Baume de copahu. 60
Sucre 20
Eau ordinaire. 40
Colle de poisson ou gélatine
pure . . . . 4 à 5

Agitez rapidement le mélange de baume et de solution sucrée gélatineuse, aromatisez avec quelques gouttes d'une essence. On peut ajouter à cette gelée les baumes du Pérou, de Tolu, l'essence de matico, l'essence de cubèbe.

Opiat antiblennorrhagique. (Caby.)

Pr. Baume de copahu, Poivre cubèbe pulvérisé, Sous-azotate
de bismuth, ãã 30

On aromatise avec ess. de menthe. Q. S. A prendre de 8 à 16 gr. par jour, dans du pain azyme.

Opiat antiblennorrhagique. (Diday.)

Pr. Copahu. 12
Cubèbe. 18
Jalap 3
Gom.-gutte. 0,5
Sirop de roses pâles . . . . Q. S.

En prendre 2 fois dans la journée.

Opiat antileucorrhéen. (Thomas de Salisbury.)

Pr. Oliban 15
Copahu 15
Rhubarbe 4
Gentiane. 2
Conserve de roses 12
Sirop de gingembre. . . . . Q. S.

4 grammes, matin et soir. (Bouch.)

Pilules, bols ou capsules de copahu au goudron. (Ricord.)

Pr. Copahu. 2200
Goudron de Norvège . . . 200
Magnésie calcinée. 150

F. S. A. une masse pour 4000 bols que l'on gélatinise par les procédés ordinaires. Dose : 15 capsules par jour.

Pilules, bols ou capsules de copahu, pepsine et bismuth. (Ricord.)

Pr. Copahu. 2700
Pepsine neutre 600
S.-azot. de bismuth. . . . 120
Magnésie calcinée. 180

F. S. A. une masse pour 6000 bols à gélatiniser. Dose : 15 à 18 capsules par j.

Pilules ou bols de copahu au matico. (Favrot.)

Pr. Copahu 100
Essence de matico. 5
Magnésie. . . . . Q. S.

Pour 100 bols recouverts de gluten, d'après le procédé de Raquin. Ecoulements aigus et chroniques.

Dragées balsamiques de Fortin.

Pr. Copahu pur 30
Magnésie calcinée 1,5

Au bout de 24 heures, divisez la masse en soixante-douze parties et recouvrez en dragées.

Dragées de copahu et cubébine. (Labélonye.)

Pr. Copahu 500
Cubébine 500

Agitez pendant quatre heures avec six jaunes d'œufs, et après ce temps ajoutez Q. S. de poudre de réglisse pour donner la consistance convenable. Faites des bols ovoïdes, que vous sécherez à l'étuve et mettrez ensuite en dragées.

Potion antiblennorrhagique. (Langlebert.)

Pr. Eau distillée de copahu. . . 300
Eau dist. de laur.-cer . . . 10
Sirop simple. . . . . Q. S.

A donner, dans l'espace de 1 ou 2 j., aux malades qui ne peuv. supp. l'opiat.

Mixture balsamique. (Fuller.)

Pr. Vin blanc. 125
Copahu 60
Sirop de Tolu 60
Jaunes d'œufs . . . . n° 2

3 cuill. à bouche par j. dans la blennorrhagie chronique. (*Rich.*)

Lavement au copahu. (Ricord.)

Pr. Copahu 24
Jaune d'œuf . . . . n° 1
Extrait d'opium. 0,05
Eau 180

Quand le copahu ne peut être pris par la bouche.

Suppositoires au copahu. (Colombat.)

Pr. Copahu solidifié. . . } ãã 5 gr.
Beurre de cacao. . . }
Extrait d'opium. . . . 0,02

Pour 1 suppos. — 2 par jour : blennorrhées chroniques.

COPTIDE. *Coptis Teeta* Wall. — Renonculacées (Asie méridionale).

La racine, jaune et très amère, contient beaucoup de berbérine. Tonique inusité en Europe.

COQUE DU LEVANT. *Anamirta Cocculus* Arnott; *Menispermum Cocculus* L. — Ménispermacées (Inde).

Fruit gros comme une petite noisette, subréniforme, formé d'une enveloppe noirâtre mince, et d'une amande blanche, creuse. Le péricarpe contient un alcaloïde cristallisable, la *ménispermine* ($C^{18}H^{12}AzO^2$), subst. peu active, et l'amande, un autre corps, la *picrotoxine* ($C^{10}H^6O^4$), non alcalin, très délétère, susceptible, à faible dose, de donner des vertiges, des convulsions et la mort: 60 centigr. tuent un chien. On obtient facil[t] cette subst. en traitant la coque du Levant concassée par l'alcool fort bouillant, filtrant, distillant et traitant l'extrait par l'eau bouillante ; la liq.. faiblement acidulée, cristallise par refroidissement; — blanche, en cristaux aiguillés, très amère. Sol. dans 150 p. eau froide, 25 eau bouill., 3 p. alcool, 2 1/2 d'éther. — L'ac. sulfurique la colore en rouge orangé.

Act. phys. — Poison narcotico-âcre, sans emploi médical. D'après M. Gubler, la picrotoxine est un poison *catalepsiant*, parce qu'elle immobilise tétaniquement le corps dans l'attitude où il a été surpris. On fait un usage criminel de coque du Levant pour empoisonner les poissons, qu'on prend alors à la main. Le poisson, sous son influence, est pris d'une sorte d'ivresse et probablement de troubles visuels : il gagne la surface de l'eau, où il se livre à des mouvements désordonnés circulaires. On peut l'approcher et le saisir. Sa chair n'est pas vénéneuse quand il est immédiatement vidé. (E. Ferrand.)

Toxic. — Il faudrait s'efforcer d'obtenir de la picrotoxine par le procédé indiqué, ou tout au moins un extrait dont les propriétés spéciales seraient faciles à vérifier sur de petits poissons. Les contre-poisons sont ceux des convulsivants, de la strychnine, etc.

COQUELICOT. *Papaver Rhœas* L. — Papavéracées.

Les pétales ont une od. vireuse qui rappelle l'opium, et qques propr. narcotiques et calmantes; cependant on n'y a pas trouvé de morphine. — Pectoral, béchique. — *Infusé* : 5 : 1000.

Sirop de coquelicot.

Pr. Pétales secs de coquelicot. 100
Eau bouillante 1000
Sucre blanc . . . . Q. S.

F. infuser 6 h. en vase clos les pétales avec l'eau, passez avec expression, filtrez, ajoutez 190 p. de sucre pour 100 d'infusé. F. fondre au B.-M. couvert. (Cod.)

CORAIL. *Isis nobilis* Pallas. — Zoophytes rayonnés.

On attribuait autrefois des propriétés absorbantes à la poudre de corail. Aujourd'hui, le corail rouge est encore employé comme dentrifice, le corail blanc est abandonné. — Ils sont constitués par du carbonate de chaux coloré par une matière particulière.

Poudre de corail rouge.

Pilez le corail dans un mortier de fer, et passez au tamis de crin; lavez la poudre 4 ou 5 fois à l'eau bouillante; broyez-la au porphyre, encore humide; séparez par lévigation les parties les plus fines; broyez de nouveau les résidus, jusqu'à ce que tout le corail soit en poudre impalpable. Mettez en trochisques et séchez. (Cod.)

Opiat dentifrice. *Opiat dentifrice au corail, Electuaire dentifrice, Electuaire gengival.*

Pr. Corail rouge. 120
Os de seiche. 30
Crème de tartre. 60
Cochenille. 30
Alun 2
Miel blanc. 300

Broyez la cochenille avec l'alun et un peu d'eau, ajoutez le miel, puis les autres susbtances en poudre fine, enfin aromatisez à volonté (ess. de girofle ou de menthe). (Codex, 1837.)

CORALLINE BLANCHE. *Corallina officinalis* L. — Algues choristoporées.

Touffes blanc verdâtre, qui blanchissent à la lumière, composées de fines tiges rameuses, articulées, fortement incrustées de calcaire. — Anthelmintique oublié. *Poudre* : 1 à 2 gr.

CORIANDRE. *Coriandrum sativum* L. — Ombellifères.

Petits fruits globuleux de la grosseur du poivre. Frais, ils ont une od. désagréable qui s'améliore par la dessiccation. — Stimulant, stomachique, de propr. analogues à l'anis et autres fruits d'Ombellifères. Employé en confiserie et comme condiment. — *Infusé* : 10 : 1000.

Poudre de coriandre.

Pr. c. la *Poudre d'anis*.

Alcoolat de coriandre.

Prép. c. l'*Alcoolat d'anis*.

CORNE DE CERF. *Cornichons de Cerf*. Extrémités des *andouillers* ou *bois de Cerf; Cervus Elaphus* L. — Mammifères ruminants.

Cette substance est l'origine des produits suivants :

1° *Corne de cerf râpée*, grise ou blanche, selon qu'on a ou non râpé les parties superficielles. Contient : mat. animale transformable en gélatine par décoction : 27 0/0; le reste est presque uniquement constitué par du phosphate de chaux (57,50 0/0) et de l'eau. On en fait des *décoctés* (20 : 1000), des *gelées* adoucissantes et analeptiques.

2° *Corne de cerf calcinée.* C'est du phosphate de chaux presque pur (V. ce mot).

3° *Sel volatil, Huile volatile* et *Esprit volatil de corne de cerf.* En soumettant la corne de cerf à la distill. sèche dans une cornue de grès lutée, au fourneau à réverbère, avec allonge et ballon-récipient, et chauffant peu à peu jusqu'au rouge, on obtenait : du *carbonate d'ammoniaque empyreumatique* ou *sel volatil de corne de cerf* dans l'allonge; dans le ballon, deux liquides, un huileux surnageant, ou *huile volatile de corne de cerf* (purifiée par la distillation : *huile de Dippel*), et un aqueux inférieur, ou *esprit volatil de corne de cerf.* Tous ces prod. contiennent, outre des sels ammoniacaux (carbonate, succinate, sulfhydrate, cyanhydrate), des hydrocarbures et des alcaloïdes volatils (éthylamine, méthylamine, picoline, butylamine, etc.), de la créosote. — Ce sont des antispasmod. puissants, mais répugnants. A l'extérieur, on les a employés comme topiques dans la gangrène, la teigne, etc.

Succinate d'ammoniaque impur. *Liqueur de corne de cerf succinée.*

Pr. Esprit volatil de corne de cerf	100
Sel volatil de succin	Q. S.

Saturez l'esprit de corne de cerf par l'acide succinique impur; filtrez pour séparer de l'huile empyreumatique, conservez à l'obscurité. (Cod.)

Poudre de corne de cerf calcinée.

Calcinez à blanc des cornichons de cerf; grattez-les au couteau pour enlever la couche extérieure; opérez ensuite comme pour la *Poudre de corail rouge.* (Cod.)

Huile anthelmintique de Chabert.

Pr. Ess. de térébenthine	4
Huile anim. de Dippel	1

M. Qques auteurs disent de distiller. 2 cuill. à café dans une tisane mucilag. contre le tænia. Remède efficace.

Gelée de corne de cerf.

Pr. Corne de cerf râpée	250
Eau commune	2000
Sucre blanc	125
Citron	N° 1

Lavez la corne à l'eau tiède, puis faites une décoction avec l'eau, jusqu'à réduction de moitié. Exprimez. Ajoutez le sucre, le jus du citron et un blanc d'œuf délayé avec un peu d'eau; clarifiez par l'ébullition, et concentrez jusqu'à consistance suffisante pour prendre en gelée; ajoutez alors le zeste du citron, et après quelques instants passez à l'étamine dans un pot de porcelaine que vous mettrez au frais. (Cod.)

CORNOUILLER. *Cornus mascula* L. — Caprifoliacées.

L'écorce de cette espèce et d'autres voisines (*C. circinnata, C. florida, C. sericea*) est tonique, fébrifuge. Les fruits sont comestibles, mais très aigres. On en faisant jadis un rob astringent.

CORONOPE. *Senebiera Coronopus* Poir. — Crucifères.

Antiscorbutique; inusité.

COSTUS. *Costus arabique, indien, syriaque.*

Racines fortement aromatiques, dont l'usage s'est perdu.

COTO (Bolivie).

On ignore à quelle espèce botanique appartient l'écorce qui nous arrive sous ce nom. Ec. plates, irrégulières, de 20 à 30 centim. de long sur 8 à 15 millim. d'épaisseur, brunes rouges, aromatiques; sav. am. âcre, camphrée; contient huile vol., glucoside crist. (*cotoïne*), de plus *paracotoïne*, *oxyleucotine*, *leucotine*, *hydrocotoïne*.

Anti-diarrhéique assez actif (*teinture* : 2 à 4 gr.). *Paracotoïne* = 0,10 à 0,30 par jour, en pilules.

COTON. Duvet qui entoure les semences des *Cotonniers*; *Gossypium herbaceum*, *arboreum*, *indicum* L., etc. — Malvacées.

C'est de la cellulose presque pure, de la formule $C^{12}H^{10}O^{10}$. Il ne sert que pour la chirurgie en compresses, applications diverses et aussi sous forme de moxas, étant imprégné de nitrate et de chlorate de potasse.

Pour nous, la plus importante de ses propriétés est celle qu'il possède de se transformer sous l'influence de l'ac. azotique en une mat. sol. dans l'éther alcoolisé. On obtient le coton soluble (coton-poudre, xyloïdine, fulmi-coton) de la manière suivante :

Prenez :

Acide sulfurique à 1,84.	1000 gr.
Coton séché à + 100°.	55
Acide azotique à 1,42.	500

Versez l'acide sulfurique dans l'acide nitrique; laissez refroidir le mélange jusqu'à + 30°. Introduisez le coton par petites parties, abandonnez le tout pendant 24, 36 ou 48 heures selon que la température sera de 35, 25 ou 15°. Retirez alors le coton, lavez-le à grande eau pour enlever toute trace d'acide; séchez à l'air libre; conservez en vase clos. (Codex.) Ce coton est soluble, mais peu fulminant; pour lui donner cette qualité, on a recours à d'autres mélanges et procédés que nous n'avons pas à décrire ici.

COLLODION :

Coton ci-dessus.	7
Ether à D. = 0,720.	64
Alcool à 90°.	22
Huile de ricin.	7

Mêlez.

Cette liqueur sirupeuse, étalée en couche mince, laisse un enduit résistant, comme membraneux, qui a reçu de nombreuses applications. On lui mélange quelquefois divers principes médicamenteux.

COURGE POTIRON. *Cucurbita maxima* Duch. — Cucurbitacées.

La semence est tempérante, rafraîchissante, sous forme d'émulsion. On la considère aussi comme tænifuge. — C'est une des *quatre semences froides majeures.*

Electuaire vermifuge. (Reimonencq.)
Pr. Semences mondées. . . N° 200
Huile de ricin. . . . } āā 30 gr.
Miel. . . . . }
A pr. en une fois délayé dans du lait.

Conserve ténifuge.
Pr. Sem. de citrouille mond. . . 60
Sucre pilé 20

Broyer finement. — A prendre à la cuiller. — On peut employer les sem. de courge, de citrouille ou de potiron indifféremment et faire varier la proportion de sucre en respectant la dose de sem. mondée (60 gr.) qui paraît convenable pour un adulte.

COUSSO. *Kousso; Brayera anthelminthica* Kunth. — Rosacées.

Originaire d'Abyssinie. Sommités fleuries, composées de fleurs femelles, ayant quelque rapport avec des fleurs de tilleul; teinte jaune rosée; sav. mucilagineuse, puis âcre; od. faible, analogue à celle de sureau, mais se développant par l'infusion. — Le cousso contient une substance cristalline (*koussine*), sol. dans l'alcool et dans l'éther, une résine âcre, de l'huile volatile, du tannin. Tous ces principes contribuent sans doute à son action anthelmintique puissante.

Act. phys. — Ingéré, le cousso produit une sensation de légère âcreté à la gorge, quelques nausées, parfois le vomissement. Son action sur l'homme n'est donc pas très marquée; par contre, c'est un toxique pour les helminthes (Tænia, Bothriocéphale, Ascarides), qui, lorsqu'ils sont évacués par suite de son administration, paraissent sans vie. C'est encore le remède le plus usité contre le ver solitaire, son action paraissant plus constante que celle de l'éc. de rac. de grenadier.

Dose. — 15 à 20 gr. de poudre, délayés dans 250 gr. d'eau bouillante : on laisse infuser 1/2 heure, et l'on administre le tout mélangé. Le malade est mis à la diète dès la veille; on peut faire prendre à la suite un purgatif huileux ou salin. — La koussine, qui paraît être une matière de nature résineuse, s'administre à la dose de 50 centigr. à 2 gr.

Poudre de cousso.
Séchez à l'étuve, pulv. au mortier de fer et passez au tamis de crin; la poudre ne doit pas être trop fine.

Apozème de cousso.
Pr. Cousso en poudre demi-fine. 20
Eau bouillante 150
Délayez la poudre dans l'eau bouillante, et administrez après agitation. (Cod.)

CRÉOSOTE. *Creosotum.* = $C^{16}H^{10}O^{4}$ (*créosol*), combiné à un carbure d'hydrogène (Hlasivetz).

Préparée dans l'industrie par distillations fractionnées du goudron de bois. L'huile pesante obtenue, lavée à l'acide sulfurique, puis à l'eau, rectifiée, puis dissoute dans la potasse, d'où on la précipite par l'acide sulfurique, est rectifiée de nouveau par des distillations réitérées. — Liquide incolore, de consistance huileuse, très caustique, à od. forte, désagréable, tenace; soluble dans l'eau en très petite proportion (1/100); soluble dans l'alcool, l'éther, l'acide acétique. Elle se colore à la lumière; elle dissout l'iode, les résines, les graisses et coagule l'albumine. — La créosote du commerce contient de l'*acide phénique.*

Depuis quelques années, la *Créosote vraie*, du goudron de *hêtre*, a été expérimentée avec quelque succès dans le traitement de la phthisie; sa composition est très différente de celle de la créosote de houille, et il importe de s'assurer de son identité avant de la faire entrer dans des prép. destinées à l'usage interne.

Act. phys. — Pure, c'est un caustique énergique qui désorganise la peau et les muqueuses, en produisant une tache blanche, une véritable eschare et une sensation de brûlure vive. A forte dose, elle agirait donc comme un poison corrosif. Etendue, c'est un puissant astringent. On ne l'emploie guère qu'à l'extérieur, contre les douleurs dentaires; elle entre dans la composition de quelques eaux hémostatiques et est usitée pour la conservation des pièces anatomiques.

Us. et doses. — 1 à 2 gr. dans un véhicule approprié.

Mél. et fals. — Elle est incolore; son odeur rappelle celle du goudron et du jambon fumé; très caustique, peu soluble dans l'eau, insoluble dans la glycérine (l'acide phénique qui constitue presque entièrement la créosote de houille y est très soluble), soluble dans l'alcool et l'éther. D. = 1,066. 15 p. de phénol et 10 p. de collodion donnent une masse gélatineuse; la créosote vraie donne une solution claire. — Colore en vert une solution alcoolique très étendue de perchlorure de fer.

Vin créosoté.

Pr. Créosote vraie	6 gr.
Alcool de Montpellier	125
Sirop de sucre	400
Vin de Malaga	Q. S.

Pour compléter un litre.

Une cuillerée dans un demi-verre d'eau.

Vin créosoté (P. Vigier).

Créosote	13,50
Teinture de gentiane	30
Alcool à 80 degrés	250

Vin de Malaga q. s. pour 1 litre.

Chaque cuillerée à bouche contient 0,20 de créosote.

Sirop créosoté (P. Vigier).

Créosote	10
Alcool à 80 degrés	250
Sirop de vin de quinquina au Malaga	750

Chaque cuillerée à bouche contient 0 gr. 20 de créosote.

Huile de foie de morue créosotée.

Pr. Huile de foie de morue	150 gr.
Créosote vraie	1

Mêlez.

On prépare aussi des *capsules* contenant 0,02 de créosote et 0,50 d'huile de foie de morue.

Huile créosotée (Dr Bouchard).

Huile de foie de morue ou huile quelconque	950
Créosote	50

Deux et jusqu'à trois cuillerées par jour.

Ce qui fait environ 2 grammes de créosote absorbés par jour. L'huile créosotée est la préparation la mieux supportée par les malades.

Baume acoustique créosoté. (Bouch.)

Pr. Alc. de mélisse comp.	10
Huile d'am. douces	20
Fiel de bœuf	40
Créosote, gttes	X

Contre l'otorrhée.

Eau créosotée.

Pr. Créosote	1
Eau	1000

Pour toucher les ulcères putrides. (Bouch.) En lotions contre les brulûres (Lebert); conserve bien les parties molles des animaux. (Em. Rousseau.) (Dorv.)

Glycérine créosotée (P. Vigier).

Créosote	40
Teinture de gentiane	30
Alcool à 80 degrés	250
Glycérine q. s. pour 1 litre.	

Ici la dose de créosote est près de trois fois plus forte que dans le sirop.

CRESSON DE FONTAINE. *Nasturtium officinale* DC. — Crucifères.

Pl. commune des ruisseaux; on emploie les feuilles fraîches, qui doivent leurs propr. stimulantes, antiscorbutiques, à l'huile volatile sulfurée, analogue à celle des autres Crucifères, qu'elles contiennent. Il est aussi diurétique et anticatarrhal.

Le **Cresson alénois**, *Lepidium sativum* L. — Crucifères; la **Capucine**, *Tropæolum majus* L. — Tropæolées, ont des propr. analogues.

Suc de cresson.
Prép. c. le *Suc de chicorée.*

Sirop de cresson.
Prép. c. le *Sirop de fleurs de pêcher.*

CRESSON DE PARA. *Spilanthes oleracea* L. — Composées.

Originaire d'Amérique et acclimaté en Provence. Il contient une huile volatile âcre, à saveur poivrée brûlante, qui excite la salivation. Il est inusité à l'intérieur; il entre dans la composition de quelques préparations odontalgiques et dentifrices.

Alcoolature de cresson de Para.
Prép. c. l'*Alcoolature d'aconit.*

Tinctura spilanthis composita. (Phar. Germ.)

Pr. Cresson de Para en fleur.	200
Racine de pyrèthre	100
Alcool à 90° c.	400

Macérez 3 jours, filtrez.

Teinture de cresson de Para composée.

Pr. Feuilles de cresson de Para.	40
Feuilles d'inula bifrons	10
Pyrèthre	16
Alcool à 86° c.	80

F. macérer 15 jours dans l'alcool les substances incisées; exprimez et filtrez. (Dorv.)

CRISTE-MARINE. *Fenouil* ou *Saxifrage marin*; *Crithmum maritimum* L. — Ombellifères.

Anthelminthique inusité. — Employée toutefois confite au vinaigre comme condiment.

CROISETTE. *Galium cruciatum* Scop. — Rubiacées.

La plante et la racine, employées autrefois comme toniques, sont oubliées.

CROTON TIGLIUM. *Graines de Tilly; Croton Tiglium* L. — Euphorbiacées (Moluques).

Ces semences sont ovales, presque quadrangulaires, recouvertes d'une enveloppe dure, jaunâtre ou noirâtre, présentant deux nervures latérales, saillantes, caractéristiques. Elles contienn. de l'*acide crotonique* volatil et âcre, une *huile brunâtre*, une *résine* qui concourt certain^t. aux propr. de l'huile de croton, de la *crotonine* (?), subst. mal définie, etc. Quand on agite l'huile de croton avec de l'alcool, elle lui cède tous ses principes actifs; il reste une huile inerte. L'huile est sol. dans l'alcool.

Act. phys. — L'huile de croton, appliquée sur la peau, détermine une éruption de petites vésicules pustuleuses; c'est un révulsif très usité. A l'intérieur (1 à 2 gouttes en *émulsion* ou *pilules*), elle produit de l'âcreté, de la chaleur à l'estomac, parfois des nausées et des vomissements, puis des évacuations abondantes et la diurèse. A plus forte dose, elle peut causer des accidents toxiques. — La semence elle-même, mise en pâte, peut être employée comme révulsif; elle a une action un peu moins intense que l'huile qu'on en extrait.

Huile de croton. — Mondez les semences, passez-les au moulin, et pressez le tout dans une toile entre des plaques chauffées. — Broyez le tourteau, faites-le digérer à + 50 ou 60°, au B.-M., avec 2 fois son poids d'alcool à 80°, pendant 10 à 12 minutes; passez et exprimez; distillez l'alcool, qu'on réserve pour une autre opération. L'huile qui reste comme résidu est abandonnée au repos pendant 15 jours. Séparez le dépôt, mélangez à la première huile et filtrez. — *Pendant la préparation, faire en sorte d'éviter le contact des semences ou de leurs émanations.* (Cod.)

Fals. et mél. — Sa solubilité dans l'alcool exclut le mél. des huiles fixes autres que l'huile de ricin. Celle-ci augmente sa viscosité.

Mixture purgative. (Chomel.)

Pr. Huile d'am. douces	60
Sirop de gomme	60
H. de croton, goutt.	2

(Encycl. M.)

Liniment irritant.

Pr. Huile de croton	1
Huile blanche	30

(Bouch.)

Liniment rubéfiant.

Pr. Huile de croton	1
Essence de térébenth.	6

Pour provoquer une éruption dans l'enrouement et les maladies du larynx. (Rad.)

Emplâtre d'huile de croton. (Chomel.)

Pr. Empl. diachylon gommé	80
Huile de croton	20

F. S. A. — Révulsif.

CUBÈBE. *Poivre à queue; Cubeba officinarum* Miq.; *Piper Cubeba* L. — Pipéracées.

Grains un peu plus gros que le poivre noir, globuleux, avec pédicule renflé, formés d'un péricarpe mince et ridé, d'une coque ligneuse et d'une semence huileuse, à sav. amère et aromatique. — Contient : huile vol. ($C^{15}H^{12}$) très fluide, une résine balsamique âcre, et de la *cubébine* ou *cubébin*, ayant les caractères des résines cristallisables, inodore, insipide, inerte. On l'obtient comme le pipérin (V. aux formules). — Les parties actives du cubèbe sont l'huile vol. et la résine.

Act. phys. — A dose faible, stimulant de l'appétit et de la digestion; à forte dose, il est mal supporté à cause des nausées, des vomissements, de la diarrhée qu'il provoque. L'élimination de la résine et de l'huile volatile par l'urine et les voies respiratoires lui donne la propr. (comme au copahu) d'agir efficacement sur les muqueuses urinaires ou pulmonaires, atteintes de blennorrhées, de catarrhes, etc.

Doses. — *Poudre :* 5 à 20 gr. et plus. *Extrait oléo-résineux :* 0,50 à 4 gr.

Poudre de cubèbes.
Prép. c. la *Poudre d'anis.*

Electuaire de cubèbes. (A. Fournier.)
Pr. Cubèbes pulv. . . . . . . 16 à 30
Sp. de goudron . . . . Q. S.
Mettez en bols; à prendre en 3 ou 4 f. dans la journée.

Extrait oléo-résineux de cubèbes.
Pr. Cubèbes pulv. . . . . . Q. S.
Epuisez successivement par l'eau, par l'alcool à 90° et par l'éther; réunissez les liq. et évaporez dans le vide. — 1 à 3 gr. par jour.

Cubébine. (Labélonye.)
Epuisez le cubèbe par l'éther, ensuite par l'alcool à 55°; distillez séparément les liq. et réunissez les extraits sirupeux; achevez l'évaporation au B.-M. — 2 à 6 gr. par jour.

Dragées de cubébine de Labélonye.
Pr. Cubébine. 250
Poudre de réglisse. . . . . Q. S.
Mucilage adrag. 30
F. des pil. ovoïdes contenant chacune 5 décig. de cubébine, et mettez ensuite en dragées. (Jourd.)

Cubébin.
Pr. Cubèbe gross. pulv. . . . . Q. V.
Epuisez par l'eau froide, puis à plusieurs reprises par l'alcool à 80°. La liq. alcoolique distillée laisse un résidu que l'on traite par l'eau et qu'on reprend par l'alcool après l'addition de 1/16 de chaux hydratée. La liq. filtrée et concentrée laisse déposer le cubébin; on le lave à l'éther et on le purifie par plusieurs solutions dans l'alcool.

Saccharolé ou **Saccharure de cubèbe.** (Delpech.)
Pr. Extrait hydralc. éth. de cubèbe 1
Gomme pulvérisée. 1
Sucre. 8
Dans le traitement du croup et angines diphthériques, surtout au début, 2 gr. de saccharure sont diss. dans 1 cuill. à bouche d'eau. S'admin. par 4, 6, 8, 10 cuill. à café en 24 heures, suivant les cas et l'âge des enfants.

CUIVRE. *Vénus; Cuprum.* = Cu = 31,75. — P. At. = 63,5. Métal d'un rouge particulier; D. = 8,95. Sans usage direct en médecine, si ce n'est en applications externes en métallothérapie.

Act. phys. — Le cuivre ingéré ne manifeste sa présence que lorsque les acides de l'estomac l'ont transformé en sel et transporté dans l'économie. Alors il peut en résulter des accidents toxiques.

Chim. — Il est dissous par l'ac. azotique, par l'ac. sulfurique bouillant avec dég^t. d'ac. sulfureux; inattaqué par l'ac. chlorhydr. bouillant à l'abri de l'air. — Le protoxyde de cuivre (Cu^2O) est rouge, et son hydrate jaune; le bioxyde (CuO) est noir, et son hydrate bleu. Les sels ordinaires sont à base de bioxyde; ceux qui sont solubles donnent des solutions bleues ou vertes avec réaction acide. — Ils se décomposent à la chaleur rouge; le sulfate résiste plus longtemps que les autres sels. — Au chalumeau, sur le charbon, avec carbonate de soude et dans la flamme intérieure, ils donnent des grains de cuivre métallique; avec le borax ou le sel de phosphore, dans la flamme extérieure, perles vertes; avec le borax, dans la flamme intérieure, perles rouges opaques.

Ils sont précipités : par la *potasse*, en bleu clair : hydrate d'oxyde, insoluble dans un excès, se transformant par l'ébullition en oxyde noir; par l'*ammoniaque*, en vert bleuâtre : sous-sel soluble dans un excès, avec coloration bleue intense; par le *carbonate de potasse* ou *de soude*, en bleu verdâtre : sous-carbonate insoluble dans un excès; par le *carbonate d'ammoniaque*, de même, soluble dans un excès avec coloration bleue; par l'*hydrog. sulf.* et le *sulfhydr. d'ammoniaque*, en noir, même dans les liqueurs acides : sulfure de cuivre (CuS), soluble dans le cyanure de potassium et l'acide nitrique; par le *ferrocyanure de potassium*, en brun marron : ferrocyanure de cuivre (2FeCy,4CuCy), insoluble dans les acides dilués, décomposable par la potasse; par une lame de *fer décapé*, en rouge : cuivre métallique.

La présence des mat. organiques, de l'acide tartrique par exemple, modifie quelques-unes de ces réactions, mais non celle de l'ammoniaque ou du ferrocyanure. Une dissolution de sulfate de cuivre bouillie avec potasse et sucre dépose un précipité jaune d'hydrate de protoxyde.

Toxic. — Les empoisonnements par les préparations de cuivre sont assez fréquents; les symptômes de l'empoisonnement aigu sont les suivants : vomissements verdâtres abondants, coliques, déjections alvines répétées; cardialgie; bouche pâteuse, avec saveur persistante de cuivre; puis abattement, céphalalgie, ictère; urines supprimées, ventre douloureux, ballonné; sueurs froides, vertiges, syncope, mort. Cette terminaison peut avoir lieu en quelques heures. — Cependant on obtient souvent la guérison à l'aide de contre-poisons opportuns. — La forme lente résulte d'absorption graduelle de poussières de cuivre, par les ouvriers qui travaillent ce métal ou ses composés. Quand l'économie se trouve saturée, apparaissent des coliques, nausées, maux d'estomac; faiblesse, douleurs des articulations; toux, sueurs nocturnes; gencives rétractées avec liseré rouge pourpre; aspect cachectique, amaigrissement : et les malades succombent étiolés après de longues souffrances.

D'après M. Galippe, les propr. toxiques du cuivre ont été singul^t exagérées; les doses doivent être énormes pour occasionner des accidents, et alors la sav. métallique insupportable des sels de cuivre annonce leur présence. En résumé, le cuivre serait de tous les métaux employés à l'outillage domestique et culinaire le moins toxique et le moins insidieux.

Contre-poisons. — Dans l'empoisonnement aigu et quand l'ingestion est récente, la limaille de fer ou de zinc peut rendre de grands services. Plus tard, l'albumine et le lait sont aussi des antidotes précieux. D'après Tardieu, le *prussiate jaune de potasse*, dont une dose considérable est sans danger, est un contre-poison chimique excellent.

Recherche du poison. — A l'autopsie, on trouve généralement le tube digestif distendu par des gaz; des lésions inflammatoires généralisées ou locales; quelquefois une teinte bleue de la muqueuse s'avivant par l'ammoniaque, ou des parcelles de vert-de-gris.

Dessécher les mat. et organes divisés; ajouter 1/5 d'ac. sulfurique pur et concentré; chauffer au bain de sable, dans une capsule de porcelaine jusqu'à transformation en charbon sec et friable. Laisser refroidir, pulvériser et traiter au B.-M. par l'acide azotique concentré étendu d'eau; filtrer au papier Berzélius et laver le résidu à épuisement. Evaporer. Calciner le résidu jusqu'à cessation de vapeurs acides; redissoudre dans la plus petite q. d'acide azotique pur étendu; précipiter par le gaz sulfhydrique en excès; laisser déposer; le dépôt, lavé, est séché et dissous dans qques gouttes d'eau régale; on chasse l'excès d'acide, on ajoute un excès d'ammoniaque et l'on filtre; la solution doit être bleue; on l'évapore une dernière fois et on redissout dans l'eau acidulée par l'ac. chlorhydrique. — Cette solution permettra d'obtenir toutes les réactions décrites plns haut. (Roussin.)

On a pendant un certain temps admis l'existence de *cuivre normal* dans nos organes. « Il paraît bien démontré que la présence de ce métal dans l'économie, dans les qques expériences où elle a été constatée, est un fait purement accidentel ou une erreur d'analyse. » (Tardieu.)

CULILAWAN. — Voir *Cannelle giroflée des Moluques*.

CUMIN. *Cuminum Cyminum* L. — Ombellifères.

Petits fruits ovoïdes allongés, terminés en pointe au sommet. — Employés comme condiment stomachique, carminatif, comme l'anis, le carvi et les autres séminoïdes d'Ombellifères.

Poudre de cumin.
Prép. c. la *Poudre d'anis*.

Huile volatile de cumin.
Prép. c. l'*Huile vol. de fl. d'oranger*.

CURARE. *Ourari, wourali, woorara*; substance composée dans laquelle entre, dit-on, le suc du *Strychnos toxifera* Benth. — Strychnées.

Mat. d'apparence résino-extractive, sèche, brun-noirâtre, incomplètement sol. dans l'eau, mais lui cédant ses principes toxiques, ainsi qu'à tous les liq. de l'économie acides ou alcalins; sol. dans l'alcool. — C'est un produit complexe contenant les principes sol. de div. Strychnées, et probabt du *Paullinia Cururu* L., — Sapindacées. (Cl. Bernard et Preyer.)

On a pendant longtemps cherché à isoler le principe actif de ce corps sans pouvoir y parvenir. La *curarine* de Pelletier et Petroz, mat. amorphe, n'était guère qu'un extrait alcalin mal défini. En 1865, M. Preyer est parvenu à isoler un alcaloïde cristallisé auquel il attribue la formule ($C^{10}H^{15}Az$) remarquable par l'absence d'oxygène. Pour l'obtenir, épuiser le curare pulv. par l'alcool absolu bouillant, évaporer à sec, reprendre par l'eau. Précipiter la sol. aqueuse par un excès de bichlorure de mercure, laver le précipité, le délayer dans une petite q. d'eau et le décomposer par un courant d'hydrogène sulfuré, filtrer; la liqueur tient en dissolution le chlorhydrate de curarine. Purifier le sel par un nouveau traitement analogue et l'évaporer sous le récipient de la machine pneumatique. Le décomp. ensuite par l'eau de baryte, agiter le tout avec du chloroforme qui laisse cristalliser la curarine. En somme, très difficile à préparer : Hepp de Strasbourg n'a pu y parvenir. — Très altérable; cristaux se résolvant en un liquide brun à l'air; se colore en bleu magnifique par l'ac. sulfurique, en violet par le bichromate de potasse et l'ac. sulfurique, en rouge pourpre par l'ac. azotique concentré. Intensité d'action 20 f. plus considérable que le curare; très difficilement absorbée par le tube digestif, comme le curare. (J. Regnauld.)

D'après M. E. André, les Indiens de l'Amérique du Sud prép. un curare d'origine animale. Il serait sécrété par la peau d'une variété de grenouille, **Phyllobates bicolor**, qu'ils exposent au-dessus d'un feu ardent. C'est une liq. jaunâtre dont ils imprègnent la pointe de leurs flèches. La blessure d'une de ces flèches suffit pour tuer un jaguar, par paralysie et asphyxie, en 20 min. environ. On appelle ce batracien **grenouille du Choco** ou de **Colombie**.

Dans ces derniers temps, M. P. Bert a démontré que nos grenouilles indigènes sécrétaient une mat. toxique contenue dans les pustules de la peau du cou.

Act. phys. — Au contraire, son absorption se fait rapidement par le tissu cellulaire sous-cutané, par la muqueuse rectale ainsi que par les plaies et ulcérations. Parvenu dans la circulation, il paralyse les nerfs moteurs, en respectant les nerfs de la sensation et les centres nerveux; son influence paralysante sur les nerfs vaso-moteurs prod. la fièvre avec tous ses caractères. (Aug. Voisin et Henri Liouville.) Ces deux auteurs ont aussi décrit le strabisme et l'exophthalmie consécutifs. La mort a lieu par cessation de la respiration.

Doses. — 3 centigr. à 2 décigr. en sol. filtrée, par méthode hypodermique. (Aug. Voisin et H. Liouville.) Comme les échantillons de curare sont d'action très variable, il faut employer cet agent avec une grande prudence.

CURCUMA LONG et ROND. *Terra-merita; Curcuma tinctoria* Guib. — Amomacées (fig. 45) [Chine].

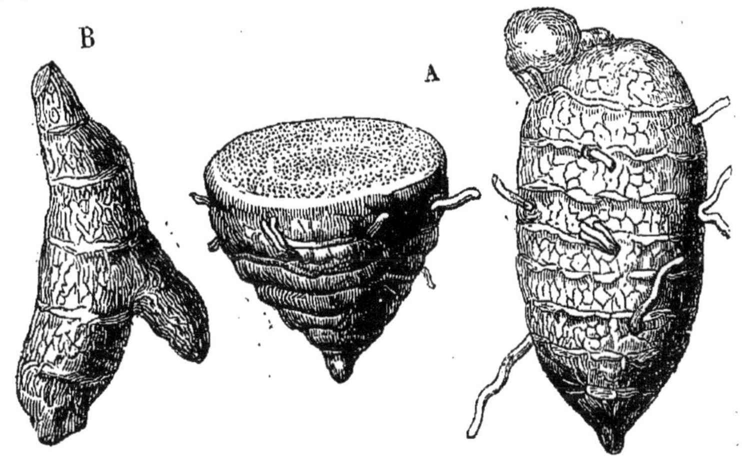

Fig. 45. — Curcuma : A, rond; B, oblong.

Rhizomes jaunes à l'intérieur, employés surtout en teinture. Contienn. une h. volatile âcre, de la résine et une mat. colorante (*curcumine*) jaune, que les alcalis colorent en rouge. — Excitant, stomachique, diurétique (*poudre* : 2 à 4 gr.). — Inusité.

Poudre de curcuma. Prép. c. la *Poudre de bistorte.*

CUSCUTE. *Cuscuta epithimum* et *C. europæa* L. — Convolvulacées.

Pl. filiformes parasites qui ravagent les luzernes. On leur attribue des propr. laxatives diurétiques, antigoutteuses. — Inus.

CYANOGÈNE. Cy = C^2Az = 325 ou C^2Az^2.

D. = 1,803. Gaz incolore, d'une od. particulière, liquéfiable et solidifiable, sol. dans l'eau, l'alcool, l'éther; combustible avec flamme pourpre. On le prép. en chauffant du cyanure de mercure pur et sec. Il se forme en même temps une mat. noire (paracyanogène) qui a la même comp. (C^2Az), mais des propr. différentes. Il se combine avec l'oxygène en div. prop. pour former l'*acide cyanique* CyO,HO, l'*ac. fulminique* Cy^2O^2,2HO, l'*ac. cyanurique* Cy^3O^3,3HO; avec l'hydrogène pour former l'ac. cyanhydrique HCy. (V. *Cyanures.*)

CYANURES.

Chim. — Combinaisons du cyanogène (C^2Az) avec les corps simples. — Les cyanures donnent par l'azotate d'argent un précipité blanc, que la lumière n'altère pas, soluble dans l'ammoniaque et dans l'ac. azotique conc. bouillant. — Un cyanure soluble mêlé de potasse et de sulfate de fer, additionné d'acide chlorhydrique, donne du *bleu de Prusse*. Les cyanures, même le cyanure d'argent, traités par le sulfhydrate d'ammoniaque, se transforment en *sulfocyanates;* en évaporant à sec, le résidu additionné de perchlorure de fer donne du sulfocyanate ferrique rouge foncé soluble. La plupart des cyanures, par les acides minéraux, dégagent de l'acide cyanhydrique. Le cyanure de mercure ne présente nettement les réactions précédentes qu'après qu'on a précipité le mercure.

Cyanure d'argent. — Précipitez par un cyanure alcalin une sol. d'azotate d'argent. — Blanc, insol. dans l'eau et l'ac. azotique froid; sol. dans cet acide chaud et dans l'ammoniaque.

Cyanure de bismuth. — Versez goutte à goutte une sol. de nitrate de bismuth pur dans une sol. de cyanure de potassium jusqu'à excès. Après 24 h. de repos, on sépare et on lave le précipité. Poudre jaune pâle.

Cyanure de cuivre et de potassium. — On verse une sol. de sulfate de cuivre dans une sol. de cyanure de potassium en excès. Cristaux transparents, très sol. Le cuivre est dissimulé dans ce composé, et l'amm. ne le colore pas; les cuprocyanures forment une série parallèle aux ferrocyanures.

Cyanure de fer et de quinine, *ferrocyanate* ou *hydroferrocyanate de quinine.* — A 3 p. de sulfate de quinine délayées en bouillie claire on aj. 1 p. de ferrocyanate de potasse dissous dans Q. S. d'eau; on fait bouillir. Par refroidissement, il se dépose une mat. d'apparence résineuse, qui, reprise par l'alcool, cristallise. Jaune, efflorescent, amer. Combinaison mal définie; employée en Italie comme antipériodique.

Cyanure de fer et de zinc. — Précipitez une sol. très étendue de sulfate de zinc par un sol. de ferrocyanate de potasse : blanc, sans od. ni sav. A été employé c. l'épilepsie, la danse de Saint-Guy, à la dose de 0,10 par j.

Cyanure d'or. — Précip. une sol. de chlorure d'or aussi neutre que possible par une sol. de cyanure de potassium équival. pour équival. — Poudre jaune insol. employée dans les mêmes cas et aux mêmes doses que le chlorure d'or.

CYANURE FERROSO-FERRIQUE. *Bleu de Prusse; Cyanuretum ferroso-ferricum.* = $3FeCy,2Fe^2Cy^3$, ou $Fe^7Cy^{18} = 430$.

Prép. — Étendez du perchlorure de fer de 3 ou 4 vol. d'eau, précipitez par du ferro-cyanure de potassium en solution saturée à froid, en léger excès. Lavez le dépôt et séchez à l'étuve. — En fragments bleu foncé, à cassure cuivreuse, insipides, inodores, insolubles dans l'eau, l'alcool et les acides dilués. Pour les usages pharmaceutiques, il ne doit contenir ni *amidon* ni *alumine*, comme celui qu'on emploie dans l'industrie. (Codex.)

On l'a employé comme altérant, tonique, fébrifuge, antiépileptique. — Sans action bien déterminée. — Inusité.

CYANURE FERRICO-POTASSIQUE. *Ferri-cyanure de potassium; prussiate rouge de potasse; Cyanuretum ferrico-potassicum.* = $K^3Cy^6Fe^2$, ou $Fe^2Cy^{12}K^6 = 329,33$.

N'a pas d'autre emploi en pharmacie que celui de réactif des sels de fer au minimum qu'il précipite en bleu de Prusse, tandis qu'il ne précipite pas les persels. — Cristaux rouge foncé, solubles dans 38 parties d'eau froide.

CYANURE FERROSO-POTASSIQUE. *Ferro-cyanure de potassium; prussiate jaune de potasse; Cyanuretum. ferroso-potassicum.* = $K^2Cy^3Fe,3HO$, ou $FeCy^6K^4 + 3H^2O = 211,22$.

Cristaux jaunes, efflorescents, à sav. lég. amère, solubles dans 4 p. d'eau froide. — On l'obtient en grand dans les arts, soit au moyen des mat. animales calcinées en présence de la potasse et add. de sulfate de fer, soit en décomposant le gaz ammoniac par le carbonate de potasse et le charbon, en présence de limaille de fer. Il sert surtout comme réactif de laboratoire. En médecine, on le considère comme un diurétique égal au nitrate de potasse (2 à 4 gr. par litre). — C'est un contre-poison du cuivre.

Le **ferrocyanure de potassium et d'urée** est un simple mélange de ferrocyanure et d'urée, qu'on a vanté comme fébrifuge, puis abandonné.

Le **cyanure de fer et de quinine, ferrocyanate de quinine,** s'obtient en faisant bouillir dans une petite quantité d'eau 3 parties de sulfate de quinine avec 1 p. ferrocyanure. Il a une apparence résineuse. — Fébrifuge usité en Italie.

CYANURE DE MERCURE. *Cyanuretum hydrargyricum.* = HgCy, ou $HgCy^2 = 126$.

Prép. — Pr.

Bioxyde de mercure	30
Bleu de Prusse pur	40
Eau distillée	400

Porphyrisez le bioxyde et le bleu de Prusse, mélangez dans une capsule de porcelaine; ajoutez 250 gr. d'eau, f. bouillir jusqu'à ce que le mélange ait une couleur brune; séparez la liqueur par le filtre, aj. le reste de l'eau sur le résidu, f. bouillir, réunissez les liqueurs, évaporez à pellicule, laissez cristalliser. (Cod.) — Prismes quadrangulaires d'un blanc mat; sav. métallique; sol. dans l'eau, insol. dans l'alcool, entièr' décomposés par la chaleur en cyanogène et globules de mercure.

Act. phys. — C'est un poison énergique presque aussi violent que le sublimé corrosif. Ses usages sont les mêmes, ainsi que ses doses. — Antisyphilitique, antiherpétique, etc.

Chim. — Le cyanure de mercure correspond par sa composition au sublimé corrosif; mais, par suite d'une affinité très intense entre ses composants, il résiste aux réactions communes aux cyanures métalliques; ainsi, il n'est précipité ni par la potasse, ni par l'ammoniaque, ni par l'azotate d'argent, ni par l'iodure de potassium, ni par un mélange de protosel et de persel de fer; l'acide sulfurique n'en dégage pas l'acide cyanhydrique. Cependant l'acide sulfhydrique et les sulfures solubles précipitent immédiatement du sulfure noir de mercure. De tous les acides, l'acide chlorhydrique est celui qui met le mieux en évidence l'acide cyanhydrique : la solution de cyanure de mercure est introduite dans un ballon avec quelques copeaux de fer et un peu d'acide chlorhydrique; après un quart d'heure de réaction, on filtre; la liq., additionnée de 1 à 2 gttes de perchlorure de fer et d'un petit excès de potasse caustique, laisse précipiter des oxydes de fer et du bleu de Prusse. Si l'on ajoute alors quelques gouttes d'acide chlorhydrique, les oxydes entrent en dissolution et le bleu de Prusse apparait avec sa couleur caractéristique. (Roussin.) Voyez *Acide cyanhydrique*, *Cyanures* et *Mercure*.

Toxic. — Les effets du cyanure sont analogues à ceux du sublimé corrosif, et les moyens de retrouver le poison, ainsi que les antidotes indiqués pour ce dernier sel, lui sont également applicables.

CYANURE DE POTASSIUM. = KCy. = 65,11.

Prép. — Pulvérisez et séchez du ferrocyanure de potassium, mettez-le dans un creuset de fonte étroit, couvrez, et chauffez peu à peu jusqu'au rouge; soutenez la temp. jusqu'à ce qu'il ne se dégage plus de gaz. La mat. fondue est du cyanure de potassium tenant en suspension du carbure de fer. Filtrez dans un second creuset au travers d'une toile métallique. Après refroidissement, on sépare le culot qui contient des impuretés pour ne conserver que le cyanure blanc. — Conserver en flacons bouchés et par gros fragments. (Cod.) — Sel blanc déliquescent, très sol., se décomposant à l'air pour se transformer en carbonate et formiate de potasse. Il exhale toujours une odeur cyanhydrique.

Act. phys. — Mêmes propr. que l'ac. cyanhydrique. On s'en sert surtout à l'extérieur en topique contre les névralgies, les migraines; comme sédatif et antispasmodique à l'intérieur (1 à 5 centigr.), en *solution*.

Chim. et toxic. — C'est un *poison violent*. Sa recherche toxicologique nécessite l'emploi de procédés identiques à ceux que nous avons décrits pour la recherche de l'acide cyanhydrique. Voir *Acide cyanhydrique*, *Cyanures* et *Potasse*.

Fals. et mél. — Contient souvent du *carbonate :* fait effervescence avec les acides *dilués*. Pur, il ne fait effervescence qu'avec les ac. *concentrés*; *sulfure :* précipite en noir les sels de plomb. Dans les arts, il est qqfois nécessaire de doser le cyanure; on emploie alors le procédé de MM. Fordos et Gélis : on fait dissoudre 0 gr. 50 de cyanure dans 50 gr. d'eau, on ajoute 1 décilitre d'eau gazeuse et on complète 1 litre de liq. D'autre part, on dissout 97 centigr. d'iode dans 24 gr. d'alcool à 33° Bé. On verse de cette liq. peu à peu dans la première tant que la coloration jaune de l'iode disparait. Quand le cyanure est pur, il faut tout employer; la fraction restante (1/4, 1/5, 1/10) indique la quantité de sels étrangers mélangés.

Soluté de Magendie. *Hydrocyanate de potasse médicinal de Magendie.*

Pr. Cyanure de potassium. . . .	1
Eau distillée.	8

Us. Externe.

CYANURE DE ZINC. *Cyanuretum zincicum.* = ZnCy, ou $ZnCy^2$ = 58,52.

Prép. — Précipitez une solution de sulfate de zinc pur par une autre de cyanure de potassium en agitant continuellement. Lavez bien le précipité, et séchez. — Blanc, pulvérulent. On l'a employé contre div. affections nerveuses et comme anthelminthique (1 à 5 centigr.). — Inusité.

CYCLAME D'EUROPE. *Pain de pourceau; Cyclamen europæum* L. — Primulacées.

Tubercule radical, aplati, contenant une subst. active particulière (*cyclamine*). Frais, il a une sav. amère, âcre, brûlante; c'est un drastique puissant qui, à dose massive, peut devenir toxique. Sec, il perd presque toutes ses propr. et devient comestible. — Inusité.

CYNOGLOSSE. *Langue de chien; Cynoglossum officinale* L. — Borraginées.

On emploie les feuilles, les racines et l'écorce de la racine. — Contient un principe odorant vireux, du tannin, etc. Plante à peu près inerte, considérée jadis c. astringente, antidiarrhéique. N'est plus employée qu'à la prépar. des pilules de cynoglosse.

Poudre d'écorce de racine de cynoglosse. Prép. c. la *Poudre de gentiane.*

CYNORRHODON. *Rosier sauvage; églantier sauvage; Rosa canina* L. — Rosacées.

Les fruits du rosier sauvage ou *Cynorrhodons* contienn. du tannin, des ac. citrique et malique, du sucre, une huile vol., etc. Leur sav. est un peu acide et astringente, et on ne les emploie en effet que contre la diarrhée, ordinair[t] sous forme de conserve.

Le **Bédéguar** ou **Pomme d'églantier**, galle produite par la piqûre d'un Cynips, était employé jadis comme diurétique, astringent léger.

Conserve de cynorrhodons.

Récoltez-les avant leur maturité, coupez le limbe du calice et l'extrémité renflée du pédoncule. Arrosez la chair avec du vin blanc; mettez le tout dans une terrine en lieu frais, jusqu'à ramollissement uniforme. Alors pistez dans un mortier de marbre, et pulpez sur un tamis de crin. Ajoutez à la pulpe 3 p. de sucre pulv. pour 2 de pulpe, et chauffez quelques instants au B.-M. (Cod.)

CYPRÈS. *Cupressus sempervirens* L. — Conifères.

Les fruits, nommés *noix*, *cônes* ou *galbules* de cyprès, ont une sav. amère en même temps que chaude et aromatique. Ils ont les propr. des autres Conifères, de la térébenthine et des baumes. — Astringent, sudorifique, diurétique (*Poudre* : 2 à 4 gr.; *Infusion* : 10 : 1000). — Inusité.

D

DAMIANA. *Turnera* (esp. indét.). — Turnéracées (Mexique, Californie).

Diurétique, aphrodisiaque à od. forte; analogue c. propr. au Buchu. *Infusé* : 10 p. 1000.

DATTES. Fruits du *Phœnix dactylifera* L. — Palmacées.

Fruits sucrés, à légère odeur de miel, un peu fades, plus employés comme aliment qne comme médicament; ils viennent surtout d'Algérie. — Emollients, adoucissants, béchiques. Ils font partie des fruits pectoraux.

Pulpe de dattes.

Prép. c. la *Pulpe de pruneaux*.

Sirop de dattes.

Dattes.	180
Eau.	2000
Sucre.	1000

Faites bouillir les dattes dans l'eau, passez, ajoutez le sucre, et faites un sirop. (Tad.)

Préparez ainsi les *Sirops de jujubes, de raisins de Corinthe* et *de carouges*. (Dorv.)

DAUCUS DE CRÈTE. *Athamanta cretensis* L. — Ombellifères.

Fruits séminoïdes, rudes au toucher, à saveur chaude aromatique; — propriétés générales des fruits d'Ombellifères : stimulants, stomachiques, carminatifs. — Inusité.

DENTELAIRE. *Plumbago europæa* L. — Plombaginées.

La racine a été employée contre les maux de dents; son infusion dans l'huile contre les plaies ulcéreuses. Le *Pl. scandens* et le *Pl. zeilanica* passent aussi pour antiherpétiques.

DÉPILATOIRES ou ÉPILATOIRES.

On donne ce nom à des préparations destinées à faire disparaître les poils sur les parties du corps exposées à la vue (toilette des dames) ou sur les surfaces envahies par une maladie herpétique. On préparait autrefois des pâtes agglutinatives qui n'avaient d'autre but que de faciliter l'arrachement. On préfère aujourd'hui l'emploi de préparations corrodantes, qui, par leur action rapide et limitée, détruisent les productions pileuses sans attaquer sérieusement l'épiderme. Ces dépilatoires doivent leur activité aux alcalis caustiques plus ou moins atténués.

DEXTRINE. *Leïocome; Dextrina.* = $C^{12}H^9O^9,HO$, ou $C^6H^{10}O^5 + H^2O = 162$.

Prép. — On l'obtient dans l'industrie en chauffant, dans des fours, entre 150 et 200°, de la fécule ou de l'amidon. On peut l'obtenir encore par la torréfaction ménagée en présence d'une petite q. d'acide azotique, par l'ébullition dans l'eau aiguisée d'ac. sulfurique, en ayant soin de saturer l'acide aussitôt que la dissolution est opérée, enfin par l'action de la diastase (contenue dans l'orge germée) sur la fécule. — Elle est isomérique avec l'amidon. Elle dévie à droite la lumière polarisée (d'où son nom). Elle ne bleuit pas par l'iode; elle est soluble dans l'eau, à laquelle elle donne l'aspect d'une solution de gomme. Elle est précipitée par l'alcool de sa solution aqueuse. — Les distillateurs et épiciers l'emploient pour frauder le sirop de gomme. (Voir *Gomme.*)

Ses usages sont surtout industriels. En chirurgie, on s'en sert pour faire des appareils de fracture solides et inamovibles.

Bandage dextriné. (Velpeau.)

Pr. Dextrine.	100
Eau-de-vie camphrée.	60
Eau tiède (environ).	40

F. une pâte homogène; on y plonge les bandes que l'on roule en enlevant l'excès d'enduit. — Pour enlever ce bandage, on l'humecte avec de l'eau chaude.

DIASTASE.

Prép. — On prend de l'orge germée dont la tigelle a atteint les deux tiers de la longueur du grain et on la dessèche à 50°. Après l'avoir broyée au moulin, on la traite par 2 p. d'eau à la température ambiante, on agite de temps en temps, et après 6 h. de contact on exprime et l'on filtre. La liqueur est précipitée par 2 fois son volume d'alcool à 95°; le précipité, recueilli sur des filtres, est séché sur des lames de verre dans un courant d'air à 45°.

0 gr. 05 de diastase dissolvent 10 gr. d'amidon cuit; la liqueur filtre aisément et décolore 5 fois son volume de liqueur de Fehling. (Soc. de ph.)

Ainsi préparée, la diastase est aussi désignée sous le nom de *maltine*.

Le **malt concentré** (Béchaux) est un extrait de malt contenant les matières albuminoïdes, la diastase et le glucose du malt. (Une cuillerée à bouche 3 fois par jour, étendue d'eau ou de lait, dans certaines variétés de dyspepsie.)

Extrait de malt.
Pr. Orge germée desséchée à 50°. Q. V.
Broyez au moulin; traitez par deux parties d'eau à la température ordinaire; laissez en contact six heures en agitant de temps en temps; exprimez, filtrez et évaporez sur des assiettes à l'étuve chauffée à 45°.

DICTAME DE CRÈTE. *Origanum Dictamnus* L. — Labiées.

Plante à petites feuilles cotonneuses, blanchâtres; à odeur forte et balsamique. C'est un excitant, emménagogue, vulnéraire, analogue aux autres Labiées. — Fait partie de la *thériaque*, du *diascordium*.

Poudre de dictame de Crète. Prép. c. la *Poudre de digitale.*

DIERVILLE. *Diervillea Tournefortii* DC. — Caprifoliacées (Amérique du Nord).

Les tiges passent pour antisyphilitiques. Inusité.

DIGITALE. *Digitale pourprée; Digitalis purpurea* L. — Scrophulariacées.

Belle plante spontanée de presque toutes les contrées boisées de France. En pharmacie, on n'emploie que les feuilles récoltées un peu avant la floraison. Les fleurs et les semences sont actives; ces dernières sont employées en Allemagne pour la préparation de la *digitaline*. Les feuilles ont une sav. amère et une od. herbacée particulière.

Comp. — Malgré de nombreux travaux, elle est encore mal connue. MM. Homolle et Quevenne en ont extrait la *digitaline*, le *digitalin*, la *digitalose;* M. Morin, les *ac. digitalique* et *antirhinique*; M. Kosmann, l'*acide digitaléique*. M. Nativelle a obtenu, en traitant la digitale par l'eau, de la *digitaléine;* puis du résidu, par l'alcool : la *digitaline cristallisée*, une *matière blanche cristallisée* inerte (*digitine*), et enfin la *digitaline amorphe*, d'où la digitaline cristallisée paraît dériver. Celle-ci est extrêmement amère et a tous les caractères d'un produit bien défini; mais sa préparation est difficile et donne des résultats très irréguliers. La digitaline de MM. Homolle et Quevenne jusqu'à présent est encore généralement employée. (Voir *Digitaline.*)

Act. phys. — A dose thérapeutique, la digitale est un régulateur puissant des mouvements du cœur; le nombre des pulsations peut être rapidt diminué de moitié sous son influence, par le fait de l'atténuation progressive, puis de la suppression totale d'une pulsation sur deux. (Gubler.) A mesure que le nombre des pulsations diminue, le pouls devient plus plein, plus fort et plus résistant. En même temps, c'est un diurétique énergique. — C'est un médicament dont il faut surveiller l'action, parce que quelques médecins paraissent avoir observé qu'elle s'accumule dans l'économie, pour produire ensuite des effets toxiques.

Doses. — *Poudre :* 5 à 30 centigr. *Infusé :* 0,50 à 1 gr. pour 125 d'eau. *Extraits :* 0,05 à 0,20. *Teintures :* 10 à 30 gouttes.

Toxic. — Voir *Digitaline*.

Poudre de digitale.

Prenez des feuilles récemment séchées; contusez-les dans un mortier de marbre avec un pilon de bois, et secouez-les sur un tamis de crin, pour séparer les poils. Faites sécher à l'étuve, et pilez au mortier de fer, jusqu'à ce que vous ayez obtenu les 3/4 de la substance; rejetez le reste. (Cod.)

Il est préférable d'employer des feuilles de seconde année et indispensable de renouveler sa provision tous les ans. (E. Ferrand.)

Teinture de digitale.

Prép. c. la *Teinture de quinquina*, avec 1 p. pour 5 p. alcool à 60°.

Alcoolature de digitale.

Prép. c. l'*Alcoolature d'aconit*.

Teinture éthérée de digitale.

Pr. Poudre de digitale.	100
Ether alcoolisé à 0,76. . .	500

Traitez par déplacement, conservez dans un flacon bien bouché. (Cod.)

Extrait de digitale.

Pr. Feuilles sèches de digitale.	1000
Eau dist. bouillante. . . .	8000

Mettez les feuilles en poudre grossière; faites infuser 12 h. dans 6000 d'eau : exprimez, laissez déposer. Traitez le marc avec le reste de l'eau de la même manière. Concentrez au B.-M. la première infusion, ajoutez la seconde amenée à l'état sirupeux; évaporez en consist. d'extrait mou. — Rendem. : 25/100. (Cod.)

Extrait alcoolique de digitale.

Pr. Feuilles sèches pulv. . . .	1000
Alcool à 60°.	6000

Mouillez la poudre avec Q. S. d'alcool dans l'appareil à déplacement, fermez l'appareil et laissez 12 h. en contact. Ensuite lessivez successivement avec tout l'alcool indiqué. — Distillez et concentrez en extrait mou. — Rendem. : 30/100. (Cod.)

Sirop de digitale.

Pr. Teinture de digitale. . . .	25
Sirop de sucre.	1000

Prenez 100 gr. de sirop, faites-le bouillir : ajoutez la teinture, et quand le tout est ramené au poids primitif, mélangez le reste du sirop. — 20 gr. contiennent 33 millig. d'extrait alcoolique et correspondent à 0,50 de teinture. (Cod.)

Emplâtre d'extrait de digitale.

Prép. c. l'*Emplâtre d'extrait de ciguë* avec l'extrait alcoolique.

Cigarettes de digitale.

Prép. c. les *Cigarettes de belladone*.

Vin diurétique de l'Hôtel-Dieu. (Trousseau.)

Pr. Baies de genièvre.	300
Feuill. sèch. de digitale. .	60
Scille.	30
Acétate de potasse sec. . .	200
Vin blanc à 10 0/0 d'alcool.	4000
Alcool à 90°.	500

F. macérer pendant 15 jours dans le vin blanc additionné d'alcool, en agitant de temps à autre; passez avec expression. Ajoutez l'acétate et filtrez. Dose : 2 à 3 cuill. à bouche par jour. Maladie de Bright.

Liniment diurétique.

Pr. Teinture de scille.	60
Teinture de digitale. . . .	60

En frictions sur l'abdomen ou sur les cuisses dans l'hydropisie. (Bouch.)

Pilules diurétiques. (Debreyne.)

Pr. Digitale.	12
Scammonée.	6
Scille.	6
Ext. de genièvre.	Q. S.

Pour 120 pilules. (*Gaz. h.*)

DIGITALINE. *Digitalina.*

Prép. — Procédé d'Homolle et Quevenne.

Pr. :

Feuilles de digitale en poudre	2000
Sous-acétate de plomb liquide	500

Carbonate de soude.	80
Phosphate de soude ammoniacal.	40
Tannin.	80
Litharge.	50
Charbon animal.	100
Alcool à 90°. } Eau . . . . } āā.	Q. S.

Humectez avec 3 litr. d'eau dist. la poudre placée dans un appareil à déplacement. Aj. peu à peu de l'eau en Q. S. pour obtenir 6 lit. de liq. d'une D. = 1,050 au minimum; aj. le sous-acétate de plomb à la solution; filtrez, aj. successivement le carbonate de soude, puis le phosphate de soude ammoniacal en solution; filtrez de nouveau et précipitez la liq. par la solution de tannin. — Recueillez le précipité sur un filtre, mêlez-le avec la litharge et le charbon animal; desséchez le mélange, et épuisez-le par l'alcool à 90°; évaporez à siccité au B.-M.; épuisez le résidu par l'eau dist., reprenez par l'alcool, et évaporez de nouveau. Reprenez le résidu par le chloroforme, qui, évaporé, laissera la digitaline. — Masse résinoïde friable, ayant une od. particulière, neutre au tournesol, sol. en toutes prop. dans l'alcool et dans le chloroforme. — Se ramollit vers 90 ou 100°; se colore à 180° et se décompose au-dessus de 200°. Le tannin la précipite; elle prend par l'ac. chorhydrique une coloration *vert émeraude*. (Cod.)

La digitaline préparée avec des feuilles vieillies est sol. dans l'eau (Hepp), ainsi que celle extraite des semences (*digitaline allemande*, Lefort). Elle est très peu sol. dans l'éther; 1 centigr. suffit pour donner une amertume prononcée à 2 litres d'eau. Elle passe pour avoir une action physiologique *centuple* de celle de la digitale.

Act. phys. — On peut répéter ce qui a été dit de la digitale, en remarquant toutefois que 1 milligr. représente comme puissance 10 centigr. de digitale. Quelques auteurs prétendent que cette assertion est exagérée : il est toujours nécessaire de se tenir sur ses gardes en employant cette substance. A dose toxique, elle produit rapid[t] des nausées, des vomissements; lenteur et irrégularité ou fréquence et faiblesse du pouls; sueur froide, refroidissement, syncopes, étourdissements, troubles de la vue, délire, stupeur, convulsions; la mort peut s'ensuivre. — Ses usages sont nombreux, comme ceux de la digitale : palpitations, affections du cœur, affections fébriles, hydropisies, goutte, gravelle; pneumonie, asthme, rhumatismes; delirium tremens. La digitaline s'emploie sous forme de granules de 1 milligr. : 1, 2 à 6 par jour progressivement.

Prép. de la digitaline cristallisée (Nativelle).

Pr. :	Feuilles de digitale des Vosges de seconde année, en poudre assez fine	1000 gr.
	Acétate de plomb neutre, *sans réaction alcaline*	250
	Eau distillée	1000

Dissolvez le sel dans l'eau, ajoutez la poudre, mêlez et passez à travers un tamis; laissez en contact 24 heures. Epuisez le mélange par déplacement avec de l'alcool à 50° jusqu'à cessation de saveur amère. Saturez la liqueur par une solution saturée de bicarbonate de soude. Distillez l'alcool et évaporez le résidu au bain-marie jusqu'à ce qu'il ne pèse plus que 2000 gr. Laissez refroidir et étendez de son poids d'eau. Après 2 ou 3 jours, siphonez la liqueur claire et faites égoutter le précipité sur une chausse en toile.

Le précipité pèse environ 100 gr. Divisez-le exactement dans 1000 gr. d'alcool à 80°; chauffez à ébullition, et ajoutez une solution de 10 gr. d'acétate de plomb neutre. Chauffez encore quelques instants, puis laissez refroidir et filtrez. Ajoutez au liquide 50 gr. de charbon végétal en poudre fine, *lavé à l'acide, puis à l'eau et bien neutre;* distillez l'alcool et maintenez le résidu assez longtemps au bain-marie pour en chasser les dernières portions. *Ceci est important;* on remplace l'eau qui s'évapore pour que le résidu ne se dessèche pas. Après refroidissement, faites égoutter le charbon sur un tamis, en l'arrosant d'un peu d'eau pour enlever le liquide coloré qui l'imprègne. Le charbon, bien desséché à l'étuve, est épuisé par le chloroforme, et celui-ci, par distillation, abandonne la digitaline brute. On la chauffe avec quelques grammes d'alcool à 95°, qui chasse les dernières traces de chloroforme.

Cette digitaline brute est souillée de matières poisseuses et huileuses. Dissolvez-la à chaud dans 100 gr. d'alcool à 90°; ajoutez 1 gr. acétate de plomb neutre dissous dans un peu d'eau et 10 gr. charbon animal lavé à l'acide et bien neutre en grains fins, *sans poudre.* Faites bouillir 10 minutes, laissez refroidir et déposer la liqueur; filtrez-la sur du coton serré; épuisez le charbon par une addition d'alcool. Cette solution alcoolique, distillée, abandonne la digitaline en grumeaux imprégnés d'une huile colorée et d'une eau-mère qu'on sépare. Dissolvez-la à chaud dans l'alcool à 90° en quantité exactement suffisante. « On remplace, s'il y a lieu, l'alcool évaporé, puis à la liqueur refroidie on ajoute, en éther sulfurique rectifié à 65°, la moitié du poids de l'alcool employé; on mélange, on ajoute encore en eau distillée les poids réunis de l'alcool et de l'éther, on bouche et l'on agite; deux couches se produisent : l'une, supérieure, colorée, formée d'éther, qui s'est emparé de l'huile grasse; l'autre, inférieure et décolorée, contient la digitaline, qui, devenue libre, cristallise aussitôt. On met le ballon dans un endroit frais. Deux jours après, on verse le tout dans un petit cylindre muni d'un tampon peu serré de coton; la liqueur mère s'écoule, puis la couche colorée; on entraîne par un peu d'éther ce qui reste de cette dernière, adhérente aux cristaux.

« Pour l'avoir parfaitement blanche, deux purifications sont nécessaires;

mais auparavant un traitement au chloroforme est indispensable pour la séparer du reste de digitine qui nuisait à sa pureté. — La digitaline bien sèche, réduite en poudre fine, est dissoute dans 20 p. de chloroforme; la solution éclaircie est filtrée dans un cylindre à travers un tampon serré de coton; la liqueur passe limpide; on la dessèche à siccité, et l'on verse dans le ballon un peu d'alcool destiné, en se vaporisant, à déplacer les dernières traces de chloroforme. On dissout cette digitaline, dans 30 gr. d'alcool à 90°, on ajoute 5 gr. de charbon animal lavé en grains; on fait bouillir pendant 10 miuutes; la liqueur est filtrée, et le noir épuisé, comme on l'a indiqué; enfin on distille; la digitaline, cristallisée et sèche, tapisse les parois du ballon, mais elle est encore un peu colorée. On obtient le poids en pesant le ballon préalablement taré. Pour l'avoir blanche, on la dissout à chaud dans quantité exactement suffisante d'alcool à 90°, soit 6 à 8 gr. suivant la richesse en digitaline. On ajoute à la solution la moitié en éther du poids de l'alcool employé et le double d'eau distillée, on bouche et l'on agite. La cristallisation commence bientôt. L'éther ne se sépare pas. On expose au frais de la nuit; le lendemain, la presque totalité de la digitaline s'est déposée en petits groupes blancs aiguillés; ce qu'elle retenait de matières colorantes reste dans la liqueur mère. On verse le tout dans un cylindre, et on lave les cristaux avec de l'éther, comme il a été dit plus haut.

« 1000 gr. de digitale des Vosges, de bonne qualité, donnent environ 1 gr. de digitaline cristallisée.

« Cristaux très légers, très blancs, formés d'aiguilles courtes et déliées groupées autour du même axe. Très amère, à peine soluble dans l'eau. L'alcool à 90° la dissout bien, l'alcool anhydre la dissout moins facilement. L'éther pur n'en dissout que des traces; le chloroforme est son meilleur dissolvant. » (Soc. de ph.)

Ce procédé, très compliqué et encombré de détails qui se refusent à l'analyse, est le seul jusqu'à présent qui permette d'obtenir la digitaline cristallisée. Cependant une relation assez étroite paraît exister entre la digitaline amorphe de Homolle et Quévenne et celle-ci. Roucher a dit que la digitaline cristallisée n'était pas un corps homogène, et M. Blarcard a montré le passage de la digitaline amorphe à la digitaline cristallisée. L'étude des principes immédiats de la digitale n'est pas encore complète.

Toutefois il importe de faire remarquer que, d'après certains expérimentateurs, la digitaline cristallisée aurait une action physiologique différente et ordinairement plus prononcée que la digitaline Quevenne, aussi les granules de cette digitaline ne contiennent-ils que 1/4 de milligramme au lieu de 1 milligramme que contiennent les granules ordinaires.

Toxic. — On peut dire que l'autopsie ne donne aucune indication de nature à mettre sur la voie du poison, car les lésions sont nulles ou presque nulles dans toute l'étendue du tube digestif; à peine si l'on rencontre parfois quelques points congestionnés et qques suffusions sanguines. — La recherche du poison offre aussi de grandes difficultés, la digitaline n'ayant pas de réaction spéciale et ne se prêtant pas à la dialyse; en outre, elle se détruit aisément sous l'influence de la fermentation qui s'empare du milieu où elle se trouve répandue. Il faut, d'après M. Roussin, chercher à obtenir un extrait des organes et des mat. suspectes, propre à reproduire sur les animaux les phénomènes physiologiques qui ont précédé et amené la mort, sans se préoccuper d'isoler la digitaline, ce qui paraît impossible. On commencera donc par examiner avec soin le tube digestif et par recueillir toute parcelle de nature douteuse, pouvant être le poison lui-même ou le contenir. Ensuite le tout, étant réduit en petits fragments, sera mis en contact avec de l'alcool pur à 95° et chauffé au B.-M. à + 30°. Après 24 heures de digestion, on filtre sur un papier Berzélius, et l'on épuise les matières par de nouvel alcool à 95°. Les liq. alcooliques, réunies, sont filtrées, évaporées doucement au B.-M. tiède en consistance d'extrait mou. Celui-ci est au besoin repris par l'alcool à 95° et évaporé de nouveau.

L'extrait obtenu est propre aux expériences physiologiques. Celles-ci sont pratiquées au moyen d'injections sous-cutanées par la seringue de Pravaz. On agit sur des animaux divers, grenouilles et chiens, successivement, quand les premiers essais ont mis sur la voie du poison : on contrôle les effets produits en opérant sur d'autres animaux avec des solutions faibles de digitaline pure. — La mort arrive ordinairement en moins d'une heure, et, si l'on ouvre peu d'heures après le sujet, on trouve les deux ventricules contractés et les deux oreillettes dilatées; le cœur est envahi par la rigidité cadavériquè beaucoup plus rapid[t] que par tout autre genre de mort : ce qui s'explique par ce fait que la digitale est un poison spécial du cœur qu'elle paralyse, en sorte que l'animal meurt par suspension de la circulation. (Roussin.)

Antidotes. — Les antidotes de la digitale et de la digitaline sont d'abord le tannin et ses congénères, puis les alcooliques, les aromatiques, les stimulants diffusibles.

Fals. et mél. — Il est assez difficile, en dehors de ses propriétés physiologiques, de donner des indications certaines pour s'assurer de la pureté de la digitaline. Ses caractères de solubilité sont variables; on peut seulement essayer si elle contient du *tannin*, dont elle n'aurait pas été entièrement privée, au moyen des persels de fer.

Granules de digitaline.

Pr. Digitaline	0,10
Sucre de lait pulv.	4
Gomme arabique pulv.	0,90
Sirop de miel	Q. S.

Triturez longtemps la digitaline dans un mortier de porcelaine, avec le sucre de lait que vous ajouterez peu à peu, mêlez la gomme, puis le sirop, et f. une masse bien homogène. Divisez en 100 granules argentés, contenant chacun 1 milligramme. (Cod.)

Granules de digitaline cristallisée.

Pr. Digitaline cristallisée	0,025
Sucre de lait pulv.	4
Gomme arab. pulv.	0,90
Sirop de miel	Q. S.

Triturez longtemps la digitaline dans un mortier de porcelaine avec le sucre de lait et faites 100 granules argentés, contenant chacun un quart de milligramme. (Soc. de ph.)

Sirop de digitaline. (Homolle).

Pr. Digitaline	0,10
Sirop de sucre	2000

F. dissoudre la digitaline dans l'alcool à 85°; M. — 20 gr. de sirop représentent 1 milligr. de digitaline.

DORONIC. *Doronicum pardalianches* L. — Synanthérées.

La rac. de cette pl., oubliée aujourd'hui, a été indiquée dans le traitement des mal. nerveuses, de l'épilepsie et de l'aménorrhée.

DOUCE-AMÈRE. *Solanum Dulcamara* L. — Solanacées.

On emploie la tige (que l'on délivre coupée et fendue dans sa longueur), peu odorante, à saveur d'abord douce, puis amère. — Elle contient un glucoside cristallisable, la *solanine*, plus un extrait amer et sucré (*picroglycion* de Pfaff, qui pourrait n'être qu'un mélange de solanine et d'une matière sucrée).

On attribue à la douce-amère des propriétés dépuratives, sudorifiques et diurétiques. A haute dose, elle est un peu narcotique. Ses baies fades et nauséeuses sont inertes. — *Décocté* : 20 : 1000.

Extrait de douce-amère.
Prép. c. l'*Extrait de gentiane.* — Rendem. : 16/100.

Sirop de douce-amère.
Prép. c. le *Sirop de mousse de Corse.*

DRAGÉES.

Leur préparation appartient plus au domaine de la confiserie qu'à celui de la pharmacie. Le but qu'on se propose est, soit de masquer le goût désagréable du médicament qui forme le noyau, soit de soustraire celui-ci à l'action de l'air ou de l'humidité. Le médicament à dragéifier est mis d'abord sous forme de pilules ou d'olives, puis humecté d'une sol. de gomme, et recouvert de sucre en poudre. L'agitation que l'on donne à la masse, dans une bassine à fond sphérique, étend uniformément la couche protectrice; on fait un second et un troisième enrobage, s'il est nécessaire.

Les *granules* et *granuloïdes* sont préparés dans l'industrie avec de la nonpareille qu'on arrose de solutions médicamenteuses concentrées; on agite bien, et l'on fait sécher; on renouvelle l'opération jusqu'à ce que toute la liqueur soit employée; mais ce procédé est vicieux, et l'on doit y renoncer.

DROSERA. *Rossolis; Herbe à la rosée.* — Droséracées.

Les deux espèces, *D. rotundifolia* et *longifolia* L., peuvent être employées indifféremment : phthisie, coqueluche. L'action thérapeutique de ces plantes n'est pas bien établie. On donne ordinairement de 10 à 40 gouttes de teinture ou d'alcoolature dans les 24 heures; on peut aller à 10 et 15 gr. sans produire de phénomènes particuliers. Le Dr Curie en a pris 100 gr. en un jour impunément.

Teinture de drosera. (P. Vigier.)
Pr. Drosera sec. 100
Alcool à 60°. 1000
Ainsi préparée la teinture représente exactement l'alcoolature.

Extrait de drosera.
Evaporez l'alcoolature en consistance convenable.

Pilules d'extrait de drosera (P. Vigier).
Pr. Extrait de drosera ci-dessus. 5 gr.
Poudre de réglisse. . . . . Q. S.
Faites 100 pilules.

DUBOISIA. *Duboisia myoporoïdes* R. Brown. — Solanées ou Scrophulariacées.

MM. Petit, à Paris, et Gerrard, à Londres, ont découvert en même temps l'alcaloïde de cette plante australienne, la *duboisine*, dont le sulfate a les propriétés mydriatiques du sulfate d'atropine. La duboisine paraît même plus active.

Les collyres au sulfate de duboisine peuvent être formulés et préparés dans les mêmes conditions et aux mêmes doses que ceux au sulfate d'atropine.

Le *Pituri* ou *Pitchéry*, *Pitchuri*, est une plante voisine (*Duboisia Hopwoodii* R. Br., Australie); narcotique excitant, très toxique. La *piturine* (Gerrard) n'est que de la *nicotine* d'après M. Petit.

E

EAU. *Aqua.* = HO.

Nous n'avons pas à considérer ce corps dans ses divers états et au point de vue chimique, mais seulement dans ses usages pharmaceutiques.

Pour toutes les préparations où l'eau intervient, quand il n'est pas nécessaire d'employer l'eau distillée (infusés, décoctés, sirops), on doit toujours prendre l'eau *potable* filtrée; nous devons donc indiquer les caractères de l'eau potable, et ceux de l'eau impropre à l'alimentation.

L'eau potable est empruntée aux sources naturelles et aux cours d'eau; dans qques contrées, on utilise aussi les eaux pluviales, recueillies dans des citernes. Elle doit être limpide, sans odeur ni saveur, ne pas se troubler par l'ébullition, laisser un résidu très faible après l'évaporation (0 gr. 15 à 0,40 par litre) et former dans l'eau de savon un précipité peu abondant.

Hydrotimétrie. — MM. Boutron et Boudet ont institué une méthode qui permet de doser très approximativement la quantité de sels terreux contenue dans une eau donnée. On fait une dissolution hydro-alcoolique de savon (savon, 100; alcool à 90°, 1600; eau dist., 1000) que l'on titre exactement avec une dissolution de 0,25 de chlorure de calcium fondu dans 1 litre d'eau. Cet essai est fait au moyen d'une burette (fig. 46) et d'un flacon à l'émeri d'environ 60 c.c. de capacité, et gradué à 10, 20, 30 et 40 c. c. (fig. 47). La burette est graduée de manière que 23 divisions correspondent à 2 c.c., 4 dixièmes. Une division étant nécessaire pour produire une mousse persistante, on néglige le premier degré, et le 0 est marqué au-dessous de la 1re division; en sorte que la capacité de 2 c.c., 4 dixièmes n'est divisée qu'en 22 degrés, qui produisent une mousse persistante avec 40 c. c. de liqueur normale de chlorure de calcium. Quand la solution savonneuse ne remplit pas exactement ces conditions, on l'amène au degré voulu par l'addition de savon ou de liquide hydro-alcoolique. Les proportions employées de part et d'autre sont telles que chaque degré de

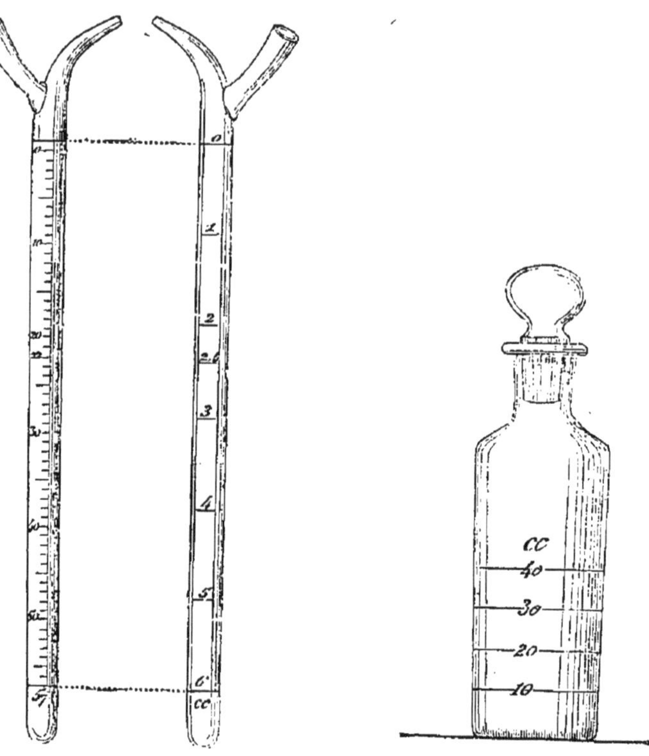

Fig. 46. — Burette. Fig. 47. — Flacon à l'émeri.

la burette contient 1 décigramme de savon et correspond avec une approximation suffisante à un centigramme de sel terreux, de sorte que le nombre de divisions nécessaire pour obtenir une mousse persistante exprime le poids en centigrammes des sels terreux contenus par litre dans l'eau examinée. — Ceci posé, on comprend aisément l'opération : la liqueur est versée goutte à goutte dans 40 cent. c. d'eau à essayer, au moyen de la burette. On cesse de verser quand l'eau a acquis la propriété de faire mousser le savon ; à ce point, tous les sels terreux sont précipités, et le degré de la burette indique le poids en centigr. de ces sels, contenus dans 1 litre d'eau. — 20 div. employées correspondent à 20 centigr. par litre.

Les eaux non potables se divisent en *séléniteuses* (eaux dures, eaux crues, contenant du sulfate de chaux) et *calcaires* (contenant du carbonate de chaux tenu en dissolution par l'acide carbonique).

L'eau tient en dissolution de l'air et de l'ac. carbonique, qui contribuent à la rendre sapide et digestive.

EAU DISTILLÉE. *Aqua distillata.*

C'est l'eau privée des différents sels qu'elle contient naturellement. On distille de l'eau de source ou de rivière, en maintenant une ébullition modérée, et en arrêtant l'opération quand on a obtenu les 3/4 de la quantité introduite dans l'alambic. — On essaye de temps en temps le produit par les papiers de tournesol rouge et bleu, l'eau de chaux, le nitrate d'argent, le nitrate de baryte, l'oxalate d'ammoniaque, le bichlorure de mercure. — Il ne doit se produire aucune réaction : les premiers produits, comme les derniers, doivent être rejetés. (Codex.)

EAUX DISTILLÉES. *Hydrolats.*

Les eaux distillées médicinales sont obtenues en soumettant à la distillation l'eau de rivière en présence de subst. médicamenteuses; elle se charge ainsi des principes volatils que celles-ci peuvent fournir. — Les subst. appartiennent en général au règne végétal; on utilise, dans les plantes mises en œuvre, les parties les plus aromatiques ou les plus actives. On les emploie fraîches, quand le principe volatil se dissipe par la dessiccation; sèches, quand il se conserve ou se modifie avantageusement; — pour conserver les substances fraîches pendant un certain temps, on peut les mélanger de sel. — On divise ou l'on pile les subst. quand elles sont compactes ou volumineuses; il est qqfois nécessaire de leur faire subir une macération plus ou moins prolongée pour les ramollir, ou pour développer l'essence, quand celle-ci ne prend naissance que par l'intermède de l'eau.

La distillation se fait *à feu nu* ou *à la vapeur*. A feu nu : on dispose les substances sur un diaphragme métallique ou une claie, afin qu'elles n'aient pas le contact immédiat de la cucurbite et qu'elles ne puissent être altérées par le feu; on adapte le chapiteau, le serpentin; on lute les joints, et on procède à une distillation ménagée, en ayant soin d'entretenir un courant d'eau froide dans le serpentin. — A la vapeur : on se sert habituellement de l'appareil de Soubeiran; un bain-marie d'étain plonge dans la cucurbite; la paroi latérale de ce bain-marie est traversée vers le bord supérieur par un tube qui, se recourbant à angle droit, vient s'ouvrir vers le fond. Les plantes sont placées sur un diaphragme au-dessus de l'ouverture. Le tube du bain-marie se réunit extérieurement à la douille de la cucurbite. Quand on chauffe, la vapeur passe par le tube, traverse les plantes, et vient se condenser dans le serpentin.

Certaines subst. font mousser l'eau, qui alors s'élève dans le chapiteau, et qques parties peuvent être entraînées; on évite cet inconvénient en aj. au liq. un peu d'une huile fixe. (Dorvault.)

Récemment préparées, toutes les eaux distillées ont une odeur empyreumatique ou *goût de feu*, qu'elles perdent peu à peu, mais qu'on peut faire disparaître rapidement, en les exposant à la gelée ou les frappant de glace.

Elles s'altèrent rapid[t], surtout celles qui sont peu chargées d'h. vol.; elles laissent déposer des matières membraneuses, des flocons dont la nature est peu connue; quelques-unes deviennent glaireuses, filantes comme le blanc d'œuf; les pharmacopées anglaises obvient à cet inconvénient en les alcoolisant légèrement (3/100) avant ou après la distillation. Nous avons pu parfois leur rendre leur fluidité première en les portant à l'ébullition et filtrant; mais les mêmes phénomènes se reproduisent bientôt. (E. Ferrand.) On a proposé plusieurs modes de conservation : les uns bouchent les bouteilles avec un cornet de papier; les autres au contraire les ferment hermétiquement; le procédé de M. Lepage, qui consiste à les boucher au liège et à les tenir couchées, paraît le plus simple et le plus sûr.

Leurs propriétés physiologiques sont entièr[t] dominées par la subst. employée à leur préparation; les unes sont à peu près inertes, d'autres au contraire très actives. Leurs usages sont très complexes; elles entrent dans la composition d'un gr. nombre de formules magistrales.

EAUX MINÉRALES.

On appelle ainsi des eaux de sources naturelles, froides ou chaudes, chargées de principes, gazeux, minéraux ou organiques, qui leur donnent des propriétés thérapeutiques. Elles diffèrent des eaux potables ou de rivières par la quantité ou la nature de ces principes. La formation des eaux minérales, bien qu'hypothétique, ne peut s'expliquer que par la dissolution de quelques-uns des éléments qui composent le sol qu'elles parcourent, sous certaines influences fav. Les eaux *chaudes* empruntent leur calorique aux terrains prof. qu'elles trav. ou au voisinage des volcans.

Act. phys. — L'action physiologique de ces eaux varie essentiellement avec leur composition, de même que leur mode d'emploi et leurs usages. Si l'on peut dire que leurs effets dépendent de leurs principes prédominants, il faut ajouter que quelquefois ils sont tout à fait inattendus et difficiles à expliquer, et que des solutions artificielles, contenant tous les corps que l'analyse y a rencontrés, sont impropres à les remplacer.

Il convient de les employer surtout à la source. Cependant il en est beaucoup qu'on met en bouteilles et qu'on expédie au loin. Outre l'inconvénient qu'il y a à laisser refroidir les eaux chaudes, quelques eaux se conservent mal. En tous cas, il faut qu'elles soient bien bouchées et conservées à l'abri de la lumière. On met dans des 1/2 et 1/4 de bouteille les eaux sufureuses, qui, débouchées ou en vidange, s'altèrent rapidement.

Usages. — On les emploie en boissons, en bains, en douches, et en inhalations au moyen du pulvériseur.

On les divise en cinq classes principales suivant la nature des éléments minéralisateurs qu'elles contiennent : *ferrugineuses, alcalines, sulfureuses, salines* et *acidules*.

1° Les *Eaux ferrugineuses* renferment du fer à l'état de *proto-carbonate*, de *proto-sulfate* ou de *crénate*. Elles ont une saveur atramentaire et sont froides. L'*arsenic* s'y rencontre presque toujours et le *manganèse* quelquefois. Les dépôts que ces eaux laissent dans les conduits qu'elles parcourent sont très arsenicaux. On les emploie surtout à l'intérieur dans tous les cas où le fer est indiqué : chlorose, lymphatisme, dysménorrhée.

2° Les *Eaux alcalines* sont principalement minéralisées par le bicarbonate de soude avec excès d'acide carbonique, d'où le nom d'*eaux alcalino-acidules*. D'autres contiennent du *bicarbonate calcaire* ou *magnésien*. Elles sont froides ou chaudes et s'emploient contre les affections intestinales, gastriques, hépatiques; les affections de peau, la goutte, la gravelle urique, etc.

3° Les *Eaux sulfureuses* contiennent de l'acide sulfhydrique libre ou combiné, et souvent dans ces deux états. Elles ont une od. et une sav. d'œufs pourris très prononcées. Elles sont onctueuses au toucher, propr. qu'elles doivent à la *barégine*, mat. organique qu'elles contiennent toutes. On y rencontre aussi de l'iode, et presque toutes sont thermales. — Maladies chroniques de la peau et des poumons; phthisie, scrofules, syphilis, plaies d'armes à feu, rhumatismes, sciatique.

4° Les *Eaux salines* sont très diversement minéralisées. On y rencontre surtout les chlorures et les sulfates de chaux, de magnésie, de soude; on peut y trouver également de l'ac. carbonique, du fer, du soufre, des bicarbonates alcalins, mais en quantité trop faible pour qu'elles puissent se ranger dans les classes précédentes. On trouve parmi les eaux salines les eaux *iodo-bromurées*, dont quelques auteurs font une classe à part, et les eaux minérales purgatives, où dominent les sulfates de magnésie et de soude. — Quelques-unes tiennent en suspension des matières organiques et minérales, dont le dépôt constitue les *boues* (Saint-Amand, Bourbonne), usitées en bains.

Leur emploi est très variable. Elles sont surtout utilisées, sous forme de bains, contre les affect. chron. et générales, les engorgements des viscères, la paralysie, les rhumatismes chroniques.

5° Les *Eaux acidules* contiennent un assez grand excès d'acide carbonique, auquel elles doivent leur saveur piquante et la propriété de pétiller par l'agitation; elles sont diversement minéralisées par des sels alcalins, calcaires ou terreux. — Elles conviennent dans les affections gastriques et hépatiques.

On pourrait comprendre dans cette classe des eaux naturelles acides contenant une petite q. d'ac. inorganique libre. Ces eaux sourdent aux environs des volcans et sont actuell. sans usages.

Tableau des principales Eaux ferrugineuses.

TEMP.	SOURCES	SITUATION	PRINCIPE MINÉRALISATEUR	PAR LITRE	USAGES	
Froide.	Auteuil.	Seine.	Ferrugineuse.		Boisson.	
31 à 38°	Barbotan.	Gers.	Ferrug. bicarbon.			
Froide.	Bléville.	Seine-Inférieure	Sulfate de fer.	0,217	Id.	
Id.	Bussang.	Vosges.	Carbonate de fer. Acide carbonique.	0,02 2 litres.	Id.	
Id.	Cheltenham.	Angleterre.	Fer et sels.	8 à 10,10	Id.	
Id.	Contrexéville.	Vosges.	Alc. ferrugineuse.		Id.	
Id.	Cransac.	Aveyron.	Sulfate de fer. Sulf. de magnésie.	0,50 4 »	Id.	
Id.	Forges.	Seine-Inférieure	Bic. et crén. de fer.	0,99	Id.	
33 à 51°	Loëche.	Suisse.	Total des sels.	2,08		Bains.
Froide.	Marienbad.	Bohême.	Ferrugin. sulfatée sodique; lithine.		Id.	Id.
Id.	Orezza.	Corse.	Ferrugineuse.		Id.	
Id.	Passy.	Seine.	Sulfate de fer.	0,4	Id.	Id.
Id.	Provins.	Seine-et-Marne	Carbonate de fer.	0,11	Id.	
Id.	Pyrmont.	Westphalie.	Bicarb. de fer. Mang.; ac. carb.	0,1 1 litre.	Id.	
40 à 50°	Rennes-les-Bains.	Aude.	Bicarbon. de fer.	0,11	Id.	
Id.	Rippoldsau.	Gd-Dé de Bade.	Ferrugineuse, total des sels.	2,67	Id.	
34 à 35°	Royat.	Puy-de-Dôme.	Ferrugineuse, total des sels.	4,15	Id.	Id.
Froide.	Schwalbach.	Nassau.	Ferrugineuse, total des sels.	0,83	Id.	
25°	Selles.	Ardèche.	Carbonate de fer.	0,01	Id.	Id.
Froide.	Soultzbach.	Haut-Rhin.	Ferrug. alc.; sels. Acide carbonique.	1,47 1 litre.	Id.	Id.
Id.	Spa.	Belgique.	Carbonate de fer. Acide carbonique.	0,07 1 l. 1/2	Id.	Id.
38°	Sylvanès.	Aveyron.	Carbonate de fer.	0,05		Id.
Froide.	Watviller.	Alsace.	Ferrugin., saline, total des sels.	0,59	Id.	

Tableau des principales Eaux alcalines.

TEMP.	SOURCES	SITUATION	PRINCIPE MINÉRALISATEUR	PAR LITRE	USAGES
28°	Avène.	Hérault.	Carbon. de soude.	0,10	
»	Boulou (Le).	Pyr.-Orient.	Alc.-terr. et ferrugineuse.	3,53	
60°	Bourbon-l'Archambault.	Allier.	Carbon. de soude. Acide carbonique.	0,50 3 litres.	Boisson et bains.
52°	Bourboule (La).	Puy-de-Dôme.	Bicarb. de soude.	1,9	Id. Id.
Froide.	Camarès.	Aveyron.	Carbon. de soude et acide carbonique.		
51 à 73°	Carlsbad.	Bohême.	Carb. de soude. Sulfate de soude.	1,2 2,59	Id. Id.
12 à 37°	Châteauneuf.	Puy-de-Dôme.	Carbonatée.	3,7	Id.
	Cusset.	Allier.	Bicarb. de soude.		Id. Id.
45°	Ems.	Nassau.	Bicarb. de soude.	3,50	Id. Id.
Froide.	Evian.	Haute-Savoie.	Sels divers.	0,43	Id. Id.
Id.	Fachingen.	Nassau.	Bicarbonatée.		Id.
Id.	Grandrif.	Puy-de-Dôme.	Alcaline calcique.		Id.
35°	Lamalou.	Hérault.	Carb. de soude.	0,47	Id.
Froide.	Marienfelds.	Allemagne.	Ac. phosphorique, potasse, manganèse.		
45°	Mont-Dore.	Puy-de-Dôme.	Carb. de soude. Arsén. de soude.	0,45 0,001	Id. Id.
51°	Néris.	Allier.	Bicarb. de soude. Total des sels.	0,37 1,10	Id. Id.
Froide.	Neyrac.	Ardèche.	Alcalino-ferrugin. saline.		Id. Id.
26 à 28°	Penticosa.	Espagne.	Alcaline.		Id.
37°	Pfeffers.	Suisse.	Alcaline.		Id. Id.
15 à 63°	Plombières.	Vosges.	Bicarbonate, sulfate et silicate de soude. Mat. organique.	0,287 0,06	Id. Id.
Froide.	Pougues.	Nièvre.	Alcaline. sels. Acide carbonique.	4,43 1 litre.	Id. Id.
Id.	Sail-s^s-Couzan.	Loire.	Bicarbonatée.		Id.
Id.	Saint-Alban.	Loire.	Bicarb. de soude. Total des sels.	0,85 2,43	Id.
Id.	Saint-Galmier.	Loire.	Total des sels. Acide carbonique.	2,50 1 lit. 25	Id.
38°	Saint-Nectaire.	Puy-de-Dôme.	Bicarb. de soude.	3 »	Id. Id.
Froide.	Saltzbrunn.	Prusse.	Alcaline.		Id. Id.
28 à 32°	Schlangenbad.	Allemagne.	Bicarb. de soude.	1,169	Id.
Froide.	Soultzmatt.	Alsace.	Bicarb. de soude.		Id. Id.
65°	Tœplitz.	Bohême.	Carb. de soude et sels.	0,62	Id. Id.
Froide.	Tongres.	Belgique.	Alcaline ferrugineuse.	0,20	Id.
Id.	Vals.	Ardèche.	Bicarb. de soude.	2 à 9	Id. Id.
Id.	Vals (Dominique)	—	Arsenicale.		Id. Id.
33 à 45°	Vichy.	Allier.	Bicarb. de soude. Acide carbonique.	4 à 5 0,99	Id. Id.
Froide.	Wildungen.	Allemagne.	Bicarb. de soude.	2,58	Id.

Tableau des principales Eaux sulfureuses.

TEMP.	SOURCES	SITUATION	PRINCIPE MINÉRALISATEUR	PAR LITRE	USAGES	
75°	Acqui.	Piémont.	Sulfhyd. de chaux.	0,3	Boisson	et bains.
57°	Aix-la-Chapelle.	Allemagne.	Ac. sulfhydrique.	0,25	Id.	Id.
45°	Aix-en-Savoie.	Haute-Savoie.	Ac. sulfhydrique.		Id.	Id.
Froide.	Allevard.	Isère.	Sulfureuse.		Id.	
45°	Amélie-les-Bains.	Pyrénées-Or.	Sulf. de sodium. Total des sels.	0,01 0,33	Id.	Id.
22°	Audinac.	Ariège.	Sulfure et bitume.		Id.	
45 à 75°	Ax.	Ariège.	Sulf. de sodium.	0,01	Id.	Id.
35°	Baden.	Autriche.	Ac. sulfhydrique.		Id.	Id.
27°	Bagnoles.	Orne.	Sulfur. saline.		Id.	Id.
45°	Bagnols.	Lozère.	Sels.	0,61	Id.	Id.
42°	Barèges.	Htes-Pyrénées.	Sulf. de sodium.	0,04	Id.	Id.
33°	Bonnes.	Bses-Pyrénées.	Id.	0,021	Id.	Id.
Froide.	Cadéac.	Htes-Pyrénées.	Sulfure de sodium iod.-brom.			
25°	Cambo.	Bses-Pyrénées.	Ac. sulfhydrique.		Id.	Id.
25°	Castera - Verduzan.	Gers.	Id.		Id.	Id.
48°	Cauterets.	Htes-Pyrénées	Sulfure de sodium	0,02	Id.	Id.
Froide.	Challes.	Savoie.	Sulf.-bromo-iod.	0,31	Id.	Id.
42°	Digne.	Basses-Alpes.	Ac. sulfhydrique.			Id.
35°	Eaux-Chaudes.	Bses-Pyrénées.	Sulf. de sodium.	0,01	Id.	Id.
Froide.	Enghien.	Seine-et-Oise.	Ac. sulfhydrique. Sulfhyd. de chaux.	0,02 0,10	Id.	Id.
42°	Escaldas.	Pyrénées-Or.	Sulfure de sodium.	0,05	Id.	Id.
Froide.	Gamarde.	Landes.	Sulf. de sodium, sels.	0,03	Id.	
	Gazost.	Htes-Pyrénées.	Sulf. de sodium.	0,03	Id.	Id.
38°	Gréoulx.	Basses-Alpes.	Sulfhydr. de ch.	0,04	Id.	
50 à 95°	Hammam-Meskoutine.	Algérie.	Sulfur. ferrug.			Id.
Froide.	Harrowgate.	Angleterre.	Sulfure de sodium.			Id.
Id.	Labassère.	Htes-Pyrénées.	Id.		Id.	Id.
17 à 56°	Luchon.	Id.	Id.	0,08	Id.	Id.
Froide.	Marlioz.	Savoie.	Sulf.-bromo-iod.			
37°	Molitg.	Pyrénées-Or.	Sulfure de sodium.	0,03	Id.	Id.
Froide.	Montbrun.	Drôme.	Sulfur. saline.	2,19		Id.
Id.	Pierrefonds.	Oise.	Total des sels.	0,33	Id.	Id.
42 à 55°	Pietra-Pola.	Corse.	Ac. sulfhydrique.			Id.
Froide.	Roche-Pozay(La).	Vienne.	Ac. sulfhydrique.		Id.	Id.
33°	Saint-Honoré.	Nièvre.	Ac. sulfhydrique. Sels, mat. organ.	1 »	Id.	Id.
35°	Saint-Sauveur.	Htes-Pyrénées.	Sulf. de sodium.	0,02	Id.	Id.
27 à 34°	Sail-lès-Château-Morand.	Loire.	Sulfur. ferrug.	0,50 à 0,85		Id.
31°	Schinznach.	Suisse.	Ac. sulfhydrique.	0 lit. 25		Id.
Froide.	Uriage.	Isère.	Sulf. de sodium. Total des sels.	0,01 4 »	Id.	Id.
10 à 57°	Vernet.	Pyrénées-Or.	Sulfure de sodium.	0,06	Id.	Id.
23°	Vinça.	Pyrénées-Or.	Id.	0,025	Id.	Id.
45 à 58°	Viterbe.	Italie.	Sulfur. ferrug.			Id.
Froide.	Vizos.	Htes-Pyrénées.	Sulf. bitumineuse.		Id.	
25°	Yverdon.	Suisse.			Id.	Id.

Tableau des principales Eaux salines.

TEMP.	SOURCES	SITUATION	PRINCIPE MINÉRALISATEUR	PAR LITRE	USAGES	
36°	Aix-en-Provence.	Bouches-du-R.	Sels.	0,50	Boisson et bains.	
20 à 28°	Alet.	Aude.	Bicarb. calcique.		Id.	
28°	Bade.	Suisse.	Sels.	3,00		Id.
52°	Baden	Duché de Bade.	Id.	2 »	Id.	Id.
18 à 51°	Bagnères-de-Big.	Htes-Pyrénées.	Id.	2 »	Id.	Id.
33 à 51°	Bains.	Vosges.	Id.	0,44		
50°	Balaruc.	Hérault.	Brom., lith., sels.	10 »	Id.	Id.
45°	Bath.	Angleterre.	Sels.	2,06	Id.	Id.
Froide.	Birmenstorf.	Suisse.	Sulf. de magnésie. — de soude.	22,01 7,01	Id.	Id.
43 à 64°	Bourbon-Lancy.	Saône-et-Loire.	Sels.	1,7	Id.	Id.
58°	Bourbonne.	Haute-Marne.	Saline bromurée.	7,50	Id.	Id.
Froide.	Castrocaro.	Italie.	Saline bromo-iod.	»		Id.
35°	Châtel-Guyon.	Puy-de-Dôme.	Sulf. de magn. et chlor.	1,00	Id.	
Froide.	Châtenois.	Alsace.	Sal. iodo.-br. ferr.	4,15		Id.
80°	Chaudes-Aigues.	Cantal.	Sels.	1 »	Id.	Id.
Froide.	Cheltenham.	Angleterre.	Saline iodo-brom.	10 à 11	Id.	
30 à 66°	Dax.	Landes.	Sels.	0,47	Id.	
Froide.	Egra.	Bohême.	Saline gazeuse.	4,57	Id.	
30 à 58°	Evaux.	Creuse.	Sal. br.-iod., lith.	3,00	Id.	Id.
Froide.	Epsom.	Angleterre.	Saline bromo-iod. Sulf. de magnésie.	30 »	Id.	
Id.	Friedrichshall.	Saxe-Meiningen.	Iod.-brom. lithine. Sulf. de magnésie. Sulfate de soude. Total des sels.	 4,11 7,30 25 »	Id.	
Froide.	Graville-l'Heure.	Seine-Inférieu.	Sal. chloro-iod.	1,07		
45°	Hamman-Riza.	Algérie.	Sels.	2,69		Id.
Froide.	Heilbrunn.	Bavière.	Chloro-bromo-iod.	5,03	Id.	
Id.	Hombourg.	Hesse.	Sels.	15,54	Id.	Id.
Id.	Kissingen-Rakoczy.	Bavière.	Sal., lithine, sels.	8,36	Id.	Id.
11 à 29°	Kreutznach.	Hesse-Darmst.	Chloro-bromo-iod.			Id.
58 à 60°	Lamotte-les-Bains.	Isère.	Sels.	7,44	Id.	Id.
	Leamingston.	Angleterre.	Saline iodo-brom.			Id.
40 à 54°	Lucques.	Italie.	Sels.	2,21		Id.
17 à 46°	Luxeuil.	Haute-Saône.	Sels et bitume.	0,24	Id.	Id.
Froide.	Miers.	Lot.	Sulfate de soude.		Id.	
Id.	Monte-Calvario.	Espagne.	Sulf. de s. et magn.		Id.	
21 à 39°	Nauheim.	Hesse-Elector.	Sels.	30,60	Id.	Id.
Froide.	Niederbronn.	Alsace.	Sal. iodo-br. ferr.	4,7	Id.	
Id.	Pullna.	Bohême.	Sulf. de s. et magn.	55,39	Id.	
28°	Saint-Amand.	Nord.	Sels.	1,07	Id.	Id.
41°	Saint-Gervais.	Haute-Savoie.	Id.	4 »	Id.	Id.
Froide.	Saint-Pardoux.	Allier.	Saline gazeuse.	1,67	Id.	
Id.	Salins.	Jura.	Chloro-bromo-iod. Total des sels.	302,92		Id.
24°	Saxon.	Suisse.	Iode, brome, chaux et magnésie.			Id.
Froide.	Sedlitz.	Bohême.	Sulf. de magnésie.	31,8	Id.	
Id.	Seidschutz.	Bohême.	Sulf. de magnésie.	21,7	Id.	
Id.	Soultz-les-bains.	Bas-Rhin.	Iodo-bromuré, sels.	4,38	Id.	
Id.	Torretta.	Italie.	Saline chlor.		Id.	Id.
28 à 38°	Ussat.	Ariège.	Saline.			Id.
Froide.	Vatel.	Vosges.	Sels.	1,74	Id.	
Id.	Vic-le-Comte.	Puy-de-Dôme.	Saline gazeuse.		Id.	
27 à 29°	Weissenburg.	Suisse.	Sulfate ch., lith.	1,61		Id.
68°	Wiesbaden.	Nassau.	Sels.	6 à 8	Id.	Id.

Tableau des principales Eaux acidules.

TEMP.	SOURCES	SITUATION	PRINCIPE MINÉRALISATEUR	PAR LITRE	USAGES
Froide.	Alfter ou Roisdorff	Allemagne.	Acidule gazeuse.		Boiss.
Id.	Chateldon.	Puy-de-Dôme.	Bic. de magnésie. Acide carbonique.	0,45 1 à 2 lit.	Id.
Id.	Condillac.	Drôme.	Acide carbonique.	1/2 lit.	Id.
24°	Encausse.	Hte-Garonne.	Sal. gaz.	2,77	Id.
Froide.	Renaison.	Loire.	Acidule gazeuse.		Id.
Id.	Schwalheim.	Hesse-Elector.	Sels. Acide carbonique.	2,50 2 lit. 36	Id.
Id.	Seltz ou Selters.	Nassau.	Sels. Acide carbonique.	4 » 1 lit. 03	Id.
Id.	Vic-sur-Cère.	Cantal.	Acidule gazeuse.		Id.

Analyse des eaux minérales. — Elle comprend : 1° la détermination des gaz spontanément émis par les sources; 2° la détermination de l'ensemble des matières fixes; 3° la séparation et le dosage des principes tenus en dissolution.

1° *Détermination des gaz spontanément émis par les sources.*

Ces gaz, variables pour chaque source, ne sont que l'un ou plusieurs des suivants : *acide carbonique, acide sulfhydrique, oxygène* et *azote*. Il est rare de les trouver réunis; en général, l'acide carbonique et l'hydrogène sulfuré s'excluent l'un l'autre.

Les gaz sont recueillis au moyen d'une cloche, à la source même; cette cloche est mise assez longuement en communication avec l'air extérieur pour que le dégagement du gaz puisse chasser complètement l'air qu'elle contient et s'y substituer. Ce gaz est ensuite, par une disposition convenable d'appareils, dirigé au travers de tubes dessiccateurs contenant de la ponce sulfurique et du chlorure de calcium, puis absorbé dans de l'ammoniaque caustique : la partie non absorbée est recueillie dans une cloche ou éprouvette à gaz suffisante. Quand le mélange gazeux contient de l'hydrogène sulfuré, on supprime le tube dessiccateur à acide sulfurique qui le décomposerait en partie, et on lui substitue un flacon contenant une solution ammoniacale de sulfate de cuivre destinée à l'absorber. — La solution ammoniacale où s'est condensé l'acide carbonique, additionnée de chlorure de baryum, donne du carbonate de baryte, dont le poids permet de calculer le poids et, par suite, le volume de l'acide carbonique recueilli (1 de carbonate de baryte renferme 0,223 d'acide carbonique).

La détermination de l'acide sulfhydrique se fait au moyen du sulfure de cuivre obtenu, dont le poids permet de calculer celui de l'hydrogène sulfuré qui l'a précipité (1 gr. sulfure de cuivre représente 0,356 acide sulfhydrique).

Les gaz non absorbés, composés d'oxygène et d'azote, ou de l'un seulement de ces composants, sont ensuite reconnus et dosés en volume.

2° *Détermination de l'ensemble des matières fixes.*

On opère dans une capsule tarée, sur environ 500 gr. de l'eau soumise à l'examen; on évapore lentement, en évitant toute ébullition, et le résidu est desséché à une temp. qui ne doit pas dépasser + 200°. Quand l'eau contient du chlorure de magnésium, on l'additionne au début d'un poids connu de carbonate de soude fondu, que l'on défalque ensuite du résultat obtenu.

3° *Séparation et dosage des principes tenus en dissolution.*

Remarques générales. Les corps que l'on rencontre le plus fréquemment sont : la potasse, la soude, la chaux, la magnésie, l'oxyde de fer; les acides sulfurique, phosphorique, silicique, carbonique, sulfhydrique et le chlore. — Plus rarement ou en proportion plus faible : la lithine, l'ammoniaque, la strontiane, l'alumine, le manganèse, l'arsenic, l'antimoine, le cuivre, l'acide nitrique, l'acide borique, le brome, l'iode et le fluor; puis deux acides organiques, l'acide crénique et l'acide apocrénique, et une matière extractive particulière.

Avant de procéder à l'analyse, il faut noter les propriétés physiques et organoleptiques de l'eau : température, odeur, saveur, densité; ces indications sont précieuses en ce qu'elles font entrevoir déjà dans quel sens on doit diriger l'investigation. Les eaux sulfureuses, ferrugineuses, alcalines, acidules, ont des caractères spéciaux qu'il est facile de reconnaître.

L'examen des sédiments, qu'elles déposent dans les conduites et les réservoirs, met aussi sur la voie d'éléments dissous en si petite quantité qu'ils échapperaient même à une analyse minutieuse.

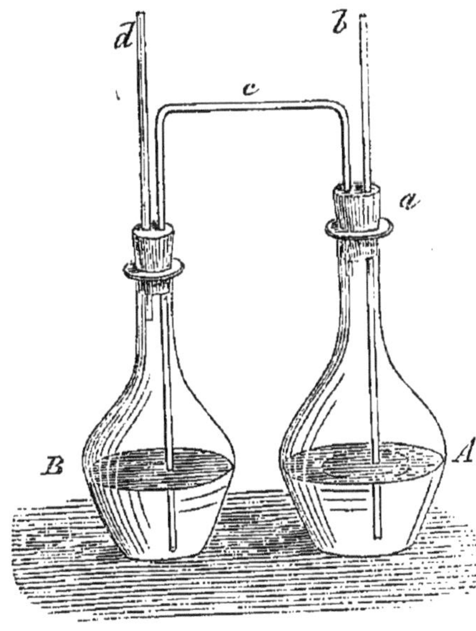

Fig. 48. — Appareil de Frésénius et Will, pour le dosage de l'acide carbonique.

En général, chaque principe contenu en quantité notable doit être dosé séparément dans une opération distincte et sur un nouveau volume d'eau.

Acide carbonique. On le dose à la source même, en versant un litre d'eau dans un flacon contenant une solution ammoniacale de chlorure de baryum. On calcule le poids de l'acide carbonique d'après celui du carbonate de baryte. — Quelquefois il se précipite en même temps du carbonate de chaux qui était en dissolution, grâce à un excès d'acide carbonique libre. Dans ce cas, il faut précipiter par le chlorure de calcium et déduire l'acide carbonique du poids du carbonate de chaux. Quelquefois aussi, il se précipite du phosphate. Quand l'acide phosphorique est en très petite quantité, on peut négliger l'erreur, sinon on le dose directement et on en tient compte.

On peut, pour plus de précision, déterminer par la balance le poids de l'acide carbonique contenu dans le précipité au moyen de l'appareil de Frésenius et Will (fig. 48). Les deux flacons communiquent par le tube *c;* on introduit dans le ballon B de l'acide sulfurique concentré et dans le ballon A la substance à analyser et une certaine quantité d'eau. Les bouchons étant bien adaptés, on pèse tout l'appareil. On bouche l'extrémité *b* du tube *a* par une petite boule de cire. En aspirant par le tube *d,* de l'acide sulfurique passe dans le ballon A et décompose le carbonate : l'acide carbonique s'échappe par l'extrémité du tube *d,* après s'être desséché dans l'acide sulfurique du flacon B. A la fin de l'opération, on fait passer une grande quantité d'acide en A pour élever la température et chasser tout le gaz : enfin on débouche l'extrémité *b,* et, en aspirant en *d,* l'air extérieur vient remplacer l'acide carbonique qui forme l'atmosphère des flacons. L'appareil, pesé après refroidissement, a perdu le poids de l'acide carbon. dégagé.

Acide sulfhydrique. Il est libre ou combiné ; dans ce dernier cas, l'eau est alcaline. On dose le soufre de l'acide sulfhydrique et des sulfures d'un seul coup, par le procédé de Dupasquier, quand l'eau ne contient pas de polysulfures, mais seulement des monosulfures. — Cette méthode (*sulfhydrométrie*) repose sur la décomposition de l'HS par l'iode : HS + Io = HIo + S. Quand la réaction est achevée, la plus légère trace d'iode en excès est accusée par l'empois d'amidon ; toutefois la réaction n'est complète qu'autant que la liqueur à essayer ne contient pas plus de 4/100 d'HS. — La liq. titrée d'iode se prépare en dissolvant à l'aide de l'iodure de potassium 7 gr. 463 d'iode dans Q. S. d'eau pour avoir 1 litre de solution. Chaque centim. c. de liqueur titrée exprime 1 milligr. d'hydr. sulfuré. — On opère d'ailleurs comme pour l'alcalimétrie avec la burette graduée, sur un vol. donné de liq. sulfhydrique, additionné de quelques gouttes d'empois d'amidon. — Quand l'eau contient des silicates ou des carbonates alcalins, il faut l'additionner d'abord de chlorure de baryum, pour éviter des indications fautives.

Pour reconnaître les quantités respectives d'acide sulfhydrique libre et combiné, il faudrait recommencer le dosage sur l'eau bouillie à l'abri de l'air : la perte d'acide sulfhydrique représenterait l'acide non combiné.

Acide borique. Contenu en quantité si minime, qu'on ne peut le doser, mais seulement le reconnaître. On évapore l'eau, additionnée de carbonate de soude, au 1/20 du volume primitif ; on sursature avec HCl, et on plonge un papier de curcuma, qui *brunit* par la dessiccation.

Acide sulfurique. On le dose à l'état de sulfate de baryte, en précipitant par le chlorure de baryum (1 gr. de précipité représente 0,343 d'ac. sulfurique).

Chlore. On acidifie l'eau par l'ac. nitrique, et on précipite par l'azotate d'argent. — Le chlorure est pesé après avoir été fondu (1 gr. chlorure d'argent représente 0,247 de chlore).

Iode et brome. N'existent qu'en quantité infinitésimale. On les recherche dans le résidu de l'évaporation d'une grande quantité d'eau. Il est bon au préalable d'ajouter à celle-ci un peu de carbonate de potasse. Le résidu est repris par l'alcool bouillant ; la solution est évaporée à siccité ; l'addition d'une goutte d'acide azotique et d'une goutte d'empois d'amidon donne une coloration qui varie du rose au bleu, quand il y a de l'iode. — Pour le brome, on voit le résidu de l'évaporation, dissous dans un peu d'eau, donner une coloration jaune par l'addition de quelques gouttes d'acide chlorhydrique.

Ammoniaque. L'ammoniaque combinée est déplacée par la chaux ou la

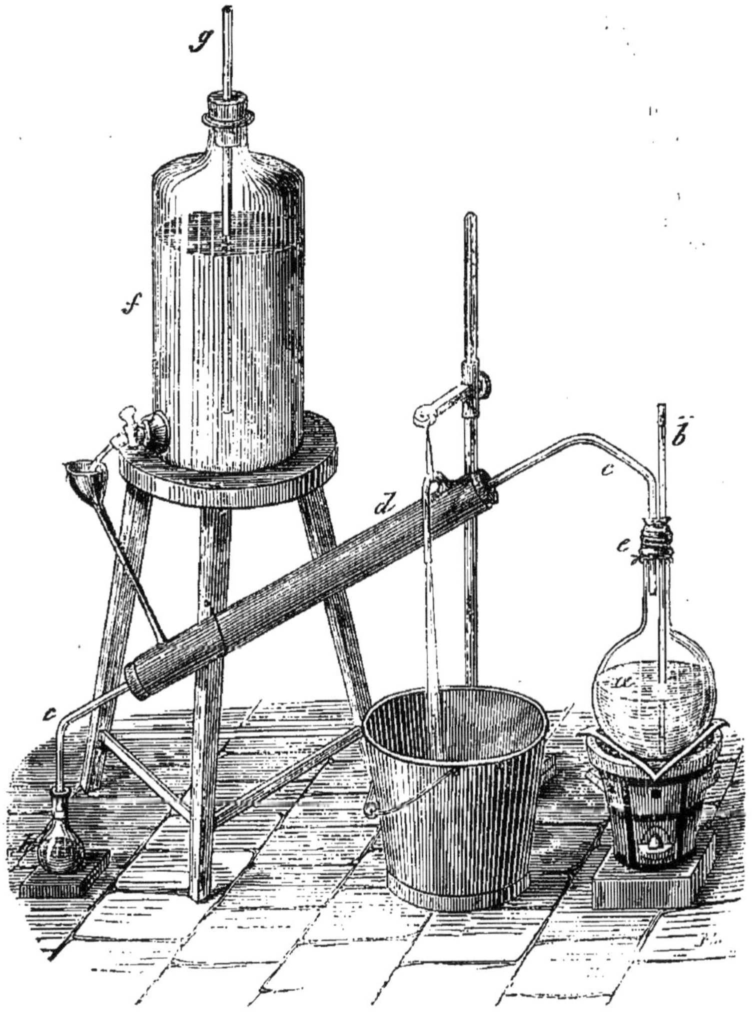

Fig. 49. — Appareil pour le dosage de l'ammoniaque.

potasse; l'eau étant soumise à la distillation, cette base sera dosée au moyen d'acide titré dans la première moitié du liquide distillé.

M. Boussingault procède de la manière suivante au moyen de l'appareil représenté dans la figure 49. Le ballon *a* a 2 litres de capacité, il communique par le tube *c* avec un réfrigérant qui déverse le produit distillé dans un récipient h jaugé à 100 centim. c. Tous les joints doivent être faits avec soin et les bouchons recouverts de caoutchouc lié par des fils. Le tube b doit pénétrer dans le ballon à 2 ou 3 millimètres au plus du fond.

L'appareil étant disposé, on verse par le tube b, au moyen d'un petit entonnoir, l'eau soumise à l'essai, puis quelques grammes d'une dissolution de potasse pure. On ferme immédiatement l'extrémité du tube et l'on chauffe. Il suffit de recueillir les 2/5 de la quantité primitive, le reste ne contenant plus d'ammoniaque. Il est facile d'apprécier le moment où cette condition est remplie grâce au récipient jaugé qui termine l'appareil. L'ammoniaque est alors dosée à la burette au moyen de l'acide sulfurique titré de M. Péligot (acide sulfurique monohydraté : 61 gr. 250; eau : Q. S. pour faire un litre). — 10 c. c. de cet acide sont saturés par 0 gr. 212 d'ammoniaque. — A 10 c. c. d'acide, on ajoute la liqueur distillée, puis, au moyen de la burette et d'une solution alcaline de potasse à la chaux préalablement titrée, on termine la saturation. Si la liqueur acide exigeait pour sa saturation 30 divisions de solution alcaline, la quantité d'ammoniaque, contenue dans le produit de la distillation, diminue plus ou moins ce nombre. Soit, par exemple, qu'il n'ait plus fallu que 25 divisions pour compléter cette saturation, il en résulte que la liqueur contenait la quantité d'ammoniaque correspondant à 5 divisions. Or, 1 division représente $\frac{0 \text{ gr. } 212}{30}$

$$5 \text{ divisions} = \frac{0 \text{ gr. } 212 \times 5}{30} = \frac{0,212}{6} = 0,0353.$$

Ainsi, T exprimant le titre reconnu de la solution alcaline, N le nombre de divisions de la burette employées dans l'essai, le poids de l'ammoniaque sera obtenu au moyen de la formule : $\frac{0,212 \times (T - N)}{T}$.

Carbonates de protoxyde de fer et de manganèse, de chaux et de magnésie. Ils se précipitent quand on fait bouillir l'eau pendant plusieurs heures, en ayant soin de remplacer l'eau évaporée par de l'eau distillée, pour éviter la précipitation simultanée du sulfate de chaux. — En présence des carbonates alcalins, la magnésie n'est pas entièrement précipitée, et il faut la doser à part. — Le dépôt étant dissous par l'acide nitrique et calciné, le fer est transformé en peroxyde de fer insoluble, tandis que les autres bases se dissolvent dans l'eau. La chaux est dosée à l'état d'oxalate, le manganèse à l'état de sulfure.

Silice. Evaporer un vol. d'eau assez considérable, reprendre par l'ac. chlorhydrique, évaporer à sec et calciner légèrement. L'eau dissout ensuite le tout, excepté la silice, que l'on pèse après calcination. — Faire des lavages suffisants pour qu'une certaine quantité de sulfate de chaux ne vienne pas altérer le résultat.

Potasse et soude. Evaporer l'eau à moitié de son vol.; ajouter un léger excès d'eau de baryte pour précipiter l'acide sulfurique, puis, après refroidissement, du carbonate d'ammoniaque qui précipite la chaux et l'excès de baryte; on filtre, on ajoute de l'acide chlorhydrique et on évapore à siccité. On calcine pour chasser le carbonate d'ammoniaque, mais modérément; on laisse refroidir. On reprend par l'eau bouillante et un excès d'oxyde de mercure porphyrisé, on fait bouillir; on dessèche, et on chauffe enfin au rouge dans un creuset couvert pour volatiliser tout le mercure. Le chlorure de magnésium est seul décomposé et laisse la magnésie insoluble; les chlorures alcalins sont enlevés par l'eau; le chlorure de potassium est dosé à l'état de chloroplatinate, et le chlorure de sodium par différence. On en déduit le poids des alcalis.

Carbonates alcalins. On parvient à les doser indirectement, en déterminant la quantité d'acide carbonique que l'eau contient sous cet état. — Précipiter par une ébullition prolongée les carbonates terreux, puis diviser l'eau, filtrée, en deux parties égales; dans la première, doser les chlorures par le nitrate d'argent; dans la seconde, ajouter de l'acide chlorhydrique, puis évaporer, dessécher, et calciner le résidu au rouge naissant; reprendre par l'eau et précipiter de nouveau par le nitrate d'argent. On obtient plus de chlorure d'argent; la différence se rapporte aux carbonates alcalins que l'acide chlorhydrique a transformés en chlorures.

Chaux. On a tenu compte déjà du carbonate précipité par l'ébullition prolongée. A cette eau bouillie, on ajoute du chlorhydrate d'ammoniaque et on précipite la chaux par l'oxalate d'ammoniaque. — On calcine ce précipité pour le transformer en carbonate, en ayant soin de ne pas décomposer le carbonate lui-même. C'est du poids de celui-ci qu'on déduit celui de la chaux.

Magnésie. A la liq. précédente, réduite à un petit vol., on ajoute de l'ammoniaque, puis du phosphate de soude. — Le précipité de phosphate ammoniaco-magnésien donne le poids de la magnésie.

Lithine. Il n'en existe ordinairement que des traces ; on traite l'eau d'abord par la baryte et le carbonate d'ammoniaque, comme pour la recherche de la potasse et de la soude. On ajoute du phosphate de soude, et on évapore à sec. Le résidu est repris par l'eau froide, qui ne dissout pas le phosphate double de soude et de lithine formé.

Strontiane. Cette substance n'existe guère que dans les sédiments.

Acide phosphorique. N'existe qu'en très minime quantité dans les eaux minérales. Réduire l'eau à petit vol., ajouter de l'ammoniaque, et recueillir le précipité. Celui-ci étant dissous dans l'ac. nitrique, la présence de l'ac. phosphorique est manifestée par le molybdate d'ammoniaque.

Arsenic. Beaucoup plus répandu dans les sédiments que dans l'eau. On évapore une grande quantité d'eau; on additionne le résidu d'ac. sulfurique, et on chauffe pour détruire les mat. organiques. On opère d'ailleurs comme pour la recherche de l'arsenic dans les empoisonnements, et on constate sa présence par l'appareil de Marsh.

M. Henry reconnaît et, au besoin, dose l'arsenic des eaux minérales et de leurs sédiments par le procédé suivant : La matière arsenicale (résidu de 60 à 80 litres d'eau ou sédiment naturel) est introduite dans un ballon contenant déjà du zinc, de l'eau et de l'acide sulfurique (fig. 50). Le gaz passe d'abord dans un tube en U au travers de coton et de fragments de chlorure de calcium, puis dans deux tubes à boules de Liebig contenant de l'acide azotique pur. — Le gaz hydrogène arsénié est décomposé par cet acide, qui retient l'arsenic sous forme d'acide arsénique. — On évapore l'acide réuni des deux tubes jusqu'à siccité, et l'acide arsénique reste en résidu sous forme d'un enduit blanc; on peut alors en reconnaitre la nature par les réactions ordinaires ou le doser par l'azotate d'argent. Pour cela, on prépare une solution de nitrate d'argent à 1/50, que l'on titre préalablement, et que l'on verse, au moyen d'une burette divisée en 1/10 de centim. c., dans la solution d'acide arsénique exactement saturée par l'ammo-

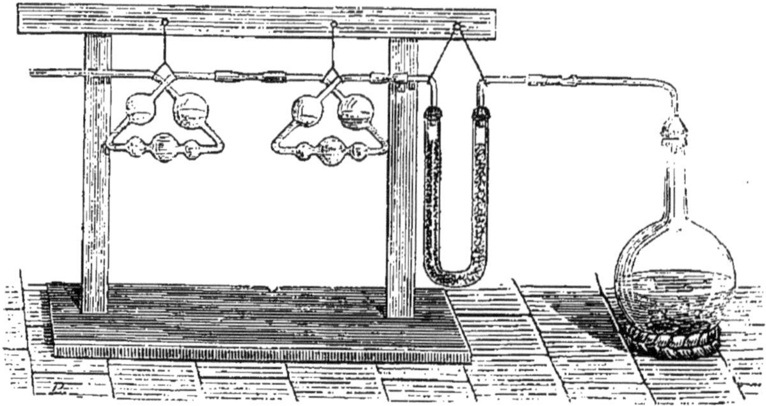

Fig. 50.

niaque; on s'arrête quand il ne se produit plus de précipité. Cette méthode de dosage exige une grande habitude.

Fluor et alumine. Très-rares dans les eaux minérales; ils sont précipités en même temps que l'acide phosphorique par l'ammoniaque, et c'est dans ce précipité qu'on doit les rechercher.

Antimoine et cuivre. On ne les rencontre que dans les sédiments.

Matières organiques. On les reconnaît à la coloration brune que prennent les résidus de l'évaporation, quand on les calcine. On détermine leur poids, en évaporant l'eau à siccité en présence du carbonate de soude et pesant le résidu desséché à + 150°, puis calciné jusqu'à ce qu'il soit devenu blanc. La différence des pesées exprime le poids de ces matières.

Acide crénique, acide apocrénique. Ils sont combinés aux alcalis ou à l'oxyde de fer. — Ajouter à l'eau de l'ac. acétique, puis de l'acétate de cuivre, jusqu'à cessation de précipité; on sépare ainsi l'apocrénate de cuivre. La liq. filtrée, additionnée de carbonate d'ammoniaque et abandonnée dans un endroit chaud, dépose le crénate de cuivre. Ces deux précipités sont traités séparément par l'HS, jusqu'à transformation complète du cuivre en sulfure. L'évaporation des liq. filtrées donne en résidus les deux acides qu'on pèse.

EAUX MINÉRALES ARTIFICIELLES.

Leur préparation a pour but de produire à volonté des eaux identiques aux eaux naturelles que leur composition prédispose à une altération rapide ou que leur éloignement rend d'un transport coûteux. Dans certains cas, on peut atteindre un résultat parfait;

mais, comme général' il n'en est pas ainsi, on a à peu près renoncé à ces imitations. Cependant ces essais ont été avantageux, en amenant le perfectionnement des appareils propres à prép. les eaux gazeuses simples, et en fournissant aux propriétaires de sources des procédés convenables pour assurer la conserv. des eaux mises en bouteilles.

Il n'y a pas de méthode générale pour la prépar. des eaux min. artificielles, à cause de la variété de leur composition. Les unes se font par simple solution, les sels qui les composent n'ayant pas de réaction mutuelle. Pour d'autres, les solutions, faites séparément, sont ensuite mélangées; le dépôt qui se produit (carbonate) se redissout à la faveur de l'ac. carbonique dont on les charge. Dans d'autres cas, les carbonates précipités sont introduits directement dans l'eau chargée d'ac. carbonique. — La prépar. des eaux artificielles exige un outillage spécial et un appareil propre à la production et à l'introduction dans l'eau du gaz ac. carbonique (appareils de *Bramah*, *Savaresse*, *Ozouf*, *Mondollot*, etc.).

Nous réunissons ici les formules des principales eaux minérales artificielles, soit d'après le Codex, soit d'après les auteurs les plus compétents.

Eau acidule saline.

Pr. Chlorure de calcium . . 0,33
— de magnésium. 0,27
— de sodium. . . 1,10
Carbonate de soude crist. 0,90
Sulfate de soude. . . . 0,10
Eau gazeuse simple. . . 650

F. dissoudre d'une part les chlorures, d'autre part les sels de soude, mélangez les solutions et chargez d'acide carbonique. Ficelez les bouteilles. — Cette eau peut remplacer les eaux minérales de *Seltz*, *Condillac*, *Renaison*, *St-Galmier*, *Schwalheim*, *Soultzmatt*, etc. (Cod.)

Eau saline purgative *Eau de Sedlitz*.

Pr. Sulfate de magnésie. . . . 30
Eau gazeuse simple. . . . 650

F. dissoudre le sulfate de magnésie dans un peu d'eau, filtrez la solution dans une bouteille que vous achèverez de remplir d'eau gazeuse simple. Ficelez la bouteille.

Le plus souvent, on produit l'acide carbonique dans la solution par le moyen suivant

Pr. Sulfate de magnésie 30
Bicarbonate de soude. . . 4
Eau. 650

F. dissoudre, filtrez dans la bouteille, ajoutez :

Acide tartrique en cristaux. 4

Bouchez et ficelez.

La dose de sulfate de magnésie peut être portée à 40, 45, 50, 60 gr., etc. — A défaut d'indication, délivrer l'eau à 30 gr. (Cod.)

Eau alcaline gazeuse.

Pr. Bicarbonate de soude. . 3,12
Bicarbonate de potasse. . 0,23
Sulfate de magnésie. . . 0,35
Chlorure de sodium. . . 0,08
Eau gazeuse simple. . . 650

F. dissoudre les sels dans un peu d'eau, filtrez, complétez la bouteille avec de l'eau gazeuse. — Cette eau peut être employée dans les mêmes cas que l'eau de *Vichy* et la plupart des sources de *Vals*. (Cod.)

Eau ferrée gazeuse.

Pr. Tartrate ferrico-potassique. 0,15
Eau gazeuse simple. . . 650

Mettez le sel dans la bouteille et remplissez d'eau gazeuse. — Peut être employée dans les mêmes cas que les eaux de *Spa*, *Bussang*, *Saint-Alban*, *Forges*, *Orezza*. (Cod.)

Eau sulfurée.

Pr. Monosulfure de sodium. 0,13
Chlorure de sodium. . . 0,13
Eau *bouillie*. . . . . . 650.

F. dissoudre ; bouchez exactement. — Peut être employée comme les eaux de *Bonnes*, *Barèges*, *Cauterets*, etc. (Cod.)

Eau de soude carbonatée. *Soda-Water.*

Pr. Bicarbonate de soude. . . . 1
Eau gazeuse simple. . . . 650
F. S. A. (Cod.)

Eau magnésienne. *Magnésie liquide.*

Pr. Sulfate de magnésie. 53
Carbonate de soude crist . . 70

F. dissoudre séparément ; filtrez ; mettez la solution de sulfate dans une capsule de porcelaine, et faites-la bouillir. Ajoutez la solution de carbonate de soude et faites bouillir jusqu'à ce qu'il ne se dégage plus d'acide carbonique Laissez déposer, décantez la liq. surnageante et lavez avec soin le précipité d'hydrocarbonate de magnésie. Délayez ce précipité dans 650 gr. d'eau et chargez d'acide carbonique dans l'appareil *ad hoc*. Maintenez 24 heures en contact avec un excès de ce gaz, puis retirez de l'appareil, passez sur une étoffe de laine, et chargez le liquide définitivement dans une bouteille. — Contient la quantité de magnésie correspondant à environ 20 gr. d'hydrocarbonate. (Cod.)

Eau de Plombières.

Pr. Bicarb. de soude. 0,210
Chlor. de calcium. . . . 0,028
Sulfate de soude. 0,016
Tartrate de potasse et de fer. 0,011
Eau. . . . . 1 litre.
Chargez d'acide carbonique. (Soub.)

Eau de Pougues.

Pr. Carb. de chaux. 0,6
— de magnésie. . . 0,36
— de soude. 0,75
Sulfate de chaux. . . . 0,15
— de soude. . . 0,38
Chlor. de magnésium. . 0,46
Sulfate de fer. 0,043
Eau 625
Acide carbonique, 5 vol.
(Soub.)

Eau de Pullna.

Sulfate de soude. . . . 15
— de magnésie. . . 21
Pr. — de fer. 0,00125
Chlor. de magnésium . 3
— de calcium. . . 1
— de sodium . . . 1
Eau gaz. à 5 vol. . . . 62
(Soub.)

Eau de Seltz.

Pr. Chlor. de calcium. . . 0,27
— de magnésium . 0,8
Carb. de soude 0,1
Sel marin. 0,25
Phosph. de soude. . . . 0,07
Sulfate de fer. 0,013
— de soude. 0,4
Eau gaz. à 5 vol. . . . 625,0
(Soub.)

Autre formule.

Chl. de calc. fondu. . . 0,544
Chlor. de magnésium. 0,057
Chlor. de sodium. . . . 0,902
Carb. de soude. 1,677
Fer limé. 0,006
Eau gaz. à 5 vol. . . 625
(Lefort.)

Eau de Vichy.

Pr. Carb. de soude. . . . 8,84
Chlor. de sodium . . . 0,2
— de calcium. . . 0,5
Sulfate de soude 0,5
Sulfate de magnésie. . . 0,15
— de fer. 0,006
Eau. 625,0
Acide carb., volumes. . 4 à 5

Autre formule. (Lefort.)

Pr. Carb. de soude. 7,267
Carb. de potasse. . . . 0,170
Sulf. de magnésie. . . 0,351
Chl. de calc. fondu. . 0,283
Chlor. de sodium. . . 0,084
Arséniate de soude. . 0,003
Fer limé. 0,001
Eau gaz. à 5 vol. . . . 625

Eau de mer artificielle.

Pr. Sel marin gris. 2,80
Sulfate de soude. . . . 1,234
Chlor. de calcium. . . 0,255
Chlor. de magnésium. 1,037
Eau. . . . . 1 litre.
(Soub. d'après l'analyse de Marcet.)

ÉCRITURES (ALTÉRATION DES).

Altération par le grattage. Le papier présente alors par transparence des parties amincies. Si l'on a dissimulé les grattages par l'application de sandaraque ou de poudre d'alun, les altérations apparaissent quand ces substances sont enlevées.

Altération par le lavage L'écriture présente des traits élargis, la couleur du papier n'est pas uniforme; on remarque des taches dues à l'enlèvement partiel du collage du papier. — Dans ce cas, on chauffe le papier, soit au moyen d'un fer à repasser, après l'avoir placé entre deux papiers à filtre, soit en l'imposant directement au feu d'un fourneau. Cette opération fait reparaître l'écriture enlevée par le lavage.

La feuille; étant placée sur une lame de verre et humectée d'eau à l'aide d'un pinceau, laisse apparaitre avec une demi-transparence les lettres effacées par les réactifs. — Les taches sont recouvertes d'eau, qu'on enlève à l'aide d'une pipette au bout de 10 à 15 minutes. Cette solution est essayée comparativement avec le macéré d'une partie quelconque du même papier, évidemment intacte. Les réactifs font reconnaitre s'il a été fait usage d'acides ou d'alcalis, de chlore ou de chlorures décolorants.

L'alcool permet de dissoudre la résine qui a servi à réparer les parties amincies.

Sur la feuille préalablement mouillée, le contact d'une solution au 1/100 de cyanure jaune fait reparaître en bleu les caractères enlevés par l'acide chlorhydrique ou l'acide oxalique.

Enfin, le papier sec, soumis à la vapeur d'iode pendant 10 ou 15 minutes, prend une teinte uniforme jaunâtre quand il est intact, tandis qu'il présente des taches circonscrites quand il a été mouillé ou altéré en certains endroits.

Les encres de sympathie (sels de cobalt, de nickel, de cuivre, de plomb, de fer, acide sulfurique étendu, suc d'oignons, suc de navets, etc.) sont parfois employées dans un but coupable.

La chaleur fait apparaitre les sels de cobalt en bleu, les sels de cobalt mêlés de chlorure de fer et les sels de nickel en vert, l'acide sulfurique et les sucs végétaux en noir. — L'acétate de plomb se colore en noir par l'acide sulfhydrique, de même que les sels de fer par le tannin; les sels de cuivre, en bleu, par les vapeurs d'ammoniaque.

ELECTUAIRES. *Electuaria.*

Préparatoins de consistance molle, constituées par des poudres médicamenteuses, mélangées à un sirop, du miel, des pulpes, des extraits, des sels, etc. Les *Confections* n'en diffèrent pas. Le nom d'*Opiat*, autrefois réservé aux électuaires contenant de l'opium, ne s'applique plus aujourd'hui qu'aux électuaires dentrifrices et à ceux de copahu et de cubèbe. Les *Conserves*, qui s'en rapprochent par la consistance, sont essensiellement formées d'une matière végétale et de sucre, ce dernier servant à la fois d'agent conservateur et de condiment.

Pour préparer un électuaire, on doit réduire la subs. en poudre fine, disaoudre les gommes-résines, amener les extraits en consistance siripeuse; mélanger d'abord les sol. d'extrait et gommo-résineuses, incorporer au siroq ou au miel, et aj. les poudres peu à peu et en les faisant passer à travers un tamis peu serré; mêler en dernier lieu les essences. En remplaçant 50 gr. de véhicule par le même poids de glycérine (pour 1 kilogr. d'électuaire), on assure leur conservation et on évite les fermentations qui les dénaturent. (Mordagne.) — Enfermer dans des vases de porcelaine, et conserver dans des lieux tempérés, à l'abri de l'humidité; de temps en temps, il faut mélanger toutes les parties, les substances lourdes pouvant gagner le fond.

ÉLÉMI DU BRÉSIL. *Résine Elémi; Icica Icicariba* DC. — Térébinthacées.

Résine molle, onctueuse, devenant à la longue sèche et cassante, demi-transparente, blanc-jaunâtre, avec parties verdâtres, parsemée de larmes. — Od. forte, agréable, analogue à celle du fenouil; sav. douce, aromatique, puis amère; sol. dans l'alcool bouillant, qui laisse précipiter par refroidissement une résine blanche cristalline, l'*Elémine.* — On trouve dans le commerce de l'*Elémi en pains* triangulaires de 500 à 1000 gr.; masses opaques, verdâtres; od. de fenouil; ces pains sont enveloppés d'une feuille de palmier; cette sorte est attribuée à l'*Amyris elemifera* L.

L'Elémi n'est pas employée à l'intérieur; elle entre dans la composition de divers onguents et emplâtres.

Résine élémi purifiée.

Prép. c. la *Poix de Bourgogne purifiée.*

Onguent d'Arcœus. *Baume d'Arcœus.*

Pr. Suif de mouton	200
Térébenthine du mélèze	150
Résine élémi	150
Axonge	100

F. liquéfier le suif, l'axonge et la résine, ajoutez la térébenthine; passez à travers une toile; agitez le mélange jusqu'à refroidissement. (Cod.)

ÉLIXIRS.

On donne ce nom à des teintures alcooliques composées, avec ou sans add. de sucre, dans lesquelles entrent général[t] des substances aromatiques qui en relèvent la sav. et l'od. Les règles à suivre pour leur prépar. sont les mêmes que pour les teintures.

ELLÉBORE BLANC. *Varaire; Veratrum album* L. — Colchicacées.

Sous le nom de racine, on emploie la souche (fig. 54), sorte de cône long de 3 à 5 centim., portant à sa partie supérieure la base d'un grand nombre de feuilles engainantes coupées transversalement, et garni de racines grêles, brunâtres; — rhizome et racines d'un blanc sale à l'intérieur, à sav. douceâtre, puis amère, âcre et corrosive. La racine du *Veratrum nigrum* L. lui est souvent substituée. L'une et l'autre renferment du *gallate de vératrine* et un alcaloïde récemment découvert par M. Simon, la *Jervine* ($C^{63}H^{45}Az^{2}O^{5}$), sol. dans l'alcool et très inflammable.

Act. phys. — C'est un irritant très énergique; sa poudre fait violemment éternuer. Ingéré, il produit une sensation vive de chaleur, salivation et transpiration; à dose toxique, des vomissements, une diarrhée dysentérique, et ensuite des symptômes cholériformes. C'est un poison narcotico-âcre. — On l'emploie à l'extérieur comme sternutatoire et antipédiculaire. — A l'intérieur contre la goutte (3 à 10 centigr.), comme drastique et anti-goutteux. — Inusité.

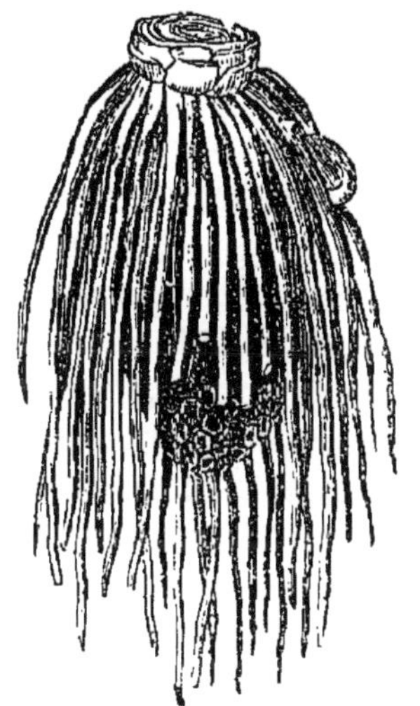

Fig. 51. — Rhizome de l'ellébore blanc.

Toxic. — (Voir *Vératrine.*)

Poudre d'ellébore blanc.
Prép. c. la *Poudre de valériane.*

Teinture d'ellébore blanc.
Prép. c. la *Teinture de noix vomique*, avec 1 p. pour 5 p. alcool à 80°.

ELLÉBORE DES MARAIS ou D'AMÉRIQUE. *Veratrum viride* Aiton. — Colchicacées (Amérique du Nord).

Souche très analogue à la précédente. — Dans le commerce, sous forme de tronçons coupés longitudinal[t], garnis en haut de feuilles engainantes, et au-dessous de racines d'un jaune clair, ridées, longues de 3 à 4 centim.

On y a trouvé un alcaloïde analogue à la vératrine, encore mal déterminé, insol. dans l'eau, très peu sol. dans l'éther, sol. dans l'alcool. M. Oulmont a conclu, de ses expériences comparatives, que le principe actif du *Veratrum viride* était différent de celui du *Veratrum album*.

Act. phys. — Sédatif puissant de la circulation; sous son influence, le pouls peut tomber de 140 à 30 pulsations par minute. En outre, faiblesse et vertiges, nausées, vomissements, prostration générale, refroidiss[t]. — Il n'est pas encore entré dans la pratique.

ELLÉBORE NOIR. *Helleborus niger* L. — Renonculacées (fig. 52).

La souche, improprement nommée racine, de l'ellébore noir (Rose de Noël) est noire à l'extérieur, blanche en dedans, en tronçons gros comme le doigt, irréguliers, garnis de racines longues, entremêlées; sav. nauséabonde, désagréable, âcre. — Elle contient un glucoside, l'*Helléborine* ou *Eranthine*. Elle est très âcre étant fraîche, mais perd beaucoup de ses propr. par la dessiccation. On l'a employée comme vermifuge et purgatif drastique (0,25 à 1 gr.); elle est à peu près inusitée, si ce n'est en médecine vétérinaire, comme irritant.

Dans le commerce, il paraît qu'on lui substitue le plus souvent la racine de l'*Actée en épi* (*Actea spicata* L.).

Poudre d'ellébore noir.

Prép. c. la *Poudre de valériane.*

Pilules toniques. (Bacher.) *P. alcalines myrrho-elléborées.*

Pr.	Ellébore noir. . . .	500
	Carb. de potasse.. .	125
	Alcool à 56°.	2000
	Vin blanc.	2000

F. digérer ensemble l'ellébore, le carbonate et l'alcool pendant 12 h., passez avec expression, versez le vin sur le résidu, laissez macérer 24 h., puis portez à l'ébullition et passez. Réunissez les liqueurs, filtrez, évaporez-les en extrait. Prenez alors :

Extrait ci-dessus. . .	60
Myrrhe..	60
Chardon bénit.. . . .	30

F. S. A. des pilules de 0,2 (Cod. 1837).

Dose : 1 à 2 comme tonique, et 3 à 4 c. drastique dans l'hydropisie.

(Dorv.)

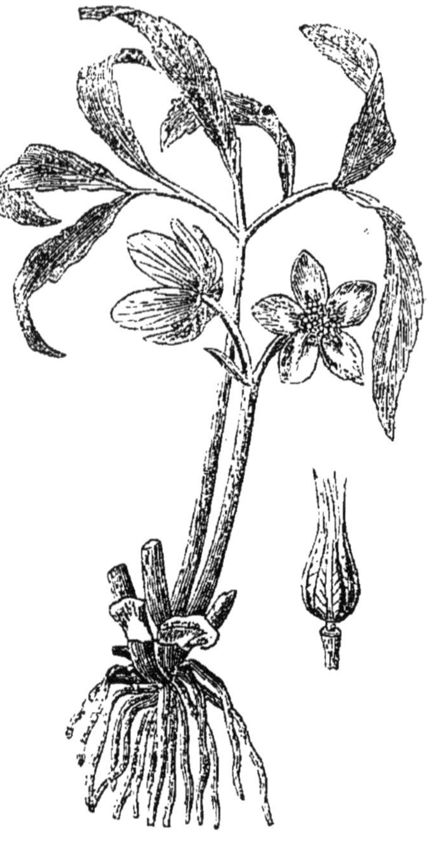

Fig. 52. — Ellébore noir.

ELLÉBORE VERT. *Helleborus Viridis* L. — Renonculacées.

La souche (racine) est souvent substituée à la précédente, avec laquelle elle a de grandes analogies d'aspect et de propr. ; celle-ci est plus active : on dit y avoir trouvé 4/100 de vératrine, ce qui nous paraît énorme. — Inusité.

La souche de l'*Ellébore fétide* ou *Pied de griffon* (*H. fœtidus* L.) est également mélangée ou substituée à celle de l'Ellébore noir. — Cette souche est pivotante, ligneuse et munie d'un grand nombre de radicelles très ramifiées.

EMPLATRES.

Préparations destinées à l'usage externe. Ils ont généralement pour base l'emplâtre simple, oléo-stéarate de plomb, additionné de sels, de résines, de corps gras, de mat. végétales très diverses. Leur préparation ne diffère pas de celle des onguents; celle de l'emplâtre simple est décrite plus bas.

Les emplâtres, pour être appliqués, sont mis sous forme d'écussons. Pour cela, on les étend suivant les dimensions indiquées sur de la peau, du sparadrap, de la toile, etc., au moyen du pouce, d'une spatule, ou d'un fer chauffé, dit fer à emplâtre; la masse, si elle est trop ferme, est ramollie dans les mains ou par la chaleur. La forme est donnée au moyen de moules de papier, de carton ou de fer, de forme convenable, et la surface est lissée au moyen du fer chauffé, d'une fiole mouillée ou d'un rouleau huilé. Chaque opérateur a ordinairement une habitude contractée de longue date, qui lui permet d'obtenir des écussons bien faits, quelle que soit la méthode qu'il emploie.

Les masses emplastiques préparées d'avance sont ord[t]. conservées sous forme de magdaléons de 30 gr. et plus, roulés dans le lycopode et enveloppés de papier.

Emplâtre simple.

Pr.	Litharge en poudre. . . .	2000
	Axonge	2000
	Huile d'olive.	2000
	Eau commune.	4000

Mêlez dans une grande bassine de suivre l'axonge, l'huile et l'eau; faites fondre; ajoutez la litharge en la faisant passer à travers un tamis, et mélangez exactement avec une spatule de bois. Faites bouillir jusqu'à ce que la masse soit devenue blanche, en agitant constamment. L'emplâtre est terminé quand une petite q. jetée dans l'eau froide prend une consistance solide et peut être malaxée dans les doigts. Laissez refroidir et malaxez l'emplâtre encore chaud pour séparer l'eau; roulez en magdaléons. (Cod.)

Emplâtre brun. *Onguent de la mère Thècle.*

Pr	Huile d'olive.	1000
	Axonge	500
	Beurre.	500
	Cire jaune.	500
	Litharge en poudre fine. .	500
	Suif de mouton.	500
	Poix noire purifiée. . . .	100

Chauffez toutes les mat. grasses dans une bassine de cuivre, jusqu'à ce qu'elles dégagent des vapeurs. Ajoutez la litharge peu à peu en remuant avec une spatule de bois. Chauffez jusqu'à coloration brun foncé, ajoutez la poix noire et coulez l'emplâtre presque refroidi dans un pot ou dans des moules de papier. (Cod.)

EMPOISONNEMENTS.

Nous avons indiqué à chaque article spécial les symptômes, les contre-poisons et la marche des recherches toxicologiques. Nous réunissons ci-dessous l'indication des secours utiles pour quelques cas particuliers[1].

M. Jeannel a composé un *antidote multiple* qui répond à un grand nombre de cas : on fait dissoudre 139 gr. sulfate de fer dans 700 gr. eau dist. tiède. D'autre part, mêlez 110 gr. de sulfhydrate de soude crist. et 20 gr. magnésie calcinée à 600 gr. d'eau dist., ajoutez la prem. sol. et conservez le tout bien bouché. Agitez pour l'usage : par tasses à café coup sur coup

1. Pour plus de détails, voir nos *Premiers secours aux empoisonnés, noyés, asphyxiés*, etc. 1 vol. in-12, Paris, 1878. J.-B. Baillière et fils, éditeurs.

contre les empoisonnements n'ayant pour cause ni un composé arsénical, ni un alcaloïde toxique, ni l'émétique.

Dans les empoisonnements par les acides, les prép. arsenicales, les sels métalliques, l'iode, le brome, les alcaloïdes végétaux, M. Jeannel conseille d'admin. de même le mélange suivant : on garde en réserve une sol. de sulfate de peroxyde de fer à 45° Bé (100 p.), à laquelle on mélange au moment du besoin 800 p. d'eau commune tenant en suspension 80 p. magnésie calcinée et 40 p. charbon animal lavé ; agitez.

Empoisonnement par les champignons. Administrer un éméto-cathartique (émétique : 1 à 2 décigr.; sulfate de soude : 16 gr.; eau : 1000) tiède, par verrées suffisamment rapprochées. — Après les évacuations, calmer les douleurs et l'irritation par les mucilagineux; puis avoir recours aux toniques et aux aromatiques. — Fomentations, bains, saignées.

Emp. par les moules, les viandes fumées, etc. Vomitifs et purgatifs; boissons acidulées; potion éthérée et laudanisée; frictions et fomentations.

Emp. par le verre pilé. Gorger de panade, puis faire vomir. — Ensuite émollients, antiphlogistiques.

Morsure des animaux enragés. Laver à l'eau salée, faire saigner, appliquer des ventouses. Cautériser le plus promptement possible avec des fers rougis à blanc. Sept ou huit heures après, appliquer un vésicatoire, dont on entretient la suppuration. — Si la morsure est ancienne, on ouvre la cicatrice et on lui applique les mêmes moyens.

Morsure des vipères et autres serpents venimeux. Faire saigner la plaie, la comprimer et faire une ligature. — Retirer du sang au moyen de ventouses, cautériser au fer rouge ou avec l'acide sulfurique, administrer à l'intérieur l'ammoniaque en potion.

On a indiqué récemment comme détruisant complètement l'action toxique du venin les injections faites dans la plaie avec une sol. de potasse caustique étendue ; l'ammoniaque serait sans effet (Gautier). D'autre part, M. de Lacerda avait attribué des effets tout aussi satisfaisants aux injections hypodermiques ou même intraveineuses d'une sol. de permanganate de potasse au 1/100 : cette opinion est contestée par plusieurs physiologistes, entre autres par M. le professeur Vulpian.

ÉMULSIONS.

Préparations ayant l'apparence du lait, constituées par de l'huile tenue en suspension dans une liqueur aqueuse. Les semences, dites émulsives, contiennent naturellement l'huile et le corps propre à faciliter son émulsion (albumine des amandes, albumine et mucilage de la graine de lin). Les amandes sont préalablement mondées par un trempage de quelques minutes dans l'eau bouillante, qui permet d'en enlever facilement l'épiderme, puis réduites au mortier en une pâte fine qu'on étend peu à peu de la q. d'eau nécessaire; on passe enfin à l'étamine. Voilà ce qui constitue l'émulsion simple. — Mais souvent il s'agit de suspendre dans l'eau une huile quelconque, une gomme-résine, une térébenthine. On emploie alors, comme intermède, la gomme arabique ou le jaune d'œuf. — L'huile sera ajoutée goutte à goutte au mucilage épais obtenu avec la gomme et un peu d'eau, en agitant continuellement; s'il intervient un sirop, on peut mélanger d'abord l'huile et la gomme, puis le sirop, et ajouter l'eau peu à peu. Quand il s'agit de gommes-résines, on peut les émulsionner directement par un broiement prolongé au mortier; ou bien les mélanger intimement avec un jaune d'œuf, et ajouter l'eau peu à peu. Les g.-résines additionnées de quelques gouttes d'huile s'émulsionnent aisément.

L'albumine du jaune d'œuf joue dans les émulsions le rôle de l'albumine végétale des semences huileuses.

Les émulsions sont précipitées par l'alcool et ne souffrent pas par conséquent la présence des prépar. alcool. dans leur composition. On les add. fréqt de poudres div. qu'elles gardent mieux en suspension que l'eau pure. Elles sont touj. préparées au moment du besoin, en raison de la facilité avec laquelle elles s'altèrent par séparation de leurs éléments et ensuite par fermentation.

ENGRAIS. *Dosage de l'azote et du phosphate de chaux.*

Azote. — Le procédé le plus commode et suffisamment exact consiste dans l'emploi de l'*ammonimètre* de Bobierre (fig. 53). Le tube ABC, étant

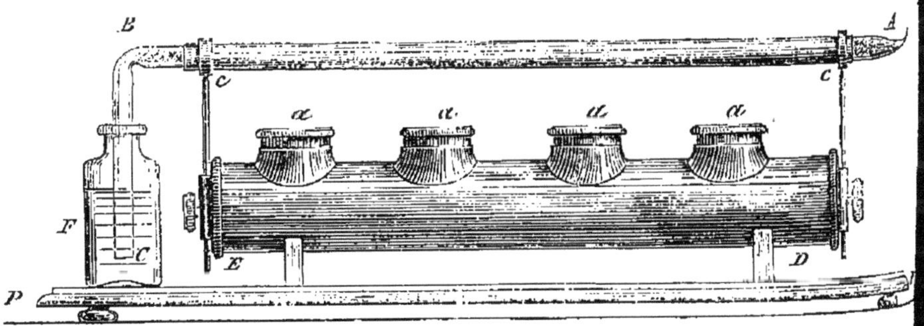

Fig. 53. — Ammonimètre de Bobierre. — ABC, tube recourbé; ED, lampe cylindrique à quatre mèches, a, a', a'', a'''; c et c', tiges verticales qui soutiennent le tube; F, flacon contenant l'acide titré.

courbé en B et ouvert en A, présente une longueur de 22 centimètres dans la longue branche et de 7 dans la petite. On sèche et nettoie l'intérieur, puis on introduit un tampon d'amiante dans la partie étranglée. Par dessus on met environ 3 centim. de chaux sodée en poudre grossière, puis le mélange de la matière à doser (2 à 3 décigr.) et de chaux sodée en poudre fine de manière à remplir 10 centim. sur la longueur; on termine avec de la chaux sodée contenant quelques cristaux d'acide oxalique, et l'on étire en pointe l'extrémité de la longue branche. Ce tube est entouré d'une feuille de clinquant. — La branche courte plonge dans un flacon contenant 10 centim. c. d'acide sulfurique titré (61 gr. 25 d'ac. sulfurique monohydraté add. de Q. S. d'eau dist. pour faire un litre). — Ces 10 c. c. d'acide titré sont exactement saturés par 0 gr., 212 d'ammoniaque représentant 0,175 d'azote. Si l'on a constaté d'abord le nombre de divisions d'une burette remplie d'une solution de saccharate de chaux, nécessaire pour la saturation d'un semblable volume, on établira aisément par différence le poids de l'azote recueilli dans l'essai. On peut construire l'appareil très simplement, comme le montre la fig. 54.

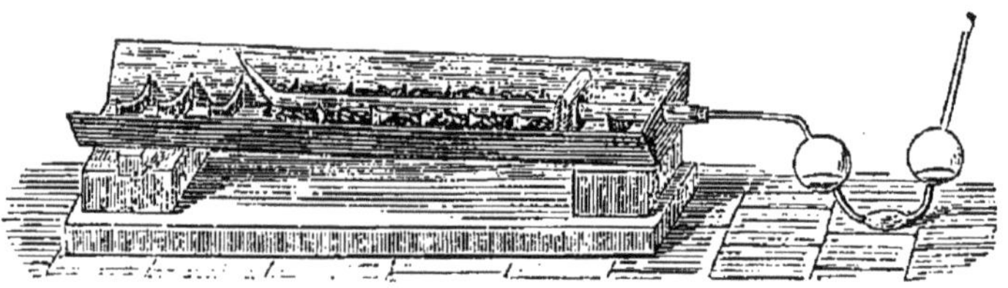

Fig. 54. — Appareil pour le dosage de l'azote, formé d'une grille en tôle et d'un tube à combustion communiquant avec un tube de Will qui contient l'acide titré.

Cela posé, on opère de la manière suivante. On chauffe le tube en commençant par la partie voisine de la courbure, on allume successivement les quatres mèches et l'on porte au rouge. Quand le dégagement de gaz à cessé, et que le liquide remonte dans la branche courte, on casse au moyen d'une pince la partie effilée. Après refroidissement on lave avec de l'eau distillée la branche courte; les liqueurs sont réunies et teintées avec quelques gouttes de teinture de tournesol; on procède alors au dosage par le saccharate de chaux.

Phosphate de chaux. On dissout 10 gr. d'engrais dans l'acide chlorhydrique, et après avoir mélangé la solution avec de l'alcool, on ajoute un léger excès d'acide sulfurique. On filtre; on expulse l'alcool par l'évaporation à une douce chaleur, et l'on précipite par une solution ammoniacale de chlorure de magnésium. Le précipité, lavé, est recueilli et transformé par la calcination en pyrophosphate de magnésie, dont le poids multiplié par 1,431 donne le poids du phosphate de chaux tribasique correspondant.

ÉPONGE. *Spongia officinalis* L. — Zoophytes.

L'éponge en nature sert pour les pansements chirurgicaux, dans le but de dilater les orifices ou les plaies; pour ces usages, on la prépare *à la cire* ou *à la ficelle* (voir ci-dessous). *Torréfiée*, on l'emploie comme antiscrofuleuse, fondante, en raison de l'iode qu'elle contient, soit à l'intérieur, soit à l'extérieur, sous forme de sachets.

Éponges préparées à la ficelle.

Battez des éponges fines avec un maillet pour parer c sable et les débris de coquilles; faites-les tremper dans l'eau tiède pendant 24 h. et lavez-les avec soin dans plusieurs eaux. Enveloppez chaque éponge encore humide, et sans interruption, avec de la corde dite *fouet,* arrêtez l'extrémité de la corde par un nœud, et faites sécher à l'étuve. (Cod.)

Éponges préparées à la cire.

Nettoyez avec soin, comme précédemment, des éponges demi-fines; faites-les sécher; coupez-les par tranches, plongez-les dans de la cire jaune fondue jusqu'à ce qu'elles soient bien pénétrées; mettez à la presse entre des plaques chauffées, et exprimez modérément. Otez de la presse après refroidissement, et enlevez les bavures de la cire. (Cod.)

Tentes-Éponges du Dr Simes.

Nettoyez des éponges fines, taillez-les en cônes longs de 3 à 8 centimètres, et ayant un diamètre à la base de 2 à 5 centimètres. Traversez ces cônes suivant l'axe au moyen de grosses aiguilles et trempez-les dans un épais mucilage de gomme, de manière à les bien pénétrer. Entourez ensuite, de la pointe à la base d'un fil très serré et séchez. — Pour l'usage, enlevez le fil et au moyen d'une lime fine polissez la surface de manière à obtenir un véritable suppositoire très allongé. — Dilatation des plaies, de l'utérus, etc.

Éponges torréfiées.

Déchirez des éponges fines en menus fragments pour enlever les corps étrangers; dépoudrez-les en les secouant dans un sac de toile claire. Torréfiez-les ensuite dans un brûloir à café, jusqu'à ce qu'elles aient perdu le 1/4 de leur poids. Pulvérisez le produit. (Cod.)

Tablettes d'éponges torréfiées.

Pr. Eponges torréfiées et pulv. 100
Sucre blanc. 400
Gomme adrag. 5
Eau dist. de cannelle. . . 45

F. des tablettes de 0,50. (Cod.)

Sachet antistrumeux. *Collier de Morand contre le goitre.*

Pr. Sel ammoniac. . . . } ãã P. E.
Sel commun décrép. . }
Eponges calc. . . . . }

F. une poudre, répandez-la sur une carde de coton en forme de cravate, recouvrez d'une mousseline piquée en losanges et appliquez sur le goitre du côté de la poudre. On renouvelle ce collier tous les mois. (Cod.)

ÉPURGE. *Euphorbia Lathyris* L. — Euphorbiacées.

Les sem. contienn. 35 0/0 d'une huile brune, âcre, ayant des propriétés anal. à celle de croton tiglium. — Rubéfiante à l'extérieur; purgative à l'intérieur, à la dose de 2 à 5 gouttes. — Inus.

Huile d'Épurge. Prép. c. l'*Huile d'amandes douces.*

ERGOT DE SEIGLE. *Seigle ergoté; Sclerotium clavus* D C.; *Claviceps purpurea* Tulasne. — Champignons (fig. 55).

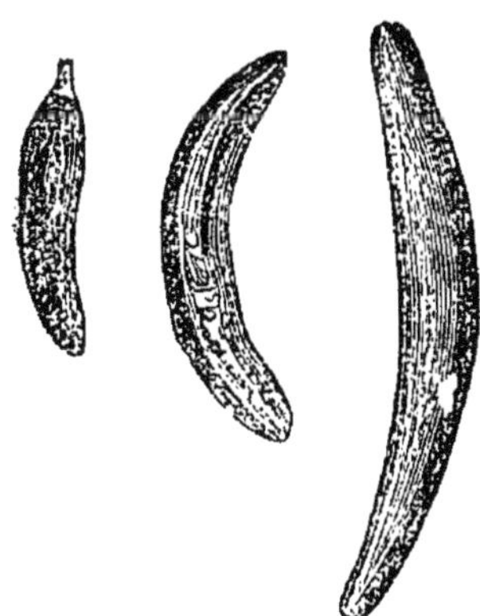

Fig. 55. — Ergot de seigle.

L'ergot tient la place d'un grain dans l'épi de seigle; mais ce n'est pas un grain altéré, c'est l'état intermédiaire par lequel passe le *Claviceps purpurea* pour terminer son développement (Tulasne). Il est long de 1 à 3 centim. et plus, large de 2 à 4 millim., aminci à ses extrémités, un peu carré ou triangulaire; une face porte ord. une crevasse longitudinale et quelquefois plusieurs crevasses transversales. A l'état frais, il est souvent surmonté d'une mat. blanchâtre molle, cérébriforme, qui représente les restes de la *sphacélie* desséchée (premier état du champignon). Il se casse nettement; l'intérieur est blanc, homogène, violacé sur les bords; la couche extérieure est brun violet. L'ergot placé dans la terre humide produit le champignon proprement dit : *Claviceps purpurea* (dernier état).

Il contient de l'*ergotine*, mat. résinoïde, insol. dans l'eau et dans l'éther, sol. dans l'alcool, douée de propr. toxiques; une *huile grasse* qui paraît vénéneuse, de l'osmazone, de la mannite, des sels, etc. On obtient cette huile en lessivant la poudre par l'éther; alors elle semble avoir toutes les propr. thérap. et vénéneuses de l'ergot (20 à 30 gouttes dans un véhicule chaud ou en émulsion dans les mêmes cas que l'ergot). — Extraite par simple expression, elle passe pour inoffensive.

Il a une odeur forte, animalisée, une sav. d'abord peu sensible, qui prod. ensuite une forte astriction de l'arrière-bouche. Traité par la potasse à chaud, il dégage de la *propylamine*, alcaloïde provenant de la décomposition de l'ergotine, reconnaissable à son odeur de harengs. — Il ne contient pas d'amidon.

L'*ergotine* (qu'il ne faut pas confondre avec l'extrait dit *Ergotine de Bonjean*) s'obtient, par l'alcool, de l'ergot débarrassé de son huile par l'éther. La teinture évaporée laisse un extrait qu'on reprend par l'eau froide; l'ergotine reste insol. L'*ergotine de Bonjean* est un extrait obtenu par l'eau, puis redissous dans l'alcool, filtré et évaporé. Celui-ci paraît être un excellent hémostatique, non vénéneux. On en fait us. depuis peu en inj. hypodermiques (V. aux formules). — M. Tanret a isolé un alcaloïde, l'*ergotinine*, dont l'étude est encore incomplète.

La conservation de l'Ergot de seigle est assez difficile; il est rapid' attaqué par les insectes. On a proposé la méthode d'Appert, l'enrobage au baume de Tolu, l'introduction d'un peu de mercure dans le flacon, comme moyens préservatifs. Le mieux est de l'enfermer bien sec, de rejeter tout grain altéré, et de renouveler la provision chaque année.

Act. phys. — C'est un poison convulsivant. Ingéré à dose suffisante, il produit rapid' des nausées et des vomissements, des évacuations, sécheresse de la gorge et soif ardente; engourdissement et fourmillements des membres, vertiges, dilatation pupillaire, délire, stupeur; la mort peut terminer la scène. L'usage du seigle ergoté dans la nourriture quotidienne (*pain de seigle*) peut aussi donner lieu à un empoisonnement chronique qui rêvet deux formes : l'*ergotisme convulsif*, où les symptômes nerveux dominent; l'*ergotisme gangréneux*, dont la principale manifestation est la gangrène des extrémités. D'après le Dr Luton, le mélange du seigle ergoté au phosphate de soude détermine des phénomènes semblables à ceux de l'ivresse, caractérisés surtout par la gaieté et l'hilarité (voir aux formules).

Mais l'action propre et très remarquable de l'ergot, c'est celle qu'il exerce sur l'utérus, dont il détermine les contractions, soit dans les accouchements laborieux, soit pour arrêter une hémorrhagie ou favoriser un avortement nécessaire. On l'emploie donc surtout comme obstétrical, puis comme hémostatique, et contre les pertes séminales, l'incontinence d'urine, la blennorrhagie, la paralysie, la coqueluche, etc. — *Doses : Poudre préparée au moment du besoin :* 0,50 à 2 gr. en plusieurs doses. — *Ergotine de Bonjean :* 2 à 4 gr. et plus, en *potion*, *sirop*, etc.

Toxic. — Les empoisonnements par l'ergot ne sont jamais qu'accidentels et proviennent ordint de l'usage de farine qui en contient. On reconnaît, d'après M. Jacoby, sa présence de la manière suivante : On opère par comparaison avec des farines pures, auxquelles on ajoute des quantités déterminées d'ergot de seigle. 10 gr. de chaque sorte sont traités deux fois par 30 gr. alcool bouillant. Le résidu exprimé est délayé dans 10 gr. d'alcool, et on ajoute 1 à 2 centim. c. d'acide sulfurique étendu ; on laisse reposer. Quand la farine est pure, la liq. acide est incolore ou un peu jaunâtre, sans nuance rouge ; quand il y a de l'ergot, il se produit une teinte rouge plus ou moins prononcée. — L'ergot colore en rouge l'acide sulfurique étendu, et la coloration devient violette au contact des alcalis.

Contrepoisons. — Eau vinaigrée, opium, alcooliques, tannin.

Poudre d'ergot de seigle.

F. sécher à l'étuve ; pistez au mortier de fer, passez au tamis de crin. — Ne la préparer qu'à mesure du besoin.

On arrive à un bon résultat et rapidt en faisant usage d'un moulin à café ordinaire. On complète la pulv. au mortier. (Lacombe.)

Electuaire contre l'incontinence d'urine.

Pr. Cannelle pulvérisée	375
Limaille de fer	1000
Ergot de seigle	140
Sucre, miel, āā	1000

Mélangez. A prendre un gramme, matin et soir. (Grimaud, de Poitiers.)

Pilules d'ergotine. (Bonjean.)

Pr. Ergotine	1,2
Réglisse pulvérisée	Q. S.

F. 6 pilules à prendre dans la journée. Obstétrical et hémostatique.

Potion d'ergotine. (Bonjean.)

Pr. Ergotine	1,2
Eau	90,0
Sirop de fleurs d'oranger	30,0

A prendre par cuillerées à bouche dans la journée pour une hémorrhagie et de dix en dix minutes dans les cas d'inertie de la matrice, jusqu'à ce que les douleurs expulsives aient amené l'accouchement. Dans les cas de métrorrhagies graves, on peut porter la dose d'ergotine jusqu'à 8 grammes et plus. (Dorv.)

Sirop d'ergotine. (Bonjean).

Pr. Ergotine	9
Hydrolat de fl. d'oranger	30
F. dissoudre et versez dans :	
Sirop simple bouillant	500

30 gram. de ce sirop contiennent 5 décigr. d'ergotine. Obstétrical et hémostatique. 2 à 4 cuill. par jour.

Lavement d'ergotine (Bonjean).

Pr. Ergotine	4
Eau	250 à 300

Hémorraghies rectales et hémorrhoïdales.

Injection d'ergotine. (Bonjean.)

Pr. Ergotine	4
Eau	125 à 250

Comme hémostatique.

Mixture exhilarante. (Dr Luton.)

Pr. Teint d'ergot de seigle. .	5
Solution de phosphate de soude au 1/10.	15

M. dans 1/4 de verre d'eau sucrée; à pr. en une fois à jeun.

Solution d'ergotine Bonjean pour injections hypod. (Bouchardat.)

Pr. Ergotine Bonjean.	2
Eau	15
Glycérine	15

F. S. A. On inj. à la fois 1 gr. à 1,50 de cette sol.; soit 6 à 10 centigrammes d'ergotine.

Solution d'ergotine pour injections hypodermiques. (Yvon.)

Lav. l'ergot au sulfure de carbone pour enlev. l'huile. Epuisez à froid par eau dist. add. de 2/1000 d'ac. tartrique, chauffez pour coaguler l'albumine, filtrez, saturez par carbonate de chaux récem. précip., filtrez de nouveau, évap. en consist. sirup. et précipitez par alcool à 90° Q. S. pour que le mélange alcool. soit à 70°; filtrez, évap. pour chasser l'alcool. Le résidu étendu d'eau dist. est agité avec du noir animal, filtré et addit. de Q. S. d'eau pour que la sol. représente exactement le poids de l'ergot employé. On assure la conserv. de la liq. en l'add. de 0,15 c. d'ac. salicyliq. par 100 gr.

Suppositoire d'ergotine. (Bonjean.)

Taillez un morceau de savon en cône et enduisez-le d'ergotine. — Hémorrhagies rectales et hémorrhoïdales.

ÉRYSIMUM. *Velar; herbe au chantre; Sisymbrium officinale* D C.; *Erysimum officinale* L. — Crucifères.

Cette crucifère agit, comme ses congénères, par l'huile essentielle sulfurée qu'elle contient étant fraîche. Elle est surtout usitée comme béchique et antiscorbutique, sous forme de *sirop d'érysimum composé.*

Sirop d'érysimum composé. *Sirop de chantre.*

Pr. Orge mondé.	75
Raisins secs	75
Racine de réglisse. . . .	75
Flles sèches de bourrache.	100
— de chicorée. .	100
Erysimum récent.	1500
Racine sèche d'aunée. . .	100
Capillaire du Canada. . .	25
Sommités sèches de romarin	20
Sommités sèches de stæchas.	20
Anis vert.	25
Sucre blanc.	2000
Miel blanc.	500
Eau	6000

Faites crever l'orge dans l'eau, par une décoction suffisante; ajoutez les raisins, la réglisse, la bourrache et la chicorée convenablement divisés, et, après quelques instants d'ébullition, passez avec expression. Portez la liq. à l'ébullition, et versez-la sur l'érysimum contusé et les autres substances divisées, placées dans un B.-M d'étain; après 24 h. d'infusion, distillez à feu nu 250 gr. de liq. aromatique. Passez avec expression le résidu de la cucurbite; clarifiez-le au blanc d'œuf, et après avoir ajouté le sucre et le miel, faites un sirop marquant 1,29 au densimètre (32° B.), auquel vous ajouterez, quand il sera presque froid, la liq. distillée; passez.

(Cod.)

ESCARGOT DES VIGNES. *Limaçon des vignes; Helix pomatia* L. — Mollusques-Gastéropodes.

Leur chair est très mucilagineuse; O. Figuier y a trouvé une huile sulfurée odorante (*hélicine*), que Gobley considère comme un mélange de div. mat. grasses ne contenant pas de soufre. On emploie la chair en aliment; quelques praticiens la considèrent comme utile dans la phthisie et les affections chroniques des bronches; dans certains pays, on la mange crue.

On doit les faire jeûner pendant quelque temps avant de les

employer, parce que, lorsqu'ils se sont nourris de plantes vénéneuses, ils peuvent eux-mêmes causer des accidents.

Bouillon de limaçons.

Pr. Chair de limaçons de vigne	120
Eau	1000
Capillaire du Canada	5

Mettez les limaçons dans l'eau bouillante jusqu'à ce qu'on puisse les enlever facilement de la coquille; enlevez les intestins, lavez la chair à l'eau tiède, pesez-la. Coupez par morceaux, et faites-la cuire au B.-M. pendant 2 h. avec la quantité d'eau prescrite. Ajoutez le capillaire, faites infuser un quart d'heure. Passez. (Cod.)

Sirop de limaçons.

Pr. Chair de limaçons	200
Eau	1000
Sucre blanc	1000

Préparez la chair comme pour le *bouillon*, faites-la cuire dans l'eau, jusqu'à évaporation de 1/3 du liquide; passez, ajoutez le sucre; faites un sirop par coction et clarification marquant 31° Bé. (Cod.).

On prépare de même le sirop de limaçons avec l'*Helix aspera*.

Mucilage de limaçons.

Pr. Limaçons hachés	n° 4
Eau	90

Battez vivement pendant un quart d'heure, passez et ajoutez :

Sirop de sucre	27
Eau de fleur d'oranger	8

(Soub.)

Pâte de limaçons ou **d'escargots.** (Figuier).

Pr. Chair de limaçons	100
Sucre	500

Faites une pâte homogène par contusion au mortier et broyage sur la pierre à chocolat, pulpez à travers un tamis de crin. Faites fondre d'autre part :

Gomme arabique	500
Eau	Q. S.

Passez, évaporez au B.-M. en consistance sirupeuse, ajoutez-y alors la pulpe de limaçons et 6 blancs d'œufs battus avec soin dans 60 grammes d'eau de fleurs d'oranger; achevez l'évaporation au B.-M. en remuant continuellement. (Dorv.)

Saccharolé de limaçons. *Saccharure d'escargots. Sucre hélicié.*

Pr. Chair de limaçons	3
Eau	8

Battez viv^t pend. 1/4 d'h., exprimez et aj. à la liq. :

Sucre	8

F. sécher au B.-M. (Soub.)

ESPÈCES.

Mélanges de substances végétales, incisées ou concassées, destinés à faire des infusés, des décoctés, des fumigations, des sachets; usage interne et externe. Les règles qu'on doit suivre dans leur composition sont de deux sortes : 1° réunir les substances compatibles, d'une action analogue et tendant à un même but; 2° choisir les substances de même nature : feuilles, fleurs, racines, résines, etc., de manière que l'ensemble ait des propriétés physiques semblables; alors, un traitement par l'eau, sous forme d'infusion, de décoction, de macération, épuise également toutes les parties, et l'application de la chaleur sèche leur fait subir les mêmes altérations.

ESTRAGON. *Artemisia Dracunculus* L. — Synanthérées.

Pl. employée c. condiment. On pourrait l'utiliser en thérapeutique c. stimulant, excitant, stomachique, etc.

ÉTAIN. *Jupiter*; *Stannum*; = Sn. = 59.

Chim. — Métal blanc, mou fusible à 230°. D = 7,3. L'acide chlorhydr.

le dissout à chaud, produit du protochlorure, avec dégagement d'hydrogène. L'ac. nitrique le transforme en bioxyde sans le dissoudre, l'eau régale le dissout à l'état de bichlorure; l'ac. sulfurique concentré, bouillant, le transforme en sulfate de bioxyde, avec dég[t] d'ac. sulfureux et dépôt de soufre. — Le protoxyde d'étain (SnO) est brun noir ; son hydrate est blanc ; il est converti en bioxyde (SnO^2) par la calcination. — Les sol. des *sels d'étain* sont incolores; elles rougissent le tournesol. Ils sont décomp. à la chaleur rouge; au chalumeau, avec carbonate de soude et borax, ou carbonate de soude et cyanure de potassium, ils donnent des globules métalliques, sans production d'enduit sur le charbon (caractéristique).

Les *sels de protoxyde* ou *au minimum* sont précipités par la potasse; le précip. est sol. dans un excès de réactif. L'ammoniaque et les carbonates alcalins donnent un précip. non sol. dans un excès. — L'hydrogène sulfuré donne un précipité brun de protosulfure (SnS) sol. dans la potasse, les persulfures alcalins, l'acide chlorhydrique bouillant. — Les sels de protoxyde d'étain réduisent les sels de fer, de cuivre et de mercure et les ramènent à l'état de sel de protoxyde; les sels de mercure peuvent être réduits à l'état métallique. Les dissolutions d'or donnent un précipité d'or métallique (pourpre de Cassius) caractéristique.

Les *sels de bioxyde* ou *au maximum* donnent, par la potasse, l'ammoniaque ou les carbonates alcalins, un précipité d'hydrate de bioxyde, sol. dans un excès de potasse, moins sol. dans l'ammoniaque, moins encore dans les carbonates; ce précip. se dissout aisément dans les acides; calciné, il n'est plus sol. ni dans les alcalis, ni dans les acides. — L'hydrogène sulfuré précipite les sol. de sel d'étain au maximum *neutres* ou *acides*, mais non *alcalines*, en jaune (SnS^2), peu sol. dans l'ammoniaque, sol. dans la potasse, les sulfures alcalins, l'acide chlorhyd. bouillant. — Le sulfhydrate d'ammoniaque donne le même précipité, sol. dans un excès de réactif. — Le zinc précipite les sol. d'étain au minimum, et au maximum exemptes d'ac. azot., sous forme d'une masse grise spongieuse d'étain métallique.

Act. phys. — Il n'a reçu qu'une seule application, sous forme de poudre, contre le ver solitaire (5 à 20 et 30 gr.); il est probable que son action est due à la petite quantité de sel qui se forme en présence des liquides gastriques. — Inusité.

Toxic. — L'étain métallique est inoffensif, mais les chlorures sont caustiques, irritants, toxiques. On pourrait donc avoir à rechercher l'étain dans une expertise légale. Dès qu'on a pu reconnaître par un essai préalable, ou par les indications données, qu'on a affaire à un sel d'étain, on fera calciner les matières soit seules, soit en présence d'un acide (nitrique, sulfurique). Le résidu sera repris par l'eau régale, et la sol. précipitée par l'hyd. sulf.; le précipité de sulfure donnera, par l'eau régale, une sol. propre aux essais.

Mél. et fals. — Traiter l'étain par l'ac. azotique ; il sera transf. en bioxyde pulvérulent. La liq. surnageante ne doit pas précip. par l'ac. sulfurique (*Plomb*), ni bleuir par l'add. d'amm. (*Cuivre*); introduite dans l'appareil de Marsh (*Arsenic*), elle ne doit donner que des résultats négatifs.

Limaille d'étain.

Divisez de l'étain pur avec une grosse lime, et conservez dans des bocaux fermés.

Poudre d'étain.

F. fondre de l'étain pur dans une cuiller de fer, et versez dans un mortier de fer chauffé. Triturez avec un pilon un peu aplati et chaud jusqu'à refroidissement; passez la poudre au tamis de soie et traitez le résidu comme nous venons de le dire; conservez la poudre à l'abri de l'humidité. (Cod.)

ÉTHERS PEU USITÉS.

Ether amylnitreux. *Azotite* ou *nitrite d'amyle.* — On le prép. en faisant réagir les vap. nitreuses sur l'alcool amylique. D. = 0,877; couleur jaunâtre; bout à 95° environ; recommandé en inhalations contre l'asthme, les migraines, l'épilepsie (2 à 15 gouttes sur un mouchoir). On doit l'employer avec prudence, parce qu'il paraît agir vivement sur le cœur, dont il précipite les battements.

Ether butyrique. *Butyrate d'oxyde d'éthyle.* — On dist. 100 p. d'acide butyrique avec 50 p. d'acide sulfurique et 100 p. d'alcool. Le produit est lavé et rectifié sur du chlorure de calcium. Liq. incolore, mobile, à odeur d'ananas, bouillant à 110°. Etendu de 10 p. d'alcool, il constitue l'essence d'ananas du commerce.

Ether formique. — On dist. un mél. de 7 p. de formiate de soude sec avec 10 p. d'ac. sulfur. et 9 p. d'alcool à 90°. On agite avec un lait de chaux et on rectifie sur le chlorure de calcium. — Liq. bouillant à 53°,4. D. = 0,915 à + 18°. Sol. dans 10 p. d'eau, en toute prop. dans l'alcool et les éthers. Od. de pêche et d'amande. — Employé par les distillateurs et les confiseurs.

Ether iodhydrique. *Iodure d'éthyle.* — On projette avec précaution de petits fragments de phosphore rouge dans une sol. concentrée d'iode dans l'alcool fort et l'on distille. — Liq. incolore brunissant à la lumière; D. = 1,97 à 0°; bout à 72°. A été employé en inhalations contre la phthisie.

Ether bromhydrique. *Bromure d'éthyle.* = C^4H^5Br; D. = 1,40.

Pr. Bromure de potassium non pulv.	58	parties
Acide sulfurique (D. = 1,838)	44	—
Alcool à 95°	44	—
Eau	28	—

Versez l'eau dans un matras de 400 c. c. environ, puis peu à peu l'acide. Aj. le bromure dans le mél. refroidi et placez sur un B. de sable. L'alcool contenu dans un flacon élevé d'un mètre au-dessus du matras est introduit peu à peu pour que la temp. se maintienne entre 100 et 116° centigr. Quand tout l'alcool a été introd., on continue la dist. tant que la temp. ne s'élève pas au-dessus de 116°; on agite le prod. dist. avec une solution faible de soude caustique, on décante, on dessèche sur le chl. de calcium et on redistille.

Cet éther a été essayé comme anesthésique local; il n'est pas inflamm., de sorte qu'il permet d'employer le thermo-cautère dans une atmosphère saturée de ses vapeurs.

Ether quinique. — Sous ce nom, on a préconisé comme antipériodique le produit obtenu en distillant un mél. de quinate de chaux, d'alcool et d'acide sulfurique. Pour obtenir le véritable éther quinique il faut faire réagir l'éther iodhydrique sur le quinate d'argent. — Liq. jaune visqueuse, à sav. amère, aromatique; sol. dans l'eau et l'alcool, moins dans l'éther. — Distille vers 240-250° sans décomposition, dans un courant de CO^2. — Sans usage.

Ether valérianique ou **valérique.** — Obtenu en chauffant au B.-M. un mél. de valérianate de soude, d'ac. sulfur. et d'alcool. D. = 0,894, bout à 133°,5. Etendu de 5 à 6 fois son poids d'alcool, il est vendu dans le commerce sous le nom d'essence de pommes.

ÉTHER SULFURIQUE. *Éther hydrique; oxyde d'éthyle, Æther sulfuricus;* = $C^8H^{10}O^2$, ou $(C^2H^5)^2O$ = 74.

Prép. — Pr. :

Alcool à 85°	700
Ac. sulfurique à D = 1,84	1000

Mélangez l'ac. à l'alcool peu à peu dans une terrine, laissez refroidir. Introduisez dans une cornue de verre à large tubulure que vous enterrerez dans un bain de sable jusqu'à la hauteur du liquide. Dans le bouchon de la tubulure passe la tige d'un thermomètre et un tube allant jusqu'au fond de la cornue et relié en haut par un coude à un flacon placé sur une étagère et rempli d'alcool. Ce tube est muni d'un robinet. Le col de la cornue est relié à une allonge qui se rend dans un ballon; celui-ci se continue par un serpentin dont le tube très allongé porte les produits dans une pièce voisine. — Toutes les jointures étant bien lutées, poussez rapid^t le liquide à l'ébullition. — A 130°, ouvrez le robinet qui permet l'arrivée de l'alcool du flacon supérieur, et réglez-le pour que la temp. du liq. se maintienne entre 130 et 140°, et que le volume reste sensibl^t le même. Cet alcool doit être à 95°, et on peut en faire réagir environ 15 f. le poids du mél. initial. Arrêtez l'opération quand cette q. est épuisée, en laissant dans la cornue un résidu égal au mél. initial (fig. 56).

Le produit obtenu sera mis en contact pendant 48 h. avec 12/100 d'une sol. de potasse caustique de D. = 1,32, en agitant souvent; décantez l'éther, ajoutez 6/100 d'huile d'amandes douces, et distillez dans un alambic bien sec aux 4/5, le 1/5 restant servira dans une opération subséquente. L'éther sera lavé avec 2 f. son vol. d'eau; après repos, décantez, et laissez 36 h. en contact avec 1/10 de son poids d'un mélange de chlorure de calcium fondu et de chaux éteinte calcinée. Distillez au B.-M. les 9/10.

Cet éther à + 15° a une D. = 0,720 (66° B$_é$); il renferme encore de l'alcool, mais jamais plus de 3 0/0 (Codex).

L'éther pur est incolore, très fluide, très mobile, d'une odeur forte et suave, d'une saveur chaude; il bout à + 36°; très volatil, à la temp. ordinaire sa vapeur est plus dense que l'air; son évaporation produit un refroidissement considérable. Il est sol. dans

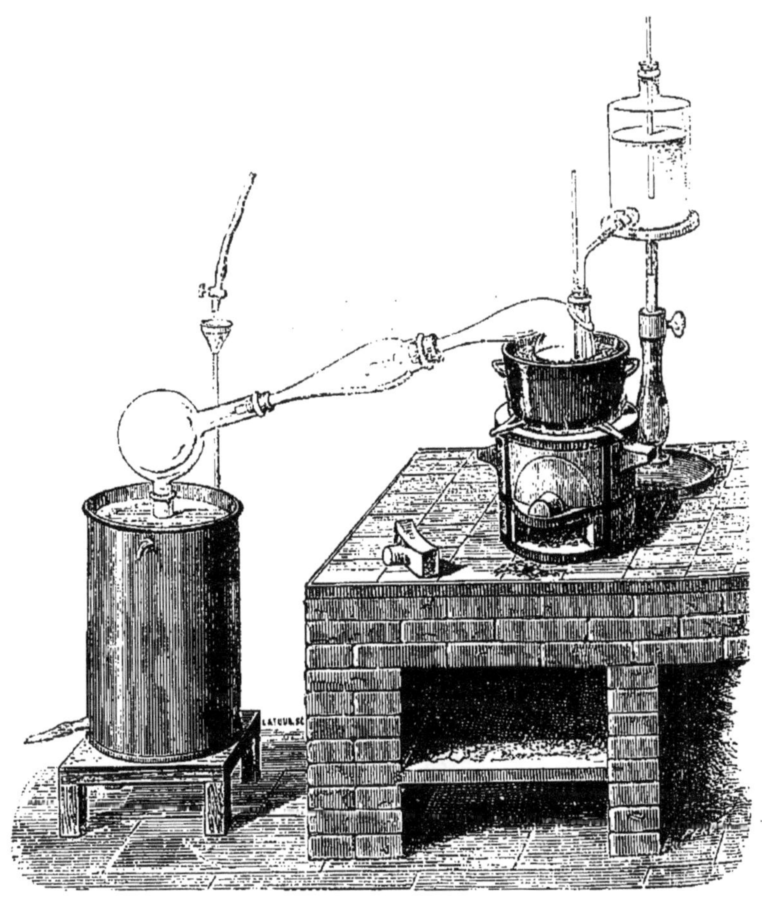

Fig. 56. — Appareil pour la préparation de l'éther sulfurique.

10 p. d'eau; se mélange à l'alcool en toutes proportions; il dissout les huiles fixes et volatiles, les résines, le camphre, le caoutchouc, des alcaloïdes, l'iode, le brome, le sublimé corrosif, les chlorures d'or et de zinc, le phosphore (1/80), le soufre (1/37). (Dorvault.)

Act. phys. — Appliqué à l'extérieur sur la peau saine, il produit une sensation de froid qui devient une ardente cuisson sur les muqueuses ou dans les parties excoriées; en activant la volatilisation, on peut abaisser la temp. jusqu'à 0° et même au-dessous, et produire une véritable congélation avec insensibilité de la partie; il peut en résulter une eschare. — Ingéré, outre la sensation locale de chaleur et l'effet suffoquant produits, il amène une excitation cérébrale rapide, mais éphémère; à forte dose, un commencement d'anesthésie. C'est donc un stimulant diffusible, énergique, plus puissant que l'alcool.

Éthérisation. Absorbé sous forme d'inhalations, au moyen d'un appareil spécial, il fait tomber le sujet au bout de 7 à 8 minutes dans un état d'insensibilité complète, propre à faciliter les gr. opérations chirurg. Les phénomènes se succèdent de la manière suivante : 1° stimulation topique des voies respiratoires, suivie de la sédation des mêmes organes; 2° excitation générale consécutive; 3° stupéfaction de l'ensemble des propr. sensitives et motrices de la vie de relation; 4° torpeur des fonctions de la vie végétative, abaiss[t] de la calorification et de l'hématose, extinction des mouv. respiratoires et paralysie du cœur (Gubler). L'éther inhalé se répand dans tout l'organisme, dans le sang, les tissus et les centres nerveux. Il chasse l'ac. carbonique du sang et gêne l'hématose. Aussi la temp. du corps s'abaisse-t-elle de 2 à 3°. — La mort peut être la suite de l'éthérisation; on pense aujourd'hui qu'elle est causée par une altération profonde du tissu nerveux consécutive à son envahissement par l'éther.

Usages. — A l'extérieur, comme réfrigérant, anesthésique, contre la migraine, l'érysipèle, les brûlures; pour favoriser la réduction des hernies; contre les douleurs dentaires, la surdité, etc. — A l'intérieur, contre les défaillances, la gastralgie, les coliques hépatiques; enfin comme stimulant diffusible, dans une foule d'affections nerveuses (10 à 40 gouttes et plus, en *potion*, sous forme de *sirop*, de *capsules*, etc.).

Mél. et fals. — On trouve dans le commerce des éthers à trois degrés différents, 65°, 62° et 56° Bé. L'éther ordinaire est un mél. d'alcool, d'eau et d'éther. MM. J. Regnauld et Adrian ont publié des tables et un procédé d'essai qui permettent de doser rapid[t] l'eau et l'alcool contenus dans le mél. Pour la pharmacie et surtout pour produire l'anesthésie, on ne doit employer que l'éther rectifié, privé surtout d'*huile douce de vin*. On reconnaît celle-ci à l'odeur que laisse dans la main l'éther après son évapor. On l'en débarrasse par une rectification ménagée, en négligeant les derniers produits.

Ether sulfurique alcoolisé. *Liqueur d'Hoffmann.*

Pr. Ether sulf. à 0,720	100
Alcool à 90°	100
M.	

Potion antispasmodique.

Pr. Sirop de fleurs d'oranger	30
Eau dist. de tilleul	90
— de fleurs d'oranger	30
Ether sulfurique	2

M. Bouchez exactement.

Potion antihystérique.

Pr. Sirop d'armoise comp. . . . 30
Teinture de castoreum. . . 2
Eau dist. de valériane. . . 60
— de fl. d'oranger. 60
Ether sulfurique 4

Mêlez la teinture et le sirop, ajoutez les eaux distillées, puis l'éther; bouchez. (Cod.)

Sirop d'éther.

Pr. Sirop de sucre incolore. . . 800
Eau distillée. 100
Alcool de vin à 90° 50
Ether sulf. rectifié. 50

M. dans un flacon à l'émeri à tubulure inférieure, agitez pendant 4 à 5 j. de temps à autre; laissez reposer, et après éclaircissement soutirez le sirop et conservez-le en flacons bouchés. (Cod.)

Eau éthérée.

Pr. Eau distillée. 1000
Ether. 120

Agitez entre temps jusqu'à ce que l'eau soit saturée. Laissez reposer et décantez. (Codex, 1837.)

Eau éthérée camphrée.

Pr. Camphre 8
Ether. 24
Eau distillée. 470

Mettez le camphre avec l'éther dans un flacon tubulé par le bas; la dissolution opérée, ajoutez-y l'eau et agitez de temps en temps pendant 24 h. Au moment du besoin, soutirez la quantité de liquide qu'il vous faut. (Cod. 1837.)

Mixture antiodontalgique. (Cadet.)

Pr. Laudanum de Syd. 4
Ether sulfurique. 4
Baume du Command. . . . 4
H. de girofle, gout. 20

Elixir de santé Bonjean. (D'après Dannecy.)

Pr. Feuilles de mélisse 100
— de menthe. . . . 100
— de thé perlé. . . 200
Cachou. 100
Ec. d'orange am. 60
Anis. 30
Carmin. 15
Carvi. 15
Ether sulf. à 60° 120
Eau-de-vie à 59°. 3750

Macérez 8 jours, passez; ajoutez 3 litres sirop simple; filtrez au bout de 8 j.

ÉTHER ACÉTIQUE. *Éther acéteux; acétate d'oxyde d'éthyle; Æther aceticus.* $= C^8H^8O^4$, ou $C^2H^5,C^2H^3O^2 = 88$.

Prép. — Pr. :

Alcool à 90°. 3000
Acide acétique à D. = 1,063. 2000
Acide sulfurique à D. = 1,84. 600

Ajoutez peu à peu l'acide sulf. aux deux autres substances mélangées. Distillez dans une cornue de verre, au B. de sable, 4000 p.; agitez le produit avec un peu de carbonate de potasse. et distillez après quelques heures de contact 3000 p. — L'éther acétique marque 0,92 au densimètre. (Codex.)

Od. agr. un peu acét.; bout à + 74°, brûle avec une flamme jaunâtre; sol. dans 7 p. d'eau, en toute prop. dans l'alc. et l'éther. — Stimul. diffusible, peu usité à l'intérieur (gastralgie, fièvres putrides), employé à l'extérieur en frictions : névralgies, rhumatisme.

Ether acétique alcoolisé.

Pr. Ether acétique. . . . } ãã P. E.
Alcool à 85°. . . . . }

Baume acétique camphré. (Pelletier.)

Pr. Savon animal. 4
Ether acétique. 30

Dissolv. au B.-M. ajoutez :

Camphre 4
Huile vol. de thym. . . . 0,4

Filtrez, coulez en flacons. — En frictions dans le rhumatisme.

ÉTHER AZOTEUX. *Ether nitreux* ou *nitrique; nitrite d'oxyde d'éthyle; Æther azotosus.* = C^4H^5O,AzO^3, ou C^2H^5O,AzO = 75.

Prép. — Pr. :

Acide azotique à 33°.	ãã P. E.
Alcool à 90°.	

Chauffer la cornue avec qques charbons, et se hâter de retirer le feu dès qu'il se prod. qques bulles au fond. L'éther se condense dans une série de flacons. L'opération est dangereuse. — Très fluide, lég[t] jaune, bout à + 21°; od. de pommes de reinette. Il se décomp. prompt. et spontan. et dégage du bioxyde d'azote qui peut faire éclater le flacon. — Excitant, carminatif, diurétique (10 à 40 gouttes); peu usité. Préconisé par M. Peyrusson comme un antiseptique énergique. Il suffit pour assainir un appartement d'en verser quelques grammes dans un flacon qu'on laisse débouché.

Ether azoteux alcoolisé. Pr. Ether azoteux. . . . Alcool. . . . . } ãã P. E.

(Soub.)

ÉTHER CHLORHYDRIQUE. *Ether muriatique; chlorure d'éthyle; Æther chlorhydricus.* = C^4H^6Cl = 64,45.

Prép. — Pr :

Acide chlorhydrique.	ãã P. E.
Alcool.	

Distillez dans un appareil de Woolf refroidi, recueillez le produit condensé dans le second flacon. — Incolore, odorant; sav. un peu sucrée; bout à + 11°, sa flamme est bordée de vert. On ne l'emploie qu'étendu d'alcool.

Quand on fait réagir le chlore sur cet éther, sous l'influence de la lumière solaire, ce gaz lui enlève de l'hydrogène, en produisant de l'ac. chlorhydrique, et se substitue peu à peu à tous les équivalents séparés, de sorte qu'on obtient à la fin du sesquichlorure de carbone (C^4Cl^6). En fractionnant l'opération, on peut obtenir les divers *Ethers chlorhydriques chlorés*, dont l'un, l'éther bichloré, a été essayé comme anesthésique local, au même titre que le chloroforme. Son peu de stabilité en a fait à peu près abandonner l'emploi.

Ether chlorhydrique alcoolisé. Pr. Ether chlorhydrique. Alcool à 85° . . . . } ãã P. E.

EUCALYPTUS. *Eucalyptus globulus* Labillardière. — Myrtacées (fig. 57).

Arbre gigantesque des régions australiennes, dont les feuilles persistantes, lancéolées, falciformes, sont employées depuis peu. On leur attribue des propr. fébrifuges assez marquées; à l'extérieur, leur infusion est utile c. topique astringent, hémostatique, stimulant local. — Elles cont. une essence formée d'*Eucalyptol* ($C^{24}H^{20}$) qui est irritant et d'*Eucalyptène* ($C^{24}H^{20}O^{2}$) qui représente au plus haut degré les propriétés respiratoires des feuilles, et est préféré, pour cette raison, par les médecins. Cette essence, d'od. agréable, fragrante, rappelant en même temps le camphre, la lavande et le noyer, donne aux feuilles mâchées des propr. sialagogues. Elle est préparée en grand dans les pays d'origine, en Australie, en Algérie, où la culture de cet arbre est très en faveur, et on peut prévoir un temps où elle deviendra aussi commune que l'essence de térébenthine.

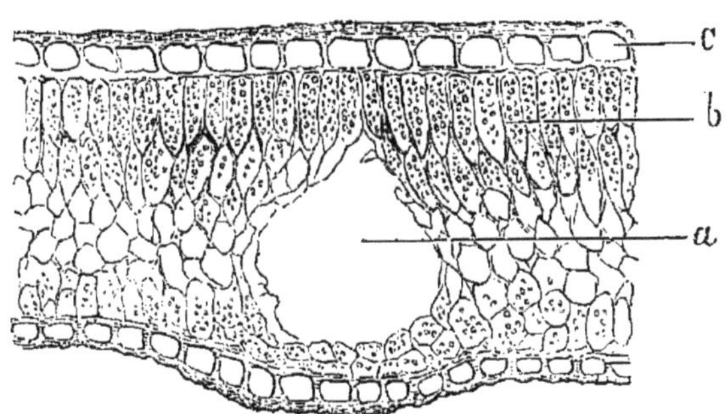

Fig. 57. — Coupe d'une feuille d'eucalyptus. — *a*, glande. *b*, cellules en palissades. *c*, épiderme à cuticule épaisse.

Les émanations des forêts d'Eucalyptus paraissent avoir de bons effets dans la phthisie.

Dose. Comme fébrifuge, 4 à 16 gr. en *poudre*, ou sous forme d'*extrait* en quantité correspondante. *Essence* : 5 gouttes à 2 gr. en *capsules* ou sur du sucre.

Eau distillée d'eucalyptus.

Pr.	Feuilles sèches d'eucalyptus.	1 p.
	Eau	Q. S.

Retirez 4 p. de produit.

Sirop d'eucalyptus.

Pr.	Feuilles d'eucalyptus. . .	50 gr.
	Eau distillée d'eucalyptus.	100
	Eau.	Q. S.
	Sucre.	650

Faites infuser les feuilles dans 250 gr. d'eau pendant trois heures; exprimez, filtrez, complétez le poids de 250 gr.; ajoutez l'eau distillée d'eucalyptus et faites fondre le sucre au bain-marie couvert. (Soc. de ph.)

Préparations d'eucalyptus.

La Société de pharmacie propose de suivre les formules qu'elle a données pour la *coca*. (Voir ce mot.)

EUPATOIRE. *Eupatoire d'Avicenne*; *origan des marais*; *Eupatorium cannabinum* L. — Synanthérées.

Pl. oubliée, usitée autrefois c. stimulante, fondante, dans les obstructions, les tumeurs du scrotum. — *Infusé* : 20 : 1000.

EUPHORBE DES CANARIES. Gomme-résine de l'*Euphorbia canariensis* L. — Euphorbiacées.

Larmes irrégulières, jaunâtres, friables, percées de trous coniques, divergents, qui sont l'empreinte des épines de la plante cactoïde qui produit cette résine. — Inodore; sav. brûlante, corrosive; sa poudre provoque des éternuments violents. — Cette substance n'est pas une gomme-résine (D. Cauvet), c'est une céro-résine constituée par 14 à 19 0/0 de cire qui paraît identique à la cire d'abeilles, et 40 à 60 0/0 d'une résine très âcre; la gomme n'y existe qu'en très faible quantité.

Act. phys. — Elle est trop irritante pour être usitée à l'intérieur. A l'extérieur, elle prod. la rubéfaction, la vésication et même l'escharification : aussi la fait-on entrer dans qques prépar. épispastiques, surtout pour les us. vétérinaires.

Poudre d'euphorbe.
Prép. c. la *Poudre de gomme ammoniaque.*

Teinture d'euphorbe.
Prép. c. la *Teinture de benjoin*, avec 1 p. pour 5 p. alcool à 80°.

EUPHRAISE. *Euphrasia officinalis* L. — Scrophulariacées. Plante lég^t astringente, employée jadis en collyre; — inusité.

EXTRAITS.

Les subst. médicamenteuses, de nature organique, traitées par certains véhicules, leur abandonnent tout ou partie des mat. sol. qu'elles contiennent; les sol. ainsi obtenues, évaporées avec ménagement, laissent un résidu plus ou moins fortement coloré, qui a reçu le nom d'*Extrait*. Le but qu'on recherche dans ce genre de préparation, c'est d'obtenir, sous un petit volume, les parties actives des subst. médicam. Les règles à suivre consistent, au point de vue des subst. dans le choix de parties saines, auxquelles on fait subir une division préalable (incision, contusion, pulvérisation), qui les rend plus perméables, plus attaquables par les liquides; au point de vue des véhicules, dans leur appropriation à la nature des éléments qui doivent être dissous, sous l'influence d'une température, variable suivant les cas. Il est clair que le véhicule doit être volatil.

L'eau, l'alcool, l'éther, le vin, l'acide acétique ont été employés à cet effet; les trois premiers ont seuls été conservés par le Codex.

Les plantes fraîches, contusées et pressées, fournissent un suc qui contient presque la totalité de leurs composants solubles. Il est cependant qqfois nécessaire d'ajouter une petite quantité d'eau, quand le suc est trop visqueux ou en faible quantité.

La liqueur que l'on obtient ainsi entraîne une grande quantité de chlorophylle et d'albumine végétale, qui se séparent quand on porte à l'ébullition. C'est ce dépôt qu'on désignait sous le nom de *fécule* (et qu'on sépare le plus ordin' aujourd'hui), qui explique le nom d'*extraits avec fécule* donné à quelques extraits actifs. Il paraît certain que la coagulation entraîne une partie des principes actifs contenus dans le suc.

La macération, l'infusion, la décoction, la digestion et la lixiviation sont appliquées à la préparation des extraits par l'eau (*Extraits aqueux*); la macération et la lixiviation, aux extraits par l'alcool (*Extraits alcooliques*); la lixiviation dans un appareil fermé, aux extraits par l'éther (*Extraits éthérés*). Certains extraits sont obtenus par le concours de deux véhicules : alcool et eau, alcool et éther, dans le but de séparer de l'extrait les parties inactives et inutiles, ou de réunir des principes solubles dans des véhicules différents. Ainsi la substance sera traitée par l'alcool, et l'extrait alcoolique repris par l'eau qui séparera des mat. résineuses, ou bien l'extrait aqueux sera repris par l'alcool qui séparera des mat. gommeuses; dans d'autres cas, l'alcool et l'éther épuiseront successiv' la substance et les deux extraits seront réunis.

La solution obtenue, il faut chasser le véhicule. S'agit-il de l'eau? on l'évaporera le plus rapid' possible, sans toutefois la porter à l'ébullition, en ayant recours au bain-marie. Il faut remarquer ici que, lorsque le résidu arrive à consist. sirupeuse, une partie des substances sol., par une altération profonde, est devenue insol. et doit être séparée par le filtre avant que l'opération soit menée à sa fin; s'agit-il d'alcool ou d'éther? l'évaporation se fera dans un alambic, au B.-M., ce qui permettra de recueillir le véhicule, propre à une opération nouvelle.

Le plus ordinair' on arrête l'évaporation dès que l'extrait cesse d'émettre des vapeurs et de diminuer de poids (*Extraits mous*); dans d'autres cas on la pousse jusqu'à ce que l'extrait soit devenu tout à fait sec (*Extraits secs*). Pour quelques-uns, la liqueur est étendue en couche mince sur des assiettes et concentrée à l'étuve à une température qui ne dépasse pas + 35° (*Extraits avec fécule*).

La composition des extraits est fort variable; gomme, sucre, mucilage, résine, huiles, corps gras, alcaloïdes, acides végétaux, des sels divers, peuvent s'y rencontrer. Des subst. insol., quand elles sont pures, peuvent se trouver entraînées par le véhicule, grâce aux corps qui les accompagnent; certains éléments qui n'existaient pas à l'origine ont pris naissance pendant l'évaporation sous l'influence combinée de la chaleur et de l'oxygène de l'air.

Les extraits bien préparés sont ord^t d'une conservation facile en les tenant dans de petits pots bien bouchés, dans un lieu sec. Les extraits secs sont en partie insol. dans l'eau par suite d'une altération partielle; le meilleur moyen de les dissoudre consiste à les traiter à chaud par leur poids d'eau seulement et à ajouter ensuite ce soluté à la masse du liquide.

Extraits dans le vide. Au point de vue de la préparation, ces extraits ne diffèrent des précédents qu'en ce que l'évaporation du véhicule est faite dans le vide. On se sert pour cela d'appareils assez compliqués, dans lesquels l'air est chassé par de la vap. d'eau, qui, en se condensant, opère le vide initial. La disposition de l'appareil permet de l'alimenter en évitant la rentrée de l'air.

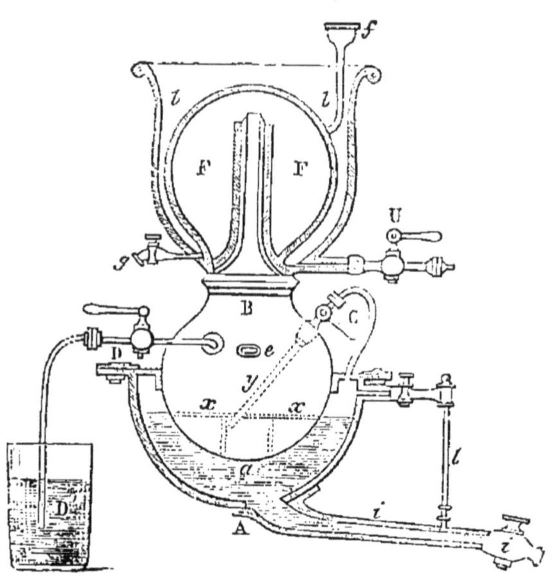

Fig. 58. — Appareil Egrot pour la fabrication des extraits. — A, Chaudière qui peut être chauffée directement sur un foyer ou bien par la vapeur. — *i*, Robinet de vidange de la chaudière A. — *l*, Niveau d'eau de la chaudière A. — B, Bain-marie ou cucurbite sphérique plongeant dans la chaudière A. — C, Tube coudé à robinet pour mettre le bain-marie B en communication avec la chaudière A. — D, Tube à robinet permettant d'introduire dans le bain-marie B, par aspiration, le liquide à distiller ou à évaporer qui est contenu dans le récipient D'. — D', Récipient contenant le liquide à distiller ou à évaporer — *e*, Voyant ou lunette en verre sur la paroi du bain-marie B. — FF, Récipient ou chapiteau communiquant avec le bain-marie B par un tube droit : ce tube est à doubles parois pour éviter la condensation. — *bb*, Réfrigérant. — *f*, Entonnoir pour introduire l'eau froide jusqu'au fond du réfrigérant. — *g*, Robinet pour vider le récipient FF. — U, Robinet pour vider le réfrigérant *bb*.

Les appareils Egrot et Berjot, dont nous donnons les figures (fig. 58 et 59), sont de ceux qui remplissent le mieux les conditions nécessaires. — Au point de vue de l'activité, ces extraits sont bien supérieurs aux autres, et on ne doit les délivrer que sur indication spéciale; jusqu'à présent d'ailleurs, ils sont peu usités.

Extraits fluides. — Ils ont pour objet de permettre la confection instantanée de sirops et de vins médicamenteux. A une quantité déterminée de sirop ou de vin, on ajoute la dose convenable d'extrait fluide simple ou composé. On obtient ainsi des médicaments de médiocre qualité. La préparation des extraits fluides n'ayant pas encore été adoptée par le Codex, ils sont très variables dans leur composition et leurs propriétés, les procédés employés par les fabricants n'ayant rien de régulier. Le véhicule commun est l'eau ; aussi est-il nécessaire d'assurer la conservation de ces produits par l'addition d'alcool, de glycérine ou de sucre.

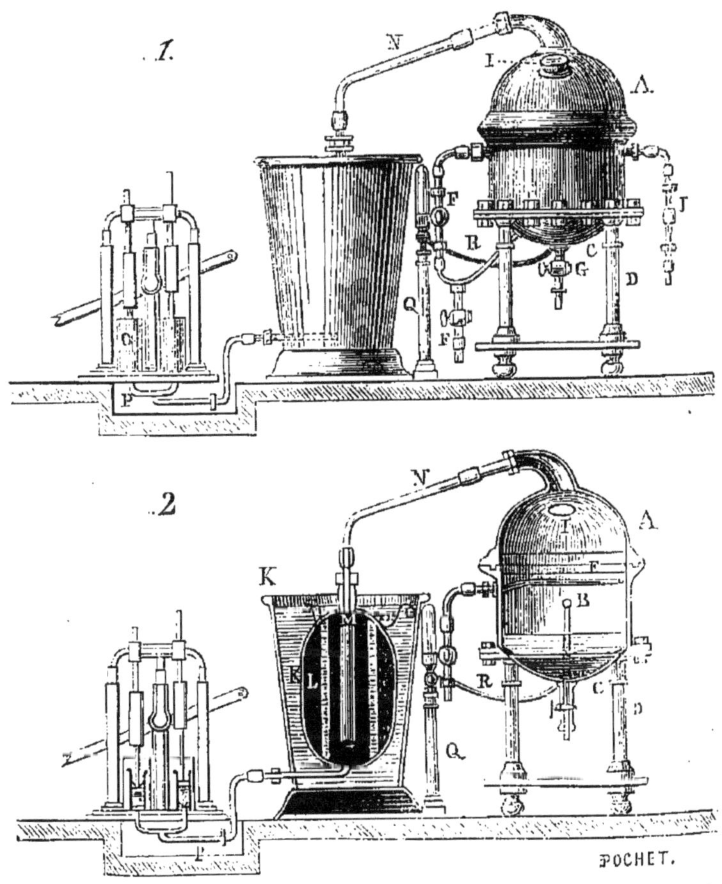

Fig. 59. — Appareil Berjot pour évaporer les extraits dans le vide. — 1, appareil monté; 2, coupe de l'appareil. — A, chapiteau; B, cucurbite; C, double fond pour la vapeur; D, montant pour soutenir l'appareil; E, jointure du chapiteau et de la cucurbite; F F, tuyaux d'évacuation de la vapeur; G, tuyau pour vider le double fond; I, oculaire pour regarder dans l'appareil; J, tuyau pour introduire le liquide; K, réfrigérant; L, serpentin; M, tuyau de conduite de l'air; N, allonge du chapiteau; O, corps de pompe pour faire le vide; P, tuyau de conduite de l'air; Q, manomètre.

F

FAHAM. *Angræcum fragrans* Dup.-Th. — Orchidées.

En feuilles rectinerviées, coriaces, venant de l'île de France. Elles ont une odeur de fève tonka et contiennent de la *Coumarine* ($C^{18}H^8O^4$, Gobley). Leur sav. est très agréable; on les emploie en *infusé*, comme calmant stomachique, antispasmodique.

FARINES.

Les farines de céréales sont surtout usitées comme aliment, rarement comme médicament. Elles sont constituées par le mélange de trois subst. principales : amidon (55 à 75 0/0), gluten (7 à 14 0/0), son (qques centièmes). On y trouve en outre du glucose, de la dextrine, des sels, de l'eau. Les farines de blé (*Triticum sativum* L., — Gr.), de seigle (*Secale cereale* L., — Gr.), d'orge (*Hordeum vulgare* L., — Gr.) sont employées en cataplasmes résolutifs; celles d'avoine (*Avena sativa* L., — Gr.), de maïs (*Zea Maïs* L., — Gr.), de riz (*Oriza sativa* L., — Gr.), en potages ou bouillons analeptiques et émollients; cette dernière s'emploie aussi à l'extérieur en cataplasmes antiphlogistiques, ou sèche, contre le prurit. La farine de lentilles (*Ervum Lens* L., — Lég.) est aussi un analeptique usité.

Essai des farines. — Une farine de bonne qualité est douce, sèche ; elle forme avec l'eau une pâte homogène, non collante, élastique. Si l'on met une telle farine dans un nouet et qu'on la malaxe sous un filet d'eau, l'amidon s'échappe à travers le tissu, et il reste dans le nouet du gluten très élastique, bien lié, et pouvant s'étaler en couches minces sur les doigts. Si la farine est avariée ou impure, il présente d'autres caractères, ce qui est un premier indice; une farine pure ne laisse jamais plus de 2 0/0 de cendres. Nous allons passer en revue les caractères des divers mélanges frauduleux, et les moyens de les reconnaître.

Mélange de fécule. Si l'on délaye à plusieurs reprises une farine ainsi falsifiée avec une certaine quantité d'eau, et qu'on décante la liq. surnageante avant que le dépôt soit complet, on finira par séparer la plus grande partie de l'amidon du blé, qui reste dans les eaux décantées, tandis que les grains de fécule, plus lourds, gagnent d'abord le fond du vase. Les grains d'amidon, traités par une sol. de potasse caustique à 1 1/2 ou 2 0/0, éprouvent peu de changement; les grains de fécule s'étendent en grandes plaques minces et transparentes; la liqueur, additionnée de quelques gouttes d'eau iodée, laisse voir au microscope les dimensions et les formes très différentes des deux substances. Les grains d'amidon de blé sont sphériques lenticulaires; ceux de fécule, 9 ou 10 fois plus gros, sont obscurément elliptiques, à surface bosselée, et présentent, vers une extrémité, un point noir (hile),

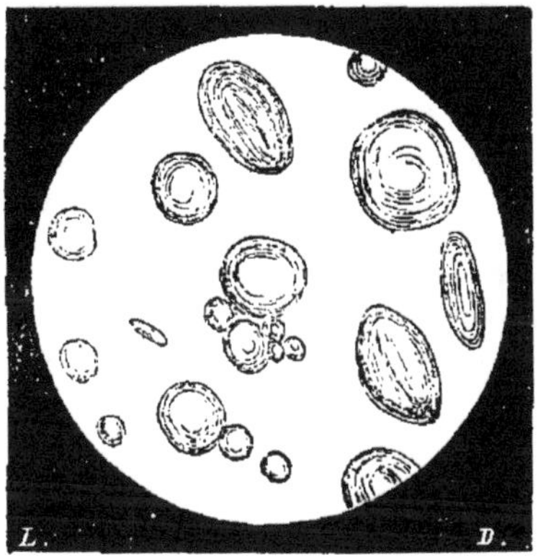

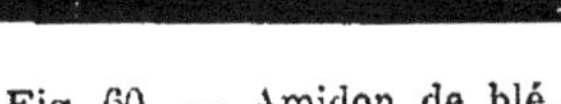

Fig. 60 — Amidon de blé.

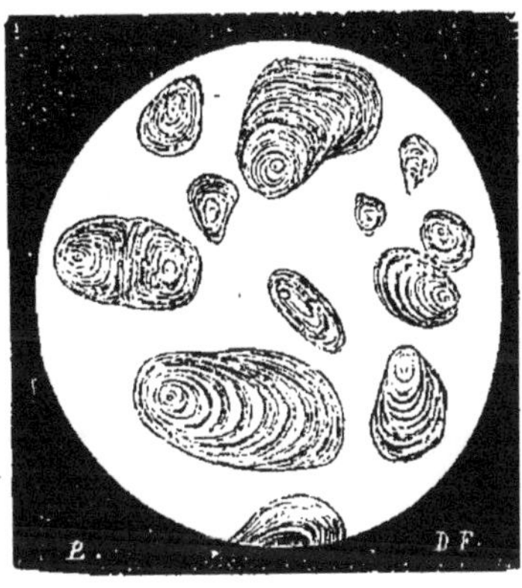

Fig. 61. — Fécule.

entouré de stries concentriques (fig. 60 : amidon de blé; fig. 61 : fécule).

A la lumière polarisée, les grains de fécule présentent une belle croix noire très marquée, tandis que l'amidon de blé ne présente aucun phénomène appréciable (Moitessier) [fig. 62].

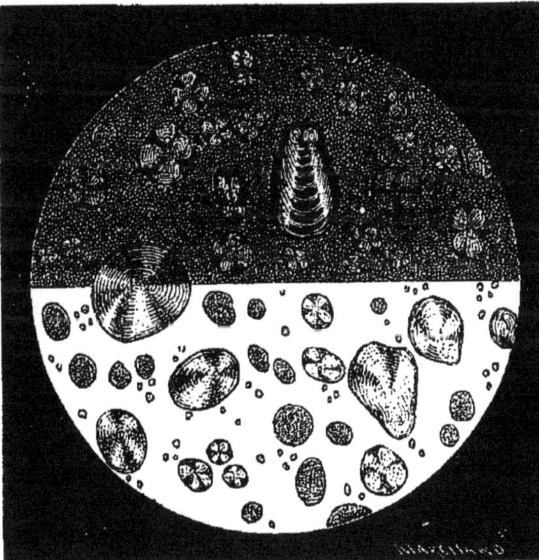

Fig. 62. — Grains de fécule vus à la lumière polarisée.

Quand la proportion de fécule ajoutée est considérable, il en résulte une diminution proportionnelle dans la quantité de gluten que contient la farine. Avec 25 0/0, la panification n'est plus possible.

Mélange de maïs ou de riz. L'amidon provenant de ces deux céréales est polyédrique (fig. 63 : amidon de maïs); de plus en malaxant la farine dans un nouet pour séparer le gluten, et recueillant les parties les plus lourdes de l'amidon qui se dépose, on reconnait au microscope les débris anguleux et translucides du périsperme. La farine de maïs traitée par une solution très étendue de potasse prend une teinte jaune.

Mélange de seigle. L'amidon du seigle a à peu près les dimensions et la forme de celui du blé; il est souvent marqué au centre d'une étoile noire à 3 ou 4 rayons. Le gluten retiré du mélange est gluant, visqueux, noirâtre, très adhérent aux doigts.

Mélange d'orge. Grains de deux sortes : de très petits transparents, et de plus gros circulaires, ou bosselés, ondulés, ressemblant à une noix d'acajou. L'amidon d'orge résiste plus que celui du blé à l'action de l'eau bouillante.

Mélange de légumineuses. Le gluten n'a plus de liant ni d'élasticité; il se divise au point qu'il peut passer au tamis. Si l'on enduit le bord intérieur d'une capsule d'une légère couche de farine, qu'on vaporise au fond de la capsule successivement quelques gouttes d'acide azotique et d'ammoniaque, toutes les particules provenant de fèverolles ou de vesces prennent

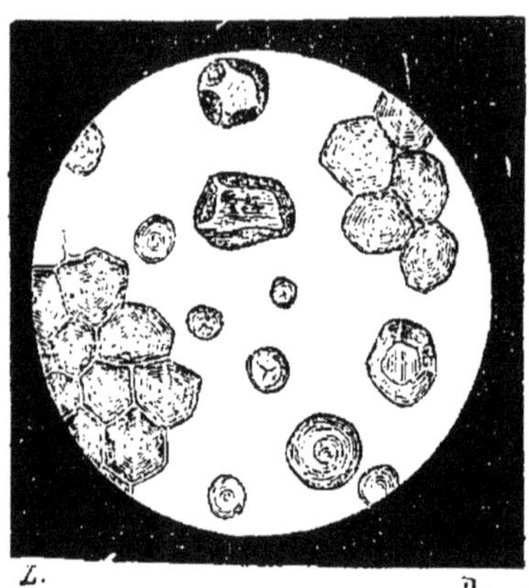

Fig. 63. — Amidon de maïs.

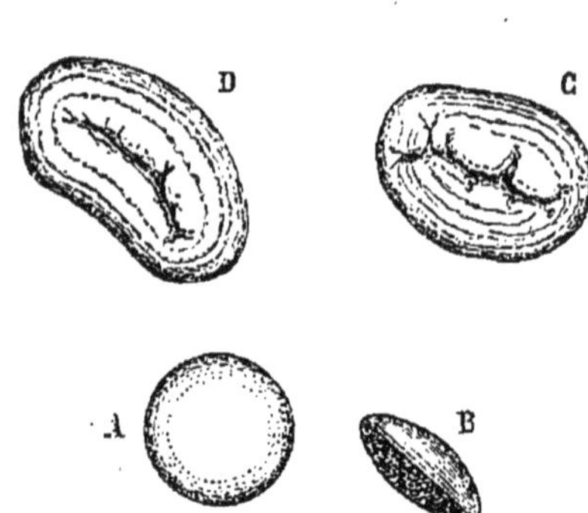

Fig. 64. — Amidon de blé et de légumineuses.

une belle couleur rouge, tandis que la farine pure reste jaune. Au microscope, l'amidon de légumineuses se montre cylindrique, ovoïde, et non aplati, lenticulaire; le hile est ordinairement remplacé par une fente longitudinale avec petites fentes transversales (fig. 64 : A,B, amidon de blé; C, D, amidon de haricot panaché). — Si l'on fait macérer le mélange à + 25 ou + 30° dans deux fois son vol. d'eau, qu'on recueille le liq. clair, et qu'on l'additionne d'acide acétique, goutte à goutte, il y aura un trouble produit par le dépôt de la *légumine*. Enfin, les cendres de la farine de froment précipitent le nitrate d'argent en blanc (*pyrophosphate*), tandis que les cendres de légumineuses le précipitent en jaune (*phosphate tribasique*) plus ou moins clair par mélange de chlorure qui noircit à la lumière.

Les fèves, les fèverolles et les lentilles contiennent un tannin qui colore en noir ou en vert les sels de fer (*ferroso-ferriques*).

Mélange de sarrasin. — Le gluten est gris ou même noir; la farine contient des points noirs, dus à des fragments du périsperme du sarrasin.

Mélange d'ivraie. — La farine de blé, traitée par l'alcool, lui communique une légère teinte jaune; la sav. de la solution n'est pas désagréable; quand il y a mélange d'ivraie, la teinte est verte, à sav. astringente et nauséabonde; évaporée, elle laisse une résine jaune verdâtre caractéristique.

Mélange de matières minérales. — L'incinération d'une certaine quantité de farine ou de pain indique immédiatement, par la proportion des cendres, la présence de mat. minérales qu'il faut déterminer : *os calcinés, sable, craie, cendres végétales, plâtre, alun, sulfate de cuivre.*

Essai du pain. — Moins facile que celui des farines, il peut se faire néanmoins au microscope, en délayant un peu de mie centrale dans une liq. lég[t] alcaline. Les granules d'amidon de div. nature se montrent avec leurs caract. physiques. Les mat. minérales se retrouvent dans les cendres.

FÉCULES PEU USITÉES.

Fécules d'arum, de bryone, d'élatérium, de marrons d'Inde, d'iris, de pivoine.

On râpe les tubercules, racines, fruits ou semences, et on les convertit en pulpe liquide qu'on exprime dans un sac de toile. Le liquide, passé au tamis, est abandonné au repos et laisse déposer la fécule. Celle-ci est séchée dans l'obscurité, pulvérisée et enfermée dans des vases bouchés.

Fécules de belladone, de ciguë, de jusquiame. Le suc des feuilles fraîches, passé au tamis et porté à l'ébullition, produit un coagulum que l'on recueille, qu'on fait sécher et qu'on pulvérise. C'est de l'albumine végétale contenant de la chlorophylle. — Préparations oubliées.

FÉCULE DE POMME DE TERRE. Du *Solanum tuberosum* L. — Solanées.

La fécule a les mêmes usages que l'amidon du blé; sa composition ($C^{12}H^{10}O^{10}$) est la même, ainsi que ses réact. et caract. chim. Elle n'en diffère que par sa constitution physique. (Voir *Essai des farines*). — On l'emploie comme analeptique, en potages et bouillies, à l'extérieur en cataplasmes émollients et anti-prurigineux.

Cataplasme de fécule.

Pr. Fécule	100
Eau	1000

Délayez la fécule dans 200 gr. d'eau froide; faites bouillir le reste de l'eau, ajoutez le mélange et, après quelques minutes d'ébullition, retirez du feu en agitant la masse. (Cod.)

FENOUIL DOUX. *Fœniculum dulce* G. Bauhin. — Ombellifères.

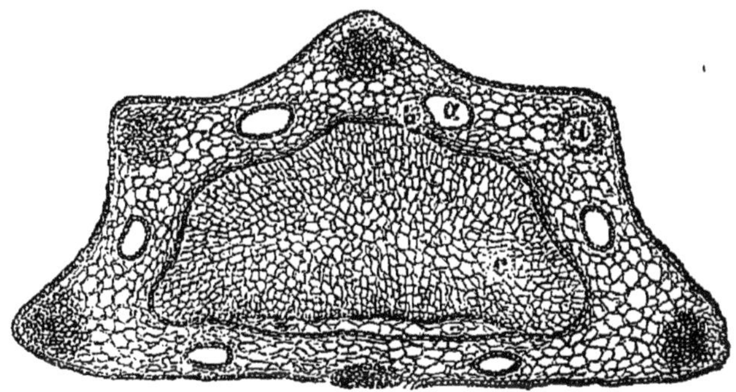

Fig. 65. — Fœniculum dulce : coupe du fruit séminoïde. *a*, canaux résineux; *b*, bandelette à la face interne du fruit; *c*, graine; *d*, faisceaux des côtes.

On emploie les fruits séminoïdes (fig. 65 et 66), la racine et les feuilles, comme stimulant stomachique, carminatif et diurétique; — propriétés analogues à celles des autres ombellifères officinales, notamment l'anis. — *Infusé*, 10 : 1000; *huile vol.*, 1 à 5 gouttes.

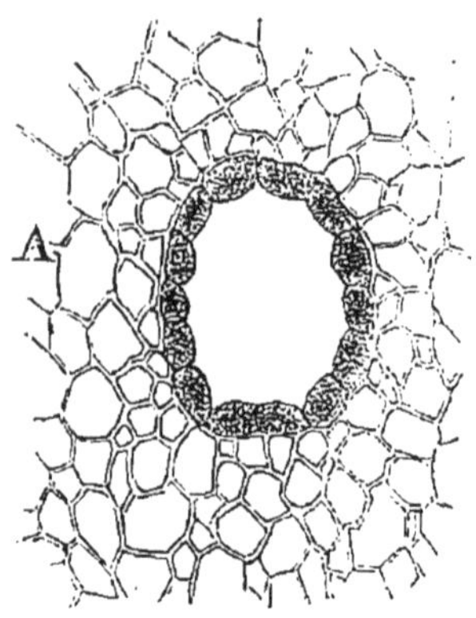

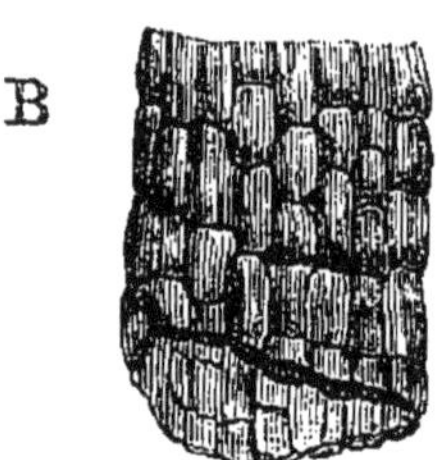

Fig. 66. — Fœniculum dulce. — A, coupe d'un canal résineux, constitué par une série unique de cellules secrétantes. — B, vue d'un fragment du même canal détaché du tissu ambiant.

Poudre de fenouil.
Prép. c. la *Poudre d'anis.*

Eau distillée de fenouil.
Prép. c. l'*Eau dist. de fl. de tilleul.*

Huile volatile de fenouil.
Prép. c. l'*Huile vol. de fl. d'oranger.*

Alcoolat de fenouil.
Prép. c. l'*Alcoolat d'anis.*

FENUGREC. *Trigonella Fœnum-græcum* L. — Légumineuses.

La graine, de forme carrée irrégulière, jaune rougeâtre, a une od. forte et une sav. amère mucilagineuse. Passe pour aphrodisiaque. Fait seulement partie de qques préparations à peu près abandonnées.

Huile de fenugrec.
Prép. c. l'*Huile de camomille.*

Onguent d'Althæa.

Pr. Huile de fenugrec	800
Cire jaune.	200
Résine jaune	100
Térébenthine du mélèze . .	100

F. fondre la résine et la cire dans l'huile, ajoutez la térébenthine; passez à travers une toile et remuez jusqu'à refroidissement. (Cod.)

FER. *Mars; Ferrum.* = Fe = 28. — P. At. = 56.

Chim. — Métal gris, dur; D. = 7,6; s'oxyde par le grillage; sol. dans l'ac. chlorhyd. ou sulfurique dilué, avec dég^t d'hydrogène. Il en résulte un sel au minimum. L'ac. nitrique le dissout à l'état de nitrate au maximum. — Le protoxyde de fer (FeO) est noir; hydraté, il est blanc et absorbe rapid^t l'oxygène. Le sesquioxyde (Fe^2O^3) est rouge brun, plus pâle étant hydraté; le fer magnétique naturel est une combinaison de ces deux oxydes (FeO,Fe^2O^3).

Les *sels de fer au minimum* ou *de protoxyde* sont incolores ou d'un vert pâle. Leur sol. est incolore et rougit le tournesol. Ils s'oxydent à l'air en produisant un sous-sel de sesquioxyde insoluble. La chaleur rouge les décompose; la potasse les précipite à l'état d'hydrate d'oxyde vert pâle, qui passe au vert, puis au brun par oxydation; l'ammoniaque a la même réaction, excepté quand la sol. contient des sels ammoniacaux. L'hydrogène sulf. ne les précipite pas; le sulfhydrate d'ammoniaque donne un précipité noir (FeS), sol. dans les ac. chlorhydr. ou nitrique, insol. dans les alcalis et les sulfures alcalins; le ferrocyanure jaune donne un précipité blanc bleuâtre qui se colore peu à peu en bleu par oxydation; la coloration est immédiate, par l'addition d'eau chlorée ou d'ac. nitrique; le ferricyanure rouge y produit immédiatement un précipité bleu intense, insol. dans l'ac. chlorhydrique, décomposable par la potasse; le sulfocyanure de potassium n'a pas d'action sur les sels de fer au minimum.

Les *sels de fer au maximum* ou *de sesquioxyde* donnent des sol. jaunes ou rouges brunes. Ils sont décomposés par une forte chaleur. La potasse et l'ammoniaque même en présence des sels ammoniacaux donnent un précipité d'hydrate rouge brun, insol. dans un excès. Les carbonates alcalins, le carbonate de baryte, précipitent en rouge brun; l'hydrog. sulf. produit un dépôt de soufre en réduisant le sel au minimum; le sulfhydrate d'ammoniaque donne un précipité noir de protosulfure. Le phosphate de soude donne un précipité blanc de phosphate de sesquioxyde, sol. dans l'ac. acétique, et dans l'ammoniaque en présence d'un excès de phosphate de soude. Le ferricyanure jaune prod. un précipité bleu insol. dans l'ac. chlorhyd., décomposable par la potasse. Le ferrocyanure rouge ne donne pas de précipité. Le sulfocyanure de potassium prod. une magnifique coloration rouge de sang, même dans les liq. très étendues (Gerhardt et Chancel).

Au chalumeau, avec le borax, les sels de fer donnent des perles rouges foncées dans la flamme intérieure, vertes dans la flamme extérieure. Ces colorations disparaissent entièrement ou en partie par le refroidissement.

Act. phys. — Le mode d'action du fer est encore fort problématique; on a cependant été amené à l'administrer aux personnes chlorotiques, anémiques, chez lesquelles les globules rouges sont en proportion insuffisante, par la raison que le fer est un des éléments constituants de ces globules. L'expérience a prouvé son utilité en pareil cas; mais quand on considère la petite q. de fer répandue dans notre organisme, relativt aux doses massives que l'on administre pendant un temps souvent prolongé, on doit se demander si le fer thérapeutique est absorbé, ou s'il n'agit pas simplt à titre de modificateur des humeurs, de stimulant de la digestion, de manière à favoriser l'absorption et la fixation des éléments riches en fer que contiennent les aliments. — Toutes les prépar. ferrugineuses possèdent à un degré plus ou moins marqué les mêmes propr.: au début, elles déterminent souvent de la diarrhée, bientôt suivie de constipation; les mat. fécales sont colorées en noir par du sulfure de fer formé dans l'intestin.

On accorde en général la préférence au fer métallique ou aux protosels; il n'est pas bien prouvé que les sels de sesquioxyde leur soient inférieurs; il résulte des expériences de M. Cl. Bernard que ces derniers sont réduits à l'état de protosels pendant leur séjour dans le sang. Le fer est éliminé par les selles, par les urines; on en a retrouvé dans le lait.

Les ferrugineux sont usités comme toniques, reconstituants, hémostatiques, astringents. Les sels insolubles et le fer métallique sont spécialement toniques, les sels solubles sont astringents; les sels à acide énergique sont coagulants et caustiques.

Incompatibles. — Les alcalis, les sulfureux, les tannins et les substances qui en contiennent.

Mél. et fals. — La limaille du commerce contient souvent du *cuivre :* on le reconnaîtra facil[t] en dissolv. dans un ac. et aj. de l'ammoniaque : la liq. prendra une couleur bleue caractéristique ; de la *rouille :* la sol. dans l'ac. chlorhydr. est jaune au lieu d'être verdâtre. — Le mieux est de faire soi-même sa limaille avec du fer doux décapé. La limaille d'*acier*, transformée en iodure, laisse un résidu de carbone et de silicium.

Le *fer réduit* a été mélangé de *graphite.* Traité par un acide, il doit se dissoudre entièrement, et la solution ne doit pas avoir d'autres caractères que ceux du fer pur.

Limaille de fer préparée.

Divisez du fer doux à l'aide d'une lime d'acier dite *lime à main.* Conservez dans des flacons secs et bouchés. (Cod.)

Limaille de fer phorphyrisée.

Phorphyrisez par petites parties et à sec la limaille préparée ci-dessus, jusqu'à ce qu'elle soit réduite en poudre très fine. — Conservez avec soin dans des flacons secs et bien bouchés. (Cod.)

Fer réduit par l'hydrogène.

Pr. Peroxyde de fer hydraté. Q. V.

On l'obtient par l'action de l'ammoniaque sur le perchlorure de fer (voir *Oxyde de fer hydraté*). Desséchez-le complètement et introduisez-le dans un tube de porcelaine ou un canon de fusil, communiquant d'un bout avec une source d'ydrogène pur, et de l'autre avec un tube effilé. Le tube étant disposé horizontalement sur un fourneau à réverbère, on fait passer un courant d'hydrogène lent et régulier, pour expulser l'air de l'appareil; puis on chauffe graduellement au rouge obscur. L'oxyde est réduit à l'état métallique, et de la vapeur d'eau se dégage par le tube effilé; quand le dégagement d'eau cesse, l'opération est terminée. On retire le feu, on laisse refroidir dans le courant d'hydrogène, puis on recueille le fer réduit, qu'on passe au porphyre. — L'hydrogène doit être bien exempt d'hydrog. sulfuré et d'acide sulfureux, qui produiraient du sulfure de fer. La réduction a une temp. inférieure au rouge obscur, donne du fer réduit noir et pyrophorique; la réduction au rouge vif agglutine le produit. (Cod.)

M. L. Dusart a établi que le fer réduit préparé avec le plus grand soin ne contenait que 86 à 87 0/0 de fer métallique. Cela tient d'abord à ce que le produit conserve les corps étrangers contenus dans l'oxyde et dans les réactifs, ensuite à ce qu'il se forme dans l'opération un sous-oxyde (Fe^2O) difficilement décomposable par l'hydrogène. — L'oxyde de fer (Fe^2O^3) contient presque toujours de l'acide phosphorique, du sous-sulfate de fer et de la soude. L'hydrogène préparé au moyen du zinc ou du fer entraîne avec lui, sous forme de composés volatils : l'arsenic, le phosphore, le soufre et le silicium. La plupart de ces corps peuvent être fixés par le fer réduit, et on sait que cette préparation donne fréquemment lieu à des éructations sulfurées. — Quand l'hydrogène n'est pas desséché avec le plus grand soin avant son contact avec l'oxyde de fer contenu dans le tube, il est impossible d'avoir des indications certaines sur le moment où l'opération est terminée, et de décomposer l'oxyde biferreux (Fe^2O), qui constitue alors la presque totalité du fer réduit obtenu. — D'ailleurs les caractères physiques de cet oxyde n'étant pas différents de ceux du fer réduit, l'analyse seule permet de le spécifier.

Chocolat ferrugineux.

Pr. Chocolat 1000
Limaille de fer porphyrisée. 20

Ramollissez le chocolat dans un mortier de fer chauffé ; incorporez exactement la limaille, et mettez en moules. — Préparez par petites quantités, parce qu'il est difficile à conserver en bon état. (Cod.)

Pastilles martiales au chocolat.

Pr. Limaille de fer 15
Chocolat 15
Safran 4
Mucilage. . . . . Q. S.

Faites des tablettes de 0,6. (Jourd.)

3 ou 4 par jour. Chlorose, leucorrhée.

Pilules ferrugineuses (Andral.)

Pr. Digitale 0,6
Thridace 2
Limaille de fer. 2
Miel . . . . Q. S.

Pour 36 pilules, 2 à 3 par jour, à doses croissantes, dans la chlorose.

Dragées au fer et à l'ergot de seigle.

Pr. Limaille de fer très fine. . 25
Ergot de seigle pulv. . . . 3
Sucre . . . . Q. S.

F. S. A. pour 100 dragées. Contre l'incontinence d'urine.

A prendre cinq, matin et soir, avant le repas. (A. Millet.)

Les dragées de Grimaud, de Poitiers, ont une composition analogue. (Dorv.)

Eau de clous ou ferrée.

Pr. Clous rouillés. . . . . 1 poignée
Eau bouillante 1000

Décantez le lendemain matin. (Cod.)

Pastilles de fer. *P. martiales* ou *chalybées*.

Pr. Fer porphyrisé 30
Sucre 320
Cannelle 8
Mucilage de gomme adrag. Q. S.

F. des tablettes de 50 centigr. (Cod., 1837.)

Fer réduit par l'électricité. (Collas.)

On suspend, dans une solution de protochlorure de fer marquant 35°, des plaques de fer communiquant avec le pôle positif d'une pile de Volta à forte tension. Entre celles-ci, on suspend des plaques d'acier, communiquant avec le pôle négatif. Le fer se précipite sur ces dernières sous forme cristalline. On le porphyrise, on le mêle de sucre, puis on l'enferme dans des capsules de gélatine. Ce fer est très soluble dans les ac. dilués et s'oxyde rapidement, surtout à l'air humide. — Usages du fer réduit.

Vin chalybé, de fer ou **martial.**

Pr. Limaille de fer. 30
Vin blanc généreux. . . . 1000

Laissez en contact pend. 6 jours, en agit. de temps en temps, décantez et filtrez. (Anc. Cod.)

Pilules astringentes. (Quarin.)

Pr. Limaille de fer. 2
Térébenthine 4
Alun 4
Extrait de quassie. 4
Extrait de quina. 8

F. des pil. de 0,1. — 7 à 10 trois fois par j. dans les écoulements chron. (Aug.)

Pilules d'aloès martiales. *P. emménagogues*, *P. apéritives*, *P. de fer aloétiques*.

Pr. Aloès. 3
Cannelle 2
Fer porph. 23
Sirop d'armoise. . . . . . Q. S.

F. des pil. de 0,6. (Jourd.)

FÈVE DE CALABAR. *Physostigma venenosum* Balfour. — Légumineuses.

Cette semence, connue sous le nom d'*Eséré* au Vieux-Calabar, où elle sert de poison d'épreuve, est ovale, un peu réniforme, brune, longue de 2 à 3 centimètres, large de 1 à 1 1/2. Le bord convexe est parcouru par un long hile linéaire élargi ; le périsperme est dur, cassant, chagriné ; les cotylédons sont durs, friables, blancs, et laissent entre eux une sorte de cavité centrale (fig. 67).

Comp. — MM. Jobst et Hesse ont retiré de la fève de Calabar un alcaloïde amorphe, jaune brunâtre, très toxique, soluble dans l'eau lég[t] add. de chlorure de sodium ; ils l'ont nommée *Calabarine* ou *Physostigmine*. Elle est sol. dans l'ammoniaque, l'éther, la benzine, l'alcool, peu dans l'eau. Elle se combine aux acides, et peut être précipitée par le tannin, les chlorures d'or, de platine et de mercure. L'extrait alcool. possède les propr. physiologiques et toxiques de la fève d'épreuve.

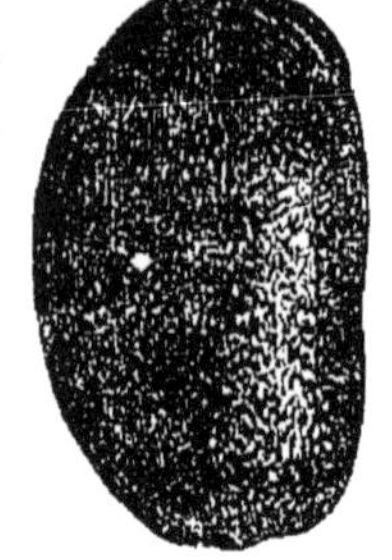
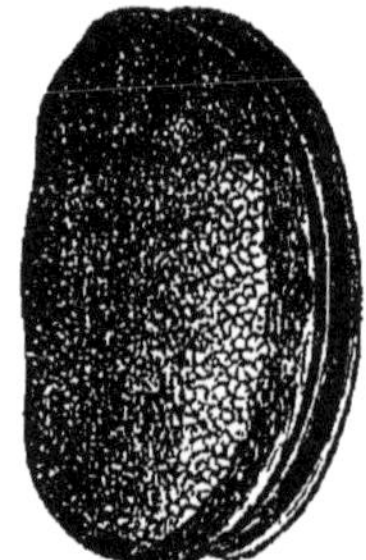

Fig. 67. — Fève de Calabar.

M. A. Vée en a obtenu en suivant le procédé de Stas un alcaloïde cristallisé en lamelles, très manifestement basique, qu'il a nommé *Esérine*. Cette matière se colore assez rapidement en rouge à la lumière, en absorbant de l'oxygène.

Prép. de l'Esérine. — On prend :

Fèves de Calabar pulv.	100 p.
Acide tartrique.	1
Bicarbonate de potasse pulv.	Q. S.
Alcool à 90°.	Q. S.
Ether rectifié et lavé.	Q. S.

Mélangez la fève à l'acide tartrique et faites digérer plusieurs fois au bain-marie avec 3 p. d'alcool; réunissez les liqueurs, distillez-les et filtrez le résidu; chauffez celui-ci à l'air libre pour chasser tout l'alcool, laissez refroidir, délayez avec un peu d'eau et filtrez au papier pour séparer de la résine. Agitez la liqueur plusieurs fois avec l'éther jusqu'à ce que celui-ci cesse de se colorer. L'ésérine reste dans la liqueur aqueuse à l'état de tartrate acide; ajoutez à celle-ci du bicarbonate de potasse en léger excès, jusqu'à réaction alcaline; agitez avec de l'éther, qui enlève l'alcaloïde libre et l'abandonne par évaporation. On purifie par de nouvelles cristallisations dans l'éther. — Produit : environ 1/1000.

Chim. — L'ésérine pure et récemment préparée est incolore ou légèrement rosée; elle est cristallisée en lames minces rhomboédriques. Après quelque temps, elle se colore, et on ne la trouve guère dans le commerce que sous forme de masses amorphes plus ou moins colorées. Elle est peu soluble dans l'eau, facilement soluble dans l'alcool, l'éther, le chloroforme. Une solution de potasse ou de soude à 1/100 lui donne une coloration rouge caractéristique. Chauffée au bain-marie dans un ballon avec de l'ammoniaque, elle donne une belle couleur bleue très soluble dans l'eau; cette solution additionnée d'un acide donne une liqueur dichroïque, violette et transparente par transmission, rouge carmin trouble par réfraction. — L'ésérine contracte énergiquement la pupille.

Act. phys. — La fève, son extrait alcoolique, la physostigmine et l'ésérine jouissent de la propr. remarquable de déterminer la contraction de la pupille, à l'inverse des effets produits par la belladone et l'atropine. Cette contraction s'accompagne d'une myopie temporaire; elle se prod. touj. quand la solution est mise en contact direct avec l'œil, et manque qquefois quand elle est ingérée par l'estomac. — A dose toxique, la fève de Calabar prod. rapid[t] une soif intense, la constriction de la gorge, des secousses et convulsions des muscles, une salivation abondante, la paralysie des membres inférieurs, une gr. difficulté de la respiration, le ralentissement des mouvements du cœur, et la mort. Les vomissements survenant au début peuvent sauver le sujet.

A l'extérieur, on emploie l'extrait et le sulfate d'ésérine sous forme de collyres, le premier en sol. dans la glycérine (1 : 5), le second en sol., ou sous formes de papiers gradués comme nous l'avons indiqué pour l'atropine. On imprègne aussi d'ésérine de petites tablettes gélatineuses qui se dissolv. rapid[t] dans l'œil. — A l'intérieur, partant de récentes expériences qui montrent son action paralysante spéciale sur la partie inférieure de la moelle épinière, on a utilisé la fève de Calabar contre la chorée, les convulsions, le tétanos et l'empoisonnement par la strychnine. L'ésérine ne paraît pas jouir des mêmes propr. antidotiques. — *Doses : Poudre :* 5 à 15 centigr. *Extrait :* 0,005 à 0,01 ; n'augmenter que progressivement.

Toxic. — Il n'y a pas d'exemple d'empoisonnement criminel par cette substance; mais, le cas échéant, le contre-poison qui parait le plus rationnel est le tannin, puis l'opium, l'alcool, les stimulants. La strychnine n'a pas été étudiée à ce point de vue. Quant aux recherches toxicologiques, il faudrait tâcher d'isoler l'ésérine par le procédé de Stas (voir page 231) et avoir recours spécialement aux essais physiologiques (voir *Digitaline*) avec l'extrait ou le produit ultime obtenu.

Poudre de fèves de Calabar.

Pr. Fèves de Calabar . . . . Q. V.

Concassez et séchez à l'étuve, puis pilez dans un mortier couvert, et passez au tamis de soie fin. — On pulvérise presque sans résidu.

Teinture de fèves de Calabar.

Pr. Fèves pulv. . . . . 100 p.
Alcool à 80°. 500

F. macérer dix jours, exprimez, filtrez.

Extrait alcoolique de fèves de Calabar.

Réduisez les fèves en poudre très fine; faites digérer cette poudre avec 1 litre d'alcool à 80° dans le B.-M. d'un alambic, que vous tiendrez à une douce chaleur pendant 2 h. — Introduisez le mélange dans un appareil à déplacement. Quand le liquide cessera de couler, ajoutez sur la poudre un à un de 4 à 5 litres d'alcool à 80°, jusqu'à ce qu'il passe à peine coloré. — Distillez tout l'alcool, et achevez l'évaporation au B.-M. en consist. d'extrait. Agitez vers la fin, pour que le produit soit homogène. — Rend. : 25 à 30 0/0. (Cod.)

Glycéré d'extrait alcoolique de fèves de Calabar.

Pr. Extr. alc. de fèv. de Calabar. 1
Glycérine pure 100

F. dissoudre.

On prépare également des glycérés à 1/10, à 1/20, etc. (Soc. de ph.)

Sulfate neutre d'ésérine.

On sature rigoureusement une quantité déterminée d'ésérine par de l'acide sulfurique dilué à 1/10. On peut arriver au même résultat en agitant une solution éthérée d'ésérine avec une solution titrée d'acide sulfurique.

Le point important est de ne pas dépasser la saturation exacte.

On évapore la solution à siccité à une douce chaleur.

Le sulfate d'ésérine cristallise difficilement en aiguilles. Ordinairement, il est amorphe et très déliquescent.

On en prépare des granules à 1 milligramme pour usage interne, mais surtout des solutions usitées en oculistique.

Les solutions d'ésérine et de ses sels s'altèrent rapidement en se colorant en rouge.

Bromhydrate neutre d'ésérine.

Se prépare comme le sulfate en substituant à l'acide sulfurique l'acide bromhydrique incolore. — La solution cristallise au bout de quelques jours en masses fibreuses plus ou moins colorées, non déliquescentes. — Employé en collyres. (Soc. de ph.)

FÈVE DE SAINT-IGNACE. Semence de l'*Ignatia amara* L. f. — Loganiacées.

Grosses comme des olives, convexes-arrondies d'un côté, anguleuses de l'autre; périsperme dur et corné, semi-transparent, inodore, très amer. Elles sont à peu près uniquement employées pour la préparation de la *strychnine.*

Act. phys. — Propriétés de la noix vomique, plus intenses encore, parce qu'elles contiennent plus de strychnine. Elles renferment en outre de la *brucine* et de l'*igasurine.* C'est un violent toxique. (V. *Strychnine* et *Noix vomique.*)

Gouttes amères de Baumé.

Pr. Fève de St-Ignace râpée. .	500
Carbonate de potasse . . .	5
Suie.	1
Alcool à 60°	1000

F. macérer 10 jours; exprimez, filtrez. (Cod.)

FÈVE TONKA. Semence du *Coumarouna odorata* Aubl. — Légumineuses.

Longue de 3 à 5 centimètres, avec épisperme mince ridé, noir luisant, et une amande grasse; od. agréable de mélilot et vanille; sav. douce, huileuse. Elle contient de la *Coumarine* ($C^{18}H^{6}O^{4}$), qui fond à + 50° et bout à + 270°; à sav. brûlante et od. aromatique très agréable; sol. dans la potasse et, chauffée avec elle, se transformant en *acide coumarique* ($C^{13}H^{8}O^{6}$), que l'ac. chlorhydrique précipite. — Usitée comme aromate. Une fève tonka introduite dans le flacon ou une pet. q. de coumarine modifient avantageusement l'odeur de l'iodoforme.

FICAIRE. *Ficaria ranunculoïdes* Mœnch. — Renonculacées.

Plante des marais à fleurs jaunes. Les racines contiennent de l'*ac. ficarique*, volatil, et une mat. analogue à la saponine (*ficarine*). Employée surtout en Belgique contre les hémorrhoïdes, à l'intérieur et à l'extérieur sous div. formes.

FIEL DE BŒUF. Bile du *Bos Taurus* L. — Mammifères-Ruminants.

La bile est le liq. jaune verdâtre, visqueux, amer, sécrété par le foie des mammifères. A part la *Cholestérine* et quelques corps secondaires, elle est essentiellement constituée par un savon de soude (*Cholate* et *Choléate de soude*). Elle a une réaction alcaline. — On l'a administrée pour suppléer au défaut de sécrétion hépatique, oubliant que l'estomac ne la tolère jamais dans sa cavité, lorsqu'elle y reflue spontan[t] du duodénum (Gubler). — Inusité.

Extrait de fiel de bœuf.

Prenez des vésicules biliaires de bœuf très récentes, faites-leur une ouverture, et faites tomber la bile sur une étoffe de laine; évaporez le liquide passé au B.-M. en consistance d'extrait ferme. — Rendement : 9/100. (Cod.)

Huile acoustique (Dorv.)

Pr. Oignons	60 gr.
Cloportes	n° 60
Fiel de bœuf	8 gr.
Huile d'amandes	30 gr.

Faites bouillir, ajoutez à la colature :

Essence de rue	āā 3 gouttes.
— de marjolaine	
— de romarin	

FIGUES. Fruits du *Ficus carica* L. — Morées.

Les *figues violettes* et les *figues grasses* sont employées pour prép. des tisanes ou des gargarismes adoucissants, des cataplasmes émollients contre les abcès des gencives. — Angines, bronchites, inflamm. des premières voies. — *Décocté* : 50 : 1000.

Ne pas confondre avec les *figues de Barbarie*, fruits de l'*Opuntia vulgaris* Mill. — Cactées, qui servent à la nourriture en Algérie, en Corse et en Espagne. Ces fruits sont astringents.

Le suc du figuier est laiteux et contient du caoutchouc; il est purgatif; à l'extérieur il sert, comme caustique, à détruire les verrues. Le suc du *Ficus doliaria* Mart. (Brésil) dissout la fibrine comme le suc de *Carica papaya*.

FILIPENDULE. *Spiræa filipendula* L. — Rosacées.

La racine est lég[t] astringente. — Inusitée.

FOMENTATIONS.

Liquides médicamenteux que l'on applique et maintient à la surface du corps à l'aide de compresses imbibées. On les emploie chauds, tièdes ou froids. Les *lotions* en diffèrent en ce qu'elles ne séjournent pas; les *embrocations*, en ce qu'elles contiennent des corps gras.

FOUGÈRE MALE. *Nephrodium Filix-mas* Rich. — Fougères.

Le rhizome, improprement appelé racine, contient une huile vol., une huile fixe, une résine brune, du tannin, etc.; il abandonne à l'éther, *étant frais*, une mat. oléo-résineuse, semi-fluide, d'une belle couleur *verte* et non brune, très efficace contre le *Tænia bothriocéphale* ou *solium* (D. Cauvet). On trouve cette huile dans le commerce, de couleur brune, épaisse, d'un goût désagréable et d'une inertie à peu près complète. Cela tient à ce que, au lieu de la préparer avec les rhizomes frais bien mondés de toutes les parties colorées et inertes, on la retire de rhizomes vieillis et sans valeur. — Deschamps et Collas préfèrent l'alcool à l'éther comme véhicule d'extraction.

On administre la fougère soit en nature (de 4 à 30 gr. de *Poudre* et plus), soit sous forme d'extrait éthéré (2 à 4 gr.) après avoir vidé l'intestin par un purgatif, et en le faisant suivre d'un second dès qu'on suppose que le tænia a subi l'action toxique du vermifuge.

Les feuilles de fougère servent à faire des sommiers hygiéniques fortifiants pour les enfants rachitiques ou anémiques.

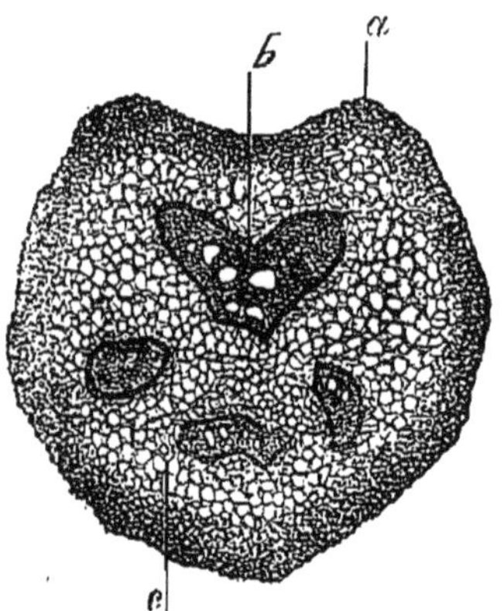

Fig. 68. — Ptéris aquilina : coupe au collet. *a*, hypoderme ; *b*, faisceau (au milieu vaisseaux scalariformes) ; *c*, tissu fondamental.

La *fougère femelle*, *Pteris aquilina* L., ainsi nommée à cause de la figure (aigle à deux têtes) que présente la coupe oblique du collet ; parait avoir des propr. analogues (fig. 68).

L'*Osmonde*, *fougère royale*, *Osmunda regalis* L., (fig. 69). a été employée contre

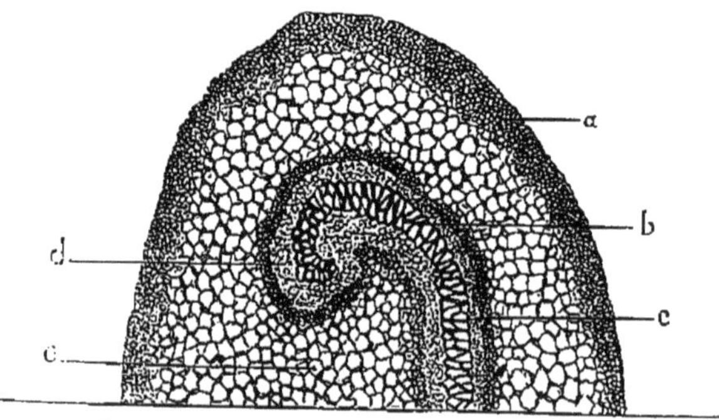

Fig. 69. — Osmunda regalis. *a*, cuticule rugueuse imprégnée de silice ; *b*, lacunes valéculaires (dans le tissu fondamental) ; *c*, lacunes carénales des faisceaux ; *d*, lacune centrale.

les scrofules, l'hydropisie, les calculs vésicaux. Elle est légèrement astringente. — Inusité.

Poudre de fougère mâle.

Mondez les rhizomes de l'extrémité altérée, coupez-les transversalement en tranches minces, vannez pour séparer les écailles; faites sécher à l'étuve et pulvérisez. — La poudre est verte. (Cod.)

Extrait éthéré de fougère mâle.

Pr. Rhizomes de fougère mondés. 1000
Ether sulfurique 2000

Pulvérisez les rhizomes et traitez-les par déplacement. La liqueur étant recueillie et filtrée en vase clos est distillée à une douce chaleur, au B.-M. d'un petit alambic, avec toutes les précautions que réclame la rectification de l'éther. — Le résidu de la distillation est maintenu pendant quelque temps au B.-M. dans une capsule, pour achever de chasser l'éther, ce qu'on facilite par l'agitation. Conservez dans un flacon bouché. (Cod.)

Electuarium anthelminthicum. (Pharm. Bad. — Belg.)

Pr. Poudre de fougère mâle. . . 2
— de valériane. 2
— de semen-contra . . 2
— de sulfate de potasse. 2
Eau distillée. 8
Miel. 16
M. (Cod.)

Electuaire de fougère mâle. (Deschamps et Collas.)

Pr. Mat. résinoïde de fougère mâle . . . . 1 à 2
Alcool à 70°. . . . . . . Q. S.
Poudre de réglisse . . . 4 à 8
Sirop simple. . . . . . Q. S.

En ajoutant 0,40 à 0,80 de gomme arabique, on en fait des pilules.

Espèces antirachitiques pour sommiers.

Pr. Fougère mâle, 3000; Feuilles et sommités de marjolaine, de menthe, de sauge āā, 4 poignées; Fleurs de mélilot, de trèfle odorant, de sureau, de roses rouges, de camomille, āā 60; Mousse de Corse, 125; Camphre, 30. Au centre d'une pelote de crin peu serrée : Poivre noir, 60.

Placez la pelote au milieu du sommier; mêlez le reste avec Q. S. de paille d'avoine ou d'orge.

On fait coucher les enfants rachitiques sur ces sommiers, que l'on expose souvent à l'air pour en chasser l'humidité. (Ph. S. M.) (Dorv.)

FOURMI ROUGE. *Formica rufa* L. — Hyménoptères.

La fourmi sécrète l'ac. formique, qui lui donne des propr. irritantes. On en faisait autrefois des cataplasmes. On les administrait aussi à l'intérieur comme diurétiques; elles faisaient partie d'anciennes prép. oubliées : l'*Eau de magnimité*, le *Baume acoustique de Mindérer*, etc.

FRAGON ÉPINEUX. *Petit houx; Ruscus aculeatus* L. — Asparaginées.

Le rhizome muni des racines est apéritif, diurétique, et s'emploie dans les maladies des voies urinaires, l'hydropisie, les affections cardiaques. — *Décocté :* 20 : 1000.

FRAISIER. *Fragaria vesca* L. — Rosacées.

Le rhizome est cylindrique, noir ou brunâtre à l'extérieur, rosé à l'intérieur. Il contient du tannin, et noircit les persels de fer. On l'emploie en tisane (*Infusé :* 20 : 1000) comme tonique, astringent, diurétique. Son usage colore l'urine en rose.

Les fraises sont usitées comme aliment; elles ont des propriétés rafraîchissantes, laxatives, qu'on pourrait utiliser. Elles rendent les urines alcalines, par transform. de leurs sels alcalins à acide organique en carbonates alcalins dans la circulation; par suite, elles sont utiles dans la gravelle, la goutte, les calculs biliaires.

FRAMBOISIER. *Rubus idæus* L. — Rosacées.

La framboise est, comme la fraise, laxative et rafraîchissante; elle a une odeur suave très appréciée qu'elle communique aux préparations dont elle fait partie. C'est à titre de parfum surtout qu'elle appartient à la matière médicale.

Suc de framboises.

Pr. Framboises. 4000
Cerises rouges. 1000

Ecrasez à la main sur un tamis de crin, pressez le marc, et portez les liq. à la cave; passez après 48 h. sur une étoffe de laine avec une légère expression. (Cod.)

Vinaigre framboisé.

Pr. Framboises mondées. . . 3000
Vinaigre blanc. 2000

F. macérer 10 j., passez sans expression, filtrez. (Cod.)

Sirop de framboises.

Prép. c. le *Sirop de groseilles*.

Sirop de vinaigre framboisé.

Pr. c. le *Sirop de vinaigre*.

Alcoolat de framboises. *Esprit de framboises*.

Pr. Framboises mondées écrasées. 3
Alcool à 70°. 1

Laissez en contact 24 heures et distillez 1 p. d'alcoolat. (Dorv.)

FRAXINELLE. *Dictame blanc; Dictamnus albus* L. — Rutacées.

Plante du Midi, d'un port élégant, et dont toutes les parties sont aromatiques. On employait autrefois l'écorce de la racine, blanche, convolutée, en longs morceaux gros comme le petit doigt, comme antispasmodique, emménagogue et diurétique.

Doses : *Poudre :* 1 à 5 gr. *Infusé :* 10 : 1000.

FRÊNE ÉLEVÉ. *Fraxinus excelsior* L. — Oléacées.

L'écorce des jeunes rameaux était autrefois employée comme fébrifuge avant l'importation du quinquina; elle est inusitée aujourd'hui. Les feuilles sont amères et purgatives, à la dose de 15 à 25 gr. Elles contiennent de la *mannite*, et une substance active que le charbon enlève à leur décocté et qui se dissout ensuite dans l'alcool (*Fraxinine* de Mandet). On les a vantées contre la goutte et les affections arthritiques en tisane (*Infusé :* 10 : 1000) ou en applications topiques (50 : 1000). La fraxinine a été employée comme fébrifuge (1 gr. à 1 gr. 50 par jour).

On sait que la manne exsude des frênes, en Calabre, et que les cantharides se nourrissent de leurs feuilles.

FUCUS VÉSICULEUX. *Fucus vesiculosus* L. — Algues.

C'est un de ces végétaux des bords de la mer, connus sous le nom de varecs, et dont on extrait la soude par incinération. Ils contienn. en outre de l'iodure et du chlorure de sodium, auxquels ils doivent leurs propr. Avant la découverte de l'iode, on employait le charbon, obtenu en calcinant ce varec en vase clos, contre les engorgements lymphatiques, squirrheux, et contre le goitre. Dans ces dernières années, on a préconisé ce fucus contre l'obésité : *Extrait hydroalcoolique* : 5 à 25 centigr. avant chaque repas ; *décoction* (20 : 1000). Il est probable que, s'il a quelque propr. fondante et altérante, il la doit aux sels neutres qu'il renferme, et surtout à l'iodure de sodium.

Pilules de fucus vesiculosus. (Dannecy.)

Pr. Extrait de fuc. vésic. . . . 30
Poudre de — 5

M. F. des pilules de 25 centigr. roulées dans la poudre de cannelle. — 3 par jour et progressivement jusqu'à 24.

Sirop de fucus vesiculosus. (Pottier.)

Pr. Fucus vésicul. pulv. . . . 150
Sucre. 370
Eau alcoolisée à 14 0/0. . 460

F. macérer le fucus pendant 4 ou 5 jours, passez avec expression, soumettez le résidu à une nouvelle macération pendant le même temps, dans la même quantité d'eau alcoolisée, passez, réunissez les deux liqueurs, filtrez, concentrez jusqu'à réduction au tiers environ, ajoutez le sucre et faites fondre au B.-M. couvert, laisssez refroidir et passez. 20 gr. de sirop représentent 60 centigr. d'extrait ou 5 gr. de fucus. (Dorv.)

FUMETERRE. *Fumaria officinalis* L. — Fumariacées.

La plante entière est usitée. Elle est amère et inodore. C'est un dépuratif populaire fréqt employé dans les affections dartreuses, scrofuleuses, la jaunisse, etc. On y a trouvé de l'*acide fumarique*, cristallisable en prismes incolores, sol. dans l'alcool, l'éther, peu sol. dans l'eau. Une solution d'ac. fumarique à 1/200000 trouble une solution de nitrate d'argent.

La fumeterre s'emploie en *tisane* (*Infusé* : 20 : 1000), sous forme d'*extrait* (1 à 5 gr.), de *sirop*, de *suc*.

Suc de fumeterre.

Prép. c. le *Suc de chicorée*.

Extrait de fumeterre.

Prép. c. l'*Extrait de ciguë*. — Rendement : 2,8/100.

Sirop de fumeterre.

Pr. Suc de fumeterre clarifié à chaud. 1000
Sucre blanc. 1900

F. fondre au B.-M. couvert, passez à l'étamine. (Cod.)

FUMIGATIONS.

Les fumigations ont pour but de charger l'air ambiant de vap. médicamenteuses, soit qu'il s'agisse de mettre ces vap. en relation continue avec les voies respiratoires, soit qu'on les destine à agir sur une partie limitée du corps. Certaines fumigations sont destinées à détruire les miasmes délétères (chlore), d'autres à masquer de mauvaises odeurs (genièvre, vinaigre).

Le plus souvent, il faut faire intervenir la chaleur et même la combustion pour volatiliser les subst. Il existe des appareils construits pour certains cas. Ordinairement, les mat. sont projetées en poudre sur une plaque de fer chauffée, ou mises sous forme de cônes combustibles qu'il suffit d'allumer et de laisser brûler.

G

GALANGA. *Galanga officinal; G. de la Chine; Hellenia chinensis* Wild. — Amomacées.

On distingue le *petit Galanga*, le *moyen*, le *léger*, le *grand*. Toutes ces sortes présentent des caract. communs et proviennent de pl. voisines. Le petit et le moyen sont officinaux; c'est le rhizome de l'*Hellenia chinensis* (fig. 70). — Contienn. h. vol., résine âcre, etc.; od. aromatique; sav. chaude, âcre, brûlante. — Excitant aromatique, stomachique, carminatif, sialagogue. — *Poudre :* 0,50 à 1 ou 2 gr.

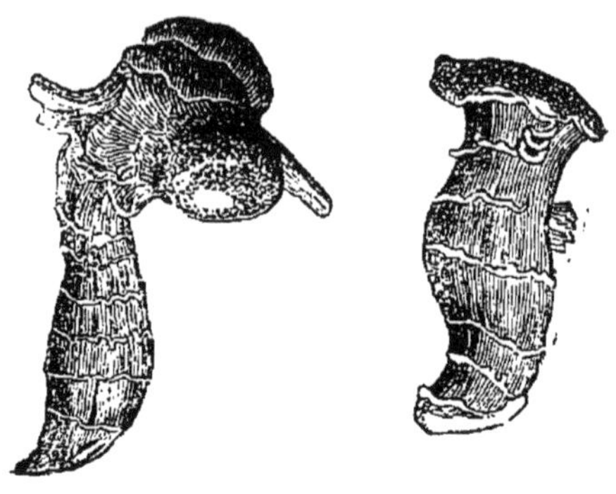

Fig. 70. — Petit Galanga.

Poudre de galanga. Prép. c. la *Poudre de gentiane*.

GALBANUM. Gomme-résine attribuée au *Galbanum officinale*, pl. encore inconnue, voisine des *Ferula*. — Ombellifères.

On est aujourd'hui d'accord pour reconnaître que cette substance n'est pas produite par le *Bubon Galbanum* L., auquel on l'avait attribuée. — On trouve dans le commerce : un *Galbanum mou*, en masses ou larmes, mou, gluant, vernissé, sans fruits, formé de larmes jaunes à cassure huileuse; od. forte, sav. âcre et amère; un *Galbanum sec*, dont les larmes ne sont ni gluantes ni vernissées, blanchâtres à l'intérieur, à cassure inégale, non vitreuse; od. analogue au précédent. On trouve des fruits d'ombellifères dans la masse. On ne sait si ces deux variétés proviennent de la même plante.

Distillé avec l'eau, il donne une huile volatile hydrocarbonée ($C^{20}H^{16}$). Il contient en outre 66 0/0 de résine, 23 0/0 de gomme. Par la distillation sèche, il fournit une huile d'un bleu verdâtre, qui laisse déposer des cristaux d'*ombelliférone* ($C^{12}H^{4}O^{4}$?), subst. que donnent par le même procédé toutes les résines d'ombellifères.

Excitant, anticatarrhal, antispasmodique, inférieur à l'asa-fœtida, et inusité à l'intérieur (0,25 à 1 gr. et plus). Il entre dans qques prépar. pour l'us. externe et dans plusieurs électuaires.

Galbanum purifié.
Prép. c. la *Gomme ammoniaque purifiée.*

Pilulæ galbani compositæ. (Phar. Hag.)

Pr.	Poudre de galbanum. . . .	2
	— de myrrhe.	3
	Poudre de sagapenum. . .	3
	— d'asa-fœtida	1
	Savon.	2
	Sirop simple.	Q. S.

M. (Cod.)

GALEGA. *Galega officinalis* L. — Légumineuses.

A été vanté comme favorisant la production du lait. — Inusité.

GALEOPSIDE. *Galeopsis grandiflora* Roth. — Labiées.

Cette labiée peu aromatique est considérée en Allemagne comme anticatarrhale. Elle entre dans le *thé de Blankenheim*, très réputé dans ce pays.

GALIPOT. Résine qui se dessèche pendant l'hiver sur le tronc des Pins (*Pinus maritima* L. — Conifères) après la récolte de la térébenthine.

C'est de la térébenthine en grande partie privée d'essence. Ses propriétés s'en trouvent modifiées. Le galipot fait partie de qques préparations emplastiques (voir *Térébenthine*).

Galipot purifié. Prép. c. la *Poix de Bourgogne purifiée.*

GALLE DE CHÊNE D'ALEP. *Noix de Galle d'Alep.* Excroissance du *Quercus infectoria* Willd. — Cupulifères.

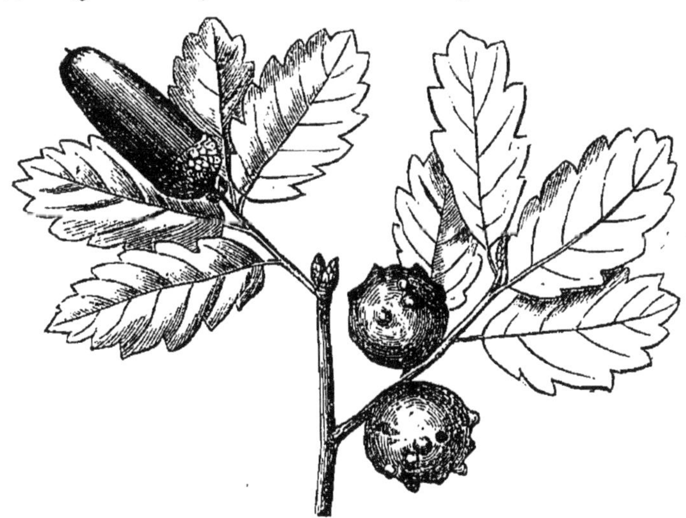

Fig. 71. — Galle de chêne.

Elle est produite par la piqûre du *Cynips Gallæ tinctoriæ* L., — Hyménoptères, sur les jeunes bourgeons (fig. 71); grosse c. une petite cerise, parsemée d'aspérités obtuses, glauque, vert noirâtre, compacte, assez dure et pesante. Elle cont. des ac. : tannique (qquefois jusqu'à 65 0/0), gallique, ellagique, lutéogallique, sucre, etc. On la récolte avant que l'insecte, auquel elle sert de demeure pendant ses transformations, l'ait perforée pour s'échapper.

La *Galle de Smyrne* est plus grosse, blanchâtre et généralement perforée; elle est moins estimée.

Astringent puissant, raremt employé comme médicamt, parce qu'on lui préfère le tannin, d'un usage plus commode. — Fréquemmt usité, à défaut de ce dernier, comme antidote des sels métalliques, des alcaloïdes vénéneux. (V. *Tannin.*)

Fals. — Il faut doser le tannin pour se rendre compte de la valeur des noix de galle. On peut pour cela extraire le tannin de 100 gr. de noix au moyen de l'éther; ou précipiter l'infusion d'un poids donné de galle par l'émétique. 1 gr. 402 d'émétique précipitent exactement 2 gr. de tannin. Une bonne galle doit donner environ 40 gr. de tannin, souvent plus.

Teinture.

Prép. c. *Teinture de gentiane.* (1 : 5 alc. à 60°.)

Poudre pour embaumements.

Pr. Galle	10000
Tan	10000
Sel marin décrépité	7500
Nitre	2500
Romarin	2500
Lavande	2500
Sauge	2500
Thym	2500
Menthe	2500
Aloès	2500
Benjoin	2500
Myrrhe	2500
Gingembre	2500
Girofles	2500
Muscades	2500
Poivre noir	2500

F. une poudre homogène. (Cod. 1837.)

Quelquefois, on remplace le nitre par le sulfate de zinc, dont on élève la proportion à 10000, ainsi que celle du sel marin décrépité. (Dorv.)

La *poudre siccative*, pour remplir les coffres où l'on renferme les corps, est composée de tan ou éc. de chêne pulv., 50 kil.; sulfate de zinc pulv., 20 kil.

N. B. On se servira, comme *vernis*, pour les bandelettes qui servent à recouvrir le corps, de la préparation suivante :

Baume du Pérou	1500
Styrax liquide	1500
Beurre de muscade	500
Huile vol. de thym	30
— de lavande	125

F. liquéf. au B.-M. Passez. (Cod. 1837.)

Pommade astringente. *P. virginale. P. de la Comtesse, P. de noix de galle composée, Ong. astringent de Fernel.*

Pr. Noix de galle	30
Noix de cyprès	30
Ecorce de grenade	30
Sumac	30
Mastic	30
Onguent rosat	590

Esp. remplace la pommade rosat par de la cire jaune et de l'huile de myrte.

Contre les hernies des enfants et le relâchement de certains organes. On lui donne quelquefois le nom de *cérat labial.*

Employé par les matrones. (Dorv.)

GALLE DE CHINE. *Ou-poéy-tse;* formée par la piqûre d'un puceron sur les bourgeons du *Dystilium racemosum* Zucc. — Hamamélidées.

Oblongue, grisâtre veloutée, à protubérances irrégulières. — Très astringente, très riche en tannin. Elle est employée en Chine et au Japon aux mêmes usages médicamenteux et tinctoriaux que la noix de galle en Europe.

GAMBIR CUBIQUE. Extrait du *Nauclea Gambir* Hunt. – Rubiacées (Indo-Chine, Malaisie).

C'est un véritable cachou, de très bonne qualité. Il est extrait par décoction des feuilles de la pl.; sous forme de petits pains cubiques de 2 centim. de côté, à cassure pâle et terreuse. Il est léger, fond facilt dans la bouche; il contient beaucoup d'*acide catéchique* ou *cachutique*, dont on aperçoit les cristaux à la loupe. — Mêmes propr. et us. que le cachou (V. ce mot).

GARANCE. *Rubia tinctorum* L. — Rubiacées.

Croît spontanément dans le Midi; elle était cultivée en grand pour les besoins de l'industrie : la découverte de l'alizarine artificielle a ruiné cette culture. — Cont. plusieurs mat. color. : *Alizarine*, *Purpurine*, *Xanthine* (?), utilisées dans la teinture; son usage colore les os en rouge.

On l'a employée contre le rachitisme; on l'a indiquée c. diurétique, emménagogue, tonique. Ses propr. sont tellement peu certaines qu'elle est tombée dans l'oubli.

GARGARISMES.

Médicaments liquides destinés à être gardés et agités pendant qques instants dans la bouche et l'arrière-bouche, puis à être rejetés. Leur composition varie avec les indications. Les *Collutoires* sont des prépar. de même genre plus épais et plus actifs, qu'on applique comme topiques, au moyen d'un pinceau, du doigt, etc., sur un point indiqué de la bouche.

GAROU. *Sainbois; Daphne Gnidium* L. — Thyméléacées (fig. 72).

Le garou, ainsi que le *Daphne Mezereum* L., *Bois gentil*, *Lauréole femelle*, croît dans le midi de la France; les écorces de l'un et de l'autre sont répandues dans le commerce sous le nom de garou; — minces, à épiderme rougeâtre, piqueté de taches blanches; l'intérieur est blanc jaunâtre, formé de fibres tenaces. — On les trouve pliées en deux, en bottes de 20 à 30 centim. de longueur, ou en petits paquets de 10 centim. environ; l'épiderme est touj. en dedans. — Ces écorces contienn. de la *Daphnine*, mat. neutre, cristallisable, une h. vol. mal définie, et une résine très âcre. Le principe actif est peu ou point sol. dans l'eau, sol. dans l'alcool, l'éther et les corps gras.

Act. phys. — Sa sav. est amère, puis chaude et brûlante; à certaines doses, il produit dans l'estomac une douleur vive, puis des nausées et vomissements. L'irritation gagne l'intestin. Les désordres produits peuvent être mortels. — Appliqué à l'extérieur, frais ou ramolli par une macération d'une heure dans l'eau ou le

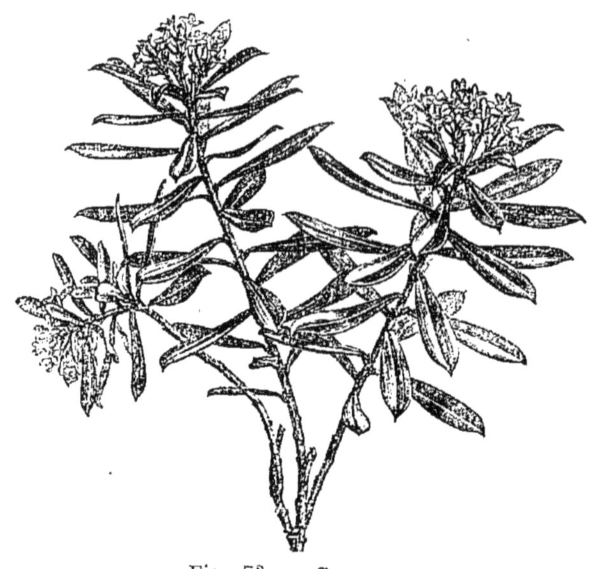

Fig. 72. — Garou.

vinaigre, il détermine après 20 h. ou plus une vésication. Aussi l'utilise-t-on à peu près uniquement comme épispastique. Il n'agit pas sur la vessie. Dans quelques pays, on l'utilise à l'intérieur, comme antisyphilitique (*Poudre* : 5 à 25 centig. *Infusé* : 5 : 1000).

Poudre de garou.

Coupez transversalement en tranches très étroites de l'écorce récemment séchée, achevez la dessiccation à l'étuve, et pulvérisez par contusion jusqu'à ce qu'il ne reste plus qu'un duvet volumineux. — Le mortier et le tamis doivent être couverts avec soin.

Extrait éthéré de garou.

Pr. Ec. de garou très divisée.	1000
Alcool à 80°	7000
Ether sulfurique	1000

Epuisez le garou par déplacement au moyen de l'alcool; distillez le produit; le résidu sera introduit dans un flacon à l'émeri avec l'éther; agitez souvent pendant 24 h. Décantez la sol. éthérée, et distillez-la au B.-M. avec les précautions indiquées pour la rectification de l'éther. Evaporez le résidu en consistance de miel. (Cod.)

Pommade épispastique au garou.

Pr. Extrait éthéré de garou.	40
Axonge	900
Cire blanche	100
Alcool rectifié	90

Dissolv. l'extrait dans l'alcool; ajoutez l'axonge et la cire, et chauffez doucement en agitant jusqu'à ce que l'alcool soit évaporé; passez à travers une toile dans un pot, et remuez à refroidissement. (Cod.)

Papier au garou.

Pr. Cire blanche	240
Blanc de baleine	90
Huile d'olive	120
Térébenthine du mélèze	30
Extrait éthéré de garou.	15

Faites dissoudre l'extrait dans 50 gr. d'alcool à 90°. Ajoutez les autres subst.; faites fondre; évaporez l'alcool, passez à travers une toile et préparez le papier comme le papier épispastique.

La formule ci-dessus donne le papier n° 1. En portant la dose d'extrait à 20 gr., on obtient le papier n° 2. (Cod.)

Sparadrapum antarthriticum. *Papier antiarthritique.* (Pharm. Bad. — Belg.)

Pr.	Axonge	754
	Cire jaune	142
	Blanc de baleine	94
	Extrait éthéré de garou	10

Enduisez légèrement des feuilles de papier. (Cod.)

Sirop de daphné mezereum. (Cazenave.)

Pr.	Extr. alc. de mézéréon	0,2
	Sirop simple	1000

Dans les affections cutanées.

Pommade de mézéréon. (Hoffmann.)

Pr.	Extr. alc. d'éc. de mézér.	4
	Alcool	15
	F. diss. puis aj. :	
	Axonge	280
	Cire blanche	30

Rubéfiant et vésicant.

GATILLIER. *Agnus-castus; Vitex Agnus-castus* L. — Verbénacées (Europe méridionale).

Le fruit, aromatique, d'od. un peu fatigante, a été considéré comme anaphrodisiaque. — Inusité.

GAULTHÉRIE COUCHÉE. *Gaultheria procumbens* L. — Ericacées (Amér. du Nord).

Pl. fort usitée au Canada en infusé, c. stimulante diaphorétique, diurétique. — Inusitée en France.

Son essence (*Essence de Winter-green*) a été reconnue, par M. Cahours, comme étant presque entièr[t] formée par l'*acide méthylsalicylique* ($= C^{16}H^8O^6$); on peut la prép. artificiellt. Incolore, rougit avec le temps; très peu sol. dans l'eau, à laquelle elle donne cependant la propr. de colorer en violet les sels ferriques; sol. dans l'alcool; D. = 1,196; bout à + 223°,7. — Cette essence est très employée en parfumerie.

GAYAC. *Gaïac; Guajacum officinale* L. — Rutacées.

On emploie le bois, l'écorce et la résine. Le Gaïac est un grand arbre des Antilles; son bois nous vient en bûches ou troncs volumineux, avec ou sans écorce; l'aubier est jaune pâle, le cœur brun verdâtre; od. faible, balsamique, qui se développe quand on le râpe; sav. amère, âcre, résineuse. L'écorce est grise, compacte, résineuse, parsemée de petits cristaux de sulfate de chaux; elle contient 10 fois moins de résine que le bois, mais est plus âcre et amère. La résine exsude naturell[t]; on l'obt[t] en gr. q. en perforant ces bûches dans toute leur longueur, et chauffant une des extrémités; dans les pharmacies, on l'extrait au moyen de l'alcool. — En masses brunes, verdâtres, ou en fragments grisâtres, ternes, à cassure brillante; sav. âcre, od. balsamique; sol. dans l'alcool, peu dans l'éther, insol. dans les h. grasses; sa dissolution alcool. est précipitée en blanc par l'eau, en bleu par le chlore, en vert par l'ac. sulfurique; les vap. nitreuses colorent en bleu un papier imbibé de teinture de gaïac. — La résine de gaïac renferme 80 0/0 de *Gaïacine* (Buchner); on en a retiré de l'*acide gaïacique* (Thierry), très sol. dans l'eau.

Le principe âcre du gaïac paraît être différent de la résine.

Act. phys. — Stimulant sudorifique, dont l'action se rapproche de celle des térébenthines et des baumes. On l'emploie c. antisyphilitique, antiherpétique, antigoutteux. Il est utile encore dans les affections catarrhales et rhumatismales. La *teinture* ou *eau-de-vie de gaïac* est un dentifrice usité. — *Poudre :* 2 à 4 gr.. *Extrait :* 1 à 2 gr. *Décocté :* 50 : 1000. La *résine* et ses prépar. s'emploient à dose moindre.

Mél. et fals. — On a mélangé la rapure de gaïac de *poudre de buis*. Le gaïac exposé aux vap. nitreuses sous une cloche ou humecté d'hypochlorite de chaux verdit immédiatement; le buis ne change pas de couleur. La résine est falsifiée avec de la *colophane* teinte en vert : la chaleur développe l'od. de térébenthine; la colophane se dissout à froid dans l'essence de térébenthine, la résine de gaïac s'y dissout à peine; l'ammoniaque dissout la résine de gaïac et non la colophane; la teinture, faite avec le mélange, additionnée d'eau, est précipitée; l'addition de potasse, faite avec précaution, l'éclaircit; un excès de potasse la trouble de nouveau, quand il y a de la colophane; si la résine est pure, la liqueur reste claire.

Poudre de gaïac.

Prép c. la *Poudre de quassia amara*.

Poudre de résine de gaïac.

Prép. c. la *Poudre de benjoin*.

Apozème sudorifique. *Tisane sudorifique.*

Pr. Gaïac râpé	60
Salsepareille fendue et coupée	30
Sassafras	10
Réglisse	20

Faites bouillir le gaïac et la salsepareille dans Q. S. d'eau pendant 1 h.; ajoutez le sassafras et le réglisse; faites infuser 2 h.; passez, laissez déposer et décantez. — Complétez 1 litre de tisane. (Cod.)

Teinture de gaïac. *Eau-de-vie de gaïac.*

Prép. c. la *Teinture de gentiane*, avec 1 p. pour 5 p. alcool à 60°.

Teinture de résine de gaïac.

Pr. c. la *Teinture de benjoin*, avec 1 p. pour 5 p. alcool à 80°.

Extrait de gaïac.

Pr. Gaïac râpé	1000
Eau distillée	18000

Faites bouillir le gaïac pend. 1 h. dans la moitié de l'eau: passez; faites une seconde décoction semblable : laissez déposer les liqueurs pend. 12 h. décantez et évaporez au B.-M. Quand le résidu aura une consistance molle, ajoutez-y environ 1/8 de son poids d'alcool à 80°, mélangez et évaporez en consistance d'extrait. — Rendement : 3,2/100. (Cod.)

Sirop de gaïac.

Pr. Gaïac râpé	300
Eau	Q. S.
Sucre	1000

Faites bouillir le gaïac à deux reprises pendant 1 h. dans 3000 d'eau, passez; réunissez les liq., concentrez-les jusqu'à ce qu'elles ne pèsent plus que 600 gr. Laissez refroidir, filtrez au papier, ajoutez le sucre et passez quand le sirop marquera bouillant 1,26 au densimètre. (30° Bé.) (Cod.)

Espèces sudorifiques.

Pr. Gaïac	āā P. E.
Racine de salsepareille	
— de squine	
— de sassafras	

Incisez la squine, fendez et incisez la salsepareille; ajoutez le gaïac grossièrement râpé et dépoudré; le sassafras se délivre à part en copeaux, parce qu'il doit être seulement infusé, tandis que les trois autres substances sont traitées par décoction. (Cod.)

Tinctura guajaca ammoniacita (Ph. germ.)

Pr. Résine de gaïac 3
Alcool à 90° c. 10
Liq. d'ammoniaque caustique. 5

M. — La liq. d'ammoniaque caustique est de l'ammoniaque marquant 0,96 au densimètre et contenant le 1/10 de son poids d'ammoniaque anhydre. (Cod.)

Sirop dépuratif. (Larrey.)

Pr. Gaïac	7500
Racine de bardane	7500
— de patience	7500
— de saponaire	7500
Douce amère	2000
Séné	1875
Roses trémières	1875
Anis	1875
Sassafras	310
Suc de bourrache	10000
Sucre	15000
Miel	15000

Faites deux décoctions des cinq premières substances et une infusion des quatre suivantes; réunissez les deux marcs et faites-en une 3e décoction ; faites concentrer les trois décoctés avec le suc de bourrache, ajoutez à la fin l'infusé, puis le sucre et le miel, et faites un sirop clarifié. (Guib.)

Quelquefois la bardane, la patience, la saponaire, la douce-amère, les roses trémières et l'anis sont remplacés par de la salsepareille, de la squine et des baies sèches de sureau. (Dorv.)

Sirop dépuratif composé. (Larrey.)

Pr. Sirop dépur. simple	500
Sublimé corrosif	0,25
Sel ammoniac	0,25
Extrait d'opium	0,25

Dissolvez dans la plus petite quantité d'eau possible le sublimé et le chlorhydrate, ensuite séparément l'extrait, et ajoutez les solutés au sirop. Des auteurs ajoutent 2 d'éther alcoolisé. (Dorv.)

Savon de gaïac.

Pr. Résine de gaïac. 1
Savon méd 2
Alcool à 80° c. . . . . Q. S.

Faites dissoudre, filtrez, distillez et évaporez en consistance pilulaire. (Soub.)

Pour l'usage interne.

En remplaçant la résine de gaïac par celle de jalap ou de scammonée, on obtient les *Savons de jalap* et *de scammonée.* On peut préparer ainsi une foule d'autres savons de résines et de gommes-résines. (Dorv.)

Ratafia des Caraïbes. (Réveil.)

Pr. Résine de gaïac conc. . . 60
Rhum 3000

Faites macérer 15 jours; filtrez. — 15 à 20 gr. contre la goutte.

Eau balsamique de Jackson.

Pr. Zestes d'oranges	30
— de citrons	60
Racines d'angélique	60
Gaïac	180
Pyrèthre	180
Baume de Tolu	60
Benjoin	60
Cannelle	15
Vanille	15
Myrrhe	15
Ecorces de grenades	15
Alcool	1900

F. macérer 8 jours; dist. au B.-M. à siccité et aj. au prod. :

Alcool à 80°	500
Alcool de cochléaria. }	āā 250
— de menthe. }	

Colorez avec Q. S. de teinture d'orcanette. Dentifrice, rince-bouche, toilette. Brev. exp. (Dorv.)

GÉLATINE.

Cette subst. se forme par l'action prolongée de l'eau bouillante sur les tissus animaux, et surtout sur la partie organique des os, les cartilages, la peau, etc. Les os, les membranes, les tendons contienn. de l'*osséine*, les cartilages de la *chondrine*. Ces deux subst. azotées et insol. se transf. ainsi en gélatine soluble, isomérique avec elles. La gélatine de cartilages précipite les sels métalliques, ce que ne fait pas la gélatine d'os. — Une dissol. aq. chaude qui contient 2 1/2 0/0 de gélatine, se prend en gelée par refroidissᵗ. — L'alcool, le tannin précipit. les solutions de gélatine.

On distingue dans le commerce : la *grénétine*, en feuilles minces, blanches, transparentes ; c'est la plus pure; elle sert à faire des gelées ; la *colle de Flandre*, en feuilles minces, jaunes, nébuleuses, qu'on pulvérise pour bains; la *colle forte* ou *de Givet*, en feuilles noires, épaisses, qui ne sert que dans l'industrie.

La gélatine est adoucissante, analeptique (voir *Colle de poisson*); on l'emploie surtout en bains (250 à 500 gr. préalablement dissous) dans les affections cutanées et inflammatoires.

Bain gélatineux.
Pr. Gélatine concassée. 500
Faites tremper dans 2 litres d'eau froide pendant 1 h. environ ; achevez de dissoudre à chaud, et versez dans l'eau du bain. (Cod.)

Lavement gélatineux.
Pr. Gélatine commune. . . . 15
Eau 500
Faites dissoudre à chaud. (F. H. P.)

GELÉES.

Préparations de consistance molle et tremblante, ayant pour base la gélatine, un mucilage ou les fruits acides à acide pectique, et le sucre. Elles ont pour objet de donner un goût, un aspect agréables aux matières médicamenteuses. C'est une forme peu employée et d'ailleurs peu utile.

Les gelées sont de conserv. difficile et doiv. être prépar. au moment du besoin. Les gelées de fruits, qui appartiennent plus à l'économie domestique qu'à la pharmacie, se conservent bien.

GELSEMIUM SEMPERVIRENS Aiton. *Jasmin sauvage*. — Apocynées.

On emploie en Amérique et en Angleterre la racine de cette plante comme antinévralgique; on l'applique surtout à la guérison des névralgies dentaires. — On en extrait une substance azotée, la *gelsémine*, qui tue un pigeon à la dose de 12 milligr. — Le gelsémium et son principe actif doivent donc être considérés comme des toxiques qu'on doit employer avec ménagement. Une dose d'extrait inférieure à 50 centigr. peut produire des étourdissements, des éblouissements, des nausées et surtout une oppression très intense. — Doses : *Teinture* (1 : 5), 10 à 15 gouttes toutes les six heures, contre les névralgies dentaires ou faciales.

GENÊT PURGATIF. *Genista purgans* L.

GENÊT DES TEINTURIERS; *Génestrolle*; *Genista tinctoria* L. — Légumineuses.

Les fleurs, seules employées, sont purgatives et diurétiques. La génestrolle a été vantée contre la rage. Tous les genêts, entre autres le *G. scoparia*, ont les mêmes propr. — Peu usités.

GENEVRIER COMMUN. *Juniperus communis* L. — Conifères.

Arbrisseau commun en Hollande, dont les fruits, improprement nommés baies, sont des malacônes formés de trois écailles soudées, contenant une pulpe sucrée et des semences dures, anguleuses. Ces sem. sont creusées de petites stries qui contiennent de l'h. vol. avant la maturité, et plus tard une matière résineuse. — Ces malacônes contienn. de l'h. vol., de la résine, des ac. acétique et malique, etc.

Act. phys. — Très bon diurétique; stimulant diffusible agissant à la manière des térébenthines; carminatif emménagogue. — *Infusé* : 20 : 1000; *Extrait* ou *Rob* : 1 à 10 gr. — On fait des fumigations de baies de genièvre pour masquer la mauvaise odeur des malades; on les emploie aussi comme stimulantes, antirhumatismales, en soumettant aux vapeurs le membre affecté.

Les baies de genièvre fermentées donnent un vin dont on retire par distillation le vrai *genièvre* ou *ratafia de genièvre.*

Huile volatile de genièvre.

Prép. c. l'*Huile vol. de fl. d'oranger.*

Alcoolat de genièvre.

Prép. c. l'*Alcoolat de cannelle.*

Extrait de genièvre.

Pr. Baies de genièvre récemment séchées 1000
Eau dist. à 30 6000

Contusez lég. les baies dans un mortier de marbre; faites macérer dans la moitié de l'eau pendant 24 h.; passez avec légère expression. Traitez le marc de même par l'autre moitié de l'eau pend. 12 h.; filtrez séparément les liqueurs à travers une étoffe de laine; concentrez au B.-M. la première solution; ajoutez la seconde amenée à l'état sirupeux et évaporez en extrait mou. — Rendement : 28,5/100. (Cod.

Fumigation de genièvre.

Pr. Baies de genièvre concassées 250

On les met dans une bassinoire avec des charbons ardents, et on passe celle-ci entre les draps.

Douleurs rhumatismales, musculaires; le lumbago.

Bière diurétique anglaise.

Pr. Genièvre 250
Moutarde 250
Semences de carotte . . . 180
Bière 30000

Deux ou trois verres par jour dans la catharre vésical, l'hydropisie. (Cad.)

GÉNIPI VRAI. *Artemisia glacialis* L. — Synanthérées.

Plusieurs plantes voisines portent le nom de *génipi* ou *génépi.* Ce sont de bons vulnéraires. Elles sont surtout employées à la préparation de la liqueur d'absinthe, dite *absinthe suisse.*

GENTIANE. *Gentiana lutea* L. — Gentianées (fig. 73).

Croît dans les régions montagneuses de l'Europe. Sa racine sèche est grosse comme le pouce, brun jaunâtre, jaune et spongieuse à l'intérieur; od. forte et désagréable, sav. très amère. — Elle contient de l'*acide gentianique* (Henri et Caventou) cristallisable, sans amertume; huile vol., sucre incristallisable fermentescible, mat. amère (*gentianine* de Dulk) incristallisable, brune, très amère. Ce principe, à la dose de 1 à 2 gr. par jour, pourrait, dit-on, remplacer la quinine dans le traitement des fièvres. — Enfin MM. Ludwig et Kromeyer en ont retiré un principe amer cristallisable, le *gentio-picrin*, glucoside qui se dédouble par les acides en glucose et *gentiogénin*.

Act. phys. — Tonique fébrifuge des plus estimés. Elle stimule l'appétit et favorise les fonctions digestives. Elle convient dans l'anémie, la dyspepsie, la goutte, l'hystérie. — *Poudre :* 1 à 4 gr. *Infusé :* 5 : 1000. *Extrait*, 2 à 4 gr. — La racine est qqfois employée en chirurgie pour dilater les trajets fistuleux.

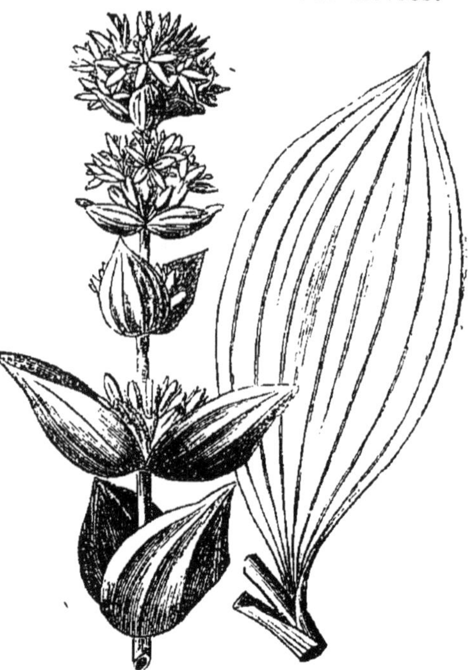

Fig. 73. — Gentiane officinale.

Poudre de gentiane.

Coupez la racine en tranches minces; faites-la sécher à l'étuve, et pulvérisez par contusion. Cessez quand le résidu devient blanchâtre, ligneux et peu sapide. (Cod.)

Teinture de gentiane.

Pr. Racine de gentiane. . . .	100
Alcool à 60°.	500

Faites macérer 10 jours. Exprimez et filtrez. (Cod.)

Teinture de gentiane composée. *Elixir amer de Peyrilhe.*

Pr. Racine de gentiane. . . .	100
Carbonate de soude. . . .	30
Alcool à 60°	3000

Faites macérer 10 jours. Exprimez et filtrez.

Vin de gentiane.

Pr. Racine de gentiane. . . .	30
Alcool à 60°	60
Vin rouge	1000

Incisez la racine; faites macérer 24 h. dans l'alcool; ajoutez le vin, que vous laisserez en contact pendant 10 jours en agitant de temps en temps. Passez et filtrez. (Cod.)

Extrait de gentiane.

Pr. Racine de gentiane. . . .	1000
Eau dist. froide.	Q. S.

Humectez la racine grossièrement pulv. avec la moitié de son poids d'eau. Après 12 h. de contact, introduisez dans l'appareil à déplacement, et lessivez avec l'eau dist. froide jusqu'à ce que la liq. passe peu colorée. Chauffez au B.-M., passez pour séparer le coagulum formé, et achevez l'évaporation en consistance d'extrait mou. — Rendement : 21,6/100. (Cod.)

Sirop de gentiane.

Prép. c. le *Sirop de coquelicot.*

Infusum gentianæ compositum. (Brit. Pharm.)

Pr. Gentiane incisée	7,09
Ec. d'orange amère. . .	1,94
Coriandre.	1,94
Alcool à 60° c.	51,82
Eau dist. froide.	226,79
F. S. A.	(Cod.)

Tinctura gentianæ composita. (Brit. Pharm.)

Pr. Gentiane concassée. . .	42,52
Ec. d'orange amère concassée	21,26

Cardamomes conc.	7,09
Alcool à 60° c.	518,05

Opérez par macération, puis par déplacement et complétez 530 gr. de produit. (Cod.)

Elixir tonique. (Gendrin.)

Pr. Extrait de cascarille.	5
— d'absinthe	5
— de gentiane.	5
— de myrrhe	5
Fl. sèch. de camomille	6
Ec. d'oranges amères	10
Sous-carb. de potasse.	15
Eau distillée de menthe.	250

Triturez, faites macérer pendant 2 jours, passez et filtrez. 1 cuillerée à café dans un 1/2 verre d'eau avant le repas. L'auteur remplace souvent l'eau de menthe par du vin de Malaga, qui rend la préparation officinale.

Teinture de gentiane ammoniacale. *Elixir antiscrofuleux.*

Pr. Gentiane.	30
Carb. d'ammoniaque.	8
Alcool à 56°.	1000

Faites macérer 8 jours; filtrez. (Cod. 1837.)

Vin de gentiane composé. *Vin de quina et de gentiane, V. stomachique* ou *tonique.*

Pr. Gentiane	15
Quinquina.	30
Ecorce d'oranges	8
Cannelle blanche	4
Alcool.	125
Vin d'Espagne.	983

(Edimb.)

GEOFFRÉE. *Geoffroya inermis* Schwartz, et *surinamensis* DC. — Légumineuses (Jamaïque).

L'écorce est anthelminthique (0,1 à 1 gr.), émétique à plus haute dose.

L'*Angélim* est l'amande du fruit du *Geoffroya vermifuga* Mart. (Brésil). Vermifuge.

GERANIUMS L. — Géraniacées.

Le **Geranium robertianum** L., *Bec-de-grue, Herbe à Robert;* le **G. sanguineum** L., le **G. pratense** L., le **G. maculatum** L. (Amérique du Nord) ont des propr. astringentes, surtout le dernier.

Le **G.** ou **Pelargonium odoratissimum** Ait. produit une h. vol. isomérique avec le camphre de Bornéo, à od. de rose, très employée en parfumerie (huile vol. de géranium ou de *Palmarosa*).

GERMANDRÉE. *Chamædrys; petit-chêne; Teucrium Chamædrys* L. — Labiées.

Plante commune dans les bois, amère et un peu aromatique, qui, après avoir été vantée outre mesure c. fébrifuge et antigoutteuse, est presque oubliée. Elle est toutefois tonique et stimulante, c. beaucoup d'autres Labiées. — *Infusé :* 10 : 1000.

Extrait de germandrée. Prép. l'*Extrait de digitale.* — Rendement : 25/100.

Sirop de germandrée. Prép. c. le *Sirop de coquelicot.*

GILLÉNIE. *Gillenia* ou *Spiræa trifoliata* Mœnch. — Rosacées (Amérique du Nord).

La racine est employée comme émétique par les Indiens.

GINGEMBRE (Gris et blanc). *Zingiber officinale* Rosc.; *Amomum Zingiber* L. — Amomacées (Indes, Amérique centr.).

Les rhizomes de gingembre *gris* et *blanc* ne diffèrent que parce que le second est privé d'épiderme. — En morceaux longs de 3 à 5 centim., plats, articulés, d'un blanc jaunâtre à l'intérieur; sav. brûlante, od. forte camphrée. — Ils contienn. de l'h. vol. et de la résine.

Puissants excitants, avec qque âcreté, sialagogues, aphrodisiaques, stomachiques, cordiaux, carminatifs, diaphorétiques; à l'extérieur, en cataplasmes, comme révulsifs. — *Poudre :* 0,50 à 2 gr. — On fait en Angleterre une bière de gingembre.

Poudre de gingembre.
Prép. c. la *Poudre de bistorte.*

Teinture de gingembre.
Prép. c. la *Teinture de cannelle,* avec 1 p. pour 5 p. alcool à 80°.

Pastilles de gingembre.

Pr. Gingembre	2
Sucre	15
Mucilage adragant	Q. S.

Divisez en pastilles de 0,8. (Soub.)

Gingembre perlé. (*Ginger pearls*, Ang.)

Pr. Nonpareilles bl.	500
Sucre	4500
Gingemb. blanc pulvérisé.	300

F. faire de pet. perles, dans une bassine au tonneau, par un ouvrier dragiste. Comme la q. de gingembre ne suffit pas pour leur en donner la couleur, on les teint avec l'infusé aqueux de graine de Perse. (Dorv.)

Poudre gazifère de gingembre. *Bière de gingembre sèche* (*Ginger beer powder*, Ang.).

Pr. Bicarbonate de soude	20
Sucre	140
Gingembre	4

M. et f. 12 paq. bleus.

Acide tartrique	26

F. 12 paq. blancs.

GINSENG. *Panax quinquefolium* L. — Araliacées.

Le vrai ginseng est originaire de Chine; il paraît être produit par le *Panax Gin-seng* Meyer, et différer de celui que nous connaissons, qui est la racine du *P. quinquefolium*, qui croît au Canada. — Racine fusiforme, souvent bifurquée; sav. et od. chaudes, aromatiques. Les Chinois lui attribuent des propriétés merveilleuses et le considèrent comme un tonique et un aphrodisiaque puissant. — Inusité.

Pastilles de ginseng. *P. de Richelieu.*

Pr. Ginseng	30
Vanille	60
Ess. de cannelle, gtt.	10
Teinture d'ambre, gtt.	2
Sucre	1000
Mucilage	Q. S.

Faites des pastilles de 0,6. (Guib.) Pierquin, Bories, Cadet, Bouchardat ajoutent à la dose ci-dessus 4 grammes de teinture de cantharides. — Stimulant, aphrodisiaque. (Dorv.)

GIROFLE. Fleur non développée du *Caryophyllus aromaticus* L. — Myrtacées (Moluques, Antilles).

Les *Clous de girofle* ont une od. forte, aromatique, et une sav. âcre; on les emploie surtout comme condiment. Ils contienn. une h. vol. (mélange d'*acide eugénique* $C^{20}H^{12}O^{4}$? et de l'hydrocarbure $C^{20}H^{16}$), plus lourde que l'eau, une résine cristallisable, de l'h. fixe aromatique.

C'est un excitant stomachique; l'essence est irritante, presque caustique et très employée pour calmer les douleurs de dents.

Mél. et fals. — L'essence est quelquefois étendue d'alcool ou d'huiles fixes; mélangée avec l'eau, elle diminue de vol. quand il y a de l'alcool; l'huile fixe gagne la partie sup., tandis que l'essence se dépose au fond.

Teinture de girofles.

Prép. c. la *Teinture de noix vomique*, avec 1 p. pour 5 p. alcool à 80°.

Huile volatile de girofles.

Prép. c. l'*Huile vol. de cannelle.*

Alcoolat de girofles.

Prép. c. l'*Alcoolat de cannelle.*

Liniment de Rosen.

Pr. Huile concrète de muscade.	5
Huile volatile de girofles.	5
Alcoolat de genièvre.	90

Triturez le beurre de muscade avec l'essence, puis ajoutez peu à peu l'alcoolat. (Cod.)

Baume de Lectoure. *Baume de Vinceguère* ou *de Condom.*

Pr. Musc.	2
Ambre.	2
Camphre.	4
Safran.	4
Essence de lavande.	30
— de térébenthine	30
— de genièvre	30
— de girofle	30
— de macis.	8
— de muscade	8
— de pétrole	30
Huile de benjoin.	15

Faites digérer à l'étuve pendant huit jours, et conservez sur le marc. (Cod.)

GIROFLÉE. *Cheiranthus cheiri* L. — Crucifères.

Les fleurs étaient employées jadis comme toniques, cordiales, antispasmodiques. — Inusité.

GLACIALE. *Mesembryanthemum cristallinum* L. — Ficoïdées.

Antiphlogistique, antispasmodique. — Contusée en cataplasmes émollients. Inusité.

GLASS-WOOL. *Coton, laine* ou *soie de verre.*

C'est du verre étiré en fils très ténus et formant une bourre élastique, une ouate propre à filtrer les réactifs qui attaquent les filtres d'origine organique : acides, alcalis caustiques, nitrate d'argent, acide chromique, collodion. Il filtre bien et vite et peut, après un lavage convenable à grande eau, étant séché, servir à des opérations successives.

Le glass-wool, employé surtout dans les laboratoires allemands, est préparé avec le verre de Bohême.

Par un procédé particulier : insufflation rapide de vap. d'eau à travers le laitier en fusion, on transforme celui-ci, dans les usines métallurgiques, en une sorte de *laine minérale* grossière, qu'on utilise aujourd'hui pour isoler les tuyaux de vapeur.

GLOBULAIRE TURBITH. *Globularia alypum* L. — Globulariées (France méridionale).

Les feuilles de cet arbrisseau sont purgatives, drastiques à la façon du séné, mais à plus haute dose. Sur la côte d'Afrique on leur attribue des propr. fébrifuges. — Inusité.

GLUTEN.

Nous avons indiqué sa prépar. à l'article *Farines*. Il sert, en pharmacie, à la fabrication des capsules médicamenteuses. — M. Bouchardat a recommandé l'emploi du pain de gluten contre le diabète; on prép. aussi du gluten granulé pour potages.

C'est une mat. protéique, c.-à.-d. azotée et par conséquent très nutritive.

GLYCÉRINE. = $C^6H^8O^6$, ou $C^3H^8O^3$ = 92.

Prép. — Prenez l'eau qui provient de la prépar. de l'emplâtre simple, f. passer un courant d'hydrog. sulf. pour précipiter le plomb; filtrez la liqueur, concentrez au B.-M. Elle est un peu colorée, mais il est facile de la décolorer par le charbon animal. — Un autre procédé consiste à saponifier les corps gras par la chaux sous l'influence d'un courant de vapeur d'eau; le savon étant séparé, la liq. est filtrée et débarrassée de l'excès de chaux par un courant d'ac. carbonique; on fait bouillir pour décomp. du bicarbonate de chaux formé, on filtre et on évapore; ainsi obtenue, elle contient encore de la chaux et présente une réaction alcaline. — Enfin, on la retire de l'huile de palme en soumettant celle-ci à un courant de vap. d'eau chauffée à 300°. — La fabrication des bougies stéariques est une source considérable de production de glycérine.

La glycérine de bonne qualité est sirupeuse, incolore, inodore, d'une sav. douce, sucrée, sans arrière-goût âcre; elle est inerte aux réactifs (Codex). D'après Deschamps, elle a toujours une légère réaction acide.

Chim. — Elle n'existe pas toute formée dans les corps gras, si ce n'est dans l'huile de palme; elle se forme aux dépens de l'*oxyde de lipyle* (C^6H^3O) par fixation de 5 équiv. d'eau. Concentrée à 30° Bé (D. = 1,26), elle est sol. dans l'alcool et l'eau en toutes prop., insol. dans l'éther. Elle dissout un gr. nombre de corps solubles dans l'eau ou dans l'alcool faible : corps simples métalloïdes, sels, alcaloïdes; gommes, sucres, mat. colorantes, extraits, albumine. Cette propr. lui a donné tout d'abord une grande vogue, qui commence à baisser.

Chimiquement, c'est un alcool triatomique, non volatil et avide d'eau; aussi convient-elle parfaitement pour assurer la conservation des mat. organiques. Elle est infermentescible : toutefois, très étendue, en présence de la levure de bière et d'une température de + 20 à + 30°, elle produit de l'*acide propionique*, un peu d'ac. acétique et d'acide formique. — L'acide azotique la transf. en ac. oxalique. Traitée par le mélange d'ac. sulfurique et d'ac. azotique, comme pour la préparation de la xyloïdine, elle donne naissance à la nitroglycérine, produit fulminant très puissant, doué de prop. toxiques, énergiques (?). Chauffée fortement, elle se décomp. en acide acétique et *acroléine*.

Act. phys. — Sa sav. est douce et sucrée; mais, ingérée en certaine q., elle prod. une sensation de chaleur et d'âcreté à l'estomac. En contact avec la peau privée d'épiderme, elle y prod. un picotement et une cuisson qui rappellent l'action des alcools en général. Cette cuisson est d'autant plus vive que la glycérine est plus acide. Elle convient néanmoins au pansement de certaines plaies et des affections cutanées qui enlèvent au derme sa souplesse normale. — A l'intérieur, on l'a proposée pour remplacer le sucre, dans les médicaments destinés aux diabétiques. En somme, elle est surtout usitée comme véhicule des subst. médicam., dont elle favorise, dit-on, l'absorption par la peau.

Mél. et fals. — Doit marquer au moins 28° Bé à la temp. ordinaire; être inodore; ne pas précipiter par l'oxalate d'ammoniaque (*chaux*), par le chlorure de baryum (*acide sulfurique*), par le nitrate d'argent (*chlore*); ne pas brunir par l'ébullition avec qques gttes d'ac. sulfurique concentré (*sucre de canne*), ni par l'ébullition avec potasse caustique (*glucose*).

GLYCÉRÉS. *Glycérolés.*

On a donné ces noms aux préparations dont le véhicule est la glycérine. On les a étendus à celles qui ont pour base le glycéré d'amidon. Ce sont en général des médicaments pour usage externe: liniments, pommades, collutoires, collyres, etc.

La Société de pharmacie a adopté d'une manière générale la proportion de 1 p. de médicament actif pour 9 p. de glycéré d'amidon. Le mélange se fait à froid au mortier.

Glycéré de sous-nitrate de bismuth.

Pr. Sous-nitrate de bismuth . . 10
Glycéré d'amidon. 90

Mêlez avec soin.

Préparez de même les :

Glycéré de céruse.

Glycéré d'oxyde de zinc ;

Glycéré de calomel;

Glycéré laudanisé;

Glycéré d'extrait de Saturne;

Glycéré d'extrait de ratanhia.

Pr. Extrait de ratanhia. 10
Glycéré d'amidon. 90

Faites dissoudre l'extrait de ratanhia dans la plus petite quantité possible de glycérine et mêlez au glycéré d'amidon.

Cette formule peut servir de type pour les autres glycérés d'extraits, à moins de proportions spéciales indiquées par le médecin.

GOMME ADRAGANTE. *Gummi Tragacanta*; produit de l'*Astragalus verus* Ollivier. — Légumineuses.

Les *A. verus* (Perse), *creticus* Lam. (Crête), *aristatus* Sieber (Anatolie), fournissent de la gomme adragante. — Deux sortes dans le commerce : 1° *Vermiculée;* filaments aplatis, blanc jaunâtre, de consist. cornée, inod., insip.; se gonfle énormément dans l'eau, qui la dissout à peine, et forme un mucilage épais qui qqfois, se colore en bleu par l'iode (Guibourt). 2° *En plaques ;* morceaux assez larges marqués de stries irrégulièrt concentriques. On pense qu'elle est obtenue par incision, tandis que la première exsuderait naturellt. Se gonfle dans l'eau en conservant sa forme, mais par l'agitation donne un mucilage bien lié, un peu moins épais que celui de la précédente. — La g. adragante est constituée en partie (43/100) par l'*adragantine*, en partie par l'*arabine*. D'après M. Hugo Mohl, elle résulte d'une transformation des cellules de la moelle et des rayons médullaires en une subst. gélatineuse, qui se gonfle par l'eau, de plusieurs centaines de fois la grosseur primitive des cellules.

Subst. adoucissante, émolliente, surtout employée c. mucilage.

Mél. et fals. — La poudre, mélangée de gomme arabique, donne une sol. qui bleuit par la teinture de gaïac; le mucilage formé est peu épais.

Poudre de gomme adragante.

Prép. c. la *Poudre de gomme arabique.*

Mucilage de gomme adragante.

Pr. Gomme adragante	10
Eau froide	90

Mondez la gomme; mettez-la dans un vase de faïence avec la quantité d'eau indiquée. Quand elle sera bien gonflée, passez avec forte expression, et battez le mucilage dans un mortier de marbre, pour le rendre homogène. (Cod.)

GOMME ARABIQUE et **GOMME DU SÉNÉGAL.** *Gummi arabicum.* Produites par plusieurs *Acacia.* — Légumineuses.

1° La *gomme arabique vraie* est fournie par plusieurs espèces : *Ac. vera* Willd., *Ac. arabica* Willd. (fig. 74), *Ac. nilotica* (Arabie, Afrique). En morceaux anguleux et larmes arrondies ; transparente ou un peu opaque, blanche, jaune ou rougeâtre, très fendillée et très friable; cassure vitreuse, sans od. ni sav.; entièrt sol.; on la désigne souvent sous le nom de *gomme turique*, parce qu'elle vient par *Tor*, port voisin de Suez.

2° La *gomme du Sénégal* offre deux variétés : la *gomme du Sénégal vraie* ou *du bas du fleuve ;* larmes dures, non friables, anguleuses, sphériques ou ovales, blondes, ridées à la surface, transparentes intérieurement. On y rencontre de gros marrons arrondis et des larmes de Bdellium. La *gomme de Galam* ou *du haut du fleuve*, à surface semi-opaque, grenue, cristallisée, fendillée, moins facilt sol. que la gomme arabique. — Ces deux gommes sont fournies par les *Ac. Sénégal* Willd. (*Verek* Adans.), *Seyal* Del., *Adansonii* Guill., etc.

La *gomme Salabreda*, blanche, vermiculée, paraît être une sorte de gomme arabique.

La **Gomme nostras ou de pays** exsude de l'écorce des arbres à fruits à noyau (cerisiers, pruniers, amandiers). Elle est moins sol. que la gomme arabique, mais elle le devient par une exposition suffisante au four ou par une décoction prolongée. — Composition qui diffère peu de celle de la g. arab. Elle ne sert que dans la chapellerie. — On lui substitue souvent

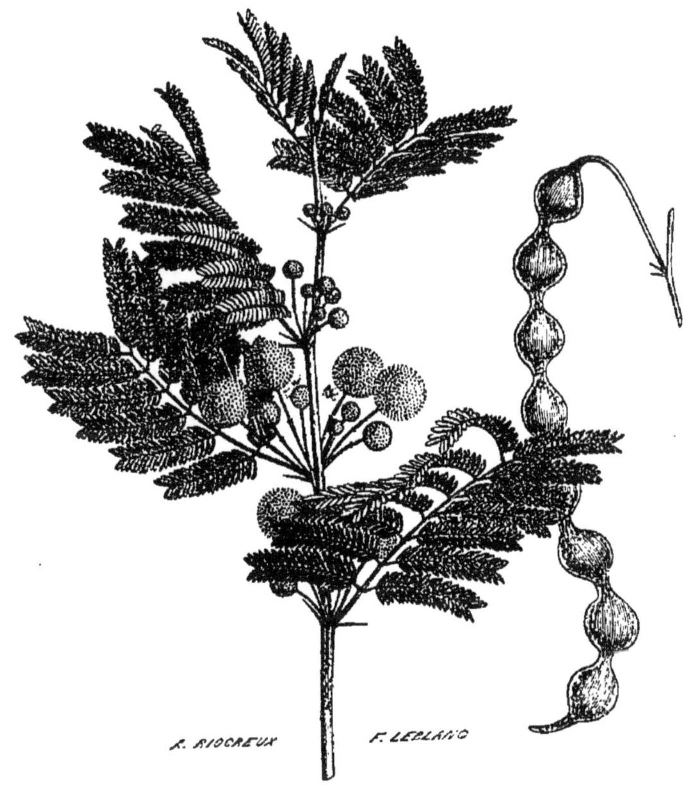

Fig. 74. — Acacia arabica.

la *Gommeline* ou *gomme artificielle*, qui n'est autre que la dextrine obtenue en faisant réagir la diastase sur l'amidon. On l'expédie liquide, marquant 20°, ou desséchée en petites masses arrondies.

Comp. — On désignait sous le nom d'*arabine* ($C^{12}H^{10}O^{10}$) la subst. sol. qui constitue presque en totalité la gomme arabique; M. Frémy a montré que cette subst. était le l'*acide gummique* uni à la chaux et à la potasse. Les gummates de chaux, de potasse, de baryte sont sol. ; le gummate de plomb est insol. ; l'ac. gummique, chauffé à 150°, se transf. en *acide métagummique*, insol. Les métagummates sont insol., mais deviennent sol. par une ébullition prolongée en se transform. en gummates. — La gomme en sol. est précipitée par le borax en une masse gélatineuse, par le sulfate et le chlorure ferriques, par l'alcool en flocons diaphanes. Elle est colorée en bleu par la teinture de gaïac.

La gomme est un adoucissant très employé, sans propr. physiologiques caractérisées. — *Soluté* : 20 : 1000 ; en tisanes, lavements. On la laisse fondre dans la bouche, contre les irritations légères de la gorge et des bronches : usages pharmac. nombreux.

Mél. et fals. — La gomme en poudre peut être mélangée d'*amidon*, de *fécule* : incomplètement soluble ; de *dextrine* : en additionnant de qques gttes de perchlorure de fer neutre une solution gommeuse ou du sirop de gomme contenant de la dextrine, la gomme se prend en gelée, la dextrine reste en solution.

Poudre de gomme arabique.

Mondez-la des impuretés qui adhèrent à sa surface ; pilez-la grossièrement et passez au tamis de crin qui sépare une poussière sablonneuse ; séchez à l'étuve, pulvérisez par contusion et passez au tamis de soie. (Cod.)

Tisane de gomme.

Pr. Gomme arab. concassée et lavée. 20

Faites dissoudre à froid dans 1 litre d'eau ; passez.

Mucilage de gomme arabique.

Pr. Poudre de gomme arab. . . . 100
Eau froide 100

Divisez exactement dans un mortier de marbre. (Cod.)

Potion gommeuse. *Julep gommeux*

Pr. Gomme arab. pulv. 10
Sirop de gomme. 30
Eau dist. de fl. d'oranger. 10
Eau commune. 100

Triturez la gomme avec le sirop dans un mortier de marbre ; ajoutez les autres substances. (Cod.)

Sirop de gomme.

Pr. Gomme arab. ou du Sénégal 1000
Eau. 1500
Sirop de sucre. 10000

Lavez la gomme deux fois à l'eau froide ; faites-la dissoudre ensuite à froid dans la quantité d'eau prescrite ; passez au blanchet, sans expression ; d'autre part faites un sirop clarifié que vous cuirez à 33° Bé ; ajoutez la solution gommeuse, et passez au premier bouillon. (Cod.)

Pâte de gomme arabique. *Pâte de guimauve.*

Pr. Gomme arabique blanche ou du Sénégal. 1000
Sucre très blanc. 1000
Eau filtrée 1000
Eau dist. de fl. d'oranger. 100
Blancs d'œufs. . . . . . . n° 12

Mondez la gomme ; lavez-la deux fois et faites-la dissoudre dans l'eau au B.-M. ; passez à travers une toile serrée ; remettez la solution sur le feu, ajoutez le sucre, et faites évaporer en agitant continuellement jusqu'à consistance de miel épais. — Battez les blancs d'œufs en neige avec l'eau de fl. d'orager, et ajoutez-les par portions à la pâte en agitant sans relâche ; amenez à consistance telle que la spatule qui en est couverte n'adhère plus à la main ; coulez sur une table ou dans des boîtes saupoudrées d'amidon ; conservez-la dans un mélange de 3 p. d'amidon pour 1 de sucre en poudre. (Cod.)

Tablettes de gomme arabique.

Pr. Gomme arab. pulv. 100
Sucre blanc pulv. 900
Eau dist. de fl. d'oranger. 75

Faites un mucilage avec 75 gr. de gomme, 75 gr. de sucre et l'eau de fl. d'oranger, ajoutez le reste du sucre, préalablement mélangé au reste de la gomme, et faites des tablettes de 1 gr. (Cod.)

Pâte pectorale balsamique. (Regnauld.)

Pr. Quatre fleurs 500
Gomme arabique. 3080
Teinture de b. de Tolu. . 24
Eau 1500
Sucre 2500

(Brevet expiré. Dorv.)

GOMME-GUTTE. Gomme-résine de l'*Hebradendron cambogioides* Grah. — Guttifères (Cambodge, Siam, Ceylan).

On l'attribue, au moins celle qui provient de Siam, au *Garcinia Morella* Desrouss. — La gomme-gutte de Ceylan n'est pas répandue dans le commerce ; celle de Siam est en bâtons cylindriques (sorte officinale) ou en masses. Elle est constituée par de l'*acide cambogique* ($C^{40}H^{23}O^{9}$, Johnston) : 71 à 74 0/0 ; gomme soluble : 21 à 24 ; eau : 4 à 5. L'ac. cambogique est la résine pure, sol. dans l'éther, moins dans l'alcool, insol. dans l'eau ; sol. dans l'ammoniaque.

La gomme-gutte a une saveur un peu âcre et pas d'odeur ; elle forme avec l'eau une émulsion d'un beau jaune.

Act. phys. — Purgatif drastique des plus énergiques, dont l'action se porte spécial' sur l'extrémité inférieure de l'intestin et congestionne l'utérus chez la femme. Il est assez irritant pour altérer la muqueuse intestinale et provoquer des accidents graves ; on doit donc ne l'employer qu'avec prudence ; on la considère aussi comme anthelminthique. — *Poudre* : 0,05 à 0,30, ordinair' en pilules, associée à d'autres subst. analogues.

Poudre de gomme-gutte.

Prép. c. la *Poudre de gomme ammoniaque.*

Pilules de Bontius.

Pr. Aloès barbade pulv.	10
Gomme-gutte	10
Gomme ammoniaque	10
Vinaigre blanc	60

Dissolv. dans le vinaigre les trois autres substances à l'aide de la chaleur ; exprimez ; évaporez au B.-M. en consistance pilulaire. Faites des pilules de 20 centigr. (Cod.)

Pilules de Peter.

Pr. Aloès	100
Jalap	100
Scammonée	100
Gomme-gutte	100
Calomel	60

F. des pil. de 0,2. Purgatif drastique.

GOUDRON VÉGÉTAL. *Goudron de Norwège.* Préparé avec le bois des Conifères, spécialement du *Pinus maritima* L.

En soumettant le bois à une combustion incomplète dans des fosses coniques, le goudron gagne la partie inférieure ; c'est donc un mél. de produits résineux altérés et des mat. empyreumatiques qui prennent naissance dans la distillation du bois. — Noir, de consistance semi-fluide ; od. forte, tenace ; sav. âcre ; — il contient : ac. acétique, résine non altérée, paraffine, créosote, eupione, pyrélaïne et autres produits mal définis. La chaleur en dégage de l'ac. acétique et une h. jaune complexe (*huile de goudron*) qui bout à + 70°. Il est sol. dans l'alcool, l'eau, les huiles fixes et volatiles. Il ne cède à l'eau qu'une partie de ses composants.

Act. phys. — Elle est analogue à celle des térébenthines, mais plus styptique, par suite de la présence de la créosote et de l'acide acétique. Il rend des services dans le traitement des affections catarrhales, en diminuant la sécrétion des muqueuses ; en même temps il augmente la diurèse. A l'extérieur, il agit comme antiseptique et stimulant sur les plaies indolentes et les dartres sèches. On recommande, dans la phthisie, de respirer l'air chargé de ses émanations. Enfin il s'oppose à la putréfaction des matières organiques. On l'administre sous forme d'*eau de goudron* (ad libitum), de *pilules* ou *capsules* (1 à 4 gr. par jour); de *sirop*, etc.

Le Goudron de houille ou Coaltar, extrêmement intéressant au point de vue industriel par les nombreux produits qui en dérivent, a une composition très différente (*acide phénique, aniline, benzine*, etc.). C'est un antiseptique puissant, mais qui a bien perdu de son intérêt depuis qu'on en a séparé l'acide phénique, qui le remplace avec avantage.

Eau de goudron.

Pr. Goudron purifié. 100
Eau dist. ou de pluie. . . 3000

Laissez en contact pendant 24 h. en agitant souvent avec une spatule de bois; rejetez cette eau et remplacez-la. Laissez en contact 8 ou 10 jours, décantez et filtrez. L'eau commune ou séléniteuse donne une eau de goudron qui prend l'odeur sulfurée. (Cod.)

Eau de goudron. (Soc. de ph.)

Pr. Goudron végétal choisi . . 5
Sciure de sapin. 10
Eau dist. ou de pluie. . . 1000

Mêlez intimement le goudron et la sciure de bois, ajoutez l'eau et laissez macérer vingt-quatre heures en agitant de temps en temps; filtrez.

Il faut absolument rejeter l'emploi d'eaux calcaires ou contenant des sulfates qui prennent rapidement l'odeur sulfhydrique.

Goudron purifié.

Prép. c. la *Poix de Bourgogne purifiée*.

Sirop de goudron.

Pr. Eau de goudron 525
Sucre blanc. 1000

Faites dissoudre au B.-M. couvert, filtrez au papier. (Cod.)

Sirop de goudron. (Soc. de ph.)

Pr. Goudron végétal choisi . . 15
Sciure de sapin. 30
Eau dist. ou de pluie. . . 1000
Sucre. . . . . Q. S.

Mêlez le goudron et la sciure, versez sur le mélange l'eau chauffée à 60°; agitez de temps à autre, et au bout de deux heures filtrez sur le sucre. Le sirop sera terminé au bain-marie couvert, en ayant soin de garder la proportion de 190 de sucre pour 100 de liquide.

Pommade au goudron.

Pr. Goudron purifié. 10
Axonge. 30
M.

Papier goudronné. *Emplâtre du pauvre homme.*

Pr. Colophane. 300
Goudron purifié 200
Cire jaune. 100

Faites fondre, étendez le mélange sur des bandes de papier à la manière du sparadrap. (Cod.)

Glycéré de goudron.

Pr. Goudron purifié. 10
Glycéré d'amidon. 30
Mêlez avec soin. (Cod.)

Fumigation de goudron.

Pr. Goudron. . . . . Q. V.
Eau bouillante . . . . . Q. S.

On tient le mélange en ébullition dans la chambre du malade. (Soub.)

Catharres chroniques et phthisie.

Émulsion de coaltar. (Demeaux.) *Coaltar saponiné* ou *saponifié*.

Pr. Coaltar, savon, alcool, ãã. P. E.

Chauffez au bain-marie, jusqu'à solution complète. C'est un véritable savon soluble dans l'eau chaude ou froide, dont on a proposé l'emploi en bains, lotions, fomentations, et comme désinfectant. 3 kilogrammes de cette préparation peuvent donner 100 litres d'émulsion. L'acide pyroligneux peut être substitué à l'alcool, par économie, dans le coaltar saponiné, pour certaines applications à l'hygiène. 1 p. de coaltar saponiné dissous dans 5 p. d'eau ordinaire sert à préparer des bandes, compresses et charpies *coaltées;* il suffit de tremper dans la dissolution 1000 de vieux linge pendant quelques minutes, d'exprimer et de faire sécher. Ce *linge coalté* agit comme désinfectant dans le pansement des plaies.

Dans le *coaltar saponiné de Lebœuf*, le savon et l'alcool sont remplacés par la teinture de quillaïa. (Dorv.)

Liqueur de goudron concentrée. (Jeannel)

Pr. Bicarbonate de soude. . . 22
Goudron de bois. 25
Eau commune 1000

Après 8 j. de contact, le mélange, agité plusieurs fois chaque jour, donne par décantation un liquide transparent. Deux cuillerées à bouche pour 1 litre d'eau pour préparer l'eau de goudron. On peut l'employer pure ou étendue d'eau en lotions et en injections.

D'après M. Audouï, pour obtenir une solution ne différant en rien de la *Liqueur de goudron de Guyot*, il faut opérer de la manière suivante :

Pr. Goudron de Norwège.	1 kilog.
Eau	10 —
Alcool à 90°	4 litres.
Carbonate de soude. .	140 gr.

Versez l'eau et l'alcool sur le goudron ; chauffez légt en agitant fortement. Après 12 h. de repos, filtrez la liq. ; ajoutez le carbonate de soude et distillez pour retirer l'alcool ; puis continuez l'évaporation jusqu'à réduction à 5 litres ; laissez refroidir, mélangez avec soin au goudron resté en résidu, filtrez. — Le produit contient par litre 28 gr. de carbonate de soude et les principes solubles de 200 gr. de goudron.

Quoi qu'il en soit, la présence d'un alcali dans la liqueur de goudron en fait un médicament nouveau, différent de ceux qui sont préparés avec le goudron pur. (Ferr.)

Saccharolé de goudron. (A. Roussin.) *Goudron végétal soluble.*

Pr. Goudron végétal.	4
Sucre	100

5 gr. repr. 20 centigr. de goudron peuvent servir à la prép. d'un litre d'eau de goudron.

Poudre désinfectante. (Corne et Demeaux.) *Plâtre coalté, poudre coaltée. coaltar gypseux.*

Pr. Plâtre à mouler fin. . .	100
Coaltar (goudron de houille)	1 à 4

Proposée, en 1859, pour la désinfection et le pansement des plaies. La proport. de coaltar varie suivant que l'infection est plus ou moins grande. S'emploie en nature ou réduite en pâte au moy. de l'h. d'olive ou d'œillette ou de la glycérine ; délayée av. l'eau, elle sert en cataplasmes. L'*eau de Corne et Demeaux* (poudre désinf., alcool āā, 100 ; eau, 3000) a été employée en inj. désinfect. dans la plèvre, par Trousseau. M. Demeaux a modifié la formule de la poudre désinfectante en substituant au plâtre un mélange de plâtre hydraté (2 p. en vol.) et de plâtre anhydre (1 p. en vol.) ; on peut aussi remplacer le plâtre par le lycopode.

La *poudre de Mac Dougall*, très employée en Angleterre, au même titre, est composée de phénate de chaux et de sulfite de magnésie. (Dorv.)

GRAISSE DE PORC. *Axonge ; saindoux.* Graisse extraite de la *panne* (épiploon) de *Porc*, *Sus Scrofa* L. — Pachydermes.

Prép. — On coupe en morceaux, on lave ; on fait fondre doucement et l'on passe avec forte expression. On laisse refroidir, on sépare le dépôt, et l'on fond de nouveau au B.-M. On coule dans des pots et l'on agite jusqu'à refroidissement.

Formée de 32/100 stéarine et margarine, 62/100 oléine ; blanche, molle, grenue, légt odorante ; sav. fade. Elle rancit facilement, ce que l'on évite en la chargeant de principes aromatiques ou résineux : benjoin, b. de Tolu, bourgeons de peuplier.

C'est la base de presque toutes nos pommades. Pure, on l'emploie qqfois en onctions adoucissantes.

Axonge benzoïnée.

Pr. Axonge	250
Benjoin concassé	10

Chauffez au B.-M. 2 ou 3 h., passez sur une toile, agitez à refroidissement. (Cod.)

Graisse populinée. (Deschamps.)

Pr. Axonge fraîche.	3000
Bourgeons de peuplier. . .	500
Eau	250

Chauffez dans une bassine étamée jusqu'à ce que toute l'humidité soit dissipée, passez à travers un linge, et agitez à refroidissement.

GRATIOLE. *Herbe à pauvre homme; Gratiola officinalis* L. — Scrophulariacées (fig. 75).

Pl. indigène qui croît dans les lieux humides. Les feuilles sont marquées de 3 nervures à la face inférieure. — Sav. amère, nauséeuse; pas d'od. — C'est un purgatif violent, dangereux, qui paraît devoir ses propriétés à une subst. neutre, isolée par M. Marchand, de Fécamp (*Gratiolin*). Elle n'est plus guère usitée que dans la médecine populaire. — *Poudre :* 0,50 à 1 gr. 50. *Infusé* : 2 à 5 gr. — Hydropisie, congestion, maladies du cœur.

Lavement purgatif à la gratiole.

Pr. Gratiole	12
Eau bouillante	375

Faites réduire d'un tiers. (Bat.)

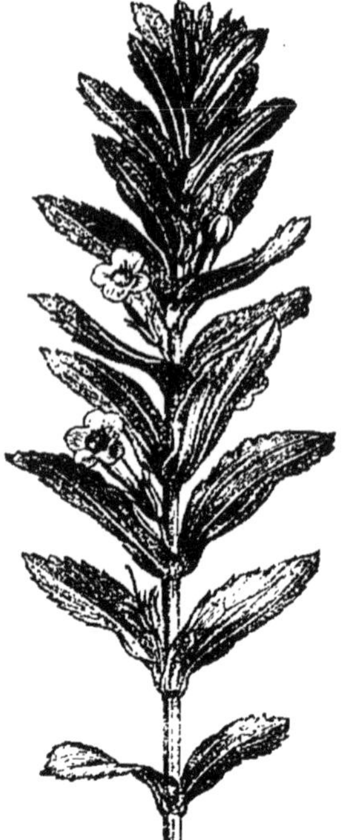
Fig 75. — Gratiole.

GRÉMIL. *Herbe aux perles ; Lithospermum officinale* L. — Borraginées.

Petite graine blanche, brillante, à amande huileuse, dont on a fait des émulsions adoucissantes. — Inusité.

GRENADIER. *Punica Granatum* L. — Granatées.

Toutes les p. de cet arbrisseau sont astringentes et contienn. de l'ac. gallique et du tannin. La fleur (*Balauste*) et l'éc. du fruit (*Malicorium*) étaient jadis usitées comme astringents. La pulpe du fruit est aigrelette et sert à prép. un sirop rafraîchissant.

L'*écorce de la racine* est la partie importante (fig. 76). Grise à l'extérieur, jaune en dedans, cassante, non fibreuse, inod., à sav. astringente, non amère; mouillée d'eau ou de salive, elle tache le papier d'une trace jaune, qui bleuit par le sulfate de fer. Elle contient : tannin, ac. gallique, mannite, une subst. âcre (*Punicine* de G. Righini). — M. Tanret a isolé de cette écorce un alcaloïde oléagineux et volatil, qu'il a nommé *Pelletiérine*. — L'écorce, grossièrement pulvérisée, est humectée avec un lait de chaux assez épais et tassée dans des allonges ; on lessive à l'eau froide pour obtenir 3 p. de liquide qu'on agite avec du chloroforme. Celui-ci est traité par de l'eau acidulée qui enlève l'alcaloïde à l'état de sel. On fait cristalliser dans le vide sur l'acide sulfurique. Les sels, traités par une solution de carbonate de potasse, abandonnent la base à l'éther ou au chloroforme. — Rendement : 4 gr. de sulfate cristallisé par 1000 d'écorces sèches.

Act. phys. — La décoction d'une certaine q. d'éc. de racine prod. des nausées et de la diarrhée, parfois des vomissements. Elle est surtout active c. tæniafuge. On emploie de préférence l'éc. fraîche, que l'on enlève de la pl. au moment de l'usage. Le Portugal nous expédie dans ce but des rac. fraîches que l'on enfouit dans le sable jusqu'au moment du besoin. 60 gr. d'éc. sont mis à bouillir pendant une heure dans q. s. d'eau pour qu'il reste 500 gr. de décocté : à prendre en 3 fois à 1 h. d'intervalle.

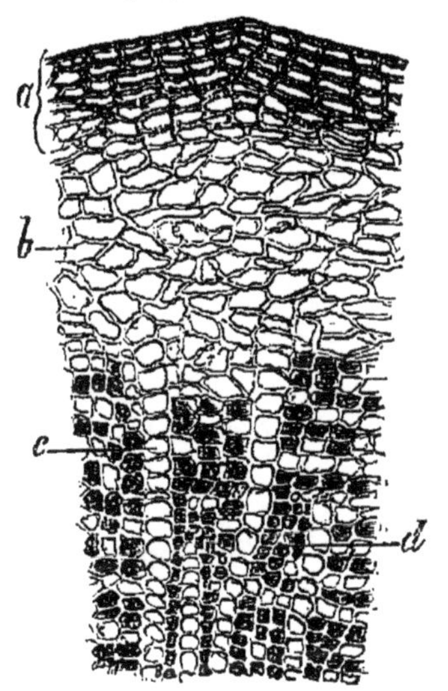

Fig. 76. — Punica Granatum. — *a*, cellules subéreuses, brunes en dehors, incolores en dedans. — *b*, zone corticale. — *c*, rayons médullaires à cellules vides. — *d*, cellules du liber remplies d'oxalate de chaux.

A la dose de 50 centigr. dans 300 gr. d'eau, le *sulfate de pelletiérine* a donné des succès remarquables contre le tænia. On observe généralement, peu de temps après l'ingestion, des vertiges, des menaces de syncope, et l'administration d'un purgatif est nécessaire pour faire rendre le tænia. Les doses insuffisantes amènent des troubles de ce genre, sans provoquer l'expulsion du ver.

A la suite de nouvelles recherches, M. Tanret a reconnu que la pelletiérine était un mélange de quatre alcaloïdes, inégalement actifs, dont deux même paraissent tout à fait indifférents au tænia. De plus, il a reconnu que le *tannate de pelletiérine* était préférable au sulfate qui s'altère rapidement. — Dose : 1 gr. 60 en solution pour un adulte ; jusqu'à nouvel ordre, il convient de s'abstenir de l'administrer aux enfants.

Mél. et fals. — En raison de son prix, est souvent falsifiée. — Écorce de *Buis* ou d'*Épine-vinette :* sans réaction sur les persels de fer, sav. très amère. Écorce de *bois* de grenadier : la loupe y fait toujours découvrir des lichens qui manquent sur l'éc. de racine. Éc. de *Mûrier noir :* structure tenace et fibreuse, couleur jaune fauve à reflet rougeâtre (Dorvault).

Suc de grenades.

Ecrasez la chair des grenades entre les mains sur un tamis de crin, passez le marc ; laissez fermenter le jus dans un lieu frais pendant 2 jours, décantez et filtrez le suc éclairci. (Cod.)

Apozème d'éc. de rac. de grenadier.

Pr. Ec. sèche de rac. de grenadier. 60
Eau commune. 750

Contusez l'écorce, faites-la macérer pendant 12 h., puis bouillir jusqu'à réduction du tiers ; passez. (Cod.)

Extrait alcoolique d'éc. de rac. de grenadier.
Prép. c. l'*Extrait alc. de digitale.* — Rendement : 18/100.

Sirop de grenades.
Prép. c. le *Sirop de groseilles.*

Espèces astringentes.
Pr. Epicarpe de grenades.
Racine de bistorte. .
— de tormentille.
āā P. E.
Incisez et mêlez. (Cod.)

Sirop d'écorce de racine de grenadier.
Pr. Ecorce de racine de grenadier pulvérisée. 500

Traitez par lixiviation à l'eau, de manière à obtenir 2000 de liqueur que vous ajouterez à :
Sirop de sucre. 900
Faites réduire à 1000. (Guib.)

Potion anthelminthique. (Deslandes.)
Pr. Extrait alc. d'éc. de rac. de grenadier. 25
Suc de citron. 50
Eau de menthe. 50
Eau de tilleul. 50
Par cuillerées contre le tænia. (Bouch.)

GROSEILLIER ROUGE. *Ribes rubrum* L. — Grossulariées.
Le sirop préparé avec le suc du fruit est rafraîchissant, acidule, et à ce titre a qques usages thérapeutiques, dans les fièvres inflammatoires, et comme astringent léger.

Les feuilles de *Cassis* ou *Groseillier noir* (*Ribes nigrum* L.) servent à faire des infusés stomachiques, excitants.

Suc de groseilles.
Pr. Groseilles rouges. 20000
Cerises rouges. 2000
Cerises noires. 1000
Ecrasez sur un tamis de crin; passez le marc; faites fermenter le suc pend. 24 h. à la cave, puis faites égoutter la masse sur une étoffe de laine. (Cod.)

Sirop de groseilles.
Pr. Suc de groseilles. 1000
Sucre blanc. 1750
Faites jeter un bouillon dans une bassine d'argent ou de cuivre non étamée, et passez. Doit marquer froid 36° Bé. (Cod.)

GUACO.
Plante — que les uns attribuent au *Mikania Guaco* H. et B. — Eupatoriées, et les autres à une *Aristoloche* — qui jouit, dans l'Amér. du Nord, d'une gr. réputation contre les venins des serpents. — Ses propr. physiol. ne sont pas encore bien fixées; elles paraissent se rapprocher de celles de l'aristoloche serpentaire ; à l'extérieur, ses prépar. modifient avantagt l'ophthalmie purulente et blennorrhagique, les ulcères chroniques, la vaginite rebelle, etc.

GUANO.
Il constitue de véritables bancs de 15 à 20 m. d'épaisseur sur les côtes est de l'Amérique du Sud. Il est formé d'excréments et de cadavres d'oiseaux de mer accumulés depuis des temps reculés. Le *guano du Chili*, d'app. terreuse, est surtout formé de phosphate de chaux. Le *guano du Pérou* (Iles Chincha) ou *ammoniacal* est tantôt blanchâtre, tantôt brun, un peu hygrométrique, odorant. Il contient une grande quantité d'acide urique, de sels ammoniacaux et est le plus actif des engrais connus. On en extrait l'ac.

urique, pour le transformer en matières colorantes employées en teinture.

En thérapeutique, on a conseillé les bains de guano : 500 à 1000 gr. pour un bain, contre les maladies de peau, les scrofules, etc. On l'a même administré à l'intérieur. — Inusité.

GUARANA ou **PAULLINIA**. *Paullinia sorbilis* Mart. — Sapindacées.

Formé de sem. pilées grossièr‹ et agglomérées au moyen d'un peu d'eau, de cacao et de farine de manioc. En pains cylindriques de 150 à 250 gr., difficiles à pulvériser. — Contient : tannate de caféine, tannin libre, h. vol., gomme, amidon.

Act. phys. — Ses propr. participent de celles du tannin et de la caféine. On en a obtenu de bons effets c. tonique et astringent; on l'a vanté outre mesure contre la migraine, qu'il ne calme que dans certaines conditions déterminées. — *Poudre :* 0,50 à 1 gr. *Extrait alc.* : 0 gr. 25 à 0,50.

Poudre de Paullinia.

Divisez la pâte en morceaux et pulv. grossièrement au mortier de fer. Séchez à l'étuve et achevez la pulvérisation par une forte contusion ; passez au tamis de soie.

(Cod.)

Sirop de guarana ou **de paullinia.**

Pr.	Extr. alc. de guarana. . .	10
	Sirop simple	1000

45 à 60 gr. par jour.

GUI. *Viscum album* L. — Loranthacées.

Pl. parasite de beaucoup de nos arbres, jadis employée c. astringente, vomitive, antiépileptique. Elle ne sert plus qu'à la prépar. de la glu, qu'on retire de l'écorce et des baies.

Poudre de Guttète. *P. de gui composée, P. antiépilectique, P. du marquis.*

Pr.	Gui de chêne.	4
	Dictame blanc.	4
	Racine de pivoine.	4
	Semences de pivoine.	4
	Semences d'arroche	2
	Corail rouge.	2
	Ongle d'élan.	4

(Guib.)

Les formulaires anciens offrent une foule de prép. de ce genre dans lesquelles on voit figurer, en sus, du crâne humain, ou son *usnée*, des os divers, des dents d'hippopotame, des pierres précieuses et des parties de pl. que l'on devait récolter sous cert. dispositions météorologiques.

(Dorv.)

GUIMAUVE. *Althæa officinalis* L. — Malvacées.

La racine (fig. 77), les feuilles et les fleurs sont d'un usage populaire c. émollientes, adoucissantes, tant à l'intérieur qu'à l'extérieur. Ces propr. sont dues au mucilage abondant qu'elles fournissent et peut-être aussi à l'*asparagine*. On y trouve en outre : amidon, huile fixe, sucre incristallisable. On en fait des *infusés* et *macérés* (20 : 1000, pour tisane) ; des lavements, des décoctés propres à délayer des cataplasmes. On la donne c. hochet aux enfants pendant la dentition. En pharmacie, la poudre de guimauve est souvent utilisée pour la prépar. des pilules.

Poudre de guimauve.

Coupez en tranches minces ; séchez à l'étuve et pulv. jusqu'à ce qu'il ne reste plus qu'un résidu fibreux insipide. (Cod.)

Sirop de guimauve.

Pr. Racine sèche de guimauve. 50
Eau. 300
Sirop de sucre. 1500

Faites macérer la racine dans l'eau froide pendant 12 h., passez sans expression ; mêlez au sirop et faites cuire à 30° Bé ; passez. (Cod.)

Tablettes de guimauve.

Pr. Rac. de guimauve incisée. 100
Sucre blanc. 1000
Gomme adragante 10
Eau . . . . Q. S.

Faites bouillir la racine dans 4 fois son poids d'eau, passez et réduisez la décoction à 90 gr. ; faites avec cette liq. le mucilage. Faites des tablettes de 1 gr. (Cod.)

Espèces émollientes.

Pr. F. sèches de bouillon blanc. . } āā P. E.
— de guimauve. }
— de mauve. . }
— de pariétaire. }

Mêlez. (Cod.)

Poudre émolliente pour cataplasmes.

Farine émolliente.

Pulv. des espèces émollientes séchées à l'étuve, et passez au tamis de crin.

Cataplasme de guimauve.

Pr. c. le *Catasplasme de farine de lin.*

Cataplasme de poudre émolliente.

Prép. c. le *Cataplasme de farine de lin.*

Cataplasme maturatif.

Pr. Poudre émolliente. 100
Eau. . . . . Q. S.
Onguent basilicum. 20

Le cataplasme étant préparé à la façon ordinaire et chaud, on mélange l'onguent. (Cod.)

Fomentation émolliente.

Pr. Espèces émollientes 50
Eau. . . . . Q. S.

Faites bouillir dans l'eau pendant 10 minutes ; passez avec expression, complétez 1 litre. (Cod.)

Bain émollient.

Pr. Espèces émollientes. . . . 2000
Graine de lin. 250
Eau 5000

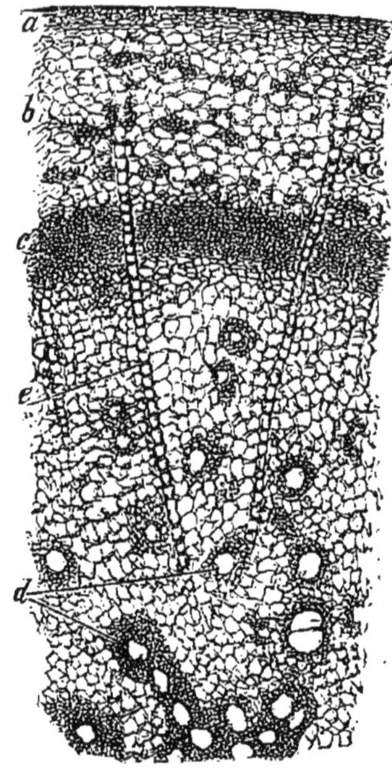

Fig. 77. — Racine de guimauve, coupe. — *a*, cellules, d'apparence subéreuse. — *b*, liber. — *c*, cambium. — *d*, vaisseaux et fibres des faisceaux. — *e*, rayons médullaires.

Faites bouillir, passez avec expression et versez dans l'eau du bain. (F. H. P.)

Sirop de guimauve comp. (Fernel.)

Pr. Racines de guimauve. . . 60
— de chiendent. . . 15
— d'asperges. . . . 15
— de réglisse. . . . 15
Somm. de guimauve. . . 30
— de mauve 30
— de pariétaire. . . 30
Pimprenelle. 30
Plantain 30
Capillaire. 30
Raisin. 15
Eau. . . . . Q. S.
Sucre 2000

C'est le sirop que l'on entend généralement par *Sirop de Fernel,* quand il n'est pas donné d'autre indication.

GUTTA-PERCHA. *Gutta Tuban ;* produit de l'*Isonandra Gutta* Hook. — Sapotées, et de qques autres espèces voisines.

Subst. analogue au caoutchouc, originaire de Singapore et des îles de la Malaisie, où les indigènes l'obt. en abattant l'arbre, enlevant l'écorce et recevant le suc laiteux qui s'écoule. — En larmes minces, jaunâtres ou tigrées, dures, coriaces, flexibles, se ramollissant dans l'eau bouillante, et prenant alors toutes les formes qu'on veut lui donner, formes qu'elle garde étant refroidie. — Sa composition est peu différente de celle du caoutchouc. — Insol. dans l'eau, l'alcool ; sol. dans le sulfure de carbone, le chloroforme, les h. vol., incomplèt[t] dans l'éther ; fond à + 240°, brûle avec flamme jaune et produit beaucoup de fumée.

On ne l'emploie qu'en chirurgie : appareils de fractures, orthopédiques, sondes, bougies, draps de lit pour l'hydrothérapie, etc. On l'a incorporée à un gr. nombre de médicam. actifs pour en faire des topiques d'un maniement facile. La sol. dans le chloroforme (1 : 12) est usitée aussi dans le pansement des plaies et coupures.

H

HÉLIOTROPE. *Heliotropium europeum* L. — Borraginées.

Cette espèce a des fl. blanches, inodores ; était considérée jadis comme vulnéraire, anticancéreuse, propre à détruire les verrues. — Inusité.

L'*Heliotropium peruvianum* L. des jardins, à od. de vanille, est cordial, stomachique.

HENNÉ. *Lawsonia inermis* L. — Salicariées.

Cet arbrisseau d'Orient contient un tannin jaune orangé doué d'une grande puissance tinctoriale et d'une certaine astringence : d'où son usage dans la thérapeutique et dans la toilette des dames du pays ; on l'emploie comme tonique et aphrodisiaque. Les fleurs ont un parfum agréable. Ses racines rouges sont la partie la plus active (*Alkanna des Arabes*).

HERMODACTES. Bulbes du *Colchicum variegatum* L. — Colchicacées.

Blancs jaunâtres, cordiformes, ressemblant beaucoup aux bulbes de colchique ; sav. mucilag. un peu âcre. — Laxatif léger. — Inus.

HEUCHÈRE. *Heuchera americana* L. — Saxifragées (Amér. sept.)

La rac. est fortement astringente. Inusité.

HIÈBLE. *Yèble ; Sambucus Ebulus* L. — Caprifoliacées.

Pl. herbacée voisine du sureau par ses caract. et ses propr. La rac. passe pour purgative, les fruits pour diurétiques. Les fleurs ont une od. un peu différente de celle des fleurs de sureau. Sudorifique, résolutif. — Inusité.

HOANG-NAN. Strychnée indéterminée.

Ecorce rapportée par les missionnaires et vantée par eux comme un spécifique de la rage et de la lèpre. Elle peut avoir de l'utilité dans le traitement de cette dernière maladie. Elle contient les alcaloïdes toxiques de l'éc. de fausse angusture, dont elle paraît voisine ; plus un alcaloïde analogue à la *curarine*.

HOUBLON. *Humulus Lupulus* L. — Cannabinées.

Pl. cultivée en France dont on emploie les *cônes* des fleurs femelles et la mat. pulvérulente jaune, nommée *Lupulin*, qui se trouve entre les écailles des cônes. Les propr. du houblon résident entièr[t] dans le lupulin.

Comp. — Le lupulin a été étudié par beaucoup de chimistes, mais tout spécialement par J. Personne. — Poussière jaune, odorante, qui se développe dans presque toutes les p. du houblon, mais surtout sur les ovaires. La fig. 78 indique son développement successif suivant l'ordre des lettres *a*, *b*, *c*, *d*, *e*. A l'analyse, M. Personne y a trouvé : 1° ac. valérianique ; 2° une huile vol. verte, plus lég. que l'eau, composée de *valérol* et d'un hydrocarbure ($C^{20}H^{16}$) à od. de thym ; 3° une mat. amère, azotée, très instable (*Lupuline*) ; 4° une résine qui forme environ les 2/3 du lupulin ; 5° de la cire.

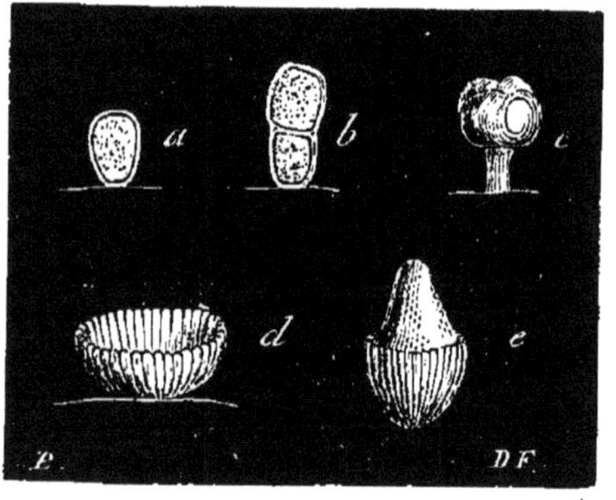

Fig. 78. — Développement du lupulin.

D'après M. G. Pelletan, le principe actif du houblon serait la *lupulite*, incristallisable, inod., non azotée, sol. dans l'eau et l'alcool. D'après M. Lermer, on trouve dans le houblon un composé acide cristallisable, insol. dans l'eau et sans sav., sol. dans l'alcool et donnant à la sol. une sav. amère, analogue à celle de la bière. D'après M. Wagner, le houblon cont. un tannin (*acide morintannique*), une mat. color. jaune (*quercitron*).

Act. phys. — Agit par son tannin et ses principes aromatiques et amers. Il est tonique et subnarcotique. On emploie plus spécialement le houblon c. tonique dans la dyspepsie, le lymphatisme, le scorbut, les aff. herpétiques ; le lupulin c. sédatif, narcotique, contre la spermatorrhée, les érections nocturnes. — *Infusé* de houblon : 5 : 1000. *Lupulin :* 0,50 à 2 gr. en nature, en *poudre*, etc.

Extrait alcoolique de houblon.
Prép. c. l'*Extrait de scille.* — Rendement 20/100.

Sirop de houblon.
Prép. c. le *Sirop de coquelicot.*

Pilules contre la spermatorrhée.

Pr. Ext. de belladone 0,10
Lupulin . . . . } ãã 0,60
Camphre. . . . . . . }
F. 8 pilules. — 1 à 4 le soir.

Teinture de lupuline. (Personne.)

Pr. Lupuline 1
Alcool à 91°. 4
F. dig. 10 j. à l'étuve à + 30 ou 40°, exprimez ; filtrez.

HOUX COMMUN. *Ilex aquifolium* L. — Ilicinées.

Les feuilles sont amères, fébrifuges. Elles doivent leurs propr. à l'*Ilicine*, subst. mal définie. L'écorce contribue avec le gui à fournir la glu. — Inusité.

HUILES GRASSES.

Les huiles sont des corps gras liquides ou solides (*Beurres*), généralement formés d'oléine et de margarine, plus légers que l'eau. Elles sont plus ou moins colorées et présentent des caractères différents suivant leur origine, en raison des éléments divers qu'elles ont pu entraîner et dissoudre.

Exposées à l'air, elles présentent deux genres d'altération : les unes s'épaississent et se solidifient en forme de vernis (*siccatives*); les autres restent fluides, mais absorbent de l'oxygène et deviennent *rances*. On peut les chauffer jusqu'à + 250° sans qu'elles s'altèrent ; à l'ébullition, elles se décomposent. Elles sont à peu près insol. dans l'eau et l'alcool froid (moins les h. de Ricin et de Croton Tiglium, qui sont sol. dans l'alcool). L'alcool bouillant les dissout, mais les laisse séparer par refroid[t]. L'éther, la benzine, le naphte, le chloroforme, les h. vol. les dissolvent. — Le soufre, le phosphore, l'acide asénieux, qques alcaloïdes, les benzoates de fer et de mercure sont lég[t] sol. dans les huiles ; l'iode et le brome se combinent avec elles, après s'y être dissous.

Les huiles se rencontrent plus spécialement dans les semences des végétaux; toutefois on en trouve dans le sarcocarpe de qques fruits, dans qques racines, etc.

Pour les préparer, il suffit en gén. de soumettre à la presse les corps qui les contiennent; quand l'h. est solide à la temp. ord., il faut s'aider de la chaleur, ainsi qu'il est indiqué pour la prépar. des beurres à leur nom respectif. Parfois aussi, on déplace les h. à l'aide de l'alcool ou de l'éther (*huile de Croton*). L'huile obtenue est dépurée par le repos, puis par la filtration.

Essai des huiles. Il n'existe pas de méthode précise et certaine qui permette de reconnaître les mélanges ou falsifications. Les procédés que nous allons indiquer, d'après Gerhardt et Chancel, sont utiles toutefois pour s'assurer de la pureté des huiles, bien qu'insuffisants pour reconnaître la proportion et la nature de l'huile ajoutée en fraude.

1° *Par la densité.* M. Lefebvre a publié la table suivante, donnant la densité des huiles à la temp. de + 15°. C'est sur ses données qu'est construit l'*Oléomètre à froid de Lefebvre.*

	TEMPÉRATURE + 15° c.		
	DENSITÉ	DEGRÉS à l'alcoomèt.	POIDS de l'hectolitre
Huile de cachalot.	884	73	88,40
— de suif ou oléine. . . .	900,3	66	90,03
— de colza d'hiver.	915	59,8	91,50
— de navette d'hiver. . . .	915,4	59,5	91,54
— de navette d'été.	915,7	59,2	91,57
— de pieds de bœuf. . . .	916	59	91,60
— de colza d'été.	916,7	58,8	91,67
— d'arachide	917	58,5	91,70
— d'olives.	917	58,5	91,70
— d'amandes douces. . . .	918	58	91,80
— de faîne	920,7	57,5	92,07
— de ravison	921	57	92,10
— de sésame	923,5	56	92,35
— de baleine	924	55	92,40
— d'œillette.	925,3	54,5	92,53
— de chènevis	927	53,5	92,70
— de foie de morue. . . .	927	53,5	92,70
— de foie de raie.	927	53,5	92,70
— de cameline	928,2	53	92,82
— de coton.	930,6	52	93,06
— de lin.	935	50	93 50

On voit que, à l'huile de cachalot près, les densités des huiles sont comprises entre 9 et 9,40, la densité de l'eau étant égale à 10. L'instrument de Lefebvre est simplement un aréomètre à tige longue, construit pour indiquer de très faibles différences de densités. Pour faciliter les notations, le 9 est supprimé, et les deux chiffres qui suivent sont seuls notés. Ainsi, le degré 15 signifie 9,15, densité de l'huile de colza, et indique en outre que l'hectolitre pèse 91k,5. En face de chaque degré est noté le nom de l'huile correspondante à + 15°.

L'*Elaïomètre de M. Gobley* marque 0 dans l'huile d'œillette et 50° dans l'huile d'olive pure à la temp. de + 12°,5. Cet instrument peut donner de bonnes indications quand le mélange ne contient que ces deux huiles.

2° *Par l'acide hyponitrique.* Cet ac. solidifie rapt l'oléine des huiles non siccatives et les transforme en *élaïdine*, et ne solidifie pas l'oléine des huiles siccatives. Cet essai s'applique surtout à l'huile d'olive : add. de 2 à 3/100 d'ac. nitrique contenant de l'ac. hyponitrique, puis abandonnée dans une cave fraiche, elle ne tarde pas à s'épaissir assez pour qu'on puisse renverser le flacon sans qu'elle s'écoule. Une huile d'olive mélangée de 1/100 d'h. d'œillette n'acquerra la même consistance que 30 ou 40 minutes plus tard.

On peut aussi employer pour cet essai une solution de mercure dans l'acide nitrique (1/12 du poids de l'huile) en ayant toujours soin d'essayer, comparativement avec l'huile douteuse, de l'huile parfaitement pure. Cette sol. dégage de l'acide hyponitrique. — Il est clair que le mélange avec les huiles non siccatives dont l'oléine se solidifie par l'ac. hyponitrique ne sera pas décelé par ce procédé.

3° *Par l'acide sulfurique.* Mélanger 15 gr. huile et 15 gr. acide. Il y a une élévation de température produite, que l'on reconnaît en agitant le mélange avec la boule d'un thermomètre. Il faut toujours opérer comparativement avec des huiles pures et s'assurer que les températures initiales des huiles et de l'acide sont les mêmes. Il faut aussi que les vases soient de même matière et de même forme. Dans ces conditions, la différence entre la température initiale et celle qu'atteint le mélange est de :

Avec acide sulfurique monohydraté :

Pour l'huile d'olives	37°,7
— d'amandes douces	40°,3
— de navette	55°
— d'œillette	70°,5
— de lin . . . dépasse	100°

Avec ac. sulfurique monohydraté : 90 p., eau : 10 p.

Pour l'huile de navette	37°,2
— de lin	74°

Les mél. d'huile d'olive et d'œillette, d'huile de lin et de navette donneront des élévations de température intermédiaires et proportionnelles à leurs quantités respectives.

4° *Coloration par l'acide sulfurique.* On agite 1 vol. d'acide avec 5 vol. d'huile pour bien mélanger; on laisse reposer 5 minutes.

a. — Avec l'acide sulf. à D. = 1,475.

Ne se colorent pas.	Se colorent.	
Huile de saindoux.	Huile de cachalot. . .	rougeâtre.
— arachide.	— dauphin. . .	rougeâtre.
— œillette.	— foie de morue,	cramoisie.
— colza.	— pied de bœuf,	jaunâtre.
— ricin.	— olive. . . .	verdâtre.
	— Gallipoli. . .	verdâtre.
	— sésame. . .	verdâtre.
	— lin.	verte.
	— chènevis. . . .	vert foncé.
	— noix	brunâtre.

b. — Avec acide sulf. à D. = 1,530.

Se colorent légèrement.		Coloration marquée.	
H. de saindoux. . .	blanc sale.	H. de cachalot. . .	rouge.
— pied de bœuf.	blanc brunâtre.	— dauphin. . .	rouge.
— olive	vert jaunâtre.	— foie de morue,	cramoisie.
— sésame . . .	blanc verdâtre.	— Gallipoli . .	grise.
— arachide. .	blanc sale.	— noix. . . .	grise.
— œillette . .	blanc sale.	— chènevis. . .	gris intense.
— ricin. . . .	blanc sale.	— lin.	rissale.
— colza. . . .	rose.		

c. — Avec ac. sulf. à D. = 1,625.

Non colorées.	Coloration distincte.	
H. d'œillette.	H. de cachalot. . .	rouge brun foncé.
— sésame.	— dauphin. . .	rouge brun foncé.
— ricin.	— foie de morue	rouge brun foncé.
	— saindoux . .	brune.
	— pied de bœuf,	brune.
	— olive.	vert pâle.
	— chènevis . . .	vert intense.
	— lin	vert.
	— Gallipoli. . .	brune.
	— colza. . . .	brune.
	— noix. . . .	brune.
	— arachide. . .	brune.

L'acide sulf. ainsi employé permet de découvrir dans les huiles qu'il ne colore pas l'add. de celles qui prennent à son contact une color. marquée.

3° *Par l'acide nitrique.* Dans les mêmes conditions que par l'ac. sulf.

a. — Avec acide nitrique à D. = 1,180.

Non colorées.	Colorées.	
H. de poisson.	H. de baleine. . . .	jaunâtre.
— arachide.	— dauphin. . . .	rose.
— saindoux.	— pied de bœuf. .	jaunâtre.
— colza.	— olive. . . .	verdâtre.
— œillette.	— Gallipoli. . .	verdâtre.
— ricin.	— chènevis. . . .	vert sale.
	— noix. . . .	jaune.
	— lin.	jaune.
	— sésame. . . .	jaune orangé.

b. — Avec ac. nitrique à D. = 1,220.

Non colorées.	Colorées.	
H. de foie de morue.	H. de baleine. . .	jaune clair.
— saindoux.	— dauphin. . .	rougeâtre.
— arachide.	— pied de bœuf.	jaunâtre.
— colza.	— œillette . . .	rouge jaunâtre.
— ricin.	— noix. . . .	rouge.
	— sésame . .	rouge.
	— olive . . .	verdâtre.
	— Gallipoli. .	verdâtre.
	— chènevis. . .	vert brunâtre.
	— lin.	jaune.

c. — Avec ac. nitrique à D. = 1,330.

Non colorées.	Colorées.	
H. d'arachide.	H. de baleine. . .	rouge.
— colza.	— dauphin . .	rouge.
— ricin.	— foie de morue . . .	rouge.
	— pied de bœuf.	jaune pâle.
	— saindoux. . .	brun clair.
	— œillette . . .	rouge.
	— noix. . . .	rouge foncé.
	— sésame. . .	rouge foncé.
	— olive . . .	vert pâle.
	— Gallipoli . .	vert pâle.
	— chènevis . . .	brun verdâtre.
	— lin.	vert devenant brun.

L'addition de 10 p. 100 d'huile de chènevis, sésame, noix ou dauphin dans une huile qui ne se colore pas sera facilement reconnue.

6° *Par la soude caustique.* Mélanger aussi exactement que possible 5 vol. d'huile et 1 vol. solution de soude caustique à D. = 1,34, et porter à l'ébullition.

Se colorent peu.		Coloration prononcée.	
H. de pied de bœuf. .	blanc sale.	H. de dauphin. . .	rougeâtre.
— colza.	blanc rosé.	— cachalot. . .	rougeâtre.
— œillette . . .	blanc sale ou jaunâtre.	— foie de morue.	rougeâtre.
— saindoux. . .	blanc sale ou jaunâtre.	— chènevis. . . .	jaune brun, épaisse.
— noix.	blanc sale ou jaunâtre.	— lin	jaune fluide.
— sésame. . . .	blanc sale ou jaunâtre.		
— ricin.	blanc sale ou jaunâtre.		
— arachide . . .	blanc sale ou jaunâtre.		
— Gallipoli. . .	blanc sale ou jaunâtre.		

Ces div. réactions sont utiles surtout pour s'assurer de la nature même des huiles, plutôt que pour reconnaître une falsification. Il faut touj. en tout cas opérer comparativement avec une huile type d'origine certaine.

Il existe pour l'essai des huiles des manuels donnant plus de détails et qu'il est bon de consulter; nous citerons entre autres l'ouvrage de M. CAILLETET, couronné par la Société industrielle de Mulhouse.

HUILES GRASSES PEU USITÉES EN PHARMACIE.

Huile d'arachide. — Extraite de l'*Arachis hypogea* L. (*Pistache de terre*). — Légum., plante d'Orient et de l'Amér. centrale. C'est une huile de goût agréable, se congelant à + 7°, comestible. — Les graines d'*Arachis* passent pour aphrodisiaques.

Huile de Ben. — Extraite de la noix de Ben, *Moringa oleifera* Gœrtn. — Légum. L'huile de première expression se prend à + 19°. La seconde huile résiste à une basse temp. et, pour cette raison, est employée en horlogerie. Elle est douce au goût et rancit très lentement.

HUILE D'AMANDES DOUCES. *Oleum ex amygdalis dulcibus.* Préparée dans l'industrie en soumettant à la presse les amandes douces et amères. — Fluide, lég^{t} ambrée, sans od. ni sav. — Elle est moins colorée quand on la prép. avec les am. douces mondées. (V. *Amandes.*)

C'est l'huile que l'on préfère pour les usages pharm. — A l'intérieur, sous forme de loochs adoucissants ; mélangée au sirop de chicorée, c. laxatif pour les enfants ; en lavements ; — à l'extérieur, en liniments, et comme véhicule de div. subst. plus actives.

Mél. et fals. — Avec l'*huile d'œillette,* forme chapelet par l'agitation ; se solidifie plus lentement par l'ac. hyponitrique ; avec les *huiles d'arachide* ou d'*olive,* elle se congèle au-dessus de — 12°, son point de congélation normale ; avec les *huiles de sésame* ou de *faine*, coloration rouge par l'ac. azotique étendu.

Bain huileux.

Pr. Carb. de soude	350
Eau tiède (1 bain). . . .	200 lit.
Faites dissoudre. D'autre part, prenez :	
Carbonate de soude	50
Eau tiède.	500
Dissolvez et ajoutez :	
Huile d'amandes ou huile de foie de morue	250

Agitez quelques instants pour émulsionner, et mêlez à l'eau du bain. L'alcalinité du bain est nécessaire pour empêcher la séparation de l'huile et précipiter les sels de chaux que contiennent les eaux ordinaires. (Jeannel.)

HUILE DE CADE. Préparée avec le bois du *Juniperus Oxycedrus* L. — Conifères.

Obtenue à la manière du goudron, par la combustion dans un fourneau fermé du bois du *J. Oxycedrus.* — Liquide, noirâtre, fétide; sav. âcre, presque caustique. — Composition analogue celle du goudron; propr. identiques, mais plus marquées.

Utile dans les affections de peau à forme squammeuse, et comme parasiticide.

Elle est souvent falsifiée ou même remplacée absolument par la *fausse huile de cade* (voyez *Goudron*) et l'*huile de goudron de houille.*

HUILE DE FOIE DE MORUE. *Oleum hepatis Morrhuæ.* Provenant des foies du *Gadus Morrhua* L. — Malacoptérygiens.

Prép. — Prenez des foies de morue récents, enlevez les membranes, coupez en morceaux et f. chauffer au B.-M. dans une bassine étamée, en remuant continuell[t], jusqu'à ce que l'huile vienne à la surface; passez avec lég. expression, laissez reposer, et filtrez au papier (Cod.).

Le commerce l'apporte toute préparée de Norwège, d'Islande, de Terre-Neuve, de Dunkerque et en présente quatre types : *blanche*, *ambrée*, *blonde* et *brune*. L'huile prép. avec les foies frais sur les lieux mêmes de la pêche est blanche ou ambrée; toutefois cette sorte est souv. obtenue après coup, au moyen des huiles colorées, par div. procédés qui l'altèrent plus ou moins. La *blonde* est obtenue par le tassement des foies dans un tonneau : elle vient surnager : sav. et od. peu prononcées. La *brune* s'obtient en pressant lég[t] les foies qui ont fourni la sorte précédente : plus épaisse, plus odorante et plus sapide. Le résidu, bouilli dans l'eau et pressé, fournit l'huile noire employée dans l'industrie.

L'huile de bonne qualité a une od. de sardine, une sav. fade laissant un arrière-goût de poisson. D. = 0,927; à + 15°, elle marque 27° à l'oléomètre de Lefebvre; qques gouttes versées sur une lame de verre, add. de 1 à 2 goutes d'ac. sulfurique conc., prennent une belle teinte carmin, tournant au cachou. — Voir pour les autres réactions : *Essai des huiles*.

M. de Jongh a signalé parmi les corps gras qu'elle contient la *Gaduine*; on y trouve en outre les principes de la bile et 0,30 à 0,327 d'iode par kilogr., du brome, du phosphore.

Act. phys. — Très complexe. Les expériences ont établi que c'est le plus digestible des corps gras, soit que les éléments qui la composent facilitent son assimilation, soit que, comme le pense M. Gubler, les corps gras qui proviennent du foie aient déjà subi un commencement de modification qui les rend immédiatement assimilables; en outre, c'est un aliment respiratoire : les corps gras sont le point de départ de toute formation cellulaire et des corpuscules sanguins. En somme, l'huile est plus ou moins bien supportée; qques personnes en éprouvent des nausées, des vomissements, de la diarrhée; d'autres, au contraire, n'en sont nullement incommodées et prennent rapid[t] de l'embonpoint. Il faut tenir compte aussi de l'iode, du brome, du phosphore, dont l'action peut se faire sentir à la longue.

On l'emploie aujourd'hui dans un grand nombre de maladies et d'états cachectiques : chlorose, scrofule, tuberculose, rachitisme; dans la goutte et le rhumatisme chronique; dans certaines affections cutanées, manifestations de la scrofule. — La dose varie de 1 à plusieurs cuillerées par jour; on a reconnu qu'on pouvait la prendre, sans inconvénient pour son action et au grand avantage des malades, immédiatement avant le repas.

Les *huiles de foie de Raie* et *de Squale* s'obtiennent de la même manière et ont des propr. analogues.

Mél. et fals. — L'essai de l'huile de foie de morue est difficile et incertain; nous avons indiqué ses principales réactions à l'article *Essai des huiles*.

Sirop d'huile de foie de morue (Duclou.)

Pr. H. de foie de morue. . . .	250
Eau.	375
Sirop simple.	125
Sucre.	750
Gomme arab.	156

15 à 30 gram. par jour.

Huile de f. de morue désinfectée. (Jeannel.)

Pr. Huile de f. de morue. . . .	100
Eau de laurier-cerise . . .	15

Agitez, laissez déposer, décantez.

Huile de f. de morue ferrée.

Pr. Huile de foie de morue. }	āā 250
Eau distillée . . . . . }	
Carbon. de soude pulv.	14
Sulfate de fer crist. . . .	15

Mêlez. Agitez de temps en temps pendant huit jours. Filtrez sur un papier mouillé. — Elle contient 1 pour 100 de sesquioxyde de fer, mais rancit facilement. (Jeannel).

On peut la préparer aussi par simple solution du *benzoate de fer*.

HUILE D'ILLIPÉ. *Beurre de Galam.* Fournie par le *Bassia longifolia* L. — Sapotées.

Huile concrète, en pains enveloppés de feuilles, employée aux Indes à div. usages domestiques, et par les nègres en frictions contre la gale et le rhumatisme. Od. et sav. analogues à celles du B. de cacao. — Inusité.

HUILE D'OLIVE. Extraite du péricarpe du fruit de l'*Olea europæa* L. — Oléinées.

Elle est fournie par le commerce. — Jaune, sans od.; sav. agréable. D. = 0,9192 à + 12°; se solidifie entre + 6 et 8°. Elle rancit difficilt, ce qui la fait préférer pour les usages pharmac.

A peu près inusitée c. médicament interne. Elle ne jouit d'ailleurs que de propr. adoucissantes, c. la plupart des h. comestibles.

Mél. et fals. — Add. d'*huile d'œillette*, fait le chapelet après agitation, ce qui n'a pas lieu quand elle est pure; se solidifie beaucoup au-dessous de son point ordinaire de congélation (V. *Essai des huiles*.) Avec *huile d'arachide*, il faut recourir au *réactif Poutet* : faire diss. 12 gr. mercure dans 15 gr. ac. azotique à 38°; ajouter 8 gr. de ce réactif à 90 gr. d'huile à essayer; agiter toutes les 5 minutes pendant qques heures. Le mél. doit devenir consistant, homogène, à surface unie; s'il n'en est pas ainsi, il y a mélange frauduleux. — Il faut toujours opérer comparativ. avec de l'huile d'origine certaine. Pour les autres huiles mélangées, voir *Essai des huiles*.

HUILE DE PALME. Extraite du sarcocarpe du fruit de l'*Elæis Guineensis* Jacq. — Palmiers (Afrique).

Solide, jaune orangée, à sav. douce, parfumée ; fond à + 29°, sol. dans l'alcool à 40°, à froid ; davantage à chaud, mais une partie se précipite par le refroidissement ; sol. en toute prop. dans l'éther. Contient environ les 2/3 de son poids d'*acide palmitique* = $C^{32}H^{32}O^4$. — On l'emploie dans l'industrie à la fabrication des bougies ; elle est inusitée en médecine.

HUILE DE SCHISTES.

Extraite par distill. des schistes, qui en fournissent 22 à 56 0/0. — Liquide très inflammable, brûlant à 37° ; d'od. infecte. On l'utilise dans l'éclairage, mélangée à une certaine q. d'huile de colza. A été préconisée contre la gale : 100 gr. en frictions.

HUILES MÉDICINALES.

Les huiles grasses peuvent dissoudre, surtout à l'aide de la chaleur, les huiles volatiles, la chlorophylle et autres principes colorants végétaux, les résines, et de petites quantités d'alcaloïdes. Les préparations qui résultent de l'action de l'huile sur les subst. médicamenteuses sont dénommées *huiles médicinales*.

Tantôt elles sont obtenues par simple solution (huile camphrée), tantôt par macération, par digestion au B.-M, par décoction. Il importe toujours, quand on opère à feu nu, que l'opération soit arrêtée aussitôt que l'eau contenue dans la substance végétale est évaporée, parce qu'une trop forte élévation de température altère en même temps l'huile et les principes qu'elle a dissous. Ce sont des médicaments externes.

HUILES PYROGÉNÉES ou **PYRÉLAÏNES.**

Obtenues par l'action du feu sur les corps d'origine organique. On recueille les produits complexes qui se dégagent dans un récipient refroidi. Ces huiles, contenant des pyrélaïnes, sont très inflammables, d'od. très désagréable et de sav. âcre.

On a donné le nom de *pyroléines* à des produits très différents : ce sont des huiles grasses surchauffées et additionnées d'une petite quantité de minium qui s'y dissout en se combinant aux acides gras. Ces pyroléines sont employées dans l'industrie au graissage des machines et dans la fabrication en grand des emplâtres et papiers emplastiques. Elles ont l'avantage de donner aux produits une souplesse permanente, grâce à leur résistance à la résinification.

HUILES VOLATILES. *H. essentielles ; essences.*

Subst. en général de consistance et d'apparence huileuse, qui préexistent, ou prennent naissance sous cert. influences, dans les tissus végétaux. Elles se distinguent des huiles proprement dites par leur volatilité ; la tache qu'elles font sur le papier n'est pas persistante.

Quand elles sont toutes formées, elles occupent des utricules, des glandes ou des vaisseaux particuliers dans le tissu des plantes V. *Ballote*, *Oranger*, *Rue*, etc.) ; les autres prennent naissance sous l'influence de l'eau par la réaction de principes immédiats préexistants (ess. d'amandes amères de laurier-cerise, de moutarde, de raifort, etc.).

La plupart sont liquides à la température ordinaire et incolores ; cependant il existe quelques exceptions : le camphre est solide ; les essences de rose et d'anis sont solides en hiver ; l'essence de camomille est bleue, celle d'absinthe est verte, celle de girofle jaune, etc. ; ces colorations ne sont pas propres aux essences, mais appartiennent à des corps tenus en dissolution. Leur composition est très variable : 1° Elles sont constituées uniquement par de l'hydrogène et du carbone : *Essences hydrocarbonées*. 2° A ces deux éléments vient se joindre l'oxygène : *Essences oxygénées*. 3° Elles contiennent en outre de l'azote et du soufre (Crucifères) : *Essences sulfurées*. Cette classification est tout arbitraire, car la classe des oxygénées renferme des *alcools*, des *aldéhydes*, des *hydrures*, des *acides*, de véritables *éthers*, etc.

La division en essences liquides ou *Elæoptènes* et essences solides ou *Stéaroptènes* n'a aucune valeur et est maintenant oubliée.

Elles sont lég[t] sol. dans l'eau ; l'alcool fort, l'éther, les huiles grasses, l'ess. de térébenthine, l'ac. acétique les dissolv. bien général[t]. L'ac. azotique les oxyde, qqfois avec explosion.

Leur préparation se lie intimement à celle des eaux distillées aromatiques. Elles distillent avec elles et s'en séparent peu à peu pour venir surnager ou se précipiter au fond du récipient. Il s'agit donc simplement de les séparer de la liqueur aqueuse. On a imaginé pour faciliter cette opération divers appareils.

Récipient florentin (fig. 79). — Ce récipient s'applique aux huiles essentielles plus légères que l'eau. L'eau distillée est reçue dans cet appareil, dont le tube se courbe avant d'arriver au niveau du col. L'essence se rassemble dans le col, tandis que l'eau prise à la partie inférieure, alors que l'essence s'en est séparée, s'écoule par le bec. M. Amblard a indiqué une modification utile quand on ne doit recueillir qu'une faible quantité d'essence : une tube large de 1 à 2 centimètres, effilé à l'extrémité inférieure, est fixé au moyen d'un bouchon dans le col du récipient (fig. 80) ; toute l'essence s'y rassemble. A la fin de l'opération, on enlève le tube en le fermant au moyen du pouce, et l'on reçoit son contenu dans un flacon. MM. Desmarest et Méro ont encore indiqué des modifications qui permettent de recueillir simultanément l'eau et l'essence dans une fabrication continue (fig. 81). Le récipient florentin est maintenant une éprouvette munie de deux tubes latéraux, l'un prenant naissance à la partie inférieure pour remonter latéralement et se recourber en bec, l'autre prenant naissance du côté opposé, un peu au-dessus de la hauteur à laquelle atteint le bec du premier tube. Sur l'éprouvette est placé un petit entonnoir à

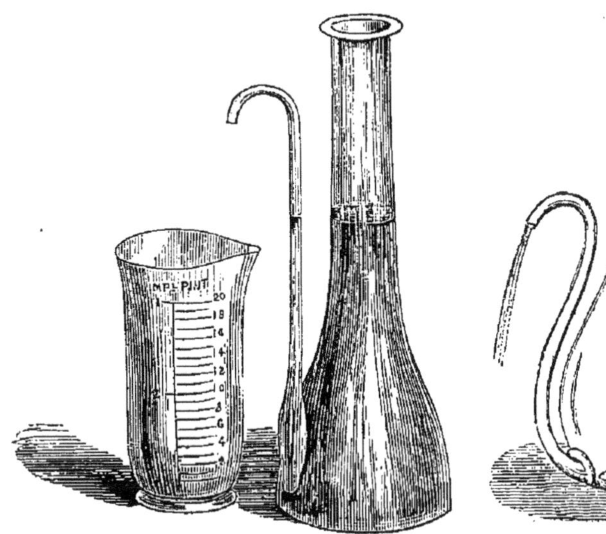

Fig. 79. — Récipient florentin.

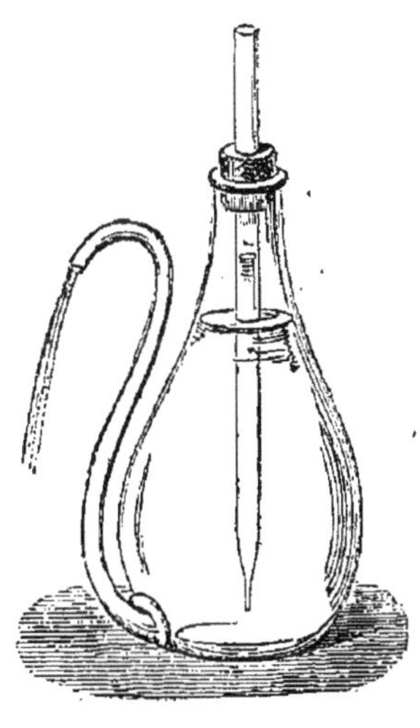

Fig. 80. — Récipient florentin modifié par Amblard.

douille recourbée vert le haut. L'eau distillée s'écoule comme dans le récipient ordinaire; l'essence se rassemble à la partie supérieure et se déverse, quand le niveau est assez élevé, par le tube *b* latéral. Le tube *c* étant en étain peut être recourbé à volonté, de manière à obtenir un écoulement régulier par les deux tubes. A la fin de l'opération, pour séparer toute l'essence, on bouche momentanément le tube *e*; le niveau s'élève alors dans l'éprouvette.

Pour obtenir les essences plus lourdes que l'eau, on fait arriver l'eau à mesure qu'elle distille, au moyen d'un entonnoir à long bec, jusqu'au fond d'une éprouvette munie d'un tube latéral à la partie supérieure (fig. 82). Le jeu de cet appareil se comprend de lui-même. (Ferrand.)

On obtient aussi cert. huiles ess. par expression. Ce procédé ne s'applique qu'aux éc. des fruits d'Aurantiacées. On râpe toute la partie jaune ou *zeste* où se trouvent les cellules remplies d'essence, et l'on met à la presse dans un sac de crin. Le liq. qui s'écoule se sépare en deux couches, l'une aqueuse, inférieure, qu'on sépare, l'autre supérieure, constituée par l'essence, qu'on laisse reposer et qu'on filtre sur un peu de coton cardé.

On rectifie les essences au B. de sable, soit seules, soit add. de vol. égal d'eau. On recueille le produit tant qu'il passe incolore.

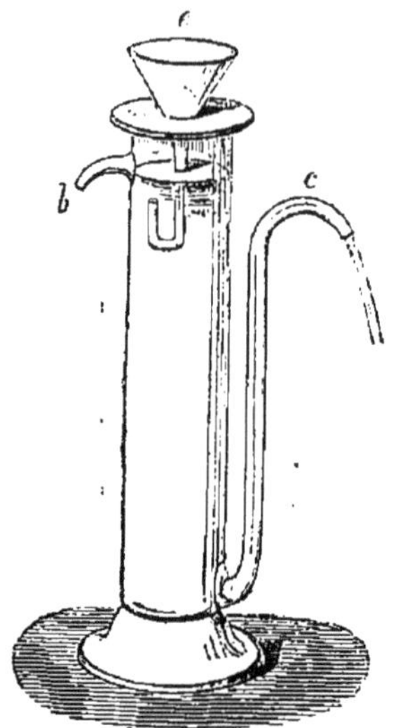

Fig. 81. Récipient florentin modifié par Desmarest et Méro.

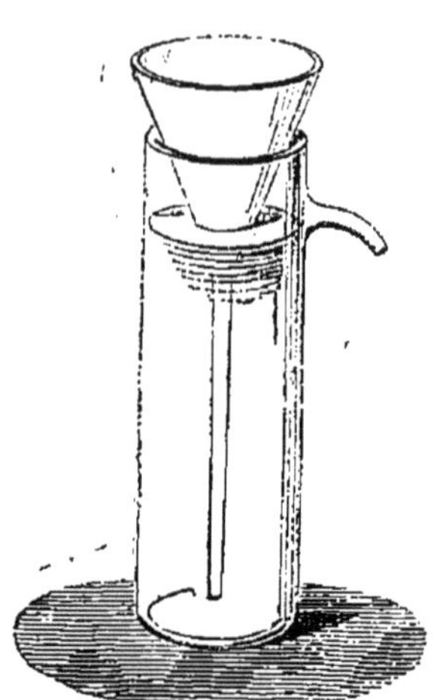

Fig. 82. Appareil pour les essences plus lourdes que l'eau.

On les conserve dans des flacons bien bouchés, pour éviter leur oxydation par l'air, et dans des lieux obscurs ou des flacons noirs, parce que la lumière les colore. — L'air chargé de vapeurs d'essences est délétère; de plus, il peut constituer un mélange détonnant.

Fals. et mél. — On les additionne d'*alcool :* agitées avec de l'eau, celle-ci prend une apparence laiteuse. Chauffées dans un tube fermé avec du chlorure de calcium bien sec, celui-ci devient pâteux ou se dissout suivant la quantité d'alcool contenue dans le mélange. — Les essences de labiées sont souvent additionnées d'*essence de térébenthine;* celle-ci a la propriété de dissoudre facilement l'huile d'œillette. On mélange dans un tube 3 gr. d'huile d'œillette et 3 gr. d'essence à essayer, on agite. Le tout reste limpide quand il y a addition d'essence de térébenthine et devient laiteux quand l'essence est pure. Cet essai s'applique aux essences de marjolaine, lavande, aspic, sauge, absinthe et menthe poivrée. — L'addition d'*huile fixe* autre que l'huile de ricin rend le mélange incomplètement soluble dans l'alcool à 90°; d'ailleurs un tel mélange tache le papier d'une manière permanente.

HYDRASTIS CANADENSIS L. — Renonculacées (Amér. sept.).

Plante herbacée; rac. jaune foncé, à od. désagréable, à sav. amère; tonique, antiscrofuleuse. Contient de l'*Hydrastine*, alcaloïde analogue ou identique à la *Bébéerine*, purgative à la dose de qques centigr. — Inusité. — Employé par les Indiens du nord comme mat. tinctoriale jaune.

HYDROCOTYLE ASIATIQUE. *Bévilacque; Hydrocotyle asiatica* L. — Ombellifères (Inde, Ceylan, Afrique mérid.).

M. Lépine a retiré de cette pl., entre autres principes, une huile épaisse, jaune pâle (*Vellarine*), sol. dans l'alcool, à od. forte; sav. amère, persistante; volatile en partie à + 100°, altérable par la chaleur, l'air et l'humidité. La rac. en contient davantage que les feuilles.

Act. phys. — Poison narcotico-âcre analogue aux Ciguës et dont il faut surveiller l'emploi. On l'a préconisé presque c. un spécifique de cert. affections cutanées, dérivant d'une diathèse syphilitique ou scrofuleuse. Ces propr. sont discutées. — *Infusé de racine* : 10 : 1000. *Extrait hydro-alcoolique* : 10 à 25 milligr.

Sirop d'hydrocotyle. (Lépine.)

Pr. Extr. alcool. d'hydrocotyle.	2
Sucre candi.	670
Eau distillée.	330

Triturez l'extrait avec le sucre, ajoutez l'eau peu à peu et F. S. A. 1000 de sirop qui contiendront 5 centigr. d'extrait par cuill. à bouche. (Bouch.)

HYDROGÈNE. H = 12,50 ou 1.

Gaz incolore, insipide, inodore, inflammable, D = 0,0692, qu'on est parvenu à liquéfier dans ces derniers temps. On le prépare en traitant le zinc par l'ac. sulfurique en présence de l'eau : $SO^3,HO + Zn = ZnO,SO^3 + H$. — Combiné à l'oxygène, il donne l'eau : HO ; aux métalloïdes, les hydracides. C'est un des éléments des mat. organiques.

HYPOCHLORITE DE CHAUX. *Chlorure de chaux sec; chlorure d'oxyde de calcium; Hypochloris calcicus.* = CaO,ClO ou $CaOCl^2$ = 71,45.

Prép. — Elle se fait en grand pour les arts. On fait arriver dans des chambres fermées un courant de chlore sur de la chaux éteinte jusqu'à saturation. M. Dusart a imaginé un procédé de prépar. du chlore, propre à cette opération, encore inédit, qui repose sur la propr. de l'oxygène de déplacer le chlore du perchlorure de fer au rouge sombre : on introduit dans un tube de porcelaine des fragments de pierre ponce recouverts de peroxyde de fer légt humecté. On fait passer simultanément de l'oxygène ou de l'air et un courant d'acide chlorhyd. gazeux; on chauffe au rouge sombre ; il se prod. un dégag. constant de chlore mêlé d'azote, ce qui ne gêne en rien la prépar. de l'hypochlorite.

Poudre blanche, à forte odeur de chlore, à saveur âcre, piquante, avide d'humidité et incomplᵗ soluble dans l'eau.

Act. phys. — A l'état solide, il n'est employé que comme désinfectant ; en dissolution, il agit comme caustique et antiseptique. Il détruit les poisons organiques en les décomposant. On ne l'emploie guère qu'à l'extérieur pour le pansement des ulcères fétides, des plaies gangréneuses ou d'origine virulente ; on le met sec ou en solution dans des assiettes pour désinfecter les chambres des malades ; on le fait respirer en inhalations aux personnes asphyxiées par l'hydrogène sulfuré ou les gaz méphitiques. A l'intérieur, on l'a donné à la dose de 5 à 25 centigrammes en *potion*, dans les fièvres malignes.

Chim. — Les *hypochlorites* sont sol. dans l'eau ; ils détruisent les couleurs végétales et même l'indigo, surtout en présence d'un acide. Ce sont des oxydants très énergiques, ils transf. le sulfure de plomb en sulfate. Ils dégag. de l'ac. hypochloreux mélangé de chlore, sous l'influence des plus faibles acides, même de l'ac. carbonique. — Ils sont très peu stables.

L'hypochlorite de chaux contient toujours du chlorure de calcium. L'action d'un acide étendu en dégage de l'ac. hypochloreux ; un acide fort en excès dégage du chlore, parce que, déplaçant en même temps l'acide hypochloreux et l'ac. chlorhyd. du chlorure de calcium, ces deux acides réagissent l'un sur l'autre pour former de l'eau et du chlore : $ClO + HCl = Cl^2 + HO$. La sol. d'hypochlorite de chaux est décomposée à froid par le contact des bioxydes de manganèse, de cuivre et de mercure, ou du sesquioxyde de fer ; il se produit un courant continu d'oxygène tant que l'hypochlorite n'a pas été transformé en chlorure de calcium.

Chlorométrie. — Il est absolument nécessaire dans les arts de doser la q. exacte de chlore que contient le chlorure de chaux du commerce, les différents échantillons étant de valeur très variable. Ce dosage porte le nom de *chlorométrie*. Le procédé employé repose sur les faits suivants : 4 gr. 44 d'ac. arsénieux en solution sont transf. en acide arsénique par 1 litre de chlore sec sous la pression ordinaire = 0 m. 76. Le sulfate d'indigo versé dans une liq. contenant de l'ac. arsénieux, de l'ac. chlorhyd., de l'ac. arsénique et de l'hypochlorite de chaux en q. insuffisante pour transf. tout l'acide arsénieux en ac. arsénique, n'éprouve pas de décoloration ; aussitôt que tout l'ac. arsénieux est transf., le sulfate d'indigo se décolore par l'action de l'hypochlorite.

Ceci posé, voici comment on opère :

On fait une *liqueur arsénieuse normale* en dissolv. 4 gr. 44 d'ac. arsénieux dans 30 gr. d'ac. chlorhyd. étendu, et on complète avec de l'eau le volume d'un litre ; on colore avec qques gouttes de sulfate d'indigo. — D'autre part, on prélève un échantillon moyen du chlorure à essayer pesant 10 gr., on le broie dans un mortier peu à peu avec l'eau et on obtient une solution qui doit aussi occuper le volume d'un litre. On verse dans un verre à fond plat (fig. 83) 10 centim. cubes de liq. arsénieuse normale mesurés à l'aide d'une pipette graduée. On remplit de sol. de chlorure une burette graduée dont les divisions représentent des dixièmes de centim. cube (fig. 84), on verse goutte à goutte cette sol. dans la première, en agitant constamment; on s'arrête aussitôt que la décoloration se produit. — On recommence plusieurs fois le dosage, afin d'avoir une moyenne exacte.

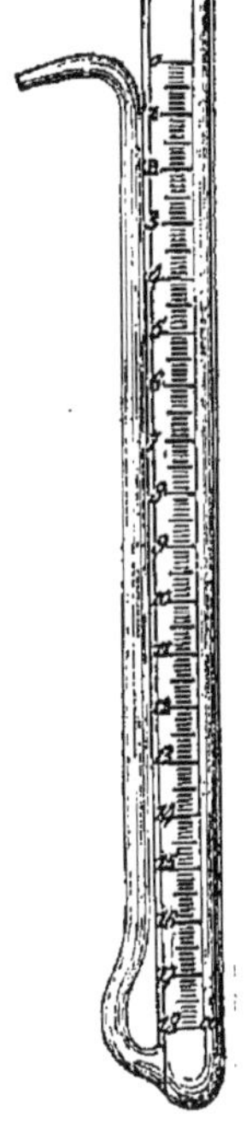

Fig. 84. — Burette graduée en dixièmes de centim. cube.

Supposons qu'on ait employé 95 divisions, soit 9 cent. c. 1/2. Les 10 centim. c. de liq. arsénieuse normale, représentant 1/100 de litre, exigent pour la transformation de l'acide arsénieux 1/100 de litre de chlore, soit 10 centim. c.; donc les 95 divisions de chlorure contenaient 10 cent. cubes de chlore. D'où la proportion : 95 : 10 :: 1000 : x nous donnera en centim. c. la quantité de chlore contenue dans 10 gr. de chlorure sec. $x = 1052{,}60$. — On dit alors que le chlorure est à 105°. Ce qui veut dire que 1 kilog. donnera un dégagement de 105 litres de chlore. En effet, 10 gr. contiennent 1052 cent. c. de chlore, 1000 gr. en contiendront 100 fois plus = 105200, ou 105 lit. On voit d'après ce calcul que pour obtenir le titre vrai d'un chlorure sec il suffit de diviser 10000 par le nombre de divisions de liq. employées.

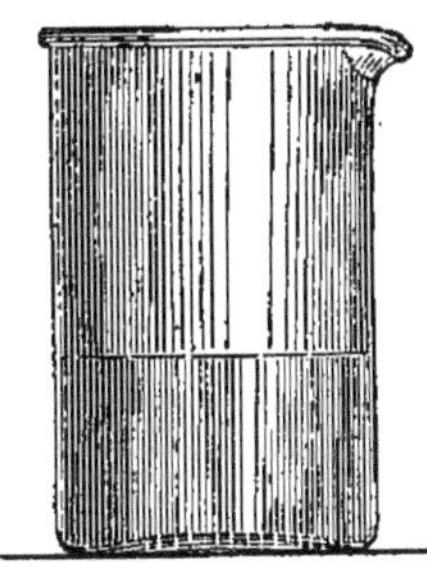

Fig. 83. — Vase à saturation.

Le même calcul s'applique aux chlorures liquides de chaux, de soude et de potasse qui sont essayés tels quels sans être étendus; on leur donne pour titre le quotient trouvé; mais, lorsqu'on dit qu'un chlorure liquide est à 200°, cela signifie qu'un litre de ce chlorure dégage 200/100 de son volume de chlore ou 2 litres; quand le titre est 50, il dégage 50/100 de son volume de chlore, ou 1/2 litre.

La différence essentielle qui existe entre les titres ainsi indiqués est que le titre du chlorure sec exprime le nombre de litres qu'un kilogr. peut dégager, tandis que le titre des chlorures liquides doit être divisé par 100 pour avoir la même signification.

Hypochlorite de chaux liquide. *Chlorure de chaux liquide.*

Pr. Chlorure de chaux sec . .	100
Eau commune	4500

Triturez le chlorure dans un mortier de porcelaine avec une partie de l'eau; décantez; reprenez le résidu par une autre partie d'eau, et réitérez cette opération jusqu'à ce que toute l'eau ait été employée, et que le chlorure soit parfaitement divisé dans ce liquide; mélangez les liq. et filtrez. — Le chlorure employé doit être à 90°, pour que la solution ainsi obtenue soit à 200° chlorométriques; autrement, il faudrait changer les prop. du sel et de l'eau pour obtenir ce résultat. (Cod.)

HYPOCHLORITE DE SOUDE. *Chlorure de soude; chlorure d'oxyde de sodium; liqueur de Labarraque; Hypochloris sodicus.* = NaO,ClO, ou $NaOCl^2$ = 74,45.

Prép. — Pr. :

Chlorure de chaux sec.	100
Carbonate de soude crist.	200
Eau commune.	4500

Délayez avec soin le chlorure dans les 2/3 de l'eau; d'autre part, dissolv. le carbonate dans l'autre tiers; mél. les deux solutions, laissez précipiter, filtrez. — La sol. doit doser 200° chlorométriques, c.-à.-d. contenir 2 fois son vol. de chlore (Codex). Mêmes propr. et us. que le chlorure de chaux liquide. — Etendu de 5 à 6 vol. d'eau, en *lotions*, *compresses*, *injections*, *gargarismes :* plaies de mauvaise nature et syphilitiques, brûlures, engelures, panaris, gale, aff. de peau; salivation mercurielle. — Il est préféré génér^l^ pour les us. médicaux au chlorure de chaux.

Hypochlorite de potasse. *Chlorure de potasse; Eau de Javelle.* — On peut le prép. comme le précédent. Dans l'économie domestique et dans les arts, il est ord^t^ coloré en rose par un sel de manganèse et sert au blanchiment du linge.

Pour l'essai chlorométrique, voir *Chlorure de chaux.*

Liniment contre les engelures. (Testelin.)

Pr.	Teinture d'iode	1
	Liq. de Labarraque	3

HYPOCISTE. *Cytinus Hypocistis* L. — Cytinées.

Le suc de cette plante d'Asie-Mineure, amené à l'état d'extrait sec, noir opaque, à sav. âpre, était employé autrefois comme astringent. — Inusité.

HYPOPHOSPHITES.

Chim. — Les *hypophosphites* sont des sels formés par la combinaison de l'acide hypophosphoreux avec les bases; ils sont solubles dans l'eau, réduisent les sels d'or, de mercure et d'argent, et dégagent de l'hydrogène phosphoré par la chaleur. Le chlore les transforme en phosphates. — Quand on les fait bouillir avec de la potasse caustique, ils dégagent de l'hydrogène et se transforment en phosphates; c'est là un caractère qui les différencie des phosphites avec lesquels ils ont beaucoup de propriétés communes.

On obtient aisément l'hypophosphite de baryte, en faisant bouillir du phosphore avec le sulfure de baryum en solution. Au moyen du sel obtenu et d'un sulfate, on peut préparer un hypophosphite quelconque.

Ces sels ont été préconisés par le Dr Churchill comme prophylactiques et curatifs de la phthisie; l'expérience n'est pas venue confirmer ses promesses. — *Dose :* 0,50 à 3 gr. par jour.

HYPOPHOSPHITE DE CHAUX. = CaO ,2HO ,PhO = 85, ou $(PO^2H^2)^2Ca$ = 170.

Prép. — On prend :

Lait de chaux au 1/5.	Q. V.
Phosphore en menus morceaux.	Q. S.
(environ moitié de la chaux employée).	

Le lait de chaux ayant été versé dans une capsule de porcelaine placée sur un bain de sable, aj. le phosphore et portez à l'ébullition. Il faut opérer en plein air ou sous un manteau de cheminée tirant bien. — Il se dégage de l'hydrogène phosphoré qui s'enflamme spontanément. On ajoute de temps en temps Q. S. d'eau chaude pour remplacer celle qui s'évapore. L'opération est terminée quand le phosphore est dissous et qu'il ne se dég. plus de bulles inflammables; au besoin, on ajouterait un peu de lait de chaux. Après refroidissement, filtrez, f. passer un courant d'ac. carbonique pour précipiter la chaux en excès, filtrez de nouveau et concentrez à une douce chaleur (au-dessous de 100°, pour éviter les détonations) jusqu'à siccité. Conservez le sel dans des flacons bien bouchés à l'abri de l'air.

Chim. — Solide, blanc, pulvérulent ou cristallin; déliquescent, entièrement soluble dans l'eau et l'alcool bouillant. Il réduit les sels d'argent, est précipité par l'oxalate d'ammoniaque et, chauffé à sec dans un tube, dégage de l'hydrogène phosphoré spontanément inflammable.

Sirop d'hypophosphite de chaux.

Pr. Hypophosphite de chaux. .	5
Sirop simple	445
Sirop de fleur d'oranger . .	50

Faites dissoudre le sel dans le mélange des sirops. — 20 gr. contiennent 0,20 d'hypophosphite de chaux. (Soc. de ph.)

HYPOPHOSPHITE DE SOUDE. = NaO ,2HO ,PhO ou $(PO^2H^2)Na$ = 88.

Prép. — On prend :

Hypophosphite de chaux.	10 p.
Carbonate de soude crist.	10

Dissolv. séparément les sels dans un peu d'eau tiède et neutralisez les sol. l'une par l'autre exactement. On s'assure que ce résultat est acquis en ajoutant à la liqueur claire de l'oxalate d'ammoniaque qui ne doit pas donner de précipité, et de l'ac. chlorhydrique, qui ne doit pas produire d'effervescence. Filtrez, lavez le précipité et évaporez au B.-M. à 60° (pour éviter les détonations). Conservez le résidu sec en flacons fermés.

Sel blanc, amorphe ou cristallin, soluble dans 2 p. d'eau, dans 15 p. d'alcool à 90°. (Soc. de ph.)

Sirop d'hypophosphite de soude.

Pr. Hypophosphite de soude. . 5
Sirop simple 445
Sirop de fleur d'oranger . . 50

F. S. A. un sirop par simple solution. — Une cuillerée contient 0,20 d'hypophosphite de soude.

Sirop d'hypophosphite d'ammoniaque. (Churchill.)

Pr. Hypophosphite d'amm. 1
Eau dist. . . . . . . } ãã 100
Sirop simple . . . . . }

1 cuill. à bouche, chaque jour, seule ou dans 1/2 verre d'eau. Préparez de même le sirop d'*hypophosphite de potasse*, en doublant la dose d'hypophosphite.

Sirop d'hypophosphite de fer. (Wood.)

Pr. Sulfate de fer granulé . . . 31,20
Hypophosphite de ch. pulv. 21,19
Ac. phosphoriq. dilué . . . 24
Eau 46,62
Sirop simple . . . . Q. S.

Dissolv. à froid le sulfate dans l'ac. phosphorique mêlé préalabl. avec l'eau, aj. l'hypophosphite, triturez pendant 2 ou 3 min. et exprimez fort. dans un linge. Filtrez le liq. dans un verre gradué et aj. 7 fois son vol. de sirop simple. Ce sirop contient 43 milligr. d'hypophosphite de fer par gramme.

On préparera de même le *Sirop d'hypophosphite de fer et de quinine*, en décomposant le sulfate de quinine par l'hypophosph. de chaux.

HYPOSULFITE DE SOUDE. *Sulfite sulfuré de soude; Hyposulfis sodicus.* $= NaO,S^2O^2 + 5HO$, ou $S^2O^3Na,5H^2O = 124$.

Prép. — Pr. :

Carbonate de soude cristallisé.	320
Eau distillée.	640
Soufre sublimé.	40

Dissolv. le carbonate dans l'eau; partagez la sol. en deux p. ég.; saturez l'une de gaz sulfureux, et mêlez l'autre partie. F. bouillir qques instants le mélange, et aj. le soufre. Quand la sol. est saturée à l'ébullition, filtrez, évaporez à cristallisation. (Cod.) — Incolore, inodore, insol. dans l'alcool; sav. légt amère. — Peu employé en médecine, comme fondant, résolutif, antiseptique (1 à 5 gr.); purgatif à haute dose. — Il sert à l'injection des cadavres qu'on veut conserv. qques jours; très usité en photographie.

HYRACEUM. Substance provenant du *Daman du Cap; Hyrax capensis* Ehr. — Pachydermes.

Ce petit animal, qui habite les montagnes du cap de Bonne-Espérance, dépose ses excréments et son urine dans un endroit où il retourne toujours. On pense que le mélange de ces matières desséchées constitue l'hyraceum. — Morceaux bruns, durs, cassants, résineux; sav. astringente et amère, od. rappelant un peu le castoreum; sol. en partie dans l'eau chaude, peu sol. dans l'alcool et l'éther. On y trouve de l'acide urique.

Propriétés affaiblies du castoreum. — Inusité en France.

HYSOPE. *Hyssope; Hyssopus officinalis* L. — Labiées.

Pl. indigène aromatique; son h. volatile, à sav. brûlante, contient du camphre. On a encore signalé dans l'hysope du soufre (Planche) et une mat. neutre particulière (*Hyssopine* de Herberger). — Propr. stimulantes, stomachiques, carminatives des autres Labiées aromatiques. C'est en outre un béchique, anticatarrhal d'une certaine valeur. — *Infusé* : 10 : 1000.

Eau distillée d'hysope.
Prép. c. l'*Eau dist. de menthe poivrée.*

Sirop d'hysope.
Prép. c. le *Sirop de coquelicot.*

I

IMPÉRATOIRE. *Imperatoria Ostruthium* L. — Ombellifères.

Plante des Alpes. La racine, qui a quelque rapport avec celle du fenouil, est grosse comme le doigt, rugueuse, un peu aplatie, brune à l'extérieur; sav. âcre, aromatique; od. forte, voisine de celle de l'angélique. C'est, comme propriétés, un diminutif de cette dernière racine : stimulant, stomachique, carminatif, emménagogue. — *Infusé* : 10 : 1000. — Peu usité.

INDIGO. Matière colorante bleue extraite de plusieurs *Indigofera* et d'autres Légumineuses.

Il vient des Indes et d'Amérique; un des procédés d'extraction consiste à faire macérer pendant 3 heures, dans 3 p. d'eau froide, 1 partie de feuilles séchées des *Indigofera tinctoria*, *Anil*, *argentea*, *disperma* L., etc. La solution filtrée est vivement agitée à l'air, puis additionnée de 1/2 litre d'eau de chaux pour chaque kilog. de feuilles. Il se produit un dépôt qu'on lave à l'eau bouillante, qu'on exprime et qu'on sèche.

On distingue dans le commerce plusieurs sortes d'après la provenance. C'est une substance légère, variant du bleu foncé au bleu violet et au bleu cuivré. Cassure terne, fine, uniforme; il prend un éclat cuivré par le frottement de l'ongle. — Il contient 50 à 90 0/0 d'*indigotine* ($C^{16}H^5AzO^2$) que l'on en retire par sublimation dans un courant d'hydrogène. Cette substance cristallise en prismes violets, à beaux reflets rouge cuivré. — L'indigo, dissous dans 8 p. d'acide sulfurique concentré, constitue le sulfate d'indigo ou bleu en liqueur des blanchisseuses. (Voir *Acide sulfurique* : Toxic.) L'indigo est à peu près abandonné pour l'usage médical, et ses emplois sont exclusivement industriels; onlui a prêté pendant un temps quelques propriétés toniques, et il a été vanté contre l'épilepsie (de 2 à 5 et même 30 gr. par jour); abandonné aujourd'hui.

INJECTIONS.

On donne ce nom à des sol. médicam. destinées à être portées dans les cavités naturelles, accidentelles ou artificielles du corps, dans le but de mettre en contact direct la subst. active avec les muqueuses ou les tissus. Les subst. employées sont sol. ou insol.; dans le dernier cas, elles doivent être dans un très grand état de division, et la liq. sera viv[t] agitée au moment de l'usage. Les injections sont faites au moyen de seringues, d'irrigateurs, etc. Quel que soit l'instrument et le procédé de propulsion du liquide, la partie importante est la canule, dont la forme doit être appropriée à l'orifice ou la cavité auxquels elle s'applique. Les lavements sont de véritables injections rectales; les injections sous-cutanées sont pratiquées au moyen d'une seringue spéciale (*Seringue de Pravaz*) armée d'un troquart; cet instrument permet de porter direct. dans le tissu cellulaire sous-cutané une q. connue de médicam. actif, dont l'absorption immédiate donne des résultats presque instantanés.

IODATE DE POTASSE. $= KO,IO^5. = 214.$

S'obtient en traitant par l'iode une dissolution de potasse. Il se forme de l'iodate et de l'iodure. Le premier, beaucoup moins soluble, cristallise d'abord et peut être purifié par plusieurs cristallisations. — Blanc, sol. dans 13 p. d'eau à + 14°, insol. dans l'alcool, décomposé par la chaleur en iodure et en oxygène.

Propr. analogues à celles du chlorate de potasse; mêmes doses. — Inusité.

Iodate de soude. — Mêmes prép., propr. et usages.
Chim. — Voir *Acide iodique* et *Potasse*.

IODE. *Iodum.* = Io ou I = 127.

Prép. — On l'obtient dans les arts, des eaux mères des soudes de varechs, soit en les traitant par l'ac. sulfurique dans une cornue et recevant les vapeurs d'iode dans un récipient condenseur, soit en y faisant passer un courant de chlore, qui précipite l'iode sous forme pulvérulente. Dans l'un ou l'autre cas, le prod. obtenu est purifié par une nouv. sublimation. — En cristaux octaédriques, ou en lames minces friables, d'un gris bleuâtre, à éclat métallique; od. forte, spéciale; sav. âcre. Il fond à + 107° et, longtemps avant de fondre, émet, sous l'influence d'une lég. élévation de temp., des vapeurs violettes; peu sol. dans l'eau, sol. dans l'alcool, l'éther, le chloroforme, le sulfure de carbone, les corps gras fixes ou volatils. — Il est très sol. dans une dissol. d'iodure de potassium ou de tannin.

Act. phys. — Appliqué extérieurement à l'état solide ou en solution alcoolique, l'iode agit comme un irritant caustique. Il détruit l'épiderme, qui ne tarde pas à se détacher sous forme de squames. On emploie surtout pour cet usage la teinture, dont l'action peut être rendue plus caustique par l'addition de quantités croissantes d'iode et d'iodure de potassium. — Appliqué sur les muqueuses à dose massive, il les irrite, les détruit et peut amener des accidents graves; dans l'estomac, il peut occasionner des ulcérations mortelles. A petites doses, il produit une sensation de chaleur et stimule l'appétit. Son premier effet est de coaguler les matières albumineuses du mucus, puis il s'unit en partie avec la soude des sécrétions, pour être absorbé et manifester plus tard les effets propres aux iodures. Ses vap. agissent comme antiseptiques à la manière de celles du chlore et du brome, en détruisant les miasmes délétères de l'air ambiant.

Son usage est plus spécial[t] externe, c. révulsif (avec la *teinture d'iode* pure, étendue, ou rendue plus caustique et le *coton iodé*); en *injections* dans les cavités séreuses, les kystes, les trajets fistuleux (*teinture* étendue de 2 à 3 f. son vol. d'eau). A l'intérieur (*teinture* : 5 à 20 gouttes dans du café, du vin, une infusion astringente), contre les vomissements incoercibles, c. antipériodique ; en *gargarismes* (*teinture* : 10 à 20 gr.; tannin : 1 gr.; eau dist. : 250 gr.), contre la salivation mercurielle. Enfin on fait respirer les vap. d'iode, au moyen de *cigarettes* de composition diverse.

Chim. et toxic. — La propriété la plus caractéristique de l'iode, c'est de bleuir l'empois d'amidon; le composé formé se décolore à + 80°, pour reprendre sa couleur bleue par le refroidissement. Pour reconnaître l'iode libre, il suffit de plonger dans le liquide à examiner, ou d'exposer au-dessus du corps légèrement chauffé, une bandelette de papier à écrire mouillée ; le papier se colore en bleu par la plus petite trace d'iode. (Voir pour les réactions de l'iode combiné *Acide iodhydrique.*)

L'iode n'a jamais donné lieu à des empoisonnements criminels. Si des recherches étaient à faire, on pourrait mettre à profit un réactif très sensible recommandé par M. Bouis : on chauffe lég[t] dans un tube bouché la mat. suspecte avec un excès de perchlorure de fer, de façon que le mél. ait une réaction acide ; un morceau de papier introduit dans la partie supérieure du tube bleuit aussitôt, pour peu qu'il y ait d'iode. — On recommande c. contre-poisons de l'iode les mat. albumineuses et féculentes.

Mél. et fals. — Peut contenir de l'*eau :* il mouille les flacons, humecte le papier buvard ; sa solution dans le chloroforme ou le sulfure de carbone laisse surnager l'eau ; de l'*eau chargée de chlorure de calcium* ou de tout autre *sel déliquescent :* mêmes moyens de reconnaître qu'il y a adultération; reste à déterminer la nature du sel. Dans ce cas aussi, la sublimation laisse un résidu; du *bioxyde de manganèse*, du *sulfure de plomb*, de la *plombagine*, de l'*ardoise pulv.*, des *battitures de fer :* toutes ces substances sont fixes et insolubles dans les dissolvants de l'iode.

Teinture d'iode.

Pr. Iode 10
Alcool à 90°. 120

Faites dissoudre, filtrez.

Pommade d'iode.

Pr. Iode. 1
Axonge. 15
(Soub.)

Huile iodée.

Pr. Iode. 5
Huile d'amandes 1000

Faites dissoudre à l'aide du mortier l'iode dans l'huile, et chauffez au B.-M. jusqu'à décoloration.

Cette huile contient 50 centigr. d'iode par 100 gr. — Dose : 1 à 3 cuillerées.

Proposée comme substitut ou plutôt congénère de l'huile de foie de morue.

L'*Huile iodée de Personne* revient à celle ci-dessus; seulement, Personne la prépare en faisant arriver dans le mélange un courant de vapeur d'eau.

L'*huile d'iodure de soufre* de M. Vézu revient à un mélange d'huile iodée et d'huile soufrée faibles. (Dorv.)

Huile iodo-phosphorée. (Berthé.)

Pr. Iode 5
Phosphore. 0,1
Huile d'amandes 1000

On fait dissoudre séparément dans l'huile l'iode et le phosphore; on introduit le tout dans un ballon que l'on tient au B.-M. à 80° jusqu'à décoloration. — Proposée comme succédanée de l'huile de foie de morue.

Injection iodée. (Velpeau)

Pr. Teinture d'iode 50
Eau distillée. 100

Dans l'hydrocèle.

Par suite du mélange de l'eau avec la teinture, l'iode est en grande partie précipité (les 17/18). Cependant Velpeau dit avoir obtenu les meilleurs résultats avec cette préparation. (Dorv.)

Sirop iodo-tannique. (Guilliermond.)

Pr. Iode 2
Ext. de ratanhia. 8
Eau. . } āā Q. S. pour obtenir
Sucre . } 1000 de sirop.

F. dissoudre l'iode dans une très petite quantité d'alcool, et mélangez-le avec l'extrait de ratanhia dissous dans l'eau; le tout introduit dans un matras de verre, laissez opérer la réaction l'espace de quelques heures; quand la combinaison aura eu lieu, il se sera formé un dépôt brun pulvérulent; séparez-le au moyen du filtre, et lavez-le à plusieurs eaux pour enlever tout l'iode qu'il pourrait retenir. Réunissez les colatures et faites-les réduire sur une assiette exposée à la vapeur d'eau bouillante. Enfin, quand elles seront suffisamment concentrées, ajoutez le sucre de manière à former un sirop. Ce sirop aura une couleur rouge magnifique, un goût agréable et contiendra invariablement 6 centigr. d'iode par 30 gr. Il peut se conserver sans altération et presque indéfiniment.

N'employer, pour faire ce sirop, que des vases de verre ou des bassines de fonte émaillée.

Selon Guilliermond, il est important que la solution de ratanhia iodée soit sans action sur le papier amidonné, ce qui oblige quelquefois à quelques tâtonnements, car on ne réussit pas toujours à absorber des proportions égales d'iode avec la même quantité de ratanhia. Il faut aussi avoir soin de remuer constamment les solutions pendant l'évaporation, et prendre garde qu'elles ne s'attachent aux bords des vases évaporatoires. (Dorv.)

Sirop iodo-tannique. (Soc. de ph.)

Pr. Iode 1
Alcool 11
Sirop de ratanhia 988

Opérez comme pour le précédent.

La combinaison se fait immédiatement à une température de 50 ou 60°.

Sirop de raifort iodé.

Pr. Iode. 1
Alcool 11
Sirop de raifort comp. . . . 988

F dissoudre l'iode dans l'alcool, filtrez, mêlez exactement au sirop. Après vingt-quatre heures, la combinaison est terminée, et le sirop a repris sa couleur primitive.

Coton iodé.

A 25 gr. de coton cardé pur et bien sec, mélangez aussi uniformément que possible 2 gr. d'iode finement pulvérisé. Introduisez le tout dans un flacon à l'émeri à large ouverture, de la contenance d'un litre. Tenez le flacon ouvert dans l'eau presque bouillante pendant quelques minutes pour chasser l'air, puis fermez-le, assujettissez le bouchon, et chauffez pendant au moins deux heures à une température voisine de 100°. L'iode se fixe comme une matière colorante sur la cellulose. Laissez refroidir avant d'ouvrir le flacon, et conservez dans un vase fermant bien. (Soc. de ph.)

IODOFORME. *Tri-iodure de formyle.* = C^2HI^3, ou $CHI^3 = 394$.

Prép. — On prend :

Carbonate de potasse pur.	2 p.
Iode.	2
Alcool à 84°.	5
Eau distillée.	15

Introduisez dans un matras le carbonate de potasse, l'eau, l'alcool et l'iode réduit en poudre; chauffez le tout au bain-marie jusqu'à décoloration. Ajoutez alors 1/2 p. d'iode pulvérisé et continuez à chauffer en ajoutant de l'iode jusqu'à ce que le liquide reste légèrement coloré en brun. L'addition d'une ou deux gouttes de potasse caustique décolore de nouveau la solution, et par le refroidissement celle-ci laisse déposer l'iodoforme cristallisé. Les cristaux recueillis sur un filtre sont lavés avec un peu d'eau distillée froide, séchés sur du papier à filtre et renfermés dans des flacons bouchés.

Les eaux-mères évaporées donnent une certaine quantité d'iodure de potassium.

Petites lamelles jaunes cristallines, à odeur de safran, à saveur douce et non caustique. Il est soluble dans l'alcool, l'éther, le chloroforme, les huiles. — Se sublime à + 100°.

Ses propriétés physiques le rapprochent de l'iode, dont il contient 90/100, moins toutefois la causticité; au contraire, il paraît être un peu anesthésique ; il est toxique à moindre dose. Son usage tend à se répandre, il paraît, comme l'iode, donner de bons résultats dans la scrofule, le rachitisme, la syphilis, les maladies de peau (5 à 40 centigr. par jour); ses vapeurs sont antiseptiques et propres à assainir les lieux malsains, les hôpitaux, etc.

Fals. — L'iodoforme pur ne cède à l'eau aucun sel fixe; il se dissout complètement dans l'alcool bouillant et, calciné à l'air, il se volatilise sans résidu. (Soc. de ph.)

Pilules d'iodoforme.

Pr. Iodoforme	10
Extr. de gentiane ou d'absinthe	Q. S.

F. 100 pilules contenant chacune 10 centig. d'iodoforme. — 1 à 4 par jour.

On en prendra 3 par jour, dans les affections scrofuleuses, les engorgements lymphatiques, les goitres, l'aménorrhée, le cancer. (Dorv.)

Pommade d'iodoforme.

Pr. Iodoforme	2
Axonge.	20

F. une pommade par trituration, et mieux par fusion. (Dorv.)

Teinture éthérée d'iodoforme. (Odin et Leymarie.)

Pr. Iodoforme cristallisé.	1
Ether à 60° Bé	4

Dissolv. d. un flacon en verre rouge par simple agitation. Employée comme topique.

Pastilles d'iodoforme.

Pr. Iodoforme	5
Sucre blanc	100
Essence de menthe	1
Mucil. de g. adrag	1

F. des pastilles de 1. — 5 à 6 par jour, dans les affect. scrofuleuses, le goitre, etc. (Bouch.)

Suppositoires à l'iodoforme. (A. Maitre.)

Pr. Beurre de cacao	30
Iodoforme	1,2

F. fondre le beurre de cacao au B.-M., aj. l'iodoforme en poudre. F. S. A. 6 suppositoires. M. Hillairet a préconisé contre les hémorrhoïdes indurées, et M. Lallier contre les ulcér. syphilitiques, le suppositoire fait avec iodoforme 1, beurre de cacao 9. (Dorv.)

IODURES. *Hydriodates; Iodhydrates.*

Combinaisons de l'iode avec les corps simples ou les radicaux organiques. Leurs propr. physiol. participent touj. plus ou moins de celles de l'iode (voir *Acide iodhydrique* et *Iode*).

IODURES PEU USITÉS.

Iodure d'antimoine. — Faites chauffer 3 p. d'iode dans un matras à long col; ajoutez par parties 1 p. d'antimoine pulv. Le mél. est traité par du sulfure de carbone, qui dissout l'iodure et le laisse déposer sous forme d'une poudre rouge brune. On peut l'obtenir crist. par sublimation. Il est émétique, révulsif, antiherpétique sous forme de pommade.

Broyé avec l'eau, il se transforme en une poudre jaune : *oxy-iodure d'antimoine, iodhydrate basique d'antimoine.* Employé à l'intérieur en Belgique, contre les affections pulmonaires et cutanées. Propr. analogues au kermès.

Iodure d'argent. — Précipitez un sol. d'azotate d'argent par un sol. d'iodure de potassium. Blanc jaunâtre, insol. dans l'eau et l'alcool, sol. dans 2500 p. d'ammoniaque. Employé en photographie.

Iodure de baryum. — Prép. comme l'iodure d'ammonium, en remplaçant le carb. d'amm. par la baryte; cristallisable, déliquescent. — Inusité.

Iodure de calcium. — Prép. c. le précédent. Soluble, déliquescent; peut être obtenu en lames nacrées par sublimation en vase clos. — A été vanté dans le traitement de la phthisie.

Iodure de lithium. — Décomposez le carbonate de lithine par l'iodure de baryum ou de calcium; cristallise en petits prismes. — Inusité.

Iodure de manganèse. — Peut se prép. comme l'iodure de fer, ou en précipitant l'iodure de baryum par le sulfate de manganèse. La liq. évaporée rapid. à l'abri de l'air donne l'iodure manganeux. — Vanté comme tonique analogue à l'iodure ferreux.

Iodure ou iodhydrate de morphine. — Précipitez une sol. de sulfate de morphine par une sol. d'iod. de potassium. — Lavez et séchez. — En employant une sol. acide de sulfate de morphine et l'iodure de potass. ioduré, on obtient l'*iodure d'iodhydrate de morphine.* — Inusités.

Iodure d'or. — Décomposez une sol. de perchlorure d'or par une sol. d'iodure de potassium. Le précipité recueilli et séché est lavé à l'eau distillée, qui enlève l'excès d'iode et le chlorure de potassium. Jaune, insoluble. — Usages du chlorure d'or.

Iodure ou iodhydrate de quinine. — Saturez une sol. d'acide iodhydrique par la quinine récemm. précipitée. Très peu sol. dans HO, sol. dans l'alcool.

Iodure de cinchonine. — Même préparation.

Iodure d'iodhydrate de quinine. — Dans une sol. de sulfate ac. de quinine versez une sol. d'iodure de fer contenant un excès d'iode. Le précipité traité par l'alcool bouillant se dissout; on filtre aussitôt, et par refroidissem. l'iodure d'iodhydrate se dépose en écailles d'un vert foncé. — Fièvres intermittentes rebelles.

Iodure d'iodhydrate de strychnine. — Prép. c. l'iodure d'iodhydr. de quinine. — Cristaux rubis, insol. dans HO; moins vénén. que la strychnine.

IODURE D'AMIDON.

Prép. — On en connaît deux variétés : 1° *insoluble :* on délaye 24 p. d'amidon dans l'eau, et on y mêle 1 p. d'iode dissous dans l'alcool; on recueille la poudre bleue magnifique qui résulte du mélange et on sèche; 2° *soluble :* délayez dans un peu d'eau 1 p. d'iode et 9 p. d'amidon, mêlez et chauffez dans un ballon au B.-M. jusqu'à ce que le produit soit devenu soluble; alors desséchez. — La Société de pharmacie recommande le procédé suivant : préparez d'abord de l'*amidon nitrique* en arrosant 1000 p. d'amidon de 300 p. d'eau aiguisée de 2 p. d'ac. azotique et laissant sécher à l'air.

On prend :

Amidon nitrique.	9 p.
Iode.	1 p.

L'iode est pulvérisé et dissous dans Q. S. d'alcool à 90°; on ajoute l'amidon nitrique, et on dessèche le mélange au bain-marie à douce température. Le produit est trituré avec Q. S. d'eau distillée pour faire une pâte molle qu'on chauffe au bain-marie dans un matras jusqu'à ce qu'elle devienne entièrement soluble. On s'assure que ce résultat est acquis en en prenant de temps en temps à l'extrémité d'un agitateur de verre et délayant dans de l'eau pure.

Les propr. de cet iodure ne sont pas très nettes; on a pu en administrer jusqu'à 40 gr. (c.-à-d. 4 gr. d'iode) sans qu'il prod. aucun symptôme spécial; aussi paraît-il abandonné des médecins.

Sirop d'iodure d'amidon. (Magnes-Lahens.)

Pr. Iod. d'amidon sol.	25
Eau	325
Sucre.	650

Dissolvez à chaud dans un ballon l'iodure dans l'eau, et ajoutez le sucre. — Ce sirop contiendra par kil. 2 gr., 5 d'iode, dont une partie est à l'état d'acide iodhydrique. — 1 à 3 cuillerées par jour, pour remplacer le *Sirop de Quesneville*. (Dorv.)

Sirop d'iodure d'amidon. (Soc. de ph.)

Pr. Iodure d'amidon sol. . . .	10
Eau dist.	350
Sucre concassé	640

Dissolvez l'iodure dans l'eau, filtrez et faites fondre le sucre dans la liqueur à une douce chaleur.

IODURE D'AMMONIUM. *Iodhydrate d'ammoniaque; Ioduretum ammonicum.* = AzH^3,HI, ou AzH^4I = 145.

On l'obtient en précipitant un soluté d'iodure de fer par le carbonate d'ammoniaque, filtrant et faisant cristalliser. — Soluble dans l'eau et l'alcool, facilement décomposable. Propriétés thérapeutiques analogues à celles de l'iodure de potassium; on lui préfère généralement ce dernier sel : scrofules, syphilis constitutionnelle, etc.; très employé en photographie.

Chim. — Voir *Acide iodhydrique* et *Ammoniaque.*

IODURE D'ARSENIC. *Ioduretum arsenicum.* = AsI^3 = 455,64.

Prép. — Pr. :

Iode	6 p.
Arsenic métallique	1 p.

Pulvérisez l'arsenic, mêlez à l'iode, chauffez au bain de sable doucement jusqu'à cessation de vapeurs violettes. Ajoutez du sulfure de carbone et chauffez pour dissoudre, lavez le résidu, réunissez les liqueurs qui laissent déposer des cristaux rouges d'iodure d'arsenic. On peut ajouter au résidu de nouvel iode et recommencer le traitement jusqu'à ce que tout l'arsenic se soit dissous (Société de pharmacie). — Volatil, soluble dans l'eau.

Employé en pommade contre quelques affections ulcér. de la peau (10 à 20 centigr. pour 30 gr. axonge); lèpre, dartres rongeantes.

Chim. — Voir *Acide iodhydrique* et *Arsenic.*

L'*iodure d'arsenic et de mercure* est composé de P. E. d'iodure d'arsenic et de biiodure de mercure. — A été préconisé contre les affections de peau, la syphilis, le lupus, etc.

Pilules d'iodure d'arsenic. (Thomson.)

Pr. Iodure d'arsenic	0,05
Extr. de ciguë	1,2

F. 10 pilules. Une toutes les huit heures contre le cancer du sein, la lèpre. (Bouch.)

Pommade d'iodure d'arsenic.

Pr. Iodure d'arsenic	0,2
Axonge	30

2 à 4 grammes en frictions dans les dartres rongeantes et tuberculeuses. (Foy.)

IODURE DE CADMIUM. = CdI = 183 ou CdI^2 = 366.

On le prépare en attaquant le cadmium en grenailles (1 p.) par l'iode (2 p.) dans 10 p. d'eau. On chauffe lég[t] au B. de sable (fig. 85), on fait cristalliser. — Sel en lames nacrées, ayant quelque rapport avec l'ac. borique; sol. dans l'eau et l'alcool. — Inusité en pharmacie, employé en photographie.

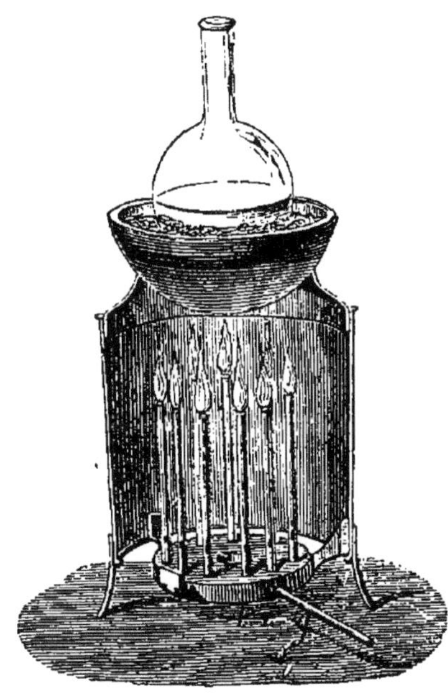

Fig. 85. — Préparation de l'iodure de cadmium. Le bain de sable est chauffé au moyen du fourneau à gaz de Bunsen.

IODURE D'ÉTHYLE. *Ether iodhydrique.* = C^4H^5Io; ou $C^2H^5I = 16$.

Prép. — On prend :

Iode......	40 gr.
Phosph. rouge.	5
Alcool à 95°. .	60

L'alcool et le phosphore sont introduits dans une cornue tubulée communiquant avec un ballon à long col et chauffée au bain de sable; on ajoute d'un seul coup la moitié de l'iode et l'on agite. Quand la température, qui s'est élevée fortement pendant la réaction, diminue, on ajoute le reste de l'iode; on chauffe vers la fin à 80°. Le produit est rectifié.

Incolore, odeur éthérée. Bout à 72°. Se colore facilement à l'air et à la lumière.

Préconisé récemment contre la dyspnée des asthmatiques : 6 à 10 gouttes en inspirations plusieurs fois par jour. On l'emploie également à l'intérieur.

IODURE DE FER. *Protoiodure de fer; Ioduretum ferrosum.* = FeI ou $FeI^2 = 154,88$.

Prép. — Pr. :

Pr. Iode.....................	80
Tournure de fer...............	20
Eau distillée.................	100

Mettez dans un ballon l'eau et le fer, ajoutez l'iode par parties, en agitant de temps en temps; chauffez lég^t et filtrez quand la liqueur sera devenue verte. — Evaporez rapid^t la sol. dans laquelle on laisse tremper quelques lames de fer décapé; quand une goutte de liqueur déposée sur une lame de verre froide se solidifiera, coulez le tout sur une assiette, et renfermez dès qu'il sera refroidi (Cod.).

Plaques brunes, solubles étant récentes, mais qui perdent rapid^t de l'iode et deviennent presque insolubles. — D'un goût styptique; déliquescent.

Chim. — Voir *Acide iodhydrique* et *Fer.*

Act. phys. — Il réunit les propr. des ferrugineux et des prépar. iodées. Aussi son usage est-il recommandé quand le sujet est en même temps anémique et scrofuleux, ou tuberculeux. Il est plus excitant que les autres ferrugineux, et on doit en rejeter l'usage quand il y a à craindre une hémorrhagie quelconque (Gubler). — 10 à 50 centigr. par jour en *pilules*, *sirop*, *dragées*, etc.; on l'emploie qquefois à l'extérieur.

Incomp. — Il faut éviter de l'associer aux amers, ou aux astringents qui contiennent du tannin : quinquina, ratanhia, etc.

Solution officinale d'iodure de fer.

Pr. Iode	85
Limaille de fer	25
Eau dist.	200

Mettez successivement dans un ballon l'iode, puis 160 d'eau, et enfin le fer. Après décoloration du mélange, on filtre dans un flacon contenant 20 ou 30 gr. de pointes de Paris bien décapées; on lave le ballon avec le reste de l'eau, et on jette sur le filtre; enfin on lave le filtre avec Q. S. d'eau pour avoir 300 gr. de liq. — Cette solution contient 1/3 de son poids d'iodure de fer. On en filtre la q. nécessaire au moment du besoin. (Huraut-Moutillard.)

Sirop d'iodure de fer.

Pr. Iode	4,25
Limaille de fer	2
Eau distillée	10
Sirop de gomme	785
Sirop de fl. d'oranger	200

Préparez la solution d'iodure de fer comme plus haut, et filtrez sur le mélange des sirops. Lavez le filtre avec Q. S. d'eau pour compléter 1000 gr. — 20 gr. de sirop contiennent 10 centigr. d'iodure. (Cod.)

On peut simplement au mélange des sirops ajouter 15 gr. de solution officinale ci-dessus.

Pilules de proto-iodure de fer. *Pilules de Blancard.*

Pr. Iode	40
Limaille de fer pure	20
Eau distillée	60
Miel blanc	50

Mettez dans un ballon l'iode, l'eau et le fer; agitez vivement et bouchez; filtrez la liq. devenue verdâtre sur le miel contenu dans une capsule tarée. Lavez ballon et filtre avec 10 gr. d'eau lég[t] miellée, et évaporez jusqu'à ce que le produit pèse 100 gr. Laissez refroidir, ajoutez en Q. S. un mélange de poudre de réglisse et de guimauve, et divisez en 1000 pilules.

Roulez-les d'abord dans du fer porphyrisé, et vernissez enfin avec une solution éthérée de mastic et de baume de Tolu. Mettez en flacons bouchés. (Cod.)

Pilules d'iodure de fer et de quinine.

Pr. Protoiodure de fer	5
Sulfate de quinine	1
Poudre de réglisse / Miel	āā Q. S.

F. S. A. 50 pil. 2 à 6 par j. dans la chlorose, les fièvres intermitt. (Bouch.)

Sirop d'iodure ferro-manganeux.

M. Burin-Dubuisson, procédant selon la formule de Dupasquier pour l'iodure de fer, compose un soluté officinal d'iodure ferro-manganeux, qui contient un tiers de son poids de proto-iodure de fer et de manganèse. Ces deux sels s'y trouvent dans la proportion de 3 iodure ferreux et 1 iodure manganeux.

Pr. Soluté officinal d'iodure ferro-mangan. à 1/3	6
Sirop blanc	294

Mêlez. 30 gr. de ce sirop contiennent 0,20 de protoiodure ferro-manganeux. M. Pétrequin en donne une à trois cuillérées par jour : dans la chlorose, les engorgements scrofuleux, les affections tuberculeuses. (Dorv.)

Pastilles d'iodure de fer à la goutte.

Pr. Iode	20
Fer porph.	10
Eau	200

Chauffez au B.-M. jusqu'à décolor. du liq. Filtrez. D'autre part, mêlez :

Pr. Sucre granulé	1000
Essence de menthe	5

Aj. au sol. d'iodure de fer Q. S. d'eau de menthe; F. des pastilles à la goutte de 0,5.

Aff. scrofuleuses, tuberc. etc. Dose : n° 20. (Bouch.)

Injection au protoiodure de fer. (Ricord.)

Pr. Eau distillée	180,0
Protoiodure de fer	0,15

On augm. la dose jusqu'à 0,45 par 30.

IODURE DE MERCURE (PROTO-). *Iodure mercureux* ; *Ioduretum hydrargyrosum.* = Hg^2I ou HgI = 326,88.

Prép. — Pr. :

Mercure	10
Iode	6
Alcool à 80°	Q. S.

Triturez l'iode et le mercure dans un mortier, ajoutez assez d'alcool pour que le tout forme une pâte coulante; continuez à triturer jusqu'à ce que tout le mercure ait disparu. Lavez le produit à l'alcool bouillant, faites-le sécher, et enfermez dans des flacons de verre opaque. — Ne jamais agir que sur des proportions peu considérables, parce que la réaction entre de gr. quantités pourrait produire un gr. dégag. de chaleur et projeter le tou hors du mortier (Cod.). — Poudre jaune verdâtre, insol. dans l'eau et l'alcool, facil^t décomposée par la lumière.

Chim. — Voir *Acide iodhydrique* et *Mercure.*

Act. phys. — Ses propr. sont dominées par celles du métal. Il agit sur l'économie bien plus par le mercure que par l'iode qu'il contient. Il produit rapid^t la salivation. — Néanmoins c'est un antisyphilitique précieux employé tant à l'intérieur (1 à 10 centigr. et plus par jour) qu'à l'extérieur en *pommade*, contre toutes les manifestations de la syphilis secondaire; à haute dose, c'est un toxique puissant.

Mél. et fals. — Entièrement volatilisable, ce qui exclut les *corps fixes*; insoluble dans l'alcool, ce qui exclut le *biiodure*. A la loupe, on ne doit pas apercevoir de granules de mercure non combiné.

Pilules de proto-iodure de mercure opiacées.

Pr. Protoiodure de mercure	5
Extrait d'opium	2
Conserve de rose	10
Poudre de réglisse	Q. S.

Faites 100 pilules. (Cod.)

Pommade de proto-iodure de mercure.

Pr. Protoiodure de mercure	1
Axonge benzoïnée	20

Mêlez au porphyre. (Cod.)

Trochisques antisyphilitiques. (Langlebert.)

Pr. Charbon de braise finement pulvérisé	25
Protoiodure de mercure	2
Benjoin	0,50

M. et aj. Q. S. d'eau sucrée pour f. une pâte divisée en 20 trochisques. 1 trochisque à brûler matin et soir et en diriger la fumée vers la bouche dans le cas d'ulcères syphilitiques du larynx et de la trachée. (Dorv.)

IODURE DE MERCURE (DEUTO- ou BI-). *Iodure mercurique; Ioduretum hydrargyricum* = HgI ou HgI^2 = 226,88.

Prép. — Pr. :

Deutochlorure de mercure.	80
Iodure de potassium.	100
Eau distillée.	Q. S.

Dissolvez séparément les deux sels dans une grande q. d'eau : mélangez les solutions. Le deuto-iodure se précipite sous la forme d'une poudre d'un rouge éclatant; lavez le dépôt, séchez-le doucement, conservez à l'abri de la lumière. Il faut qu'il y ait un léger excès d'iodure de potassium, mais une trop grande quantité ferait perdre du bi-iodure entraîné en dissolution (Codex). Sol. dans l'alcool, l'éther, les solutions de bichlorure de mercure, d'iodure de potassium, d'iodure de fer; insol. dans l'eau.

Act. phys. — A l'extérieur, il est irritant et même escharotique. A l'intérieur, c'est un dangereux toxique, qu'il ne faut employer qu'avec circonspection (5 à 10 milligr. par jour en *solutions* très étend.). C'est d'ailleurs un altérant, antisyphilitique, c. le précédent; en *pommades* contre le lupus, l'acné, les cancroïdes.

Chim. — Voir *Acide iodhydrique* et *Mercure*.
Toxic. — Voir *Deutochlorure de mercure*.

Mél. et fals. — Entièrement volatilisable; il devient jaune quand on le chauffe; entièrement sol. dans l'alcool, l'éther, les solutions concentrées de chlorure de sodium, d'iodure de potassium, de bichlorure de mercure. On reconnaitrait ainsi son mélange avec le *sulfate de baryte*, le *minium*, le *cinabre*, qui sont insolubles dans ces véhicules.

Iodure de mercure et de plomb. — F. bouillir dans un ballon pend. 1/2 heure en remplaçant l'eau évap. 4 p. iodure de plomb, 4 p. bi-iod. de de mercure et 24 p. d'eau dist. On laisse déposer un instant et l'on filtre. Après 24 h., on trouve déposées de petites écailles nacrées d'un rouge vif, sol. dans 400 p. d'eau froide, 100 p. d'eau bouillante, dans l'alcool et l'éther anhydres. Sav. âpre.

Iodure de mercure et de morphine. — Mél. P. E. de bi-iodure de mercure et d'iodhydrate de morphine; traitez par l'alcool bouillant; il se dépose par refroidiss. en grains jaunâtres. Découvert par M. Bouchardat, qui le croit aussi actif que le sublimé.

Pommade de deutoiodure de mercure.
Pr. Bi-iodure de mercure 1
Axonge 45
Ulcères vénériens. (Soub.)
Contre l'acné (Hardy), avec des quantités moins fortes de bi-iodure (5 à 50 centigr. pour 30 gr. d'axonge). (Dorv.)

Sirop d'iodure ioduré de mercure. (Boutigny-Gibert.)
Pr. Bi-iodure de mercure. . . . 1
Iodure de potassium 50
Eau 50
Dissolvez, filtrez, puis ajoutez :
Sirop de sucre marquant 30° froid 2400
Administré à la dose de 1 cuillerée, par Gibert, dans la syphilis tertiaire.
La cuillerée représente environ 0,01 de bi-iodure de mercure et 0,5 d'iodure de potassium. (Dorv.)

IODURE DE MERCURE ET DE POTASSIUM. *Iodhydrargyrate d'iodure de potassium.* = KI,HgI.

Il existe trois combinaisons de ces deux sels : KI,HgI; KI,2HgI; KI,3HgI. La première est seule usitée. On introduit dans un ballon 100 p. iod. de potassium, 250 p. bi-iodure de mercure, 100 p. d'eau; on chauffe à solution, et on laisse refroidir. Il se dépose des cristaux qu'on sépare, et l'on concentre les eaux mères. — Cristaux jaunes, déliquescents; propriétés analogues aux précédents. — 1 à 10 centigr. par jour en solution.

Iodure de mercure et de sodium. *Iodhydrargyrate d'iod. de sodium.* — F. dissoudre de l'iod. de sodium dans 4 à 5 p. d'eau dist. bouillante et saturez de bi-iodure de mercure; ajoutez alors au liq. 20 fois son volume d'eau dist. froide. On filtre, on évapore à siccité et on renferme le sel dans des flacons à l'émeri dont le bouchon est paraffiné.

Sirop d'iodhydrargyrate d'iod. de potass. (Puche.)

Pr. Iodhydrargyrate	1
Teinture de safran	10
Sir. simple	480

25 gram. de ce sirop contiennent 5 centigrammes de sel. 25 à 100 gram. par jour dans une tisane appropriée, dans les maladies syphilitiques anciennes. (J. m. ph.)

Sirop d'iodhydrargyr. d'iod. de potass. (Ricord.)

Pr. Bi-iodure de mercure	0,15
Iodure de de potassium	15
Sir. de gomme	500

Contre les accidents syphilitiques mixtes.

Sirop antisyphilitique. (Puche.)

Pr. Iodhydrarg. de potass.	1
Iodure de potassium	20
Iode	1
Sirop de coquelicot	478

25 à 100 gram. par jour, dans un liquide approprié, contre les affections syphilitiques tertiaires, chez les individus lymphatiques.

IODURE DE CHLORURE MERCUREUX. *Sel de Boutigny.*

Ce sel, dont on a donné plusieurs modes de prépar., n'est en définitive qu'un mél. à équiv. ég. de bichlorure et de bi-iodure. On le prép. simplement en mél. 37 gr. 40 sublimé et 62 gr. 60 bi-iodure. — A l'extérieur), en pommades contre l'*acné rosacea*.

Pilules d'iodure de chlorure mercureux. (Boutigny et Rochard.)

Pr. Iodure de chl. mercur.	0,25
Gomme arabique	1
Mie de pain	9
Eau de fl. d'oranger	Q. S.

F. 25 pilules. — 1 à 3 par jour. Couperose.

Pommade d'iodure de chlorure mercureux. (Boutigny et Rochard.)

Pr. Iodure de chlorure mercureux	0,75
Axonge	60

Mêlez. — Contre la couperose.

IODURE DE PLOMB. *Ioduretum plumbicum.* = PbI ou PbI² 231,44.

Prép. — Pr. :

Nitrate de plomb	100
Iodure de potassium	100

Dissolv. le nitrate de plomb dans Q. S. d'eau : d'autre part, faites une sol. conc. d'iodure de potassium, que vous verserez à froid et par pet. portions dans la première, jusqu'à cessation de précipité. Lavez le dépôt à l'eau dist. froide ; séchez à l'étuve. (Cod.)

Pulvérulent, d'un beau jaune, un peu sol. dans l'eau bouillante, insol. dans l'alcool. Il se dépose de la sol. aqueuse, en belles lames micacées.

Chim. — Voir *Acide iodhydrique* et *Plomb.*

Act. phys. — Il a été vanté, à l'intérieur comme à l'extérieur, contre les aff. strumeuses, les glandes, les engorgements de matrice. Seulement employé aujourd'hui à l'extérieur, sous forme de *pommade*. Il a les propr. mitig. des composés iodés et plombiques.

Mél. et fals. — Entièr[t] sol. dans 300 p. d'eau bouillante, et dans l'ac. acétique très étendu. — 1 gr. iodure de plomb trituré avec 2 gr. de sel ammoniac et Q. S. d'eau pour faire une pâte doit perdre compl[t] sa couleur. — Celle-ci persisterait s'il y avait mélange de *chromate de plomb* (Lepage).

Pommade d'iodure de plomb.
Pr. Iodure de plomb 10
Axonge benzoïnée. 90
Mêlez au porphyre. (Cod.)

IODURE DE POTASSIUM. *Hydriodate de potasse; Ioduretum potassicum.* = KI = 165,99.

Prép. — Pr. :

Iode.	100
Tournure de fer.	30
Eau distillée.	500
Carbonate de potasse.	Q. S.

Mettez dans une capsule l'eau, puis le fer et l'iode; agitez et chauffez jusqu'à ce que l'iode et le fer soient entièrement combinés et que la liq. soit devenue légèrement verte; filtrez la solution, lavez le résidu et réunissez les liq.; versez dans la solution chaude le carbonate de potasse dissous, jusqu'à cessation de précipité (il en faut environ 80 p.). — Filtrez, évaporez à siccité dans une chaudière de fonte; reprenez par 4 ou 5 fois son poids d'eau, filtrez et évaporez à cristallisation. — Les eaux-mères concentrées donnent de nouveaux cristaux (Codex).

Plusieurs autres procédés donnent de bons résultats.

Cristaux cubiques en trémies, d'un blanc opalin, d'une sav. amère, piquante; sol. dans moitié de leur poids d'eau, dans l'alcool. La solution d'iodure de potassium dissout l'iode, le biiodure de mercure et d'autres iodures insolubles.

L'**iodure de potassium ioduré** est plutôt un mélange qu'une combinaison. S'obt. en triturant 6 p. d'iode avec 20 p. iod. de potass. — Brun, très soluble dans l'eau.

Chim. — Voir *Acide iodhydrique* et *Potasse.*

Act. phys. — Ingéré, il produit des effets de stimulation générale, avec congestion céphalique, larmoiement, enchifrènement, irritation de la gorge et qquefois salivation. Après qques jours d'usage, l'élimination par la peau peut amener des éruptions diverses, l'œdème des paupières, de la céphalalgie. Ces manifestations appartiennent à l'*iodisme aigu.* Il se produit d'autres symptômes dont l'ensemble constitue l'*iodisme chronique;* les principaux sont l'amaigrissement, l'appétit exagéré, les palpitations. — En somme, l'usage continu de ce médicament ramène dans la circulation les matériaux adipeux mis en réserve et les dépôts plastiques de formation récente, de sorte que l'embonpoint diminue, les glandes perdent de leur volume, les épanchements plastiques, consécutifs à la syphilis constitutionnelle, disparaissent. — Tel est le mode d'action de l'iodure de potassium; mais sa puissance ne va pas, ainsi qu'on l'a prétendu, jusqu'à faire disparaître à jamais le sein des femmes et atrophier les testicules de l'homme. Peu de temps après que l'usage de l'iodure est supprimé, on voit en général les sujets revenir à leur embonpoint normal. (Gubler.)

On l'emploie dans toutes les affections qui dépendent d'une diathèse scrofuleuse ou syphilitique : goitre, glandes, tumeurs, goutte, rhumatisme chronique, accidents tertiaires. — 0,50 à 2 gr. par jour en *solution;* à l'extérieur, sous forme de *pommade.*

Mél. et fals. — Il contient toujours environ 5 0/0 de *carbonate de potasse.* La quantité peut en être beaucoup plus grande : dissoudre dans l'alcool, qui laissera le carbonate sous forme sirupeuse ; précipiter la solution par le nitrate de baryte : l'iodure de baryum étant soluble, le carbonate de baryte seul sera précipité ; on pourra d'après son poids connaître celui du carbonate de potasse. — Ce carbonate de potasse retient de l'eau dans l'iodure, dont on peut connaître le poids par une dessiccation complète du sel. — L'*iodate de potasse* précipite aussi le nitrate de baryte. Le *chlorure de sodium* ou *de potassium* donnera un précipité par le nitrate d'argent, soluble dans l'ammoniaque, et que l'addition d'un acide permet de reprécipiter et de doser, tandis que l'iodure d'argent est insoluble dans l'ammoniaque. — Le mélange de *bromure de potassium* est plus difficile à reconnaître. M. Personne a donné le procédé suivant : dissoudre l'iodure suspect, y ajouter un excès de sulfate de cuivre en solution, et saturer le mélange d'acide sulfureux. Tout l'iode est ainsi précipité à l'état d'iodure de cuivre, qu'on recueille ; on ajoute de nouveau à la liqueur du sulfate de cuivre et de l'acide sulfureux, et l'on porte à l'ébullition. Le brome est précipité à son tour à l'état de bromure de cuivre.

Sirop d'iodure de potassium.

Pr. Iodure de potassium. . . . 25
Eau distillée. 25
Sirop de sucre incolore. . . 950

F. S. A. — 20 gr. contiennent 50 centigr. d'iodure. (Cod.)

Pommade d'iodure de potassium.

Pr. Iodure de potassium. . . . 4
Eau distillée. . . . . Q. S.
Axonge benzoïnée. 30

Dissolv. le sel dans le moins d'eau possible; ajoutez l'axonge, et triturez pour obtenir une pommade homogène. (Cod.)

Pommade d'iodure de potassium ioduré.

Pr. Iode 1
Iodure de potassium. . . . 5
Axonge benzoïnée. 40
Eau dist. . . . . Q. S.

F. dissoudre dans le moins d'eau possible l'iode et l'iodure. Ajoutez l'axonge, et mêlez exactement. (Cod.)

Injection d'iodure de potassium ioduré.

Pr. Iode 5
Iodure de potassium. . . . 5
Alcool à 90°. 50
Eau dist 100

Dissolv. l'iode et l'iodure dans l'eau; ajoutez l'alcool. (Cod.)

Bain ioduré.

Pr. Iode 10
Iodure de potassium. . . . 20
Eau. 250

Dissolv. pour ajouter à l'eau d'un bain qu'on prendra dans une baignoire de bois. (Cod.)

Glycéré d'iodure de potassium.

Pr. Iodure de potassium 4
Glycéré d'amidon. 30

Dissolv. l'iodure dans son poids d'eau; mêlez au glycéré d'amidon. (Cod.)

Glycéré d'iodure de potassium ioduré.

Pr. Iode 1
Iodure de potassium 5
Glycérine. 40

F. dissoudre l'iode et l'iodure dans leur poids d'eau, mêlez la glycérine. (Cod.)

Pastilles d'iodure de potassium.

Pr. Iodure de potassium. 4
Sucre 90

Faites avec Q. S. de mucilage adragant 60 pastilles dont chacune contiendra 0,07 d'iodure. (Giord.) — Dose : n° 6 à 10.

Teinture d'iodure de potassium ioduré. (Puche.)

Pr. Iodure de potassium. 15
Iode. 15
Alcool à 56° c 30

Quelques gouttes dans de la tisane de gentiane, contre les scrofules et la syphilis compliquée de scrofules. (Dorv.)

Collyre ioduré. (Desmarres.)

Pr. Iodure de potassium. . . 1
Iode. 0,02
Eau distillée. 20

Taches de la cornée sans inflammation.

Injection iodurée. (Lugol.)

	N° 1	N° 2	N° 3
Iod. de potass.	0,2	0,3	0,4
Iode	0,1	0,15	0,2
Eau dist. . . .	500	500	500

IODURE DE SODIUM. *Ioduretum sodicum.* = NaI = 149,88.

Peut être préparé de la même manière que l'iodure de potassium, en substituant le carbonate de soude au carbonate de potasse. — Cristaux cubiques, déliquescents. — Mêmes propr. que l'iodure de potassium, qui lui est général^t. préféré. — Inusité.

IODURE DE SOUFRE. *Ioduretum sulfuricum.* = S^2I, ou S^2I^2 = 159.

Prép. — Pr. :

Iode. 40
Soufre 10

Broyez ensemble au mortier; mettez le tout dans un ballon au B. de sable; chauffez légèrement. Quand la couleur sera devenue foncée jusqu'à la partie supérieure du mélange, chauffez de manière à fondre la masse; inclinez le ballon en tous sens pour ramasser les portions d'iode volatilisées; laissez refroidir, brisez le ballon et conservez l'iodure de soufre en morceaux. (Codex.)

Composé mal défini, instable, dégageant incessamment de l'iode, insoluble dans l'eau; l'alcool et l'éther lui enlèvent de l'iode, qui abandonne le soufre.

Il paraît avoir une certaine action contre les maladies de la peau, action qui s'explique aisément par celle de ses composants. — Usage externe.

Pommade d'iodure de soufre. Prép. c. la *Pomm. de protoiodure de mercure.*

IODURE DE ZINC. *Ioduretum zinzicum.* = ZnI, ou ZnI^2 = 159,40.

Prép. — Pr. :

Iode	3
Eau	10
Zinc	1

Chauffez jusqu'à solution du zinc et disparition de l'iode. — Filtrez et faites cristalliser. — On l'a qqfois employé à l'extérieur contre les ulcér. scroful. — Surtout usité en photographie.

Iodure de zinc et de morphine. — On fait bouillir 1 p. d'iodure d'iodhydr. de morphine, 10 p. de zinc et 50 p. d'eau; on filtre bouillant. Au bout de qques jours, il se dépose des cristaux aiguillés. — Inusité.

Iodure de zinc et de strychnine. — Prép. c. le précédent, mais f. bouillir pendant plusieurs jours; cristaux blancs aiguillés. — Moins actif que la strychnine, dosage plus facile.

Ces sels ont été préparés par M. Bouchardat.

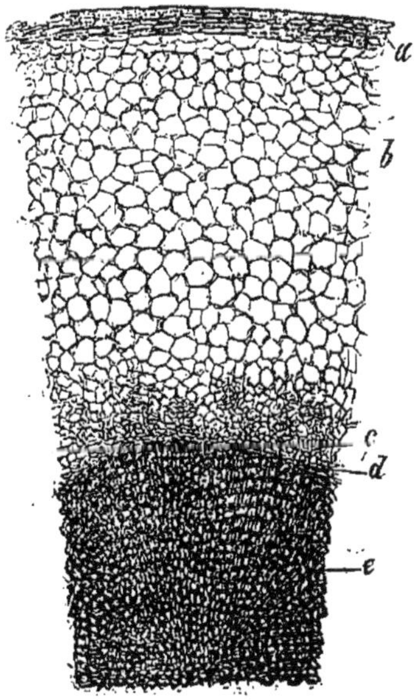

Fig. 86. — Coupe de la racine du Cephœlis Ipécacuanha. — *a*, couche subéreuse brune. *b*, parenchyme cortical. *c*, couche libérienne interrompue par des cloisons du parenchyme cortical. *d*, cambium. *e*, éléments du bois, très épais.

IPECACUANHA ANNELÉ ou **OFFICINAL.** *Ipéca;* racine du *Cephœlis Ipecacuanha* Rich. — Rubiacées.

Cette racine nous vient du Brésil; la pl. qui la produit croît natur^t dans la province de Matto-Grosso. — En morceaux longs de 5 à 40 centim., irrégul^t contournés, simples ou rameux, gros comme une petite plume, formés d'une écorce épaisse, à anneaux saillants, inégaux, séparés par des étranglements plus étroits, et d'un corps ligneux (*méditullium*) mince, continu (fig. 86). La sorte officinale : *Ipécacuanha gris annelé du Brésil* (fig. 87), a l'écorce d'un gris noirâtre à l'extérieur, grise à l'intérieur, dure, cornée, et un méditullium blanc jaunâtre. Sa sav. est âcre, aromatique; son od., forte, irritante, nauséeuse.

Une autre variété, dénommée par Guibourt *Ipécacuanha gris rougeâtre*, est moins foncée, rougeâtre, moins odorante et moins sapide; son écorce, ordinairt cornée, demi-transparente, offre parfois des sections mates, farineuses. — Un peu inférieur au précédent.

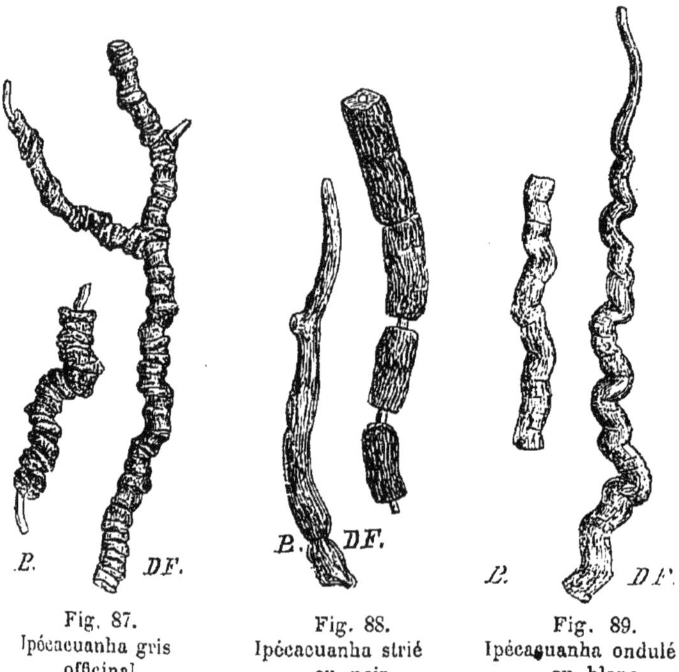

Fig. 87. Ipécacuanha gris officinal.

Fig. 88. Ipécacuanha strié ou noir.

Fig. 89. Ipécacuanha ondulé ou blanc.

L'*Ip. annelé majeur* de Guibourt, épais de 5 à 6 millim., marqué d'anneaux peu saillants, a été considéré comme une variété des précédents, mais cette origine est contestée.

On trouve ou on trouvait encore dans le commerce des sortes inférieures, dénommées : **Ip. strié** ou **noir** (fig. 88), provenant du *Psychotria emetica*, Rich. — Rubiacées; **Ip. ondulé** ou **blanc** (fig. 89), provenant du *Richardsonia scabra* Kunth. — Rubiacées. Ces deux sortes renferment, la première 9 0/0, la seconde 5 à 6 0/0 d'*Emétine*.

Dans qques pays, on emploie comme succédanés de l'ipéca les racines de l'*Euphorbia Ipecacuanha* L.; de plusieurs *Ionidium*, du *Gillenda trifoliata*, Mönch, — Rosacées; de l'*Asclepias curassavica* L. — Asclépiadées; du *Cynanchum Ipecacuanha*, Rich. — Apocynées.

Comp. — Les divers *Ipécas*, contiennent entre autres subst., une *matière grasse, odorante*, à od. forte et désagréable, et de l'*Emétine*. L'*Ip. annelé gris* contient environ 16 0/0 de cette subst. impure (extrait vomitif). — Pure, elle est incol., pulvérulente, à sav. lég[t] amère, et n'a pas de propr. basiques bien prononcées; sol. dans l'eau, surtout dans l'eau chaude, et dans l'alcool; on lui attribue la formule : $C^{30}H^{22}AzO^{8}$, qui, d'après M. Lefort, doit être doublée. Pour les us. pharmac., on préfère l'émétine brune impure. Elle produit des vomissements à la dose de quelques centigr. On obtient cette subst. en traitant l'extrait alcool. d'ipéca par 10 p. d'eau, filtrant, aj. 1 p. de magnésie calc., évapor. à siccité, lavant le résidu pulv. avec 4 à 5 parties d'eau froide, rapid[t], le séchant de nouveau, et le traitant par l'alcool à 90° bouillant. La sol. alcoolique est évaporée à siccité, le résidu est repris par l'ac. sulfurique et le noir animal, et la sol. acide précipitée par l'ammoniaque. — Une cert. q. d'émétine se perd dans les véhicules, qui la dissolvent aisément.

On admet que cette subst. est combinée, dans la racine, à l'*acide ipécacuanhique*, ac. voisin de l'acide gallique, amer, s'oxydant à l'air avec une gr. facilité, surtout en présence des alcalis.

Act. phys. — L'action irritante de l'ipéca est surtout sensible sur les muqueuses; quand sa poussière pénètre dans les yeux, le larynx, les bronches, elle cause des effets d'irritation locale très intenses et très effrayants. La moindre poussière d'ipéca répandue dans l'atmosphère cause, chez certaines personnes, des accès de suffocation, d'asthme, très pénibles, mais éphémères. Qques médecins attribuent ces effets à des émanations spéciales de la racine, qui échappent à nos sens et auxquelles cert. sujets sont très sensibles; nous croyons, pour notre part, que la poudre ténue et légère que l'agitation de l'air tient en suspension, étant aspirée, s'arrête dans les premières voies et cause les div. symptômes observés. — Ingéré, suivant les doses, l'Ipéca prod. un lég. malaise, suivi de salivation et qqfois de diarrhée, ou des nausées avec pâleur et dépression générale, ou encore des vomissements accompagnés de sueur froide, d'affaiblissement du pouls, de résolution des forces. On l'administre comme vomitif dans les empoisonnements, les indigestions, les embarras gastriques, dans les fièvres éruptives, la diarrhée, la dysenterie (1 à 3 gr.); c. expectorant dans les aff. des bronches (asthme, catarrhe, emphysème) : 5 à 15 centigr. sous forme de *poudre* ou de *pastilles*. — La lixiviation par l'éther lui enlève le principe gras odorant, sans lui ôter ses propr. vomitives; — à l'extérieur, on a employé qqfois la poudre sous forme de *pommade*, comme rubéfiant.

Poudre d'ipécacuanha.

Séchez de l'ipéca choisi et privé de petites souches et de fragments filiformes; pilez au mortier de fer couvert, et abandonnez le dernier quart du poids employé. Passez au tamis de soie. (Cod.)

Teinture d'ipécacuanha.

Prép. c. la *Teinture de gentiane*, avec 1 p. pour 5 d'alcool à 60°.

Extrait d'ipécacuanha.

Prép. c. l'*Extrait alcoolique de digitale*. Rendement : 20/100.

Sirop d'ipécacuanha.

Pr.	Extrait d'ipéca	10
	Eau dist.	Q. S.
	Sirop de sucre	990

F. dissoudre l'extrait dans 8 fois son poids d'eau froide; filtrez, ajoutez au sirop et rapprochez à 30° Bé. (Cod.)

Sirop d'ipécacuanha composé. *Sirop de Desessarts*; *Sirop de Cléramboürg.*

Pr.	Ipéca concassé	30
	Feuilles de séné	100
	Serpolet	30
	Coquelicot	125
	Sulfate de magnésie	100
	Vin blanc	750
	Eau de fl. d'oranger	750
	Eau bouillante	3000
	Sucre blanc	Q. S.

F. macérer l'ipéca et le séné dans le vin blanc pend. 12 h., exprimez et filtrez. Versez sur le marc, le serpolet et le coquelicot, l'eau bouillante, et f. infuser 6 h.; exprimez. Ajoutez le sulfate de magnésie et l'eau de fl. d'oranger et filtrez. Réunissez les liqueurs et faites un sirop par solution au B.-M. en ajoutant 190 p. de sucre pour 100 de liqueur. (Cod.)

Tablettes d'ipécacuanha.

Pr.	Ipéca pulv.	100
	Sucre blanc	4900
	Gomme adragante	40
	Eau de fl. d'oranger	340

Mélangez la poudre d'ipéca avec 4 fois son poids de sucre; faites un mucilage avec la gomme adragante et l'eau de fl. d'oranger, auquel vous ajouterez d'abord le reste du sucre, puis sur la fin la poudre de sucre et d'ipéca. Faites des tablettes de 50 centigr. contenant chacune 1 centigr. de poudre d'ipéca. (Cod.)

Pulvis ipecacuanhæ cum opio. *Pulvis ipecacuanhæ compositus.* (Pharm. Brit. — Bav. — Boruss. — Norv.)

Pr.	Poudre d'ipéca	14,17
	— d'opium	14,17
	— de sulfate de potasse	113,40

(Cod.)

Pulvis ipecacuanhæ opiatus. (Pharm. Germ.)

Pr.	Poudre d'opium	1
	— d'ipéca	1
	— de sucre de lait	8

(Cod.)

Vinum ipecacuanhæ. (Brit. Pharm.)

Pr.	Ipéca concassé	28,35
	Vin de Xérès	566,80

F. macérer, filtrez. (Cod.)

IRIS DE FLORENCE. *Iris florentina* L. — Iridées.

Rhizomes gros comme le pouce, aplatis, articulés rameux, mondés de leur écorce, et présentant sur l'une des faces de petites cicatrices provenant des points d'insertion des racines; sav. âcre et amère; od. forte de violette.

Frais, l'iris est violemm^t^ purgatif; par la dessiccation, il ne perd qu'en partie de son âcreté. — Il cont. une h. grasse âcre, une h. vol. à od. de violette, une résine, de l'oxalate de chaux. — On l'emploie principal^t^ à faire des hochets de dentition et des pois à cautères. La poudre d'iris entre c. parfum dans une foule de cosmétiques, dans des prépar. dentifrices, etc.

L'*Iris fétide, Iris fœtidissima* L. a des rhizômes à sav. très âcre, que l'on emploie encore dans qques localités comme purgatif hydragogue, contre l'hydropisie.

L'*Iris des jardins, Flambe, Iris germanica* L.; l'*Iris des marais, Faux acore, Iris pseudo-acorus* L.; l'*Iris varié*, *Iris versicolor* L.; le

Glaïeul, lis de la Saint-Jean, Gladiolus communis L., sont encore usités dans divers pays comme diurétiques, purgatifs hydragogues.

En Amérique, on fait usage c. purgatif, et sous le nom d'*Iridine*, d'une mat. résineuse extraite au moyen de l'alcool.

Poudre d'iris de Florence.

Prép. comme la *Poudre de bistorte*.

Pastilles d'iris.

Pr.	Iris	1
	Sucre	17
	Mucilage	Q. S.

Faites des pastilles de 1 gr. (Guib.)

IVETTE ou **CHAMŒPITYS.** *Teucrium Chamœpitys* L. — Labiées.

Pl. tonique, aromatique, employée jadis contre la goutte, le rhumatisme, les affections catarrhales. — Inusitée.

IVETTE MUSQUÉE. *Teucrium Iva* L. — Labiées.

Sav. amère, résineuse; od. forte, musquée. Plus active que la précédente, et vantée comme antispasmodique. — Inusitée.

J

JABORANDI. *Pilocarpus pinnatus* Lemaire. — Rutacées.

Le nom de jaborandi s'applique dans l'Amérique du Sud à un certain nombre de plantes sudorifiques et sialagogues, mais d'activité variable. En Europe, on n'accepte comme vrai jaborandi que les feuilles du Pilocarpus pinnatus, importées du Brésil par le Dr Coutinho.

Joli arbuste de 2 à 3 mètres, à feuilles alternes composées-pennées le plus souvent avec impaire; les feuilles comptent sept, plus rarement neuf folioles, oblongues, lancéolées, atténuées à la base, à sommet obtus et souvent échancré. Ces folioles ont de 8 à 12 centim. de long sur 2 1/2 à 5 de large. A l'état frais, elles sont criblées de points glanduleux qui sont remplis d'huile essentielle. Saveur un peu amère, aromatique; odeur rappelant quelques Rutacées et surtout quelques plantes du genre *Citrus* (Baillot).

Comp. — Le jaborandi contient un alcaloïde, la *Pilocarpine*, et une huile essentielle formée d'un carbure d'hydrogène et d'autres corps non encore étudiés (voyez *Pilocarpine*). Dans les eaux-mères provenant de l'extraction de la pilocarpine, le bichlorure de platine produit un précipité contenant un autre alcaloïde, la *Jaborine*, qui a une comp. voisine de la pilocarpine. Celle-ci, évaporée en sol. acide, se transformerait en *Jaborine* (Erich Harnack et Hans Meyer).

Le jaborandi et la pilocarpine, en applications locales, paraissent favoriser la reproduct. des cheveux sur les parties dénudées.

Act. phys. — Sudorifique, sialagogue, stimulant. 4 gr. de feuilles infusées dans une tasse d'eau bouillante produisent en quinze minutes une abondante transpiration et une salivation excessive. Presque toutes les glandes, d'après Gubler, sont le siège d'hypersécrétions. Quelques malades sont pris de nausées, de vertiges, d'étourdissements, etc. La température générale est ordinairement accrue et la circulation troublée; aussi conseille-t-on de renoncer à administrer le jaborandi aux personnes atteintes d'affection de cœur. Sous son influence, la proportion d'albumine paraît augmenter dans l'urine. — 2 à 6 gr. de feuilles en *poudre grossière*, en infusion théiforme prise en une fois, à une grande distance des repas; *vin*, *élixir*, *sirop*, etc.

Poudre de jaborandi.
Vin.
Elixir.
Extrait.
Sirop.
Prép. comme les *Poudre, Vin, Elixir, Extrait* et *Sirop de coca.*

JACÉE DES PRÉS. *Centaurea Jacea* L. — Synanthérées.

Pl. amère et astringente; on l'a employée en gargarismes contre qques aff. de la bouche et de la gorge. — Inusité.

JALAP TUBÉREUX ou **OFFICINAL.** *Exogonium Purga* Benth. — Convolvulacées (Mexique, Xalapa).

Tubercules de vol. variable, rugueux, marqués d'incisions plus

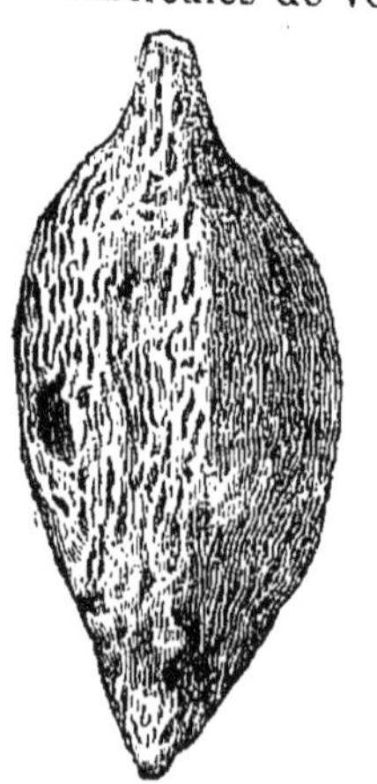
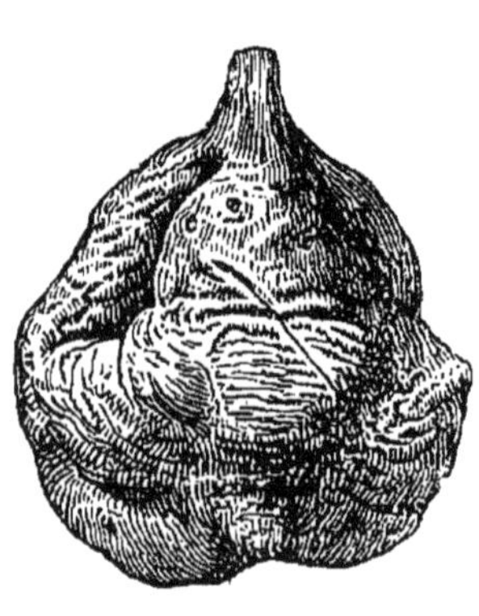
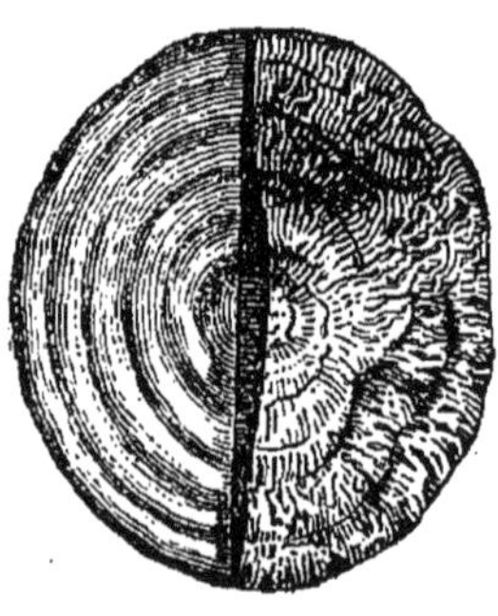

Fig. 90. — Jalap officinal.

ou moins profondes, ou en rouelles ou fragments de div. formes. Cassure compacte, résineuse, avec cercles concentriques; sav. âcre; od. nauséeuse. — Cette sorte est dure et pesante (fig. 90).

Comp. — Contient, d'après Guibourt, 17,65 0/0 de résine, plus un extrait sucré, gomme, amidon, etc. La *résine de jalap* du commerce est brune, âcre, sans amertume, sol. dans l'alcool, les ac. acétique et nitrique, insol. dans l'éther, l'essence de térébenthine, l'ammoniaque. Le principe actif de la résine de jalap paraît être un glucoside, la *Convolvuline* (= $H^{62}C^{50}O^{32}$), inodore, insipide, sol. dans l'alcool, à peine dans l'eau, insol. dans l'éther ; l'ac. sulfurique la dissout avec coloration rouge.

Une autre espèce, dénommée **Jalap mâle** ou **léger, jalap fusiforme**, *Convolvulus orizabensis* Pellet, arrive en abondance dans le commerce depuis qques années. — En tronçons ou rouelles, très-rugueux, d'un gris assez uniforme, blanchâtres à l'intérieur. Les surfaces de section sont pourvues d'un gr. nombre de fibres ligneuses saillantes. — Sa résine est sol. dans l'éther, ce qui la distingue de la précédente, et moins purgative : son principe actif est aussi un glucoside, la *Jalapine* (= $C^{68}H^{56}O^{32}$).

Les jalaps sont rapid[t] attaqués par les insectes, qui dévorent seulement la partie amylacée et respectent la résine. Du jalap ainsi avarié doit être réservé à l'extraction de la résine et rejeté pour les prépar. pharmaceutiques.

Act. phys. — Purgatif drastique, irritant, qu'on emploie de préférence associé à d'autres subst. congénères : *Poudre :* 1 à 3 gr. et plus ; *Résine :* 10 à 50 centigr. *Teinture de Jalap comp. :* 10 à 30 gr. — On doit en éviter l'emploi quand il y a inflammation de la muqueuse intestinale ou des organes voisins.

Mél. et fals. — La résine du jalap est qqfois mêlée de *colophane :* celle-ci est sol. dans l'ess. de térébenthine ; de *résine de gayac :* on peut employer un des procédés suivants : 1° dissoud. dans l'alcool ou le chloroforme ; évap. un peu de liq. sur du papier blanc, puis traiter par ac. azotique, il y aura coloration rouge ; 2° traiter par l'ammoniaque, qui se colorera en vert, s'il y a de la résine de gayac ; 3° triturer 0,20 de savon amygdalin avec 0,05 de résine, puis 0,05 de bichlorure de mercure : il y aura coloration bleue.

Poudre de jalap.

Concassez le jalap et faites-le sécher à l'étuve ; pilez sans résidu au mortier de fer couvert ; passez au tamis de soie. (Cod.)

Résine de jalap.

Pr.	Jalap concassé	1000
	Alcool à 90°	6000

F. macérer le jalap placé sur un tamis de crin pendant 2 jours dans l'eau ; exprimez fortement, mettez le marc en contact avec les 2/3 de l'alcool pendant 4 jours. Exprimez et faites la même opération avec le 1/3 réservé. Réunissez les liqueurs, distillez-les, et versez le résidu dans l'eau bouillante ; décantez après repos, et lavez la résine précipitée jusqu'à décoloration des eaux de lavage. Faites sécher sur des assiettes à l'étuve. (Cod.)

Teinture de jalap.

Prép. c. le *Teinture de gentiane* avec 1 p. pour 5 p. d'alcool à 60°.

Teinture de jalap composée. *Eau-de-vie allemande.*

Pr.	Racine de jalap	80
	— de turbith	10
	Scammonée d'Alep	20
	Alcool à 60°	960

Faites macérer 10 j., filtrez. (Cod.)

Emulsion purgative.

Pr. Résine de jalap 0,50
Sucre blanc. 30
Eau de fl. d'oranger. . . 10
Eau commune 120
Jaune d'œuf 1/2

Triturez la résine avec un peu de sucre pour la réduire en poudre fine. Ajoutez le jaune d'œuf peu à peu et triturez longtemps, puis le reste du sucre et l'eau par petites portions. (Cod.)

Saccharolé de jalap composé. *Sucre orangé purgatif, P. de jalap orangée composée.*

Pr. Sucre. 440
Jalap 60
Crème de tartre soluble . . 15
Huile vol. d'éc. d'orange. . 8

Triturez l'essence avec le sucre et ajoutez le reste. — 1 contient environ 0,1 de jalap. — Purgatif agréable. — 8 à 12 dans 500 d'orangeade cuite. (Dorv.)

Poudre d'Iroé.

Pr. Racines de belle-de-nuit ou de jalap. 150
Laque carminée 150
Crème de tartre. 12
Sucre. 8
Rhubarbe. 4
Bol d'Arménie. 14
Cannelle. 8
Iris de Florence. 4
(Hottot.)

Mêlez et faites des prises de 5 gr.

Une prise et au besoin deux pour adultes; le tiers jusqu'à trois ans; la moitié jusqu'à six et les deux tiers jusqu'à dix, délayée dans l'eau ou mise sous forme de pilules. (Dorv.).

Biscuits purgatifs au jalap.

Pr. Jalap 21
Pâte de biscuits . . . . . nº 15
(Cad.)

Chaque biscuit cont. 12 décigr. de jalap.

Poudre purgative. *Poudre cathartique. P. de jalap et de scammonée.*

Pr. Jalap 30
Scammonée 30
Crème de tartre. 60
(Cot.)

La *Poudre purgative de Tissot*, très employée dans cert. contrées de la Normandie, se compose de :

Jalap . . . . }
Rhubarbe . . . . } ãã P. E.
Séné . . . . }
Crème de tartre pulv. }

Dose : 4 à 6.

La *Poudre purgative de Beasley* se compose de :

Sené . . . . } ãã 30
Cr. de tartre . . . . . }
Scammonée. 7,50
Gingembre 4

Dose : 1,25 à 4.

A Strasbourg, la formule populaire de la poudre purgative est :

Résine de jalap 30
Jalap pulv.. 100
Crème de tartre . . . . } ãã 35
Sulfate de potasse . . . }
(Dorv.)

Poudre d'Ailhaud. *P. du baron de Castelet.*

Pr. Jalap. 72
Résine de gaïac 18
Scammonée 6
Aloès. 3
Gomme-gutte 4
Séné 400
(Guib.)

C'est un remède particulier.

Elixir tonique antiglaireux de Guillié.

Pr. Colombo pulvérisé. . . . 90
Iris — 60
Gentiane — 8
Jalap — 1500
Aloès — 12
Safran — 60
Sulfate de quinine. . . . 15
Emétique 12
Nitre. 15
Santal citrin. 30
Sir. de sucre très cuit et caramélé 11000
Alcool Montpellier à 28º, litres . . . . nº 22
Eau distillée, litres. . . . nº 22

F. macérer les poudres 24 h. dans l'alcool à la temp. de 20º. F. diss. sépart le nitre, l'émétique et le sulfate de quinine dans l'eau et aj. à la teinture. 24 h. après, aj.-y le sirop. Après 48 h., filtrez. La liqueur marque environ 18º.

Chaque cuill. cont. 25 centig. environ de subst. purgative. Le reste agit comme tonique. On en prend 2 à 3 cuill. à bouche et ensuite 3 ou 4 tasses de tisane de chicorée. (Soubeiran.) — Il a été déclaré par ses propriétaires que l'*Elixir de Guillié* était de l'eau-de-vie allemande sucrée. (Dorv.)

JASMIN. *Jasminum officinale* L. — Jasminées.

Diverses var. de cet arbrisseau sont cultivées dans les jardins; la parfumerie utilise les fleurs, dont elle fait des extraits, pommades, etc. L'essence n'a pu être isolée et étudiée. (V. *Gelsemium sempervirens*, *Jasmin de Virginie*, p. 347.) Inusité.

JOUBARBE DES TOITS. *Grande Joubarbe*; *Sempervivum tectorum* L. — Crassulacées.

Le suc des feuilles charnues est légèrement astringent, diurétique et antiscorbutique. On fait avec la pulpe des cataplasmes contre les tumeurs de diverses natures, les hémorrhoïdes, les abcès. — N'est guère usité que dans la médecine des campagnes.

La **Joubarbe des vignes**, *Herbe aux charpentiers*, *Sedum telephium* L., conservée dans l'huile, est employée comme topique contre les coupures, les cors, les hémorrhoïdes.

La **Joubarbe rose**, *orpin rose*, *Sedum rhodiola*, à od. de rose, passe pour céphalique.

Une plante voisine, le **Cotylet**, *Cotyledon umbilicus* L., a été employée c. antiépileptique. Dose : 2 cuillerées de suc dans les 24 h.

(Voir *Orpin*.)

JUJUBES. Fruits du *Jujubier*, *Zizyphus vulgaris* Lamk. — Rhamnées.

Le jujubier est très commun en Algérie. Ses fruits desséchés sont rouges, ovales, ridés; la chair est jaune, spongieuse, sucrée et fade. Le noyau est osseux. Les jujubes ont qques propr. béchiques et mucilagineuses. Ils font partie des *fruits pectoraux*. — *Décocté* : 40 : 1000.

Pulpe de jujubes.

Prép. c. la *Pulpe de pruneaux*.

Fruits pectoraux.

Pr. Dattes sans noyaux. .
Figues. . . . .
Jujubes sans noyaux .
Raisins de Corinthe. . } āā P. E.

Incisez et mêlez (Cod.)

Tisane de fruits pectoraux.

Pr. Fruits pectoraux ci-dessus. 50

Faites bouillir 1/2 heure dans Q. S. d'eau pour qu'il reste 1 litre de tisane; passez à l'étamine. (Cod.)

Pâtes de jujubes.

Pr. Jujubes.	500
Gomme arabique.	3000
Sucre blanc.	2000
Eau filtrée	3500
Eau de fl. d'oranger . . .	200

Faites infuser les jujubes privés de noyaux dans la quantité d'eau prescrite; passez sans expression; faites fondre la gomme lavée à deux eaux dans cette infusion, au B.-M. Passez à travers une toile serrée. Remettez au B.-M. avec le sucre cassé, et, quand il sera fondu, cessez de remuer. Ajoutez l'eau de fl. d'oranger, et entretenez le B.-M. bouillant pendant 12 heures. Enlevez l'écume épaisse qui s'est formée, coulez la pâte dans des moules de fer-blanc huilés et faites-la sécher à l'étuve à 40°. Retournez la pâte aussitôt qu'elle sera assez ferme, et amenez à une consistance convenable. (Cod.)

On supprime généralement les jujubes de cette pâte, qui, d'après cela, pourrait être appelée *Pâte de gomme transparente*.

Cette pâte, coupée en petits morceaux carrés et mise au candi, porte le nom de *Pâte de gomme candie* ou *sucrée*. (Dorv.)

JUSÉE.

On donne ce nom au liq. brunâtre, odorant, dans lequel ont

macéré les peaux soumises au tannage. Le tannin d'écorce de chêne est absorbé par le tissu animal, mais en revanche celui-ci aband. au liquide des mat. organiques de div. nat.; outre ses principes aromatiques, la jusée cont. de l'ac. lactique. — On a cherché à tirer de ce liq. plusieurs prépar. préconisées dans le traitement de la phthisie ; jusqu'à présent, son usage est resté fort restreint. Il est certain que l'ac. lactique, qui existe natur[t] dans le suc gastrique, peut favoriser la nutrition générale.

JUSQUIAME NOIRE. *Hyoscyamus niger* L. — Solanées.

Pl. des lieux incultes, à tige et feuilles velues, blanchâtres, à fleurs jaunes veinées de pourpre, à odeur vireuse forte. — Toutes les parties de la pl. sont vénéneuses et contiennent de l'*Hyoscyamine*, alcaloïde analogue à l'atropine, et un alcaloïde amorphe (*Hyoscine*), très mydratique, mais se dédoublant en *pseudotropine* et *acide tropique*. (V. *Atropine.*)

L'Hyoscyamine cristallise en aiguilles soyeuses ; peu sol. dans l'eau, très sol. dans l'alcool et l'éther ; humide, surtout quand elle est impure, elle a une odeur vireuse étourdissante. Elle dilate fortement la pupille et se rapproche d'ailleurs par toutes ses propr. de l'atropine.

Act. phys. et toxic. — Nous devons renvoyer pour ces questions à l'article *Belladone ;* l'action physiologique de la jusquiame se confond en quelque sorte avec celle de la belladone ; on dit la première plus hypnotique et d'une action moins excitante pour le cerveau. — Nous avons indiqué la marche à suivre pour les recherches toxicologiques, et les caractères qu'on indique comme différentiels entre l'hyoscyamine et l'atropine. *Doses : Poudre de feuilles* : 0,10 à 1 gramme ; *Extrait aqueux :* 10 à 50 centigrammes et plus ; *Extrait alc.* : 10 à 30 centigrammes ; *Teinture* : jusqu'à 2 grammes ; *Alcoolature* : jusqu'à 1 gramme. — L'*hyoscyamine* s'emploie à la dose de 1 à 3 milligrammes.

La **Jusquiame blanche**, *Hyoscyamus albus* L., fournit les semences de jusquiame du commerce. Elle a une action anal. à la précédente, mais moins énergique.

Poudre de feuilles de jusquiame.

Prép. c. la *Poudre de feuilles de belladone.*

Teinture de jusquiame.

Prép. c. la *Teinture de quinquina*, avec 1 p. pour 5 p. alcool à 60°.

Alcoolature de jusquiame.

Prép. c. l'*Alcoolature d'aconit.*

Teinture éthérée de jusquiame.

Prép. c. la *Teinture éthérée de digitale.*

Huile de jusquiame.

Prép. c. l'*Huile de ciguë.*

Extrait de jusquiame.

Prép. c. l'*Extrait de ciguë.* — Rendement : 2,4/100.

Extrait alcoolique de jusquiame.

Prép. c. l'*Extrait alc. de digitale*. — Rendement : 28/100.

Extrait de semences de jusquiame.

Prép. c. l'*Extrait de semences de stramoine*. — Rendement : 16/100.

Sirop de jusquiame.

Prép. c. le *Sirop de belladone*.

Pilules de Méglin. *Pilules de jusquiame et de valériane composées.*

Pr.	Extrait alc. de jusquiame. .	10
	— — de valériane . .	10
	Oxyde de zinc sublimé . . .	10

M. Faites 200 pilules. (Cod.)

Injection de jusquiame.

Prép. c. l'*Injection de morelle*.

Glycére d'extrait de jusquiame.

Prép. c. le *Glycéré d'extr. de belladone*.

Cigarettes de jusquiame.

Prép. c. les *Cigarettes de belladone*.

Tinctura hyoscyami. (Brit. Ph.)

Pr.	Feuilles de jusquiame grossièrement pulv. .	70,87
	Alcool à 60° c.	518,05

Faites macérer ; déplacez et complétez 525 gr. de produit. (Cod.)

Baume tranquille de Chomel.

Feuilles fraîches de :

Jusquiame	āā 30
Cynoglosse	
Nicotiane.	

F. bouillir dans trois pintes de vin blanc, jusqu'à ce qu'il n'en reste plus que 2 ; passez en exprim., aj. autant d'huile d'olive, f. bouillir le tout jusqu'à réduction de moitié. (Cad.)

K

KALMIE ou **CALMIE**. *Laurier des montagnes* ; *Kalmia latifolia* L. — Rhodoracées (Amér. cent.).

Les feuilles de cet arbuste sont astrigentes et renferment de l'*Arbutine*. Inusité.

KAMALA. *Rottlera tinctoria* Roxb. — Euphorbiacées.

Mat. pulvérulente rouge contenue dans les vésicules du fruit, proposée par les médecins anglais comme tœnifuge actif (6 à 12 gr.). Il contient une mat. résineuse et un principe colorant utilisable qui teint la soie en rouge orange vif.

KAVA. *Piper methysticum* Forster. — Pipéracées.

Originaire des îles de l'Océanie, cet arbrisseau fournit une racine volumineuse, indiquée comme sialagogue, diurétique et antiblennorrhagique.

KERMÈS MINÉRAL. *Sulfure d'antimoine hydraté ; oxy-sulfure d'antimoine hydraté ; Kermes minerale*.

Prép. — Pr. :

Sulfure d'antimoine.	60
Carbonate de soude crist.	1280
Eau.	12800

Portez à l'ébulition dans une chaudière de fonte très propre le carbonate de soude dissous dans l'eau ; aj. le sulfure d'antimoine fin[t] pulvér. et agitez avec une spatule de bois. Après 1 heure d'ébullition, filtrez bouillant dans des terrines contenant de l'eau très chaude, et laissez refroidir aussi lentement que possible pendant 24 heures ; recueillez la poudre rouge déposée sur un filtre, lavez-la à l'eau froide, jusqu'à ce que l'eau n'entraîne plus

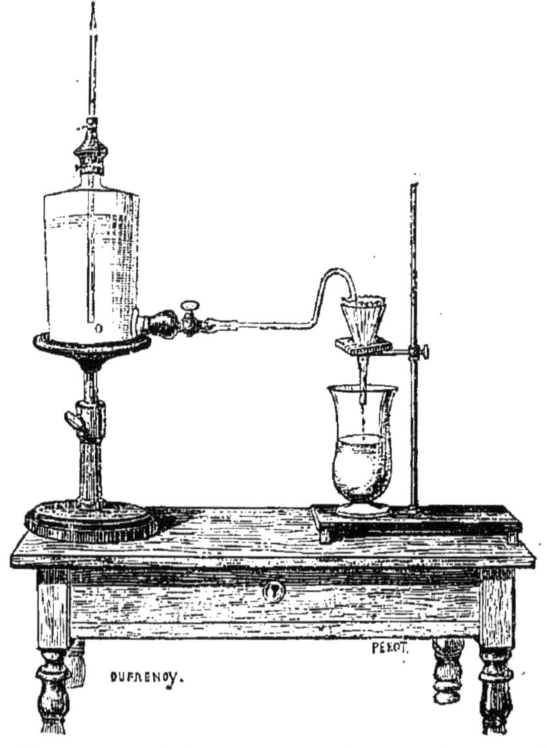

Fig. 91. — Flacon laveur à écoulement continu pour le lavage du kermès; on règle l'arrivée de l'eau au moyen du robinet.

rien (fig. 91), et faites la sécher à l'étuve modér[t] chauffée ; passez au tamis de soie et conservez dans des bocaux noirs et bien secs. (Cod.)

C'est le procédé connu sous le nom de *procédé de Cluzel*. En soumettant les eaux-mères à une nouvelle ébullition, et opérant ensuite comme la première fois, on obtient une nouvelle quantité de kermès. Quelques praticiens font plusieurs opérations successives en ajoutant à tour de rôle du carbonate de soude et du sulfure d'antimoine ; les produits obtenus sont de moins en moins beaux, et par conséquent cette méthode doit être rejetée.

Pour la Vétérinaire, on prépare le kermès par la voie sèche, suivant le procédé de Berzélius : on mélange 3 p. sulfure d'antimoine et 8 p. carbonate de potasse; on introduit dans un creuset couvert, et l'on fond le tout. On laisse refroidir, on pulvérise le produit, et on le fait bouillir dans 80 p. d'eau. La sol. filtrée est traitée ensuite comme précédemment.

Quel que soit le procédé employé, le kermès est touj. un mélange en prop. var. d'oxyde et de sulfure d'antimoine hydraté.

Si l'on ajoute un acide aux eaux-mères (acide acétique à D. = 1,022), il se produit un précipité jaune rougeâtre (*Soufre doré d'antimoine* = SbS^5 ou Sb^2S^5), qui est essentiellement composé de proto- et de persulfure d'antimoine. Cependant le Codex recommande pour la préparation de ce corps le procédé suivant :

Sulfure d'antimoine	40
Fleur de soufre	140
Carbonate de soude sec	240
Charbon végétal	30

Mél. et fondez dans un creuset. Epuisez après refroidissement par le moins d'eau possible ; filtrez, faites cristalliser. — Dissolv. les cristaux dans 8 fois leur poids d'eau froide, et précipitez par l'add. goutte à goutte d'ac. sulfurique au 1/10; lavez et séchez.

Act. phys. — Le kermès, à l'intensité près, a les propr. de l'émétique. A certaine dose (30 centigrammes à 1 gramme), il agit souvent comme vomitif ; à dose moindre, il est expectorant, contre-stimulant, diaphorétique, altérant. C'est un médicam. très employé contre les aff. bronchiques. Le soufre doré d'antimoine a des propr. anal., mais est à peu près inusité en France.

Mél. et fals. — Le kermès contenant de l'oxyde blanc d'antimoine non combiné, on reconnaît à la loupe la présence des petits cristaux blancs de cet oxyde. Peut contenir *oxyde de fer, brique pilée, ocre.* Le kermès est sol. dans une solution conc. et bouillante de potasse caustique et ne laisse ocmme résidu qu'un précipité blanchâtre d'oxyde d'antimoine. Les mat. précipitées resteraient en résidu. Ce résidu traité par l'ac. chlorhyd. lui abandonnera l'oxyde d'antimoine; les autres subst. resteront presque en totalité. Le *santal rouge* et les autres *poudres végétales rouges* donneront par la calcination dans un tube une od. empyreumatique, prendront une coloration noire par le mél. avec qques gttes d'ac. sulfurique. Le *soufre doré d'antimoine* abandonne à l'ess. de térébenthine une grande q. de soufre qui la colore en jaune orangé, tandis que le kermès ne lui en cède que des traces.

Tablettes de kermès.

Pr. Kermès minéral	10
Sucre blanc	450
Gomme arab. pulv.	40
Eau de fl. d'oranger	40

Mêlez le kermès avec 4 fois son poids de sucre; opérez d'ailleurs comme pour les tablettes d'Ipécacuanha; faites des tablettes de 50 centigr. contenant chacune 1 centigr. de kermès.

Le kermès employé à la préparation des tablettes doit être lavé avec le plus grand soin; les tablettes sont enfermées bien sèches dans un flacon bouché et à l'abri de la lumière. (Cod.)

Poudre altérante de Plummer. *P. de soufre doré mercurielle, P. mercurielle antimoniée.*

Pr. Calomel	1
Soufre doré d'antimoine	1

(Guib.)

Ne prép. cette poudre qu'au moment du besoin. Fondant et dépuratif. Dose : 3 à 5 décigr. par jour.

Cette poudre, mélangée avec moitié de son poids de sucre, constitue le *remède de Bikker, contre la teigne.*

KINO DE L'INDE ou **D'AMBOINE.** Suc desséché du *Pterocarpus Marsupium* Roxb. — Légumineuses.

Plusieurs substances d'origine diverse portent le nom de Kino. Celle-ci est la seule admise par le Codex. On l'obtient par des incisions faites au tronc de l'arbre, quand il est en fleurs ; le suc qui s'écoule est desséché au soleil. — En petits fragments opaques, noirs, brillants, translucides et d'un rouge rubis en lames minces, inodores, marqués de cannelures sur une face ; saveur très astringente ; sol. dans l'eau et l'alcool.

On connaît encore : le *Kino d'Afrique*, de plusieurs *Pterocarpus*, — Légumineuses; le *K. de Botany-Bay*, de l'*Eucalyptus resinifera* Sm. — Myrtacées; le *K. de la Jamaïque*, du *Coccoloba uvifera* L. — Polygonées; le *K. de Maduga*, du *Butea frondosa* Roxb. — Légumineuses.

Le Kino contient un tannin analogue à celui du cachou et qu'on a désigné sous différents noms : *acides nauclèique*, *catéchique*, *tanningénique*, *kinoïque*. Il contient aussi beaucoup de pectine.

Son action est analogue à celle du cachou, qu'il peut à peu près remplacer dans ses différents usages, comme astringent, hémostatique, anti-diarrhéique, etc. — 50 centigrammes à 4 grammes. — Peu usité ; mêmes incompatibles.

Teinture de kino. Prép. c. la *Teinture d'aloès,* avec 1 p. pour 5 p. alcool à 60°.

KOUMYS.

Boisson gazeuse obtenue par la fermentation alcoolique et lactique du lait de jument.

Pour la préparer, on mêle à du lait récent 1/10 de koumys déjà obtenu précédemment, et on introduit le tout dans une cuve de bois couverte, où l'on agite le mélange de temps en temps au moyen d'une tige de bois. Au bout de quelques heures, on met en bouteille et on ficelle les bouchons. Le koumys est terminé après 6 ou 7 jours de séjour à la cave.

On imite le koumys russe en faisant fermenter dans des bouteilles fermées le lait de vache étendu de son volume d'une sol. aq. saturée de sucre de lait. (Jeannel.)

Recommandé par les médecins russes dans le traitement de la phthisie. — 1 à 4 bouteilles par jour pendant au moins 6 semaines.

L

LABDANUM ou **LADANUM**. Résine du *Cistus creticus* L. — Cistinées.

Cette résine exsude naturell^{t} des branches et des feuilles du Cistus de Crète. On promène sur la pl. des lanières de cuir, que l'on racle ensuite. La résine est en masses gluantes, noirâtres, ou contournée en spirale (*Ladanum in tortis*) ; od. balsamique suave. — Actuellement, cette résine est presque introuvable et presque touj. falsifiée. — On l'emploie surtout en parfumerie ; en médecine, elle pourrait rendre des services c. stimulant diffusible. — Inusité.

LACTATES.

Combinaisons de l'acide lactique avec les bases. (Voir *Acide lactique*.)

LACTATES PEU USITÉS.

Lactate de bismuth. — Par précipit. de l'azotate de bismuth par une sol. conc. de lactate de soude. Peu sol. dans l'eau froide. — 2 à 10 centigr. en poudre ou pilules, comme antispasmodique.

Lactate de manganèse. — Prép. c. le lactate de fer. Plaques cristall. rosées, très peu sol. à froid, sol. dans l'eau bouillante. En traitant 2 équiv. lactate de chaux par 1 éq. de sulfate de fer et 1 éq. de sulfate de manganèse, on obtient le *Lactate de fer et de manganèse*, vanté comme antichlorotique. Plaques rougeâtres : 5 à 25 centigr. par jour.

Lactate de quinine. — Prép. en saturant l'ac. lactique par la quinine. Cristall. en aiguilles solubles ; antipériodique efficace.

LACTATE DE CHAUX. *Lactas calcicus.* $= CaO,C^6H^5O^5 + 5HO$ ou $(C^3H^5O^3)^2Ca + 5H^2O = 154$.

Prép. — Pr. :

Sucre.	1 k°
Lait écrémé.	1 litre
Craie.	500 gr.
Eau.	Q. S.

La sol. du sucre mélangée avec le lait doit marquer 10° (D. = 1,075). Laissez fermenter 10 à 12 jours (au plus) à une temp. de + 25 à 30° ; f. bouillir pour dissoudre le lactate crist., passez à l'étamine pour séparer la matière caséeuse, évaporez, et purifiez par plus. cristallisations. — Le lactate de chaux prép. avec l'ac. lactique provenant de la chair musculaire cont. seulement 4 éq. d'eau. Il est sol. dans l'eau, moins dans l'alcool, et se dépose de ses solutions en cristaux mamelonnés très blancs.

Chim. — Voir *Acide lactique* et *Chaux*.

Le lactate de chaux n'a pas d'emploi pharmaceutique. Il sert dans l'industrie à la préparation de l'acide lactique.

LACTATE DE FER. *Lactate de protoxyde de fer; lactate ferreux; Lactas ferrosus.* = $FeO,C^6H^5O^5+3HO$, ou $(C^3H^5O^3)^2Fe+3H^2O$ = 144.

Prép. — Pr. :

Lactate de chaux.	1000
Sulfate de fer crist.	980
Eau.	Q. S.

Dissolv. les deux sels dans l'eau, et mêlez les sol. Il se dépose du sulfate de chaux, que l'on achève de précipiter en aj. à la liqueur le 1/4 de son vol. d'alcool ; filtrez, exprimez le dépôt ; évapor. la liq. au B.-M. et abandonnez-la à l'étuve. Le lactate se dépose en croûtes verdâtres. Si les quantités des deux sels ne se décomposaient pas exactement, il faudrait ajouter Q. S. de l'un ou de l'autre. (Cod.)

Ce sel a une saveur ferrug. adoucie ; il est sol. dans 48 p. d'eau froide et 12 p. d'eau bouillante ; peu sol. dans l'alcool.

Chim. — Voir *Acide lactique* et *Fer*.

Act. phys. — Il a les propr. toniques, anti-chlorotiques des autres prépar. ferrug. sans être styptique. Il convient donc au traitement des anémiques et en général à l'us. interne par la facilité avec laquelle il est supporté. Par contre, il ne possède pas à un aussi haut degré que les sels de fer à ac. minéraux les propr. astringentes et hémostatiques. — 10 à 50 centigr. et plus.

Le *lactate de fer et de manganèse* (Voy. *Lactate de manganèse*) s'emploie dans les mêmes circonstances et aux mêmes doses que le lactate de fer.

Pastilles de lactate de fer.

Pr. Lactate de fer.	30
Sucre.	375
Mucilage adragant.	Q. S.

Faites des tablettes de 0,65. Chacune contiendra 0,05 de sel. (Cap.)

Ces pastilles de lactate de fer sont celles que l'on trouve généralement chez les pharmaciens, mais on en fait aussi à la goutte. (Dorv.)

Sirop de lactate de fer.

Pr. Lactate de fer. 4
Sucre pulvérisé 16
Triturez ensemble; ajoutez :
Eau distillée bouillante. . . 200
Dissolv. rapidement; versez la liqueur dans un matras au B.-M. et contenant :
Sucre cassé. 384
Filtrez après solution. (Cap.)
Contient environ 2 décigr. par 30 gr.

Elixir au citro-lactate de fer. (Société de Bordeaux.)

Pr. Cit. de fer ammoniacal . . 3
Lactate de fer. 1
Elixir de Garus 200
Proposé comme l'équivalent de l'*Elixir au citro-lactate de fer du docteur Thermes.*

LACTATE DE MAGNÉSIE. *Lactas magnesicus.* = MgO, $C^6H^5O^5 + 4HO$, ou $(C^3H^5O^3)^2Mg,3H^2O = 128$.

S'obtient par saturation directe de l'acide lactique par la magnésie ; il cristallise en prismes ; très soluble dans l'eau, insoluble dans l'alcool. — Il est purgatif.

Le **lactate de soude et de magnésie**, qui s'obtient de la même manière, est préconisé comme antidyspeptique.

Pastilles de lactate de soude et de magnésie. (Pétrequin et Burin.)

Pr. Lact. de magnés. pulv. . . 2
Saccharure de lactate de soude au 1/4. 8
Sucre pulvérisé 60
Mucilage de gomme adrag. Q. S.
Faites des pastilles de 1 gr. contenant chacune 5 centigr. de lactate. Gastralgies, dyspepsies.

Pastilles de lactate de soude et de magnésie à la pepsine. (Burin-Dubuisson.)

Pr. Saccharure de lactate de soude au 1/4 8
Lactate de magnésie 2
Pepsine amylacée. 8
Sucre pulvérisé. 61
Avec mucilage de gomme adragante Q. S., f. des pastilles de 1 gr. à conserver au sec. Chacune contient 10 centigr. de pepsine et 5 centigr. de lactates. L'association de la pepsine aux lactates alcalins a été critiquée comme vicieuse. (Dorv.)

LACTATE DE SOUDE. *Lactas sodicus.* = $NaO,C^6H^5O^5$ ou $C^3H^5O^3Na$. — Poids atomique = 112.

Prép. — On prend :

Acide lactique. . . . . Q. V.
Bicarbonate de soude. . . . . Q. S.

L'acide étendu de 3 p. d'eau est porté à l'ébullition et saturé par le bicarbonate de soude. On évapore et on coule en plaques. — Très déliquescent. (Soc. de ph.)

Lactate de potasse. — Prép. de même. Sel très déliquescent.

LACTATE DE ZINC. *Lactas zincicus.* = $ZnO,C^6H^5O^5 + 3HO$, ou $(C^3H^5O^3)^2Zn + 3H^2O = 148,52$.

Prép. — Saturez de l'ac. lactique par de l'hydrocarbonate de zinc bien lavé, encore humide ; filtrez la liqueur chaude et concentrez à cristallisation. (Cod.)

En aiguilles et lamelles brillantes ; sol. dans 58 p. d'eau froide et 6 d'eau bouill. — Sav. sucrée, puis astringente.

Chim. — Voyez *Acide lactique* et *Zinc.*

Act. phys. — On l'a préconisé à l'intérieur contre l'épilepsie (10 centigr. à 2 gr.), par doses progressives ; son action est anal. à celle de l'oxyde de zinc ; à l'extérieur, il peut être utilisé c. astringent ; il est moins styptique, moins irritant que le sulfate de zinc et cause moins de douleur. On peut le faire entrer dans des collyres, des injections astringentes, etc.

Poudres.

Pr. Lactate de zinc.	1 à 16
Sucre de lait.	5

M. Divisez en 20 paquets. — 3 par j.

Collyre.

Pr. Lactate de zinc	0,20
Eau dist. de mélilot. . .	30

Mêlez.

Injection.

Pr. Lactate de zinc	1,50
Eau distillée	145
Eau de laurier-cerise .	5

Mêlez. — 3 fois par jour.

LACTUCARIUM. Suc desséché de plusieurs espèces de *Laitues*, particulièrement du *Lactuca altissima* Bieb. — Synanthérées.

Pour l'obtenir, on fait des incisions transversales à la tige, à l'époque de la floraison, et l'on recueille dans un verre le suc qui s'en écoule. Ce suc, d'abord blanc, se coagule et se colore en jaune ; quand il est assez épaissi, on achève sa dessiccation en l'exposant sur des claies en galettes peu épaisses. Le suc perd ainsi 71 0/0 de son poids.

Le Lactucarium est en pains de 30 à 50 gr., bruns, à cassure résineuse jaune ou brune, à od. forte, vireuse, à sav. très amère ; peu sol. dans l'eau à laquelle il communique son amertume, sol. en partie dans l'alcool à 56°. — M. Aubergier en a extrait une mat. neutre cristallisée qu'il a nommée *lactucine*, de l'asparagine, de la mannite; on y rencontre aussi des résines et du glucose. — La lactucine est un produit mal défini, auquel les auteurs attribuent des propr. différentes. Elle est très amère, et peu sol. dans l'eau; ses sol. perdent leur amertume par l'add. d'un alcali. L'*acide lactucique* et la *lactucone*, qu'on a encore extraits du lactucarium, ne présentent pas d'intérêt médical.

Act. phys. — Le lactucarium ou ses prépar. ont été si souvent adultérés par l'add. de produits opiacés, que l'opinion n'est pas encore définitive sur leur valeur thérapeutique. Cependant on lui attribue général[t] des propr. hypnotiques et sédatives réelles, exemptes de cette excitation et de cette congestion cérébrales qu'amène inévitabl[t] l'usage prolongé des opiacés. Le dissolvant de cette subst. est l'alcool à 56°, qui enlève les parties actives sans dissoudre la résine. — *Poudre :* 10 à 50 centigrammes. *Extr. alc. :* 5 à 20 centigrammes.

Sirop de lactucarium opiacé.

Pr. Extrait alcoolique de lactucarium.	1,50
Extrait d'opium	0,75
Sucre blanc	2000
Eau de fl. d'oranger. .	40
Eau distillée.	Q. S.
Acide citrique.	0,75

Dissolv. l'extrait d'opium dans l'eau de fleur d'oranger, filtrez. Epuisez l'extrait de lactucarium par l'eau distillée bouillante; filtrez la solution froide. Dissolv. le sucre dans cette liq. suffisamment étendue, ajoutez l'acide citrique et clarifiez au blanc d'œuf, en enlevant les écumes à mesure qu'elles se forment. Faites cuire à 30° Bé. Pesez et évaporez jusqu'à perte de poids égale au poids de la sol. d'opium; ajoutez cette sol., et passez à l'étamine. — 20 gr. représentent 1 centigr. d'extrait de lactucarium et 5 milligr. d'extrait d'opium. (Cod.)

Pilules de lactucarium.

Pr. Lactucarium.	5
Guimauve pulv.	Q. S.

F. 50 pilules. Une chaque soir comme hypnotique. (Bouch.)

Pâte de lactucarium. (Aubergier.)

Pr. Pâte de jujubes	1000
Extrait alc. de lactuc. .	1
Teinture de baume de Tolu.	2

F. S. A. — 30 à 60 gr. dans la bronchite.

LAICHE DES SABLES. *Salsepareille d'Allemagne ; Carex arenaria* L. — Cypéracées.

Dépuratif sans valeur employé surtout à falsifier la salsepareille. Écorce moins épaisse et moins ridée.

LAIT DE VACHE. *Lac vaccinum.*

Le lait est sécrété par les glandes mammaires des femelles des mammifères. Il offre, avec une composition générale constante, quelques variations dans les proport. de ses éléments, suivant les espèces. En somme, c'est toujours une sol. aq. de caséine, de sucre de lait, de qques mat. organiques moins importantes et de sels, tenant en suspension des globules de mat. grasse émulsionnée. — Si on l'abandonne au repos, il se divise en deux couches : une supérieure, constituée par la crème; une inférieure, opaque, qui est une sol. aq. de la caséine et du sucre de lait. La première, par le battage, donne le *beurre;* la seconde en s'aigrissant, ou par l'add. d'un acide ou de présure, laisse déposer la *caséine* sous forme d'un magma volumineux.

Le beurre est composé de *stéarine*, d'*oléine* et de *butyrine*. La caséine est une mat. protéique tenue principalt en suspension, et en partie dissoute. Le sucre de lait ou *lactine* est blanc, cristallisable en prismes, à sav. sucrée. En outre, le lait contient de l'albumine soluble ayant de grands rapports avec celle du sang, une autre mat. protéique (*lacto-protéine*), non précipitable par les acides, des phosphates, des chlorures, de la soude libre. La réaction du lait récent est alcaline.

Act. phys. — Le lait est un aliment complet, suffisant pour l'entretien et l'accroissement de tous les éléments plastiques et minéraux du corps. Aussi, en dehors de ses usages domestiques, est-il recommandé souv. comme un analeptique précieux et de facile digestion aux convalescents et aux sujets atteints de gastralgie, de dyspepsies provenant d'abus prolongés. Étendu d'eau ou d'infusés végétaux, il constitue une boisson émolliente, antiphlogistique.

La composition du lait variant avec les espèces, on recommande dans certains cas celui qui paraît le plus convenable.

Voici la composition des laits les plus usités :

	LAIT DE					
	JUMENT	ANESSE	VACHE	CHÈVRE	BREBIS	FEMME
Densité...........	1,0346	1,0355	1,0324	1,0340	1,0409	1,0230
Beurre...	0,55	1,50	3,20	4,40	7,50	3,80
Caséine...........	0,78	0,60	3 »	3,50	4 »	0,34
Albumine..........	1,40	1,55	1,20	1,35	1,70	1,30
Sucre de lait.......	5,50	6,40	4.30	3,10	4,30	7 »
Sels..............	0,40	0,32	0,70	0,35	0,90	0,18
Eau...............	91,37	89,63	87,60	87,30	81,60	87,38
Total.........	100,00	100,00	100,00	100,00	100,00	100,00

Le lait de vache est le plus rafraîchissant, le lait de chèvre ou de brebis le plus nourrissant, le lait d'ânesse paraît se rapprocher davantage du lait de femme; celui de jument est analogue au lait de vache.

On a remarqué que certains sels passent dans le lait et peuvent être ainsi administrés aux nourrissons par la nourrice, ou aux adultes par le lait de vaches nourries d'une façon particulière. Le sel marin, l'iodure de potassium, le bichlorure de mercure sont dans ce cas. Il y a toutefois une certaine difficulté à doser convenablt ces sortes de lait, dont la composition varie d'un jour à l'autre par suite de mille circonstances.

Le lait est encore employé à l'extérieur sous différentes formes : lotions, gargarismes, cataplasmes. On recherche toujours, dans ce cas, ses propr. émollientes et antiphlogistiques.

Essai du lait. — La densité moyenne du lait pur = 1,030 à 1,0324. Écrémé, sa densité augmente, = 1,037. Il y aurait donc un moyen simple de découvrir cette fraude, s'il n'était facile de ramener à la densité moyenne le lait privé de crème, par l'addition de Q. S. d'eau. Aussi a-t-on abandonné l'usage du *Lacto-densimètre* ou *Pèse-lait* de Quevenne, qui ne donne que des indications insuffisantes.

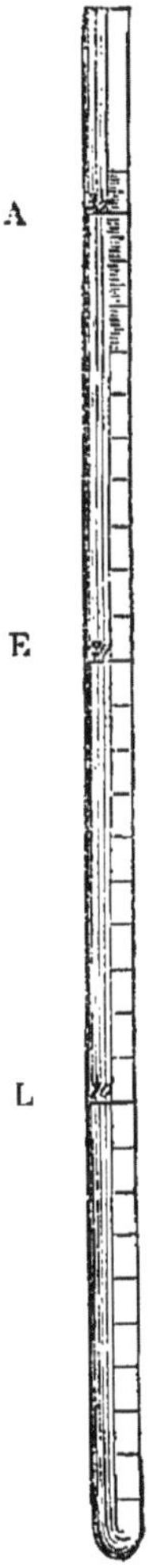

On dose le beurre contenu dans le lait au moyen du *Lacto-butyromètre* de M. Marchand.

« Cet instrument est formé d'un tube de verre, fermé par un bout et d'un diamètre de 10 à 12 millim. (fig. 92). Il est divisé en trois parties égales d'une capacité de 10 centim. c. chacune, et portant les lettres L, E, A. La capacité comprise entre les lettres A et E est partagée en dix parties égales, et les trois ou quatre dixièmes supérieurs sont divisés eux-mêmes en centièmes. Au-dessus du trait A, on porte dix divisions. Après avoir agité le lait, on le verse dans le tube jusqu'au premier trait L, et l'on y ajoute une goutte ou deux de dissolution de soude caustique, pour empêcher la coagulation des matières albuminoïdes. Par-dessus le lait, on verse de l'éther jusqu'au trait E, on ferme le tube avec le doigt, on agite et l'on achève de remplir jusqu'au trait A, avec de l'alcool à 90° c. On bouche le tube avec un bouchon de liège, et on le maintient dans un B.-M. à 40°, jusqu'à ce que la couche huileuse qui se réunit à la surface ne change plus de volume. On lit alors sur l'échelle le nombre de divisions occupées par la mat. grasse, et l'on cherche dans les tables dressées par M. Marchand la q. de beurre correspondante. La q. de matière grasse que l'éther et l'alcool tiennent encore en dissolution est évaluée, d'après M. Marchand, à 12 gr. 60 par litre de lait. En admettant ce nombre et le coefficient 2,33, comme la quantité en grammes de beurre existant dans chaque degré de l'instrument, on peut se passer des tables en posant l'équation : $x = n \times 2{,}33 + 12{,}60$, dans laquelle x est la q. de beurre contenue dans un litre de lait, n le nombre de degrés qu'il marque au lacto-butyromètre.

Fig. 92. Lacto-butyromètre de M. Marchand.

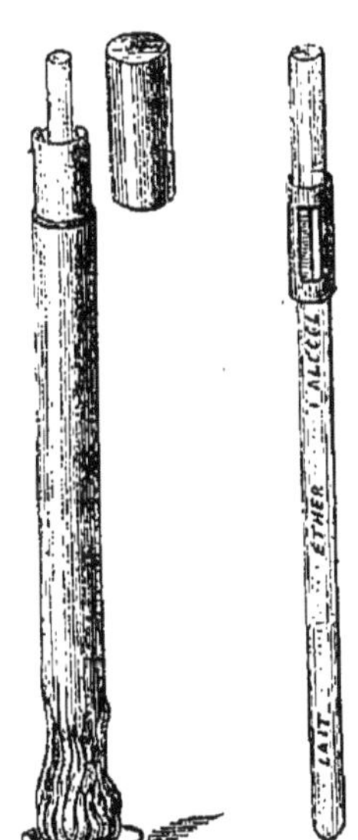

Fig. 93. Lacto-butyromètre modifié de M. Salleron.

« M. Salleron a adapté sur le tube un curseur gradué qui donne directement la teneur en matière grasse du lait essayé. La première division du curseur, au lieu d'être marquée 0, porte le chiffre 12,6 et correspond aux 12 gr. 60 de beurre restés en dissolution; le tube est contenu dans un étui de fer-blanc, destiné à servir de B.-M., à la base duquel se trouve une cuvette, où l'on allume de l'esprit-de-vin (fig. 93).

« Ce procédé ne donne pas toujours des résultats satisfaisants; les écarts peuvent provenir de la q. plus ou moins forte de soude caustique ajoutée au lait; en cas de contestation, il vaut mieux doser directement la matière grasse à l'aide de l'éther. » (Briant et Chaudé).

La q. moyenne de beurre contenue dans un lait de bonne qualité est de 30 à 35 gr.

On dose le sucre de lait par le procédé indiqué par M. Poggiale. On procède à l'essai au moyen de la liq. de Fehling préparée ainsi qu'il est dit pour le dosage des sucres. 20 centim. c. de la liq. correspondent à 136 milligr. de sucre de lait. Il est bon de séparer avant l'opération la matière grasse et la caséine par la coagulation. Pour cela, on ajoute à 50 centim. c. de lait qques gttes d'ac. sulfurique, et l'on chauffe à 50 ou 60°. On filtre. Il faut noter la perte de poids, c'est-à-dire la différence entre le poids du petit-lait et le poids primitif du lait qui l'a fourni.

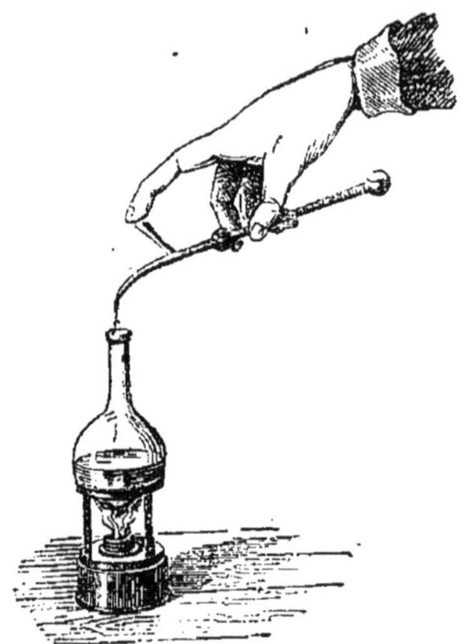
Fig. 94. — Dosage du sucre de lait.

Pour faire l'essai, on introduit dans un ballon 20 centim. c. de liqueur d'épreuve, on ajoute 20 à 25 gr. d'eau et 2 à 3 gr. de potasse caustique; on fait bouillir; au moyen d'une burette (fig. 94), on fait tomber goutte à goutte le petit-lait dans la liqueur jusqu'à ce que la teinte bleue ait disparu. Il faut chauffer le ballon après chaque addition de petit-lait. L'opération terminée, on lit sur la burette la quantité du petit-lait employée et à l'aide d'une proportion on détermine le poids du sucre contenu. Ainsi, s'il a fallu 2 gr., 4 de petit-lait, on a : $2{,}4 : 0{,}136 :: 1000 : x = 56{,}6$. Donc 1000 gr. de petit-lait contiennent 56 gr. 6 de sucre de lait. Au moyen d'une autre proportion, on établira la richesse du lait primitif. Ainsi supposons que 50 gr. de lait aient fourni 46 de petit-lait, ou, ce qui revient au même, que 920 de petit-lait représentent 1000 de lait, on posera la proportion : $920 : 1000 :: x : 56{,}6. = 52{,}07$.

Le lait du commerce ne contient que 35 à 45 gr. de sucre par kilogr. — On peut encore doser le sucre du petit-lait au moyen du Saccharimètre; M. Poggiale a dressé une table qui donne en regard des degrés trouvés la quantité de sucre correspondante.

Si aux données fournies par les deux essais précédents, on joint la connaissance de la proportion d'eau que contient le lait examiné, on pourra porter un jugement certain sur sa valeur. Ces trois indications pourront être obtenues assez rapid[t] par la méthode suivante : bien agiter le lait pour qu'il soit homogène; en évapor. 50 ou 100 centim. c. dans une capsule au B.-M. à siccité; le résidu pesé indique la prop. d'eau évaporée. Ce résidu, traité par l'éther lui abandonne la mat. grasse et perd, en poids, le poids de celle-ci. Le nouveau résidu, lavé à plusieurs reprises à l'eau, lui abandonne le sucre de lait, qu'on dosera par le proc. indiqué plus haut.

On falsifie encore le lait par l'addition de matières propres à lui rendre son opacité ou sa consistance : *farine*, *amidon* : le lait coagulé et passé prendra une couleur bleue par la teinture d'iode. — L'addition de *bicarbonate de soude* est souvent faite pour faciliter la conservation du lait : coaguler par de l'alcool parfaitement neutre aux réactifs, évaporer le sérum qui laissera un résidu faisant effervescence par les acides.

Analyse du lait (Adam). — L'appareil consiste en un tube de verre de 40 c. c. de capacité, muni à sa partie supérieure d'un bouchon, renflé en boule à sa partie moyenne et effilé à sa partie inférieure, que termine un robinet de verre. — On introduit dans cet appareil : 1° 10 c. c. d'alcool à 75°; 2° 10 c. c. de lait neutre ou neutralisé, puis additionné d'une goutte de soude caustique; 3° 11 c. c. d'éther à 65° bien pur. On mélange avec soin et on laisse reposer. — Le mélange se sépare en deux couches, une supérieure, limpide, contenant tout le beurre, une inférieure, contenant la lactose, la caséine et les sels. — La couche inférieure est soutirée à 1 c. c. près. On mélange de nouveau en agitant fortement, puis après séparation on soutire le reste du liquide inférieur. La solution butyreuse est reçue dans une capsule tarée; on lave l'appareil avec un peu d'éther, on évapore le tout et l'on pèse. La différence donne le poids du beurre augmenté de 1 centigramme dû à un peu de matière caséeuse.

La liqueur aqueuse est additionnée d'eau distillée pour former 100 c. c.; on ajoute 8 à 10 gouttes d'acide acétique, qui précipite la caséine en flocons; on recueille celle-ci sur un filtre taré et couvert pour éviter l'évaporation; on lave avec soin; on essore le filtre et on sèche. Par la pesée, en tenant compte de la tare, on a le poids de la caséine, auquel il faut ajouter 1 centigramme resté dans la liqueur butyreuse.

La liqueur filtrée contient la lactose, qu'il est facile de doser par la liqueur cupro-potassique.

Petit-lait.

Prenez 1 litre de lait de vache pur; faites bouillir et ajoutez peu à peu Q. S. d'une solution de 1 p. d'acide citrique dans 8 p. d'eau. Quand le coagulum sera bien formé, passez sans expression. Remettez sur le feu avec un blanc d'œuf que vous aurez d'abord délayé, puis battu avec une petite quantité d'eau; faites bouillir; versez un peu d'eau froide pour abaisser le bouillon, et filtrez la liq. éclaircie sur un papier préalablement lavé à l'eau bouillante. (Cod.

Petit-lait factice.

Pr. Sel marin	140
Sel de lait	125
Nitre	83
Alun	10

M. — D'autre part :

Pr. Sirop de sucre	125
Vinaigre blanc	15
Sirop de nerprun	8

Pour obtenir un litre de petit-lait, on emploie eau Q. S., 6 grammes du mélange salin, et 24 de mélange sirupeux. (Dorv.)

Poudre de lait (Legrip.)

Pr. Lait de vache	1000
Sous-carb. de soude	2

Evaporez à siccité.

Petit-lait édulcoré.

Pr. Petit-lait	500
Sirop simple	30
Eau de fl. d'oranger	8

Mêlez.

Petit-lait purgatif.

Pr. Petit-lait. 500
Sel de Seignette. . . . 20 à 30

Purgatif doux, d'une administration facile. (Ferrand.)

LAITUE OFFICINALE. *Lactuca capitata* D C. — Synanthérées.

On prépare avec la laitue pommée, quand elle est montée, un hydrolat et un extrait (*Thridace*) dont les propriétés sédatives rappellent, à l'intensité près, celles du *Lactucarium* (voir ce mot). — *Thridace* : 0,20 à 1 et 2 grammes.

La **Laitue vireuse**, *Lactuca virosa* L., fournit un suc âcre, amer, à od. vireuse nauséabonde. Elle est plus narcotique que la précédente, et passe pour diurétique et laxative. Son extrait s'emploie à la dose de 10 à 50 centigr.

Eau distillée de laitue.

Pr. Laitue fleurie privée des feuilles inférieures. . . 10000
Eau. 20000

Pilez la laitue, introduisez-la dans la cucurbite d'un alambic avec l'eau indiquée; chauffez modérément et retirez 10000 d'eau distillée. (Cod.)

Extrait de laitue. *Thridace*.

Pilez dans un mortier de marbre des écorces fraiches de tiges de laitue; exprimez fortement; coagulez le suc par la chaleur, passez sur une étamine et évaporez au B.-M. en consistance d'extrait ferme. — Rendement : 1,6/100.

Sirop de thridace.

Pr. Thridace 20
Eau distillée. 160
Sirop de sucre. 980

Ajoutez au sirop la sol. d'extrait filtrée et faites cuire à 30° Bé. (Cod.)

Alcoolature de laitue vireuse.

Prép. c. l'*Alcoolature d'aconit.*

Extrait de laitue vireuse.

Prép. c. l'*Extrait de ciguë.* — Rendement : 1,8/100.

LAMINARIA. *Laminaria digitata* Lamx. — Algues Zoosporées.

Cette algue, abondante sur les rochers de la Manche, jouit de la propr., étant sèche, de se dilater beaucoup et lentement au contact de l'eau; aussi l'emploie-t-on pour dilater les conduits fistuleux et, dans des cas spéciaux, l'utérus. — Longues tiges aplaties, ou vaguement quadrangulaires, rugueuses, à efflorescence sucrée. — Pour l'emploi, on racle la surface extérieure, et on arrondit les angles pour obtenir des cylindres ou des cônes, gros comme une plume d'oie.

LAMPOURDE. *Xanthium strumarium* L. — Urticées.

Le suc était considéré jadis comme anticancéreux, antistrumeux. — Inusité.

LAMPSANE. *Lampsana communis* L. — Synanthérées.

Plante émolliente employée en cataplasmes par les nourrices contre l'engorgement des seins; lég[t] laxative; sous le nom de *poule grasse*, on la mange en salade dans qques parties de l'Alsace. — Inusité.

LAQUE. Résine produite par le *Coccus Lacca* Kerr. — Insectes Hémiptères.

Les femelles, au moment de la ponte, se rassemblent en grand nombre sur les rameaux des *Ficus indica* Lamk., *F. religiosa* L., *Zizyphus Jujuja* Lamk., *Butea frondosa* Roxb., etc., arbres de l'Inde. Leurs piqûres déterminent la sortie de la résine de l'arbre; cette résine se colore en les englobant, et les soude en une croûte irrégulière qui revêt le rameau. On distingue la laque en 3 sortes : *Laque en bâtons*, *en grains*, *en plaques*, suivant qu'elle est encore attachée à la branche, qu'elle a été détachée et pilée, qu'elle a été fondue et coulée en plaques.

La laque cont. une résine particulière sol. dans l'éther, une mat. spéciale, intermédiaire entre la cire et la résine (*Laccine*), une mat. colorante. Elle brûle en dégag. des fumées arom.; sa sav. est astringente; on ne l'emploie guère que c. dentifrice. Dans les arts, on en fait des vernis, de la cire à cacheter, etc.

LARME DE JOB. *Coix lacryma* L. — Graminées (Indes).

Les sem. sont réputées diurétiques. — Inusité.

LASERS. *Laserpitium latifolium* et *L. Siler* L. — Ombellifères.

Le premier (*Seseli de montagne*) fournit une rac. aromatique excitante; on attribue les m. propr. aux semences du second. Inusités. On pense que le *Laser* des anciens est notre *asa-fœtida*.

LAURIER-CERISE. *Cerasus Lauro-cerasus* DC. — Rosacées.

Les feuilles sont persistantes, coriaces, lisses, ovales oblongues, lég[t] denticulées; quand on les froisse, elles dégag. une forte od. d'amande amère. Étant incisées et contusées, elles fournissent par la distillation avec l'eau un hydrolat arom. et une h. ess. qui contiennent de l'ac. prussique. Pour cette prépar., les feuilles doivent être récoltées de juin à septembre; au printemps, elles sont presque inertes.

Act. phys. — On emploie l'hydrolat et l'h. vol. c. calmants, sédatifs, antispasmodiques, spécialement dans les affections nerveuses du poumon. Les feuilles fraîches, ingérées en gr. q., de même que l'essence, produiraient des accidents toxiques anal. à ceux que déterminent les autres cyaniques. (Voir *Acide cyanhydrique*.) — L'*eau distillée*, dosée comme il est indiqué ci-dessous, s'emploie à la dose de 5 à 20 gr., *l'essence* à celle de 1 à 2 gouttes.

Les feuilles fraîches sont qqfois employées comme condiment

culinaire, et pour aromatiser le lait. On ne doit en faire usage qu'avec une grande circonspection.

Eau distillée de laurier-cerise.

Pr. Feuilles récentes recueillies de mai à septembre. 1000
Eau. 4000

Incisez et contusez les feuilles et distillez avec l'eau 1500 de produit. — L'opération terminée, agitez fortement pour favoriser la dissolution de l'huile volatile et filtrez sur un papier mouillé. — Cette eau contient ordinairement plus de 50 milligr. d'acide cyanhydrique par 100 gr., et son titre doit être abaissé à cette proportion. Le dosage se fait de la manière suivante : On prépare d'abord une solution, du volume exact d'un litre, contenant 23 gr. 09 de sulfate de cuivre ; on introduit dans un ballon de verre à fond plat, placé sur un papier blanc, 100 cent. cubes d'eau de laurier-cerise et 10 cent. cubes d'ammoniaque, puis au moyen d'une burette divisée en 1/10 de cent. c. on verse peu à peu et en agitant constamment la solution titrée de sulfate de cuivre jusqu'à ce que la coloration bleue persiste. Le nombre de divisions employé exprime exactement le nombre de milligr.. d'ac. cyanhydrique que contiennent les 100 cent. c. d'eau soumis à l'essai. Supposons qu'on ait usé 60 divisions de la burette, il en résulte que 100 cent. cubes contiennent 60 milligr. d'acide cyanhydrique.

Mais si 100 cent. cubes doivent contenir 50 milligr., quelle quantité d'eau correspondrait à 60 millig. ? La proportion suivante répond à cette question : $100 : 50 :: x : 60$, d où $x = \frac{6000}{50} = 120$.

On voit donc qu'il faudra ajouter 20 gr. par 100 gr. à l'eau distillée obtenue ou 200 gr. par litre.

Sirop de laurier-cerise.

Prép. c. le *Sirop de fl. d'oranger.*

LAURIER COMMUN. *Laurier-sauce; Laurus nobilis* L. — Lauracées.

Les feuilles et les baies sont aromatiques. Les premières servent surtout comme condiment stomachique, carminatif. Les baies contiennent de l'huile grasse, de l'huile volatile, dont le mélange, obtenu par expression à chaud, constitue l'*huile de laurier*. Celle-ci abandonne à l'alcool de l'huile volatile et la matière colorante verte; il reste une substance grasse, blanche, la *laurostéarine* ($= C^{54}H^{60}O^8$). Ces baies contiennent en outre une substance neutre, volatile, cristallisant en prismes : la *laurine*.

L'huile de laurier s'emploie à l'extérieur comme excitante, tonique. Les baies et les feuilles font partie d'un grand nombre d'anciennes préparations officinales.

Le fruit du *Laurier avocatier*, *Laurus persea* L., est charnu, comestible : les bourgeons et les jeunes feuilles passent pour stomachiques, carminatifs, emménagogues, auprès des nègres, qui les appliquent à tous les maux.

Les baies du *Laurier-thym*, *Viburnum tinus* L. — Caprifoliacées, sont drastiques.

Huile de laurier.

Prenez des fruits de laurier de l'année bien secs ; passez-les au moulin, exposez-les à l'action de la vapeur pour les bien pénétrer, et mettez-les rapid. à la presse entre des plaques chauffées. Exprimez fortement, filtrez à chaud, et renfermez en flacons. (Cod.)

Pommade de laurier. *Onguent de laurier.*

Pr. Flles récentes de laurier. . 500
Baies de laurier. 500
Axonge. 1000

Contusez les feuilles et les baies ; faites-les chauffer avec l'axonge sur un feu modéré jusqu'à évaporation de l'humidité. Exprimez fortement, laissez refroidir lentement, séparez le dépôt; liquéfiez de nouveau, et coulez la pommade à moitié refroidie dans un pot. (Cod.)

Gouttes de Harlem. (Vial.)

Pr. Huile de cade. . . . }
Huiles pyrogénées de baies et de bois de laurier. . . . . . } āā P. E.

M.

4 capsules de 20 centigr. par jour. — Goutte. Rhumatisme chronique.

LAURIER-ROSE. *Nerium Oleander* L. — Apocynées. N'est pas usité en médecine. C'est cependant une pl. active et qui paraît agir sur le cœur à la manière de la digitale. On en a retiré deux alcaloïdes : la *Pseudo-curarine*, subst. peu active, et l'*Oléandrine*, très toxique; une mat. résineuse jaune, extraite par M. Latour, et expérimentée sur des grenouilles, paraît être un violent poison du cœur. L'extrait hydro-alcoolique prod. des effets analogues.

LAVANDE OFFICINALE. *Lavandula vera* DC. — Labiées. Pl. aromatique commune dans le Midi, employée surtout c. parfum. Ses fleurs servent à faire des sachets qu'on dispose dans le linge et les vêtements pour éloigner les insectes. L'h. vol. entre dans div. prépar. arom. (fig. 95). — Stimulant arom. vulnéraire, employé surtout à l'extérieur.

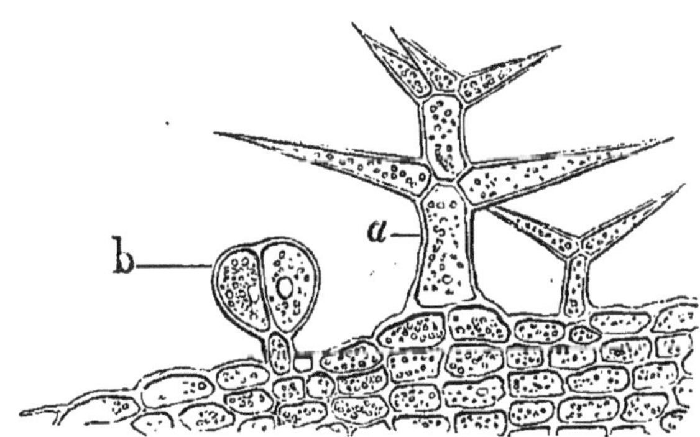

Fig. 95. — Lavande. — *a*, poil pluricellulaire. — *b*, glande à huile volatile.

La **Lavande commune** ou **Spic**, *Aspic*, *Lavandula spica* DC., et la **Lavande Stœchas**, *Lavandula Stœchas* L., ont des propr. anal. L'h. vol. de lavande spic ou *huile d'aspic* se trouve dans le commerce à bas prix; elle cont. une mat. cristalline qui paraît identique avec le camphre des laurinées. L'ess. de lavande pure fulmine au contact de l'iode et se dissout entièr[t] dans 5 p. d'alcool à D. = 0,894. S'il y a un résidu, on peut supposer qu'il y a mélange d'essence de térébenthine.

Huile volatile de lavande.
Prép. c. l'*Huile vol. de fl. d'oranger.*

Alcoolat de lavande.
Prép. c. l'*Alcoolat de romarin.*

Tinctura lavandulæ composita. (Brit. Pharm.)

Pr. Huile vol. de lavande. .	4,71
— de romarin. .	0,60
Cannelle conc.	9,72
Muscade conc.	9,73
Santal rouge incisé. . .	19,44
Alcool	946,10

Faites macérer; complétez 948 gr. de teinture. (Cod.)

Eau-de-vie de lavande anglaise. (Dorv.)

Pr. Huile vol. de lavande. . .	12
— de bergamote.	12
— de roses, goutt.	6
— de girofle, gout.	6
— de romarin, gr.	3
Musc	0,1
Miel	30
Acide benzoïque.	2,5
Alcool.	500
Eau distillée.	90

Mêlez, laissez en contact et filtrez.

Sirop de stœchas composé. (Fernel.)

Pr. Stœchas.	120
Calament.	60
Origan	60
Thym.	60
Bétoine.	20
Romarin.	20
Sauge.	20
Sem. de fenouil.	20
Sem. de rue.	20
Acore vrai.	10
Gingembre	10
Cannelle	10

Mettez ces substances incisées dans le B.-M. d'un alambic, versez dessus 4000 d'eau très chaude, et après 24 h. distillez 240 de produit, passez la liq. restante, ajoutez :

Sucre	3200

Concentrez, clarifiez, cuisez à 30°, laissez refroidir en partie et ajoutez l'hydrolat.

Sudorifique, tonique et excitant. (Dorv.)

LAVEMENTS.

Médicaments liquides qu'on injecte dans l'intestin par l'anus au moyen d'une seringue, d'un clyso-pompe ou d'un irrigateur. Les substances actives mélangées, suspendues ou dissoutes dans un véhicule liquide, sont ainsi mises en contact direct avec la muqueuse absorbante. Les doses à employer sont un peu plus fortes que lorsque le médic. est administré par la bouche; mais il faut se garder de toute imprudence.

Le lavement est d'un demi-litre; on le fractionne selon les cas en 1/2, 1/4 de lavement. La température est variable, mais ne doit pas dépasser celle du corps (30 à 35°). Le malade doit être couché sur le côté droit, les cuisses à demi pliées, et retenir son haleine; l'instrument doit être exempt d'air, le liquide arrivant à l'extrémité de la canule. Un lavement doit être gardé aussi longtemps que possible, à moins qu'il n'ait pour objet un simple lavage de l'intestin.

LÉDON. *Ledum palustre* L. — Rhodoracées.

Arbuste des montagnes, à propr. lég[t] narcotiques. Il fournit une essence laissant déposer un stéaroptène (*camphre de ledum*). A été employé contre la coqueluche et les maladies de peau.

Le *Ledum latifolium*, *Thé de James* ou du *Labrador*, a une od. agréable et passe pour stomachique, cordial en infusé.

LEPTANDRA. *Veronica virginica* L. — Scrophulariacées.

L'extrait alcoolique précipité par l'eau, réuni à l'extrait aqueux, constitue le *leptandrin*, purgatif doux employé en Amérique contre la constipation, la dyspepsie, la dysenterie : 10 à 30 centigr.

LICHEN D'ISLANDE. *Cetraria islandica* Achar. — Lichénacées.

Croît spontanément dans les montagnes du nord de l'Europe, dans les Vosges, les Alpes, les Pyrénées. — Il renferme environ 44 0/0 de *Lichénine*, fécule particulière, 36 0/0 d'amidon insoluble, et 3 0/0 de *Cétrarin* ou *acide cétrarique*, principe amer; plus du sucre, de la gomme, etc.

La lichénine ($C^{12}H^{10}O^{10}$) se dissout dans l'eau bouillante et, par refroidissement, forme gelée; elle est colorée en jaune par l'iode. — L'acide cétrarique ($C^{36}H^{16}O^{16}$) se présente sous forme d'aiguilles fines, blanches, amères, peu solubles dans l'alcool, moins encore dans l'eau et l'éther. Ses sels sont solubles, jaunes et très amers. Cet acide passe pour un bon fébrifuge à la dose de 5 à 10 centigr., répétée plusieurs fois par jour.

On l'obtient en traitant le lichen en poudre par l'alcool, additionnant la liqueur d'ac. chlorhyd., étendant d'eau et recueillant les cristaux qui se déposent.

On est dans l'usage de priver le lichen de son principe amer, avant de l'employer aux diverses prépar. pharmac. dont il fait partie, à moins qu'il ne soit recommandé spécial[t] de le conserver. Pour cela, on le traite préalabl[t] par l'eau bouill. seule, ou add. d'une petite q. de carbonate alcalin. La décoction filtrée sur du charbon perd aussi une gr. partie de son amertume.

On peut citer les lichens suivants employés autrefois : le *L. pixydé*, *Cenomyce pixydata* Ach., en petits entonnoirs de couleurs div. : pectoral; la *Variolaire*, *Variolaria discoïda* Pers.; le *Lichen des hêtres*, *Variolaria amara* Achar., vantés comme fébrifuges; le *Lichen des rennes*, *Cladonia rangiferina* Hoffm.; le *Lichen entrelacé*, *Usnée du crâne humain*, *Usnea plicata* Hoffm.; vanté contre l'épilepsie, surtout quand il provenait du crâne des pendus; le *Lichen des murs*, *Parmelia parietina* Ach., fortement amer. — Le *L. esculentus* Pall., et le *Lecanora affinis* Ev. constituent la manne des Hébreux. — Diverses espèces des genres *Roccella* et *Lecanora* fournissent des mat. color. rouges et bleues.

Act. phys. — Avec le principe amer, c'est un tonique fébrifuge d'une certaine valeur; quand il en est privé, c'est un analeptique mucilagineux, dont on ne doit attendre qu'une action émolliente peu marquée. — *Décocté* : 10 : 1250; réduire à 1000.

Tisane de lichen.

Pr. Lichen 10
Eau. . . . . Q. S.

Faites bouillir; rejetez cette première eau et lavez le lichen à l'eau froide. Remettez sur le feu avec Q. S. d'eau, faites bouillir 1/2 heure pour obtenir 1 litre de tisane. (Cod.)

Sirop de lichen.

Pr. Lichen mondé 30
Eau. . . . . Q. S.
Sucre 1000

Lavez le lichen, privez-le de son amertume par une première et courte décoction, lavez de nouveau à l'eau froide, puis faites une décoction avec 1 litre d'eau pendant une 1/2 h. Passez sans expression, ajoutez le sucre, clarifiez au papier, et faites un sirop cuit à 31° Bé. (Cod.)

Chocolat au lichen.

Pr. Chocolat. 1000
Saccharure de lichen. . . 100

Ramollissez le chocolat, incorporez le saccharure, moulez. (Cod.)

Gelée de lichen.

Pr. Saccharure de lichen . . . 75
Sucre blanc. 75
Eau commune. 150
Eau de fl. d'oranger. . . . 10

Mêlez les 3 premières susbtances; faites bouillir pour réunir l'écume. Retirez du feu, et, quand l'écume aura formé une couche assez résistante, enlevez-la et coulez dans un pot où vous aurez pesé l'eau de fl. d'oranger. — On doit obtenir ainsi 250 gr. de gelée. Quand les médecins prescrivent la *gelée de lichen amère,* on fait bouillir 5 gr. de lichen non lavé dans Q. S. d'eau pour obtenir 150 gr. de décocté, qu'on substitue aux 150 gr. d'eau commune. (Cod.)

Gelée de lichen au quinquina.

Pr. Saccharure de lichen. . . . 75
Sirop de quinquina 110
Eau. 115

Opérez comme ci-dessus. (Cod.)

Pâte de lichen.

Pr. Lichen d'Islande 500
Gomme 2500
Sucre blanc 2000
Extrait d'opium. 1,50
Eau filtrée. . . . . Q. S.

Faites bouillir le lichen avec Q. S. d'eau, jetez cette décoction et lavez le lichen à plusieurs reprises. Faites-le bouillir ensuite pendant 1 h. de manière à obtenir 3000 de décoction qui servira à dissoudre au B.-M. la gomme concassée et lavée. Exprimez à travers une toile serrée, laissez déposer et décantez. Faites fondre le sucre et évaporez en agitant continuellement en consistance de pâte ferme; vers la fin, ajoutez l'extrait d'opium dissous dans un peu d'eau. Coulez sur un marbre huilé ou dans des plaques de fer-blanc huilées; essuyez la pâte refroidie et conservez dans des boîtes. — 100 gr. contiennent environ 3 centigr. d'ext. d'opium. (Cod.)

Saccharure de lichen. *Gelée de lichen sèche.*

Pr. Lichen d'Islande. 1000
Sucre blanc. 1000
Eau. . . . . Q. S.

Privez le lichen par l'ébullition dans l'eau de la plus grande partie de son principe amer; lavez avec soin; faites bouillir dans Q. S. d'eau pendant 1 h. et exprimez dans une toile. — Décantez après repos: ajoutez le sucre et évaporez au B.-M., en agitant jusqu'à consist. très ferme. Achevez la dessiccation à l'étuve sur des assiettes, pulvérisez le produit; et conservez dans des flacons bouchés. (Cod.)

Tablettes de lichen.

Pr. Saccharure de lichen. . . 500
Sucre blanc. 1000
Gomme arab. pulv. . . . 50
Eau. 150

Faites avec l'eau, la gomme et un peu de sucre un mucilage; ajoutez le saccharure, puis le reste du sucre; faites des tablettes de 1 gr. (Cod.)

LICHEN PULMONAIRE. — *Sticta Pulmonaria* Ach. — Lichénacées.

Expansions membraneuses brunes, marquées en dessus de concavités foncées et velues, rappelant vaguement l'aspect d'un poumon tuberculeux. C'est de là que lui vient son nom. — C'était un succédané du précédent; à peu près inusité aujourd'hui.

LIERRE. *Hedera Helix* L. — Araliacées.

Les feuilles servent au pansement des cautères, surtout en raison de leur rigidité et de leur imperméabilité ; l'écorce, autrefois employée c. antidrartreuse et antisyphilitique, ainsi que la résine (*Hédérine*) qui découle spontan[t] des troncs, sont oubliées. — Les baies sont qqfois employées par les paysans c. purgatives et fébrifuges.

LIERRE TERRESTRE. *Glecoma hederacea* L. — Labiées.

Od. forte, peu agréable; sav. amère, chaude. — Stimulant, tonique, stomachique, anticatarrhal. *Infusé* : 10 : 1000.

Sirop de lierre terrestre. Prép. c. le *Sirop de coquelicot.*

LIN. *Linum usitatissimum* L. — Linacées.

La semence est formée d'un épisperme coriace, très riche en mucilage, et d'un embryon huileux, sans amidon. Elle a des propriétés émollientes, adoucissantes, qu'elle doit en partie à son mucilage, en partie à l'huile. Pour l'usage interne, on fait macérer la graine de lin (10 : 1000) dans l'eau; le mucilage seul est dissous. Pour l'usage externe, on en fait des *décoctions* (20 : 1000) ou des *cataplasmes* avec la graine réduite en poudre. En France, on n'a pas admis l'emploi, pour cet usage, de farine des tourteaux provenant de l'extraction de l'huile à froid.

L'huile est prescrite en lavements laxatifs. Od. particulière. Sol. dans 5 p. alcool bouillant, dans 40 p. alcool froid et 16 p. d'éther. — 25 à 100 gr. en lav. émoll. — Elle est très siccative, surtout quand elle a été chauffée en présence de la litharge; elle sert à fabriquer des instruments de chirurgie élastiques.

Le *Linum catharticum* L., petite plante indigène, a des propr. purgatives.

Mél. et fals. — La farine de lin cède à l'éther ou au sulfure de carbone 32 à 35 0/0 d'huile; elle ne doit pas laisser plus de 6 0/0 de cendres.

Poudre de graine de lin. *Farine de lin.*

Pr. Semences de lin . . . . Q. V.

Criblez et mondez pour enlever la poussière et les corps étrangers; pilez après dessiccation à l'étuve dans un mortier de fer, ou passez au moulin ; passez au tamis de toile métallique. — La farine de lin doit être préparée fréquemment et par petites quantités pour éviter le rancissement de l'huile. (Cod.)

Huile de lin.

Prép. c. l'*Huile d'amandes douces.*

Mucilage de semences de lin.

Prép. c. le *Mucilage de coing.*

Cataplasme de farine de lin.

Délayez la farine dans l'eau froide pour avoir une bouillie claire, et faites chauffer en remuant, jusqu'à consistance convenable. — Les poudres médicamenteuses sont étendues à la surface au moment de l'application. (Cod.)

Huile de mucilage.

Pr. Sem. de lin. 500
Fenu-grec 500
Racine de guimauve. . . . 500
Eau bouillante 500

Faites infuser 24 heures, passez et ajoutez :

Huile d'olives 1000

Chauffez jusqu'à consomption de l'humidité. (Dorv.)

LINAIRES. *Linaria* Mœn.; *Antirrhinum* L. — Personnées.

La *Linaire commune*, *Linaria vulgaris* Mœnch., a une sav. légèrt amère. Purgative, diurétique, antiherpétique.

La *Cymbalaire*, *Linaria cymbalaria* Mill., à sav. poivrée, croît dans les murailles. Vulnéraire.

Le *Muflier*, *Gueule-de-loup*, *Antirrhinum majus* L. — Stimulant léger.

La *Velvote*, *Linaria spuria* Mill. Laxative.

L'*Antirrhinum Orontium* L., *Tête de mort*, est vénéneux.

Inusités.

LINIMENTS.

Prépar. magistr. destinées à l'us. externe et dont on facilite l'absorption par la peau à l'aide de frictions. Leur composition est très variable et comporte toutes sortes de liquides, fixes ou volatils. On y fait entrer des extraits, des teintures, des huiles, etc. Les corps solides doiv. être préalablt dissous dans un véhicule approprié, et, comme souvent il arrive que le mél. des div. composants n'est pas permanent, il faut, avant l'emploi, le rétablir par une vive agitation. Les frictions se font à l'aide de la main nue, d'un gant ou d'une étoffe de laine.

LIS BLANC. *Lilium candidum* L. — Liliacées.

Les fleurs servent à préparer une huile par macération, qui est un remède populaire contre les douleurs d'oreilles. Les bulbes dont la sav. est un peu âcre, quand ils sont frais, fournissent par la cuisson une pulpe visqueuse, émolliente, employée en cataplasmes maturatifs.

Pulpe de lis.
Prép. c. la *Pulpe de pruneaux*.

Huile de lis.
Prép. c. l'*Huile rosat*.

LISERON. *Convolvulus* L. — Convolvulacées.

Le *Liseron des champs*, *Convolvulus arvensis* L.; le *Grand Liseron*, *C. sepium* L., et la *Soldanelle*, *C. soldanella* L., contiennent une résine purgative.

Le *C. Batatas* Ch., de l'Amér. mérid., fournit la *patate* comestible, racine tuberculeuse charnue.

LITHINE (sels de). V. *Oxyde de lithium.*

Bromure de lithium. LiBr = 87.

Pr. Brome	80
Limaille de fer	Q. S.
Eau dist.	300
Carbonate de lithine	38

Préparez d'abord le bromure de fer, filtrez, et à la liqueur encore chaude ajoutez le carbonate de lithine. Chauffez à la fin de l'opération; la liqueur doit conserver une réaction légèrement alcaline. Filtrez, lavez le précipité, évaporez et coulez en plaques que vous enfermerez immédiatement dans des flacons secs.

1 gramme est entièrement précipité par 1,95 de nitrate d'argent.

Iodure de lithium. LiI = 134.

Pr. Iode.	127
Limaille de fer.	35
Carbonate de lithine. . . .	38
Eau dist.	300

Préparez d'abord l'iodure de fer, et opérez comme pour le bromure.

1 gramme est entièrement précipité par 1,27 d'azotate d'argent.

Benzoate de lithine.

Pr. Acide benzoïque	122
Carbonate de lithine . . .	37

Délayez l'acide dans 10 p. d'eau, ajoutez le carbonate et chauffez; après effervescence, évaporez à cristallisation. — Cristaux prismatiques, aplatis, très solubles dans l'eau.

1 gramme de sel calciné, add. d'un léger excès d'acide sulfurique et chauffé au rouge, donne 0,376 sulfate de lithine.

Citrate de lithine.

Pr. Acide citrique.	186
Carbonate de lithine. . . .	100

Prép. comme le benzoate. Cristaux prismatiques à 4 éq. d'eau qui deviennent anhydres à 115°, sol. dans 25 p. d'eau froide.

1 gramme de citrate de lithine, calciné et traité comme le benzoate, fournit 0,223 de sulfate.

Carbonate de lithine effervescent.

Pr. Acide citrique.	40
Bicarb. de soude	50
Carbonate de lithine. . . .	10

Mêlez, chauffez dans un vase à fond plat à 100°, en remuant jusqu'à granulation; tamisez de grosseur convenable, et conservez en flacons bouchés.

Prép. de même le *citrate de lithine effervescent*. (Soc. de ph.)

LIVÈCHE. *Levisticum officinale* Koch. — Ombellifères.

Pl. voisine de l'ache; les rac. et sem. d'ache du commerce ne sont souvent que les rac. et sem. de livèche. C'est dire que ces deux subst. ont de gr. rapports physiques. Elles ont aussi la même action thérapeutique. — La livèche est inusitée.

LOBÉLIE ENFLÉE. *Lobelia inflata* L. — Lobéliacées (Amérique du Nord).

Cette plante arrive en Europe sous forme de petites bottes rectangulaires. Elle a, pour le goût, l'odeur et l'action qu'elle exerce sur l'économie, les plus gr. rapports avec le tabac; les Anglais l'appellent *Indian Tobaco*. Elle renf. un principe âcre, alcalin (la *Lobéline*), susceptible de former des sels, liq., huileux, sol. dans l'eau, l'alc. et l'éther, d'od. aromat. rappelant celle de la plante; sa sav. rappelle celle du tabac. La lobéline est un toxique puissant : 5 centigr. agissent violemm[t] sur un chat sans cependant le tuer.

Act. phys. — Les symptômes qui succèdent à l'ingestion de la obélie sont exact[t] ceux qu'on observe après celle du tabac : même action vomitive, purgative, diaphorétique, contre-stimulante. — On l'emploie c. antispasmodique, spécial[t] contre l'asthme, les névroses, le croup, la coqueluche. — *Poudre :* 25 à 50 centigr.; à dose double, elles est vomitive.

La **Lobélie syphilitique**, *Lobelia syphilitica* L., a été préconisée comme antisyphilitique, sous forme de *décoction*. — Inusitée.

Teinture de lobélie.

Pr. c. la *Teinture de quinquina*, avec 1 p. pour 5 p. alcool à 60°.

LUPIN. *Lupinus albus* L. — Légumineuses.

Les semences de lupin, parfaitement oubliées, faisaient partie des *Quatre semences résolutives* : Vesce, Orobe, Fève, Lupin. Leur décocté est très amer; mais, après avoir bouilli dans l'eau, elles peuvent servir comme aliment. On leur attribue quelques propr. vermifuges et aphrodisiaques.

LYCOPODE. *Soufre végétal; Lycopodium clavatum* L. — Lycopodiacées.

Le lycopode croît dans les régions élevées et incultes des montagnes de l'Europe centrale. Les spores qui s'échappent en abondance des épis géminés, à la fin de l'automne, constituent la *poudre de lycopode.* — Poussière d'un jaune pâle, très ténue et très mobile, difficile à mouiller et très inflammable, qui contient, d'après Guibourt : de la cire, du sucre, de l'amidon, une mat. azotée, nommée *Pollénine,* etc. Mouillé avec de l'alcool et examiné au microscope, il se présente sous forme de segments de sphères, général[t] isolés, vaguement tétraédriques, et couverts d'une enveloppe granuleuse, ciliée (fig. 96).

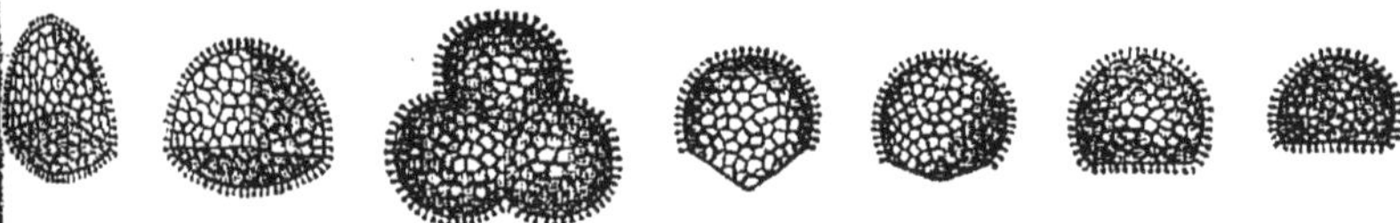

Fig. 96. — Spores de lycopode vues au microscope.

On l'emploie c. poudre absorbante et isolante, au pansement des surfaces ulcérées, dans l'intertrigo des enfants et des personnes grasses. — En pharmacie, il sert à enrober les pilules.

Mél. et fals. — On le mélange de *pollen de conifères* : ce pollen n'est pas cilié; de *mat. minérales, talc, sable fin,* etc. : au contact de l'eau, ces substances tombent au fond, le lycopode nage à la surface; de *dextrine* ou *léiocome* : celle-ci se dissout dans l'eau, et la solution réduit la liq. cupro-potassique; d'ailleurs le lycopode, séché après le lavage, a perdu de son poids le poids du léïocome dissous.

LYSIMAQUE. *Lysimachia* L. — Primulacées.

La *L. ordinaire, Lysimachia vulgaris* L., et la *Nummulaire, L. nummularia* L., sont indigènes; astringents sans valeur. Inusités.

M

MACIS. Voir *Muscade*.

MAGNÉSIE. *Magnésie calcinée; magnésie décarbonatée; oxyde de magnésium; Magnesia usta; Oxydum magnesicum.* = MgO = 20 ou 40 (At.).

Prép. — Calcinez au creuset de l'hydrocarbonate de magnésie jusqu'à dégagt complet de l'eau et de l'ac. carbonique. On remplace avec avantage le creuset par une colonne formée de *Camions* (vases de terre non vernissés) accouplés deux à deux, en renversant le second sur le premier, le quatrième sur le troisième, etc.; tous les fonds doivent être percés d'un trou, excepté celui qui fait la base de la colonne. Le carbonate doit être au préalable passé au tamis de crin. En chauffant doucement jusqu'au rouge naissant, et évitant pend. l'opération une trop haute temp., on obtient une magnésie légère, facilt sol. dans les acides (Cod.).

Pour l'obtenir dense, il faudrait humecter d'eau le carbonate, et le tasser dans les camions, ou calciner de l'hydrocarbonate obtenu par la précipitation de liq. bouillantes.

C'est une poudre blanche, douce au toucher, légère; elle ne doit pas faire effervescence avec les acides. Abandonnée à l'air humide, elle absorbe de l'eau et de l'ac. carbonique; aussi doit-on la conserver dans des flacons secs et bien bouchés.

Chim. — La magnésie est presque insol. dans l'eau; une solution aq., saturée à froid, précipite en partie quand on élève la temp. Le magnésium a été isolé en 1828, par Bussy; depuis quelques années, on l'obtient industriellt. Il est d'un blanc d'argent, D. = 1,75, et brûle avec un éclat admirable. — Les *sels de magnésie* sont incolores et très amers. Le sulfate et le phosphate résistent seuls à la chaleur rouge; ils sont, surtout à l'ébullition, précipités sous forme d'hydrate gélatineux par la potasse ou la baryte caustiques : le précipité est sol. dans les sels ammoniacaux; l'ammoniaque prod. le même précipité dans les sol. neutres, à moins qu'il n'y ait en présence un sel ammoniacal. Le carbonate de potasse ne prod. de précipité qu'en l'absence des mêmes sels. L'ac. sulfurique, l'ac. fluosilicique n'ont pas de réaction. Le phosphate de soude, surtout à chaud, donne lieu à un précipité blanc floconneux; en présence des sels ammoniacaux, le précipité est cristallin; c'est du phosphate ammoniaco-magnésien, = PhO^5, AzH^4, HO, 2MgO, sol. dans les acides, insol. dans l'ammoniaque. Pour faire apparaître ce précipité dans les sol. étendues, il faut agiter la liq. avec une baguette de verre; l'oxalate d'ammoniaque ne précipite les sels de magnésie qu'en l'absence de sels ammoniacaux.

Au chalumeau, sur le charbon avec addition de nitrate de cobalt, les sels de magnésie donnent une masse colorée en rose clair.

Act. phys. — La magnésie est, suivant les doses, simplement absorbante, antiacide ou purgative. Elle sature les acides du suc gastrique et rend ainsi de gr. services dans les dyspepsies avec pyrosis; à dose massive, elle produit des effets purgatifs marqués. Qques auteurs pensent qu'elle n'agit bien, dans ce sens, qu'autant qu'une partie entre en dissolution et forme un sel soluble. Cette explication nous paraît hypothétique, car les effets purgatifs produits seraient alors en raison de la quantité d'acide qu'elle trouverait à saturer, et non plus en raison des doses mêmes de magnésie ingérée. — *Doses* : comme absorbant : 0,20 à 1 gr.; comme purgatif : 2 à 8 gr.

C'est le meilleur antidote de l'acide arsénieux et des acides toxiques en général.

Mél. et fals. — Elle ne doit pas perdre de son poids par la calcination et ne pas faire effervescence avec les acides : ce qui indiquerait *eau* et *acide carbonique*. Elle doit être entièr[t] sol. daus l'ac. chlorhydrique : la *silice* resterait indissoute. La sol. chlorhydr. add. d'ammoniaque précipitera s'il y a de l'*alumine;* add. ensuite d'oxalate d'ammoniaque, elle précipitera s'il y a de la *chaux*. (La magnésie de bonne qualité cont. seulement des traces de ces bases.) Enfin, lavée avec de l'eau dist., elle ne doit pas donner une liq. précipitant par le nitrate de baryte, ce que indiquerait un *sulfate soluble*.

Hydrate de magnésie.

Délayez de la magnésie calcinée dans 20 à 30 fois son poids d'eau dist., faites bouillir pendant 20 minutes. Jetez sur une toile et laissez égoutter; faites sécher à l'étuve à 50°, jusqu'à ce qu'il ne perde plus de poids. — Cet hydrate renferme 31 0/0 d'eau. (Cod.)

Potion à la magnésie. *Médecine blanche.*

Pr.	Magnésie calcinée	8
	Sucre blanc	50
	Eau commune	40
	Eau dist. de fl. d'oranger	20

Broyez la magnésie avec l'eau, faites bouillir dans un poêlon d'argent, en agitant continuellement. Retirez du feu, ajoutez le sucre, puis l'eau de fl. d'oranger; mêlez, et passez sur une passoire fine en facilitant l'opération au moyen d'une spatule d'argent. (Cod.)

Mixture de magnésie hydratée. (Am. Véc.)

Pr. Magnésie calcinée légère . . 200

Faites bouillir dans 20 fois son poids d'eau jusqu'à hydratation complète, jetez sur une toile, laissez égoutter; exprimez très fortement à l'aide d'une bonne presse. Le gâteau d'hydrate est mélangé dans un mortier de marbre avec assez d'eau pour que le tout pèse 800 ; ajoutez peu à peu :

Sucre grossièrement pulv. 1120

Agitez le mélange jusqu'à ce que le sucre soit complètement dissous dans l'eau adhérente à l'hydrate.

Poudre dentifrice. (Toirac.)

Pr.	Carb. de chaux	4
	Magnésie	8
	Sucre	4
	Tartrate acide de potasse	1,2
	Essence de menthe, goutt.	1

Cette poudre est celle que Toirac prescrit le plus souvent; en voici une autre :

Pr.	Charbon	10
	Magnésie	5
	Quinquina	5
	Tartrate acide de potasse	4
	Essence de menthe, goutt.	1

(Dorv.)

Chocolat à la magnésie.

Pr.	Magnésie calc.	100
	Chocolat	1000

Faites des tablettes de 30 gr. — Chacune contient 3 gr. de magnésie. (Dorv.)

Potion absorbante ou **antiacide.**

Pr. Magnésie calcinée 4
Eau de menthe. 90
Sirop d'éc. d'oranges. . . . 15
(Rad.)

Lait de magnésie.

Pr. Magnésie calc. 100
Eau 800
Eau de fl. d'oranger. . . . 100

Broyez la magnésie avec l'eau, portez à l'ébullition dans un poêlon d'argent en agit. sans cesse; passez à l'étamine à looch et ajoutez l'eau aromatique. Il contient 2 d'oxyde par cuillerée.

Une cuill. à café c. absorbant, une cuill. à bouche dans le diabète, et 3 ou 4 de cette dernière comme purgatif. Dans ce cas, on boit immédiat. après un demi-verre d'eau sucrée. (*Mia.*)

Nous préférons une passoire très fine à l'étamine. (Dorv.)

MAGNOLIA. *Magnolia glauca* L. — Magnoliacées.

L'écorce est sudorifique, fébrifuge, antirhumatismale; on désigne le bois sous le nom de *Bois de Sainte-Lucie.* — Les fleurs des *M. preciosa*, *suaveolens*, sont employées en parfumerie.

MAIS. *Zea maïs* L. — Graminées.

Les stigmates de maïs ont été préconisés dans ces derniers temps contre les affections aiguës ou chroniques des reins et de la vessie; il y aura sans doute beaucoup à rabattre des qualités qu'on leur attribue; cependant il y a eu des améliorations incontestables dans qques cas de dysurie, urine purulente, catarrhe de la vessie, etc.

Tisane de stigmates de maïs.

Pr. Stigmates frais. 10
Eau bouillante 1000
F. infuser.

Extrait de stigmates de maïs.

Préparez comme *Extrait de digitale* avec les stigmates frais.

Elixir de stigmates de maïs.

Pr. Alcool à 60° 600
Sirop de sucre 400

M. — Ajoutez l'extrait fourni par 250 gr. stigmates de maïs dissous dans le moins d'eau possible et filtrez. — Aromatisez à volonté.

MALABATHRUM. *Cinnamomum Malabathrum* Batka. — Lauracées.

On n'est pas bien fixé sur l'origine de ces feuilles, brunes, épaisses, trinervées, qu'on ne trouve plus d'ailleurs dans le commerce. Nous ne savons pourquoi le Codex continue à les mentionner. C'était un stimulant aromatique faible.

MANCONE. *Téli; Bourane des Floupes; Erythrophleum guineense* Don. — Légumineuses (Afrique).

Grand arbre dont l'écorce sert aux noirs de la côte occidentale d'Afrique, à préparer un poison d'épreuves et à empoisonner leurs flèches. MM. N. Gallois et Hardy en ont retiré un alcaloïde, l'*Erythrophléine*, qui est un violent poison du cœur.

MANDRAGORE. *Atropa Mandragora* L.; *Mandragora officinalis* Mill. — Solanées.

Cette pl., voisine de la Belladone, célèbre dans l'antiquité, est complét' inus. aujourd'hui. Ses effets physiol. sont anal. à ceux de la Belladone, mais moins intenses; elle a été employée, pour produire l'anesthésie chirurgicale, dès le temps d'Hippocrate et de Galien. On se servait de la feuille et de la racine.

MANGANATES.

Combinaisons de l'*acide manganique*, MnO^3, av. les bases. Les permanganates contiennent l'*ac. permanganique*, Mn^2O^7.

Manganate de potasse. — M. exact' 3 p. de nitre, 2 p. carb. de potasse et 1 p. bioxyde de manganèse; chauffez au rouge jusqu'à fusion. Le prod. est vitreux, coloré en vert, déliquescent; dissous dans peu d'eau, il donne une sol. verte, qui devient violette, puis rouge par une pl. gr. dilution ou par l'addition d'un acide, d'où le nom de *Caméléon minéral.*

Manganate de soude. — S'obt. de la même man.; add. de sulfate de magnésie, il constitue le *permanganate de soude,* appliqué au blanchiment des tissus et comme agent désinfectant.

Manganate de chaux. — Chauff. au rouge un mél. d'oxyde de manganèse et de chaux délitée. — Peut servir à la production industrielle de l'oxygène.

Le **manganate de baryte** est d'un beau vert émeraude.

MANGANATE DE POTASSE (PER-) *Permanganas potassicus.* $= KO,Mn^2O^7$, ou $MnO^4K = 158{,}25$.

Prép. Pr. :

Bioxyde de manganèse.	40
Chlorate de potasse.	35
Potasse caustique.	50
Eau.	Q. S.

Pulvérisez finement les deux premières substances et mélangez-les intimement. Dissolvez la potasse dans le moins d'eau possible, et ajoutez la solution au mélange précédent; chauffez le tout dans un creuset de fer jusqu'au rouge obscur, et maintenez cette température pendant une heure; laissez refroidir. — Pulvérisez le produit et traitez dans un ballon par 2 litres d'eau bouillante; filtrez la liqueur pourpre sur de l'amiante, neutralisez-la par de l'ac. nitrique très étendu, évaporez à une douce chaleur et faites cristalliser; séchez les cristaux sur une brique et enfermez-les dans des flacons noirs bouchés à l'émeri. — Aiguilles prismatiques presque noires à reflets métalliques, solubles dans 15 p. d'eau. La solution, qui est d'un pourpre intense, devient verte par les alcalis. (Cod.)

Act. phys. — La facilité avec laquelle il cède son oxygène en fait un désinfectant d'une grande puissance; on l'emploie à ce titre au pansement des plaies de mauvaise nature et à odeur fétide. En même temps, il agit comme un caustique et modifie avantageusement les surfaces ulcérées. — On en prépare des solutions caustiques contenant 1/10 et plus de permanganate, des injections modificatrices à 1/200, des solutions pour l'usage interne ou pour gargarisme dans le croup, contenant de 0,10 à 1 0/0 de sel. Une solution au millième exposée dans les chambres de malades constitue un excellent désinfectant.

Soluté de permanagate de potasse. (Van den Corput.)

Pr. Permangan. de pot. crist. 1 à 2
Eau distillée. 200

Injection modificatrice dans le traitement des ulcères; désinfectant des plaies de mauvaise nature; en gargarisme contre les ulcérations buccale et pharygienne. (Dorv.)

Poudre désinfectante. (Demarquay.)

Pr. Permang. de pot. . . }
Craie pulv. . . . . . } āā P. E.
Amidon . . . . }

Mêlez. Pour le pansement de cert. plaies à odeur fétide.

MANGANÈSE. = Mn = 27,57.

Chim. — Métal gris peu fusible, D. = 8, oxydable à l'air humide. — Il forme quatre oxydes et deux acides. Protoxyde, blanc étant hydraté, (MnO), instable; il passe en brunissant à l'air à l'état de sesquioxyde Mn^2O^3); peroxyde noir (MnO^2) : il dég. du chlore par l'ac. chlorhydr. et se convertit par la calcination en oxyde mangano-manganique (MnO,Mn^2O^3), de couleur brune. L'ac. manganique (MnO^3) n'existe qu'en combinaison; l'ac. permanganique (Mn^2O^7) peut être isolé, il est sol. et cristallin.

Les *sels de manganèse* cristallisés sont roses, ils donnent des sol. incolores. — Tous les sels sol., moins le sulfate, se décomposent au rouge. Ils sont précipités par la potasse ou l'ammoniaque, à l'état d'hydrate de protoxyde, insol. dans un excès de réactif, mais sol. dans le chlorhydrate d'ammoniaque. La présence des sels ammoniacaux empêche la précipitation. Le précipité brunit rapid[t] en s'oxydant et devient alors insol. dans le chlorhydrate d'ammoniaque. — L'hydrog. sulf. ne précipite pas les sol. acides, il précipite incomplét[t] les sol. neutres. Le sulfhydrate d'ammoniaque précipite du sulfure de manganèse (MnS), insol. dans un excès de réactif, brunissant rapid[t] à l'air. — Quand on chauffe du bioxyde de plomb puce avec de l'ac. nitrique dilué, exempt d'ac. chlorhydrique, et qu'on ajoute un soluté de sel de manganèse, la liq. prend une belle couleur cramoisie par la formation d'ac. permanganique (Mn^2O^7).

Au chalumeau, sur la lame de platine, avec carbonate de soude et salpêtre dans la flamme extérieure, ils donnent une masse fondue d'un beau vert bleuâtre (MnO^3,KO); avec sel de phosphore ou borax, sur le fil de platine, flamme intérieure, = perle rouge améthyste, dont la coloration disparaît dans la fl. extérieure, pour reparaître à la fl. d'oxydation.

Le manganèse métallique n'a pas d'usage en pharmacie.

MANIOC ou **MANIHOT.** *Manihot utilissima* Pohl; *Jatropha Manihot* L. — Euphorbiacées (Brésil, Antilles).

La racine de cet arbrisseau fournit, avec une gr. q. de fécule, un suc chargé d'ac. cyanhydrique libre et d'un principe âcre non déterminé. Les effets de ce suc sont un peu différents de ceux qu'on obtient à la suite de l'ingestion d'ac. prussique. — En Europe, les seuls produits du manioc que nous connaissions sont la *farine*, constituée par la racine râpée et lavée, la *Moussache* (fig. 97), qui est la fécule de manioc séchée au soleil, et le *Tapioca*, qui est cette même fécule séchée au feu sur des plaques de tôle. — Ces trois produits sont alimentaires. Le dernier est fort employé en France à la confection de potages légers et de goût agréable, souv. prescrits aux convalescents. On nomme qqfois *Arrow-root du Brésil* la fécule séchée à l'air.

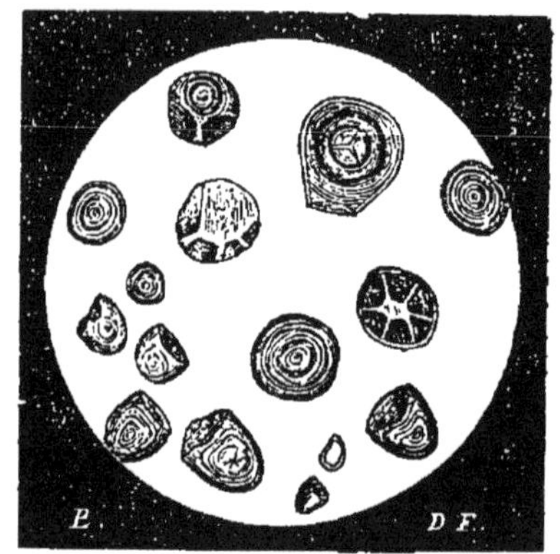

Fig. 97. — Fécule de manioc.

Chocolat au tapioca. Préparez c. le *Chocolat au salep*.

MANNE. Suc concret des *Fraxinus Ornus* L. et *Fr. rotundifolia* Lam. — Oléacées (Calabre, Sicile).

Ces arbres donnent, par incision ou spontanément, la subst. connue sous le nom de manne. On en distingue trois sortes : 1° la *manne en larmes* : en morceaux allongés stalactiformes, blanchâtres, poreux, fragiles, à sav. sucrée faible, un peu fade, à od. un peu nauséeuse; 2° la *manne en sorte*, comprenant la *manne Geracy*, qui vient de Sicile, et la *manne Capacy*, qui vient de Calabre et est plus estimée : en petites larmes unies par une mat. gluante, jaunâtre; 3° la *manne grasse*, qui n'est autre que la manne en sorte altérée, molle, gluante, colorée et très impure. On prépare depuis peu, par purification de ces sortes inférieures et décoloration au charbon, une manne artificielle aussi belle que la manne en larmes.

La manne est constituée pour la moitié environ de son poids par de la *mannite*; un cinquième de dextrine; sucre de canne et sucre interverti en proportion telle qu'ils neutralisent leur action optique; un peu de mat. résineuse et acide; subst. azotée, etc. — La mannite ($C^{12}H^{14}O^{12}$) pourrait résulter d'une modification particulière de la cellulose ou de l'amidon; on l'a obtenue artificiell[t] au moyen du sucre de canne. Elle cristallise en beaux prismes, sol. dans l'eau et l'alcool, à sav. légèr[t] sucrée. Elle ne fermente pas par la levure, ne réduit pas la liq. de Fehling, et donne par l'ac. azotique de l'ac. oxalique, sans acide mucique. On la prépare par dissolution, décoloration et cristallisation de la belle manne en larmes. Qques auteurs lui attribuent les propr. laxatives de la manne; d'autres pensent qu'elles sont dues à la mat. résineuse ou aux produits de l'altération de la mannite; il est certain que la manne altérée est plus active.

Purgatif doux très usité, surtout dans la médecine des enfants : 10 à 60 gr. en dissolution dans du lait ou dans l'eau.

La **manne de Briançon** est fournie par le *Mélèze*, *Larix europœa* Desf. — Conifères. Elle cont. aussi de la mannite. — Beaucoup d'autres substances proven. de plantes div. portent le nom de manne et se distinguent par une sav. douce et sucrée due tantôt à la mannite, tantôt à des mat. sucrées différentes. — La *dulcite* (*dulcine*, *dulcose*) ou manne de Madagascar, dont on ignore l'origine botanique, est un sucre particulier qu'on a retrouvé dans plusieurs rhamnées. Traitée par l'ac. azot., la dulcite donne des acides mucique, oxalique et racémique. — Sans action sur la lum. polarisée.

Tablettes de manne.

Pr. Manne en larmes	150
Sucre pulv.	800
Gomme arab. pulv	50
Eau de fl. d'oranger	75

F. fondre à une douce chaleur la manne dans l'eau de fleur d'oranger; passez sur un linge, ajoutez la gomme mélangée de 2 fois son poids de sucre, puis le reste du sucre. Faites des tablettes de 1 gr. (Cod.)

Sirop de manne.

Pr. Manne	300
Sucre	500
Eau	375

Faites un sirop. (Pid.)

La proportion de manne est trop forte; le sirop se prend en masse.

Marmelade de Tronchin.

Pr. Manne	105
Pulpes de casse	30
Huile d'amandes	15
Sirop de violettes	15
Eau de fl. d'oranger	8

A prendre par cuillerées d'heure en heure en deux matinées, dans les catharres. (Cod.)

Guibourt et Soubeiran prescrivent P. E. des quatre premières substances; Radius supprime le sirop de violettes; Giordano ajoute de l'anis en poudre. (Dorv.)

Pastilles de manne composées.

Pr. Rac. de guimauve	90
Manne	375
Eau	2000

F. fondre la manne dans le décocté de guimauve, ajoutez :

Sucre	3000
Extrait d'opium	0,6
Eau de fl. d'oranger	90
Ess. de bergamote	0,50

F. épaissir, coulez sur une pierre huilée, et coupez en carrés, ou bien coulez en pastilles à la goutte. (*Pastilles de Calabre.*)

Marmelade de Zanetti. *Electuaire de manne et de casse kermétisé.*

Pr. Manne en larmes	60
Sirop de guimauve	45
Casse cuite	30
Huile d'am. douces	30
Beurre de cacao	23
Kermès minéral	0,2
Eau de fl. d'orang.	15

Dans les affections catarrhales. (Cad.).

Pâte de manne ou de Calabre.

Pr. Gomme arabique	1500
Manne	375
Sucre	1000
Eau	Q. S.

Opérez c. pour la pâte de jujubes, en arom. sur la fin avec :

Digesté de baume de Tolu.	100

(Dorv.)

MARJOLAINE. *Origanum Marojana* L. — Labiées.

Cette petite pl., fortement arom., est employée dans le Midi c.

condiment. Elle est, comme ses congénères, stomachique, tonique, carminative, anticatarrhale. Sa poudre est sternutatoire.

Elle fait partie de plusieurs prépar. officinales.

Poudre de marjolaine. Prép. c. la *Poudre de feuilles d'oranger*.

MARRONNIER D'INDE. *Œsculus Hippocastanum* L. — Hippocastanées.

Les écorces des jeunes branches ont été vantées c. fébrifuges. Elles cont. du tannin, deux glucosides : la *Paviine* et l'*Œsculine*. Cette dernière ($C^{42}H^{24}O^{26}$) est, dit-on, fébrifuge (1 à 2 gr.) et antipériodique. Elle a la propr. de donner des solut. dichroïques, c. le sulfate de quinine. — Dans les capsules du fruit, on a signalé un ac. cristallisable; dans les fleurs et les feuilles du *quercitrin* et, dans le marron, une grande q. de fécule, accompagnée d'un principe âcre et d'une pet. q. d'huile fixe. — La fécule peut être utilisée, après avoir été débarrassée des mat. qui l'accompagnent, surtout du principe âcre, par des lavages à l'eau alcalisée. L'huile vient surnager les liq. dans lesquelles on a transformé par l'ac. sulfurique, à l'aide de la chaleur, la pulpe de marron en glucose et dextrine; cette huile est employée à l'extérieur comme antigoutteuse. — Ce dernier produit du marronnier d'Inde est à peu près le seul usité.

MARRUBE BLANC. *Marrubium vulgare* L. — Labiées.

Plante cotonneuse, commune le long des chemins. — Od. forte, désagréable; sav. âcre et amère. Elle est considérée comme fébrifuge, antispasmodique, diurétique, astringente. — *Extrait alcool.* : 0,10 à 1 gr. c. fébrifuge.

Le *M. aquatique*, *Lycopus europœus* L., croît dans les bois marécageux. — Fébrifuge, inusité.

MASTIC. Résine du *Lentisque*, *Pistacia Lentiscus* L. — Térébinthacées. (Iles de l'Archipel grec).

On retire le mastic du Lentisque par incision. — Larmes sphériques ou aplaties, jaune pâle, farineuses, à cassure vitreuse, un peu opalines; sav. aromatique résineuse; od. agréable. Cette résine, mâchée, se ramollit et devient ductile. — L'alcool à 90° bouillant en dissout les 9/10; il reste une substance blanche, sol. dans l'éther et dans l'alcool absolu bouillant, qu'on a nommée *Masticine*.

Il a les propr. génér. des résineux, mais peu marquées. On ne l'emploie guère à l'intérieur qu'associé à d'autres subst., dont l'action domine la sienne. — Les dentistes en font grand usage à l'état de dissol. dans l'éther ou le collodion, pour oblitérer les dents cariées. Dans les arts, il sert à faire des vernis ; mais, comme son prix est devenu élevé, on lui substitue la gomme Dammar.

Mél. et fals. — On le mélange souvent de *sandaraque ;* celle-ci est insoluble dans l'essence de térébenthine et très peu soluble dans l'éther. Ces deux véhicules dissolvent très bien le mastic.

Poudre de mastic.
Prép. c. la *Poudre de benjoin.*

Teinture éthérée de mastic.
Saturez l'éther à 0,76 de mastic, de manière qu'il y en ait un excès ; distribuez la solution claire dans des flacons à l'émeri à large ouverture.
(Cod.)

MATÉ ou **THÉ DE PARAGUAY.** *Ilex paraguayensis* Lamb. — Ilicinées.

Les feuilles de maté sont très employées dans toute l'Amérique espagnole en infusion, à la manière du thé et du café en Europe. On lui attribue la propriété de relever les forces et de tonifier l'estomac. — Le maté contient de la *caféine.*

MATICO. *Piper angustifolium* Ruiz et Pav. ; *Artanthe elongata* Miq. — Pipéracées (Bolivie, Haut-Pérou).

Les feuilles arrivent en bottes d'une dizaine de kilos, comprimées dans des surons. Elles sont longues de 5 à 20 centim., réticulées, à nervures très prononcées ; leur aspect rappelle les feuilles de digitale. — Od. aromatique de menthe et de cubèbe ; sav. amère, âcre, chaude, persistante, non styptique. — Elles cont. un acide cristallisable, *ac. artanthique* (J. Marcotte), du tannin, de la résine, une huile vol. ; la *maticine* (Hodges) est une mat. mal caractérisée. — L'ac. artanthique s'obtient en traitant les feuilles par de l'eau aiguisée d'ac. sulfurique, rapprochant la sol. et l'agitant avec de l'éther ; celui-ci, évaporé, laisse cristalliser de belles aiguilles.

Act. phys. — Les Indiens nomment le matico *herbe du soldat,* parce qu'ils le considèrent comme un hémostatique capable, étant appliqué sur une artère ouverte, d'arrêter l'écoulement du sang. Il est certain que sa poudre est d'un emploi commode contre les petites hémorrhagies externes, pour arrêter le sang des piqûres de sangsues, etc. — A l'intérieur, c'est un stimulant balsamique, dont les effets se rapprochent de ceux du cubèbe ; il a donné de bons résultats contre les div. écoulements, la métrorrhagie, etc. — *Infusé :* 10 : 1000. On en fait une *poudre,* un *hydrolat,* un *extrait alcoolique,* qui, ainsi que l'h. ess., sont usités dans le traitement de la blennorrhagie.

Eau distillée de matico.

Pr. Matico incisé	100
Eau	1000

Retirez 500 d'hydrolat. Celui-ci a une odeur qui a quelque chose de plus térébinthacé que la plante même. On peut l'employer à l'intérieur et à l'extérieur. On a donné plusieurs autres formules d'eau de matico, où la proportion de ce dernier est beaucoup plus élevée ; elle sont destinées à des injections ou autres usages spéciaux. (Dorv.)

Injection astringente au matico.

Pr. Eau dist. de matico.	100 gr.
Sulfate de zinc . .	0,50 centig.

Mêlez.

Sirop de matico.

Pr. Matico incisé	100
Eau	1000

Distillez 100 parties du produit. Retirez le résidu de la cucurbite, exprimez le matico, ajoutez à la colature 700 parties de sucre; faites rapprocher, de façon qu'en ajoutant l'hydrolat vous ayez un sirop au degré ordinaire; filtrez par la méthode Desmarest. (Dorv.)

Bols au matico.

Pr. Baume de copahu	100
Essence de matico	5
Magnésie calcinée	95

Mêlez. Pour 100 bols.

Opiat au matico.

Pr. Copahu	āā 30
Cubèbes	
Matico pulv.	

Mêlez.

MATRICAIRE. *Matricaria Parthenium* L. — Synanthérées. Od. forte, fétide; sav. âcre, très amère. Cette pl., voisine de la camomille, est stimulante, antispasmodique, emménagogue et même obstétricale, vermifuge. — *Infusé* : 5 : 1000.

MAUVE. *Mauve sauvage; Malva sylvestris* L. — Malvacées. Cette espèce fournit les fleurs du commerce, qui, fraîches, sont roses et prennent une belle couleur bleue par la dessiccation. — Deux autres espèces, le *Malva glabra* et le *Malva rotundifolia*, contribuent avec la précédente à fournir les feuilles employées, ainsi que les fleurs, comme émollientes, rafraîchissantes, mucilagineuses. — *Infusé de fleurs* : 10 : 1000. Les feuilles servent à préparer des lavements, des fomentations, des cataplasmes.

MECHOACAN. *Jalap blanc*; attribué au *Convolvulus Mechoacanna* Rœm. et Schult. — Convolvulacées.

En rouelles, ayant qque rapport avec la bryone, blanches et farineuses, avec quelques taches brunes à la surface extérieure, dépourvues d'écorce. Sav. un peu âcre. — Purgatif voisin du Jalap, tombé dans l'oubli.

MELILOT. *Melilotus officinalis* Willd. — Légumineuses.

Cette pl. acquiert par dessiccation une forte et agréable od. de fève tonka. Les sommités fleuries renferm. de la *Coumarine*. Elle est béchique et lég^t astringente; son hydrolat est très usité c. véhicule des collyres. — *Infusé* : 10 : 1000.

Eau distillée de mélilot. Préparez c. l'*Eau dist. de tilleul*.

MÉLISSE. *Citronelle; Melissa officinalis* L. — Labiées.

Od. agréable de citron, surtout quand la pl. est jeune. Stomachique, cordiale, carminative, vulnéraire. On en prép. des alcoolats très estimés. *Infusé* : 10 : 1000; *huile ess.* : 1 à 5 gouttes.

La **Mélisse de Moldavie** ou **Mélisse turque**, *Dracocephalum moldavicum* L. — Labiées, a des propr. anal. — Inus. en France.

Eau distillée de mélisse.

Prép. c. l'*Eau dist. de menthe poivrée.*

Alcoolat de mélisse.

Prép. c. l'*Alcoolat de romarin.*

Alcoolat de mélisse composé. *Eau de mélisse spiritueuse; Eau de mélisse des Carmes.*

Pr.		
	Mélisse fraiche en fleur	900
	Zestes frais de citron	150
	Cannelle de Ceylan	80
	Girofles	80
	Muscades	80
	Coriandre	40
	Racine d'angélique	40
	Alcool à 80°	5000

Coupez la mélisse et les zestes de citron, concassez les autres substances, faites macérer le tout dans l'alcool pendant 4 jours, et distillez au B.-M. toute la partie spiritueuse. — On obtient l'*Eau de mélisse jaune* en ajoutant à 1000 gr. de l'alcoolat ci-dessus 5 gr. de *Teinture de safran.* (Cod.)

Balsamum vitæ Hoffmanni. (Pharm. Austr.)

Pr.		
Huile vol.	de lavande	1,46
—	de marjolaine	1,46
—	de citron	1,46
—	de girofles	1,46
—	de macis	0,73
—	de succin rectifiée	0,73
—	de cannelle	0,25
Baume du Pérou		2,19
Alcoolat de mélisse comp.		420

M. (Cod.)

MÉLITTE. *Mélisse des bois; Melittis melissophyllum* L. — Labiées. Sudorifique, emménagogue, antilithique. — Inusité.

MELLITES.

Sirops dans lesquels le sucre de canne est remplacé par le miel. Leur prépar. est la même; ils doivent avoir la même densité; leur conservation est plus difficile en raison même des éléments div. qui se rencontrent dans le miel; d'autre part, ils participent de l'action laxative qui lui appartient. — On doit éviter l'action prolongée de la chaleur et celle des alcalis, mêmes faibles, qui altèrent et colorent le sucre incristallisable (*Lévulose*) du miel.

Il est souvent inutile de les clarifier, parce que l'ébullition suffit pour séparer les mat. étrangères, qu'on enlève avec les écumes; on doit aussi se garder d'écumer à plusieurs reprises, parce qu'on perdrait ainsi une assez gr. proportion de miel. Quand il en est besoin, on clarifie par l'albumine ou par le papier.

Il est toujours préférable d'employer des miels de belle qualité, qui se clarifient mieux. Ceux de qualité inférieure, qu'on purifie par ébullition avec la craie ou le carbonate de magnésie, sont touj. fortement colorés par l'intervention de la chaleur et de ces corps eux-mêmes.

Pour éviter une ébullition prolongée, il faut que les liq. médicam. employées soient concentrées de manière qu'il n'en reste qu'environ 250 gr. pour 1000 de miel; on peut alors opérer la dissol. au B.-M. et éviter toute perte.

On prép. des mellites dans lesquels on fait entrer le vinaigre simple ou des vinaigres médicam. : ils sont alors dénommés *Oxymels* ou *Oxymellites*. Leur prépar. est la même.

Mellite simple. *Sirop de miel.*
Pr. Miel blanc 4000
Eau 1000
F. dissoudre à chaud ; au premier bouillon, le sirop doit marquer 31° Bé. Ecumez, clarifiez au papier et passez à l'étamine. (Cod.)

Oxymel simple.
Pr. Vinaigre blanc de vin. . . 500
Miel blanc. 2000
F. dissoudre dans une bassine d'argent ou une capsule de porcelaine ; cuisez à 30° Bé ; clarifiez au papier, passez. (Cod.)

MENTHE POIVRÉE. *Mentha piperita* L. — Labiées (fig. 98). Toutes les parties, spécialement les sommités fleuries, ont une od. forte, pénétrante, comme camphrée, mais agréable ; une sav. chaude, piquante, suivie d'un sentiment de fraîcheur. — Elle cont. 2 à 3 0/0 d'une h. vol. dont la finesse et la suavité augmentent à mesure que le pays qui la produit avance vers le nord ; c'est ce qui explique la supériorité de la Menthe anglaise. — Cette essence, refroidie vers 0°, laisse cristalliser un camphre que M. Oppenheim a nommé *Menthol* ($C^{20}H^{20}O^{2}$). Chauffé avec les corps avides d'eau, il se transforme en *Menthène* ($C^{20}H^{18}$), liq. mobile, d'od. agréable.

Act. phys. — Excitant stomachique, carminatif, antispasmodique, emménagogue. Son usage est populaire. Son essence sert à aromatiser agréablement les préparations digestives, les dentifrices, etc. — La menthe passe aussi pour antilaiteuse.

La **Menthe crépue,** *M. crispa* L., la **Menthe Pouliot,** *M. Pulegium* L., la **Menthe verte,** *M. viridis* L., ont, avec qques lég. différences d'aspect et d'od., des propr. identiques. — *Infusé* : 10 : 1000 ; *huile vol.* : 2 à 5 gouttes.

La **M. aquatique,** *mentha rotundifolia* L., plante cotonneuse des fossés humides, fournit une essence abondante dont l'od. participe de la menthe poivrée et du camphre.

D'après MM. F. Vigier et C. Cloez, l'essence d'Amérique contient une certaine q. d'essence d'*Erigeron canadense* L. Rejeter toute essence ayant un faible pouv. rotatoire à gauche, se troublant avec son vol. d'alcool à 85° à + 15° et se colorant par une sol. de potasse caust. en rouge orangé.

Eau distillée de menthe poivrée.
Pr. Sommités fraîches de menthe poivrée 10000
Eau. . . . . Q. S.
Incisez la menthe, distillez à la vapeur pour obtenir 10000 de produit. (Cod.)

Huile volatile de menthe.
Prép. c. l'*Huile vol. de fl. d'oranger*.

Alcoolat de menthe. *Esprit de menthe.*
Prép. c. l'*Alcoolat de romarin*.

Sirop de menthe.
Pr. c. le *Sirop de fl. d'oranger*.

Tablettes de menthe poivrée. *Pastilles de menthe anglaises.*
Pr. Sucre blanc. 1000
Huile vol. de menthe rectifiée. 10
Mucilage de gom. adrag. 90
Mêlez l'huile vol. avec 100 gr. de sucre, et incorporez à la pâte à la fin de l'opération ; f. des tablettes de 1 gr. (Cod.)

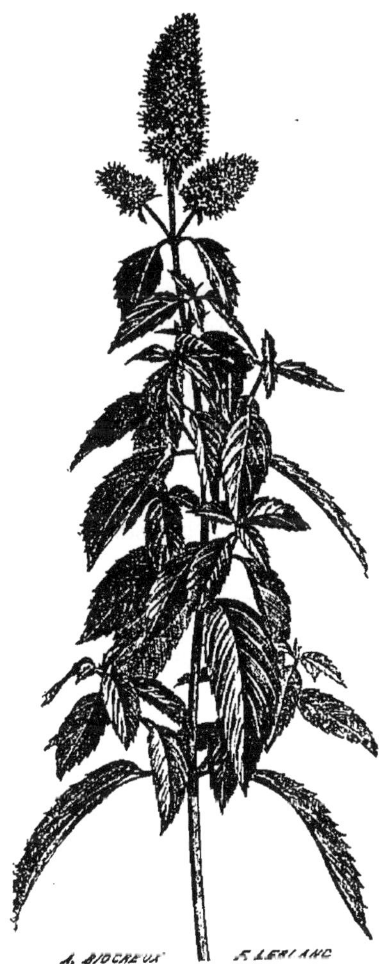

Fig. 98. — Menthe poivrée.

Pastilles de menthe.

Pr. Huile vol. de menthe rectifiée	5
Sucre blanc	1000
Eau distillée	125

Pilez le sucre, passez au tamis de crin, et dépoudrez le produit au tamis de soie. — Obtenez ainsi 1000 gr. de sucre granulé, mélangez l'essence et faites une pâte ferme avec l'eau. Prenez cette pâte par portions de 120 gr. environ, que vous chaufferez dans un poêlon à bec, en agitant constamment. Quand elle sera suffisamment ramollie, divisez-la par gouttes, en la faisant tomber à l'aide d'une tige sur une feuille de fer-blanc. Après refroidissement, enlevez les pastilles et faites-les sécher à l'étuve. (Cod.)

Menthe perlée. *Peppermint pearls.*

Pr. Nonpareilles	500
Sucre	4500
Essence de menthe	30

F. adhérer le sucre aux nonpareilles par le procédé des pilules à la bassine et aromatisez avec l'essence.

Les *nonpareilles* sont de pet. granules de sucre que l'on trouve tout préparés chez les confiseurs.

Espèces aromatiques.

Pr. Flles et som. d'absinthe,
— d'hysope,
— de menthe poivrée,
— d'origan,
— de romar.,
— de sauge,
— de serpolet,
— de thym. ãã P. E.

Incisez, mêlez. (Cod.)

Bain aromatique.

Pr. Espèces aromatiques	500
Eau bouillante	10000

F. infuser 1 h., exprimez, et ajoutez le produit à l'eau d'un bain. (Cod.)

Teinture vulnéraire. *Eau vuln. rouge.*

Pr. F. fraîches d'absinthe,
— d'angélique,
— de basilic,
— de calament,
— de fenouil,
— d'hysope,
— de marjolaine,
— de mélisse,
— de menthe p.,
— d'origan,
— de romarin,
— de rue,
— de sarriette,
— de sauge,
— de serpolet,
— de thym,
Som. fleuries d'hypericum,
— de lavande. ãã 100
Alcool à 80° 3000

Incisez les plantes ; faites-les macérer dans l'alcool pendant 10 jours, exprimez et filtrez. (Cod.)

Vin aromatique.

Pr. Espèces aromatiques	100
Teinture vulnéraire	100
Vin rouge	1000

F. macérer les espèces dans le vin pendant 10 jours, exprimez, ajoutez la teinture et filtrez. (Cod.)

Alcoolat vulnéraire. *Eau vulnéraire spiritueuse.*

Prenez, comme pour la teinture vulnéraire, toutes les substances qui entrent dans sa composition, et au même poids, soit 100 gr. Incisez ; faites macérer 6 jours dans alcool à 60° : 4500, et distillez 3000 de produit. (Cod.)

MÉNYANTHE ou **TRÈFLE D'EAU.** *Menyanthes trifoliata* L. — Gentianées.

Pl. commune dans les endroits marécageux, extrêmement amère, et possédant les propr. toniques et fébrifuges de la gentiane et de la petite centaurée, espèces de la même famille; peut leur être substituée sans désavantage, dans tous les cas où ces deux pl. sont utiles. — M. Nativelle y a trouvé une subst. cristalline très amère (*Ményanthine*). — *Infusé :* 5 : 1000.

Extrait de ményanthe.

Prép. c. l'*Extrait de ciguë.* — Rendement : 2,2/100.

Sirop de ményanthe.

Prép. c. le *Sirop de fumeterre.*

MERCURE. *Vif-argent; Hydrargyre; Hydrargyricum.* = Hg = 100. P. At. = 200.

Prép. — Le mercure est obtenu dans les arts par décomp., au moyen du fer, du *cinabre* ou *sulfure naturel.* Pour l'employer en pharm., on doit le débarrasser des div. mat. et surtout de la pet. qté de métaux étrangers qu'il renferme ; pour cela on peut le distiller ou l'agiter au contact d'une petite quantité d'ac. azotique dilué (mercure : 2000, ac. azotique à D. = 1, 42 : 20, eau : 40). Il se dissout un peu de mercure, qui est ensuite réduit par les métaux étrangers; après avoir enlevé la sol. surnageante, on lave le mercure à gr. eau, puis on le sèche avec soin.

Métal liquide, brillant; bout à 360° ; D. = 13,59; entièrt volatil et émettant des vap. à la temp. ord. Quand il cont. des métaux étrangers, il ne coule pas sous forme de gouttelettes arrondies, mais en larmes allongées : ce qu'on appelle *faire la queue.* Il se solidifie à un froid de — 40°.

Act. phys. — Ingéré en doses massives, il ne produit pas, en général, les effets propres aux prépar. mercurielles; sans doute parce que son poids considérable lui fait parcourir trop rapidt le tube digestif. Au contraire, à faible dose et surtout quand il est finement divisé, il ne tarde pas à manifester les symptômes propres au mercure, parce que cet état de division le rend attaquable par les acides de l'économie et par suite transformable en chlorure. Il en résulte des effets purgatifs et, si l'action se prolonge, les manifestations ordin. de l'intoxication mercurielle : ptyalisme, stomatite, ébranlement des dents, nécrose des maxillaires, etc. L'absorption par la peau, par suite de l'application de pommade mercurielle, peut amener les mêmes accidents.

Les doses massives ont été expérimentées comme agent mécanique dans le traitement du volvulus ; on emploie sous différentes formes le mercure divisé et à dose faible, c. purgatif, altérant, vermifuge, antisyphilitique. (V. les formules ci-après.)

Chim. — Le mercure ne s'altère pas au contact de l'air, mais par l'ébullition prolongée à l'air il se convertit en oxyde rouge. Il n'est pas attaqué par l'ac. chlorhydr., il se dissout à froid dans l'ac. nitrique dilué, en donnant du proto-nitrate; un excès d'ac. nitrique bouillant le fait passer à l'état de nitrate au maximum. L'ac. sulfurique conc. et bouillant le convertit en sulfate de bioxyde, avec dég[t] de gaz sulfureux. — Le protoxyde (Hg^2O) est noir; le bioxyde (HgO) est rouge.

Les *sels de mercure* donnent des sol. incolores à sav. métallique. La sol. du nitrate, du sulfate, a une réaction acide; beaucoup d'eau en précipite un sous-sel insol. — Calcinés dans un petit tube avec du carbonate de soude humecté, ils donn. un sublimé de mercure métallique. Ils sont réduits à l'état métallique par l'ac. sulfureux, le protochlorure d'étain et le cuivre métall. La tache produite sur ce métal devient brillante par le frottement et se volatilise par la chaleur. Ils sont précipités en noir par un *excès* d'ac. sulfhydr.; le précipité est, suivant les cas, du proto-sulfure ou du bi-sulfure, insol. dans le sulfhydrate d'ammoniaque, sol. dans l'eau régale.

Les *sels mercureux* ou *de protoxyde* sont précipités en noir par la potasse ou l'ammoniaque, en blanc par l'acide chlorhydrique. Ce précipité devient noir par l'addition de potasse ou d'ammoniaque.

Les *sels mercuriques* ou *de bioxyde* sont précipités en jaune par la potasse, en blanc par l'ammoniaque; l'add. d'ammoniaque ou la présence d'un sel ammoniacal fait que le précipité par la potasse est blanc. — L'iodure de potassium, ajouté avec précaution, prod. un précipité de bi-iodure rouge vif, sol. dans un excès de l'un ou l'autre précipitant, sans coloration de la liqueur. (V. d'autre part *Deuto-chlorure de mercure* et *Cyanure de mercure*.)

Toxic. — Nous avons donné à l'article *Deuto-chlorure de mercure* la description des symptômes de l'empoisonnement mercuriel, le procédé à suivre pour la recherche du poison, et l'indication des antidotes; nous renvoyons à cet article, qui contient tous les détails nécessaires.

Mél. et fals. — Peut contenir *plomb*, *bismuth*, *zinc*, *étain*. Traité par l'ac. chlorhydrique, il perdra de son poids le poids des métaux étrangers, qui seront dissous et pourront être reconnus. — Le mercure qui tache le papier en gris et fait la queue contient des métaux étrangers.

Pilules mercurielles simples. *Pilules bleues.*

Pr.	
Mercure pur	20
Conserve de rose	30
Poudre de réglisse	10

Eteignez le mercure avec la conserve de rose, ajoutez la poudre de réglisse, et div. en 400 pil. — Chacune contient 5 centigr. de mercure. (Cod.)

Pilules mercurielles purgatives. *Pilules de Belloste.*

Pr.	
Mercure pur	60
Miel blanc	60
Aloès du Cap pulv.	60
Poivre noir pulv.	10
Rhubarbe pulv.	30
Scammonée pulv.	20

Eteignez le mercure avec le miel et

partie de l'aloès ; ajoutez les poudres, et faites une masse homogène, que vous diviserez en pilules de 20 centigr. (Cod.)

Pilules mercurielles savonneuses. *Pilules de Sédillot.*

Pr. Pommade mercurielle. . . .	30
Savon médicinal pulv. . . .	20
Poudre de réglisse	10

Mêlez exactement ; div. en pilules de 20 centigr. — Chaque pilule contient 5 centigr. de mercure. (Cod.)

Cérat mercuriel.

Pr. Pommade mercurielle . . .	100
Cérat de Galien	100

Mêlez. (Cod.)

Pommade mercurielle. *Onguent mercuriel double ; Onguent napolitain.*

Pr. Mercure	500
Axonge benzoïnée.	460
Cire blanche	40

F. liquéfier l'axonge et la cire, versez-en une partie dans une marmite de fonte que vous exposerez à une temp. très modérée, pour maintenir le corps gras demi-fluide ; agitez avec un bistortier jusqu'à ce que le mercure soit complètement divisé ; puis ajoutez le reste du mélange d'axonge et de cire. (Cod.)

Pommade mercurielle faible. *Onguent gris.*

Pr. Pommade mercurielle . . .	100
Axonge benzoïnée.	300

Mêlez. (Cod.)

Onguent digestif mercuriel.

Pr. Onguent digestif simple . .	100
Pommade mercurielle . . .	100

Mêlez. (Cod.)

Emplâtre mercuriel. *Emplâtre de Vigo cum mercurio.*

Pr. Emplâtre simple.	2000
Cire jaune	100
Poix-résine purifiée. . . .	100
Gomme ammon. purif. .	30
Bdellium.	30
Oliban.	30
Myrrhe.	30
Safran	20
Mercure	600
Styrax liquide purifié . .	300
Térébenthine du mélèze. .	100
Huile vol. de lavande. . .	10

Pulv. le bdellium, l'oliban, la myrrhe et le safran. Eteignez dans un mortier légèrement chauffé le mercure avec le styrax, la térébenthine et l'huile vol. de lavande. F. liquéfier l'emplâtre avec la cire, la poix-résine et la gomme ammoniaque, ajoutez les poudres, et, quand l'emplâtre suffisamment refroidi n'aura plus que la consistance d'une pommade molle, incorporez exactement le mélange mercuriel. (Cod.)

Emplâtre résolutif. *Emplâtre des quatre fondants.*

Pr. Emplâtre mercuriel . . .	ãã 100
— de ciguë . . .	
— diachylon gommée	
— de savon. . .	

F. liquéfier doucement dans un vase de terre et mêlez par l'agitation. (Cod.)

Sparadrap mercuriel. *Sparadrap de Vigo.*

Pr. Emplâtre mercuriel	500
Huile d'olive.	Q. S.

On ajoute plus ou moins d'huile suivant la saison ; on fait liquéfier et on étend sur des bandes de toile. (Cod.)

Hydrargyrum cum cretâ. (Brit. pharm.)

Pr. Mercure.	28,35
Carbonate de chaux . . .	56,70

Mêlez exactement. (Cod.)

Mercure gommeux de Plenck. *Sirop de mercure et de gomme.*

Pr. Mercure.	1
Gomme arab.	3
Sirop diacode	4

Eteignez le mercure par trituration.

Mercure gommeux. *Mucilage mercuriel, Ethiops gommeux.*

Pr. Mercure.	1
Gomme arabique	2

F. un mucilage avec 1/4 de gomme ; éteignez-y le merc., aj. le reste de la poudre avec autant d'eau qu'il en faut. — En desséchant la masse à une douce chaleur et la réduisant en poudre, on obt. l'*Ethiops gommeux.*

Mercure avec la magnésie. *Mercure alcalisé, Ethiops magnésien.*

Pr. Mercure.	2
Manne	2
Magnésie carb.	1

Triturez le merc. avec la manne et qques gttes d'eau, aj. 1/8 de la magnésie et triturez jusqu'à extinction. Alors on traite la masse à 3 reprises par l'eau pour enlever la manne ; on ajoute au dépôt le reste de la magnésie et l'on fait sécher.

Mercure saccharin. *Ethiops saccharin, Sucre mercuriel* ou *vermifuge. Poudre de mercure saccharin.*

Pr. Mercure	1
Sucre blanc très sec.	2

On triture à sec jusqu'à ce que le merc. ait disparu. Destiné surtout aux enfants. (Soub.)

Mellite mercuriel. *Miel hydrargyrisé.*

Pr. Mercure. . . . . . . } āā. P. E.
Mellite simple. . . . }
(Swéd.)

☞ Fo. et Sw. indiquent un mellite mercuriel (mellite de précipité rouge), composé de précipité rouge 1,2, sucre 12, miel 90, destiné au pansement des ulcères vénériens.

Suppositoires mercuriels.

Pr. Beurre de cacao.	8
Onguent mercuriel	6
Cire et axonge. . . . āā	2

F. 4 supp.

Baume mercuriel de Plenck.

Pr. Mercure	8
Térébenthine	4

Eteignez le métal et ajoutez :

Axonge.	24
Onguent d'Arcæus	34
Mercure doux.	1,15

(Spielm.)

Pour le pansem. des ulcères vénériens.

Eau mercurielle simple. *Décoction de mercure.*

Pr. Mercure coulant	60
Eau commune	2000

Faites bouillir deux heures dans un matras et décantez.

Cette eau contient une partie de mercure à peine appréciable aux réactifs, mais qui suffit pour lui communiquer des propriétés.

Anthelminthique qu'on administrait jadis aux enfants à la dose de 20 à 100 gr., coupée ou non avec du lait, et avec ou sans sucre. (Dorv.)

Pommade mercurielle belladonée. (Velpeau.)

Pr. Onguent merc. double	30
Extrait de belladone	4

Engorgements lymphatiques.

Pommade ophthalmique. (Sichel.)

Pr. Onguent napolitain	8
Extrait de belladone.	4

En frictions sur le front contre les ophthalmies douloureuses accompagnées de photophobie intense.

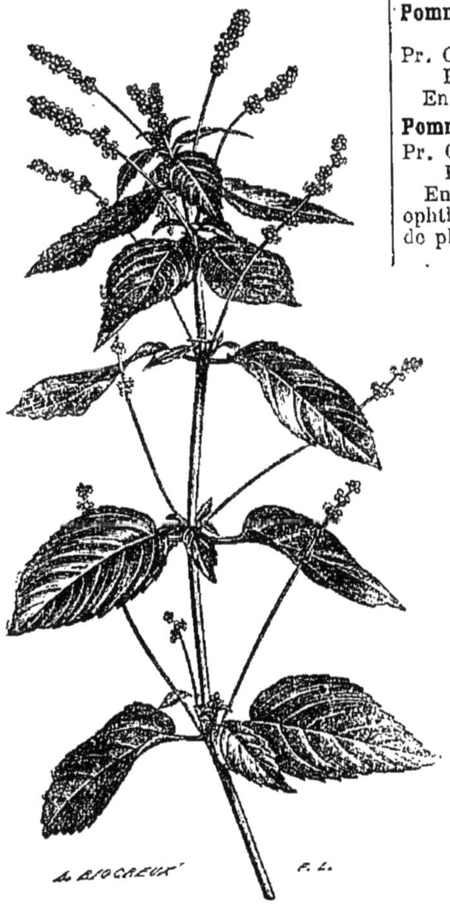

Fig. 99. — Mercuriale annuelle mâle.

MERCURIALE ANNUELLE. *Foirole; Mercurialis annua* L. — Euphorbiacées (fig. 99).

Pl. indigène très commune dans les champs et jardins. M. Reichardt y a trouvé un alcaloïde liq., volatil, très vénéneux, la *mercurialine* (Dorvault). Elle a des effets cathartiques très prononcés, qu'elle communique à ses infusés et décoctés. On ne l'emploie guère qu'en lavement sous forme de *Mellite* : 15 à 60 gr.

La *Mercuriale vivace, Mercurialis perennis* L., croît dans les bois ; elle passe pour plus active que la précédente. — Inusité.

Suc de mercuriale.
Prép. c. le *Suc de chicorée.*

Mellite de mercuriale. *Miel de mercuriale.*

Pr. Suc de mercuriale non dépuré	1000
Miel blanc	1000

F. bouillir, écumez ; cuisez à 31° Bé. Passez. (Cod.)

Lavement laxatif.

Pr. Mellite de mercuriale	100
Eau	400

Mêlez. (Cod.)

Lavement au miel mercurial ou laxatif.

Pr. Lavement émollient	n° 1
Miel mercurial	60

(F. H. P.)

Mellite de mercuriale composé. *Sirop de longue vie ou de Calabre.*

Pr. Racine fraîche d'iris commun	60
Rac. sèche de gentiane	30
Vin blanc	375

F. infuser 24 h., passez et f. un mellite avec :

Suc dépuré de mercuriale	1000
— de bourrache	250
— de buglosse	250
Miel blanc	1500

(Dorv.)

MEUM. *Fenouil d'ours; Meum athamanticum* Jacq. — Ombellifères.

La racine, grosse comme le petit doigt, à tissu lâche, ayant qque rapport avec la racine de fenouil, a une sav. amère et une od. de livèche. — Propr. générales des ombellifères aromatiques; stimulant, excitant, diaphorétique. — Inusité.

MIEL. Produit de l'*Abeille domestique; Apis mellifica* L. — Insectes Hyménoptères.

Le miel est recueilli sur les nectaires des fleurs par les abeilles, qui, après l'avoir élaboré dans leur premier estomac, le dégorgent et le déposent dans les alvéoles des gâteaux supérieurs des ruches. — On le récolte en septembre et octobre; le miel qui s'écoule d'abord par simple exposition à une douce chaleur est le *miel vierge;* celui qu'on extrait par pression des gâteaux constitue les autres sortes, selon son degré de pureté. — Les propriétés, le goût, l'odeur et la couleur du miel varient avec les localités, l'espèce de l'abeille qui le produit et la flore environnante. Les Labiées aromatiques fournissent un miel estimé, le sarrasin un miel commun, de saveur peu agréable, très coloré; les plantes vénéneuses des miels délétères. Le Chili nous expédie aujourd'hui une grande quantité de miel de toutes qualités.

Comp. — D'après Soubeiran, contient : glucose, sucre dextrogyre que les acides intervertissent, sucre lévogyre liquide, facilement altérable par les alcalis; mannite, acides végétaux, mat. odorantes et colorantes. Les miels de bonne qualité (Narbonne, Gatinais, mont Hymète) sont peu colorés, d'od. et de sav. très agréables; les miels inférieurs (Bretagne, la Havane) sont colorés, contiennent souvent de la cire, du couvain, et fermentent aisément; ils doivent être employés seulement en lavements.

Le miel est principalt un aliment ; on lui reconnaît des propr. laxatives assez prononcées que l'on met souvent à profit dans la médication antiphlogistique; on en édulcore les tisanes (60 à 100 gr. par litre). Pour *lavement laxatif*, on emploie : miel commun, 50 à 125 gr.

Sa dissolution dans l'eau, fermentée, constitue l'hydromel vineux des peuples du Nord.

Mél. et fals. — On l'add. de *farines*, *fécules*, *amidon* : traité par l'eau bouill., il donne une liq. qui bleuit par l'iode; de *glucose* : la sol. chaude de ce miel dans l'eau dist. précipitera par le chlorure de baryum (*sulfate*) et par l'oxalate d'ammoniaque (*chaux*), parce que le glucose contient touj. une cert. q. de ce sel. — Un miel contenant de la *cire* ne se clarifie pas.

Tisane de miel. *Hydromel simple.*

Pr. Miel très beau	100
Eau tiède	1000

Délayez et passez. (Cod.)

Lavement au miel.

Pr. Miel commun	100
Eau	400

Alcoolat de miel composé. *Eau de miel odorante, Esprit de miel.*

Pr. Miel de Narbonne	320
Coriandre	320
Zestes frais de citron	40
Girofles	30
Muscades	20
Benjoin	20
Storax calamite	20
Vanille	15
Eau de roses	200
— de fleurs d'oranger	200
Alcool à 85° c.	1920

On divise les substances et on les fait macérer dans l'alcool pendant trois jours. Alors on ajoute le miel et les eaux distillées et l'on distille toute la partie spiritueuse.

Quelquefois on y ajoute de l'ambre et du musc.

Préparation d'une odeur très suave, exclusivement destinée à la toilette. (Dorv.)

Onguent de Pidérit.

Pr. Miel jaune	220
Pulpe d'oignon	220
Cire jaune	42
Poix-résine	42
Savon noir	42

(Cad.)

On trouve dans les formulaires des prép. anal. dans lesquelles il n'entre ni cire ni résine. (Dorv.)

MILLEFEUILLE. *Herbe aux charpentiers*; *Achillea millefolium* L. — Synanthérées.

Les somm. fleuries sont amères, arom., astringentes; on les pile pour les appliquer en topique sur les coupures; la décoction concentrée passe pour fébrifuge. Elles cont. une huile vol. colorée en vert ou en bleu, du tannin, une mat. amère, etc. — Peu usité.

La **Ptarmique**, *Herbe à éternuer*, *A. Ptarmica* L., est sialagogue, sternutatoire; l'**A. herba rota** All. est aromatique, vulnéraire; l'**A. moschata** Jacq., *Genépi blanc*, *Iva*, est cordiale, sudorifique; l'**A. ageratum** L., *Eupatoire de Mésué*, est vermifuge. — Inusités.

MILLEPERTUIS. *Hypericum perforatum* L. — Hypéricinées.

Les somm., froissées dans les doigts, exhalent une od. résineuse; les feuilles sont parsemées de vésicules translucides (mille-pertuis). Elles cont. une résine odorante, du tannin, etc. C'est un astringent populaire, un peu excitant. — Peu usité.

Poudre de millepertuis.
Prép. c. la *Poudre de flles d'oranger.*

Huile de millepertuis.
Pr. c. l'*Huile de camomille.*

MIXTURES.

Ce nom s'applique à un certain nombre de préparations liquides, mal définies, qu'on ne peut ranger dans les autres classes, et généralement composées de substances actives. Elles doivent être prises en petite quantité à la fois, souvent par gouttes. Ce sont le plus souvent des médicaments magistraux.

MOELLE DE BŒUF.

Cette matière grasse, qui, d'après M. Carl Eilerh, est la combinaison glycérique des trois acides : palmitique, médullique et élaïdique, se trouve dans la cavité centrale des os du bœuf. Pour l'employer en pharmacie, on la purifie de la manière suivante : On la coupe en tranches minces, que l'on piste dans un mortier, puis on la fait fondre dans une gr. q. d'eau; on passe le tout à travers un linge dans un mortier, et on laisse refroidir. La moelle se rassemble à la surface en une plaque que l'on enlève et qu'on laisse sécher à l'air sur plusieurs doubles de papier à filtrer; on la fond de nouveau pour la couler dans des pots. — La moelle ainsi purifiée est une graisse ferme, qui n'a que les propr. adoucissantes des corps gras. Elle entre dans qques pommades.

MOLÈNE. *Bouillon-blanc; Verbascum Thapsus* L. — Scrophulariacées.

Les feuilles et les fleurs sont émollientes, béchiques, diaphorétiques. Les fleurs noircissent par leur exposition à l'air et à la lumière; pour les conserver belles, il faut les tasser fort[t] quand elles sont bien sèches et les tenir à l'abri de la lumière. — *Infusé* : 10 : 1000. Les feuilles sont employées en cataplasmes.

Espèces pectorales. *Fleurs pectorales.*

Pr. Fleurs de bouillon blanc.	ãã P. E.
— de coquelicot. .	
— de guimauve . .	
— de mauve. . . .	
— de pied de chat.	
— de tussilage . .	
— de violettes. . .	

Mêlez.

Sirop d'espèces pectorales.

Pr. Espèces pectorales	100
Eau bouillante.	1200
Sucre blanc	2000
Eau dist. de fl. d'oranger.	50
Extrait d'opium.	0,30

F. infuser pendant 6 h. en vase clos les fleurs dans l'eau bouillante; passez et exprimez pour obtenir 1000 gr. de liqueur, filtrez, ajoutez l'eau de fl. d'oranger dans laquelle on aura fait dissoudre l'extrait d'opium, et faites avec le sucre un sirop par simple solution au B.-M. couvert. Passez. (Cod.)

Pâte pectorale.

Pr. Espèces pectorales	100
Eau filtrée.	3000
Gomme arabique.	3000
Sucre	2000
Eau de laurier-cerise. . .	100
Extrait d'opium	2

F. fondre la gomme dans l'infusion des fleurs, après l'avoir lavée et égouttée; passez à travers une toile serrée, ajoutez le sucre et l'extrait d'opium dissous dans l'eau distillée de laurier-cerise et continuez l'opération comme pour la pâte de jujubes. — 100 gr. contiennent environ 3 centigr. d'extrait d'opium. (Cod.)

MONÉSIA. *Buranhem* ou *Guaranhem du Brésil; Chrysophyllum leucophlæum* Casaretti. — Sapotacées.

L'écorce de monésia est sous forme de plaques grandes comme la main, épaisses de 6 à 8 millim., compactes, dures, à cassure nette, brunes. Sa sav., d'abord douce et sucrée, devient âcre à la gorge. — On exporte aussi du Brésil un extrait de monésia en plaques épaisses de 2 à 3 centim., brunes. — La Monésia contient de la *Monésine* (Henry et Payen), mat. anal. à la saponine, du *tannin*, une mat. colorante rouge.

C'est une subst. astringente, qu'on doit placer à côté du ratanhia et du cachou; après avoir joui d'une certaine vogue, elle est actuellement fort délaissée.

Extrait de monesia.
Prép. c. l'*Extrait de gentiane.* — Rendement : 20/100.

Sirop de monésia.
Prép. c. le *Sirop de ratanhia.*

MONNAIES (Essai des fausses).

On peut reconnaître les fausses monnaies par des caractères physiques et des caractères chimiques.

Les *caractères physiques* les plus importants sont :

1° La *couleur*. A moins d'être argentées ou dorées, les pièces formées d'alliages communs ont une couleur grisâtre.

2° Le *son*. Les fausses pièces rendent un son sourd. Cependant il suffit d'une paille pour donner ce caractère aux pièces de bon aloi.

3° L'*odeur* et le *toucher*. La présence de l'étain, du plomb, de l'antimoine et du zinc donne aux pièces la propriété de dégager une odeur particulière par le frottement. — De plus, elles sont grasses au toucher et noircissent les doigts quand le plomb domine.

4° La *densité*. Généralement, les pièces fausses, sous un même volume que les vraies, n'ont pas le poids légal.

5° Les *dimensions*. Quand une pièce suspecte a le même poids et le même diamètre qu'une bonne pièce, il faut s'assurer qu'elle a la même épaisseur.

Enfin il ne faut pas oublier que les pièces d'argent et d'or, pour un même règne, présentent la tête du souverain tournée en sens inverse, ce qui peut faire reconnaître immédiatement des pièces de cuivre ou d'argent simplement dorées.

Caractères chimiques. Quand l'examen physique a indiqué que la pièce était justement soupçonnée, on doit avoir recours à l'analyse pour déterminer exactement sa composition.

MORELLE. *Morelle noire; Solanum nigrum* L. — Solanées.

Cette pl. indigène participe faibl^t des propr. narcotiques de ses congénères. Dans le Nord, elle est comestible. Elle doit son action lég^t calmante à la *Solanine,* alcaloïde faible que l'on retrouve dans plusieurs pl. de cette famille, et en particulier dans les germes de pomme de terre. C'est une subst. toxique; elle cristallise en petits prismes incolores, à sav. faibl[t] amère, peu sol. dans les dissolvants; ses sels sont très sol. et cristallisent mal. C'est un stupéfiant puissant; elle paralyse les membres postérieurs et cause de violentes convulsions.

La morelle est usitée à l'extérieur, en *cataplasmes*, *lotions*, *injections vaginales* (50 : 1000). Elle entre dans plusieurs prépar. officinales.

Injection de morelle.

Pr. Flles sèches de morelle . .	50
Eau bouillante	1000

F. infuser 1 h., passez avec expression à travers une étamine. (Cod.)

MORPHINE. *Morphina.* $= C^{34}H^{19}AzO^{6},2HO$, ou $C^{17}H^{19}AzO^{3} + H^{2}O = 285$.

Prép. — Pr. :

Opium.	10000
Chlorure de calcium fondu.	1200
Acide chlorhydrique.	Q. S.
Ammoniaque	Q. S.

Epuisez l'opium par l'eau, et évaporez en consistance d'extrait; reprenez par l'eau, filtrez, évaporez en consistance de sirop clair, et ajoutez pendant qu'il est encore chaud le chlorure de calcium dissous dans 2 f. son poids d'eau. Délayez le tout dans l'eau froide et filtrez. Il reste sur le filtre : méconate et sulfate de chaux, matière colorante et résineuse. — La liq. par concentration laisse déposer une nouvelle q. de méconate qu'on sépare; évaporez-la au B.-M. en consistance de sirop clair; acidifiez par l'acide chlorhydrique et laissez cristalliser dans un endroit frais. — Exprimez les cristaux et reprenez par l'eau bouillante en petite quantité pour les purifier par une nouvelle cristallisation. — Ces cristaux sont un chlorhydrate double de morphine et de codéine (*sel de Gregory*); mélangez-les avec poids égal de charbon animal lavé, dissolvez dans l'eau bouillante, filtrez et précipitez la solution bouillante par l'ammoniaque; la morphine se précipite seule; on la lave, on la sèche, et on la fait cristalliser par solution dans l'alcool. — La codéine reste dans la liqueur.

Cristaux prismatiques incolores, à saveur amère; solubles dans 500 p. d'eau bouillante; presque insolubles dans l'éther; solubles dans les lessives alcalines, même dans l'eau de chaux, moins dans l'ammoniaque; colorés en rouge par l'acide nitrique. (Codex.)

En faisant réagir l'iodure de méthyle sur la morphine en présence de la soude caustique, M. E. Grimaux a obtenu la codéine, identique par ses propr. physiques et chimiques à la codéine extraite directement de l'opium. En substituant l'iodure d'éthyle à l'iod. de méthyle, il a préparé une nouv. base qui ne diffère de la thébaïne que par 5 at. d'hydrog. et a, comme celle-ci, des propr. convulsivantes, — Ces expériences démontrent l'exactitude d'une vue théorique qui faisait considérer la morphine comme ayant la constitution d'un phénol.

Act. phys. — La morphine est toujours employée à l'état de sels, parce que ceux-ci, étant plus facilement solubles, manifestent l'action de la base avec plus de sûreté et de rapidité. Ingérée, elle ralentit le pouls, cause un peu de mal de tête, des troubles de la vision, de la somnolence ou du sommeil. La sensibilité s'engourdit, il se produit des nausées et même des vomissements; les urines sont rares et la transpiration exagérée. Après quelques doses, il y a perte d'appétit, constipation, faiblesse musculaire. Quand la dose est élevée, il se produit, avec ces symptômes, des mouvements convulsifs, que le décubitus horizontal paraît augmenter; à dose toxique, les désordres prennent la forme apoplectique, avec faiblesse des membres, refroidissement, rétrécissement des pupilles, coma, convulsions précédant la mort.

Appliquée sur la peau dénudée d'épiderme, elle produit d'abord une sensation de piqûre douloureuse, suivie d'anesthésie locale.

En somme, son action est à peu de chose près celle de l'opium, dont elle représente toute la puissance sous un moindre volume. C'est un calmant, un sédatif énergique employé journellement dans le traitement des affections douloureuses et spasmodiques : 1 à 5 centigr. par jour sous différentes formes; à dose moindre, en injections hypodermiques.

Chim. et toxic. — Voir *Opium*.

Mél. et fals. — Doit brûler sans résidu, ce qui exclut les *mat. fixes*; être entièrement sol. dans la potasse caustique à 20° Bé et à peine sol. dans l'éther, ce qui exclut la *narcotine*.

Alcoolé de morphine. *Alcool* ou *teinture de morphine*, *Soluté alcoolique de morphine*.

Pr. Acétate de morphine 1
Alcool à 50° c. 10

Faites dissoudre. (Guib.)

Cet alcoolé contient 1 décigramme d'acétate de morphine par 4 grammes, comme la *solution aqueuse de morphine* de Magendie, mais il se conserve mieux que cette dernière.

Dose : comme les laudanums. (Dorv.)

Huile de morphine.

Pr. Hydrochl. de morphine . . 1
Huile d'amandes douces . 1000

Dissolvez. Usage interne et surtout externe. (Dorv.)

Chlorodyne. (Collis Browne.)

Pr. Chloroforme. 30
Ether sulfurique. 20
Acide perchlorique. 30
Alcoolé de cannabis indica. 20
Mélasse. 200
Alcoolé de capsicum annuum. 30
Morphine. 10
Acide cyanhydrique médicinal à 1/50. 10
Essence de menthe 50

F. dissoudre la morphine dans l'acide perchlorique, mêlez; agitez pour l'usage. — Antispasmodique, calmant très usité en Angleterre. — Frictions : 4 à 5 gr.

La formule ci-dessus a été déduite de l'analyse. (Jeannel.)

MOU DE VEAU. *Poumons de veau.*

On en fait des bouillons, un sirop pectoral, qui doivent toutes leurs propriétés aux substances diverses qu'on y fait entrer concurremment. Il est clair que le mou de veau seul ne donnerait qu'un bouillon léger, propre aux convalescents, ayant quelque valeur alimentaire, mais non médicamenteuse.

Sirop du mou de veau.

Pr. Mou de veau		1000
Jujubes Dattes Raisins secs	ãã	150
Racine de consoude. — de réglisse.	ãã	50
Feuilles de pulmonaire		150
Eau		2000
Sucre blanc		2000

Coupez le mou en petits morceaux, et lavez-le à l'eau froide ; mettez toutes les substances dans un B.-M. couvert, avec la quantité d'eau indiquée, et entretenez l'ébullition pendant 6 h. Exprimez, décantez, clarifiez au blanc d'œuf, ajoutez le sucre et faites un sirop cuit à 31° Bé. (Cod.)

Bouillon de mou de veau.

Prép. c. le bouillon de veau.

Pâte pectorale de mou de veau (Dégenétais).

Pr. Mou de veau	1000
Figues grasses	500
Dattes	500
Jujubes	500
Gomme arabique	3000
Sucre candi	1500
Baume de Tolu	125
Eau de fl. d'oranger	93
Teinture de vanille	8

(Brevet expiré.)

MOUCÆNA. *Mussena* ou *Boussena*; *Albizzia anthelmintica* Brongn. — Légumineuses.

Cette écorce, qui fait partie de la matière médicale du Codex, bien qu'elle ne se trouve pas dans le commerce, est employée en Abyssinie comme tæniafuge (40 à 60 gr. de poudre dans du miel). Elle tue le ver, qui est rendu dans la journée ou plus tard, sous forme de bouillie caillebotée; à dose plus forte, cette écorce produit des effets purgatifs.

MOURON BLANC. *Alcine media* L. — Dianthées.

Plante émolliente; on la donne à manger aux oiseaux.

Le **Mouron rouge**, *Anagallis phœnicea* DC. — Primulacées, a été essayé contre la rage. — Inusités.

MOUSSE DE CORSE. *Gigartina Helminthocorton* Lamk. — Algues.

On la récolte sur les rochers de Corse, de Sicile, de Sardaigne, etc. Outre le *Gigartina Helminth.*, qui domine, elle est constituée par le mélange de plus de vingt algues diverses, et souillée de terre, de coquillages, etc. Elle est toujours humide; od. saumâtre; sav. salée, désagréable. — Sa composition n'offre rien de particulier; on y trouve naturellement du sel marin et un peu d'iode. — Vermifuge très usité pour les enfants (*décocté* : 10 à 25 gr. pour 500 d'eau; *poudre* : 2 à 10 gr.; *gelée*, *tablettes*, etc.).

Elle a aussi quelque valeur comme fondant, contre les engorgements des glandes, en raison de l'iode qu'elle contient.

Poudre de mousse de Corse.

Etalez-la sur une table et frappez-la avec une spatule pour briser et séparer les graviers et les coquillages ; contusez-la ensuite dans un mortier de marbre avec un pilon de bois, et criblez-la. — Enfin, faites sécher à l'étuve ; pulv. au mortier de fer et passez au tamis de soie. (Cod.)

Sirop de mousse de Corse.

Pr. Mousse de Corse mondée. 200
Eau. . . . . Q. S.
Sucre 1000

Versez sur la mousse 500 gr. d'eau bouillante, faites infuser 6 heures et exprimez ; renouvelez ce traitement avec Q. S. d'eau pour que les deux infusés réunis pèsent 530 gr. Laissez déposer et décantez la liqueur, ajoutez le sucre et faites un sirop par solution au B.-M. que vous clarifierez au papier. (Cod.)

Gelée de mousse de Corse.

Pr. Mousse de Corse. 30
Sucre blanc 60
Vin blanc 60
Colle de poisson 5

Faire bouillir la mousse de Corse dans Q. S. d'eau pendant 1 heure, pour obtenir 200 gr. de liqueur ; exprimez, ajoutez le vin blanc, le sucre et la colle de poisson, que vous aurez fait ramollir par macération dans 30 gr. d'eau froide. Cuisez en consistance de gelée, passez à l'étamine, et laissez prendre au frais. — On doit obtenir ainsi environ 125 gr. de gelée. (Cod.)

Lavement anthelminthique.

Pr. Mousse de Corse. 12
Eau. 375
F. bouillir dix min., passez et aj.
Huile de ricin 30
(Foy.)

MOUTARDE BLANCHE. *Sinapis alba* L. — Crucifères.

Semences jaune clair, contenant dans leur épisperme une subst. mucilagineuse, sol. dans l'eau, qu'elle rend visqueuse; les cotylédons sont huileux et renferm. parmi leurs principes de la *myrosine* (subst. albuminoïde) et de la *sulfosinapisine* ($C^{34}H^{24}Az^2S^2O^{10}$) qui par réaction mutuelle donnent naissance à une mat. piquante non préexistante. — On emploie ces sem. entières à la dose d'une à deux cuillerées à bouche, comme laxatives; la légère irritation produite sur la muqueuse de l'estomac et de l'intestin favorise le travail digestif; mais un usage prolongé peut avoir des inconvénients.

MOUTARDE NOIRE ou **GRISE.** *Sinapis nigra* L. — Crucifères.

Outre la *myrosine*, que contiennent aussi les semences de moutarde blanche, celles-ci renferment de l'*acide myronique* combiné à la potasse (Bussy). Ces deux corps réagissant en présence de l'eau donnent naissance à une h. vol. sulfurée ($C^8H^5AzS^2$), qu'on sépare par distillation. Cette huile est extrêm^t âcre, irritante, d'od. vive et pénétrante, de couleur citrine. En outre, les sem. contiennent environ 28 0/0 d'huile fixe.

Act. phys. — La farine de moutarde sous l'influence de l'eau donne immédiatement naissance à l'huile volatile que nous venons d'indiquer. Cette réaction est mise à profit pour la médication révulsive et explique l'effet des sinapismes. Il se produit rapidement une sensation de picotement et de cuisson en même temps que la peau se couvre d'un vive rougeur; l'application prolongée peut amener la vésication et même la mortification du derme et des tissus sous-jacents. Les vapeurs d'huile volatile irritent les yeux, les narines et les bronches. — Dans l'estomac, la moutarde cause des phénomènes analogues d'irritation, que l'on modère en abaissant les doses. Elle est surtout usitée comme condiment et fait partie de qques prépar. antiscorbutiques.

Il faut dans tous les cas éviter d'associer la farine de moutarde aux acides, à l'alcool, aux alcalis, à l'eau bouillante, qui, en coagulant la myrosine, empêcheraient la formation de l'huile volatile.

Mél. et fals. — La farine de moutarde traitée par l'éther doit donner 28 à 30 0/0 d'huile fixe, ce qui exclut le mélange de *tourteaux épuisés*. Elle ne doit pas laisser plus de 5 0/0 de cendres, ce qui exclut l'addition de *mat. minéralees;* elle ne doit pas donner par décoction une solution que l'iode bleuit, ce qui indiquerait le mélange de *fécule* ou d'*amidon*.

Poudre de moutarde noire. *Farine de moutarde.*

Prép. c. la *Farine de lin.*

Cataplasme rubéfiant. *Sinapisme.*

Pr. Farine de moutarde . . . 200
Eau tiède . . . . Q. S.

Délayez dans l'eau, de manière à obtenir une pâte de consistance de cataplasme. Employez l'eau froide ou à peine tiède et non chaude ; le vinaigre, comme l'eau bouillante, empêche la formation de l'huile volatile. (Cod.)

Pédiluve sinapisé.

Pr. Farine de moutarde . . . 150
Eau tiède 6000

Pour un bain de pieds. (Cod.)

Cataplasme sinapisé.

Pr. Cataplasme de farine de lin. Q. V.

Etendez sur un linge et saupoudrez avec : Moutarde en poudre, Q. S. pour former l'épaisseur d'une pièce de 5 fr.

Moutarde en feuilles. (Rigollot.)

C'est de la farine de moutarde. privée d'huile fixe par la pression suivie d'un traitement par le sulfure de carbone ou l'essence de pétrole, puis séchée et fixée à la surface d'un papier au moyen d'une solution légère (4 à 5 0/0) de caoutchouc dans le sulfure de carbone. — Pour arriver à un bon résultat, il fallait satisfaire à deux conditions qui se trouvent remplies : obtenir une farine de moutarde inaltérable par le temps ; employer un liquide agglutinatif qui ne contint aucun liquide de nature à altérer les éléments de l'essence de moutarde ou qui pût faire obstacle à l'imbibition par l'eau.

Ce sinapisme agit avec rapidité et certitude. Toutefois son action ne va pas jusqu'à la vésication, grâce au peu d'épaisseur de la couche de poudre ; pour les personnes dont la peau est très sensible, on peut recouvrir la surface d'une feuille de papier-joseph mouillée.

MOXAS.

Petits cônes de 2 centim. de diamètre et 2 centim. de hauteur, formés de subst. celluleuses ou textiles et général[t] add. de nitrate de potasse pour en rendre la combustion facile. Ils sont destinés à être appliqués sur la peau par la base large, tandis qu'on allume la partie supérieure. On produit ainsi une brûlure plus ou moins profonde et par suite une révulsion active. On emploie à leur confection la moelle du grand soleil, la ouate, le coton, le chanvre, le lycopode, le charbon. L'indication qu'il importe de remplir est d'obtenir une masse qui brûle également, après qu'on l'a allumée, avec ou sans l'aide du soufflet.

On substitue souvent aux moxas le *Marteau de Mayor*, dont les extrémités sont plates et d'un diamètre convenable. On trempe ce marteau à plusieurs reprises dans l'eau bouillante avant de l'appliquer.

Moxa au charbon.

Pr. Charbon végétal	15
Nitrate de potasse	2
Gomme adragante	5

On fait un mucilage épais, on ajoute les poudres et l'on roule en cylindres de div. grosseurs. Ces cylindres secs sont appliqués, allumés, sur la partie qu'on veut cautériser. (Reveil.)

MUCILAGES.

Prépar. de consist. visqueuse, obtenues en dissolvant ou délayant dans l'eau les gommes et les mat. analogues. Les mucilages servent à maintenir en suspension les poudres introduites dans les potions, à émulsionner les huiles, à donner la consist. et le liant nécessaires aux masses pilulaires, à la pâte des pastilles, etc. — On les obt. par macération, digestion ou décoction suivant les cas; d'autres sont préparés au moment du besoin, à l'aide du mortier.

MUDAR. *Asclepias gigantea* L. — Apocynées (Indes).

La rac. est très estimée en Orient, comme antiherpétique, antisyphilitique. Expectorante à petite dose, nauséeuse et même émétique à haute dose. — Inusité en Europe.

MUGUET. *Convallaria maïalis* L. -- Asparaginées.

La fleur exhale une od. suave, mais forte et étourdissante. Étant desséchée et réduite en poudre, elle constitue un sternutatoire énergique. C'est à peu près son seul usage. — On y a trouvé deux glucosides : la *Convallarine*, qui n'a qu'une action purgative, et la *Convallamarine*, qui est un poison du cœur (Walz). C'est à cette dernière qu'il faut attribuer les bons effets du muguet contre certaines insuffisances valvulaires du cœur et les palpitations nerveuses. Pour préparer la convallamarine, on fait une teinture alc. avec toute la plante; on précipite par du sous-acétate de plomb et on filtre; on élimine l'excès de plomb par q. s. d'acide sulfurique, sans excès. On chasse par distillation et évaporation tout l'alcool; la liq. refroidie et filtrée, est précipitée par le tannin, le précipité redissous dans l'alcool et décomposé par l'oxyde de zinc. La liqueur évaporée laisse en résidu la convallamarine, qu'on purifie par solution et décoloration au charbon (Tanret.) — 5 à 8 milligr. injectés dans les veines d'un lapin le tuent par arrêt du cœur en quelques minutes. — La *maïaline* et l'*acide maïalique* isolés par

M. Stan.-Martin, sont probablement des produits de transformation des glucosides précédents.

Doses. — L'*infusion* de 3 à 7 gr. de plante dans 180 gr. d'eau, 4 cuillerées par jour, est diurétique et sédative. L'*extrait alcoolique* des fleurs et tiges, privé du principe résineux purgatif, paraît le plus actif : 0,50 à 2 gr. par jour sous forme de sirop.

Sirop de convallaria maïalis.

Pr. Extrait de conv. maïalis. .	2
Sirop simple.	100
Alcoolature d'éc. fraîches d'oranges douces.	5

M. 1 cuillerée à bouche représente 0,50 d'extrait.

MURIER NOIR. *Morus nigra* L. — Morées.

Les mûres (*soroses* formées par des akènes entourés des divisions du périanthe, qui se soudent entre elles et deviennent charnues) sont acidules, rafraîchissantes, lég[t] astringentes, et servent à préparer un sirop utile dans les affections fébriles, et usité en gargarismes dans les angines inflammatoires. — L'écorce de racine du mûrier noir, comme celle du *Mûrier blanc*, est âcre, amère, purgative et vermifuge.

Suc de mûres.
Prép. c. le *Suc de framboises.*

Sirop de mûres.
Prép. c. le *Sirop de groseilles.*

MUSC. Matière sécrétée par le *Chevrotain porte-musc ; Moschus moschiferus* L. — Mammifères ruminants.

Le musc nous vient d'Asie, où le chevrotain se rencontre sur une vaste étendue de territoire. Frais, c'est une matière semi-fluide, brunâtre, à od. très forte et sav. amère. Sec, il est solide, granuleux, onctueux au toucher, brun noirâtre. Il est renfermé dans une poche que le mâle seul porte entre l'ombilic et le fourreau de la verge ; cette poche, oblongue, est recouverte d'un côté par les poils qui convergent vers un orifice inférieur et central ; du même côté, on remarque un sillon prononcé qui est la trace de la verge.

Dans le commerce, on distingue deux sortes de musc : 1° le *musc Tonquin*, qui vient de la Chine ; en poches, couvertes d'un poil roux, brûnâtre vers le centre ; c'est le plus estimé (fig. 100) ; 2° le *musc Kabardin*, qui vient du Bengale et des monts Altaï, dit aussi *musc de Sibérie ;* en poches plus longues, plates, couvertes de poils blanchâtres, un peu argentés (fig. 101).

La composition du musc est complexe et comprend surtout des produits d'élimination : cholestérine, mat. grasses, ammoniaque, sels, etc. ; on n'a pu en isoler le principe volatil, doué cependant d'une propriété d'expansion fort singulière.

Act. phys. — C'est un stimulant général, auquel on a recours dans les fièvres ataxiques et typhoïdes, pour réveiller ou régulariser la circulation et les fonctions nerveuses. Il s'emploie aussi c. antispasmodique dans la chorée, l'hystérie, l'épilepsie (10 centigr. à 4 gr. sous div. formes).

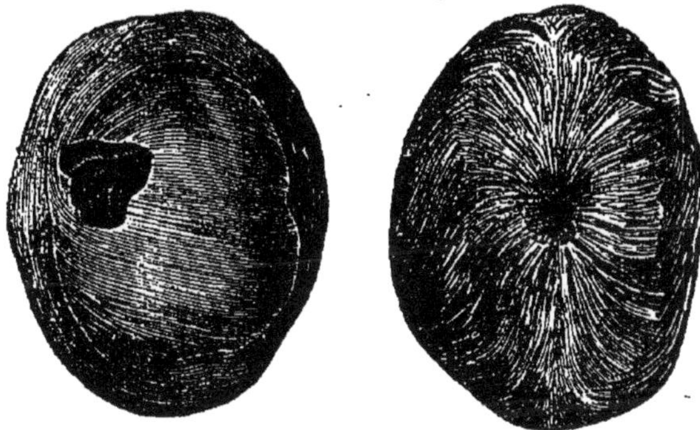

Fig. 100. — Musc Tonquin.

Incomp. — Tous les composés cyaniques, toutes les substances qui contiennent de l'h. vol. d'amandes amères, le sirop d'orgeat,

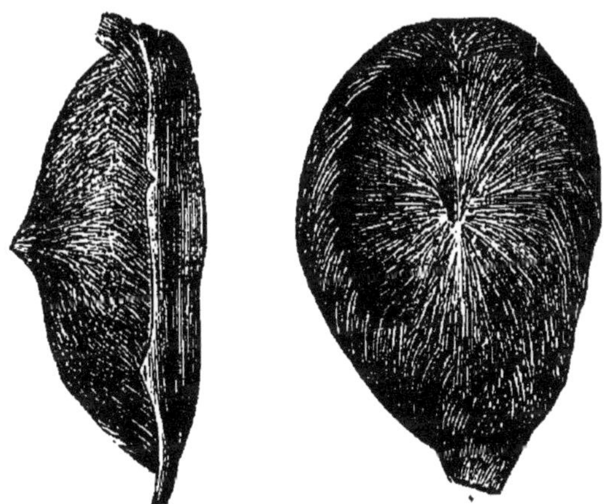

Fig. 101. — Musc Kabardin.

l'eau de laurier-cerise, le seigle ergoté, l'essence de moutarde, le soufre doré d'antimoine, le kermès, font disparaître ou altèrent l'odeur du musc. C'est le signe d'une altération qui coïncide sans doute avec la perte totale ou partielle des propr. du médicament.

Mél. et fals. — Le musc, hors vessie surtout, se prête aux falsifications; il faut donc de préférence acheter les poches entières et s'assurer qu'elles n'ont été ni recousues ni recollées. Il doit abandonner à l'eau bouillante 60 à 70 0/0 de matières solubles, ne laisser par l'incinération que 4 à 6 0/0 de cendres, et perdre très peu de son poids par dessiccation.

Teinture de musc.

Prép. c. la *Teinture de castoreum*, avec 1 p. pour 10 p. alcool à 80°.

Teinture éthérée de musc.

Prép. c. la *Teint. éth. de castoreum*, avec 1 p. pour 10 p. éther à 0,76.

Lavement au musc.

Pr. Musc	1
Jaune d'œuf	n° 1/2
Décocté de graine de lin.	250

En ajoutant à ce lavement 2 de camphre, on a le *lavement musqué camphré*. (Bouch.)

Pastilles stimulantes. *Diablotins stimulants*.

Pr. Sucre	500
Mastic	12
Safran	8
Musc	4
Gingembre	2
Ambre gris	2
Girofle	4
Infus. de marum	Q. S.

Faites des tablettes. (Vir.)

Ces pastilles sont à peu près les *Pastilles aphrodisiaques* de quelques pharmacopées.

4 à 5 par jour dans l'anaphrodisie. (Dorv.)

Pastilles dites **Cachundé.**

Pr. Terre bolaire	500
Succin	250
Musc	30
Ambre gris	30
Bois d'aloès	160
Carb. de magnésie	330
Santal rouge	1000
— citrin	50
Mastic	30
Acore	30
Galanga	30
Cannelle	30
Aloès	30
Rhubarbe	30
Myrobolans	30
Absinthe	30
Ivoire calciné	900

Porphyrisez ces substances et arrosez-les avec :

Vin muscat	500
Eau de roses	250

Mêlez exactement et avec :

Sucre	24000
Mucil. de gomme adrag.	Q. S.

Faites des pastilles de 0,6.

Bouchardat ne fixe point la quantité de sucre; celle que nous avons indiquée est calculée d'après celle de la formule donnée par Guibourt et dans laquelle il entre des perles et des pierres précieuses.

Suivant quelques auteurs, dans le cachundé des Indiens il entrerait du *Haschich* et une terre argileuse appelée *masquiqui*.

Aphrodisiaque, stomachique. (Dorv.)

MUSCADE. Semence du *Muscadier aromatique; Myristica moschata* Thunb. — Myristicées.

Le fruit du muscadier est une drupe pyriforme, grosse comme une pêche, dont le brou se sépare en deux valves et met à nu la muscade, revêtue d'un faux arille découpé en lanières charnues anastomosées, irrégulières, de couleur orangée (*Macis*). La muscade elle-même est grosse comme une forte olive, gris rougeâtre, dure, mais facile à entamer au couteau; l'intérieur est marbré de gris et de rouge brun. — Od. forte, aromatique, agréable; sav. chaude, âcre.

Comp. — Contient une huile fixe solide, une essence (le mélange de ces deux subst., obtenu par expression à chaud, constitue le *beurre de muscade*, en pains carrés, jaunâtres, marbrés de rouge, à od. forte de muscade), de l'amidon, etc. Le *macis* a une composition analogue.

L'huile fixe fond vers 32°; elle est formée d'une h. semi-fluide jaune et d'une mat. grasse incolore : la *Myristine*. L'ess. est aussi formée de deux ess., l'une hydrocarburée, isomère de l'ess. de térébenthine, l'autre oxygénée, qu'on a nommée *Macène*.

La muscade et le macis sont des stimulants diffusibles actifs; on les emploie peu séparément, mais ils font partie de nombr. prépar. officin. Ils sont fort usités comme condiments.

Poudre de muscades.
Concassez-les dans un mortier de marbre, puis passez au moulin comme le poivre, et passez au tamis de crin serré. (Cod.)

Teinture.
Prép. c. *Teinture de cannelle*, alc. à 80°.

Beurre de muscades.
Réduisez les muscades en poudre assez fine; et exposez cette poudre sur un tamis de crin à la vapeur de l'eau bouillante, jusqu'à ce qu'elle soit bien échauffée et que le corps gras soit liquéfié; mettez à la presse entre des plaques chauffées; laissez refroidir le produit, séparez l'eau, et filtrez le beurre fondu dans un filtre chauffé à l'eau bouillante. (Cod.)

Alcoolat de Garus.

Pr. Aloès	5
Myrrhe	2
Girofles	5
Muscades	10
Cannelle de Ceylan	20
Safran	5
Alcool à 80°	5000

Concassez les subst. F. macérer dans l'alcool pend. 10 j.; filtrez le produit, ajoutez 1 litre d'eau et distillez au B.-M. pour retirer tout l'alcool. (Cod.)

Élixir de Garus.

Pr. Alcoolat de Garus	1000
Vanille	1
Safran	0,50

F. macérer 2 j.
D'autre part :

Pr. Capillaire du Canada	20
Eau bouillante	500

F. infuser 1/2 h., passez, ajoutez :

Sucre blanc	1000
Eau de fl. d'oranger	200

Faites un sirop que vous mêlerez au macéré de safran et vanille dans l'alcoolat, et filtrez au papier. (Cod.)

Pommade dite **Baume nerval.**

Pr. Moelle de bœuf purifiée	350
Huile d'amandes douces	100
Beurre de muscades	450
Huile vol. de romarin	30
— de girofles	15
Camphre	15
Baume de Tolu	30
Alcool à 80°	60

F. liquéfier à une douce chaleur la moelle, l'huile de muscades et l'huile d'amandes d.; passez à travers un linge dans un mortier de marbre chauffé. Triturez jusqu'à ce que le mélange ait pris par refroidissement la consistance d'une huile épaisse; ajoutez les huiles vol., le camphre et la solution, passée, de baume de Tolu dans l'alcool. Mêlez. (Cod.)

Teinture aromatique. *Essence céphalique*, *Bonferme*, *Eau* ou *Teinture de Bonferme*. (V. *Teinture de cannelle composée.*)

Pr. Muscade	60
Girofle	60
Cannelle	45
Balaustes	45
Alcool à 80°	1000

Laissez macérer quinze jours. (Codex, 1837.)

On en verse quelques gouttes dans la main et l'on aspire par le nez; dans les céphalalgies, à la suite de contusions; sert aussi en compresses. (Dorv.)

MYROBOLAN CITRIN. *Myrobolanus citrina* Gœrtn. — Combrétacées.

Les anc. matières médicales citaient les *Myrobolans bellirics*, *chébules*, *citrins*, fruits d'esp. voisines, et les *M. Emblics* proven. d'une Euphorbiacée, le *Phyllantus emblica* L. Le Codex n'a conservé que le myrobolan citrin. — C'est un fruit lég[t] astringent, tonique; inusité.

MYRRHE. Gomme-résine du *Balsamodendron Myrrha* Nées. — Térébinthacées (Abyssinie, Arabie).

En larmes irrégulières, rougeâtres, à cassure huileuse, demi-transparentes; sav. àcre, amère, od. forte que qques personnes trouvent agréable. — Cert. morceaux portent des stries jaunâtres, en forme d'ongle, d'où le nom de *myrrhe onguiculée.* — Contient 2 à 3 0/0 d'h. vol., 28 de résine, 64 de gomme en partie sol., en partie se gonflant par l'eau.

Tonique, aromatique, emménagogue; on l'associe au fer, à l'aloès, aux stimulants externes. Peu usitée dans la thérapeutique magistrale : 0,50 à 4 gr.

Poudre de myrrhe.
Prép. c. la *Poudre de gomme ammoniaque.*

Teinture de myrrhe.
Prép. c. la *Teinture de benjoin,* avec 1 p. pour 5 p. d'alcool à 80°.

MYRTE. *Myrtus communis* L. — Myrtacées.

Les feuilles et les fruits sont astringents, stimulants, tænifuges contiennent du tannin; l'essence des fleurs est constituée par le *myrtol.* L'eau distillée porte en parfumerie le nom d'*Eau d'Ange.*

Les feuilles du *M. d'Australie,* acclimaté en Italie depuis qques années, cont. beaucoup d'ac. tartrique.

N

NAPHTALINE. *Hydrure de naphtène.* = $C^{20}H^{8}$ ou $C^{10}H^{8}$ = 128.

C'est un des prod. de la distill. de la houille; cristall. en lamelles par sublimation, en tables ou prismes obliques très gros de sa sol. dans l'éther; od. forte de goudron; sav. âcre. — On l'a vantée à l'extérieur contre les maladies de peau; à l'intérieur, c. incisive, anticatarrhale, vermifuge : 50 centigr. à 2 gr. — Inus.

Pommade de naphtaline.

Pr.	Naphtaline	5 à 10
	Axonge	50

Réduisez la naphtaline en poudre et introduisez-la dans l'axonge, ou plutôt faites fondre à une douce chaleur. On aromatise à volonté. On peut augmenter la dose de naphtaline. — Proposée par M. Boissière pour remplacer la pommade au goudron contre le psoriasis, la lèpre, le lichen, etc. (Dorv.)

Trochisques contre la coqueluche. (Vichot.)

Pr.	Charb. de bois lég. pulv.	750
	Azotate de potasse	20
	Naphtaline	100
	Créosote	80
	Acide phénique	40
	Goudron de houille	100
	F. d'aconit pulv.	7,5
	Mucilage adragant	Q. S.

F. S. A. des trochisques de 4 gr. 1 troch. suffit pour saturer l'atmosph. d'une pièce de 10 m. cub. L'opér. devra être répétée 2 f. par jour et durer chaque f. 1 heure au moins.

NARCÉINE. $= C^{46}H^{29}AzO^{18}$ ou $C^{23}H^{29}AzO^{9} = 463$.

Prép. — On aj. aux eaux-mères qui ont laissé déposer la morphine obtenue par le procédé du Codex de l'ammoniaque, qui précipite narcotine, thébaïne, mat. résineuse; on filtre, on aj. un excès de sol. d'acétate de plomb crist.; on filtre; on précipite le plomb par l'ac. sulfurique étendu; on filtre de nouveau; on neutralise par l'ammoniaque, et on évapore doucement à pellicule; après plusieurs jours, on obtient des cristaux de narcéine, qu'on purifie par sol. dans l'eau bouillante en présence du noir animal.

Aiguilles soyeuses sol. dans 375 p. d'eau à 15° et dans 230 p. d'eau bouill.; sol. dans l'alcool, insol. dans l'éther. — Sol. dans l'ammoniaque, les solutions étendues de potasse et de soude; coorée en rouge par l'ac. sulfurique, en bleu par l'iode; en bleu d'azur par l'ac. chlorhydr. pur étendu.

Act. phys. — Analogue à celle de la morphine; elle est un peu moins narcotique que cette dernière et donne un sommeil plus léger; elle est aussi un peu moins toxique; on lui reproche, à dose élevée, de suspendre l'émission des urines. — *Doses :* de 1 à 5 centigr. et jusqu'à 7.

Toxic. — Voir *Opium*.

Sirop de narcéine. (Soc. de ph.)

Pr. Narcéine	1
Eau acidulée par acide chlorhydrique à 1,16 de densité : 6 gr. par litre.	100
Sucre blanc conc	650
Eau	250

F. dissoudre à chaud la narcéine dans l'eau acidulée, ajoutez les 250 grammes d'eau, et faites avec le tout fondre le sucre. — 20 gr. contiennent 2 centigr. de narcéine.

NARCISSE DES PRÉS. *Narcissus pseudo-narcissus* L. — Amaryllidées.

Les bulbes et les fleurs sont réputés vomitifs et antispasm. On y a trouvé un principe particulier très abondant, la *narcissine* (Dr Jourdain), doué des propr. de la pl. On a employé le narcisse contre la coqueluche, l'épilepsie (*poudre de bulbes :* 30 centigr. à 1 gr.), et c. vomitif. A haute dose, il est toxique. — Inusité.

Extrait alcoolique de narcisse des prés.

Prép. c. *Extrait alc. de digitale.* — Rendement : 20/100.

NARD CELTIQUE. *Valeriana celtica* L. — Valérianées.

Souche menue, couverte d'écailles blanchâtres, et garnie de racines brunes; od. forte, assez agréable; sav. très amère. — Propr. des valérianes; inusité.

Le **Nard indique**, du *Valeriana Jatamansi* Jones, aussi nommé **Spicanard**, est très rare dans le commerce; formé d'un tronçon de rac., surmonté de fibres rougeâtres fines, dressées, serrées en forme d'épi. — Od. forte, agréable ; sav. amère, arom. — Inusité.

NÉNUPHAR BLANC. *Nymphæa; Nymphœa alba* L. — Nymphœacées.

Les fleurs du nénuphar blanc, ainsi que les rhizomes du *Nénuphar jaune*, *Nuphar lutea* DC., désignés sous le nom de rac. de nénuphar, passent pour calmants et anaphrodisiaques. Les fleurs sont mucilag., et le rhizome spongieux et féculent. — *Infusé* : 10 : 1000.

Sirop de nénuphar. Prép. c. le *Sirop de camomille.*

NERPRUN. *Rhamnus catharticus* L. — Rhamnées.

Les baies de cet arbrisseau indigène sont noires, succulentes, grosses comme des petits pois. Elles contienn. une mat. colorante jaune, propre à la teinture (*Rhamnine* de M. Fleury, étudiée depuis par M. Lefort, qui a montré qu'elle dérivait par simple transformation isomérique d'une autre subst., qu'il a nommée *Rhamnégine*), un principe amer, cristallin (la *Cathartine*), purgatif à la dose de 1 à 5 décigr. Il est probable que le nerprun contient encore une subst. âcre, vomitive et drastique, non isolée.

Purgatif puissant, un peu nauséeux, à peu près inusité pour la médecine humaine, mais très employé sous forme de sirop pour le traitement des chiens. — L'écorce moyenne est réputée vomitive. — Dans l'industrie, le nerprun sert à la teinture et à la prépar. d'une mat. colorante verte (vert de vessie) par précipitation du suc par l'alumine ou la chaux. — *Sirop* : 15 à 30 gr.

La **Bourdaine**, *Aune noir*, *Rhamnus frangula* L., est également purgative dans toutes ses parties. Le **Fusain**, *Bonnet de prêtre*, *Evonymus europœus* L., possède les m. propr. au plus haut degré. Son bois sert à prép. le charbon, dit *fusain*, employé par les dessinateurs.

L'**Evonymus atro-purpureus** Jacq., Célastrinées (Amér.), contient une mat. résineuse, que l'eau précipite de la teint. alcool., purgative à la dose de 10 centigr. Les Américains l'associent à l'extrait de jusquiame et l'administrent le soir au moment du coucher.

L'**Alaterne**, *Rh. Alaternus* L., cultivé pour son feuillage élégant, est lég[t] astringent.

La **Graine d'Avignon** (*Rh. infectorius* L.) et la **Graine de Perse** (*Rh. amygdalinus* L.) fournissent une mat. color. jaune très solide.

Suc de nerprun.

Ecrasez les baies avec les mains, laissez-les fermenter 3 ou 4 j. Exprimez et passez le suc sur une étoffe de laine.

(Cod.)

Extrait de baies de nerprun. *Rob de nerprun.*

Ecrasez les baies dans les mains, laissez le tout en repos 24 h. Exprimez, laissez déposer, passez au blanchet, et évaporez au B.-M. en consistance de miel épais. — Rendement : 7/100.

Sirop de nerprun.

Pr. Suc de nerprun.	1000
Sucre	1000

Faites cuire à 31° Bé; passez. (Codex.)

Sirop de nerprun composé. (*Syrup of Buckthorn*, Ang.)

Pr. Suc de nerprun.	500
Gingembre	24
Piment Jamaïq.	24
F. digérer 4 h., filtrez et aj.	
Suc de nerp. réd. de moitié.	710
Sucre	1372

(Lond.)

NICKEL. = Ni = 29,58.

Chim. — Métal blanc, dur, magnétique, difficile à fondre; D = 8,5, oxydable par le grillage à l'air; attaqué par HCl à chaud, avec dégagement d'H, de même par l'ac. sulfurique; l'ac. nitrique l'oxyde et le dissout aisément.

L'oxyde de nickel (NiO) est gris foncé; vert, étant hydraté.

Les *sels de nickel* donnent des solutions vertes; même neutres, ils rougissent le tournesol; ils sont décomposés par une forte chaleur. — La potasse les précipite à l'état d'hydrate vert pomme, insol. dans un excès; l'ammoniaque donne le même précipité, soluble dans un excès de réactif avec coloration bleue; la présence des sels ammoniacaux empêche la précipitation. — Le carbonate de potasse donne un précipité vert pâle de sous-carbonate; le carbonate d'ammoniaque agit de même; mais un excès redissout le précipité formé avec coloration bleu verdâtre. — Le cyanure de potassium produit un précipité vert jaunâtre sol. dans un excès de réactif; l'acide chlorhydrique le précipite de nouveau de cette solution; mais un excès d'acide, surtout à chaud, redissoudrait le précipité. — L'hydrog. sulfuré précipite incomplétement les solutions neutres, et pas du tout les solutions acides. — Le sulfhydrate d'ammoniaque donne un précipité noir de sulfure de nickel, sol. en partie dans un excès de réactif, surtout quand celui-ci contient un excès d'ammoniaque ou un excès de soufre.

Au chalumeau sur le charbon avec le carbonate de soude, les sels de nickel donnent une poudre grise métallique, magnétique. Avec le borax, dans la flamme intérieure, une perle opaque, grise; dans la flamme extérieure, avec le borax ou le sel de phosphore, une perle limpide jaune foncé, brunâtre, qui se décolore par le refroidissement. Par l'addition de nitrate ou de carbonate de potasse, la couleur de la perle passe au bleu ou au pourpre foncé.

Le nickel et ses sels n'ont pas d'usage en pharmacie.

NICOTIANE. *Tabac; Nicotiana Tabacum* L. — Solanées.

Originaire d'Amérique, et cultivée en grand dans plusieurs départements pour les besoins de la Régie. Belle plante annuelle dont les grandes feuilles visqueuses, molles, pubescentes, sont seules employées, soit en pharmacie, soit pour la fabrication des différentes sortes de tabac. Ses noms lui viennent de J. Nicot, son importateur en France, et de l'île de Tabago, où elle fut rencontrée d'abord.

Comp. — Contient, outre d'autres principes communs aux

plantes : acide tannique et gallique, huile jaune âcre, résine jaune, matière colorante, *Nicotine*, etc.

La nicotine est un alcaloïde liq. et volatil non oxygéné; = $C^{20}H^{14}Az^{2}$. Incolore, oléagineuse, se colorant à la lumière, d'od. âcre et de sav. brûlante; bout entre 240 et 250° et distille sans altération dans un courant d'hydrogène ou en présence de l'eau. Elle est très hygrométrique, très sol. dans l'eau, l'alcool et l'éther. Elle dissout le soufre et non le phosphore. Sa sol. aqueuse est très alcaline, elle a beaucoup des réactions de l'ammoniaque; elle précipite en blanc le bichlorure de mercure, l'acétate de plomb, les chlorures d'étain, les sels de zinc (ce dernier précipité est sol. dans un excès de nicotine); en jaune, le bichlorure de platine; en bleu, les sels de cuivre : le précipité est sol. dans un excès de nicotine avec coloration bleue intense. — Elle précipite le chlorure d'or en jaune rougeâtre, sol. dans un excès de réactif; le tannin, en blanc; le chlorure de cobalt, en bleu, qui passe au vert, insol. dans un excès de réactif. Ajoutons qques réactions empruntées à M. Roussin et fort sensibles : le chlore gazeux à froid colore la nicotine en rouge de sang; on obtient le même résultat par un mél. d'ac. chlorhydr. et de bioxyde de baryum; en mélangeant des sol. étendues de nicotine et d'iode dans l'éther, il se dépose au bout de quelque temps de belles aiguilles rouge rubis, qui sont une combinaison directe d'iode et de nicotine ($C^{20}H^{14}Az^{2}I^{3}$) : cette réaction est caractéristique.

Elle forme des sels avec les acides, généralt déliquescents; l'ac. sulfurique conc. et pur la colore en rouge vineux à froid; en présence de l'ac. chlorhydr., elle dégage des vap. blanches, comme l'ammoniaque. — C'est un des plus violents poisons connus.

Pour préparer la nicotine, on distille la nicotiane avec une sol. de potasse caustique; on sature l'hydrolat par l'ac. sulfurique, on évapore en extrait qu'on épuise par l'alcool. La sol. alcool., évaporée, laisse un extrait qu'on distille de nouveau avec une sol. de potasse caustique, et le produit obtenu est agité avec de l'éther. Celui-ci, décanté, laisse la nicotine à peu près pure. — Les tabacs de div. origines en contienn. de 2 à 8 0/0.

Act. phys. — Le tabac ingéré présente d'abord un goût âcre et piquant, suivi d'une sensation de chaleur dans la gorge et l'estomac; peu après surviennent des nausées, du malaise, des selles; si la dose est forte : vomissements, purgation, défaillance avec relâchement des muscles, tremblement, tendance syncopale, confusion des idées; diminution du pouls, refroidissement, sueurs, convulsions, paralysie et coma précédant la mort (Gubler).

La nicotine à petite dose peut donner lieu aux mêmes symptômes. A dose toxique, elle agit avec une violence et une rapidité qu'on ne retrouve que dans l'ac. cyanhydrique et la strychnine. Deux gouttes tuent en qques min. un chien de moyenne taille; les animaux sont comme furieux et meurent foudroyés au milieu de convulsions violentes. Les effets se résument dans ces deux faits généraux : rétrécissement et déplétion du système artériel; contraction tétanique persistante des muscles, telle que, après la mort, la galvanisation n'a plus d'effets sur eux.

Comme médicament, le tabac a peu d'usages; on en fait un *décocté :* 50 : 1000, pour l'us. externe, contre la gale et les maladies de peau; un *infusé :* 5 : 500, qu'on administre en lavement, contre l'iléus, les hernies étranglées, les ascarides, et dans l'asphyxie par submersion. C'est un médicam. qu'il ne faut employer qu'avec la plus gr. prudence : il y a des exemples d'empoisonnements mortels consécutifs à l'administration de lavements de tabac.

La **Nicotiane rustique**, *Nicotiana rustica* L., citée par le Codex, possède les propr. du précédent. Rien à en dire de particulier.

Les tabacs de la Régie ont subi une fermentation qui donne naissance à de l'ammoniaque : celle-ci déplace une cert. q. de nicotine qui se perd; néanmoins il en reste suffisamment pour que les produits préparés aient encore des propr. toxiques. Par la combustion, ils donnent une huile empyreumatique qui en est chargée.

Toxicologie. — Les cadavres des sujets empoisonnés par le tabac présentent une remarquable pâleur, d'ailleurs pas de lésions appréciables. — Avec la nicotine, au contraire, les lèvres et l'intérieur de la bouche sont brûlés, marqués de taches blanches, raccornis; on peut trouver des taches analogues dans l'œsophage, et dans l'estomac la muqueuse rouge, injectée, parsemée de taches noirâtres; tous les tissus exhalent l'odeur du tabac.

Les recherches chimiques sont difficiles, quand le tabac lui-même a été l'instrument du crime; on ne peut en ce cas tirer parti que des symptômes observés, et des restes de la plante toxique que l'on pourra rencontrer soit dans l'estomac et les mat. des vomissements, soit dans le voisinage du lieu de la scène. Quand il s'agira de la nicotine, on pourra presque toujours isoler partie du corps de délit. On suit pour cela le procédé de Stas, tel que nous l'avons décrit pour la *conicine*. La nicotine isolée, on reproduira ses principales réactions, que nous avons décrites plus haut, et on tentera des expériences physiologiques sur des grenouilles, des oiseaux, etc., comparativement avec de la nicotine obtenue du tabac, de manière à bien établir l'identité du poison. (Voir *Digitaline.*)

Contre-poisons. — Le meilleur est le tannin qui la précipite; on devra faire suivre d'un vomitif pour débarrasser l'estomac de la substance toxique. — A défaut de tannin, infusion forte de thé, café vert, écorce de chêne, quinquina, noix de galle, etc.

Poudre de nicotiane.
Prép. c. la *Poudre de belladone.*

Cigarettes de nicotiane.
Prép. c. les *Cigarettes de belladone.*

Lavement de tabac.

Pr. Nicotiane sèche	30
Eau bouillante.	500

Faites infuser, passez et ajoutez :

Émétique	0,6

(F. H. P.)

Ce lavement nous paraît bien actif. (Dorv.)

Lavement de tabac. (Abercrombie.)

Pr. Nicotiane sèche	1
Eau bouillante.	200

Faites infuser, passez. Contre l'iléus, le tétanos.

NIGELLE DES CHAMPS. *Nigella arvensis* L.

NIGELLE CULTIVÉE. *Nigella sativa* L. — Renonculacées. Les sem. de ces deux pl. ont une sav. chaude, poivrée, et sont employées comme condiment sous le nom de *poivrette* ou *toute épice.* Stimulant stomachique, inus. comme médicament.

Les sem. du *N. Damascena* L. (*Cheveux de Vénus*, *Pattes d'araignée*) ont une od. agréable et passent pour carminatives, aphrodisiaques, emménagogues.

NOISETIER. Coudrier; *Coryllus Avellana* L. — Cupulifères. Les amandes du fruit (noisette) ont un goût fin et sont alimentaires; on en retire par expression une huile douce, agréable, qu'on emploie qqfois en parfumerie et en pharm. aux mêmes us. que l'h. d'amandes douces. (V. *Essai des huiles.*)

Huile de noisettes. Prép. c. l'*Huile d'amandes douces.*

NOIX D'ACAJOU. *Anacarde occidentale; Cassuvium pomiferum* Lamk. — Térébinthacées.

Le fruit, réniforme, est suspendu par sa base renflée à l'extrémité d'un corps charnu, en forme de poire, dû au développement du réceptacle; ce corps, nommé *pomme d'acajou*, est sucré, acidule, un peu âcre. La noix d'acajou est formée d'un péricarpe coriace, creusé d'alvéoles remplies d'une huile visqueuse, noirâtre et caustique, et d'une amande blanche, de saveur agréable. — L'huile du péricarpe a été employée comme caustique pour la destruction des verrues, et comme révulsif sur la peau ou les ulcères indolents; — inusité. — La *gomme d'acajou* en larmes stalactiformes, jaunes, peu solubles, découle par incisions du même arbre.

NOIX D'AREC. *Areca Catechu* L. — Palmiers.

Fruit formé d'un brou fibreux et d'une amande dure, marbrée à l'intérieur. Cette amande mélangée à la chaux et au bétel constitue un masticatoire très usité dans l'Inde. C'est un astringent, dont on retire une espèce de cachou. — Inusité.

NOIX DE BEN. *Moringa disperma* Guib. — Légumineuses.

Semences huileuses, amères, purgatives, dont l'huile n'est employée que pour l'horlogerie et la parfumerie.

NOIX DE RAVENDSARA ou **DE GIROFLE**. *Agatophyllum aromaticum* Wil. — Rutacées (Ile de France).

Fruit de la gross. d'une pet. noix, léger, noirâtre, à sommet obtus, contenant une am. lobée. Employé dans l'Inde comme condiment, à la manière du girofle et de la muscade.

NOIX VOMIQUE. Semence du *Vomiquier ; Strychnos Nux vomica* L. — Loganiacées.

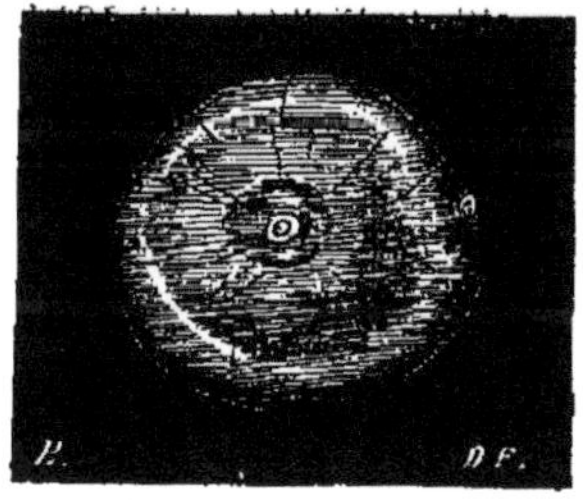

Fig. 102. — Noix vomique.

Originaire de l'Inde. Elle est orbiculaire, aplatie, déprimée, d'un gris verdâtre, couverte de poils soyeux, veloutés ; formée d'un périsperme corné, très amer, intimement soudé à l'épisperme (fig. 102).

Comp. — Elle contient trois alcaloïdes : *Strychnine*, *Brucine* (voir ces mots), *Igasurine* (Desnoix) ; ce dernier reste dans les eaux-mères qui ont laissé déposer les deux premiers ; tous trois sont des toxiques d'une violence extrême.

Act. phys. — C'est, à l'intensité près, celle des alcaloïdes redoutables qu'elle renferme. A petite dose, c'est un amer tonique de gr. valeur ; à dose plus élevée, elle est convulsivante ; au delà, elle produit le tétanos et la mort par asphyxie. (Voir *Strychnine.*) Ses emplois sont restreints à ceux d'un amer stomachique : *poudre* : 0 gr. 05 à 0,20 ; *extr. alcoolique* : 0 gr. 02 à 0,10 ; *teinture* : 10 à 40 gouttes en *potion*.

Toxic. — Voir *Strychnine*.

Poudre de noix vomique.

Lavez les semences ; exposez-les sur un tamis à la vap. d'eau bouillante, et, quand elles seront bien ramollies, pilezles ou passez-les au moulin. Faites sécher la poudre à l'étuve, et passez-la au tamis de crin serré. (Cod.)

Teinture de noix vomique.

Pr. Noix vomique râpée 100
Alcool à 80° 500

F. macérer 10 j., exprimez, filtrez.

Extrait de noix vomique.

Pr. Noix vomique en poudre grossière 1000
Alcool à 80° 8000

F. macérer la poudre pend. 2 ou 3 j. dans 6000 d'alcool, exprimez et filtrez. Traitez le marc par le reste de l'alcool de la même manière. Réunissez les liq., distillez pour retirer l'alcool, et évaporez le résidu en consistance. — Rendement : 10,6/100. (Cod.)

Pilules contre l'incontinence d'urine. (Ribes.)

Pr. Ext. alc. de noix vom. . . . 0,4
Oxyde de fer noir 4

F. des pilules de 0,15. — 3 par jour. (Foy.)

Les *Pil. de Mondière* ont la même comp.

NOYER. *Juglans regia* L. — Amentacées.

Les *feuilles* et le *brou de la noix* ont des propr. communes ; on y a trouvé une h. vol., du tannin, et un principe âcre et amer qui noircit à l'air et devient insol. dans l'eau. L'amande donne, par expression, une huile siccative, agréable étant récente, mais qui rancit aisément.

Act. phys. — La mat. âcre et amère des feuilles et du brou paraît être un tonique stomachique puissant, en même temps qu'un poison actif pour les vers et les animaux inférieurs. — Le principe aromatique agit c. stimulant général, le tannin c. astringent. On emploie avec avantage les prépar. de noyer dans la scrofule, la chlorose, la leucorrhée. — *Infusé de feuilles* pour tisane : 10 : 1000 ; *décocté* pour us. externe, fomentations, injections : 50 : 1000. — L'application des feuilles fraîches paraît réussir contre la pustule maligne ; le suc du brou vert fait disparaître les verrues ; l'écorce interne du bois passe pour purgative.

Suc de feuilles de noyer.
Prép. c. le *Suc de bourrache*.

Huile de noix.
Prép. c. l'*Huile d'amandes douces*.

Extrait de brou de noix.
Prép. c. l'*Extrait de ciguë*. — Rendement : 33/100.

Sirop de noyer.
Prép. avec le suc comme le *Sirop de fleurs de pêcher*.

Sirop de noyer. (Négrier.)

Pr. Ext. de feuill. de noyer . .	0,4
Sirop simple	30

Injection de feuilles de noyer.
Prép. c. l'*Injection de morelle*.

Pommade de noyer.

Pr. Extr. de feuilles de noyer.	4
Axonge	30
Ess. de bergam	0,15

F. S. A.

O

ŒILLET ROUGE. *Dianthus Caryophyllus* L. — Caryophyllacées.

Les pétales ont une od. forte, agréable, qui rappelle le girofle. On leur attribue des propr. béchiques, cordiales et toniques. — *Infusé* : 10 : 1000.

Sirop d'œillet.

Pr. Pétales d'œillets récents et mondés.	500
Eau dist. bouillante. . . .	1500
Sucre blanc	Q. S.

F. infuser pend. 6 h. les pétales dans l'eau dist. bouillante ; exprimez ; laissez déposer. Décantez et faites un sirop au B.-M. couvert par simple solution de 190 p. de sucre pour 100 de liq. ; passez. (Cod.)

ŒUF DE POULE. *Ovum gallinaceum.*

Il est formé d'une *coquille* calcaire, recouvrant une double membrane, du *blanc* essentiellement formé d'albumine, du *jaune* ou *vitellus* portant en un point de sa surface un amas glaireux qui est l'embryon. — Nous avons traité du blanc d'œuf à l'article *Albumine*. Le jaune contient de l'huile fixe, de l'albumine, de la caséine, de la *vitelline* (albumine particulière), de la cholestérine, une mat. grasse phosphorée (*cérébrine*), du glucose. Il est un peu alcalin, contient des sels de potasse, du fer, des acides phosphorique et lactique, du sel marin, deux mat. colorantes.

Act. phys. et **usages.** — Le blanc d'œuf est surtout employé comme médicament (voir *Albumine*); il sert en pharm. à la clarification des sirops. Le jaune d'œuf entre dans des émulsions adoucissantes et analeptiques, et dans qques prépar. pour us. externe. On en extrait une huile douce, fort usitée jadis pour le pansement des gerçures du sein. En pharm., il est fréquemment employé pour émulsionner les mat. grasses ou résineuses. — La coquille, formée de carbonate de chaux, est inusitée.

Examen des œufs. — Quand l'œuf est frais, le jaune reste suspendu au milieu de l'albumen; plus tard, le jaune tombe à la partie déclive, ce qu'on constate en plaçant l'œuf entre l'œil et la lumière. — D'autre part la coquille, étant poreuse, laisse s'évaporer avec le temps une partie de l'eau que contient le blanc; il en résulte un vide situé entre les denx feuillets de la membrane qui tapisse la coquille intérieurement, à la grosse extrémité de l'œuf; il a donc perdu de son poids sans perdre de son volume. M. Delarue a remarqué que l'œuf frais tombe au fond d'une solution de 12,5 de sel marin dans 100 d'eau; entre 1 et 3 jours, il flotte dans le liquide; après 5 jours, il surnage.

On conserve les œufs par plusieurs procédés; un des meilleurs consiste à les laisser tremper pendant 15 jours dans un mélange de 100 gr. de chaux éteinte, 10 gr. de sucre et eau : Q. S. pour 200 œufs. Il se forme du saccharate de chaux qui obstrue les pores de la coquille, et empêche l'accès de l'air à l'intérieur. — Il paraît qu'un léger enduit de paraffine remplit le même but.

Huile d'œufs.

Faites évap. des jaunes d'œufs frais dans une capsule d'argent ou de porcelaine, en remuant sans cesse, mais doucement, jusqu'à ce que la pression des doigts fasse sortir l'huile. Mettez à la presse dans un sac de coutil entre des plaques chauffées; filtrez l'huile à chaud et renfermez-la dans de petits flacons bouchant hermétiquement. (Cod.)

Eau albumineuse.

Pr. Blancs d'œufs.	n° 4
Eau commune	1000
Eau de fl. d'oranger . . .	10

Battez les blancs avec peu d'eau, ajoutez le reste, passez à l'étamine et mélangez l'eau de fl. d'oranger. (Cod.)

OIGNON COMMUN. *Allium Cepa* L. — Liliacées.

Il contient une essence sulfurée analogue à celle de l'ail, mais beaucoup moins active. Il n'est usité que cuit, et par suite dépouillé de cette essence, dans la médecine populaire, sous forme de cataplasmes maturatifs.

OLIBAN. *Encens.* Gomme-résine du *Boswellia serrata* Stackh. — Térébinthacées.

Larmes jaunes, demi-opaques, arrondies, d'od. et sav. résineuses parfumées; originaires de l'Inde. — Une autre sorte qui venait d'Afrique, moins estimée, est devenue rare. Le nom d'*encens mâle*, que lui donne le vulgaire, vient de ce que parfois les larmes se soudent en forme de scrotum.

L'encens contient p. 100 : 56 résine, 30 gomme, et 8 d'h. vol. à od. de citron. — Incomplètt sol. dans l'alcool et dans l'eau, difficilt fusible; brûle avec flamme blanche et fumées odorantes.

Fort peu employé à l'intérieur, si ce n'est associé à d'autres substances plus actives. Il a d'ailleurs les propr. générales des résines et des balsamiques : stimulant, anticatarrhal; à l'extérieur, on l'emploie en fumigations antirhumatismales; on le dit aussi efficace contre les piqûres charbonneuses; pour cela, on l'applique sous forme de pâte en humectant sa poudre de salive.

Poudre d'oliban. Prép. c. la *Poudre de gomme ammoniaque.*

OLIVIER. *Olea europæa* L. — Jasminées.

Les feuilles et l'écorce sont, dit-on, fébrifuges. La *gomme* ou *résine d'olivier* exsude des vieux troncs. Elle est formée d'une subst. blanche, cristalline (*Olivile*) et répand une od. prononcée de vanille quand on la chauffe à 120-150°. Pour cette raison, on s'en sert pour parfumer la cire à cacheter. (V. *Huile d'olive*).

ONGUENTS.

Prépar. de consistance plus ou moins molle, ou susceptibles d'être facilt ramollies par une lég. élévation de temp., dont la masse est formée de résines et de corps gras, auxquels on incorpore div. subst. médicamenteuses. — Ils se rapprochent à la fois des pommades et des emplâtres. Ils sont toujours destinés à l'us. externe (onguent, de *unguere*, oindre).

Les règles générales qui s'appliquent à leur prépar. sont les suivantes : faire fondre les résines et les corps gras, passer à travers une toile; aj. les extraits préalablt ramollis, les gommes-résines purifiées par dissolution dans l'alcool et rapprochées en extraits, les poudres à l'aide d'un tamis quand la masse est à demi refroidie, les h. vol. tout à fait à la fin de l'opération.

OPIUM. Suc épaissi des capsules vertes du *Pavot; Papaver somniferum* L. — Papavéracées.

L'opium est préparé en Asie Mineure, en Egypte, en Perse, dans l'Inde, depuis une époque très reculée. Selon ses diverses provenances, il présente qques différences, soit dans sa composition, soit dans sa forme. — En général les moyens employés pour l'obtenir diffèrent peu : on incise horizontalt et superficielt les capsules du pavot pourpre, au moyen d'un couteau à plusieurs lames, et l'on recueille le suc qui s'écoule; quand il s'est suffisamment épaissi, on le pile au mortier pour obtenir la réunion des larmes, ou l'on se contente de le malaxer et de lui donner la forme de pains plus ou moins volumineux, qu'on enveloppe d'une feuille de pavot et qu'on sépare les uns des autres au moyen de semences de *Rumex*. Qques auteurs admettent que l'on aj. aux larmes l'extrait fourni par le suc desséché de la plante pilée; d'autres que cet extrait constitue à lui seul l'opium du commerce européen; cette dernière assertion est contraire aux vraisemblances. — On distingue dans le commerce les sortes suivantes :

Opium de Smyrne ou d'Anatolie. En pains de 200 à 500 gr., irréguliers, couverts de fruits de rumex; un peu mous, faciles à rompre; la cassure montre une foule de pet. larmes blondes ou fauves, agglutinées; od. forte et vireuse, sav. âcre et amère. Il cont. de 6 à 12 0/0 de morphine combinée à l'ac. méconique; il donne moitié de son poids d'extrait. — C'est l'opium officinal.

Opium de Constantinople ou de Turquie. Il vient de Kava-Hissar et Caïmas, autres parties de l'Anatolie; en gros pains de 250 à 300 gr., de forme variable, avec peu de semences de rumex, enveloppés d'une feuille de pavot; en petits pains de 80 à 90 gr., aplatis, lenticulaires, toujours enveloppés d'une feuille de pavot, dont la nervure médiane trace un diamètre. — Od. moins forte que celle du précédent; pâte moins pure, plus brune; il contient 5 à 10 0/0 de morphine à l'état de sulfate.

Opium d'Egypte ou thébaïque. Pains orbiculaires, aplatis, larges de 6 à 8 centim., couverts de débris de feuilles de pavot; cassure nette, luisante; couleur hépatique; od. moins vireuse que celle des deux précédents. — 3 à 7 0/0 de morphine.

Les sortes suivantes ne sont pas usitées en pharmacie :

Opium de Perse. — Pains ou plutôt bâtons cylindriques, longs de 10 à 15 centim., enveloppés de papier, cassants, peu colorés, presque entièrement solubles dans l'eau. Quoique assez riche en morphine (10 à 12 0/0), il fournit un extrait moins actif que l'opium officinal, à cause de sa grande solubilité.

Opium de l'Inde. — En gros pains enveloppés de feuilles de tabac ou de pétales de pavot, ou bien renfermés dans des boîtes; il est entièrement dirigé sur la Chine, où les *Thériakis* le fument ou le mangent.

Opium indigène. — M. Aubergier a obtenu de l'opium des div. sortes de pavots; le pavot pourpre parait propre à fournir un opium dosant d'une manière assez régulière 10 0/0 de morphine en faisant la récolte dans les mêmes conditions de maturité de la capsule. L'auteur a proposé d'appeler cet opium *Affium*. Le Pavot-œillette fournit un opium pouvant donner jusqu'à 26 0/0 de morphine, ce qui n'empêcherait pas de récolter les graines. Jusqu'à présent, cette récolte ne s'est pas régulièrement établie, et l'opium indigène pas plus que l'opium d'Algérie ne constituent des sortes commerciales.

Comp. — Elle est fort complexe; il n'y a pas de subst. qui ait fourni à la chimie autant de principes divers et bien définis; il est juste d'ajouter qu'aucune n'a été étudiée avec tant de soin. Les principaux corps signalés dans l'opium sont : *Morphine*, *Codéine*, *Narcotine*, *Narcéine*, *Thébaïne* ou *Paramorphine*, *Pseudomorphine*, *Porphyroxine*, *Papavérine*, *Méconine*, *Opianine*, *Acide méconique;* eau, mat. extractives et résineuses, principe vireux vol., glucose, etc. — Nous avons donné, à leurs noms, les caract. de la Morphine, de la Codéine, de la Narcéine; nous ajouterons qques indications sur les plus importants des autres principes.

La *Narcotine* ($C^{46}H^{25}AzO^{14}$) est une base très faible, non vénéneuse, insol. dans l'eau, peu sol. dans l'alcool et dans l'éther, insol. dans la potasse. Par l'acide azotique concentré, elle est violemment attaquée, même à froid; il se dégage des vapeurs rutilantes, et il se produit une matière résinoïde rouge.

La *Thébaïne* ou *Paramorphine* ($C^{38}H^{21}AzO^{6}$) cristallise en paillettes nacrées; d'une sav. âcre et styptique; insol. dans l'eau et dans la potasse; sol. dans l'alcool et l'éther; l'ac. sulfurique concentré la colore en rouge foncé.

La *Papavérine* ($C^{40}H^{21}AzO^{8}$) cristallise en fines aiguilles; insol. dans l'eau, sol. dans l'alcool et l'éther; elle est colorée en bleu intense par l'ac. sulfurique concentré.

La *Méconine* ($C^{20}H^{10}O^{8}$) cristallise en prismes; sol. dans l'eau, l'alcool, l'éther, les alcalis fixes. Dissoute dans l'acide sulfurique étendu de la moitié de son poids d'eau, elle donne une solution d'abord incolore, qui devient par l'évaporation d'un vert foncé; l'addition d'alcool fait virer au rose, et la liqueur redevient verte par l'évaporation de l'alcool.

L'*Acide méconique* ($C^{14}H^{4}O^{14}+6HO$) cristallise en paillettes nacrées, à sav. aigre et styptique; sol. dans 4 p. d'eau bouillante; sol. dans l'alcool, peu sol. dans l'éther. — Sa dissol. aq. dég. par l'ébullition de l'ac. carbonique; l'addition d'ac. sulfurique ou chlorhydr. produit une véritable effervescence. — Une dissol. d'ac. méconique, même très étendue, prend une coloration rouge de sang par l'add. d'un sel ferrique, persulfate ou perchlorure; si l'on aj. du chlorure d'or, la coloration persiste, ce qui n'a pas lieu quand la coloration rouge est produite par un sulfocyanure.

Au point de vue de la puissance toxique, Cl. Bernard range les alcaloïdes de l'opium dans l'ordre suivant : Thébaïne, Codéine, Papavérine, Narcéine, Morphine, Narcotine.

Act. phys. — A la dose de 1 à 2 centigr., l'opium donne lieu à une lég. excitation circulatoire avec sensation de bien-être, et accroissement de la force musculaire; de 5 à 10 centigr., les symptômes d'excitation sont plus marqués et bientôt suivis d'une dépression circulatoire, avec sécheresse de la bouche, nausées et qqfois vomissements, affaissement général, obtusion des sens et tendance invincible au sommeil. — A dose toxique, ou bien la torpeur et le collapus se produisent d'emblée, ou bien ils sont précédés de mouvements convulsifs qui rappellent l'action des tétaniques. La période comateuse arrivée, la face, d'abord rouge, pâlit bientôt et finit par prendre l'apparence cadavéreuse; les pupilles, contractées dès le début, restent jusqu'à la fin punctiformes. La mort peut terminer la scène, ou bien le sujet, après un sommeil prolongé, est au réveil pris de nausées, vomissements et étourdissements, et tourmenté par un état saburral plus ou moins prolongé, avec inappétence et dégoût des aliments.

L'habitude d'absorber de l'opium émousse la sensibilité de l'organisme pour cette substance, et il faut constamment augmenter les doses pour obtenir les mêmes effets d'excitation ou de narcotisme. Il y a des exemples d'individus absorbant par jour des doses effrayantes, plusieurs grammes d'extrait, 1/2 litre et plus de laudanum de Sydenham. Cette habitude amène dans l'économie des troubles assez graves pour détruire à jamais la santé et causer une mort prématurée : « On reconnaît le mangeur d'opium à son corps amaigri, à son teint jaune, à sa démarche tortueuse et chancelante, à l'incurvation de son épine, à ses yeux brillants et excavés. » (Oppenheim, cité par Gubler.) Si l'habitude vient à être interrompue tout à coup, il se manifeste immédiatement les symptômes d'un empoisonnement chronique, caractérisés par la céphalalgie, la dépravation des sens, l'insomnie, les spasmes, des nausées, des troubles de l'intelligence, des hallucinations. Cet état se prolonge plusieurs mois et laisse toujours le sujet dans un état de faiblesse et d'engourdissement général, avec altération du goût (Tardieu).

Usages. — C'est le plus usité et le plus précieux des médicam. Il est indiqué dans toutes les aff. douloureuses, dans lesquelles il procure un soulagement presque instantané; dans les aff. spasmodiques, comme sédatif du système musculaire; dans les aff. mentales délirantes. On l'associe à un gr. nombre de médicaments, soit comme correctif de leur action excitante, soit pour faciliter la tolérance dans cert. maladies de l'estomac. — Il revêt un grand nombre de formes pharmac. : *Poudre* : 1 à 10 centigr.; *Extrait* : 1 à 5 centigr.; *Teinture d'extrait* : 1 à 12 gouttes; *Laudanum* : 1 à 20 gouttes.

Voici la valeur comparative des diverses préparations opiacées.

1 p. d'opium brut représente :		1 p. d'extrait représente :
0,10	Morphine	0,20
1 »	Opium brut	2 »
0,50	Extrait	1 »
6 »	Teinture d'extrait. . . .	12 »
8,50	Laudanum Sydenham. .	17 »
3,60	— Rousseau . .	7,20
8,50	Vinaigre d'opium. . . .	17 »
5 »	Masse de cynoglose. . .	10 »
83 »	Diascordium	166 »
80 »	Thériaque	160 »
100 »	Elixir parégorique. . . .	200 »

En d'autres termes :

0gr,01	de Morphine	Contiennent ou représentent 0,10 opium brut ou 0 ,05 extrait aqueux.
0 , 10	d'Opium brut	
0 , 05	d'Extrait	
0 , 60	de Teinture d'extrait	
0 , 85	de Laudanum de Sydenham	
0 , 36	de — de Rousseau	
0 , 85	de Vinaigre d'opium	
0 , 50	de Masse de cynoglose	
8 , 30	de Diascordium	
8 , »	de Thériaque	
10 , »	d'Élixir parégorique	

Toxic. — Après la mort, la surface du corps est complètement décolorée, et la peau offre par places l'aspect de la chair de poule; la chaleur persiste longtemps, même quand le cadavre est deveuu rigide; la putréfaction est retardée. L'autopsie permet de reconnaître une congestion manifeste du cerveau et des poumons; le sang peut être noir et fluide, ou coagulé. La membrane gastro-intestinale est ordinairement exempte d'ulcérations, et quelquefois colorée par la teinte safranée du laudanum, quand cette préparation a été le poison employé.

La recherche chimique du poison aura touj. pour objet l'isolement de l'un des alcaloïdes de l'opium, ordint de la morphine, qui est le plus abondant et le mieux caractérisé; en outre, si c'est une prépar. opiacée qui a été ingérée, et non l'alcaloïde, il conviendra de rechercher l'acide méconique qui, particulier à l'opium, suffirait pour caractériser cette substance.

Voici, d'après M. Roussin, la meilleure méthode à suivre :

Les mat. solides, organes, etc., sont coupés en petits morceaux, mélangés aux produits liquides, déjections, sang, vomissements, etc., et add. d'une sol. saturée d'ac. tartrique pur, jusqu'à réaction nettement acide. On ajoute Q. S. d'alcool à 95°, pour que la masse soit bien liquide, et qu'une nouvelle add. d'alcool ne précipite plus rien ; on fait digérer dans un ballon, pend. quelques h., à + 50°. On laisse refroidir, et l'on passe sur une toile lavée à l'ac. chlorhyd.; on exprime fortement, on lave le résidu avec une nouvelle q. d'alcool à 95°; on réunit les liqueurs et on les filtre au papier Berzélius. On évapore au B.-M. jusqu'en consist. de sirop épais; on aj. alors au résidu cinq fois son vol. d'eau dist. tiède, et on passe sur un filtre Berzélius préalabl[t] mouillé ; on lave le résidu sur le filtre; les sol. aqueuses réunies sont évaporées en sirop, add. de 5 ou 6 fois leur vol. d'alcool absolu, filtrées, évaporées de nouveau.

L'extrait obtenu est dissous dans Q. S. d'ammoniaque, pour que celle-ci soit en très léger excès; il se produit un précipité composé de phosphates calcaires provenant des matières animales et de morphine; il faut laisser la liq. au repos pendant qques heures; il arrive alors que la morphine cristallise et adhère aux parois du vase. On la racle avec une barbe de plume coupée en brosse, et on la délaye bien dans le liquide qu'on filtre sur un papier Berzélius, plié en quatre; on lave bien l'intérieur du vase pour tout recueillir, et on achève d'épuiser par l'eau, de toute matière soluble, le contenu du filtre; le filtre bien égoutté est séché au B.-M, dans une capsule de porcelaine. On le coupe alors en petits fragments avec son contenu, et on le met digérer dans l'alcool à 95°, à une temp. de 50 à 60°. On agite de temps en temps pendant 1/4 d'h., puis on jette sur un filtre, qu'on lave avec de nouvel alcool. Le liquide est évaporé à une douce chaleur : si la morphine est assez abondante, elle se sépare en cristaux brillants et durs, sinon elle est sous forme d'un résidu écailleux ; on enlève ce résidu avec une spatule de platine et on le soumet aux réactions caractéristiques de la morphine :

1° Par l'*ac. azotique :* coloration rouge orangé qui vire au jaune en une ou deux minutes.

2° En laissant tomber une petite q. de morphine sur une goutte de solution de persulfate de fer assez concentrée, et aussi peu acide que possible, il se produit une coloration bleue qui passe au vert après qques instants.

3° En projetant un peu de morphine pulvérisée dans une solution d'acide iodique au 1/10 additionnée d'empois d'amidon, la morphine décompose l'acide iodique, et l'iode mis à nu colore en bleu l'amidon. — On peut remplacer l'acide iodique par un iodate alcalin qu'on additionne de 1 à 2 gouttes d'acide sulfurique étendu de son vol. d'eau.

Ces réactions s'observent aisément, en opérant sur une soucoupe ou dans une petite capsule de porcelaine blanche.

Quand l'empoisonnement a été pratiqué au moyen de la morphine ou de ses sels, les recherches doivent se borner là ; au contraire, si l'on a administré de l'opium ou une prépar. d'opium, il convient de tâcher de reproduire la réaction spéciale à l'ac. méconique avec les persels de fer; pour cela, la liq. filtrée d'où provient la morphine, qui retient l'ac. méconique à l'état de méconate d'ammoniaque, sera acidulée lég^t par l'ac. chlorhydr. ; l'ac. méconique étant ainsi mis à nu, l'addition de qques gouttes d'un persel de fer produira immédiat^t la coloration rouge, intense, non détruite par le chlorure d'or.

Contre-poisons. — Les astringents, les substances contenant du *tannin* sont les principaux. En outre, les substances qui sont propres à combattre l'action narcotique : café, thé, quinquina, sulfate de quinine. — On a beaucoup vanté aussi la belladone, qui a donné qques succès remarquables.

Essai de l'opium. — On y a mélangé beaucoup de subst. inertes : *pierre, sable, plomb, terres, huiles, résines, extraits, glucose;* on l'a versé dans le commerce, après l'avoir privé de morphine et lui avoir rendu son aspect ordinaire. Pour connaître sa valeur, il faut en doser la morphine et s'assurer qu'il donne environ la moitié de son poids d'extrait. — Pour doser la morphine, on emploie ord^t le procédé de M. Guilliermont. On prend sur différents points de la masse de pet. échantillons qu'on réunit, et dont on pèse 15 gr. On les délaye dans un mortier avec 60 gr. d'alcool à 70°, on passe sur une toile, on exprime, on reprend le marc de la même manière par 40 gr. d'alcool à 70°; on réunit les liq., on filtre et on verse dans un flacon où l'on a pesé 4 gr. d'ammoniaque; on agite et on abandonne au repos. Du jour au lendemain, la morphine cristallise, tandis que la narcotine se précip. en pet. aiguilles nacrées. On réunit le tout sur un filtre et on lave avec soin; la narcotine est ensuite séparée par lévigation dans l'eau, étant fort légère, ou par trituration avec l'éther; la morphine restée en résidu est séchée et pesée : un opium à 10 0/0 doit donner 1,50 de morphine.

Dosage rapide de la morphine. — On prend 15 grammes de l'opium à essayer et on les délaye dans 75 grammes d'eau distillée. On jette sur un filtre et on prend 55 grammes de la liqueur filtrée, ce qui représente 10 grammes d'opium. On y ajoute 3 centimètres cubes d'ammoniaque et on agite. Le dépôt de morphine se fait rapidement sous forme de poudre cristalline. On laisse reposer un quart d'heure, et l'on ajoute ensuite 27 grammes d'alcool à 95 degrés. Après avoir agité à plusieurs reprises, on laisse de nouveau reposer une demi-heure et on jette sur un filtre taré. On lave l'alcaloïde sur un filtre avec de l'alcool à 50 degrés. Après le lavage, il ne reste plus qu'à sécher et à peser. (Petit.)

Procédé Portes et Langlois. — 1° Prélever sur un échantillon moyen 7 grammes d'opium. 2° Peser 3 grammes de chaux éteinte. 3° Mesurer 70 c. cubes d'eau distillée froide, pister *très soigneusement* l'opium et la chaux en ajoutant le liquide par petites fractions et laisser en contact pendant une demi-heure en agitant de temps en temps. 4° Jeter le tout sur un filtre et recueillir 53 c. cubes de la liqueur dans un petit verre muni d'un couvercle. 5° Ajouter au liquide 10 c. cubes d'éther et agiter. 6° Dissoudre dans cette liqueur 3 grammes de chlorhydrate d'ammoniaque en poudre, agiter pour favoriser la dissolution et laisser reposer pendant 2 heures. 7° Décanter l'éther, le remplacer par une nouvelle quantité, agiter et décanter de nouveau. 8° Recueillir le précipité de morphine sur un filtre sans plis de 10 centimètres de diamètre et laver le précipité et le vase avec quelques centimètres cubes d'eau d'eau distillée froide. 9° Faire tomber le précipité au moyen d'un petit jet d'eau distillée (50 c. cubes environ) dans le vase qui a servi à la précipitation. 10° Ajouter 5 c. cubes d'une solution d'acide sulfurique contenant 16 gr. 17 d'acide sulfurique (SO^3HO) pour 1000 c. cubes (chaque c. cube de cette liqueur correspond à 1 décigramme de morphine) et 4 gouttes de teinture de tournesol exactement neutralisée. Si la liqueur devient rouge, l'opium ne contient pas 10 0/0 de morphine, si elle est bleue, il y a plus que le titre normal.

Pour s'assurer du manquant ou de l'excès en morphine, il suffit : si l'opium est trop faible, de verser goutte à goutte au moyen d'une burette alcalimétrique une solution alcaline saturant exactement son volume d'acide susdit ; si l'opium contient au contraire un excès de morphine, de verser de la liqueur acide.

Dans les deux cas, le nombre de divisions multiplé par 20 indiquera pour cent le manquant ou l'excès d'alcaloïde.

Poudre d'opium.

Coupez l'opium par tranches, faites-le sécher à l'étuve; pulv. par contusion et trituration, passez au tamis de soie, et conservez dans des flacons bien bouchés. (Codex.)

Extrait d'opium. *Extrait thébaïque.*

Pr. Opium de Smyrne	1000
Eau distillée froide	12000

Div. l'opium en tranches minces, et traitez-le par les deux tiers de l'eau; agitez souvent. Après 24 h. passez et exprimez. Traitez le marc de la même manière pend. 12 h. avec le reste de l'eau. Filtrez les liq. réunies, et évaporez-les au B.-M. en consistance d'extrait. Reprenez celui-ci par 10 p. d'eau froide, laissez déposer, filtrez et évaporez de nouveau en extrait ferme. (Cod.)

Rendement : 49/100.

Teinture d'extrait d'opium. *Teinture thébaïque.*

Pr. Extrait d'opium	10
Alcool à 60°	120

F. dissoudre par macération et filtrez.

Laudanum de Sydenham. *Vin d'opium composé.*

Pr. Opium de Smyrne	200
Safran incisé	100
Cannelle de Ceylan conc.	15
Girofles conc.	15
Vin de Malaga	1600

Coupez l'opium en petits morceaux et faites-le macérer avec les autres subst. dans le vin pend. 15 jours, en agitant de temps en temps. Exprimez fortement et filtrez. — 4 gr. de laudanum de Sydenham représentent 50 centigr. d'opium ou 25 centigr. d'extrait. (Cod.)

Laudanum de Rousseau.

Pr. Opium de Smyrne	200
Miel blanc	600
Eau chaude	3000
Levure de bière fraiche	40
Alcool à 60°	200

Div. l'opium, faites-le dissoudre dans l'eau chaude, ajoutez le miel, puis la levûre. Mettez le tout dans un matras que vous exposerez à une temp. constante de 25 à 30°, jusqu'à ce que la fermentation soit terminée. Filtrez, évaporez au B.-M., jusqu'à ce que la liqueur pèse 600 gr. Laissez refroidir, ajoutez l'alcool, et après 24 h. filtrez de nouveau. — 4 gr. de laudanum de Rousseau représentent 1 gr. d'opium ou 50 centigr. d'extrait. (Cod.)

Gouttes noires anglaises. *Black Drops.*

Pr. Opium de Smyrne	100
Vinaigre distillé	600
Safran	8
Muscades	25
Sucre	50

Div. l'opium; pulv. grossièrement les muscades, incisez le safran. Faites macérer le tout pend. 10 j. avec les 3/4 du vinaigre en agitant fréquemment. Chauffez au B.-M. pend. 1/2 h. Exprimez. Ajoutez sur le marc le dernier 1/4 du vinaigre et exprimez après 24 h.; réunissez les liqueurs, filtrez, ajoutez le sucre, et évaporez au B.-M. jusqu'à réduction à 200. Le produit froid doit marquer 20° Bé — 1 gr. de *gouttes noires* représente 50 centigr. d'opium ou 25 centigr. d'extrait. (Cod.)

Sirop d'opium. *Sirop thébaïque.*

Pr. Extrait d'opium	2
Eau distillée	8
Sirop de sucre	990

F. dissoudre à froid l'extrait dans l'eau, filtrez et mélangez au sirop. — 20 gr. contiennent 4 centigr. d'extrait d'opium. (Cod.)

Sirop de karabé.

Pr. Sirop d'opium	100
Esprit de succin	0,50

M. (Cod.)

Sirop diacode.

Pr. Extrait d'opium. 0,50
Eau distillée 4,50
Sirop de sucre 995

F. dissoudre l'extrait dans l'eau, filtrez et mélangez au sirop. — 20 gr. contiennent 1 centigr. d'extrait d'opium.

Ce sirop remplace l'ancien *Sirop de pavot blanc.* (Cod.)

Potion antispasmodique opiacée.

Pr. Sirop d'opium 15
— de sucre. 10
Eau dist. de fl. d'oranger . 15
Eau commune. 100
Ether sulfurique. 1

F. S. A. Bouchez avec soin. (Cod.)

Potion calmante. *Julep calmant.*

Pr. Sirop d'opium 10
— de fl. d'oranger . . . 20
Eau dist. de tilleul. 120
M. (Cod.)

Teinture d'opium camphrée. *Elixir parégorique de la Pharm. de Dublin.*

Pr. Extrait d'opium 3
Acide benzoïque 3
Huile vol. d'anis. 3
Camphre 2
Alcool à 60°. 650

F. macérer 8 j., filtrez. — 10 gr. représentent 5 centigr. d'extrait d'opium.

Teinture d'opium ammoniacale. (Warner.) *Laudanum* ou *gouttes de Warner.*

Pr. Opium. 24
Savon d'Alic. 24
Muscade. 4
Camphre 8
Safran. 2
Alc. d'amm.. 270

F. macérer 10 jours. (Jourd.)

Soluté acétique d'opium. (Houlton.) *Liqueur d'opium acétique.*

Pr. Opium pur 63
Acide acétiq. conc. 29
Eau dist. 263

F. digérer à une douce chal. pend. 4 j. 4 gttes équivalent à 0,05 d'opium.

Suivant Buchner, cette prépar. a une action remarq. pour calmer les spasmes et les douleurs. 2, 4, 6, 8 gttes.

Pilules d'opium balsamiques. *P. de storax, P. de storax opiacées.*

Pr. Storax calamite. 15
Suc de réglisse 11
Extrait d'opium. 7
Oliban 7
Benjoin 7
Mastic. 7
Safran 4
Essence de succin. . . . . . Q. S.

F. une masse pilulaire. (Par.)

Calmant pectoral que l'on peut comparer aux pilules de cynoglosse et à l'élixir parégorique.

Injection sédative.

Pr. Décocté de lin 500
Extrait d'opium 0,8

Dans la gonorrhée aiguë. (Cad.)

Pilules de cynoglosse.

Pr. Extrait d'opium 10
Poudre de semences de jusquiame. 10
Poudre d'écorce de rac. de cynoglosse 10
Poudre de myrrhe. 15
— d'oliban. 12
— de safran 4
— de castoreum 4
Sirop de miel. 35

Faites sécher à l'étuve et pulvérisez ensemble les semences de jusquiame et l'écorce de racine de cynoglosse, dont vous avez eu soin de prendre 1/4 en sus du poids indiqué, quart qui vous restera en résidu à la fin de l'opération. Les deux poudres mêlées doivent peser 20 gr. Mêlez aux autres poudres, ajoutez l'extrait d'opium dissous au B.-M. dans le sirop de miel et faites une masse homogène que vous conserverez dans un vase fermé. — On en fait le plus ordinairement des pilules de 20 centigr., contenant chacune 2 centigr. d'extrait d'opium. (Cod.)

Poudre de Dower. *Poudre d'ipécacuanha opiacée.*

Pr. Poudre de nitrate de pot. . . 40
— de sulf. de potasse. . 40
— d'ipécacuanha 10
— de réglisse 10
Extrait d'opium séché et pulvérisé 10

F. bien sécher les poudres et mélangez-les intimement. — 1 gr. contient 9 centigr. d'extrait d'opium sec. (Cod.)

Électuaire Diascordium.

Pr. F. sèches de scordium. . . 60
Fleurs de rose rouge . . . 20
Racine de bistorte 20
— de gentiane. . . . 20
— de tormentille. . . 20
Semences d'épine-vinette . 20
Gingembre. 10
Poivre long 10
Cannelle de Ceylan 40
Dictame de Crête. 20
Benjoin en larmes 20
Galbanum 20
Gomme arabique 20
Bol d'Arménie préparé . . 80
Extrait d'opium. 10
Miel rosat 1300
Vin de Malaga 200

Evap. le miel rosat à ne peser que 1000 gr., et pendant qu'il est chaud ajoutez l'extrait d'opium dissous dans le vin, puis peu à peu toutes les substances réduites en poudre fine. Mélangez exactement. — 1 gr. contient environ 6 milligr. d'extrait d'opium. (Cod.)

Électuaire thériaque. *Thériaque, Thériaque d'Andromaque, Electuaire opiacé, polypharmaque* ou *polyamique; Theriaca.* (Treacle, Ang.)

Pr. Racine d'acore	30
— de gingembre	60
— d'iris	60
— de quintefeuille	30
— de rhapontic	30
— de valériane	60
— de nard celt.	20
— de meum	20
— de gentiane	20
— d'aristoloche clém.	10
— de cabaret	10
Bois d'aloès	10
Schœnante	30
Ecorce de cannelle	100
— de citrons	30
Scille sèche	60
Som. de scordium	60
— de marrube	30
— de calament	30
— de chamœdrys	20
— de chamœpitys	20
— de pouliot	30
Dictame de Crète	30
Laurier, feuilles	30
Centaurée pet.	10
Hypericum	20
Stœchas	30
Roses rouges	60
Safran	40
Sémin. d'ammi	20
— d'anis	20
— de fenouil	20
— de daucus de Crète	10
— de séséli	20
— de persil	30
Cardamome minor	80
Poivre noir	60
— long	120
Sem. d'ers	200
— de navet sauv.	60
Agaric blanc	60
Vipères sèches	60
Castoréum	10
Opium de Smyrne	120
Suc de réglisse	60
Cachou	40
Gomme arabique	20
Mie de pain desséchée	60
Galbanum	10
Myrrhe	40
Oliban	30
Benjoin en larmes	20
Opopanax	10
Sagapénum	20
Asphalte	10
Terre sigillée	20
Sulfate de fer desséché	20
Téréb. de Chio	50
Miel blanc	3500
Vin de Malaga	250

Faites avec toutes les matières (la térébenthine, le miel et le vin exceptés) une poudre fine composée : c'est la *poudre thériacale.*

Liquéfiez la térébenthine à une douce chaleur, ajoutez-y assez de poudre pour la diviser, délayez ce premier mélange avec le miel fondu et chaud, ajoutez peu à peu le reste de la poudre et Q. S. de vin d'Espagne pour avoir une pâte molle. Conservez. Au bout de quelques mois, il est nécessaire de broyer de nouveau la thériaque. (Codex.)

4 de thériaque contiennent environ 0,05 d'opium brut, ce qui équivaut à 0,025 d'extrait.

Alcoolat de thériaque composé. *Esprit thériacal, Eau thériacale spiritueuse.*

Pr. Racine d'angélique	60
— d'aunée	60
— de souchet	60
— de contrayerva	30
— d'impératoire	30
— de serpentaire	30
— de valériane	30
— de zédoaire	30
— de galanga	30
Cannelle fine	15
Girofle	15
Zestes frais d'orange	15
— de citron	15
Baies de genièvre	15
— de laurier	15
Sommités de romarin	15
— de rue	15
— de sauge	15
Thériaque	250
Alcool à 56° c.	1500
Eau distill. de noix	1500

Faites macérer les substances sèches dans l'alcool, ajoutez la thériaque délayée dans l'eau de noix et distillez toute la partie spiritueuse. (Guib.)

Sudorifique, cordial, stomachique. 2 à 15 gr. dans un véhicule convenable. Peu employé.

Cérat opiacé.

Pr. Extrait d'opium	1
Eau distillée	1
Cérat de Galien	98

F. dissoudre l'extrait et mêlez. (Cod.)

Cérat laudanisé.

Pr. Laudanum Sydenham	10
Cérat de Galien	90

M. (Cod.)

Emplâtre d'extrait d'opium.

Le Codex indique de le préparer comme l'*emplâtre d'extrait de ciguë*, en employant, bien entendu, l'extrait *aqueux* d'opium. Généralement cet extrait, étant de consistance convenable. est simplement étendu en couche mince sur du taffetas ou de la peau.

Collyre opiacé.

Pr. Extrait d'opium. 0,20
Eau distillée de rose. . . 100
F. dissoudre et filtrez. (Cod.)

Glycéré d'extrait d'opium.

Prép. c. le *Glycéré d'extrait de belladone*

Liniment camphré opiacé.

Pr. Huile camphrée. 80
Cérat de Galien. 10
Teinture d'opium. 10

Délayez le cérat dans l'huile, ajoutez la teinture. (Cod.)

Liniment narcotique. *Liniment calmant.*

Pr. Baume tranquille 80
Cérat de Galien. 10
Laudanum Sydenham 10

Délayez le cérat dans le baume, ajoutez le laudanum. (Cod.)

Tinctura opii. (Brit. Phar.)

Pr. Opium en poudre gross. . 42,52
Alcool à 60° c. 518,05
F. S. A. (Cod.)

Teinture acétique d'opium. *Vinaigre d'opium*

Pr. Opium. 1
Vinaigre. 6
Alcool à 80°. 4
(Cod., 1837.)

4 gr. correspondent à 0,35 d'opium.

La *Liqueur sédative d'opium de Battley* (*Battley's liquor opii sedativus*) est un soluté d'opium dans le vinaigre; mais comme on ne peut la conserver sans y ajouter un peu d'alcool, ce qui détruit une partie de ses propriétés sédatives, il s'ensuit que cette préparation revient à celle ci-dessus. (Dorv.)

Pilules d'opium ou thébaïques.

Pr. Extrait aqueux d'opium. Q. V.
F. des pilules de 5 centig. (1 grain).

Edimb. prescrit : opium 1 part., sulfate de potasse 3 part., conserve de roses 1 part. F. une masse à diviser en pilules de 0,25. (Dorv.)

Lavement laudanisé ou **anodin.**

Pr. Décocté de guimauve . . 250
Laudanum de Syd. . . . 0,6

En ajoutant à ce lavement 15 grammes d'amidon, on a le *lavement d'amidon laudanisé* employé contre la diarrhée; ce dernier additionné, de 10 gr. d'alun et 4 gr. d'extrait de valériane, a été employé avec succès contre la dysenterie, par le docteur Valérius. (Dorv.)

Lavement opiacé camphré de Ricord.

Pr. Camphre 0,5
Extrait d'opium. 0,05
Jaune d'œuf . . . . . . n° 1
Eau 200

Pour combattre les érections.

Cigares opiacés.

Pr. Extrait d'opium 0,15
Balladone 3

Faites dissoudre l'extrait dans quelques gouttes d'eau, arrosez-en la belladone, laissez sécher un peu, et faites un cigare. On remplace quelquefois l'extrait d'opium par le laudanum. (Dorv.)

Pommade contre les engelures. (Knœrlzer.)

Pr. Opium 10
Camphre 5
Carb. d'ammoniaque. . . . 10
Acétate de plomb. 20
Axonge. 120
(Bouch.)

Beaume anodin de Bath. *Baume arthritique camphré.*

Pr. Savon blanc 125
Opium. 30
Camphre. 60
Essence de romarin. . . . 15
Alcool rectifié 1000

F. S. A. — 30 à 50 gouttes dans du vin ; à l'extérieur pur en frictions.

OPOPANAX. Gomme-résine de l'*Opopanax Chironium* Koch. — Ombellifères.

En fragments anguleux, arrondis, légers, friables, rougeâtres au dehors jaunâtres en dedans; od. anal. à celle de l'ache et de la myrrhe; sav. âcre et amère. Cont. 42 0/0 de résine, 33,4 0/0 de gomme, une h. vol. — On le dit expectorant, antispasm. — Inus.

OR. *Aurum*, = Au = 98,5. — P. at. = 197.

Métal jaune, brillant, le plus ductile et le plus malléable des métaux; insol. dans l'ac. nitrique, sol. dans l'eau régale; D. = 19,5. On le trouve constamm[t] à l'état natif, de sorte que son extract. se fait par simple lavage des sables qui le contienn., ou en l'amalgamant à l'aide du mercure, et séparant ce dernier métal par distillation.

Act. phys. — On prétend qu'étant réduit en poudre très ténue, il agit à la manière du chlorure d'or et prod. la salivation; on a en conséquence administré cette poudre (4 à 20 centigr.) contre la scrofule et la syphilis constitut. chez les enfants.

Chim. — Il forme un oxyde (AuO^3) pulvérulent, brun noir; l'hydrate est jaune rougeâtre. — La sol. de l'or dans l'eau régale produit du chlorure d'or ($AuCl^3$); ce sel, même neutre, a une réaction acide. La potasse en précipite à chaud de l'hydrate d'oxyde; l'ammoniaque donne un précip. jaune rougeâtre d'or fulminant (*ammoniure d'or*); l'hyd. sulfuré et le sulhyd. d'ammoniaque donnent du sulfure d'or brun foncé ou noir, sol. dans un excès de sulfhydrate; le ferro-cyanure de potassium prod. une belle coloration vert émeraude. — La chaleur rouge décompose tous les *sels d'or*; ils sont réduits par le protochlorure d'étain (précipité rouge pourpre, *pourpre de Cassius*), par l'ac. oxalique, le sulfate de protoxyde de fer, le zinc métallique, qui précip. une poudre brune d'or métallique.

Mél. et fals. — Peut renfermer de l'*argent* et du *cuivre*. Si l'on dissout dans l'eau régale, l'argent reste à l'état de chlorure; la solution filtrée, étant précipitée par le protosulfate de fer, le cuivre reste en solution, et donne une coloration bleue par l'addition d'ammoniaque, et précipite en brun marron par le ferro-cyanure.

Poudre d'or.

On triture des feuilles d'or avec du sulfate de potasse ou du miel grenu, et on enlève l'intermède par l'eau chaude. Un autre procédé consiste à précipiter le chlorure d'or par le sulfate ferreux. La poudre très tenue qu'on obtient ainsi est lavée à l'eau aiguisée d'acide chlorhydrique, puis à l'eau pure.

ORANGER VRAI ou **A FRUITS DOUX.** *Citrus Aurantium* Risso.

ORANGER AMER ou **BIGARADIER.** *Citrus vulgaris* Risso. — Aurantiacées.

Les feuilles (fig. 103) de l'un et l'autre sont employées en infusion, c. stomachiques, antispasmodiques (5 : 1000); les fleurs sèches ont le même emploi. Fraîches, elles servent à préparer un hydrolat très recherché c. aromate, et fréquemment usité aussi c. cordial, calmant, antispasmodique. — L'hydrolat des fleurs de bigaradier est plus estimé que celui des fleurs de l'oranger vrai; dans la prép. de ce dernier, on fait souvent entrer les feuilles et les *orangettes* ou *petits grains*.

Les orangettes sont les fruits, moins gros que des cerises, tombés de l'arbre; on en fait, quand elles sont sèches, des pois à cautères. Elles sont amères, toniques, fébrifuges. L'écorce d'orange amère ou de bigarade (*curaçao*) a les mêmes propr. — Le fruit de l'orange douce contient un suc acidule rafraîchissant dont on fait des boissons ou *orangeades* fort agréables.

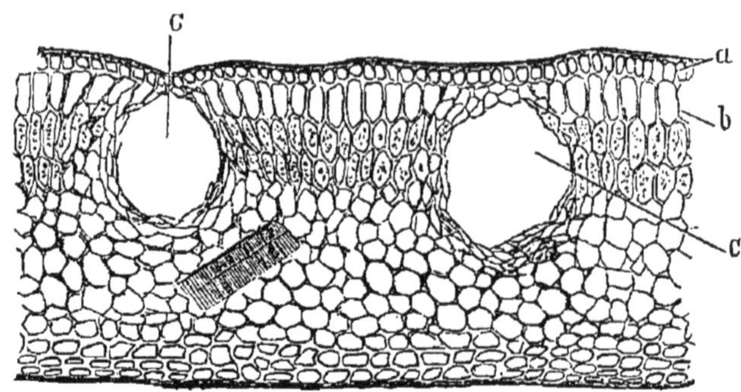

Fig. 103. — Coupe d'une feuille de *Citrus*. — *a*, épiderme; *b*, cellules sous-épidermiques perpendiculaires (trois couches); *c*, *c*, glandes.

Toutes ces p. de l'oranger contienn. de l'h. vol., dont les caract. et les propr. diffèrent avec leur origine; l'ess. de fleurs d'oranger est désignée sous le nom de *Néroli*, celle de l'orange douce sous le nom d'*Ess. de Portugal*, celle d'orangettes sous celui d'*Ess. de petit-grain*. — Elles ont de nombr. us. en parfumerie.

Poudre de feuilles d'oranger.

F. sécher à l'étuve des feuilles d'oranger-bigaradier, et pulv. par contusion dans un mortier de fer; passez au tamis de soie; arrêtez l'opération quand la poudre devient fibreuse. (Cod.)

Suc d'oranges.

Prép. c. le *Suc de citrons*.

Eau distillée de fleurs d'oranger.

Pr. Fleurs d'oranger fraîches. 10000
Eau. . . . . Q. S.

Disposez les fleurs, sans tasser, sur un diaphragme percé, placé à la partie supérieure d'une cucurbite contenant Q. S. d'eau. Distillez à la vapeur, en vous servant de l'appareil florentin pour recueillir le néroli, pour obtenir 20000 de produit. (Cod.)

Huile volatile de fleurs d'oranger. *Néroli*.

Pr. Fleurs d'oranger fraîches. 5000
Eau. 15000

Placez les fleurs dans un B.-M. de toile métallique que vous plongerez dans la cucurbite d'un alambic contenant l'eau en ébullition; montez rapid[t] l'appareil, et distillez, en vous servant du récipient florentin, jusqu'à ce qu'il cesse de se produire de l'huile essentielle. Enlevez celle-ci au moyen d'une pipette; filtrez-la s'il est nécessaire, et conservez à l'abri de la lumière. (Cod.)

Essence de bigarade.

Essence d'orange.

Prép. c. l'*Huile volatile de fl. d'oranger* au moyen des zestes de bigarade et d'orange ou par expression, comme il a été dit pour l'*Huile volatile de citrons*.

Teinture d'écorces d'oranges amères.

Prép. c. la *Teinture de gentiane*, avec 1 p. pour 5 p. alcool à 60°.

Alcoolat d'écorces d'orange. *Esprit d'orange*.

Pr. Zestes frais d'orange . . . 1000
Alcool à 80° 6000

F. macérer 2 j., distillez au B.-M. tout l'alcool. (Cod.)

Alcoolat de fleurs d'oranger.

Prép. c. l'*Alcoolat d'écorces d'orange*

Sirop de fleurs d'oranger.

Pr. Eau dist. de fl. d oranger. . 500
Sucre très blanc. 950

F. dissoudre à froid, filtrez au papier. (Cod.)

Sirop d'orange.

Pr. Sirop d'acide citrique . . . 1000
Alcoolature de zestes d'orange 15
M.

Alcoolature de zestes d'orange.

Prép. c. *Alcoolature de zestes de citron*, avec 1 p. pour 2 p. alcool à 80°.

Sirop d'oranges avec le suc.

Prép. c. le *Sirop de groseilles.*

Sirop d'écorces d'orange amère.

Pr. Ecorces sèches d'orange amère. 100
Alcool à 60° 100
Eau 1000
Sucre blanc. . . . . Q. S.-

F. macérer 12 h. les écorces avec l'alcool, versez dessus l'eau bouillante, et f. infuser en vase clos pend. 6 h. Passez avec légère expression, filtrez. Ajoutez 190 p. de sucre pour 100 de liqueur, et f. fondre au B.-M. couvert. (Cod.)

Oléosaccharure d'orange.

Prép. c. l'*Oléosaccharure de citron.*

Elixirium aurantiorum compositum.

Elixir viscéral d'Hoffmann. (Pharm. Bav. — Boruss. — Germ.)

Pr. Zestes d'orange 60
Ecorce de cannelle. 20
Carbonate de potasse . . . 10
Vin d'Espagne. 480
Extrait de gentiane . . } āā 10
— d'absinthe . . .
— de trèfle d'eau .
— de cascarille. .

F. macérer et dissoudre; filtrez. (Cod.)

Tinctura aurantii. (Brit. Pharm.)

Pr. Ecorce d'orange amère conc 56,70
Alcool à 60° c. 518,05

F. macérer, déplacez et complétez 520 gr. de teinture. (Cod.)

ORCANETTE. *Anchusa tinctoria* L. — Borraginées.

La racine est recouverte d'une écorce foliacée, ridée, d'un rouge violet foncé; sa matière colorante (*Anchusine*, *Acide anchusique*, *Alkannine* = $C^{15}H^{14}O^4$) est sol. dans l'alcool, l'éther, les corps gras, et non dans l'eau; elle vire au bleu par les alcalis. Elle n'a pas d'autre emploi que de servir à colorer les pommades.

OREILLE DE JUDAS. *Tremella auricula Judæ* Dill.

Champignon à forme concave, d'aspect gélatineux, brun rouge. Il croît sur les vieux sureaux (*Fungus sambuci*). — On en fait dans qques pays un vin par macération, contre l'hydropisie. — Inusité.

ORGE. *Hordeum vulgare* L. — Graminées.

Sem. alimentaire, employée en pharm. à préparer des tisanes rafraîchissantes (*décocté* : 20 : 1000). On l'emploie *mondé*, c.-à.-d. dépouillé de la balle, ou *perlé*, c.-à.-d. décortiqué et arrondi.

Dans l'industrie, l'orge, après avoir subi un commencement de germination (*Malt*), sert à préparer la bière. Dans cette opération prend naissance une substance particulière, — la *Diastase* (V. ce mot).

Le malt ainsi que la *Drèche* (résidu du malt après la fabrication de la bière) ont reçu dans ces derniers temps qques applications comme digestifs et antiscorbutiques.

Tisane d'orge.

F. bouillir 20 gr. d'orge dans Q. S. d'eau pour que, lorsqu'il est bien crevé, il reste 1 litre de produit; passez à travers une étamine claire. (Cod.)

ORIGAN. *Origanum vulgare* L. — Labiées.

Plante commune des bois et des lieux arides, à od. forte, à sav. amère et chaude. Elle a les propriétés stimulantes et toniques des autres labiées, mais est inusitée.

Poudre d'origan. Prép. c. la *Poudre de feuilles d'oranger.*

ORME. *Ulmus campestris* L. — Ulmacées.

Le liber se trouve dans le commerce en lanières roulées en paquets; on l'appelle ordinair[t] : *écorce d'orme pyramidal.*

Le décocté en est rouge, mucilagineux, et, bien qu'on l'ait vanté contre les maladies de peau et l'ascite, paraît à peu près inerte. — Inusité.

Extrait alcoolique d'éc. d'orme.
Prép. c. l'*Extrait alc. de digitale.* — Rendement : 22/100.

Sirop d'éc. d'orme.

Pr.	Extrait alc. d'éc. d'orme. .	20
	Eau dist.	Q. S.
	Sirop de sucre.	980

Opérez c. pour le *Sirop d'ipécacuanha.* (Cod.)

OROBANCHE. *Orobanche major* Smith. — Scrophulariées.

Cette plante, décolorée, d'asp. bizarre, croît sur les racines d'autres végétaux et à leurs dépens; — a été empl. en Amérique contre les ulcères phagédéniques en applications locales. — Inusité.

OROBE. *Ers; Ervum Ervilia* L. — Légumineuses.

Les sem. d'orobe du commerce sont celles de l'*Ervum Ervilia* et non de l'*Orobus vernus* L. — Rougeâtres, arrondies, triangulaires; font partie des *Quatre semences résolutives.* — Inusité.

ORPIN. *Reprise; Sedum Telephium* L. — Crassulacées.

Les feuilles d'orpin, conservées dans l'huile, sont un remède popul. pour la cicatrisation des plaies, le pansement des hémorrhoïdes et la destruction des cors. — Elles doivent peut-être leurs propr. à un principe âcre peu abondant, qui agit c. stimulant et astringent. — Inusité.

ORTIE BLANCHE. *Lamium album* L. — Labiées.

Cette labiée, inodore et à peu près insipide, passe pour légèrement astringente et hémostatique. On fait avec les fleurs une tisane populaire contre la leucorrhée. — *Infusé* : 10 : 1000.

ORTIE BRULANTE. *Ortie grièche; Urtica urens* L..

ORTIE DIOIQUE. *Grande ortie; Urtica dioïca* L. — Urticées.

Ces deux pl. sont garnies de poils en forme de tubes fermés à l'extrémité (fig. 104), dont l'intérieur est rempli d'un suc âcre et caustique. Ces poils, en s'introduisant dans l'épiderme, prod. ce qu'on appelle l'urtication. Le bouton terminal reste dans la peau, en même temps que le liq. contenu se déverse dans la plaie : double cause d'irritation. On a reconnu dans le suc d'ortie la présence d'ac. formique libre; d'autres auteurs attribuent l'action produite à du carbonate d'ammoniaque qui serait contenu dans le liq. des poils. — On a employé les orties pour prod. une révulsion rapide dans qques cas de paralysie ou de refroidissement général ; peu usité dans la thérapeutique des villes, ce moyen peut être de qque valeur à la campagne, où les orties sont abondantes, et les officines éloignées.

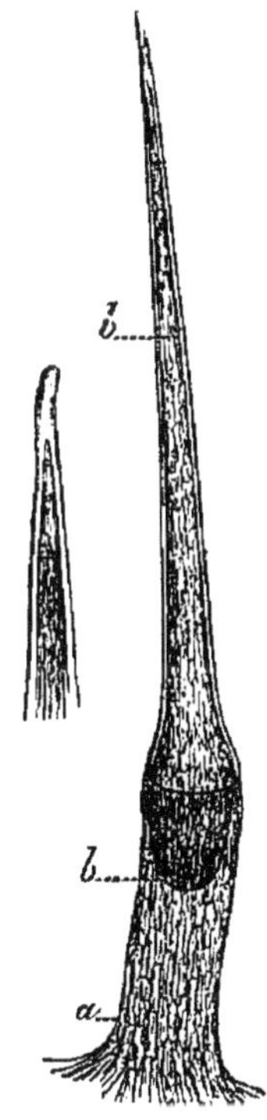

Fig. 104. Poil d'ortie dioïque. — *a*, *b*, support du poil; *b*, *b*, cellule occupant toute la longueur du poil ; la base de la cellule est invaginée dans le sommet du support.

La décoction de ces deux espèces donne par l'action des alcalis une mat. colorante verte qui a les caractères du *vert de Chine*, obtenu de div. espèces de Nerprun. L'*Ortie romaine*, *Urtica pilulifera* L., est astringente. L'*Ortie argentée*, *Bœhmeria nivea* Hook et Arn., et l'*Ortie utile*, *Bœhmeria utilis*, qui paraît n'être qu'une var. de la précédente (Asie orientale), fournissent le *China-grass*, matière textile ayant l'apparence d'un coton soyeux.

OS DE SÈCHE. *Biscuit de mer; Sepia officinalis* L. — Mollusques Céphalopodes.

C'est la coquille dorsale de la sèche : blanche, elliptique, allongée, convexe et grenue à la face supérieure, bombée infér^t, tranchante sur les bords et terminée antér^t par une pointe conique courte; presque entièr^t formée de carbonate calcaire disposé enfeuillets minces et spongieux. — Employée autrefois c. absorbante, anti-acide; aujourd'hui, on la fait encore entrer dans qques poudres dentifrices.

Les sèches fournissent à l'industrie une couleur très employée, connue sous le nom de *Sepia*. On la prép. avec la mat. noirâtre contenue dans une vésicule particulière à ces Mollusques.

Poudre d'os de sèche.

Nettoyez la partie interne au moyen du couteau; détachez la partie blanche, friable, que vous laverez à l'eau bouillante et broierez à sec sur le porphyre; rejetez la partie cornée. (Cod.)

OSEILLE. *Rumex acetosa* L. — Polygonacées.

Cette pl. doit ses propr. acidules, rafraîchissantes, au quadroxalate de potasse. En médecine, on emploie ses feuilles à la prépar. du bouillon aux herbes, et ses racines en *infusé* comme diurétique : 20 : 1000. — L'usage de l'oseille charge l'urine d'oxalate de chaux et peut favoriser la formation de calculs entièr[t] formés de ce corps ; il convient donc de n'en pas abuser.

Apozème d'oseille composé. *Bouillon aux herbes.*

Pr. Feuilles fraîches d'oseille .	40
— de laitue.	20
— de poirée.	10
— de cerfeuil	10
Sel marin	2
Beurre frais	5
Eau commune	1000

Lavez les plantes, faites-les cuire avec l'eau, passez, ajoutez le sel et le beurre. (Cod.)

OXALATES.

Combinaisons de l'acide oxalique avec les bases. (Voir *Acide oxalique.*)

OXALATES PEU USITÉS.

Oxalate de cerium. — Obtenu par double décomposition; c'est une poudre grisâtre insipide. On l'a vanté récemment contre les aigreurs d'estomac et particul[t] les vomissements de la grossesse. Dose : 20 à 50 centigr.

Oxalate de mercure. — Précipitez par l'ac. oxalique en sol. conc. une sol. étendue et faite à froid d'azotate de mercure. Lav. et séchez à l'ombre. Propr. du calomel (?)

OXALATE DE POTASSE.

Sel d'oseille; oxalate acide ou *suroxalate de potasse; Suroxalas potassicus;* = $KO, 2C^2O^3$ et $KO, 4C^2O^3 + aq.$, ou C^2O^4HK et $C^2O^4HK, C^2H^2O^4 + 2H^2O$.

Ce sel, qui est un mél. de bioxalate et de quadroxalate de potasse, s'obtient par simple évaporation du suc clarifié de l'oseille. — Prismes rhomboïdaux opaques, sol. dans 40 p. d'eau froide et dans 6 p. d'eau bouill. — Propr. anal. à celles de l'ac. oxalique : tempérant, rafraîchissant, toxique à haute dose : 0 gr. 50 à 1 gr. à l'intérieur. (V. *Acide oxalique*).

Il est journellement employé pour enlever les taches d'encre sur le linge.

Pastilles de suroxalate de potasse. *Past. contre la soif.*

Pr. Oxalate de potasse.	12
Sucre pulv.	500
Muc. de g. adrag.	Q. S.
H. vol. de citron	0,6

F. des pastilles de 0,6. (Cod., 1837)

Limonade oxalique sèche. (Fascio.)

Pr. Oxal. de potasse	12
Sucre.	500
Huile vol. de citron. . . .	0,4

30 pour 500 d'eau contre la gastrite, le diabète, la diarrhée.

OXALATE DE PROTOXYDE DE FER.

Prép. — On précipite du sulfate de fer dissous dans de l'eau sucrée par du carbonate de soude; le précipité lavé rapidement sur une toile est traité par une solution saturée et froide d'acide oxalique.

Le sel obtenu est lavé à l'eau distillée et séché entre des doubles de papier à filtre.

Poudre cristalline, jaune pâle, douce au toucher, à saveur légèrement ferrugineuse. — On lui a attribué des propriétés laxatives qui sont discutées; d'ailleurs propriétés générales des sels de fer.

OXYDES.

Combinaisons de l'oxygène avec les métaux.

OXYDES PEU USITÉS.

Oxyde d'argent. — Précip. une sol. de nitrate d'argent par la potasse, lavez et séchez. Pulvérulent, brun verdâtre. Il se décomp. facilement en présence des mat. avides d'oxygène, combustibles, etc,; éviter de le mélanger par trituration avec d'autres matières organ. ou minérales susceptibles de réagir sur lui; il pourrait se prod. une explosion. 2 à 5 centigr. comme anti-épileptique.

Oxyde de bismuth. — Précip. l'azotate de bismuth par la potasse; lavez, séchez et chauffez le précipité hydraté. Propr. du sous-nitrate plus prononcées.

Oxyde de cobalt. — Précip. un sel sol. de cobalt par la potasse. A été proposé contre le rhumatisme; 0,50 à 1 gr. Le *smalt*, avec lequel on le confond souvent, est un verre coloré en bleu par le cobalt, qui y entre en prop. variables suivant les nuances qu'on veut obtenir.

Oxyde d'étain, *Potée* ou *Cendres d'étain.* — Est obtenu comme l'oxyde de zinc. Pulvérulent, gris; blanc étant hydraté. Préconisé contre la phtbisie, le ténia, etc. 0,10 à 0,30. — L'*ac. stannique* (deutoxyde d'étain) s'obtient en traitant l'étain métall. par l'ac. azotique.

OXYDE D'ALUMINIUM. *Alumine.* = Al^2O^3 = 51,36.

On l'obtient en précipitant l'alun par la potasse ou l'ammoniaque, lavant et séchant le précipité. — On obtient ainsi de l'alumine hydratée blanche aisément sol. dans les acides, tant qu'elle n'a pas été calcinée.

Chim. — Les *sels d'alumine* donnent des solutions incolores à réaction acide. Les sels insolubles dans l'eau, à part qques aluminates naturels, sont sol. dans l'ac. chlorhyd. Ces aluminates y deviennent solubles après fusion avec le carbonate de soude.

La potasse en précipite de l'hydrate ou un sous-sel, sol. dans la potasse et dans les acides : l'ammoniaque donne le même précipité, même en présence des sels ammoniacaux, insoluble dans un excès de réactif. Les carbonates alcalins donnent le même précipité, avec dégag. d'ac. carbonique; l'hydrogène sulfuré ne les précipite pas; le sulfhydrate d'ammoniaque les précipite à l'état d'hydrate, avec dégagement d'hydrogéne sulfuré.

Au chalumeau, l'alumine et ses sels, chauffés avec un peu de nitrate de cobalt, donnent une masse infusible d'une belle couleur bleue.

— L'alumine n'a pas d'emploi médicinal.

OXYDE D'ANTIMOINE. *Fleurs argentines d'antimoine; Oxydum stibicum.* = Sb^2O^3. = 292.

Prép. — Chauffez de l'antimoine métallique dans un têt à rôtir placé dans la moufle d'un fourneau à coupelle; quand l'antimoine est en fusion, on bouche toutes les ouvertures du fourneau, excepté celle de la moufle, qu'on obstrue incomplètt au moyen d'un charbon incandescent. Après refroidissement, on recueille l'oxyde qui s'est déposé sur le têt et à la surface du métal en longues aiguilles nacrées; on ouvre de nouveau les ouvertures du fourneau, et l'on recommence l'opération jusqu'à épuisement du métal (Codex).

On obtient le même oxyde précipité en faisant bouillir 2 parties de bicarbonate de potasse dissoutes dans 20 p. d'eau, avec 1 p. d'oxychlorure d'antimoine. — Après une demi-heure, décantez, lavez et séchez le précipité. — Propriétés générales des antimoniaux; contre-stimulant : 0,20 à 1 gr. et plus. — Il faut l'employer avec prudence. — Peu usité.

Poudre antimoniale de James.

Pr. Oxyde d'antimoine précipité	10
Phosphate de chaux	20

Mêlez avec soin. (Cod.)

OXYDE D'AZOTE (Proto-). *Gaz hilariant.* = AzO ou Az^2O = 22.

Prép. — On fond de l'azotate d'ammoniaque du commerce, dans une capsule de porcelaine, à + 125°, pour enlever 5 à 6 0/0 d'eau. 1 kilogr. de sel fondu est introduit dans une cornue de grès tubulée, de 3 à 4 litres de capacité. Celle-ci communique à un serpentin refroidi, qui lui-même aboutit infért à un flacon à deux tubulures, vide. A la suite, est un flacon de Woolf, contenant des cristaux humides de sulfate ferreux; un autre contenant des fragments de pierre ponce imprégnée de potasse caustique ou de lait de chaux, enfin un flacon laveur, avec tube de sûreté, communiquant avec un gazomètre où l'on recueille le gaz. Dans la tubulure de la cornue est un thermomètre avec échelle extérieure, destiné à indiquer la temp. du sel, qu'on ne doit pas élever à plus de 250°. Le dégagement de gaz commence à 170° et se continue sans interruption; il entraîne de la vapeur d'eau et un peu d'azotate d'ammoniaque, qui se condensent dans le serpentin et gagnent le flacon vide; le sulfate de fer et la potasse caustique absorbent le bioxyde d'azote et les produits hypoazotiques qui pourraient se produire; on laisse perdre les 20 ou 30 premiers litres de gaz, qui contienn. de l'air. (Jeannel.)

Act. phys. — Les inspirations de ce gaz produisent rapidt une anesthésie totale, précédée d'engourdissement et d'obnubilation de la vue. La perte de sentiment arrive après six ou sept inspirations, et dure un temps fort court : 1/2 minute environ. — D'après M. Jeannel, racontant ses propres impressions, le gaz purifié ne provoque pas de délire gai ; il prod. l'anesthésie plus rapidt que le chloroforme, sans stimulation au début, et cette anesthésie est essentiellt éphémère et par conséquent applicable aux opérations de courte durée. — Continuée pend. un temps assez long, elle pourrait produire une asphyxie mortelle.

L'eau chargée de plusieurs volumes de protoxyde d'azote constitue une boisson digestive, dont l'action s'étend aux poumons, où elle facilite et complète l'hématose du sang.

OXYDE DE BARYUM. *Baryte.* = BaO. = 76,64.

On l'obtient pure en calcinant de l'azotate de baryte. — Peu soluble dans l'eau qui la laisse déposer à l'état d'hydrate; blanche, caustique et vénéneuse. — Il existe un bioxyde = BaO^2.

Chim. — Les *sels de baryte* sont incolores, la plupart insolubles. Le chlorure et le nitrate sont sol. dans l'eau, insol. dans l'alcool. Ils sont précipités par la potasse, seulement dans une sol. conc., non précipités par l'ammoniaque; ils sont précipités : en blanc par les carbonates alcalins et le phosphate de soude : le précipité est sol. dans les ac. nitrique ou chlorhyd.; en blanc par l'ac. sulfurique ou les sulfates, insol. dans les ac. dilués et dans les alcalis ; en jaune par le chromate de strontiane; en blanc par l'ac. fluosilicique; en blanc, dans les sol. conc., par l'ac. oxalique.

L'*Oxyde de strontium* ou *Strontiane* = SrO présente les mêmes caractères que la baryte; le nitrate et le chlorure sont sol. dans l'alcool et lui donnent la propriété de brûler avec une flamme cramoisie. Le sulfate de strontiane est un peu sol. dans l'eau, de sorte qu'il ne se précipite pas immédiatement dans une solution étendue. — Les *sels de strontiane* ne sont pas précipités par l'acide fluosilicique.

La baryte et la strontiane n'ont pas d'emploi médicinal.

OXYDE DE CUIVRE. *Bioxyde de cuivre; Oxydum cupricum.* = CuO. = 39,73.

On l'obtient soit en précipitant un sel de cuivre par la potasse, faisant bouillir le précipité, le lavant et le séchant; soit en décomposant par la calcination l'azotate de cuivre; — bleu quand il est hydraté, d'un brun noir quand il est anhydre; il est hygrométrique. On l'emploie à l'extérieur comme antiherpétique, en *pommade :* 0,25 à 1 gr. pour 10 gr. axonge.

Le *protoxyde* (Cu^2O) est rouge et inusité.

OXYDES DE FER.

1. Le PROTOXYDE DE FER (FeO = 36) n'existe qu'à l'état de com-

binaison saline. Isolé, il absorbe immédiatement l'oxygène et se transforme en sesquioxyde.

2. Le SESQUIOXYDE DE FER (Fe^2O^3 = 80 ou 160 [At].) existe et est employé en pharmacie sous plusieurs états :

A. *Sesquioxyde de fer hydraté humide; Hydrate de fer gélatineux.*

Prép. — Etendez de 100 p. d'eau 1 p. de sol. officin. de perchlorure de fer, et versez-la peu à peu, en agitant, dans un vase contenant plus que q. suffisante d'ammoniaque pour précipiter tout le fer. — Laissez déposer le précipité rougeâtre gélatineux, lavez-le avec soin jusqu'à ce que l'eau ne contienne plus de chlorhydrate d'ammoniaque, et conservez sous l'eau dist. à une temp. de + 15°. — Cet hydrate récent est un des meilleurs contre-poisons de l'arsenic.

M. Péan de Saint-Gilles a fait connaître un hydrate de peroxyde de fer soluble. On mél. poids égaux. d'une sol. de perchlorure de fer conten. 15/100 de fer et de sirop de sucre; on aj. Q. S. de soude caustique pour redissoudre le précipité formé d'abord; on filtre, on étend d'une gr. quantité d'eau et on porte à l'ébullition; on ajoute du chlorure de sodium, qui précipite l'hydrate de fer. Celui-ci, recueilli sur un filtre, lavé et desséché au B.-M., est sol. dans l'eau, le sirop, la glycérine. Il est insipide. On ne doit l'associer à aucun autre sel, qui peut, par une simple action de présence, le transformer en hydrate insoluble.

B. *Sesquioxyde de fer hydraté sec; Safran de mars apéritif; Sous-carbonate de fer.*

Prép. — On fait dissoudre séparément dans l'eau 15 p. de sulfate de fer pur et 18 p. de carbonate de soude crist. On verse peu à peu le carbonate dans le sel de fer, en agitant. Le précipité, d'abord blanc, est lavé à grande eau et fréquemment agité pour lui faire absorber l'oxygène; il devient alors brun verdâtre, puis jaune rougeâtre. — On le fait sécher. — Il contient de l'eau et encore un peu d'acide carbonique.

C. *Safran de mars astringent.* — C'est le précédent, privé par la calcination de l'eau et de l'ac. carbonique qu'il contenait; il diffère peu du suivant.

D. *Colcothar; rouge d'Angleterre; oxyde de fer rouge.* — On l'obtient en calcinant le sulfate de fer préalabl[t] desséché. On lave la masse jusqu'à ce que l'eau ne précipite plus par le cyanure jaune. C'est de l'oxyde mélangé d'un peu de sous-sulfate. Il a une plus gr. résistance à la dissolution par les acides que le safran de mars apéritif et est moins usité.

3. L'OXYDE DE FER INTERMÉDIAIRE; *Ethiops martial; oxyde des*

battitures ; oxyde ferroso-ferrique, $= Fe^3O^4$, est considéré comme une combinaison de protoxyde et de sesquioxyde, $= FeO + Fe^2O^3$.

Prép. — Humectez d'eau de la limaille fine et pure, de manière à faire une pâte homogène, tassez-la et abandonnez-la dans une terrine. Quand la masse se sera échauffée, remuez-la et remplacez l'eau qui s'évapore. — Après deux ou trois jours, le mélange étant refroidi, triturez-le dans un mortier de fer et lavez-le sur un tamis de crin serré; l'oxyde en poudre fine sera entraîné, avec quelques parties de limaille. Le tout est agité avec de l'eau et la partie supérieure du liquide décantée; les portions les plus lourdes qui restent au fond du vase, constituées par de la limaille non altérée, sont traitées à nouveau avec le résidu resté sur le tamis. Quant à l'oxyde, il sera recueilli sur une toile, pressé et desséché rapidement à l'abri du contact de l'air. — Cet oxyde est d'un noir velouté, attirable à l'aimant, et soluble dans l'ac. chlorhydrique sans effervescence.

M. Dusart a démontré l'existence dans le fer réduit du commerce d'une forte proportion de sous-oxyde ou oxyde biferreux : Fe^2O. (Voir *Fer réduit*.)

Act. phys. — Toutes ces préparations, surtout la dernière et le safran de mars apéritif, possèdent les propriétés toniques reconstituantes des ferrugineux, sans stypticité; on les administre à la dose de 0,20 à 2 gr. Cette habitude de les donner à doses massives nous paraît peu logique, à moins d'admettre, comme pour le fer métallique, une action mécanique inconnue, propre à favoriser le travail de la nutrition par l'intestin.

Emplâtre de Canet. *Onguent Canet.*

Pr. Emplâtre simple	100
Emplâtre diachylon gommé	100
Cire jaune	100
Huile d'olive	80
Colcothar	100

Porphyrisez le colcothar avec la moitié de l'huile; f. liquéfier les emplâtres, la cire et le reste de l'huile, ajoutez le colcothar, et remuez à refroidissement; roulez en magdaléons. (Cod.)

Pilules emménagogues.

Pr. Oxyde noir de fer	0,4
Valériane	0,8
Safran	0,8
Sirop d'armoise	Q. S.

F. 8 pilules. (Foy.)

OXYDE DE FER DIALYSÉ.

Prép. — On prend :

Perchlorure de fer à 30°	100 gr.
Ammoniaque à 22°	35

Ajoutez peu à peu l'ammoniaque au perchlorure; le précipité, à la fin de l'opération, se redissout lentement. Quand la liqueur est redevenue limpide, on l'introduit dans le dialyseur, et l'on change fréquemment l'eau distillée du récipient jusqu'à ce que la solution ferrugineuse ne précipite plus par le nitrate d'argent et n'ait plus de réaction acide.

Pour faire une solution au centième, on évapore 10 c. c. de la liqueur obtenue, afin de connaître sa richesse en oxyde de fer; on détermine ainsi la quantité d'eau à ajouter.

Le fer dyalisé n'a pas de saveur atramentaire; il retient toujours de l'acide chlorhydrique, que l'on peut mettre en évidence en précipitant par l'ammoniaque, filtrant, ajoutant un excès d'acide nitrique, puis du nitrate d'argent.

Act. Phys. — Propriétés générales des ferrugineux; malgré certains engouements, il est présumable que cette préparation ne vaut ni plus ni moins que la plupart de celles qui sont plus anciennes. L'oxyde est précipité aussitôt qu'il est en contact avec les liquides de l'estomac.

OXYDE DE LITHIUM. *Lithine.* = LiO, HO, ou LiHO = 15.

Cet oxyde, découvert dans quelques minéraux et quelques sources naturelles, a été vanté depuis quelques années comme un excellent antigoutteux. On emploie l'oxyde ou son carbonate (LiO, CO^2) en dissolution (ce dernier sel à l'aide de l'acide carbonique), ou sous forme de granules effervescents, à la dose de 15 à 60 centigr. par jour. On explique leur action par le pouvoir dissolvant de la lithine sur les urates et l'acide urique. (Voyez *Lithine.*)

OXYDE DE MANGANÈSE. *Bioxyde de manganèse; Oxydum manganicum.* = MnO^2 = 43,5 ou 87 (At.).

On le trouve à l'état de minerai à La Romanèche, près de Macon, en masses aiguillées, ayant beaucoup de ressemblance avec le sulfure d'antimoine. — On lui accorde des propriétés antichlorotiques analogues à celles des ferrugineux; 0,10 à 2 gr. — Inusité. — Les sels de *protoxyde* passent pour plus actifs. Le protoxyde, précipité à l'état d'hydrate, passe rapidement à l'état de sesquioxyde.

Dans les arts, le bioxyde est employé pour la production de l'oxygène, du chlore, et dans les verreries pour blanchir le verre.

Essai des oxydes de manganèse. — Le but est de déterminer la quantité de chlore que l'oxyde peut donner au contact de l'ac. chlorhydrique. — 3 gr., 98 de peroxyde pur donn. exact[t] 1 litre de chlore à 0° sous la pression de 76 c. Cela posé, voici comment on opère : on pèse exact[t] 3 g., 98 du minerai soumis à l'essai, on les indroduit dans un petit ballon muni d'un long tube qui vient se rendre dans une dissol. étendue de potasse (fig. 105); on verse sur l'oxyde 25 à 30 gr. d'ac. chlorhydrique, bien exempt d'ac. sulfureux, on bouche rapid^t et l'on chauffe un peu pour faciliter la réaction. Quand le manganèse est dissous et le dégagement terminé, on aj. à la sol. alcaline assez d'eau pour compléter 1 litre, puis on l'analyse par l'ac. arsénieux titré, suivant la méthode décrite à l'article *Chlorométrie.* Si

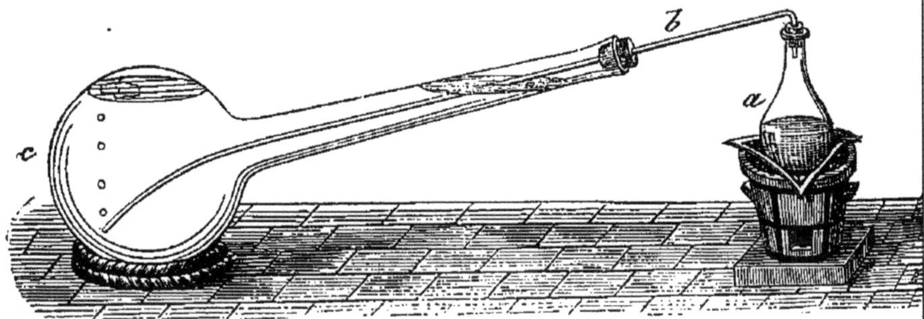

Fig. 105. — Appareil pour l'essai des oxydes de manganèse. — *a*, oxyde additionné d'ac. chlorhydrique ; *b*, tube de dég. plongeant jusqu'au fond du ballon *c*, rempli jusqu'au col de solution alcaline.

l'analyse démontre qu'il s'est dégagé 80 centilitres de chlore c'est que le manganèse essayé contenait 80/100 d'oxyde pur; on dit alors qu'il est à 80°. — Les oxydes du commerce marquent générall[t] entre 65 et 70°.

Poudre de bioxyde de manganèse. Prép. c. la *Poudre de sulfure d'antimoine.*

OXYDE DE MERCURE. *Oxyde rouge* ou *bioxyde de mercure; précipité rouge ; Oxydum hydrargyricum ;* = HgO. = 108.

Prép. — Pr. :

Mercure pur.	1000
Acide nitrique à 1, 42.	750
Eau distillée.	250

Versez le mél. d'acide et d'eau sur le mercure dans un matras à fond plat; chauffez doucement au bain de sable jusqu'à dissol., desséchez le sel, puis élevez la temp. pour le décomposer, tant qu'il se dég. des vapeurs nitreuses. Laissez refroidir. Si l'on chauffe trop, il y a du mercure réduit, mais cela a moins d'inconvénient que de laisser du sel indécomposé. — Conservez à l'abri de la lumière l'oxyde rouge formé. (Codex.)

L'oxyde obtenu par précipitation d'un sel mercurique est jaune et plus facil[t] attaqué par les réactifs; on l'emploie quelquefois en pommade.

Act phys. — C'est un irritant, dont l'action peut aller jusqu'à l'eschare, et qu'on n'emploie pas à l'intérieur. A l'extérieur, il est très-usité en *pommades* contre les aff. des paupières, les maladies de peau de provenance syphilitique ou autres, qui ont un caractère chronique. S'il est bon de ne pas rendre ces pommades trop actives quand il s'agit des yeux, il n'en est pas de même quand il s'agit d'aff. herpétiques qui demandent une modification locale et profonde; alors on peut employer avec succès des pommades contenant 4 gr. et plus de précipité rouge pour 30 gr. d'axonge. — On l'emploie qqfois en poudre, comme antipédiculaire.

Fals. et mél. — Entièrement volatilisable par la chaleur sans dégagement de vapeurs nitreuses; ce qui exclut de l'*azotate de mercure* non décomposé, et toutes les matière fixes, qui pourraient lui être mélangées.

Pommade d'oxyde rouge de mercure. *Pommade de Lyon.*

Pr. Pommade rosat 15
Oxyd. rouge de mercure porph. 1
Mêlez au porphyre. (Cod.)

Pommade de Régent.

Pr. Beurre très frais. 18
Oxyde rouge de mercure porph. 1
Acétate de plomb cristallisé 1
Camphre divisé. 0,10

Porphyrisez avec soin le sel et l'oxyde, ajoutez le camphre, puis le beurre; faites une pommade bien homogène. (Cod.)

Pommade de Desault.

Pr. Oxyde rouge de mercure porph.. 1
Oxyde de zinc sublimé . . 1
Acétate de plomb crist.. . 1
Alun calciné. 1
Sublimé corrosif 0,15
Pommade rosat. 8

Porphirysez les oxydes et les sels, ajoutez la pommade rosat, et terminez au porphyre pour obtenir une pommade homogène. (Cod.)

Onguent brun de Larrey.

Pr. Onguent basilicum. 30
Oxyde r. de mercure. . . . 2

Porphyrisez l'oxyde, et mêlez l'onguent exactement; ne préparer qu'au moment du besoin. (Cod.)

Pommade antiophthalmique, dite de **Saint-André-de-Bordeaux.**

Pr. Acét. de plomb crist. . . 5,20
Chlorhyd. d'ammon . . . 0,60
Tuthie 0,30
Oxyd. roug. de merc. . . 5,20
Beurre lavé à l'eau de rose. 30

F. S. A. une pommade que vous introduirez dans des pots de 8 grammes. Cette formule a été proposée par la Société de ph. de Bordeaux. (Dorv.)

Pommade de Saint-Yves.

Pr. Beurre frais. 90
Cire blanche. 15
Précipité rouge 10
Oxyde de zinc 4
Camphre dissous dans l'huile d'œuf 3

F. S. A. — Ophthalmies.

Cérat mercuriel de Falk.

Pr. Précipité rouge. 15
Acétate de plomb crist.. . . 20
Mercure doux 60

Porph. et incorp. dans un mél. fondu de :

Cire blanche 30
Essence de lavande 2
Huile d'olive 180

Ulcèr. syphil., dartres opiniâtres. (Cad.)

Pommade anti-herpétique.

Pr. Oxyde de mercure porphyrisé 4
Axonge 30

M. — Dartres humides, pellicules de la tête.

OXYDE D'OR. *Oxydum auricum;* = AuO^3+3HO ou AuH^3O^3.

On le prépare en précipitant le perchlorure d'or par la magnésie, lavant et séchant le précipité; ou bien on fait bouillir le chlorure d'or avec du carbonate de soude, et l'on veille à maintenir la liq. neutre, tant qu'il se précipite de l'oxyde; il reste dans la solution du chlorure double d'or et de soude, qu'on décompose par une nouvelle addition de carbonate de soude; on ramène ensuite la liqueur à la neutralité parfaite en ajoutant de l'ac. sulfurique pendant qu'elle est encore chaude. — Poudre brune, amorphe, dont la nuance varie selon les procédés employés. — Mêmes propriétés et usages que le chlorure d'or. — Inusité.

OXYDES DE PLOMB.

1. Le *Protoxyde de plomb; massicot;* = PbO = 111,5 ou 223 (At) en poudre, jaune citron quand il n'a pas été fondu; en écailles cristallines rougeâtres après fusion; il porte alors le nom de *litharge*. Pour le préparer, on chauffe du plomb au contact de l'air, ou l'on décompose par la chaleur le carbonate ou l'azotate de plomb.

2. Le *Sesquioxyde de plomb; minium;* = PbO,PbO^2, est une combinaison du précédent avec l'acide plombique. On lui assigne aussi la formule Pb^3O^4 = 334,5 ou 669 (At.) On l'obtient en chauffant le protoxyde, ou en fondant dans un creuset de la litharge avec un peu de chlorate de potasse. — Poudre rouge éclatante, très-employée pour la peinture.

3. L'*Oxyde puce de plomb; acide plombique;* = PbO^2, peut être obtenu en traitant le minium par l'ac. azotique étendu de 8 p. d'eau, qui dissout seulement le protoxyde. Il n'a pas d'emploi médicinal.

La litharge sert à la préparation des emplâtres; le minium entre dans quelques pommades ou onguents siccatifs et fondants. On ne les emploie pas à l'intérieur.

Fals. et mél. — La litharge et le minium sont entièrement solubles, la première dans l'acide acétique, tous deux dans l'acide azotique. La dissolution précipitée par l'acide sulfurique ou le sulfate de soude, deviendra bleue par l'addition d'ammoniaque, s'il y a du *cuivre*, et donnera un précipité jaune-rougeâtre, s'il y a du *fer*. Les *substances siliceuses* ajoutées resteraient en résidu, inattaquées par l'acide; les *carbonates* feraient effervescence.

Poudre de litharge.

Prép. c. la *Poudre de sulfure d'antimoine.*

Emplâtre de minium camphré. *Emplâtre de Nuremberg.*

Pr. Emplâtre simple	600
Cire jaune	300
Huile d'olive	100
Minium	150
Camphre pulv.	12

F. fondre l'emplâtre et la cire, ajoutez le minium porphyrisé avec l'huile, et quand la masse sera à peu près refroidie, ajoutez le camphre pulv. (Cod.)

Sparadrap d'emplâtre de minium.

Prép. c. le *Sparadrap de Vigo.*

Papier chimique.

Pr. Huile d'olive	2000
Minium pulvérisé	1000
Cire jaune	60

Placez l'huile dans une grande bassine sur un feu assez vif; aussitôt qu'elle commence à répandre des vapeurs, ajoutez le minium peu à peu, en agitant avec une longue spatule; quand la tuméfaction est apaisée, continuez d'agiter sur le feu, jusqu'à ce qu'il se produise un dernier boursoufflement dont on doit éviter la fumée. Retirez du feu, et continuez d'agiter jusqu'à ce qu'il se produise une écume blanchâtre; ajoutez alors la cire, et continuez de remuer encore quelques instants après sa fusion. — Cette composition s'applique chaude au moyen d'un pinceau ou de tout autre instrument approprié sur l'une des surfaces de papier mousseline préparé de la manière suivante:

Pr. Huile de lin 1000
Ail épluché, coupé menu . 100

Mettez dans une grande bassine sur un feu doux et chauffez en agitant, jusqu'à ce que l'ail soit très brun; passez à travers un linge; remettez sur le feu, avec :

Huile vol. de térébenthine. 800
Oxyde de fer rouge porphyrisé. 400
Céruse broyée à l'huile. 150

Agitez le mélange, étendez-le avec une éponge sur le papier que vous ferez sécher pend. 15 j. suspendu sur des baguettes; il est alors imperméable. (Cod.)

Onguent nutritum ou **triapharmacum**.

Pr. Huile d'olive 9
Litharge 3
Vinaigre 3

Mettez le tout dans une terrine vernissée sur des cendres chaudes, et agitez le mélange jusqu'à ce qu'il ait acquis la consistance d'un onguent mou. (Guib.)

Cet onguent acquiert avec le temps la solidité d'un emplâtre. — Résolutif.

Poudre pour teindre les cheveux.

Pr. Litharge. 15
Chaux éteinte 7
Craie 15

On réduit cette poudre en bouillie avec de l'eau, et on y plonge un pinceau avec lequel on frotte les cheveux par mèches; au bout de dix heures, on lave la tête. (Rad.)

Dans quelques formules, on trouve la litharge remplacée par de la céruse ou de l'acétate de plomb. (Dorv.)

OXYDE DE ZINC. *Pompholix; laine philosophique; nihil album; Oxydum zincicum.* = ZnO = 40,5.

Prép. — Chauffez du zinc pur dans un creuset de gr. capacité, au contact de l'air; il se produit des flocons blancs, lanugineux, qui se déposent à la surface du métal fondu, et qu'on enlève à mesure de leur formation. Cet oxyde, très léger et très blanc, sauf qqfois les premières parties, est passé au tamis, pour séparer les particules de métal qui peuv. avoir été entraînées.

On obtient le même oxyde par la voie humide en précipitant par 300 p. de sulfate de zinc pur en sol. dans 1 litre d'eau 350 p. de carbonate de soude dissous dans la même q. d'eau; on porte cette dernière à l'ébullition dans une gr. capsule, et l'on y verse peu à peu le sulfate de zinc. — Lavez exactement le dépôt, égouttez-le et faites sécher. C'est alors de l'hydrocarbonate de zinc qu'il faut décomp. en le chauffant au rouge sombre dans un creuset, jusqu'à ce qu'il ne fasse plus effervescence par l'ac. sulfurique étendu. — La *Tuthie*, ou *Cadmie des fourneaux*, est de l'oxyde de zinc impur (*arsenical*) que l'on recueille dans les cheminées des fourneaux où l'on grille les minerais de zinc. On l'employait autrefois c. cathérétique dans les ophthalmies.

Act. phys. — On lui attribue de longue date des propr. antispasm. qui auraient besoin d'être démontrées (0,10 à 2 gr.). M. Gubler le considère simpl[t] c. un absorbant anti-acide, anal. au carbonate de chaux, et au sous-nitrate de bismuth. — A l'extérieur, il est usité c. astringent léger, suspendu dans l'eau, ou sous forme de *pommade*.

Fals. et mél. — Entièrement sol. sans effervescence dans l'acide azotique dilué, ce qui exclut les *carbonates;* la solution ne précipite pas par l'azotate de baryte, ce qui exclut les *sulfates;* l'ammoniaque en précipite de l'oxyde de zinc soluble dans un excès de réactif; s'il y avait de la *chaux*, elle resterait indissoute; du *fer*, la solution serait jaune; du *sulfate de baryte*, il ne serait pas attaqué par l'ac. azotique dilué.

Pommade d'oxyde de zinc.

Prép. c. la *Pommade d'iodure de plomb*.

Cérat de Hufeland.

Pr.		
Oxyde de zinc	} ãã	2
Lycopode		
Cérat		30

Ulcérations des seins, plaies légères. (Cad.)

Pommade ou **onguent de tuthie**.

Pr.	
Tuthie	8
Onguent rosat	15
Beurre lavé à l'eau de roses	15

(Codex, 1837.)

OXYGÈNE. *Oxygenium*. = O = 8 ou 16 (At.).

Prép. — Introduisez dans une pet. cornue de verre du chlorate de potasse fondu, et chauffez graduellᵗ jusqu'à cessation de production de gaz. Pour faciliter son transport, le gaz sera recueilli dans des flacons renversés sur la cuve à eau, qu'on bouchera avec soin, et dont on tiendra le goulot submergé. — M. Limousin a fait construire de pet. cornues en fer et des récipients en caoutchouc propres à la fabrication, à la conservation et au transport de q. assez considérables d'oxygène.

Act. phys. — On sait que la vie des plantes et des animaux est intimement liée à la présence de ce gaz dans l'air, et que sa disparition serait mortelle pour tout ce qui vit. Introduit par la respiration dans le sang, il y opère des combustions indispensables à la nutrition et au renouvellement des tissus organiques. Son action puissante est modérée par son mélange avec l'azote; on conçoit donc qu'on a pu espérer trouver dans l'oxygène pur un agent thérapeutique utile dans certaines affections. Comme il active l'hématose, on en a en effet obtenu de bons résultats dans le traitement de certaines dyspepsies et anémies, indépendantes de maladies organiques de l'estomac ou du poumon. Son usage est contre-indiqué chez les sujets disposés aux hémorrhagies; il est utile dans le choléra et la chlorose.

Les inhalations d'oxygène produisent une stimulation vive, avec accélération du pouls, chaleur et mouvement fébrile; on peut en respirer de 2 à 30 litres en une ou plusieurs séances, sans résultat fâcheux; on sait d'ailleurs que, si l'on abandonne un animal dans une atmosphère d'oxygène pur, les premiers effets d'excitation sont suivis d'une dépression marquée, et que la mort survient si l'expérience se prolonge.

En revanche, l'oxygène est utile contre l'asphyxie par les vapeurs de charbon.

L'eau chargée d'oxygène, à la manière de l'eau de Seltz, et l'*eau oxygénée* ou *bioxyde d'hydrogène*, plus ou moins mitigée par son mélange avec l'eau pure, ont été employées pour remplacer l'oxygène gazeux.

Sous diverses influences et, entre autres, sous l'influence de l'électricité, l'oxygène prend des caractères particuliers et des propr. plus énergiques. On lui donne alors le nom d'*Ozone;* il a de l'odeur, il attaque le mercure et l'argent, décompose les iodures, peut se combiner direct' à l'azote. On attribue à la présence de cet oxygène modifié dans l'air une grande importance au point de vue de la salubrité; on pense qu'il détruit les miasmes délétères, et que son absence coïncide avec l'apparition d'épidémies. Au point de vue physiologique, l'ozone a, à un plus haut degré, les propriétés de l'oxygène.

P

PANCRÉATINE.

Prép. — On prend :

Pancréas.	1 p.
Eau	2

On délaye les pancréas dans l'eau légèrement chloroformée pour éviter l'altération; après contact suffisant, on jette sur des filtres, on exprime le résidu, on réunit les liqueurs, on évapore rapidement sur des assiettes dans un courant d'air chauffé à 45°.

Comp. — On admet que la pancréatine contient trois ferments : l'un transforme en peptones la fibrine et les matières albuminoïdes; un autre dissout l'amidon et le change en glucose; le troisième dédouble les corps gras en acides et glycérine. — 10 centigr. de pancréatine, 5 gr. de fibrine et 25 gr. d'eau, chauffés pendant 12 heures donnent une solution qui, filtrée, est à peine troublée par l'acide nitrique. — 10 centigr. de pancréatine ajoutés à 100 gr. d'empois, contenant 5 grammes d'amidon, donnent une liqueur qui filtre aisément et décolore 4 fois son volume de liqueur de Fehling. — Enfin une petite quantité de pancréatine émulsionne d'une façon permanente de grandes quantités d'huiles grasses, et en particulier l'huile de foie de morue. (Defresne.)

Us. et doses. — Dyspepsie; digestion imparfaite des matières grasses, phthisie pulmonaire. On l'emploie aussi pour favoriser la digestion de l'huile de foie de morue. — 1 à 2 gr. avant le repas.

Pilules de pancréatine.

Pr. Pancréatine	2
Miel	Q. S.
Poud. de guimauve	Q. S.

Faites 10 pilules que vous enroberez de stéarine fondue. — 3 à 6, deux fois par jour.

Elixir pancréatique.

Pr. Pancréatine	1
Vin bl. dépouillé de tannin par l'albumine.	30
Sucre	45
Alcoolé de café à 1/5.	10

F. S. A. Chaque cuillerée contient 0,25 de pancréatine.

PAO-PEREIRA. *Geissospermum Vellosii* Allem. — Apocynées (Brésil).

L'écorce, épaisse, crevassée, irrégulière, a une sav. très amère, sert dans le pays à prép. une décoction fébrifuge. La *Paréirine*, qu'on en a extrait, est amorphe, sol. dans l'alcool, colorée en violet par l'ac. sulfurique; fébrifuge : 1 à 2 gr. — Inusité en Europe.

PARACARY. *Peltodon radicans* Pohl. — Labiées (Brésil).

Plante aromatique empl. dans l'Amér. centr. contre l'asthme et contre la morsure des animaux venimeux. — Inusité.

PAREIRA BRAVA. *Cocculus platyphyllus* A. S.-Hil. — Ménispermacées (Brésil).

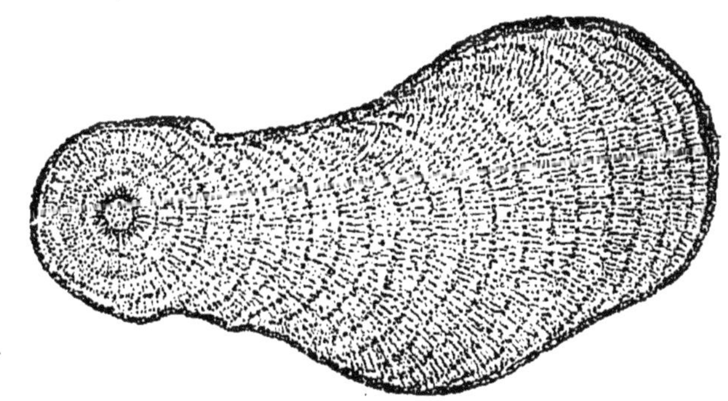

Fig. 106. — Coupe transversale de la tige d'une ménispermacée.

Racine fibreuse, dont la grosseur varie de celle du doigt à celle du bras; la coupe montre des couches concentriques très marquées avec un canal médullaire excentrique (fig. 106). On y a trouvé un alcaloïde incristallisable, la *Pélosine* ou *Cissampéline*, mal défini. — Sav. douceâtre, un peu amère. — On lui attribue des propr. diurétiques. — *Décocté* : 20 : 1000. — Inusité.

PARIÉTAIRE. *Parietaria officinalis* L. — Urticées.

Cette plante, commune le long des vieux murs, contient un peu d'azotate de potasse, qui la rend diurétique. — *Infusé* : 10 : 1000. On en fait aussi des cataplasmes émollients.

Sirop de pariétaire. Prép. c. le *Sirop de fumeterre*.

PARISETTE. *Raisin de renard; Paris quadrifolia* L. — Asparaginées.

Feuilles purgatives, diaphorétiques; racine vomitive; baies vénéneuses. — Inusité.

PARNASSIE. *Hépatique blanche; Parnassia palustris* L. — Droséracées.

Plante des hautes vallées humides; propr. lég. astringentes. — Inusité.

PASSERAGE. *Lepidium* L. — Crucifères.

La *Gr. Passerage*, *L. latifolium* L. et la *Pet. Passerage*, *L. graminifolium* L., sont antiscorbutiques. Le *L. ruderale* L., *Nasitor sauvage*, est empl. en Russie en décocté comme fébrifuge.

PASTILLES et TABLETTES.

Prépar. obtenues par l'intermède du sucre, dont la masse conserve, divise et masque au point de vue du goût la mat. médicamenteuse. On donne plus spécialement le nom de *tablettes* à celles qui sont prépar. avec le sucre en poudre, réuni par un mucilage, et le nom de *pastilles* à celles qui sont obtenues avec un sirop suffisamment cuit pour se prendre en masse solide par refroidissement.

Les subst. qui entrent dans les tablettes sont en gén. à l'état de poudre impalpable; on mél. cette poudre avec une partie du sucre égal[t] pulvérisé; avec le reste du sucre, on fait une pâte au moyen du mucilage dans un mortier de marbre, puis cette pâte est malaxée sur une plaque de marbre et incorporée avec le sucre mélangé à la subst. active. La masse bien homogène est amincie uniformément au moyen d'un rouleau et de règles d'épaisseur, saupoudrée d'amidon et divisée à l'emporte-pièce en tablettes uniformes. — Après un commencement de dessiccation à l'air libre, celles-ci sont mises à l'étuve pend. le temps nécessaire.

Beaucoup de tablettes sont aromatisées; on fait à cet effet le mucilage avec un hydrolat aromatique. Un autre procédé consiste à humecter les pastilles sèches avec de l'éther tenant en dissolution une huile volatile, à bien agiter le tout dans un flacon, puis à mettre les tablettes à l'étuve pendant le temps nécessaire à l'évaporation de l'éther.

Les pastilles, dites *à la goutte*, se préparent ainsi : On met dans un petit poêlon à bec du sucre granulé avec un peu d'eau aromatique; on chauffe et, quand la matière est bouillante, on y ajoute de nouveau sucre pour lui donner une consistance convenable, et en même temps la substance qui fait la base des pastilles. On verse alors goutte à goutte le sirop épais sur un corps froid, où il se prend en petites masses hémisphériques. On achève la dessiccation à l'étuve.

PATCHOULY. *Pogostemon Patchouly* Pell. — Labiées (Inde).

Les feuilles et tiges de cette pl. ont une od. forte et musquée. Elles donnent à la distillation une ess. très diffusible, employée en parfumerie. On fait avec le patchouly des sachets pour préserver les vêtements des insectes. — Inusité.

PATES.

Médicaments peu actifs, contenant une grande quantité de gomme et de sucre, et d'un goût agréable. Les unes sont de simples bonbons, dans lesquels n'entre même pas la substance dont elles portent le nom (pâtes de guimauve et de jujubes); toutes sont dites béchiques et pectorales.

On les cuit en consistance ferme, soit en achevant la concentration à l'étuve (ce qui donne des pâtes transparentes), soit en les battant jusqu'à la fin (ce qui donne des pâtes opaques). On coule ces dernières sur un marbre, on leur donne l'épaisseur convenable, et après refroidissement on les enferme dans des boîtes de fer-blanc. — Au moment de la vente, il est d'usage de les découper en losanges.

On donne aussi le nom de *pâtes* à des préparations plus ou moins molles, destinées à être appliquées sur la peau ou introduites dans les tissus. Ce sont des caustiques mélangés à des substances inertes qui modèrent leur action et leur donnent la consistance convenable.

PATIENCE. *Rumex acutus* L. — Polygonacées.

Les racines (fig. 107), longues, grosses comme le pouce, brunes à l'extérieur, jaunes à l'intérieur, ont une sav. âpre et amère et contiennent du soufre, une résine et une matière particulière, la *Rumicine* (Geiger), reconnue identique avec la *Rhubarbarine*. On la trouve dans le commerce coupée en tronçons et souvent mélangée de racines d'autres Rumex.

On la dit sudorifique et dépurative. Elle est employée en tisane contre les maladies de peau. — *Infusé* : 20 : 1000.

La **Patience aquatique**, *R. Aquaticus* L., et l'**Oseille rouge** *R. Sanguineus* L., sont astringents. — Inusitées.

Poudre de patience.

Prép. c. la *Poudre de bistorte*.

Apozème antiscorbutique.

Pr. Racine de bardane	10
— de patience	10
Sirop antiscorbutique. . .	100
Eau bouillante.	1000

Conc. les racines; f. infuser 2 h. dans l'eau bouillante, passez et ajoutez le sirop. (Cod.)

Extrait de patience.

Prép. c. l'*Extrait de gentiane*. — Rendement : 19,6/100.

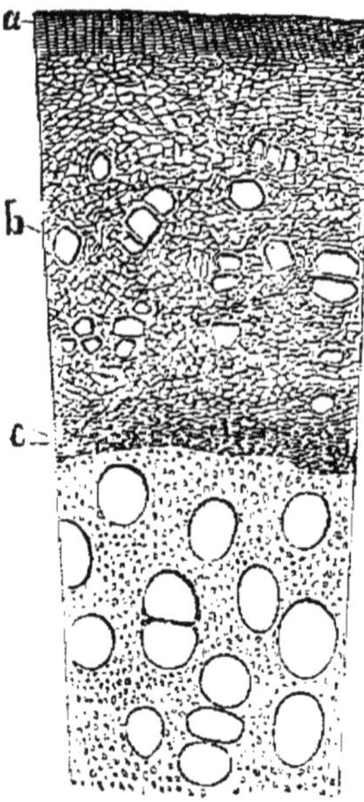

Fig. 107. — Coupe de la racine de patience. — *a*, suber; *b*, zône corticale ; *c*, gaîne des faisceaux.

PAVOT. *Pavot blanc; Papaver somniferum*, var. *album* DC. — Papavéracées.

Cette variété fournit à la pharmacie des feuilles et des capsules. Celles-ci, pour avoir toutes leurs propr. narcotiques, doivent être récoltées au moment où leur teinte verte est sur le point de tourner au jaune. En général, celles du commerce sont récoltées trop tard ; les graines ont mûri aux dépens des sucs propres du péricarpe, et celui-ci, qui est seul employé, a perdu de ses propr. Il n'est pas douteux que les têtes de pavot ne contiennent une cert. q. des alcaloïdes de l'opium, puisqu'elles donnent par incision un opium riche en morphine; toutefois leur valeur thérapeutique est très variable, à cause du peu de régularité qui préside à la récolte; généralement, elles sont cueillies tardivement, alors que les graines sont mûres et que le péricarpe est déjà desséché. Il est touj. nécessaire d'apporter une gr. prudence dans l'emploi de ce médicament, d'autant plus que l'extrait de pavot, même dépourvu de morphine, conserve des propr. narcotiques.

Les capsules du commerce sont tantôt allongées, tantôt déprimées (fig. 108 et 109), toujours indéhiscentes; elles sont produites par deux var. de pavot blanc. Elles cont. une gr. q. de graines huileuses, non narcotiques, comestibles, qu'on rejette pour les us. pharmaceutiques.

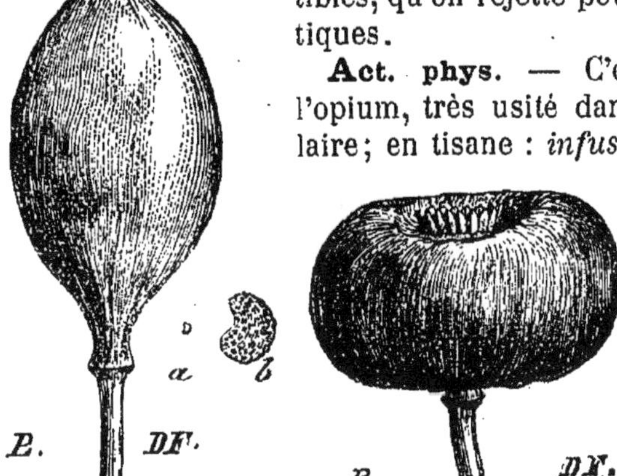

Fig 108 et 109. — Pavots. — *a*, graine de grosseur naturelle; *b*, la même grossie.

Act. phys. — C'est un diminutif de l'opium, très usité dans la médecine populaire; en tisane : *infusé :* 10 : 1000; en lavements, lotions, cataplasmes : *décocté :* 20 : 1000. Les *feuilles* font partie du baume tranquille; l'*extrait alcoolique* était, avant le Codex de 1866, la base du *sirop diacode :* 0,05 à 0,30.

Le **Pavot pourpre**, *Papaver somniferum nigrum* DC., a été cultivé en France pour la production de l'opium. Le *Pavot œillette*, qui en est une sous-variété, est cultivé pour ses graines, dont on extrait l'huile d'œillette.

Toxic. et contre-poisons. — Voir *Opium*.

Extrait de pavot blanc.

Prép. c. l'*Extrait de scille*, avec les *capsules*. — Rendement : 15/100.

Cataplasme calmant.

Pr. Capsules de pavot incisées. . 25
Feuilles de jusquiame inc. . 50
Poudre émolliente. 100
Eau. 600

F. bouillir le pavot et la jusquiame pend. qques instants dans l'eau; exprimez, délayez la farine dans la liq. et cuisez en consistance de cataplasme. (Cod.)

Espèces béchiques.

Pr. Capillaire du Canada. .
Lierre terrestre. . . .
Scolopendre. . . . . .
Véronique . . . . . .
Sommités d'hysope . .
Capsules de pavot privées de semences. . .
} āā P. E.

Incisez, mêlez. (Cod.)

Potion béchique. *Julep béchique.*

Pr. Infusé d'espèces béchiques. 120
Sirop de gomme. 30

M. (Cod.)

Sirop d'espèces béchiques.

Pr. Espèces béchiques. 100
Eau bouillante. 1200
Sucre blanc. 2000
Eau dist. de laurier-cerise. 25

Opérez comme p. le *Sirop d'espèces pectorales*, sauf l'addition d'extrait d'opium. (Cod.)

Injection de pavot.

Prép. avec les *capsules*, comme l'*Injection de morelle.* (Cod.)

Sirop de pavot blanc. *S. diacode* (διά, avec, et κώδη, tête de pavot).

Pr. Extr. alc. de pavot. . . . 15
Eau. 125

F. dissoudre, filtrez et mêlez avec :
Sirop simple. 1500

F. cuire en consistance, passez. (Codex, 1837.)

30 de ce sirop contiennent 0,30 d'extrait.

Calmant léger, journellement employé à la dose de 4 à 50 gr., pur ou incorporé dans des potions.

Le *Sirop diacode* du Codex (1866) est le *Sirop d'opium faible.* (Dorv.)

Gargarisme adoucissant.

Pr. Racine de guimauve . . . 15
Pavot. . . . . n° 1

F. bouillir dans Q. S. d'eau pour obtenir 250 de décocté, auquel vous aj. :
Miel blanc 30
(Guib.)

Lavement avec le pavot ou calmant.

Pr. Têtes de pavot. 20
Eau bouillante. 500

F. infuser pendant deux heures, passez.
En délayant 15 d'amidon dans ce lavement, on a le lavement de pavot et d'amidon, très employé contre la diarrhée. (F. H. P.)

PÊCHER. *Persica vulgaris* Mill. — Rosacées.

Les feuilles, les jeunes pousses et les fleurs de pêcher donnent à la distillation de l'ac. cyanhydrique et une h. vol. à od. d'am. amères. Les fleurs seules sont employées aujourd'hui. Elles fournissent, étant fraîches, un suc à od. légère et agréable d'am. amères, doué de propr. laxatives. On prépare, avec le suc, un sirop usité pour les enfants. — *Sirop :* 10 à 30 gr.

Suc de fleurs de pêcher.

Prép. c. le *Suc de chicorée.*

Sirop de fleurs de pêcher.

Pr. Suc de fleurs de pêcher. . . 1000
Sucre blanc. 1900

F. fondre au B.-M. couvert, passez à l'étamine. (Cod.)

PENSÉE SAUVAGE. *Viola tricolor arvensis* DC. — Violariées.

On emploie la plante fleurie, ou les fleurs séparées. Elles sont très mucilagineuses et peut-être lég^t laxatives. On leur attribuait autrefois des vertus dépuratives et antiherpétiques, de sorte qu'elles sont encore usitées contre les maladies cutanées ou rhumatismales. — *Infusé :* 10 : 1000.

Sirop de pensées sauvages.

Pr. Pensée sauv. sèche. 80
Eau. 1000
Sucre. . . . . Q. S.

F. infuser la plante dans l'eau bouillante pend. 3 h., exprimez, ajoutez le sucre (190 p. 100 de liq.), clarifiez au blanc d'œuf, cuisez à 30° Bé. (Cod.)

PEPSINE. *Pepsina.*

Prép. — On frotte rudement avec une brosse de chiendent la membrane interne de caillettes de moutons venant d'être tués; on fait macérer, pendant 2 heures *seulement*, la pulpe obtenue, avec de l'eau à 15° ; on passe sur une toile lâche, et l'on précipite le liq. par une sol. d'acétate de plomb cristallisé. — On décante le liq. surnageant et on lave deux fois le précipité avec de l'eau claire. Ce précipité, délayé dans une troisième eau, est traité par un courant d'hyd. sulf. en excès. Le tout est jeté sur un grand nombre de filtres, et la liq. filtrée est évaporée aussi rapid^t que possible, dans des vases plats à large surface, à une temp. qui ne doit pas dépasser + 45°. On obtient ainsi une pâte ferme, blonde, à goût acidule, à od. spéciale, non putride. (Cod.)

Par pepsine *officinale* ou *médicinale*, il faut entendre la pepsine *extractive*, digérant 30 à 40 f. son poids de fibrine, et non la pepsine *amylacée* ou *pulvérulente*, qui digère seulement 6 f. son poids.

La pepsine n'est pas une substance définie; elle contient à l'état de mélange divers corps étrangers (sulfates, chlorures, phosphates, chaux). Elle est sol. dans l'eau, précipitée par l'alcool absolu, altérée par une température de + 50°. Son caractère spécial, des plus remarquables, est la propr. qu'elle possède de dissoudre de gr. q. de fibrine (de 1 à 300 fois son poids, selon sa pureté). Le Codex admet que, préparée par le procédé indiqué ci-dessus, elle doit dissoudre 40 fois son poids de fibrine. — Dans le commerce, elle n'est pas vendue à l'état de pureté, elle est touj. mélangée avec des q. variables d'amidon grillé, et dosée de manière qu'un gr. du mélange soit propre à dissoudre 6 gr. de fibrine; c'est là la pepsine amylacée, que l'on acidifie en outre par l'ac. lactique. l'ac. tartrique ou l'ac. citrique, pour rendre son action certaine. En effet, la pepsine n'agit sur la fibrine animale qu'en présence d'une pet. quantité d'acide; cet acide existe général[t] dans les liquides de l'estomac, mais il peut se produire telle circonstance qui amène sa disparition intégrale ou presque intégrale.

Act. phys. — Son usage est déterminé par la nature de ses propr. Etant propre à dissoudre la fibrine animale, et à la transformer en ces mat. complexes, prêtes pour l'assimilation, qu'on a nommées *Peptones*, on l'administrera toutes les fois que l'estomac cessera de fournir naturell[t] les éléments de cette transformation : ainsi dans les dyspepsies, les gastralgies, les digestions incomplètes qui laissent les aliments inaltérés. De pet. doses de pepsine produisent souvent des effets supérieurs à ce qu'on devait en attendre, sans doute par suite d'une action spéciale sur la muqueuse, qui en active la sécrétion. On doit éviter de l'associer aux alcalins en excès, à l'alcool, aux sels métalliques, qui en paralyseraient l'action. — *Dose :* 0,50 à 1 gr. et plus.

Mél. et fals. — Il n'y a qu'un moyen de se rendre compte de la valeur d'une pepsine, c'est d'essayer son pouvoir dissolvant. 1 gr. de pepsine amylacée, mis en contact avec 6 gr. de fibrine humide et 20 gr. d'eau, doit complétement désagréger la fibrine. La liqueur filtrée ne doit précipiter ni par l'acide azotique, ni par le bichlorure de mercure (*albumine*).

Pastilles de pepsine.

Pr. Pepsine amylacée	100
Sucre	1000
Mucil. adragant à l'eau de fleurs d'oranger	Q.S.

F. des pastilles de 1 gr., dont chacune contiendra 0,1 de pepsine. — Dose : 1 à 5 pendant ou après les repas. (Dorv.)

Vin de pepsine.

Pr. Pepsine officinale	10
Vin Musc. ou de Frontignan.	900

F. macérer et filtrez; une cuillerée ou 20 représentent 0,20 de pepsine pure. (Dorv.)

Sirop de pepsine.

Pr. Pepsine amylacée. 25
Eau distillée. 50

Triturez la pepsine avec l'eau ; chauffez le mélange dans un matras au B.-M. à une température ne dépassant pas 40°; agitez de temps en temps; ajoutez ensuite :

Alcoolat de Garus. 50

Agitez; laissez déposer; filtrez et mêlez avec :

Sirop simple. 900

On pourrait remplacer la pepsine amylacée par 5 de pepsine pure.

Dose : une cuillerée à potage après chaque repas. (Dorv.)

Elixir de pepsine. (L. Corvisart.)

Pr. Pepsine extractive. 1,50
Elixir de Garus 45
Sirop de cerises. 45
Eau distillée. 60

Mêlez et filtrez. Une cuillerée à bouche ou un verre à liqueur pendant le repas.

Elixir de pepsine. (Mialhe.)

Pr. Pepsine amylacée. 6
Eau distillée 24
Vin blanc de Lunel. 54
Sucre 30
Alcool à 33° 12

Immédiatement après chaque repas, une cuillerée à bouche qui contient juste la quantité de pepsine nécessaire à la digestion, c'est-à-dire un gramme.

Pastilles de pepsine.

Pr. Pepsine amylacée. 100
Sucre. 1000
Mucil. adragant à l'eau de fleurs d'oranger. . . . . Q. S.

F. des pastilles de 1, chacune cont. 0,1 de pepsine. — Dose : 1 à 5 pend. ou après les repas.

Vin de présure (Ellis).

F. macérer pend. 3 semaines dans une bouteille de vin de Xérès, un estomac de veau frais, auquel on a retranché le cardia, dont la surface interne a été essuyée avec soin et qui a été coupé en pet. morceaux.

1 cuill. à café dans un verre d'eau immédiat[t] après les repas, pour remplacer la pepsine dans les cas où elle est indiquée. (Dorv.)

PEPTONES.

Prép. — 1 kilog. de viande de bœuf, sans graisse ni tendons, est haché finement et mis à digérer avec 10 litr. d'eau acidifiée par HCl à 4/1000 à + 50° ; on agite fréquemment. On ajoute 10 gr. de pepsine de porc, et au bout de 12 heures on laisse refroidir et on filtre sur un papier mouillé. Si la pepsine est bonne, la sol. ne précipite plus par l'ac. nitrique. On sature exactement par le bicarbonate de soude, et l'on évap. soit à 25° Bé (50/100 de peptones), soit à siccité au B.-M. — Ces peptones contiennent du chlorure de sodium, qui communique aux préparations sucrées une sav. désag.

On peut prép. les peptones destinées à faire des vins ou sirops en substituant l'eau acidulée à 15 gr. d'ac. tartrique par litre. — On sature à la fin la moitié de la liq. par le bicarbonate de potasse, et l'on mélange à l'autre moitié; il se précipite de la crème de tartre, qu'on sépare jusqu'au moment où la solution est devenue sirupeuse par concentration.

Elixir de peptone. (Petit.)

Pr. Alcool à 95°. 10
Vin de Frontignan 40
Sucre 25
Eau. 20
Peptone 5

Dissolv. la peptone dans l'eau, ajoutez le vin, l'alcool et le sucre, filtrez. 20 gr. contiennent 1 gr. de peptone.

Sirop de peptone. (Petit.)

Pr. Eau 30
Sucre. 60
Peptone 5
Teint. d'éc. d'oranges am. . 5

F. S. A.

Vin de peptone.

Pr. Vin de Malaga. 95
Peptone 5

Dissolv. à froid.

29.

Peptones mercuriques.

Dans le mél. des peptones et du bichlorure de mercure, certaines réactions du métal sont dissimulées. Ces préparations se prêtent à la médication hypodermique; M. Petit propose de préparer d'avance le mél. suivant :

Bichlorure de mercure. . . .	1
Chlorure de sodium.	2
Peptone sèche.	1

On dissout dans le moins d'eau possible, on filtre et dessèche dans le vide, on triture avec soin le résidu. La sol. hypodermique à 1/100 sera ainsi prép. :

Peptone mercurique	4
Eau distillée.	100

4 parties de cette peptone contenant 1 p. de sublimé, on se réglera sur cette proportion pour prép. des pilules ou tout autre médicament dans lequel on la fera entrer.

PERSICAIRE. *Poligonum* L. — Polygonées.

La *Persicaire brûlante*, *P. hydropiper* L., a une sav. âcre et produit la rubéfaction, étant appliquée fraîche en topique. La *Persicaire douce*, *P. Persicaria* L., passe pour vulnéraire. — Inusitées.

PERSIL. *Petroselinum sativum* Hoffm. — Ombellifères.

La racine est légère, d'un gris jaunâtre, d'une odeur aromatique agréable. Elle est stimulante, apéritive; c'est une des *cinq racines apéritives*. — *Infusé* : 20 : 1000. — Les fruits ont une od. de térébenthine quand on les froisse; ils sont carminatifs. — Les feuilles contusées sont appliquées comme résolutives à l'extérieur pour dissiper les engorgements laiteux; on les dit aussi fébrifuges, antipériodiques.

MM. Joret et Homolle ont retiré des fruits un liquide jaunâtre, huileux, non volatil, qu'ils ont nommé *Apiol;* sol. dans l'alcool, l'éther, insol. dans l'eau; sav. âcre, piquante; od. spéciale, tenace. — A faible dose (1 gr.), il produit une excitation cérébrale légère; de 2 à 4 gr., il provoque une sorte d'ivresse avec céphalalgie, vertiges, titubation. On l'emploie sous forme de capsules c. antipériodique et emménagogue.

Les séminoïdes du **Persil de Macédoine**, *Bubon macedonicum* L., ont été empl. contre l'épilepsie.

PERVENCHE (GRANDE). *Vinca major* L.

PERVENCHE (PETITE). *Vinca minor* L. — Apocynacées.

Les feuilles, lég^{t} astringentes, amères, sont employées en tisane (*Infusé* : 10 : 1000), c. antilaiteuses, vulnéraires, hémostatiques.

PEUCÉDANE. *Queue de pourceau; Peucedanum off.* L. — Ombellifères.

Antispasmodique, carminatif : contient une subst. cristall., la *peucédanine*. Le *P. oreoselinum* L. a les m. propr. — Inusités.

PEUPLIER. *Populus nigra* L. — Salicinées.

Les bourgeons, au printemps, sont enduits d'une matière résineuse odorante, considérée comme balsamique, vulnéraire, antihémorrhoïdale; on les fait entrer dans la *pommade de peuplier* ou *onguent populeum* et dans l'*axonge populinée.*

La tacamaque, dite d'Amérique, est fournie par le *P. balsamifera* L., dont les bourgeons sont diurétiques, toniques.

Pommade populeum. *Onguent populeum.*

Pr. Bourgeons de peuplier récemment séchés.	800
Flles fraîches de pavot . .	500
— de belladone.	500
— de jusquiame.	500
— de morelle. .	500
Axonge.	4000

Mettez dans une bassine avec l'axonge les plantes contusées, et faites cuire à feu doux jusqu'à évaporation de l'humidité; ajoutez les bourgeons concassés, et laissez digérer 24 h. Exprimez fortement, laissez refroidir, séparez le dépôt, et f. fondre pour couler dans un pot. (Cod.)

PHELLANDRIE AQUATIQUE. *Œnanthe Phellandrium* Lamk. — Ombellifères.

Les fruits ou séminoïdes ont qque rapport avec ceux du fenouil; la plante ressemble à la ciguë; elle habite les lieux humides ou submergés.

Les fruits ont une odeur forte, peu agréable; ils sont calmants, narcotiques; on les administre avec qque succès dans les aff. pulmonaires, particulièrement dans la phthisie; à haute dose, ils peuvent causer des vertiges, des spasmes, de l'anxiété. (1 à 3 gr. *en poudre.*) — On en a extrait une subst. vol., insol. dans l'eau, sol. dans l'alcool, l'éther, les huiles, la *Phellandrine*, qui paraît être le principe actif.

Poudre de phellandrie.
Prép. c. la *Poudre d'anis.*

Sirop de phellandrie.
Prép. avec les fruits c. le *Sirop de coquelicot.*

PHOSPHATES.

Combinaisons de l'acide phosphorique avec les bases. (V. *Acide phosphorique.*)

PHOSPHATES PEU USITÉS.

Phosphate d'ammoniaque tribasique. — Saturez l'ac. phosphor. par de l'amm. ou du carb. d'amm.; faites crist. — Il est efflorescent et perd de l'alcali en devenant acide. Employé dans la gravelle et la goutte : 10 à 20 grammes.

Biphosphate d'ammoniaque. — Aj. à du phosph. acide de chaux liq. un excès d'amm., filtrez, cristallisez.

Phosphate de magnésie. — Sat. l'ac. phosphor. par la magnésie, filtr., évap. à siccité. Contre le rachitisme, 0,05 à 2 gr.

Phosphate de manganèse. — Par double décomp. du phosph. de soude et du sulfate de manganèse. Antichlorotique, employé aussi contre la phthisie pulmonaire.

Phosphate de mercure. — Décomp. à chaud une sol. d'azotate mercurique par l'ac. phosphorique. Poudre bl. cristalline. C'est le deuto-phosphate de mercure qui fait partie de la *Pommade d'Albano*. — En précipit. l'azotate mercureux par de l'urine, on obtenait jadis un précipité complexe : *Précipité rose de Lémery*, *Rose minéral*, contenant du *phosphate mercureux*, qu'on employait comme purgatif à la dose de 0,30 à 0,50 centigr.

Phosphate de quinine. — Mél. 2 p. de quinine à 3 p. d'eau, chauffez et saturez par l'ac. phosph., filtrez bouillant et laissez crist. — Peu sol. dans l'eau froide, sol. dans l'alcool. — Antipériodique inusité en France.

Phosphate de zinc. — Par précipitation d'une sol. d'un sel de zinc par le phosphate de soude. Proposé contre l'épilepsie ; il est moins émétique que le sulfate.

PHOSPHATE DE CHAUX. *Phosphas calcicus.* = 3 CaO, PhO^5, ou $(PO^4)^2Ca^3$ = 155.

Prép. — Pr. :

Os calcinés.	500
Acide chlorhydrique à D. = 1,17	800

Pilez et tamisez les os ; mettez-les dans une terrine et ajoutez l'acide, puis assez d'eau pour faire du tout une pâte liquide. Remuez de temps en temps pendant quelques jours. Délayez ensuite dans 5 à 6 litres d'eau, laissez déposer, filtrez. — Ajoutez à la solution claire Q. S. d'ammoniaque pour qu'elle reste lég[t] alcaline ; portez le tout à une légère ébullition, laissez déposer et décantez. Le précipité, après avoir été lavé à l'eau chaude à plusieurs reprises, sera égoutté et séché. (Codex.)

Les *os calcinés*, la *corne de cerf calcinée*, *l'ivoire brûlé à blanc* des anciennes pharmacopées sont presque totalement formés de phosphate tribasique.

M. Collas a proposé de substituer au phosphate desséché le *phosphate de chaux gélatineux*, précipité de la solution chlorhydrique par la carbonate de soude, lavé et exprimé seulement jusqu'à ce qu'il reste une pâte composée de 2 p. d'eau pour 1 p. de phosphate. Ce phosphate est plus facilement attaqué par les liquides gastriques, et par conséquent plus actif.

On emploie aussi le *phosphate acide de chaux* (= CaO, PhO^5,2HO, ou $2PO^4,CaH^4$) préparé ainsi qu'il est indiqué à l'article *Phosphate de soude* et rapproché en consist. de miel épais. — Sa sol. a une sav. acide très prononcée. — Quant à ses effets thérap., ils ne sont pas suffis[t] établis ; ceux qui le préconisent cherchent à le substituer au lactophosphate de chaux de M. Dusart. — 1 à 2 gr. par jour.

Act. phys. — C'est un absorbant peu énergique, dont les emplois sont fort restreints. On en fait usage parfois contre la diarrhée (1 à 5 gr.). — On le considérait autrefois comme antirachitique, parce qu'on supposait qu'il était propre à fournir au squelette les éléments qui lui manquaient ; mais l'expérience n'avait pas réalisé cette hypothèse. Un travail récent de M. Dusart a, pour ainsi dire, révolutionné l'emploi du phosphate de chaux. Ce chimiste, en l'associant à l'acide lactique, qui le dissout, en a fait un médicament tout nouveau, propre à remplir le but que nous venons d'indiquer, et qui s'est montré en outre un stimulant très énergique de la nutrition générale. Le sirop de lacto-phosphate de chaux est dès à présent un des meilleurs antirachitiques et antidyspeptiques que le médecin ait à sa disposition.

Chim. — Voir *Acide phosphorique* et *Chaux.*

Mél et fals. — Doit se dissoudre en totalité et sans effervescence dans l'acide chlorhydrique ; la solution doit être incolore.

Décoction blanche de Sydenham.

Pr. Corne de cerf calc. et porph.	10
Mie de pain de froment. . .	20
Gomme arabique pulv. . . .	10
Sucre blanc.	60
Eau de fl. d'oranger.	10
Eau commune	Q.S.

Triturez dans un mortier de marbre la gomme et la corne de cerf, ajoutez la mie de pain et le sucre, triturez de nouveau fortement. Mélangez à 1 litre d'eau et mettez sur le feu ; chauffez en agitant sans cesse jusqu'à l'ébullition ; faites bouillir 1/4 d'h. après avoir couvert ; passez avec légère expression à travers une étamine claire, ajoutez l'eau de fl. d'oranger, et complétez 1 litre. (Cod.)

PHOSPHATE BIBASIQUE DE CHAUX. = 2CaO, PhO^5 HO + 2Aq ou $PO^4CaH,2H^2O$.

Le *phosphate bibasique de chaux* sert à préparer le lactophosphate, le chlorhydrophosphate et le phosphate acide, dont l'emploi s'est généralisé depuis quelques années.

Prép. — On prend :

Chlorure de calcium crist.	608 gr.
Eau distillée	1000

On fait dissoudre, et à cette solution on ajoute peu à peu la suivante :

Phosphate de soude	1000 gr.
Eau filtrée	10000

Quand le précipité s'est déposé, on le lave par décantation à cinq ou six reprises, avec 10 litres d'eau chaque fois, on recueille le précipité sur une toile mouillée et on le sèche à l'air libre sur du papier à filtre. Le produit, dont la formule $= 2CaO,HO,PhO^5 + 3HO$, renferme 26 0/0 d'eau.

Pour obtenir un précipité régulier, qui soit bien du phosphate bibasique sol. dans la q. d'ac. chlorhydriq. indiquée pour la prép. du chlorhydrophosphate, il faut, avant d'opérer la précipitation, neutraliser les liq. par add. de Q. S. d'*acide acétique* (Guichard).

Le *lactophosphate* et le *chlorhydrophosphate* de chaux ne sont que des solutions de phosphate bibasique dans l'acide lactique ou l'acide chlorhydrique et ne peuvent être obtenus sous forme solide avec une composition constante. On ne doit donc les préparer et les employer qu'en solution dans l'eau, le sirop ou le vin.

Lactophosphate de chaux. *Solution lactique de phosphate de chaux.*

Pr. Phosphate bibasique de chaux	17
Acide lactique concentré (environ 19 gr.)	Q. S.
Eau distillée	964

Divisez le phosphate avec soin dans l'eau distillée, ajoutez l'acide; après dissolution, filtrez.

15 gr. contiennent 0,25 de phosphate bibasique de chaux.

Sirop de lactophosphate de chaux.

Pr. Phosphate bibasique	12 gr. 50
Acide lactique concentré (environ 14 gr.)	Q. S.
Eau dist.	335
Sucre blanc	630
Alcoolature de citron	10

Divisez le phosphate avec soin dans l'eau distillée, ajoutez l'acide lactique pour dissoudre, en évitant un excès. Après dissolution, ajoutez le sucre, que vous ferez fondre à une douce chaleur ou mieux à froid; passez et aromatisez.

20 gr. de sirop représentent 0,25 de phosphate de chaux bibasique.

Chlorhydrophosphate de chaux. *Solution chlorhydrique de phosphate de chaux.*

Pr. Phosphate bibasique de chaux	17
Acide chlorhydrique pur (environ 10 gr.)	Q. S.
Eau distillée	973

Divisez le phosphate avec soin dans l'eau distillée, ajoutez l'acide, et, après dissolution, filtrez.

15 gr. de solution représentent 0,25 de phosphate bibasique.

Sirop de chlorhydrophosphate de chaux.

Pr. Phosphate bibasique de chaux	12 gr. 50
Acide chlorhyd. pur (environ 8 gr.)	Q. S.
Eau distillée	340
Sucre bl.	630
Alcoolature de citron	10

Opérez comme pour le sirop de lactophosphate de chaux.

20 gr. de ce sirop représentent 0,25 de phosphate bibasique de chaux.

(Formules de la Soc. de ph.)

Solution de phosphate acide de chaux.

Pr. Phosphate bibasique de chaux	17
Acide phosphorique médicinal à $D_1 = 1,45$ (environ 23 gr. 50)	Q. S.
Eau distillée	959,50

Opérez comme pour la solution de lactophosphate. — 15 gr. de cette solution représentent 0,25 de phosphate bibasique ou 0,40 de phosphate acide.

Sirop de phosphate acide de chaux.

Pr. Phosphate bibasique	12 gr. 50
Acide phosphorique médicinal à D. = 1,45 (environ 18 gr.)	Q. S.
Eau dist.	335
Sucre blanc	625
Alcoolature de citron	10

Opérez comme pour le sirop de lactophosphate de chaux. — 20 gr. représentent 0,25 de phosphate bibasique ou 0,40 de phosphate acide. (Soc. de ph.)

Le *phosphate acide de chaux*, vendu dans le commerce sous forme pâteuse, contient des quantités d'eau variables. Il est préférable de préparer les solutions, sirops, etc., dans lesquels il entre, en dissolvant le phosphate bibasique de chaux dans l'acide phosphorique médicinal.

PHOSPHATE DE FER. *Phosphate ferroso-ferrique; Phosphas ferroso-ferricus.*

Prép. — Précip. une sol. étendue de sulfate de fer par une autre de phosphate de soude; agitez vivement le mélange et laissez au repos 24 h. Lavez par décantation jusqu'à ce que l'eau de lavage ne précipite plus par le chlorure de baryum add. d'ac. chlorhydr.; égouttez le précipité et séchez-le à l'air libre. — Il est bleu-ardoise foncé (Cod.).

C'est un mélange mal défini de protosel et de persel.

Tonique, astringent; il participe des propr. des ferrugineux : 0 gr., 25 à 0,50.

Le **Pyrophosphate de fer** = $2(Fe^2O^3),3(PhO^5)$, s'obtient en précipitant le sulfate ou le chlorure ferrique par une solution de pyrophosphate de soude, à une température inférieure à 15°. — Le précipité gélatineux se dissout aisément dans le pyrophosph. de soude ou le citrate d'ammon.

Le **Pyrophosphate de fer et de soude** s'obtient, d'après M. Lebaigue, en aj. une solution de 10 gr., 50 de perchlorure normal dans 140 gr. d'eau à une sol. de 15 gr. de pyrophosphate de soude crist. dans 135 gr. d'eau; le précipité qui se forme d'abord se redissout. La liq. obtenue contient 0,33 de fer métall. par 100 gr.

Le **Pyrophosphate de fer citro-ammoniacal** a été proposé par E. Robiquet, c. plus commode et plus avantageux à employer que les précédents. Pour le préparer, on dissout 84 p. de pyrophosphate de soude dans Q. S. d'eau et l'on verse la sol. dans 156 p. de perchlorure de fer étendu d'eau; on lave le précipité. D'autre part, on dissout 26 p. d'ac. citrique dans un peu d'eau, on aj. un excès d'ammoniaque. On verse le pyrophosphate dans le citrate liquide; on évapore en sirop, qu'on étend en couches minces sur des assiettes et qu'on dessèche à l'étuve. — Sel sol., sans sav. atramentaire. Il s'emploie comme les autres sels de fer.

Sirop de pyrophosphate de fer.

Pr. Pyrophosphate de fer citro-ammoniacal en paillettes.	10
Eau distillée.	20
Sirop de sucre.	970

Dissolv. le sel dans l'eau, filtrez et mêlez au sirop. — 20 gr. contiennent 20 centigr. de pyroph. de fer, correspondant à 4 centigr. de fer. (Cod.)

Pastilles de phosphate de fer.

Pr. Phosphate de fer.	100
Sucre	900
Mucilage adragant.	Q. S.

F. S. A. des pastilles ovales de 1 gr.

Solution chlorhydrique de phosphate de protoxyde de fer. *Chlorhydrophosphate de protoxyde de fer.*

Pr. Chlorure ferreux.	5
Ac. phosphorique méd.	5
Eau distillée pour compléter un litre	Q.S.

F. S. A. — 20 gr. de solution contiennent 0 gr., 10 de sel de fer.

Sirop de chlorhydrophosphate de protoxyde de fer.

Pr. Chlorure ferreux.	5
Ac. phosphorique méd.	5
Eau distillée.	350
Sucre concassé.	640

Dissolvez le chlorure dans l'eau distillée, ajoutez l'acide et faites fondre le sucre à une douce chaleur.

20 gr. de ce sirop contiennent 0 gr., 10 de sel de fer.

Solution et sirop de chlorhydrophosphate de peroxyde de fer.

Il suffit pour obtenir ces préparations de remplacer le chlorure ferreux par le perchlorure de fer dans les formules qui précèdent.

Solution de pyrophosphate de fer et de soude.

Pr. Pyrophosphate de soude. . . 25
Sulfate ferrique sec. 5
Eau distillée pour compléter un litre. . . . . Q. S.

Dissolv. le pyrophosphate dans 250 gr. d'eau, le sulfate ferrique dans 100 gr. ; ajoutez, en agitant, la solution ferrique à la solution de pyrophosphate, et à la liqueur limpide et incolore ajoutez Q. S. d'eau pour compléter un litre.

Sirop de pyrophosphate de fer et de soude.

Pr. Pyrophosphate de soude. . . 25
Sulfate ferrique. 5
Eau distillée. 350
Sucre. 620

Opérez comme précédemment pour obtenir 380 gr. de liqueur claire dans laquelle vous ferez fondre le sucre à la chaleur du bain-marie.

20 gr. de solution ou de sirop contiennent 0 gr., 10 de sel de fer. (Soc. de Ph.)

Vin de quinquina ferrugineux. (E. Robiquet.)

Pr. Pyrophosph. de fer citro-ammon. 10
Extrait de quina gris. . . . 5
Vin blanc. 1000

F. S. A.

1 cuill. à soupe cont. 20 centigr. de pyrophosph. et 10 centigr. d'extrait de quina gris. 1 à 4 cuill. par jour.

Dans cette prép., le fer n'est pas précipité par le tannin du quinquina.

PHOSPHATE DE SOUDE. *Sel admirable perlé; Phosphas sodicus.* $= 2NaO,HO, PhO^5 + 24HO$, ou $Na^2HPO^4, 12H^2O = 358$.

Prép. — Pr. :

Os calcinés à blanc. 6000
Ac. sulfurique à D. = 1,84 5000
Carbonate de soude. . . . . Q. S.

Mélangez les os pulvérisés avec de l'eau pour faire une bouillie homogène; versez peu à peu l'acide, en agitant avec une spatule de bois. La masse deviendra presque solide : on la rendra de nouveau liq. par Q. S. d'eau. Abandonnez 24 h., puis étendez d'eau bouill. et passez sur une toile. La liq. claire est évaporée en consist. de sirop clair et abandonnée jusqu'à refroidissement. On sépare par décantation le sulfate de chaux déposé. La sol. contient du *phosphate acide de chaux*, que l'on précipitera par le carbonate de soude en sol. jusqu'à réaction alcaline. Filtrez, évaporez à D. = 1,21, laissez cristallisez. (Cod.)

Cristaux incolores, efflorescents, à sav. faible. Il précipite le nitrate d'argent en jaune.

C'est un purgatif doux, presque insipide, que l'on a délaissé depuis qu'on fait usage du citrate de magnésie (20 à 50 gr.). On l'a employé aussi contre le rachitisme et le diabète (1 à 5 gr. par jour), mais sa valeur antirachitique reste à démontrer.

Chim. — Voir *Acide phosphorique* et *Soude*.

Le **Pyrophosphate de soude,** $= 2NaO,PhO^5,10HO$ ou $P^2O^7Na^4,10H^2O$, = 223, s'obtient en portant à la fusion ignée dans un creuset de platine le phosphate de soude; le sel fondu est coulé en plaques, pulvérisé, traité par 12 p. d'eau bouill. et la sol. obtenue évaporée à D. = 1,20. Il cristallise par refroidissement. — Il précipite les sels d'argent en blanc, et la liq. est neutre après la précipitation.

PHOSPHORE. *Phosphorus.* = Ph = 31.

Prép. — On prépare d'abord du phosphate acide de chaux, comme nous l'avons indiqué à l'article *Phosphate de soude.* On amène la sol. en consist. de sirop épais; on mélange à la liqueur le 1/4 de son poids de charbon pulv., et l'on dessèche en remuant constamment jusqu'à ce que le fond de la chaudière soit porté au rouge. On introduit le mélange chaud dans une cornue de grès recouverte de lut infusible, et placée dans un fourneau à réverbère. On adapte un récipient tubulé en cuivre contenant assez d'eau pour que le bec de la cornue en soit recouvert d'une épaisseur de 8 ou 10 millimètres. Le récipient plonge dans l'eau chaude. L'appareil étant bien luté, on chauffe graduellement, en entretenant le feu avec des charbons déjà incandescents, jusqu'au rouge. Il se dég. de l'hyd. carboné et de l'oxyde de carbone, qui s'enflamment spontanément et permettent de suivre l'opération. Elle est terminée quand le dégagement gazeux cesse malgré un feu soutenu. On laisse refroidir et on enlève le phosphore du récipient. — Il a besoin d'être purifié; pour cela, on le redistille, après l'avoir préalabl[t] fait passer sous l'eau chaude à travers une peau de chamois; cette filtration exige de gr. précautions, pour éviter les brûlures. — Une fois purifié, on le moule en l'aspirant, fondu et sous l'eau, dans un tube conique, trempant celui-ci dans l'eau froide, et faisant sortir le phosphore solidifié au moyen d'une tige ou d'une baguette.

Métalloïde incolore quand il est récent, ayant ordin[t] une teinte opaline et l'aspect corné, mou et flexible; fusible à 44°. A l'air, il répand des vapeurs blanches, à od. alliacée, lumineuses dans l'obscurité. Une faible élévation de temp. et le plus lég. frottement suffisent pour l'enflammer; il se convertit alors en ac. phosphor.

On doit le conserver sous l'eau bouillie, dans des flacons recouverts de papier noir, ou dans des vases en fer-blanc, à l'abri de la gelée. Si l'eau, venant à se prendre en glace, occasionnait la rupture du vase, le phosphore mis à nu pourrait s'enflammer et allumer un incendie.

Il est sol. dans l'éther, les huiles vol. et les huiles grasses, le chloroforme, le sulfure de carbone.

Chim. — Les bâtons de phosphore conservés sous l'eau se recouvrent d'une couche blanche, que M. Baudrimont a prouvé n'être que du phosphore divisé. Sous l'influence de la lumière solaire, et dans les mêmes conditions, ils se colorent en rouge, par un changement moléculaire qui modifie singulièrement ses propriétés. Le *Phosphore rouge* ou *amorphe* est insoluble dans les corps gras, les alcalis, le sulfure de carbone. Il n'est ni phosphorescent ni toxique, et n'émet pas de vapeurs à la température ordinaire; il ne s'enflamme qu'à 260°.

Diverses substances, entre autres l'huile de pétrole, l'essence de térébenthine, la créosote, l'éther, l'alcool, l'hydrogène bicarboné, l'ammoniaque, empêchent le phosphore de luire dans l'obscurité. — Il se dissout rapidement dans l'ac. azotique et l'eau régale et passe à l'état d'acide phosphorique; il se combine avec le chlore, le brome, l'iode, en plusieurs proportions; mis à bouillir avec une lessive de potasse caustique ou avec une bouillie liquide d'hydrate de chaux, il dégage de l'hydrogène phosphoré spontanément inflammable, et se convertit partiellement en hypophosphite. Maintenu pendant 6 à 8 jours à une temp. de 250°, dans une atmosphère privée d'oxygène, il se transforme complètement en phosphore rouge. — Le sulfate de cuivre, le nitrate d'argent, les sels de mercure, le chlorure d'or, sont réduits à froid par le phosphore à l'état métallique.

Act. phys. — A petite dose (1 à 2 centigr.), il cause une sensation de chaleur à l'estomac, qui n'a rien de pénible. Puis la circulation s'accélère, une lég. excitation cérébrale et musculaire survient avec sueur et diurèse. Il se manifeste qques effets aphrodisiaques (Gubler). A dose plus forte (10 à 15 centigr. et plus), douleur de la région épigastrique, qui peut se faire attendre qques heures; gonflement de la langue, malaise, nausées, vomissements plus ou moins tardifs; coliques et diarrhée; sensibilité du ventre, puis douleurs erratiques surtout dans la région des reins. Un ictère, qqfois général, apparaît souvent au bout de 2 ou 3 jours, et les malades, après une amélioration apparente plus ou moins prolongée, peuvent succomber subitement du septième au douzième jour sans avoir présenté d'autre symptôme.

Qqfois, les symptômes précédents s'accompagnent dès le début de phénomènes nerveux divers : engourdissement, fourmillements, crampes douloureuses; syncopes ; affaiblissement et somnolence, puis, vers le cinquième jour, délire brusque avec convulsions et cris; enfin le coma arrive et la mort. — Dans ces deux formes d'empoisonnement, on ne constate pas d'excitation vénérienne (Tardieu).

Le même auteur décrit une troisième forme, beaucoup plus lente, où prédomine le caractère hémorrhagique. Au début, vomissements de sang, puis selles sanguinolentes; après une amélioration apparente de qques semaines, les hémorrhagies se répètent et prennent toutes les voies, la faiblesse devient grande, l'ictère se produit, puis des accidents nerveux; la mort est la terminaison fatale de cette forme, qui peut se prolonger 6 ou 8 mois.

Un mot encore de l'intoxication particulière aux ouvriers qui, travaillant le phosphore, sont constamment exposés à ses émanations. Ces ouvriers sont atteints d'anémie, de cachexie et de nécroses fréquentes de l'un des maxillaires. — Il est probable que, dans ce cas, la matière active est l'une des combinaisons oxygénées du phosphore : ac. phosphoreux ou ac. phosphorique, tandis que dans l'empoisonnement aigu il est bien établi que les accidents doivent être attribués au métalloïde lui-même non altéré, et non aux acides auxquels il donne naissance.

Les usages du phosphore, comme médicament, sont fort restreints : c'est encore une matière à essais, dans les cas incurables où tous les moyens ont échoué, plutôt qu'une subst. thérapeutique à indications déterminées. Toutefois on en fait plus spécialt usage contre la paralysie, l'amaurose, l'impuissance. Le Dr Tavignot l'a recommandé, à l'état de sol. huileuse, en instillations dans l'œil contre la cataracte. — On doit touj. l'employer très divisé, pour éviter son action locale quand il est en masse, et spécial' à l'état de dissolution dans l'huile. — de 1 milligr. à 5 centigr. par jour.

Toxic. — Quand le phosphore a été administré en nature et isolé, ou sous forme de pâte phosphorée, il produit souvent des altérations locales et reconnaissables du tube digestif. Il peut y avoir perforation ou des ulcérations gangréneuses. Quand le poison ingéré consistait dans la pâte colorée des allumettes, il peut se faire qu'aucune trace d'inflammation locale ne soit évidente, mais le plus souvent on retrouvera des restes de la matière colorante, et dans les organes des traces nombreuses d'hémorrhagies multiples. — Un point essentiel à noter, c'est la dégénérescence graisseuse du foie, des reins, des glandules de l'estomac, du cœur et des muscles en général, qu'il est facile de constater au microscope. Bien que cette lésion ne soit pas exclusivement propre à l'empoisonnement par le phosphore, elle a une importance réelle et dans certains cas majeure.

Recherche du poison. — Cette recherche est difficile, à cause de la facile altération du phosphore et de sa transformation rapide en acides phosphoreux et phosphorique. Les phosphates sont des éléments normaux de notre organisme, de sorte que l'isolement de l'acide phosphorique ne prouverait rien. — Le premier soin quand le malade est vivant, alors qu'on soupçonne un empoisonnement par le phosphore, est de produire une obscurité complète autour de lui et d'examiner attentivement sa bouche et ses narines, ainsi que les traces des vomissements sur le sol ou dans le vase qui les a reçus; des lueurs peuvent se produire qu'il est essentiel de constater. De même, si le malade a succombé récemment, il faudra examiner les matières des vomissements dans l'obscurité en les agitant doucement; on peut percevoir aussi l'odeur alliacée propre au phosphore.

Les organes et les matières suspectes seront longuement examinés à l'œil nu et à la loupe, dans le but de retrouver soit des fibrilles de bois, soit des fragments de soufre ou de matière colorante, provenant des allumettes; chacune de ces parcelles sera essuyée avec précaution et renfermée dans un tube scellé; qu'on ait ainsi trouvé des pièces à conviction, ou que la recherche ait été vaine, on soumettra les matières et les organes au traitement indiqué par Mitscherlich. — On introduit dans un ballon placé sur un bain de sable toutes les matières bien divisées, réduites en bouillie

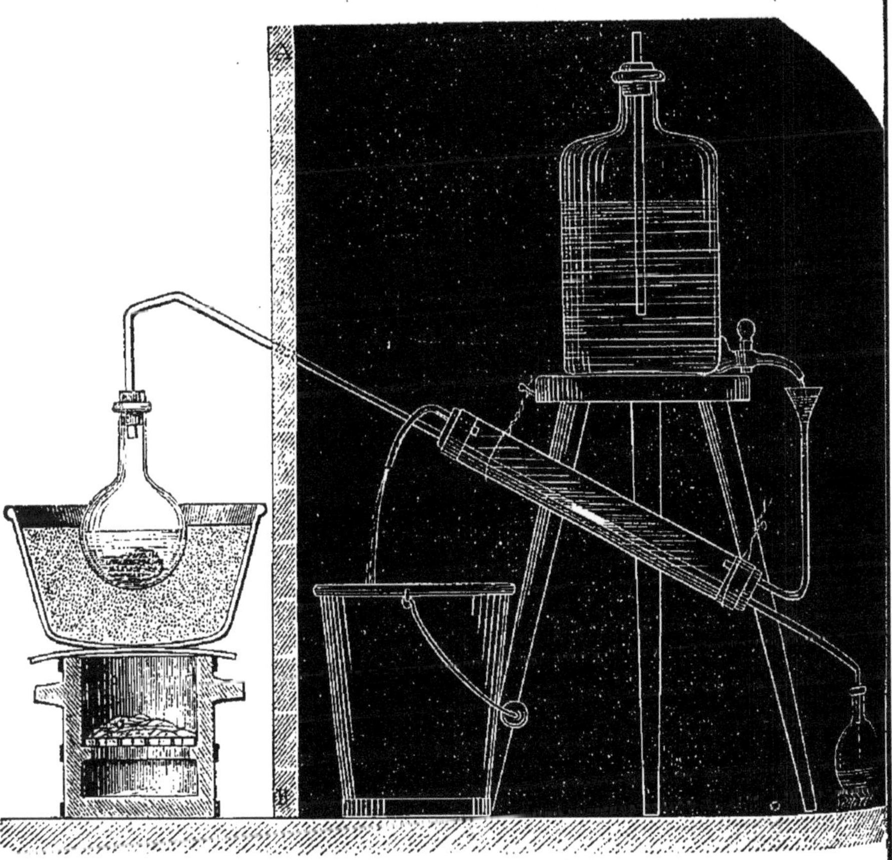

Fig. 110. — Appareil de Mitscherlich pour la recherche du phosphore.

claire par l'addition d'eau et acidifiées par l'acide sulfurique pour éviter le dégagement d'ammoniaque, qui rendrait toute phosphorescence impossible. Au ballon est adapté, par un tube à double courbure, un réfrigérent de Liebig (fig. 110). Ce réfrigérent doit être placé dans l'obscurité la plus complète, soit par une disposition spéciale, soit au moyen d'étoffes noires flottantes : on réserve seulement une petite ouverture pour suivre des yeux l'opération. L'appareil disposé, on chauffe le ballon de manière à produire une rapide ébullition. Les vapeurs qui se condensent dans le réfrigérent produisent une phosphorescence très nette, quand il y a dans les matières du phosphore libre.

Les liquides condensés s'écoulent par l'orifice inférieur du tube de condensation dans un flacon à large ouverture; quand il y a du phosphore en certaine quantité, on en retrouve qques fines gouttelettes au fond du flacon ou à la surface de l'eau, qui est elle-même phosphorescente quand on l'agite dans l'obscurité. Cette eau présente une réaction acide, due à de l'acide phosphoreux ou phosphorique; on l'additionne de qques grammes d'acide azotique pur, et on évapore au B.-M; le résidu repris par l'eau contient tout le phosphore à l'état d'acide phosphorique, que l'on reconnaîtra à ses réactions, entre autres à la suivante : si l'on ajoute à une solution au 1/10 de molybdate d'ammoniaque, additionnée d'acide nitrique pur jusqu'à dissolution du précipité formé d'abord, quelques gouttes d'acide phosphorique, la liqueur deviendra jaune et laissera déposer un précipité jaune.

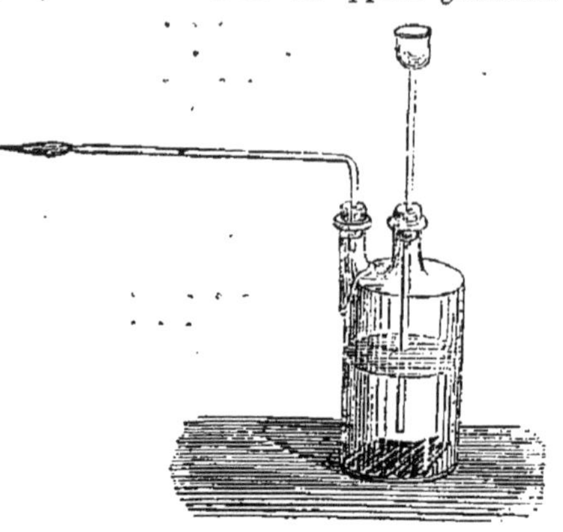

Fig. 111. — Recherche du phosphore par le procédé de M. Dusart.

Une partie de la liqueur distillée peut être employée à reproduire la réaction spéciale indiquée par M. Dusart : de très petites quantités de phosphore introduites dans un flacon qui dégage de l'hydrogène donnent à la flamme une coloration verte caractéristique (fig. 111).

Contre-poisons. — Il n'y a pas de contre-poison réel du phosphore. La logique indique d'employer d'abord les vomitifs; on a conseillé en outre la magnésie, les boissons mucilagineuses, l'albumine. M. Personne a préconisé l'essence de térébenthine, dont la valeur antidotique est contestée par M. Vigier.

Huile phosphorée.

Pr. Phosphore.	2
Huile d'amandes douces.	100

Mettez l'huile dans un flacon, qu'elle remplisse presque entièrement, introduisez le phosphore. F. chauffer 15 à 20 minutes au B.-M. en agitant vivement de temps à autre. Tenez le flacon bouché pend. l'opération, sauf au début, où vous donnez passage à l'air intérieur au moyen d'un papier interposé entre le goulot et le bouchon; laissez refroidir et déposer; décantez l'huile claire dont vous remplirez exactement de petites fioles bien bouchées. (Cod.)

Pommade phosphorée.

Pr. Phosphore.	1
Axonge.	100

Mettez l'axonge dans un flacon de verre à large ouverture, bouchant à l'émeri; ajoutez le phosphore. Interposez dans le goulot un morceau de papier qui permette la sortie de l'air; chauffez au B.-M.; quand le phosphore sera dissous, bouchez exactement, et agitez vivement jusqu'à refroidissement. (Cod.)

Potion phosphorée. *Potion stimulante phosphorée.*

Pr. Huile phosphorée.	8
Gomme arabique.	8
Eau de menthe.	100
Sirop de sucre.	60

Faites une potion émulsionnée. (Soub.)

Cette préparation est le meilleur mode d'administration du phosphore à l'intérieur. (Dorv.)

Emulsion phosphorée.

Pr. Huile phosphorée	8
Gomme arabique	8
Eau commune	38
Eau de menthe	60
Sirop de sucre	90

(Soub.)

Agiter au moment du besoin. Employée dans le traitement des paralysies des muscles de l'œil par Tavignot, qui a donné la formule suivante :

Pr. Huile d'am. douces	10
Phosphore	0, 10
Sirop de gomme	90
Gomme arab. pulv	2

A prendre par cuillerées à café, une d'abord, puis deux, puis trois par jour. (Dorv.)

Ethérolé de phosphore. *Teint. éthérée de phosphore, Ether phosphoré.*

Pr. Phosphore divisé	10
Ether sulfurique	500

Laissez en contact pend. un mois en agitant de temps en temps; transvasez dans des flacons noirs de pet. capacité. (Cod.)

30 cont. 0,2 de phosphore. On doit être très circonspect d. le dosage de cet éthérolé, tr. var. dans ses effets, qui sont qqfois toxiques. (Dorv.)

Pâte phosphorée.

Pr. Phosphore	20
Eau bouillante	400
Farine	400
Suif fondu	400
Huile de noix et d'œillette	200
Sucre pulv	300

On met le phosphore et l'eau bouillante dans un mortier de porcelaine très propre. Aussitôt le phosphore liquéf., on aj. rapid[1] la farine par portions, en ag. avec un pilon de bois. Quand ce mél. est presque froid, on y verse le suif fondu presque refroidi, l'huile et le sucre, et on mélange bien.

PHOSPHURE DE CALCIUM. *Phosphure de chaux.* = $(CaO)^7Ph^8$.

On le prép. en faisant passer la vapeur de phosphore sur de la chaux portée au rouge; l'eau le décompose en donnant naissance à de l'hydrogène phosphoré qui s'enflamme, en produisant des auréoles régulières. Il sert à préparer l'hypophosphite de chaux et est utilisé dans la marine pour éclairer les bouées de de sauvetage.

PHOSPHURE DE ZINC. = $PhZn^3$ ou P^2Zn^3 = 128,5.

M. Vigier, qui a recommandé ce sel comme un moyen commode et pratique d'administrer le phosphore, le prép. en faisant arriver un courant de vapeur de phosphore dans l'hydrog. sec sur du zinc fondu. Une partie du phosphure cristallise, l'autre est à l'état de masse fondue. Ce sel est décomposé par les plus faibles acides, entre autres par l'ac. lactique; il en résulte du lactate de zinc et de l'hydr. phosporé = PhH^3. Le phosphure de zinc contient 1/4 de son poids de phosphore; mais, d'après les expériences faites, ce phosphore n'agit physiologiquement que pour la moitié de son poids, de sorte qu'il faut administrer 8 p. de phosphure pour obtenir les effets dus à 1 p. de phosphore pur.

Pilules de phosphure de zinc. (Vigier.)

Pr. Phosphure de zinc finement pulv	0,80
Réglisse pulv	1,30
Sirop de gomme	0,90

P. 100 pil. argentées (1 à 5 p. jour).

Paquets de phosphure de zinc. (Vigier.)

Pr. Phosphure de zinc finement pulv	0,40
Poudre d'amidon	5

M. et div. en 50 paq. égaux (1 à 5 p. jour).

PHYLLYRÉE. *Phyllyrea latifolia* L. — Jasminées.

Arbrisseau du Midi. Les feuilles sont fébrifuges. Elles contiennent un glucoside, la *Phyllyrine*, qui parait être le principe actif. — Inusité.

PHYTOLAQUE. *Raisin d'Amérique; Phytolacca decandra* L. — Atriplicées (Amér. du Nord).

Toutes les parties de la plante sont émétiques, purgatives et empl. sous diff. formes aux Etats-Unis contre les scrofules, cancers, rhumatismes. Le suc est un purgatif populaire.

PIED-DE-CHAT. *Antennaria dioïca* Gœrtn. — Synanthérées.

Les capitules de cette petite plante des montagnes, inodores, sont réputés béchiques et pectoraux. Ces capitules sont blancs ou rosés. — *Infusé* : 5 : 1000.

PIGAMON. *Rhubarde des pauvres; Thalictrum flavum* L. — Renonculacées.

La rac., jaune à l'intérieur, est, dit-on, purgative.

PIGNON D'INDE. Semence du *Médicinier; Jatropha Curcas* L. — Euphorbiacées (fig. 112).

Cette sem. ressemble à celle du ricin, comme forme. Elle est plus grosse, noirâtre, terne. Son amande blanche contient une huile drastique et irritante, anal., quoique moins active, à celle de croton-tiglium. — Inusité.

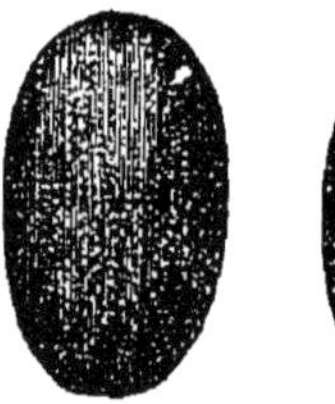
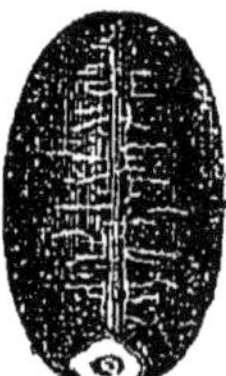

Fig. 112. — Semence du Médicinier.

PIGNON DOUX. Semence du *Pin à pignon; Pinus Pinea* L. — Conifères.

Cette semence à enveloppe dure, à amande blanche, douce, oléagineuse, était autrefois employée à préparer des émulsions rafraîchissantes. — Inusité.

PILOCARPINE.

C'est l'alcaloïde du jaborandi, isolé par M. E. Hardy. Il possède, ainsi que ses sels, à un haut degré, les propriétés thérapeutiques du jaborandi.

Prép. — Les feuilles sont épuisées par de l'alcool à 80° additionné de 8 gr. par litre d'acide chlorhydrique; on distille et on évapore en extrait fluide. On dissout dans une petite quantité d'eau distillée, on filtre, et, après avoir ajouté un léger excès d'ammoniaque, on agite avec une grande quantité de chloroforme. Après distillation du chloroforme, le résidu est repris par l'eau distillée acidulée par l'acide chlorhydrique. On traite de nouveau par le chloroforme et l'ammoniaque. La nouvelle solution chloroformique est agitée avec de l'eau à laquelle on ajoute goutte à goutte de l'acide chlorhydrique jusqu'à saturation exacte de l'alcaloïde. La solution aqueuse évaporée donne du chlorhydrate cristallisé en aiguilles groupées autour d'uu centre commun. On sépare la pilocarpine par un nouveau traitement à l'ammoniaque et au chloroforme.

C'est une substance molle, visqueuse, peu soluble dans l'eau, très soluble dans l'alcool, l'éther et le chloroforme. Elle a tous les caractères chimiques des alcaloïdes et dévie fortement à droite le plan de la lumière polarisée. (Soc. de ph.)

Doses. — 2 à 3 centigr. de chlorhydrate en *pilules*, 0 gr. 005 à 0,02 en *injections sous-cutanées* produisent tous les effets physiologiques du jaborandi.

PILOSELLE. *Oreille de souris; Hieracium Pilosella* L. — Synanthérées.

Astringent léger, amer, qu'on emploie dans les campagnes contre la diarrhée, les hémorrhagies, l'hydropisie, la gravelle. — Inusité.

PILULES et BOLS.

Ce sont des médicaments destinés à l'us. interne, général[t] actifs sous un petit volume, et de composition fort variée. On leur donne la forme pilulaire, pour qu'ils puissent être avalés sans affecter le goût; toutes les subst. médicamenteuses peuvent être mises sous cette forme. Les seules conditions importantes à remplir, c'est que la nature des composants ne s'oppose pas à leur conservation pendant un certain temps et que la masse soit facil[t] désagrégée par les liquides de l'estomac. On devra donc éviter d'y faire entrer des subst. trop hygrométriques d'une part, et d'autre part ne pas leur donner une consist. telle qu'elles voyagent dans le tube digestif sans se dissoudre.

Aux subst. actives on ajoute général[t] des excipients inertes pour obtenir la consist. pilulaire : sirop simple ou de gomme; extraits de chiendent, de chicorée, etc., conserve de roses ; gomme, poudres de réglisse et de guimauve; savon médicinal; les subst. solides doivent êtres réduites en poudre fine. — La consist. convenable est obtenue, quand la masse se sépare spontanément du fond du mortier et conserve la forme qu'on lui imprime. Il est inutile d'ajouter que le mélange doit être parfait' homogène. — La division en pilules se fait au moyen du pilulier; on achève de leur donner une forme sphérique en les roulant sur un plan au moyen d'un disque de bois garni d'un mince rebord.

Les pilules sont en général roulées dans la poudre de lycopode ou de réglisse; les Allemands les roulent dans l'iris ou la cannelle; souvent aussi, on les couvre d'une couche d'argent, plus rarement d'une couche d'or. On les couvre encore d'une couche de gélatine, de baume de Tolu; il en est qu'on dragéifie.

Les *Bols* sont des pilules moins consistantes et de plus gros vol.; on leur donne souv. la forme olivaire. On facilite leur ingestion au moyen de pain azyme, de confitures, de miel, etc.

Les *Granules* sont au contraire des pilules de très pet. volume, contenant des subst. très actives, qui, le plus ordinair', y sont introduites à la dose de 1 milligr. par granule.

PIMENT DE CAYENNE. *Capsicum frutescens* L. — Solanées.

Le fruit, long de 2 à 4 centim., large de 7 à 9 millim. à sa base, rétréci au sommet, a une sav. âcre insupportable; ses propriétés sont identiques avec celles du suivant.

PIMENT DES JARDINS. *Corail des jardins; poivre de Guinée; Capsicum annuum* L. — Solanées.

Fruit rouge, luisant, allongé, diversement contourné ou oblique, trigone, à sav. âcre brûlante, caustique. Il est rubéfiant et même vésicant. — On en a retiré une base salifiable, *Capsicine* (Witting). — A petite dose, c'est un stimulant stomachique; il pourrait occasionner des accidents à dose massive. On l'emploie c. condiment; c. rubéfiant à l'extérieur, et à l'intérieur contre les hémorrhoïdes. — 0,20 à 0,50 en poudre, enveloppé dans du pain azyme.

PIMENT DE LA JAMAIQUE. *Poivre de la Jamaïque; Myrtus Pimenta* L. — Myrtacées.

Petites baies, grosses comme un pois, gris rougeâtre, ridées, à odeur de cannelle et girofle mêlée. — Employé c. condiment; — stimulant, stomachique, carminatif. — Inusité.

Le *Piment de Tabago* ou *de Tabasco* est attribué au *Myrtus Tabasco* Willd. — Plus gros, moins estimé que le précédent.

Le *Piment couronné, Myrtus pimentoïdes* Nees, est surmonté d'une couronne formée par les restes persistants du calice. Il est rare; il offre les mêmes propr. que le Piment de la Jamaïque.

Plusieurs **Unona**, l'*Un. æthiopica* et l'*Un. aromatica* Dun., fournissent des fruits à sav. chaude, piquante, aromatique, connus sous le nom de *poivre d'Ethiopie*. L'*Un. odoratissima* donne, par la distill. des fleurs, l'essence suave qui commence à se répandre sous le nom d'*Ylang-ylang*.

Poudre de piment Jamaïque. Prép. c. la *Poudre d'anis*.

PIMPRENELLE. *Poterium sanguisorba* L. — Rosacées.

Astringent peu actif, auquel on accorde qques prop. diurétiques, hémostatiques, vulnéraires; appliqué en topique contre les brûlures; employé surtout comme condiment.

PISCIDIE. *Piscidia erythrina* Lam. — Légumineuses.

Cette plante doit son nom à son action enivrante sur les poissons. C'est un narcotique inusité en médecine. La teint. d'éc. de racine réussit, dit-on, contre les douleurs dentaires.

PISSENLIT. *Dent-de-Lion*; *Leontodon Taraxacum* L. — Composées.

Cette pl., qu'on mange en salade, est aussi usitée c. tonique, amère, apéritive et laxative; son suc est laiteux. — On en a extrait une subst. cristallisable, le *Taraxacine*, peu sol. dans l'eau, sol. dans l'alc. et l'éther. — On emploie surtout l'*extrait* : 1 à 5 gr.

Extrait de pissenlit. Prép. c. l'*Extrait de ciguë*. — Rendement : 2,6/100.

PISTACHES. Semences du *Pistacia vera* L. — Térébinthacées.

Sem. oléagineuse, verte à l'intérieur, et pourvue d'une pellicule rougeâtre. Elle a beaucoup des propr. de l'amande. On en préparait jadis des loochs verts, adoucissants, béchiques. — Inusité.

Looch vert ou de pistaches.

Pr. Pistaches	nº 14
Sirop de violettes	30
Huile d'amandes.	15
Gomme adragante. . . .	0,8
Teinture de safran. . . .	1
Eau de fl. d'orang. . . .	8
Eau commune.	125

(Soub.)

PIVOINE. *Pæonia officinalis* Retz. — Renonculacées.

On considérait cette pl. comme anti-épileptique, hydragogue, antispasm. Il est certain que les racines fraîches, à suc laiteux odorant, ont qque rapport lointain de propr. avec les autres renonculacées; sèches, elles paraissent à peu près inertes. — On emploie encore qqfois les fleurs en *infusé* et sous forme de *sirop*. — Les graines de *Pivoine mâle*, *Pæonia corallina* Retz, servent à faire des colliers, dits anticonvulsifs pour les enfants. — Inusité.

Sirop de fleurs de pivoine. Prép. c. le *Sirop de coquelicot*.

PLANTAIN. *Plantago major* L.; *Plantago minor* L.; *Plantago lanceolata* L.; *Pl. Coronopus* L. — Plantaginées.

On emploie indifféremment les sommités fleuries de ces quatre espèces à la prépar. de l'*hydrolat de plantain*, très usité c. véhicule des collyres. — La pl. est lég[t] astringente, mais il n'est pas certain que cette propr. se retrouve dans l'eau distill. On leur a attribué aussi une action tonique fébrifuge qui aurait besoin d'être prouvée.

Le **Pl. decumbens** Forsk., *Ispaghula*, a de très petites graines mucilagineuses, usitées aux Indes contre la diarrhée.

Eau distillée de plantain. Prép. c. l'*Eau dist. de laitue.*

PLATINE. *Platinum.* = Pt. = 98,50.

Chim. — Métal blanc, brillant, infusible à la chaleur de nos fourneaux; D. = 21,5; insol. dans les ac. chlorhyd., nitrique et sulfurique, sol. dans l'eau régale, qui le transforme en chlorure de platine = $PtCl^2$.

Les *sels de platine* neutres et solubles rougissent le tournesol; ils sont tous décomposés par la chaleur rouge. — Leur solution est précipitée par la potasse et l'ammoniaque ou par leurs sels à l'état de chloroplatinate de potasse ($PtCl^2,KCl$) ou d'ammoniaque ($PtCl^2,AzH^4Cl$), cristallin et jaune. Ce précipité, peu sol. dans l'eau et les acides, à peu près insol. dans l'alcool, se dissout à chaud dans un excès de potasse ou d'ammoniaque.

La soude et ses sels ne précipitent pas les sels de platine.

L'hydrogène sulfuré, le sulfhydrate d'ammoniaque donnent un précipité noir, PtS^2, soluble dans un excès de sulfhydr. d'ammoniaque.

Le zinc précipite du platine métallique.

Quand on calcine le chloroplatinate d'ammoniaque, on obtient du platine métallique, sous forme d'*éponge* ou *mousse*, si remarquable par ses propriétés catalytiques.

Le platine n'a point d'emploi médical.

PLOMB. *Plombum.* = Pb = 103,5. — P. at. = 207.

Chim. — Métal d'un blanc grisâtre, très brillant quand il est récemment coupé, mais se ternissant rapidement; très mou, non élastique; D. = 11,43, fusible à 335°. Il n'est pas sensiblement attaqué par les ac. chlorhydrique et sulfurique, mais il s'oxyde et se dissout aisément dans l'ac. nitrique. Il s'oxyde par le grillage à l'air (voir *Oxydes de plomb*).

Les *sels de plomb* sol. et neutres rougissent le tournesol; la potasse en précipite de l'hydrate d'oxyde, sol dans un excès de réactif. L'ammoniaque en précipite un sous-sel insol. dans un excès; cependant elle ne précipite pas l'acétate neutre, le sous-acétate formé étant sol. dans l'eau. — Les carbonates alcalins donnent un précipité de carbonate de plomb, sol. à chaud dans la potasse caustique. — L'hydrog. sulfuré et le sulfhydr. d'ammoniaque donnent un précipité noir (PbS) insol. dans les acides étendus, les alcalis et les sulfures alcalins; sol. dans l'ac. nitrique bouill., qui le transf. en nitrate de plomb, avec dépôt de soufre; une ébullition prolongée convertit le soufre en ac. sulfurique qui précipite le nitrate de plomb formé. Quand on fait agir l'hydr. sulf. sur une sol. de plomb contenant beaucoup d'ac. chlorhyd., ce précipité est d'abord jaune rougeâtre et ne devient noir que par l'action continue du précipitant. (Gerhardt et Chancel.)

L'ac. sulfurique et les sulfates donnent un précipité de sulfate de plomb, soluble dans l'ac. chlorhydrique concentré et bouillant, et dans le tartrate d'ammoniaque. — Ce précipité est lent à se former dans une liqueur très étendue et très acide ou contenant du sulfate d'ammoniaque : il convient dans tous les cas d'ajouter un excès d'acide sulfurique.

L'ac. chlorhydrique et les chlorures donnent un précipité de chlorure de plomb (PbCl), insoluble dans l'ammoniaque, sol. dans l'eau bouillante.

L'iodure de potassium donne un précipité jaune d'iodure de plomb; le chromate de potasse, un précipité jaune, sol. dans la potasse caustique.

Le zinc réduit les sels de plomb à l'état de paillettes métalliques brillantes (*arbre de Saturne*).

Au chalumeau, avec le carbonate de soude, sur le charbon, les sels de plomb donnent des globules métalliques et un enduit jaune.

On extrait le plomb de la *galène*, sulfure naturel; celui-ci, grillé, se transforme en oxyde et sulfate, qui, mélangés avec de la galène non grillée et calcinée, donnent du plomb métallique en raison des équations suivantes : $PbS + 2PbO = 3Pb + SO^2$; $PbO,SO^3 + PbS = 2Pb + 2SO^2$. On réduit encore la galène au moyen du fer ou du charbon.

Act. phys. — Les prépar. de plomb sont astringentes et coagulantes; à forte dose, elles prod. de l'irritation gastrique ; à dose toxique : anxiété, crampes, symptômes cholériformes, prostration, paralysie et coma; la mort peut suivre ces manifestations. — Les ouvriers qui travaillent ou manient les sels de plomb, en absorbant constamment par la peau ou les voies respiratoires, sont sujets à une intoxication chronique, connue sous le nom de *coliques des peintres*. Les symptômes observés sont : perte d'appétit, pâleur, constipation; puis douleurs articulaires, coliques sèches, ictère, liséré bleuâtre des gencives à la sertissure des dents, taches noires des lèvres et de la muqueuse buccale; plus tard, paralysie partielle des extrémités. Les accidents prennent parfois la forme délirante et convulsive, et alors la terminaison est souvent fatale (Gubler).

Toxic. — Les signes tirés de l'examen des lésions sur le cadavre sont de peu de valeur et doivent être confirmés par l'examen chimique des viscères et des matières suspectes.

Le plomb est ordinairement précipité par les mat. albumineuses, avec lesquelles il se trouve en contact, et aussi par les sels alcalins, carbonates, sulfates, phosphates, chlorures qu'il a rencontrés. Quand les matières sont volumineuses et liquides, M. Roussin conseille de suivre le procédé suivant :

On divise le tout avec soin, et l'on évapore doucement au bain de sable, en consistance de pulpe molle. On ajoute alors peu à peu, en agitant, 2 p. d'acide azotique pur et concentré pour 1 p. de pulpe. On porte à l'ébullition, que l'on maintient continue et ménagée, jusqu'à cessation de vapeurs rutilantes et consistance sirupeuse ; on ajoute au résidu 10 fois son vol. d'eau distillée tiède. On filtre, on réunit les liq. dans un flacon, où l'on fait passer un courant continu d'hydrogène sulfuré jusqu'à saturation

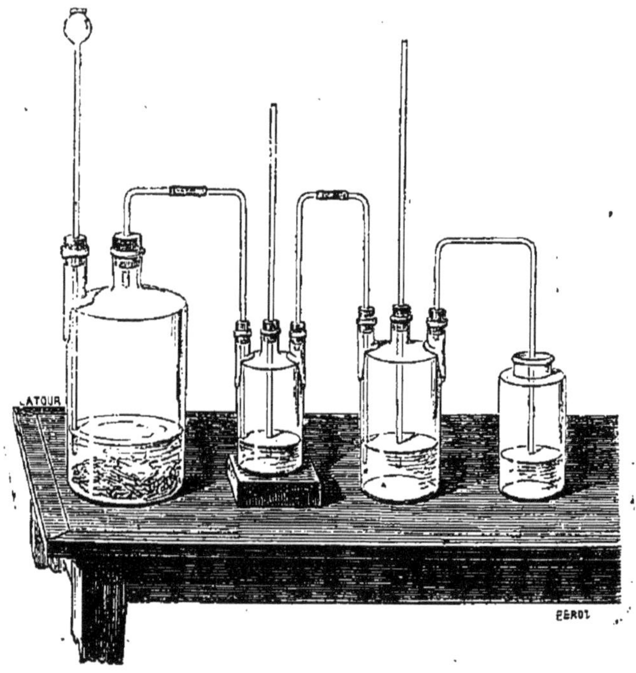

Fig. 113. — Appareil pour la précipitation du plomb à l'état de sulfure. — Le premier flacon sert à la production de l'hydrogène sulfuré; le second sert de laveur; dans le troisième a lieu la précipitation; le dernier contient un lait de chaux.

(fig. 113). On bouche le flacon et on laisse déposer; le précipité est recueilli sur un petit filtre Berzélius et lavé avec soin; le filtre est ensuite desséché et divisé en deux parties. — La première est transformée en azotate de plomb par l'acide azotique à l'aide de la chaleur; la solution filtrée est évaporée à siccité et le résidu repris par l'eau. Cette dernière solution sera propre à être soumise aux réactifs des sels de plomb. — La seconde partie triturée dans un mortier d'agate avec du carbonate de soude donnera au chalumeau sur le charbon des globules de plomb métallique.

La destruction des mat. organiques pourrait être obtenue par l'acide sulfurique. Le plomb étant alors à l'état de sulfate dans le charbon qui en résulte, ce charbon bien pulvérisé sera mis à bouillir avec du carbonate de soude pendant une heure ; la bouillie sera jetée sur un filtre et bien lavée, et le résidu retenu par ce filtre arrosé avec de l'acide azotique étendu, pour dissoudre à l'état d'azotate le carbonate de plomb produit. Cette solution d'azotate sera essayée comme plus haut.

Quand on a peu de matières, on peut opérer d'autre façon. On mélange le tout bien divisé avec 1/2 p. de carbonate de soude sec; on introduit dans un creuset de porcelaine, et, quand le tout est sec, on chauffe de manière à fondre le carbonate de soude. Ce résultat obtenu, on laisse refroidir, et l'on porte le creuset bien essuyé extérieurement dans une grande capsule de porcelaine, contenant de l'eau distillée bouillante. Le carbonate de soude se dissout peu à peu, et l'on retrouve au fond du creuset, et quelquefois dans la capsule, des globules de plomb métallique.

Contre-poisons. — Ce sont les substances qui précipitent le plomb à l'état insoluble : les eaux minérales sulfureuses, et surtout les sulfates de magnésie et de soude. En outre, le médecin administre les médicaments appropriés aux indications fournies par les symptômes.

PODOPHYLLE. *Podophyllum peltatum* L. — Renonculacées. Placé par Endlicher dans les Berbéridées (Amér. du Nord).

Rhizômes minces, brunâtres, présentant des renflements aplatis marqués d'une cicatrice supérieurement, et portant qques radicelles inférieurement. — Purgatif analogue au jalap ; son action prolongée détermine une éruption pustuleuse des ailes du nez et des paupières. — On en extrait une résine très active (*Podophylline*), en traitant les rhizômes par l'alcool, et l'extrait obtenu par l'eau qui la précipite. Elle est purgative à la dose de 15 à 50 milligrammes; on l'a surnommée *Calomel végétal.* — *Poudre de podophylle :* 0,50 à 1 gr. — Peu usité en France.

Pilules de podophylline. (Van den Corput.)

Pr. Podophylline	0,20
Savon médicinal	1
Essence de fenouil ou de cannelle, goutt.	20

F. S. A. 10 pilules. Dose 2 à 4 par jour, dans l'ictère simple et la constipation opiniâtre.

Autre formule :

Pr. Podophylline	0,40
Extr. de noix vomiq.	0,05
Extr. de belladone	0,30

F. S. A. 10 pilules. Dose : 2 à 5 par jour. Dans le traitement des constipations saturnines. (Dorv.)

POIRÉE. *Bette; Beta cicla* L. — Chénopodacées.

Les feuilles, molles et succulentes, servent au pansement des vésicatoires. — Sans autre usage médical.

POIS A CAUTÈRES.

Les pois ordinaires sont faits à l'aide du tour, avec de la racine d'iris ou des orangettes. On en a préparé aussi avec div. poudres: guimauve, garou, etc., réunies et liées par une dissolution de caoutchouc. Les pois d'iris et d'orange peuvent être rendus plus actifs, en les trempant dans des solutions de substances irritantes : garou, euphorbe, cantharides, etc., et faisant sécher.

POIS VELU ou **POIS A GRATTER.** *Dolichos pruriens* L. — Légumineuses.

Les gousses de ce pois sont couvertes de poils roux, qui causent sur la peau une démangeaison intolérable. On a proposé de préparer avec ces poils, 1 p., et axonge, 60 p., une pommade irritante propre à remplacer la pommade stibiée ou l'huile de croton.

POIVRE COMMUN ou **NOIR.** *Piper nigrum* L. — Pipéracées.

Ce sont les baies desséchées d'une liane de l'Inde et des îles voisines; brunes à l'extérieur, blanchâtres à l'intérieur; sav. âcre, brûlante, *poivrée;* od. piquante. — Le poivre contient : huile concrète, verte, très âcre; huile volatile d'odeur poivrée; *Pipérin* ($C^{68}H^{38}Az^2O^{12}$). Le pipérin est une matière neutre ou faiblement alcaline, inodore, insipide, peu sol. dans l'eau, sol. dans l'alcool, cristallisant en prismes. Pour l'obtenir, on fait digérer à plusieurs reprises dans l'alcool à 80° du poivre concassé et d'avance épuisé par l'eau froide. Les liqueurs sont distillées; le résidu est traité par l'eau, puis mélangé de 1/16 de chaux hydratée, et repris par l'alcool. Le pipérin se dépose de la liqueur filtrée et concentrée. On le purifie en le lavant à l'éther et le faisant cristalliser dans l'alcool additionné de charbon animal.

Act. phys. — Tout le monde connaît l'usage du poivre comme condiment. En médecine, on l'emploie à l'intérieur (0,30 à 2 gr.) c. stomachique, carminatif, antiblennorrhagique, fébrifuge, vermifuge et aphrodisiaque; à l'extérieur, c. rubéfiant, étant répandu en poudre à la surface de cataplasmes. — Le pipérin, qu'on a essayé comme fébrifuge, est oublié.

Le **Poivre blanc** est le même, décortiqué par macération dans l'eau.

Le **Poivre long,** *Piper longum* L., est sous forme de chatons cylindriques, grisâtres, tuberculeux, formés par de petites baies soudées; — mêmes propr. et us. que le précédent.

Les feuilles de **Bétel,** *Pip. betel* L., entrent dans la composition de masticatoires très usités en Orient; elles sont aussi stomachiques, antidiarrhéiques.

Poudre de poivre noir.

Prép. c. la *Poudre d'anis.* — Toutefois, quand elle entre dans des médicaments composés, elle doit être fine et passée au tamis de soie. (Cod.)

Masticatoire indien.

Pr.	Chaux vive d'écailles d'huîtres.	1
	Feuilles de poivre bétel . . .	1
	Noix d'arec.	2

POIX DE BOURGOGNE. *Poix des Vosges.* Provenant de l'*Abies excelsa* Lamk. — Conifères.

D'après Guibourt, elle exsuderait d'incisions faites à l'arbre, telle que la présente le commerce : jaune fauve, cassante à froid, coulante à chaud, tenace; od. spéciale, sav. parfumée; on lui substitue le plus souvent la *poix blanche* préparée avec le galipot ou la résine jaune mélangée de térébenthine et brassée dans l'eau. Celle-ci a une od. forte de térébenthine et une sav. amère.

L'une et l'autre ne sont employées qu'à la confection d'écussons, dont l'application prolongée provoque une éruption acnéiforme ou furonculeuse. C'est un révulsif lent, souvent usité dans les affections pulmonaires.

POIX NOIRE.

On la prépare en brûlant tous les résidus, y compris les filtres de paille provenant de l'exploitation des térébenthines. La résine incomplèt[t] brûlée s'écoule par des rigoles dans une cuve pleine d'eau où elle se rassemble. Elle est encore semi-liquide et doit être évaporée pour acquérir la consist. nécessaire. — Elle fait partie d'un certain nombre de prépar. emplastiques.

POIX RÉSINE. *Résine jaune.*

C'est le résidu de la térébenthine, dont on a enlevé l'essence par la distillation, rendu opaque par le brassage avec l'eau. — Elle contient un peu d'essence; sauf cette légère différence, ce serait de la colophane. Elle fait partie de masses emplastiques.

Poix de Bourgogne purifiée.

Mettez la poix dans une bassine de cuivre, chauffez doucement à fusion, et passez avec expression à travers une toile.

Poix blanche purifiée.

Prép. c. *Poix de Bourgogne purifiée.*

Poix noire purifiée.

Prép. c. *Poix de Bourgogne purifiée.*

Poix-résine purifiée.

Prép. c. *Poix de Bourgogne purifiée.*

Emplâtre de poix de Bourgogne.

Pr.	Cire jaune	1000
	Poix de Bourgogne	3000

F. fondre et passez à travers une toile. (Cod.)

Emplâtre Céroène.

Pr.	Poix de Bourgogne	400
	— noire	100
	Cire jaune	100
	Suif de mouton	50
	Bol d'Arménie prép.	100
	Myrrhe pulv.	20
	Encens pulv.	20
	Minium porphyrisé	20

F. liquéfier la poix noire et la poix de Bourgogne, puis la cire et le suif. Passez avec expression à travers une toile, et, quand la masse aura pris par refroidissement la consistance du cérat, incorporez les poudres en les faisant passer à travers un tamis. (Cod.)

Emplâtre agglutinatif. *Emplâtre d'André de la Croix.*

Pr.	Poix blanche	200
	Résine élémi	50
	Térébenthine du mélèze	25
	Huile de laurier	25

F. fondre, passez à travers un linge. (Cod.)

Sparadrap d'emplâtre d'André de la Croix.

Prép. c. le *Sparadrap de Vigo.*

Papier à cautères.

Pr.	Poix blanche purifiée	450
	Cire jaune	600
	Térébenthine du mélèze	100
	Baume du Pérou noir	20

F. fondre la poix et la cire, ajoutez les autres subst. Passez à travers un linge, et étendez sur des bandes de papier à la manière du sparadrap. — Coupez les bandes en rectangles de 9 cent., sur 65 millim. (Cod.)

Onguent basilicum.

Pr. Poix noire. 100
Colophane 100
Cire jaune 100
Huile d'olive 400

F. liquéfier la poix et la colophane, ajoutez la cire et l'huile, passez à travers une toile, et remuez jusqu'à refroidissement. (Cod.)

POLYGALA AMER. *Polygala amara* L. — Polygalacées.

La racine de cette plante indigène est amère, stomachique; on la dit aussi béchique, anticatarrhale. — Inusité.

POLYGALA DE VIRGINIE. *Polygala Senega* L. — Polygalacées.

Racine mince, tortueuse, avec côte saillante sur toute sa longueur, occupant toujours la concavité des sinuosités; od. un peu nauséeuse; sav. fade d'abord, puis âcre, amère, provoquant une abondante salivation. On y a signalé de l'*acide polygalique*, qui paraît être le principe actif, très âcre, toxique, pouvant tuer un chien à la dose de 50 centigr., donnant à l'eau la propriété de mousser; de l'*acide virginéique*, principe gras, volatil, odorant.

Act. phys. — C'est une subst. âcre et irritante, provoquant les nausées et les vomissements. On l'emploie c. contre-stimulant, expectorant, dans la bronchite; c. émétique, purgatif et sudorifique dans le rhumatisme, le croup, les fièvres et l'hydropisie. — *Poudre* : 0,30 à 2 gr. — *Infusé* : 10 : 1000.

Poudre de polygala.

Prép. c. la *Poudre de valériane*.

Extrait de polygala.

Prép. c. l'*Extrait alcoolique de digitale*.

Sirop de polygala.

Prép. c. le *Sirop de coquelicot*.

Sirop de polygala.

Pr. Rac. de polygala 50
Eau bouillante. 250
Sucre. 650

F. infuser 6 h. Exprim., filtrez, complétez 350 gr. d'infusé et f. dissoudre le sucre au B.-M.

Teinture de polygala.

Pr. Rac. de polygala 100
Alcool à 60° 500

F. S. A.

POLYPODE DE CHÊNE. *Polypodium vulgare* L. — Fougères.

Rhizôme rougâtre, rameux, denticulé, à sav. douce mêlée d'âcreté. Il a été considéré c. expectorant, diurétique. — Inusité.

POMMADES.

Prépar. destinées à l'us. externe dont les corps gras solides font la base. L'axonge, le beurre, le suif, le beurre de cacao, la moelle de bœuf, la vaseline, etc., sont usités pour cet usage. La mat. médicamenteuse active peut être sol. dans le corps gras : alors la pommade s'obtient par mélange ou solution à chaud. Elle peut être insol.; alors la pommade sera préparée par simple mélange.

au mortier ou au porphyre, la subst. médicamenteuse étant préalabl[t] réduite en poudre fine, ou dissoute, si cela se peut, dans un peu d'eau ou de glycérine. — On prépare encore des pommades par coction avec les plantes fraîches, ou par combinaison chimique (pommade citrine, pommade oxygénée).

On doit les conserver dans un endroit frais et dans des pots couverts. Elles sont sujettes à rancir. On prévient assez bien cette altération par l'emploi de l'*axonge benzoïnée* ou *populinée*.

POMME DE TERRE. *Solanum tuberosum* L. — Solanées.

La pulpe crue passe pour antiscorbutique; c'est un bon topique contre les brûlures. — On pense que les feuilles, les fleurs et les jeunes pousses sont lég[t] narcotiques. Ces dernières cont. de la *Solanine*, alcaloïde ou plutôt glucoside vénéneux. (V. *Fécule.*)

L'*Aubergine comestible* est le fruit de la *Melongène*, *S. Esculentum* Dun.; la *Tomate* est produite par le *S. Lycopersicon* L. En Espagne, on prép. avec ce dernier fruit une pommade, par coction avec la graisse, qui est très estimée pour le traitement des hémorrhoïdes.

POMMES. *Malus communis* Lamk. — Rosacées.

La variété dite *Pomme de reinette* donne par décoction avec l'eau une tisane agréable, rafraîchissante et tempérante, qui convient aux malades atteints de fièvres, d'embarras gastrique, d'ictère. — Elles doivent leurs propriétés à l'acide malique et au principe odorant qu'elles renferment.

Suc de pommes. Prép. c. le *Suc de coings.*

PONCE. *Pierre ponce.*

Minéral d'origine volcanique, gris, poreux, fibreux. La poudre entre dans qques dentifrices. On s'en sert aussi pour user les cors.

POTASSE. *Potasse caustique; pierre à cautère; oxyde de potassium*; *Oxydum potassicum* = KO,HO ou KHO = 56,1.

Prép. — On prend :

Carbonate de potasse (sel de tartre).	2000
Chaux vive.	1000
Eau.	25000

La chaux est éteinte et délayée dans 5 ou 6 f. son poids d'eau. Le carbonate de potasse dissous dans le reste de l'eau est porté à l'ébullition dans une chaudière de fer; on ajoute peu à peu le lait de chaux sans interrompre l'ébullition. On agite avec une spatule de fer, et l'on continue à chauffer pend. 1/2 h. en remplaçant l'eau qui s'évapore. Si un peu de liqueur étendue de son vol. d'eau filtrée se troublait par l'eau de chaux, il faudrait continuer l'ébullition jusqu'à ce qu'on ait atteint ce résultat. — Alors passez sur une toile, lavez le résidu, réunissez les liqueurs claires et évaporez-les rapid[t] dans une bassine d'argent jusqu'à fusion ignée. — Coulez alors en pastilles ou en plaques sur un marbre huilé, ou mettez en cylindres à l'aide d'une lingotière. — Cette potasse contient à l'état de mélange du chlorure de potassium et du sulfate de potasse provenant du carbonate de potasse : elle constitue la *Potasse à la chaux* ou pierre à cautères.

Pour l'obtenir pure, on la traite à plusieurs reprises, dans un vase bouché, par l'alcool à 90°; les liq. alcooliques claires sont distillées à la moitié de leur volume. Le résidu est évaporé rapid. dans une bassine d'argent; on a soin d'enlever la matière charbonneuse noire qui se produit à la surface vers la fin de l'opération, et on coule en plaques sur des plateaux d'argent, quand la mat. est arrivée à la fusion tranquille sans ébullition, malgré l'intensité du feu. C'est la potasse dénommée *Potasse à l'alcool;* elle cont. seulement des traces de chlorure et de carbonate.

La potasse doit être renfermée immédiat[t] après sa prépar. dans des vases fermés de bouchons cirés; une courte exposition à l'air lui permet d'absorber de l'eau et de l'ac. carbonique.

Act. phys. — Appliquée sur un tissu organique quelconque, elle le désorganise rapidement en absorbant l'eau et produit une eschare molle, gélatiniforme. Cette propriété en fait un poison corrosif des plus puissants et s'oppose à son emploi pour l'usage interne. Comme son action thérapeutique est absolument identique avec celle de son carbonate, on lui préfère ce dernier comme beaucoup moins corrosif. — D'autre part, on met à profit sa causticité, en l'utilisant à l'application des cautères; on préfère pour cet usage la potasse à la chaux, qui *fuse* moins; on applique sur le point indiqué un morceau de sparadrap que l'on fait adhérer avec soin; au centre est pratiquée une ouverture de la largeur de l'eschare qu'on veut obtenir; on y place un morceau de potasse beaucoup plus petit que cette ouverture, que l'on maintient au moyen d'une seconde bande de sparadrap. L'effet est obtenu au bout de quelques minutes; on préfère généralement aujourd'hui la *Poudre de Vienne.*

Chim. — Les *sels de potasse* sont fort solubles en général et incolores, à moins que l'acide ne soit coloré; ils résistent à l'action de la chaleur. L'acide tartrique ajouté en excès à leurs solutions donne, surtout par l'ag -

tation, un précipité blanc, cristallin, soluble dans beaucoup d'eau et dans les alcalis. — Le bichlorure de platine les précipite à l'état de chloroplatinate de potasse ($KCl,PtCl^2$) jaune serin, peu soluble dans l'eau, insoluble dans l'alcool fort.

Au chalumeau, sur le fil de platine, ils colorent en violet l'extrémité de la flamme extérieure, à moins qu'ils ne contiennent des traces de soude.

Toxic. — Les symptômes d'empoisonnement par les alcalis caustiques (*Potasse* et *Soude caustiques*, *Eau seconde*, *Eau de Javelle*) ressemblent à ceux que produisent les acides minéraux : brûlure et resserrement de la bouche, de l'œsophage, de l'estomac; nausées et vomissements, anxiété, tremblement; coliques suivies de déjections sanguinolentes, refroidissement. La mort peut survenir au bout de quelques heures. — Souvent la terminaison fatale se fait attendre plusieurs mois, et les sujets succombent après un dépérissement progressif dans le dernier degré du marasme.

Les lésions observées sur le tube digestif sont peut-être moins profondes, mais plus étendues que celles qui proviennent des acides; dans les cas aigus, l'estomac est ramolli dans toute son épaisseur par une sorte de gangrène humide; dans les cas chroniques, on observe des ulcérations de l'organe, et souvent un rétrécissement partiel de l'œsophage, avec état lardacé des parois.

Recherche du poison. — Il ne faut pas perdre de vue que presque toujours la substance toxique sera passée à l'état de carbonate. Il peut se présenter deux cas : ou l'autopsie a été faite immédiatement, et l'on a pu recueillir les matières et organes à examiner et les renfermer vivement dans des vases bien bouchés ; ou, l'exhumation ayant été faite tardivement, la transformation des alcalis en carbonates est complète.

Dans le premier cas, on doit pratiquer l'analyse aussi rapidt que possible. Toutes les mat. sont mises à macérer pendant 12 heures avec de l'eau dist. bouillie et refroidie, dans un flacon fermé. Le liq. filtré rapidt est divisé en deux parts : dans la première, on détermine le titre alcalimétrique au moyen de la burette; dans la seconde, on pratique le même essai, après avoir précipité l'alcali carbonaté par le chlorure de baryum.

Dans le second cas, l'alcali est à l'état de carbonate et les précautions sont moins délicates ; toutefois il importe de se débarrasser des sels ammoniacaux qui ont pris naissance et pourraient induire en erreur. On fait macérer les mat. et le tube digestif divisé finement dans de l'eau dist. à 40° pendant plusieurs heures ; on exprime sur un linge lavé, on filtre au papier Berzélius. La liq. est évaporée à siccité au B.-M. et le résidu chauffé à + 120°, tant qu'il fait virer au bleu un papier de tournesol rougi et humide placé au-dessus. On reprend le résidu par l'eau tiède, et la sol. filtrée est mélangée avec 3 fois son vol. d'alcool à 90°. Il se précipite du carbonate, qu'on lave avec soin avec l'alcool, qu'on dessèche et qu'on calcine dans une capsule de porcelaine; on reprend par l'eau dist. bouillante et l'on filtre. Si la sol. contient une q. notable de carbonates alcalins, il y a probabilité d'empoisonnement; il y a certitude si cette quantité est considérable.

Il reste à déterminer, par les réactions chimiques propres à la potasse et à la soude, lequel de ces deux corps a été administré.

Contre-poisons. — Eau acidulée avec le vinaigre, les acides tartrique ou citrique, le jus de citron ou d'orange; huile, albumine.

Mél. et fals. — Peut contenir de l'*oxyde de fer :* il reste indissous quand on traite par l'eau, du *sulfate de potasse :* la sol. précipite par le nitrate de baryte ; du *chlorure de potassium :* la sol. précipite par le nitrate d'argent.

La potasse à l'alcool doit être entièr[t] sol. dans l'alcool, et ne pas faire effervescence par les acides.

Poudre de Vienne. *Caustique de Vienne.*

Pr. Potasse caust. à la chaux . . 50
Chaux vive. 60

Réduisez la chaux vive en poudre très fine; d'autre part, pulvérisez la potasse dans un mortier de fer échauffé; ajoutez la chaux, mélangez intimement et rapidement, et introduisez la poudre dans de petits flacons bien bouchés, que vous goudronnerez. — Pour faire usage de cette poudre, on en fait une pâte molle avec Q. S. d'alcool à 90°. (Cod.)

Caustique de Filhos. *Caustique de potasse et de chaux.*

Pr. Potasse à la chaux 100
Chaux vive pulv. 20

F. fondre la potasse; quand elle sera en fusion tranquille, ajoutez la chaux et coulez dans des tubes de plomb de divers diamètres ou dans des lingotières. Dans ce dernier cas, enveloppez immédiatement les cylindres de gutta-percha. — On conserve les uns et les autres dans des tubes de verre contenant de la chaux vive et bouchés. (Cod.)

Collyre de Gimbernat.

Pr. Eau distillée 30
Potasse caustique. 0,1

Une gtte de temps en temps contre les taies; lavez ensuite l'œil avec un liquide mucilagineux. (Cad.)

POTIONS et JULEPS.

Médicaments liquides pour l'usage interne, que l'on prépare au moment du besoin sur ordonnance magistrale. On y fait entrer les substances les plus diverses : poudres, extraits, teintures, liquides volatils, gommes-résines, etc. Le mode de préparation doit être approprié à la composition. Comme généralement la masse de la potion est formée d'une certaine quantité de sirop et d'un hydrolé quelconque, on se sert de l'intermède du sirop pour diviser d'abord, avec ou sans l'aide du mortier, les poudres, les teintures, les liquides volatils; on ajoute ensuite les infusés, décoctés ou hydrolats dans lesquels on a fait préalablement dissoudre les extraits ou les sels solubles.

On y introduit souv. des mucilages pour faciliter la suspension des poudres insolubles, ou pour utiliser leurs propr. émollientes.

Les potions se conservent pendant peu de temps et doivent être renouvelées chaque jour. On les administre le plus souvent par cuillerées d'heure en heure; toutefois le médecin prescrit ordint le mode d'administration qu'il juge convenable.

POTHOS. *Dracuntium fœtidum* Herm. — Aroïdées.

La rac. est employée en Amérique c. antispasmodique.

POUDRE DE GOA.

On ne sait à quel végétal attribuer cette substance, qui a été apportée des Indes portugaises en Europe. Les uns pensent que c'est un lichen pulvérisé, les autres la moelle d'un arbre. Gubler suppose qu'elle résulte de la pulvérisation de concrétions qui se forment naturellement sur l'écorce de certains arbres de la tribu des Césalpiniées ou des Cassiées.

Comp. — Acide chrysophanique, 80 à 84 0/0. Principe amer, glucoside, principe gommeux, résine, ligneux, matières minérales.

Cette poudre est mise sous forme de pâte par l'addition de Q. S. de vinaigre ou de suc de citron, et employée au traitement des affections de la peau.

Pommade.

Pr. Poudre de Goa . . .	1 gr. 20
Acide acétique . . .	10 gouttes
Axonge	30 gr.

M. S. A.

On peut encore l'incorporer à l'amidon ou à la glycérine.

POUDRES.

Nous ne décrirons pas les différents modes de pulvérisation qui sont mis en usage, ainsi que les précautions à prendre dans chaque cas particulier; nous indiquons aux articles spéciaux, quand cela est nécessaire, les règles qu'il convient de suivre, et nous ne voyons pas en conséquence la nécessité de reproduire, sous forme de généralités, cet ensemble peu homogène. — Quant aux *poudres composées*, il est certains principes généraux qu'il est utile d'indiquer : pulvériser séparément toutes les subst. composantes, à l'exception toutefois des mat. molles qu'on ne peut réduire en poudre sans intermède (certaines gommes-résines, des extraits, la muscade, la vanille, etc.); opérer le mélange des poudres au mortier, puis passer le tout au tamis peu serré; remanier de temps à autre les poudres contenant des subst. de très inégale densité, parce qu'il arrive que les plus lourdes gagnent peu à peu le fond du flacon.

POURPIER CULTIVÉ. *Portulaca sativa* L. — Portulacées.

Plante mucilagineuse presque insipide, que l'on mange en salade. Le suc est considéré comme rafraîchissant, laxatif, antiscorbutique; on en fait un hydrolat, à peu près inerte. — Inusité.

PRÊLE. *Queue de cheval; Equisetum arvense* L. — Equisétacées (fig. 114).

La tige, tubuleuse, articulée, est, dit-on, diurétique. — Inusité.

PRIMEVÈRE. *Primula veris* L. — Primulacées.

Les racines contiennent un peu d'huile volatile à od. anisée et une substance amère, astringente.

Les fleurs passent pour béchiques. — Inusité.

PROPYLAMINE ou **TRIMÉTHYLAMINE.**

Ces deux noms s'appliquent à deux ammoniaques composées isomères, mais de propr. différentes. La *propylamine* vraie : C^6H^6 (propylène) $+ AzH^3$ (amm.), bout à 49-50° ; la *triméthylamine* bout à 9°. C'est cette dernière et ses sels qui sont employés en médecine.

La triméthylamine a été trouvée dans plusieurs Chénopodacées, dans les fl. d'aubépine, les fruits du sorbier, la saumure de harengs, le caviar, l'huile de foie de morue, etc. On l'extrait industr^t des vinasses de betteraves; mais le prod. impur ainsi obtenu a une od. infecte et un titre très irrégulier. On préfère le chlorhydrate obtenu par synthèse, peu odorant et pur. La triméthylamine est un alcaloïde énergique qui cautérise les muqueuses et que l'on a préconisé contre les affections rhumatismales (1 à 4 gr. en potion).

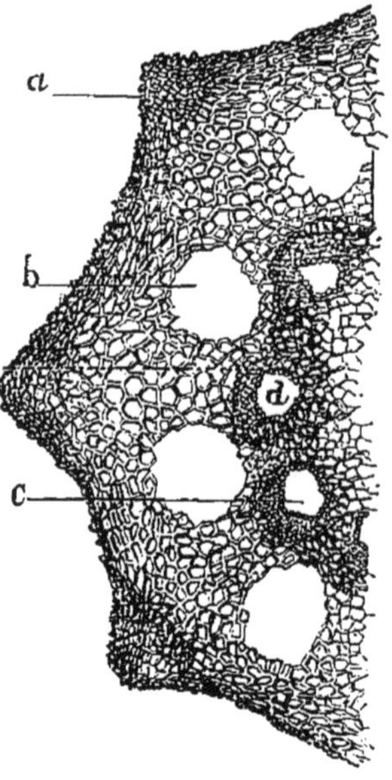

Fig. 114. — Coupe d'une tige d'Equisetum. *a*, cuticule rugueuse imprégnée de silice; *b*, lacunes valéculaires dans le tissu fondamental; *c*, lacunes caréna1es des faisceaux; *d*, lacune centrale.

Sirop de propylamine. *Sirop de triméthylamine.*

Pr. Chlorhyd. de propyl. ou de triméthyl. 20
Sir. d'éc. d'or. am. 990

A prendre par jour 1 cuil. à bouche (contenant 0,50 de sel) dans un litre de tisane.

Potion à la propylamine. (Dujardin-Beaumetz.)

Pr. Chlorhyd. de propyl. . . . . . . 0,25 à 0,50
Eau de tilleul . . 100
Sir. d'éc. d'or. am. 30

A prendre par cuillerées à bouche dans une journée, dans le rhumatisme aigu. Chaque cuillerée renferme 0,075 de chlorhydrate.

PRUNEAUX NOIRS. Fruits desséchés du *Prunus domestica* L. — Rosacées.

Ces fruits sont aigrelets et laxatifs. On en fait une pulpe rafraîchissante, dont souvent on rend l'action plus certaine à l'aide d'un infusé de séné.

Pulpes de pruneaux.

Exposez les pruneaux sur un diaphragme à la vap. d'eau, jusqu'à ce qu'ils soient bien ramollis; enlevez les noyaux et pilez la chair dans un mortier de marbre; pulpez à travers un tamis de crin. (Cod.)

PSORALE. *Psoralea glandulosa* L. — Légumineuses (Chili). Stomachique, antidiarrhéique, vermifuge actif. — Inusité.

PSYLLIUM. *Herbe aux puces; Plantago Psyllium* L. — Plantaginées.

Les semences, petites, noires et brillantes, justifient le nom d'herbe aux puces qu'on a donné à ce plantain; elles fournissent un mucilage fort abondant, que l'on fait entrer dans qques collyres et dans des cosmétiques. Les sem. du *Plantain des sables, Plantago arenaria* Waldst, peuvent leur être substituées.

Mucilage de psyllium. Prép. c. le *Mucilage de coing.*

PTOMAÏNES.

M. Selmi a donné ce nom à des alcaloïdes vénéneux qui se développent spontanément dans les cadavres, même à court délai (10 jours), et peuvent être pris dans les expertises médico-légales pour des poisons végétaux qui auraient occasionné la mort. D'après MM. Brouardel et Boutmy, le refroidissement par la glace des parties de cadavre soumises aux experts est un des moyens les plus sûrs d'empêcher leur formation.

Les mêmes auteurs ont indiqué, comme un moyen de distinguer les ptomaïnes des alcaloïdes végétaux, la réaction sur le cyanoferride de potassium, qu'elles ramènent à l'état de cyanoferrure, donnant du bleu de Prusse avec le chlorure de fer; on convertit en sulfate la base extraite du cadavre, on dépose qques gouttes de la sol. du sel dans un verre de montre où se trouve déjà un peu de cyanoferride dissous. Une goutte de chlorure de fer neutre détermine la formation du bleu de Prusse.

Malheureusement, des bases vénéneuses phényliques, les alcaloïdes pyridiques et hydropyrridiques, allyliques, etc. (A. Gautier), et la gélatine, l'extrait de viande, les peptones, les mat. protéiques (E. Lebaigue), donnent lieu à la même réaction. Cette question réclame donc de nouvelles études.

PULMONAIRE DE CHÊNE. *Pulmonaria officinalis* L. — Borraginées.

Les feuilles, vertes et pubescentes, sont marquées de taches blanches; c'est à cette disposition sans doute que la plante doit son nom. Propriétés peu appréciables, bien qu'on l'ait vantée dans les affections pulmonaires. — Inusité.

PULPES.

Ce sont des prépar. faites en général avec les p. succulentes des végétaux, privées des éléments fibreux. Pour cela, les subst.

étant écrasées par un procédé convenable, on les fait passer à travers un tamis de crin au moyen d'une spatule nommée *pulpoir*.

On emploie des matières crues ou cuites selon les cas. Les pulpes sont touj. d'une conservation difficile et doivent être, même les pulpes cuites, souvent renouvelées.

PYRÈTHRE OFFICINALE. *Anacyclus Pyrethrum* DC.; *Anthemis Pyrethrum* L. — Synanthérées (Afrique).

On emploie la racine sèche; grosse comme le doigt, grise à l'extérieur, blanchâtre à l'intérieur; od. désagréable; sav. âcre et brûlante. — Elle contient : huile fixe, h. vol. et une résine molle (*Pyréthrine*), qui passe pour la partie active.

C'est un irritant énergique, qui, maintenu sur la peau, pourrait produire la rubéfaction. Il provoque la salivation d'une manière remarquable. Aujourd'hui, il n'est usité que comme dentifrice, odontalgique et sternutatoire.

Les feuilles et les racines pulvérisées de **Pyrèthre du Caucase**, *Pyrethrum caucasicum*, auquel on substitue souvent le *P. carneum* ou le *P. roseum* de Perse, sont très employées pour la destruction des punaises. C'est, en effet, pour ces insectes un poison violent, très efficace quand il est pur.

Poudre de pyrèthre.
Prép. c. la *Poudre de bistorte*.

Teinture de pyrèthre.
Prép. c. la *Teinture de cannelle*, avec 1 p. pour 5 p. alcool à 80°.

PYROLE OMBELLÉE. *Winter-green; Pyrolla umbellata* L. — Pyrolacées.

Plante d'Amérique, qu'on rencontre, mais rarement, dans les Vosges. Les feuilles sont lég[t] astringentes, stomachiques, toniques et surtout diurétiques. On l'emploie aux Etats-Unis contre l'hydropisie. — *Extrait* : 0,50 à 2 gr.

L'*essence* dite *de Winter-green* est l'huile volatile de *Gaulthérie couchée*.

La **P. à feuilles rondes**, *P. rotundifolia* L., du nord de l'Europe, passe pour vulnéraire, astringente.

PYROTHONIDE. *Huile de papier*.

Liq. empyreumatique obtenue en faisant brûler du papier ou des chiffons formés de fibres végétales; astringent qu'on a employé en sol. aqueuse, en collyres et injections. Qques gouttes sur la langue abolissent le goût pour un temps assez long, parfois pend. une heure.

Q

QUASSI AMER. *Bois amer de Surinam; Quassia amara* L. — Simaroubées.

On emploie le bois du tronc et des racines (fig. 115); il est blanc, inodore, léger, couvert d'une écorce mince, grisâtre, peu adhérente. Le bois et l'écorce ont une saveur amère intense, due à un principe cristallisable, la *Quassine* ($C^{20}H^{12}O^{6}$), peu sol. dans l'eau, sol. dans l'alcool et l'éther, précipitable par le tannin.

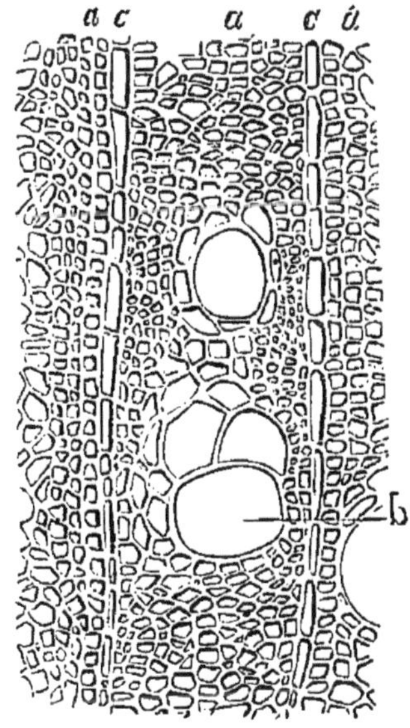

Fig. 115. — Coupe de Quassia amara — *a*, *a*, *a*, faisceaux ligneux; *b*, vaisseaux; *c*, rayons médullaires.

Act. phys. — C'est un amer pur, sans astringence, et dépourvu de tannin. Il en résulte que son action tonique et stomachique, fébrifuge même, ne s'accompagne ni d'irritation ni de constipation. — On emploie le quassia dans la dyspepsie, l'anémie, la chlorose, la diarrhée, et en général dans toutes les affections caractérisées par le défaut de nutrition et la débilité progressive. On l'emploie en tisane : *macéré : 5 : 1000*; sous forme de *poudre* (1 à 2 gr.); d'*extrait*, etc.

Le quassi amer est toxique pour les animaux inférieurs, et sert à ce titre à la préparation des *papiers tue-mouche*, répandus dans le commerce.

Depuis longtemps on substitue au précédent le bois du **Quassia de la Jamaïque**, *Picræna excelsa* Lindl. — Rutacées. — Il est en morceaux plus volumineux et ne diffère aucunement par ses propriétés du vrai quassi de Surinam. C'est avec ce bois qu'on fabrique ces gobelets qui communiquent à l'eau qu'on y laisse séjourner pendant quelques minutes la saveur amère du quassia. Ces gobelets sont à peu près abandonnés, parce qu'ils ne tardent pas à prendre une odeur de moisissure qui se communique à l'eau, et en outre, parce qu'ils s'appauvrissent peu à peu de matière amère et ne fournissent plus rien au véhicule.

Poudre de quassia amara.

Râpez la racine ; séchez à l'étuve, et achevez la pulvérisation au mortier de de fer ; passez au tamis de soie. (Cod.)

Teinture de quassia amara.

Pr. c. la *Teinture de gentiane*, avec 1 p. pour 5 p. alcool à 60°.

Extrait de quassia amara.

Prép. c. l'*Extrait de gentiane*. — Rendement : 2,5/100.

Vin de quassie.

Pr. Vin de Lunel.	1000
Quassie en copeaux. . . .	30

Faites macérer, filtrez. (Bér.)

QUEBRACHO. *Aspidosperma Quebracho* Muell. — Apocynées.

Grosses écorces rugueuses et verruqueuses dont le commerce nous apporte deux espèces (le Q. blanc, *blanco* et le Q. rouge, *colorado*). — C'est un tonique, amer, antiseptique et fébrifuge, analogue au quinquina. On en a extrait deux alcaloïdes, l'*aspidospermine* et la *quebrachine* (Hesse). Pour les préparations pharmaceutiques, prendre pour base celles de quinquina.

QUILLAI SAVONNEUX. *Ecorce de Panama ; Quillaja saponaria* Mol. — Rosacées.

Cette écorce vient de Panama, en grands morceaux larges et plats, presque entièrt constitués par le liber ; elle est d'un gris jaunâtre pâle, fibreuse. Elle cont. une gr. q. de *saponine*, qu'on en retire au moyen de l'alcool, à chaud. Le soluté alcool. de saponine dissout les résines, les gommes-résines et les huiles, et la sol. étendue d'eau forme des émulsions permanentes. La saponine est spécialt employée au nettoyage des mérinos et des laines, et n'a pas d'autre emploi pharmac. que de faciliter l'émulsion de certains produits (coaltar saponiné, etc.). Cependant elle paraît être puissamment diurétique à faible dose, et toxique à haute dose ; sa poudre provoque l'éternuement, la toux et la salivation ; c'est ce qui rend dangereux et pénibles la pulvérisation et le maniement des écorces de Panama.

On prépare diverses émulsions de résines et autres produits insol. dans l'eau au moyen de la teinture de quillai ou quillaya.

Teinture de quillaya. (Soc. de ph.)

Pr. Ecorce de quillaya. . .	100 gr.
Alcool à 90°	500

Chauffez au bain-marie pendant une demi-heure à température voisine de l'ébullition, laissez macérer 48 heures en agitant de temps à autre et filtrez.

24 de cette teinture mêlés et mis à digérer pendant 8 jours dans de l'eau tiède, avec 10 de coaltar, puis, agités et filtrés, donnent la *teinture de coaltar saponinée de Lebeuf*, employée par M. Lemaire pour la désinfection des plaies, etc.

1 p. de cette teinture saponinée, mêlée avec 4 p. d'eau de fontaine, donne l'*émulsion mère* de M. Lebeuf. (Dorv.)

Emulsion de baume de Tolu.

Pr. Baume de Tolu	2 p.
Alcool à 90°.	10
Teinture de quillaya. . .	10
Eau chaude.	78

Dissolvez le baume dans l'alcool, ajoutez la teinture, puis l'eau.

On prépare de même les *émulsions de copahu, de goudron, d'huile de cade.*

QUININE. Voir *Quinquina* et *Sulfate de quinine*.

QUINQUINAS.

On comprend sous ce nom un grand nombre d'écorces fournies par diverses espèces du genre *Cinchona* et de genres voisins de la famille des Rubiacées. — Le genre Cinchona a été divisé en deux sous-genres d'après le mode de déhiscence de la capsule : *Cinchona* (fig. 116), capsule s'ouvrant de bas en haut; *Cascarilla* (fig. 117), capsule s'ouvrant de haut en bas.

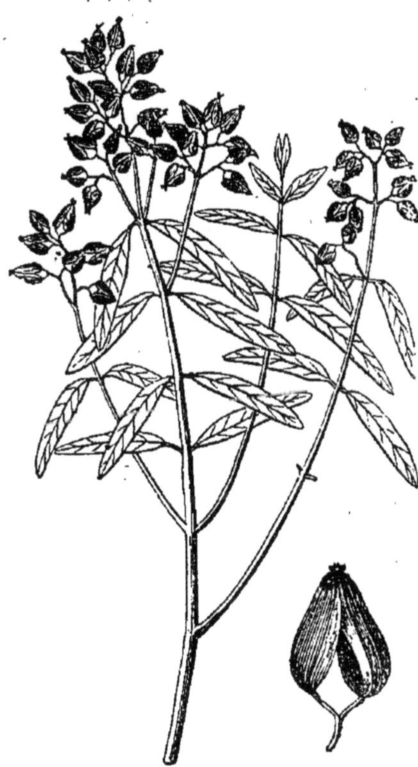

Fig. 116. — Cinchona.

Leur histoire est encore incomplète, malgré le grand nombre de savants qui s'en sont occupés. Cela se conçoit d'ailleurs, à cause des renseignements peu précis qu'il est possible d'obtenir des *Cascarilleros* ou récolteurs de quinquina, et à cause des caractères variés que présentent les écorces suivant l'âge de l'arbre qui les a fournies. — Quoi qu'il en soit, les arbres à quinquina habitent les Cordilières du Pérou, de la Bolivie et de l'Equateur, à une altitude qui varie entre 1000 et 1300 m. au-dessus du niveau de l'Océan, et occupent une région dont la célèbre localité de Loxa fait à peu près le centre. La manière dont on fait l'exploitation, en abattant l'arbre pour en enlever l'écorce, fait disparaître peu à peu les grands arbres et les belles écorces. On peut prévoir un moment où le prix en deviendra très élevé, à cause de leur rareté; aussi les gouvernements se sont émus de cet état de choses et favorisent les tentatives de plantations faites aux Indes, à Java, en Algérie. — En Algérie, les tentatives sont restées infructueuses. Il n'en a pas été de même dans les îles malaises, puis dans l'Inde anglaise et enfin à l'île de la Réunion, où les plants donnent de sérieuses espérances. Les principales espèces qui se sont acclimatées dans ces divers pays sont les *C. succirubra*, *officinalis* et *calisaya*. Les procédés d'exploitation, devenus méthodiques, donnent aujourd'hui des résultats inespérés grâce au *moussage*. Quand l'arbre peut être exploité, on enlève sur le tronc des bandes d'écorce espacées de 4 à 5 centim., puis on recouvre le tout de mousse. L'année suivante, on enlève les bandes qu'on a laissées l'année précédente. La troisième année, on découpe la nouvelle écorce qui a remplacé les premières bandes, et ainsi de suite. On a remarqué que le moussage augmentait la richesse en alcaloïdes et particulièrement en quinine. Les écorces de Java rendent en général 8 à 9/100 d'alcaloïdes. Depuis peu, au lieu d'enlever toute

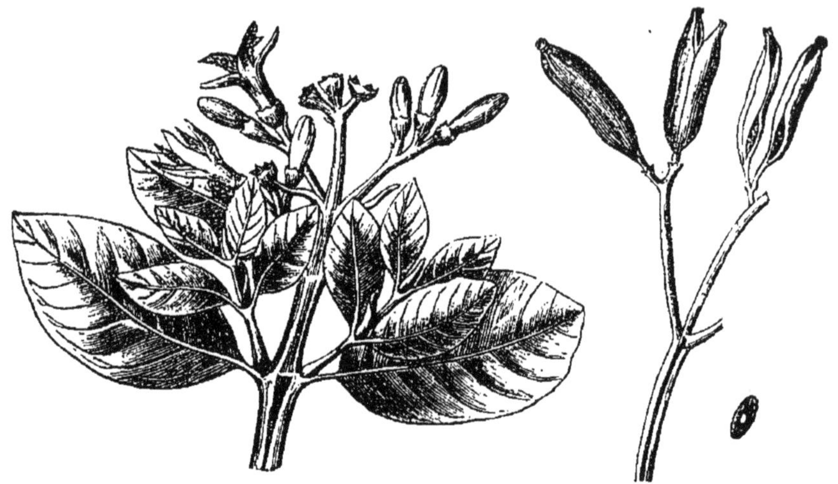

Fig. 117. — Cascarilla.

l'épaisseur de l'écorce, on détache seulement la couche externe, qui est la plus riche en alcaloïdes. Cette couche se reproduit en 2 ans sous le moussage.

Les propriétés fébrifuges du quinquina furent mises en lumière par la comtesse Del Cinchon (d'où *cinchona*) en 1638. Mais il ne fut désigné à cette époque que sous les noms de *Poudre de la Comtesse* ou *des Jésuites*, et sa véritable nature ne fut connue qu'après que Louis XIV en eut acheté le secret, en 1679, à l'Anglais Talbot.

Comp. — La composition des quinquinas est très complexe et varie beaucoup d'une écorce à l'autre; aussi est-il nécessaire de donner une notion suffisante des div. principes qui s'y rencontrent communément, pour parler d'une manière intelligible des propr. des sortes médicinales.

Les principes immédiats les plus importants qu'on a extraits des quinquinas sont : la *quinine* et la *cinchonine* et leurs isomères la *quinidine* et la *cinchonidine*. Viennent ensuite : la *quinamine*, la

31.

paricine, la *cusconine*, la *pirytine*, et plusieurs autres alcaloïdes moins bien définis; la *quinoïdine*, qui comprend plusieurs alcaloïdes amorphes, la *quinovine*, subst. neutre; les *acides quinique*, *cinchotannique* et son dérivé le *rouge cinchonique*, l'*ac. quinovique*, etc., sans compter les produits nombreux qui dérivent des principaux alcaloïdes.

Acide quinique ($C^{14}H^{12}O^{12}$). — On l'obtient en traitant par l'alcool l'extrait aqueux de quinquina. Le quinate de chaux que celui-ci contient reste en résidu et est décomposé par l'acide oxalique; prismes transparents sol. dans l'eau, peu dans l'alcool et l'éther. Il fond à 155° et se décompose au-dessus de 280 en benzine, acide benzoïque, acide phénique, etc.

Il ne faut pas le confondre avec l'*acide quinovique* ou *quinovatique* (*amer cinchonique*), que l'on obtient en traitant le quinquina par un lait de chaux bouillant, évaporant la solution en extrait et décomposant par l'acide chlorhydrique. L'acide quinovique est purifié par solution dans l'alcool et précipitation par l'eau. M. Hlasivetz le considère comme un glucoside.

Quinine ($C^{40}H^{24}Az^2O^4$). — On l'obtient en précipitant une solution bouillante de sulfate de quinine dans l'eau par Q. S. d'ammoniaque. (Voir *Sulfate de quinine.*) Elle cristallise difficilement; elle est sol. dans 400 p. d'eau froide, 250 p. d'eau bouillante, 2 p. d'alcool et 60 p. d'éther. Elle dévie à gauche la lumière polarisée. — Elle fond à 120° et se volatilise en partie en élevant un peu la température. La quinine anhydre fond à 177°; elle est facil[t] sol. dans l'alcool, la benzine, le pétrole; l'eau froide en dissout 1/20000. L'iode se combine avec elle et donne de l'*iodoquinine*. Une solution acide de quinine, additionnée d'eau chlorée récente, puis de quelques gouttes d'ammoniaque, prend une belle teinte verte ou donne un précipité vert de *thalléioquine*; si l'ammoniaque n'est pas en excès, une nouvelle addition d'eau chlorée fait passer la liqueur au violet et au rouge. Si l'on imbibe un sel de quinine d'un peu d'eau, l'eau de chlore donne une col. jaune, que l'addition d'une trace de prussiate jaune pulv. fait passer au rose, puis au rouge foncé. — La quinine, que l'on fait bouillir avec l'oxyde puce de plomb en instillant goutte à goutte de l'acide sulfurique, se transforme en une matière rouge : la *quinétine*. — Chauffée avec de la potasse, elle dégage de la *quinoléine*. — Les sels de quinine donnent des solutions aqueuses à reflet opalin; elles sont précipitées par le tannin, par les alcalis, et l'iodure ioduré de potassium.

Quinidine, *Cinchotine*, *Conquinine*. Isomère avec la quinine, elle existe dans les *Quinquinas Huamalies*, *Macaraibo* et *Bogota*. Elle est moins sol. dans l'eau que la quinine, et s'en distingue en ce que son sulfate n'est pas précipité, comme le sulfate de quinine, par l'ac. oxalique. — La *quinicine* est un autre isomère obtenu par M. Pasteur en chauffant pendant 4 heures à 120° du sulfate de quinine humide, add. d'ac. sulfurique; insol. dans l'eau, sol. dans l'alcool; aspect résineux; elle dévie à droite la lumière polarisée.

Cinchonine ($C^{40}H^{24}Az^2O^2$). (V. *Cinchonine*.) Nous rappelons ses principaux caractères : cristalline, déviant à droite, volatile sans décomposition; a peu près insol. dans l'éther. — Les sels de cinchonine précipitent par le cyanure jaune; le précipité disparaît à l'ébullition et se dépose par refroidissement en lamelles cunéiformes d'un jaune d'or éclatant.

Cinchonidine. *Quinidine* des Allemands, *Aricine*, *Paltochine*, *Carthagine*, *Pseudo-quinine*, *Cinchovatine*, *Blanquinine*. Isomère de la cinchonine, mais dévie à gauche. Elle a été trouvée dans le *Quinquina Macaraibo*. Ses sels, à une temp. élevée, se changent en sels de *Cinchonicine* (Pasteur), autre isomère amorphe, déviant à gauche également.

Quinoïdine. C'est un produit d'altération des alcaloïdes du quinquina sous l'influence de l'air et du soleil, au moment de la dessiccation des écorces, ou même pendant la préparation du sulfate de quinine. Elle a été retirée des eaux-mères de ce produit. C'est d'ailleurs un corps complexe d'où l'on extrait par l'éther 50 à 60 0/0 de quinidine.

M. de Vrij recommande son emploi comme fébrifuge sous forme de *borate*. Le borate de quinoïdine est amorphe, jaunâtre, lég[t] hygrométrique; sol. dans 3 p. d'eau, la sol. est alcaline. 100 p. contiennent 50 p. de quinoïdine. On le prépare en chauffant 2 p. de quinoïdine avec 1 p. d'ac. borique et 20 p. d'eau; on laisse reposer et on filtre sur du coton; on recommence plusieurs fois cette manipulation. Ensuite on évap. le liq. jusqu'à ce qu'il ne pèse plus que le poids de la quinoïdine employée, on laisse reposer 12 h. à 15°. Il se sépare de l'acide borique. La solution claire est évap. à siccité, au B.-M.

Acide quinotannique, *cinchotannique*. Enfin les quinquinas renferment un tannin particulier, analogue à celui du cachou, et précipitant en vert les sels ferriques. On le nomme acide quinotannique.

La *Quinovine* = $C^{60}H^{46}O^{26}$ ou *amer quinique* est amorphe, résineuse, amère. Sous l'influence de l'ac. chlorhyd., elle se dédouble en *mannitane* et *acide quinovique*. Elle est dextrogyre.

Ecorces commerciales. On les range général[t] sous trois types principaux dénommés : *Quinquinas gris*, *Q. jaunes* et *Q. rouges*. Bien qu'on attribue chaque variété d'écorce à une espèce particulière, qques auteurs pensent que les Q. gris sont souvent les écorces des jeunes branches d'arbres dont le tronc fournit des quinquinas jaunes et rouges. Le Codex, dans le but de fixer le choix des pharmaciens, n'admet que trois sortes officinales, parce qu'elles sont aisées à reconnaître et de bonne qualité. Nous reproduisons, d'après D. Cauvet et Otto Berg, un tableau qui peut faciliter la détermination des écorces les plus répandues dans le commerce.

I. Tubes ou demi-tubes, à surface externe blanchâtre, grise, gris-brun, brune et finement gercée; surface interne rouge-brun; cassure égale en dehors et en dedans à fins éclats. . . **Quinquinas bruns** ou **gris** :
- A. Ecorces offrant, sous le périderme, un anneau résineux foncé :
  - 1° Tubes blanchâtres en dehors et pourvus de sillons longitudinaux. *Q. Huanuco.*
  - 2° Tubes gris en dehors et pourvus de gerçures écartées, presque annulaires . . . . *Q. Loxa.*
- B. Ecorces n'offrant pas d'anneaux résineux sous le périderme :
  - 1° Tubes le plus souvent noirs et à rides écailleuses. . . . . *Q. Pseudo-Loxa.*
  - 2° Tubes d'un brun hépatique, pourvus de sillons longitudinaux et présentant des verrues subéreuses. *Q. Huamalies.*
  - 3° Tubes presque unis, pâles en dehors et à cassure grossièrement fibreuse . . . . *Q. Jaen pâle.*

II. Tubes ou plaques jaunes ou orangés à leur face interne, à cassure fibreuse, ou à éclats non résistants. . **Quinquinas jaunes** ou **orangés.**
- A. Cassure courte à éclats vitreux :
  - 1° Tubes ; suber rugueux et stratifié, avec des dessins en forme d'écussons carrés. . . . . *Q. Calisaya roulé.*

2° Plaques ; écailles du suber jaunes, stratifiées :	
a. Creux de la face externe du suber réguliers ou indistincts.	*Q. Calisaya plat.*
b. Creux de la face interne du suber irréguliers	*Q. Calisaya Morada.*
B. Cassure courte à fins éclats :	
1° Suber stratifié, spongieux. . .	*Q. Pitaya de Buenaventura.*
2° Couche subéreuse épaisse, molle.	*Q. Pitaya de Savanilla.*
3° Couche subéreuse, mince, molle, blanc-jaunâtre.	*Q. fauve, dur, léger.*
C. Cassure à gros éclats ; suber tubulaire, mince, mou, blanc jaunâtre, verruqueux :	
1° Liber de couleur jaune d'ocre. .	*Q. jaune subéreux, dur.*
2° Liber de couleur cannelle . . .	*Q. Cusco.*
D. Cassure à longs éclats :	
1° Suber mince, rugueux, dur, gercé ; liber rouge brun.	*Q. Calisaya fibreux.*
2° Couche subéreuse molle, variant du jaune d'ocre pâle au blanc d'argent :	
a. Liber jaune d'ocre.	*Q. jaune fibreux.*
b. Liber rouge	*Q. rubigineux.*
III. Tubes ou demi-tubes ; plus rarement plaques d'un rouge foncé ; cassure à longs éclats.	**Quinquinas rouges.**
A. Couche subéreuse molle, spongieuse, verruqueuse, de couleur rouge brun.	*Q. rouge subéreux.*
B. Suber fort rugueux, mamelonné, offrant des gerçures longitudinales.	*Q. rouge dur.*

1. Quinquinas gris ou bruns (O. Berg).

a. *Quinquina gris Huanuco*. Tubes assez régulièr[t] cylindriques, de 5 à 20 millim. de diamètre ; petits tubes à épiderme finement fendillé, gris un peu bleuâtre, adhérent au liber ; celui-ci compact, rougeâtre ; grosses écorces d'un gris blanchâtre, avec fissures plus prononcées, et fentes transversales de distance en distance, plus marquées ; liber épais, ligneux, jaune fauve orangé, se ternissant avec le temps. — Contient 0,012 à 0,036 de cinchonine. — « C'est l'espèce de quinquina gris qu'il faut préférer pour l'usage de la médecine. » (Cod.) — Sav. amère, astringente, aromatique.

C'est, d'après les uns, l'écorce du *Cinchona micrantha* R. et P. ; d'après les autres des *C. nitida* et *peruviana*. — Il vient de la province péruvienne de Huanuco par Lima.

(On peut tirer de l'examen histologique des écorces quelques indications de nature à éclairer sur leur origine. Pour cela, on fait macérer préalablement l'écorce dans de l'alcool fort pour enlever les éléments résineux, puis on détache des coupes transversales de faible diamètre et aussi minces que possible, à l'aide d'un rasoir ou d'un scalpel bien tranchant. Avec qque habitude, on obtient aisément de bonnes coupes. — Celles-ci sont ensuite examinées à sec avec de faibles grossissements d'abord, afin de prendre une idée nette de la structure générale; sans toucher au porte-objet, on remplace successivement l'objectif et l'oculaire par des lentilles de plus en plus fortes.)

La figure 118 représente la constitution histologique d'une coupe de quinquina Huanuco.

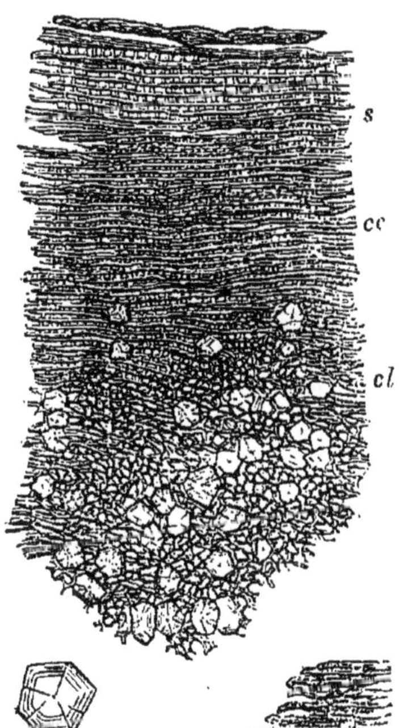

Fig. 118. — Quinquina Huanuco. *s*, suber; *cc*, couche herbacée; *cl*, couche libériennne; A, fibre très grossie; B, portion de couche herbacée très grossie.

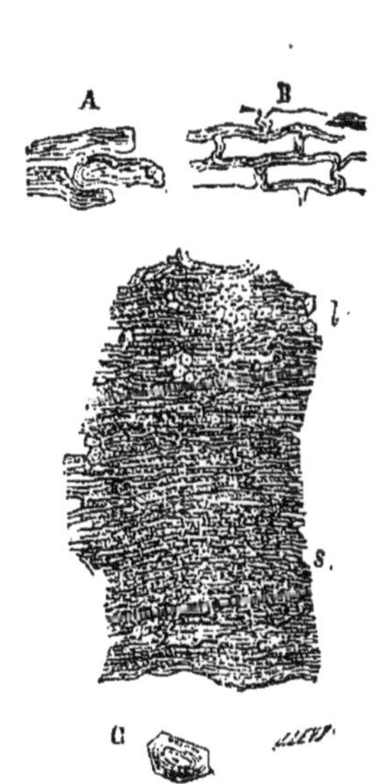

Fig. 119. — Coupe transversale du quinquina de Loxa. — A, cellules subéreuses déformées; B, suber; C, fibre grossie; *s*, suber et couche herbacée; *l*, liber.

b. *Quinquina de Loxa.* « Tubes spiralés ou enroulés sur les deux bords, minces, gris ou gris brun au dehors, ponctués de blanc, de gris brun ou de noir, offrant de fines crevasses transversales, plus ou moins annulaires, écartées, et des rides longitudinales; ces tubes ont une couleur brun cannelle au dedans, et présentent sous un mince périderme un anneau résineux foncé. » (D. Cauvet). — Jeunes écorces des *C. Uritusinga* Pav., *Condaminea* Humb., *Chahuarguera* Pav., *macrocalyx* Pav., *conglomerata* Pav., etc. Les *C. macrocalyx* et *Condaminea* prédominent. — Sav. amère astringente; il renferme de la quinine et de la cinchonine. — Il vient de l'Equateur par Lima et Guayaquil (fig. 119).

c. *Quinquina pseudo-Loxa.* Tubes noirs ou brun foncé au dehors; crevasses transversales régulières, rapprochées; rides transversales nombreuses, anastomosées; face externe brun cannelle foncé; pas d'anneau résineux sous le périderme. — Attribué aux *C. nitida* R. et P., *stupea* Pav., *scrobiculata* H. et B. — Il est souvent mêlé au Q. de Loxa.

d. *Quinquina Huamalies* (*Q. Havane*). Ecorces roulées en tubes;

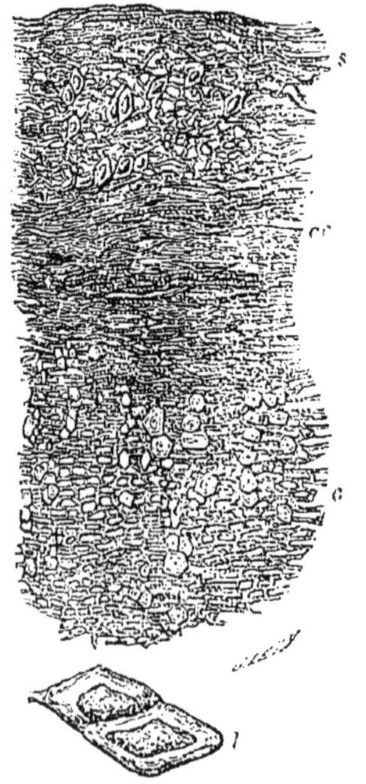

Fig. 120. — Quinquina Huamalies. — *s*, suber; *cc*, couche herbacée; *cl*, couche libérienne; *l*, laticifères grossis.

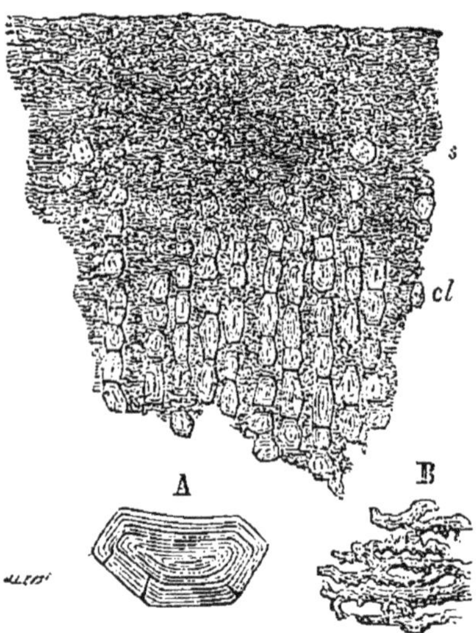

F. 121. — Coupe transversale du quinquina Calisaya roulé. — *s*, suber; *cl*, couche libérienne; A, fibre isolée très grossie; B, cellules de suber très grossies.

les plus fines n'ont souvent pas plus de 2 millim. de diamètre; teinte générale gris terreux; épiderme presque uni, lég[t] ridé longitudinalement; fissures transversales rares; cassure blanchâtre; sav. amère, désagréable. Les grosses écorces ont un épiderme strié, blanchâtre, ou recouvert d'une matière pulvérulente ocreuse; un certain nombre porte des verrues irrégulières, disposées par lignes longitudinales. — Attribué au *C. ovalifolia*, nommé depuis *C. Humboldtiana* (Bouchardat). — Contient peu ou pas de quinine et de 1 à 6 p. 1000 de cinchonine (fig. 120).

e. *Quinquina de Jaen pâle.* Tubes presque unis, jaune pâle, à cassure grossière, fibreuse. — Il est mêlé en plus ou moins grande quantité aux Q. Loxa inférieurs. — Contient peu ou point d'alcaloïdes; on en a extrait de la *cinchovatine,* identique avec l'*aricine.*

2. Quinquinas jaunes ou orangés.

a. *Quinquina Calisaya; Quinquina jaune royal.* Cette sorte comprend le Calisaya roulé et le C. plat d'Otto Berg. — Roulé en tubes, pourvus de leur épiderme; celui-ci est profondément crevassé et facile à séparer du liber, sur lequel il laisse des sillons répondant aux fentes transversales. Le liber est plus fibreux, plus amer et moins astringent que celui du Huanuco. — Cette sorte est devenue rare (fig. 121).

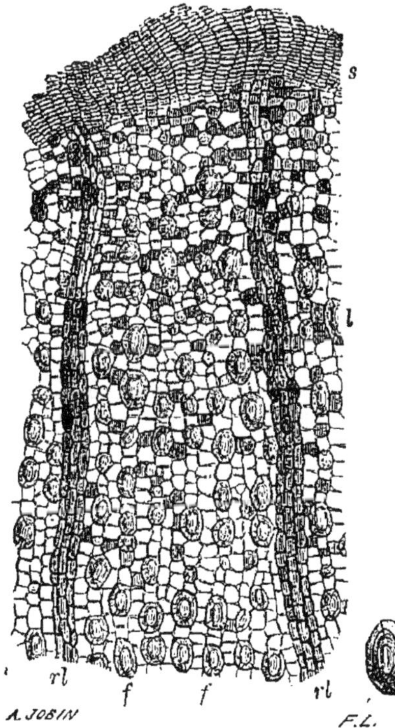

Fig. 122. — Quinquina Calisaya plat — *s*, suber; *l*, liber; *rl*, rayons médullaires; *ff*, fibres; *f'*, fibre grossie.

Le C. plat ou mondé est uniformément fibreux, sans épiderme, et provient du tronc et des gros rameaux. Il est composé de fibres courtes, aiguës, qui s'introduisent facilt sous la peau. Il faut le choisir compact, lourd, d'une épaisseur de 3 à 5 millim. et rejeter les écorces minces et légères qui contiennent peu d'alcaloïde. — Les bonnes sortes donnent 35 à 40 p. 1000 de sulfate de quinine (Codex) [fig. 122].

Il est attribué au *Cinchona Calisaya* Weddell.

b. *Quinquina Calisaya*, var. *morada.* Presque toujours mêlé au Calisaya vrai, dont il est très difficile de le distinguer. Il présente d'ailleurs les mêmes caractères et lui est peu inférieur; fourni par le *C. boliviana* Weddell.

On donne quelquefois pour le Calisaya le *Q. Calisaya fibreux* et le *Q. de Cusco*. Le premier, en jeunes écorces, a l'aspect du Q. Loxa; en écorces plates, il est beaucoup plus léger que le Calisaya vrai; sa cassure transversale, plus ou moins celluleuse à la partie externe, présente à la partie interne des fibres longues et flexibles. Il donne 4 gr. sulfate de quinine et 12 gr. sulfate de cinchonine par kilo. — Fourni par le *C. scrobiculata* H. et B.

Le Q. de Cusco est en écorces cintrées de couleur cannelle; partiellement recouvertes d'épiderme jaune blanchâtre mince; cassure à gros éclats irréguliers; il contient de l'aricine. — Attribué au *C. pubescens* Weddell.

c. *Quinquina jaune fibreux*; *Quinquina Carthagène* et de *Santa-Fé*. Ecorces variant du jaune à l'orangé, roulées en tubes ayant l'apparence de la cannelle, et offrant toutes les grosseurs intermédiaires, jusqu'à l'écorce plate épaisse de 5 à 8 millim.; qqufois muni de son épiderme micacé et de lichens, ordinair[t] gratté jusqu'au liber. — Friable, tenace, très fibreux. Il donne de très beau sulfate de quinine (10 à 35 p. 1000) et est d'un travail facile; il est très recherché des fabricants. — Attribué au *C. lancifolia* Mutis.

d. *Quinquina Pitaya*. Ecorces dures, lourdes, compactes, à fibres très-serrées, présentant une variété jaune et une variété brune. Elles contiennent beaucoup de tannin et de matières colorantes, et aussi beaucoup d'alcaloïdes. — La var. brune qui arrive en morceaux brisés, a une od. particulière et donne jusqu'à 45 gr. de sulfate de quinine p. 1000. Ce quinquina est fourni par le *C. Condaminea*, var. *pitayensis* Wedd., croissant à la Nouvelle-Grenade.

3. Quinquinas rouges.

a. *Quinquina rouge non verruqueux*. Ressemble extérieurement au Q. Huanuco; quelquefois *rouge pâle* à l'intérieur; ordinairement rouge foncé, en écorces roulées de 1 à 2 centim. de diamètre ou en morceaux cintrés, partiellement privés d'épiderme. — On est peu certain de son origine; les uns l'attribuent à une var. du *C. micrantha*, les autres au *C. nitida* R. et P.

b. *Quinquina rouge verruqueux*. En écorces roulées ou cintrées, ou en plaques de grande dimension en partie privées de périderme. Celui-ci, très épais, est formé d'une mat. rouge pulvérulente. Le liber porte des verrues dures et ligneuses qui apparaissent quelquefois à travers le périderme. Il est fourni par le *C. succirubra* Pav., qui croît sur les pentes occidentales du Chimborazo (fig. 123).

Ces deux sortes contiennent de 30 à 35 p. 1000 d'alcaloïdes formés de quinine et cinchonine en proportions inverses, c'est-à-dire que, quand la proportion de l'une est plus forte, l'autre l'est moins. (Cod.)

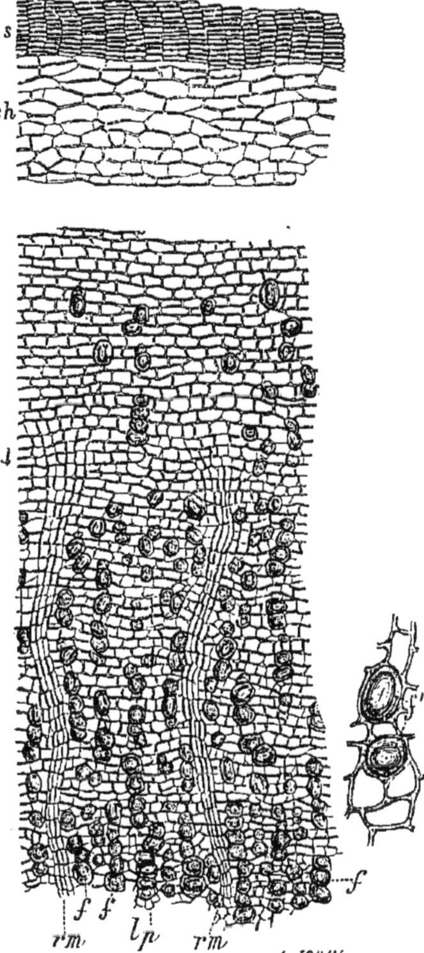

Fig. 123. — Quinquina rouge verruqueux. — *s*, suber ; *ch*, couche herbacée ; *l*, liber ; *rm*, rayons médullaires ; *ff*, fibres ; *f'*, fibres plus grossies ; *lp*, parenchyme libérien.

4. Les écorces de *Quinquina de Java* forment une belle sorte commerciale. Elles sont en morceaux roulés très réguliers de 20 centim. environ de longueur ; ce sont des éc. jaunes pourvues d'épiderme. En raison des soins dont les arbres sont l'objet et par suite du moussage, elles sont propres, général[t] lisses, sans lichens. Titre : de 30 à 70 0/00 d'alcaloïdes, dont 3 à 7 de quinine.

Les *écorces de l'Inde*, très belles aussi, sont moins régulières ; ce sont des succirubra en longues écorces roulées.

Depuis deux ou trois ans, de nouvelles écorces à alcaloïdes sont arrivées en grande quantité sur les marchés européens, provenant de la Colombie et surtout de deux régions distinctes, au nord et au sud de Bogota. Ces écorces, dénommées dans le commerce *quinquina cuprea*, à cause de leur teinte extérieure, terne et métallique cuivrée, proviennent de deux arbres différents, ainsi que l'a démontré l'examen de la structure anatomique (Planchon). De plus, l'une des espèces se distingue encore par un alcaloïde nouveau, la *Cinchonamine*, remplaçant en partie la quinine (Arnaud). D'après M. Triana, ces écorces sont fournies par des arbres du genre *Remijia*, voisin des genres *Cinchona* et *Cascarilla*. La teneur en alcaloïdes est variable ; l'écorce à cinchonamine, étudiée par M. Arnaud, donnait 8 à 10 de cinchonine et 2 de cinchonamine pour 1000.

5. Faux quinquinas.

Nous rappellerons seulement pour mémoire ces sortes qui ne nous intéressent à aucun titre : le *Q. nova*, le *Q. blanc de Mutis*, le *Q. blanc de la Nouvelle-Grenade*, le *Q. Piton* ou *de Sainte-Lucie*, le *Q. Caraïbe* ou *de la Jamaïque*, le *Q. bicolore*, le *Q. rouge de Para*, le *Q de Paraguatan*, tous fournis par des rubiacées voisines des Cinchona, mais ne contenant pas d'alcaloïdes.

Act. phys. — Elle est très variable selon les sortes employées, quoique présentant toujours un caractère commun. A petite dose, les quinquinas sont stomachiques, astringents, stimulent les grandes fonctions et relèvent les forces. Cependant l'usage prolongé amène la constip., la perte d'appétit et une irritation du tube digestif. — A fortes doses, ils produisent en outre les effets spéciaux à leurs alcaloïdes, spécialement à la quinine, dont nous parlons particul^t à l'article *Sulfate de quinine*. — On emploie le quinquina topiquement sur les ulcères fongueux, sur les surfaces excoriées par suite d'un long décubitus; à l'intérieur comme tonique, astringent, fébrifuge, antipériodique, antidiarrhéique. Il faut tenir compte des propriétés des trois sortes, grise, jaune et rouge, suivant qu'on recherche les effets toniques et astringents, ou les effets fébrifuges.

Doses. — *Poudre* : 0,50 à 2 gr. comme tonique; *Poudre de Q. jaune* : 4 à 12 gr. comme fébrifuge. *Extraits* : 0,50 à 4 gr. *Infusé* pour tisane : 20 : 1000. *Décocté* pour us. externe, lavement, etc : 50 : 1000. *Vin* et *Sirop* : de 10 à 100 gr. — Il est à remarquer que la plupart des préparations n'épuisent pas le quinquina de la totalité des alcaloïdes qu'il contient, et qu'on peut mettre en réserve les résidus pour les épuiser ultérieurement.

Sous le nom de *résinoïde de quinquina*, on emploie dans le midi de la France le résidu de la distill. au B.-M. de la teint. de quinquina jaune. — L'essence de Battley est un digesté de quinquina jaune évap. à consist. sirup. à une temp. qui ne doit pas dép. 56°; on y aj. qqfois pour assurer sa conservation 1/100 d'éther : antinévralgique estimé en Angleterre : de 8 à 20 gttes 3 ou 4 f. par j.

Mél. et fals. — Le seul moyen précis de se rendre compte de la valeur d'une écorce consiste dans le dosage des alcaloïdes qu'elle contient. Pour cela, le procédé de M. Guilliermond fils a été longtemps pratiqué : 1 p. de quinquina pulv. est traitée par déplacement par 10 p. d'alcool à 80°; la solution est additionnée de chaux vive en poudre (3 0/0 du poids de quinquina employé); on sépare le précipité calcaire après avoir agité plusieurs fois et quand la liqueur est presque décolorée; la liq. est additionnée d'acide sulfurique en léger excès, puis concentrée à cristallisation. On pèse les cristaux secs, qui sont constitués par du sulfate de quinine, représentant 74 0/0 de son poids de quinine. Voici deux procédés plus récents :

Procédé Carles. — 20 gr. de qquina pulv. sont mêlés avec soin avec 8 gr. de chaux éteinte délayée dans 35 gr. d'eau. On sèche à l'air libre ou au B.-M. On tasse lég[t] la poudre dans une allonge et on lessive avec 150 gr. de chloroforme. On chasse les dernières p. de véhicule en arrosant avec un peu d'eau. La liq. est évap. au B.-M. Le résidu froid est repris par de l'eau conten. 1/10 d'ac. sulfurique à plusieurs reprises ; on filtre, et la liq., portée à l'ébullition, est add. d'amm. jusqu'à presque saturation. On recueille et sèche le précipité de sulfate et on le pèse. Les autres alcaloïdes restent dans les eaux mères.

Procédé de Vrij. — 100 gr. d'écorce pulv. sont mêlés à 25 gr. de chaux éteinte délayée dans un peu d'eau. On dessèche au B.-M. et l'on pulvérise de nouveau. Le tout est épuisé à chaud par l'alcool à 94° dans un appareil à reflux. On emploie environ 2 litres de véhicule. On laisse refroidir, on sép. la liq. claire et on reprend le résidu par 500 gr. d'alcool chaud. On ajoute de l'ac. sulfur. jusqu'à lég. réaction acide. Il se précip. de l'ac. quinovique et du sulfate de chaux, qu'on sépare par le filtre. La liq. est distillée jusqu'à réduction à 300 c. c., et on évap. dans une capsule pour chasser tout l'alcool ; on laisse refroidir et reposer. On filtre et on lave le filtre à l'eau ac., tant que la liq. précipite à blanc par la soude caustique. — Les alcaloïdes en sol. ac. sont précipités par un lég. excès de soude caustique. Le précipité, recueilli sur un filtre, est lavé jusqu'à ce que l'eau de lavage devienne un peu amère. Alors on sèche doucement et l'on pèse : on a le poids de l'ensemble des alcaloïdes. — Pour les séparer, on épuise à froid par 10 p. d'éther, qui dissolv. la quinine et la quinoïdine (alcal. amorphes). La *quinine* est séparée à l'état de sulfate d'iodoquinine ou hérapathite, dont 100 p. représentent 55 p. de quinine. La différence donne la *quinoïdine*. Le résidu est délayé dans 40 p. d'eau chaude et add. d'ac. sulfurique en Q. strictement suffisante pour dissoudre. La liq. doit rester lég[t] alcaline. Une dissol. conc. de tartrate neutre de soude ou de sel de Seignette précipite la *cinchonidine* : 100 p. du précip. représ. 80,40 p. de cinchonidine. L'eau mère, add. d'iod. de potassium en léger excès et agitée, laisse déposer l'iodhydrate de *quinidine*, dont 100 p. contiennent 71,80 de quinidine. La liq., add. de soude caustique, abandonne la *cinchonine*.

CARACTÈRES DES QUATRE PRINCIPAUX ALCALOÏDES AUTHENTIQUES DES ÉCORCES DE QUINQUINA (*Arch. der Ph.*)

Alcaloïdes isomères de la formule $C^{20}H^{24}N^{2}O^{2} + xH^{2}O^{2}$ (1)	Alcaloïdes isomères de la formule $C^{20}H^{24}N^{2}O$.
Quinine et quinidine.	**Cinchonidine et cinchonine.**
Leurs solutions dans les acides ont une *fluorescence bleue*. Les solutions de leurs sels donnent avec l'eau de chlore et l'ammoniaque une coloration verte caractéristique. Les alcaloïdes purs forment des hydrates cristall. qui tombent en efflaresc.	Les solutions acides n'ont pas de fluorescence et ne donnent pas de coloration verte avec l'eau de chlore et l'ammoniaque. Les alcaloïdes purs cristallisent anhydres et par conséquent ne sont pas efflorescents.

(1). Formules d'après la notation atomique, N représentant Az.

Dévient *à gauche* le plan de polarisation, forment des monotartrates très difficilement solubles dans l'eau :

Quinine.	**Cinchonidine.**
Facilement soluble dans l'éther. La plupart de ses sels sont beaucoup plus difficilement solubles que les sels correspondants des autres alcaloïdes du quinquina. Forme une hérapathite caractéristique difficilement soluble dans l'alcool.	Très difficilement soluble dans l'éther. Forme de grands cristaux limpides de chlorhydrate. Se présente sous deux modifications qui se distinguent par la forme des sulfates.

Dévient *à droite* le plan de polarisation, forment des monotartrates se dissolvant dans l'eau avec une facilité relative :

Quinidine.	**Cinchonine.**
Difficilement soluble dans l'éther. Forme un iodhydrate cristallin très difficilement soluble dans l'eau et dans l'alcool.	Plus difficilement soluble dans l'éther que dans tout autre dissolvant. N'est pas précipitée par KI de solutions neutres de concentration moyenne. L'iodhydrate est facilement soluble dans l'alcool.

On a signalé une falsification de la poudre de quinquina rouge par le *santal rouge :* traité par l'éther ou l'essence de térébenthine, il colore ces véhicules en jaune safran, ce qui n'a pas lieu quand il est pur. — On donne au même quinquina une belle couleur rouge en le soumettant à des vapeurs ammoniacales : en triturant avec un alcali caustique et qques gouttes d'eau, il y a dégagement d'ammoniaque, qui donne des fumées blanches à l'approche d'un tube imprégné d'acide chlorhydrique étendu ou d'acide acétique. (Huraut-Moutillard et Dorvault.)

Poudre de quinquina gris.

Mondez l'écorce des cryptogames qui peuvent se trouver à sa surface : faites sécher à l'étuve, et pulv. sans résidu ; passez au tamis de soie. (Cod.)

Poudre de quinquina calisaya.

Prenez du calisaya privé d'épiderme, concassez-le, faites-le sécher à l'étuve, et pulvérisez jusqu'à ce qu'il ne reste plus qu'un résidu ligneux, peu amer. (Cod.)

Poudre de quinquina rouge.

Prép. c. la *Poudre de quinquina gris.*

Teinture de quinquina gris, jaune ou rouge.

Pr. Quinquina en poudre demi-fine. 100
Alcool à 60°. . . . . Q. S.

Introduisez la poudre dans un appareil à déplacement dont la douille est garnie de coton ; tassez convenablement et versez à la surface assez d'alcool pour l'imbiber complètement ; alors versez peu à peu de nouvel alcool pour déplacer le premier et continuez l'opération jusqu'à ce que vous ayez obtenu 5 p. en poids de liquide pour 1 de substance employée ; filtrez. (Cod.)

Extrait de quinquina.

Pr. Quinquina gris Huanuco. 1000
Eau dist. bouillante. . . 12000

F. infuser pend. 24 h. le quinquina grossièrement pulv. dans les 2/3 de l'eau, en remuant de temps en temps ; passez sur une toile, laissez déposer ; versez sur le marc le tiers d'eau restant ; concentrez au B.-M. la première infusion, ajoutez la seconde amenée à l'état sirupeux, et évaporez en consist. d'extrait mou. (Cod.) — Rendement : 18/100.

Extrait sec de quinquina. *Sel essentiel de La Garaye.*

Dissolv. l'extrait mou de quinquina dans Q. S. d'eau dist. pour former un sirop épais ; étendez la solution sur des assiettes de porcelaine, au pinceau, et faites sécher à l'étuve. — Détachez l'extrait sec, dans l'étuve même, à l'aide d'un couteau à lame tronquée, et enfermez immédiatement dans de petits flacons que vous boucherez soigneusement. (Cod.)

Extrait de quinquina calisaya.

Pr. Quinq. calisaya en poudre demi-fine 1000
Alcool à 60° 6000
Eau distillée froide 1000

Traitez par déplacement au moyen de l'alcool ; distillez la liq. au B.-M., versez sur le résidu l'eau dist. froide ; agitez de temps en temps pend. 12 h., puis filtrez et évap. au B.-M. en consist. pilulaire. (Cod.) — Rendement : 15,4/100.

Extrait de quinquina rouge.

Prép. c. l'*Extrait de quinquina calisaya*.

Extrait alcoolique de quinquina gris, jaune ou rouge.

Prép. c. l'*Extrait alcoolique de digitale*. — Rendement : Extrait de quinquina gris : 21/100 ; Extrait de quinquina calisaya : 27/100 ; Extrait de quinquina rouge : 25/100.

Vin de quinquina .

Pr. Quinquina calisaya.. . . . 30
Alcool à 60°.. 60
Vin rouge.. 1000

Versez l'alcool sur le quinq. conc., laissez en contact 24 h., ajoutez le vin, f. macérer 10 j. en agitant fréquemment ; exprimez, filtrez. (Cod.)

Vin de quinquina gris.

Prép. c. le *Vin de quinquina casilaya* en employant le double de quinquina gris, soit 60 gr. pour 1000 gr. de vin et 60 gr. d'alcool à 60°.

Vin de quinquina aux vins de Madère, Malaga, Xérès, etc.

Prép. comme plus haut, en conservant les doses du quinquina, mais supprimant l'alcool.

Vin de quinquina composé.

Pr. Quinquina calisaya.. . . . 100
Ecorce d'oranges amères. . 10
Fleurs de camomille. . . . 10
Alcool à 80°. 100
Vin blanc généreux. . . . 900

Conc. le quinquina, incisez l'écorce d'orange, f. macérer avec la camomille dans l'alcool et le vin pendant 10 j. en agitant souvent ; passez et filtrez. (Cod.)

Sirop de quinquina.

Pr. Quinq. calisaya en poudre demi-fine.. 100
Alcool à 30°. 1000
Eau.. . . . . Q. S.
Sucre blanc.. 1000

Traitez le quinq. par déplacement, d'abord par l'alcool, puis par Q. S. d'eau pour obtenir 1000 gr. de produit. Distillez pour retirer l'alcool ; laissez refroidir, et filtrez le résidu sur le sucre concassé, f. fondre à une douce chaleur pour obtenir 1525 de sirop. (Cod.)

Sirop de quinquina gris.

Prép. c. le *Sirop de quinquina* ci-dessus, en employant le double de quinquina Huanuco, pour les mêmes quantités d'alcool et de sucre.

Sirop de quinquina au vin.

Pr. Extrait mou de quinq. calisaya. 10
Vin de Malaga 430
Sucre blanc. 560

F. dissoudre l'extrait dans le vin, filtrez. Ajoutez le sucre, et f. un sirop par solution au B.-M. fermé. — Passez le sirop refroidi. (Cod.)

Sirop de quinquina Huanuco au vin.

Prép. c. le précédent, en employant 20 gr. d'extrait de quinq. gris pour les mêmes quantités de vin et de sucre. (Cod.

Potion tonique.

Pr. Sirop de quinquina. 25
Alcoolat de mélisse. 5
Eau dist. de menthe poivrée. 30
Eau commune. 90

Mêlez. (Cod.)

Quinium.

On fait un mélange de quinquinas de telle sorte que le rapport de la quinine à la cinchonine qu'ils renferment soit comme 2 est à 1. On le broie avec 1/3 de son poids de chaux éteinte, et l'on traite le tout par l'alcool bouillant. La solution évaporée donne le *quinium*. (Dorv.)

Pilules de quinium.

Pr. Quinium. . . . . Q. V.

Div. en pilules de 15 centig.

Vin de quinium.

Pr. Quinium. 9
Alcool à 90°. 108
Vin blanc généreux. . . . 2000

Dissolv., filtrez. (Dorv.)

Poudre dentifrice absorbante.

Pr. Carb. de chaux précipité.. 100
Hydro-carb. de magnésie. . 100
Poudre de quinquina gris. 100
H. vol. de menthe poivrée. 1

M. Conservez en vase clos. (Cod.)

Decoctum cinchonæ regiæ acidum. (Pharm. Norw.)

Pr. Quinquina royal conc. . 80
Acide sulfur. dilué au 1/7. 10
Eau. . . . . Q. S.

F. bouillir 1/4 d'h. dans une capsule de porcelaine, exprimez et complétez 800 gr. de produit. (Cd.)

Tinctura chinæ composita. *Elixirium roborans Whyttii.* (Pharm. Austr. — Bad. — Belg. — Boruss. — Germ. — Hamb.)

Pr. Quinquina jaune pulv. . . 105
Gentiane. 35
Zestes d'orange. 35
Alcool rectifié. 630
Eau dist. de cannelle. . . 210

F. macérer, exprimez, filtrez, pour obtenir produit : 700 gr. (Cod.)

Tinctura cinchonæ composita. (Brit. Pharm.)

Pr. Quinq. en poud. gros. . 56,70
Ec. d'or. amère incisée. 28,35
Serpentaire conc. 14,17
Safran. 3,89
Cochenille pulv. 1,94
Alcool à 60° c. 518,05

Opérez par déplacement et complétez 530 gr. de teinture. (Cod.)

Tinctura cinchonæ flavæ. (Brit. Pharm.)

Pr. Quinq. jaune en poudre grossière. 113,40
Alcool à 60° c 518,05

F. macérer, déplacez et complétez 530 gr. de teinture. (Cod.)

Sirop de quinium et de quinquina.

Pr. Quinium. 6
Ext. hydroalc. de quinq. . 4
Acide citrique 10
Teint. de zestes d'orange. . 4
Eau distillée. 90
Sucre blanc. 250

L'extrait de quinq. est dosé à 10 centigr. de quinine pure par gramme. 3 cuill. à bouche, par jour, pour les adultes, 3 cuill. à café pour les enfants. (Dorv.)

Sirop antiscrofuleux.

Pr. Sirop de gentiane. . }
Sirop de quina. . . . } ãã P. E.
Sirop de d'écor. d'or. }

3 cuillerées à bouche. (Bouch.)

Electuaire de quinquina. *Opiat fébrifuge.*

Pr. Quinquina gris pulv. 68
Sel ammoniac. 4
Miel blanc. 60
Sirop d'absinthe. 60

Faites un électuaire. (Codex, 1837.)

Electuaire fébrifuge. (Fuller.)

Pr. Quinquina. 20
Valériane. 4
Genièvre. 4
Miel. . . . . Q. S.

2 à 4 grammes, deux fois par jour. (Cad.)

Lavement de quinquina.

Pr. Quinquina jaune. 20
Eau. . . . . Q. S.

Pour obtenir 250 de décocté; passez et ajoutez :

Laudanum liquide, gouttes. . 12

Fièvres intermittentes. (Bouch.)

Vin fébrifuge de Séguin.

Pr. Teint. de quina jaune. . 250
— d'opium. 9
Angusture vraie. 16
Quassia amara. 9
Vin de Malaga 1500
Vin de Pouilly blanc . . . 1500

30 à 60 dans les fièvres intermittentes. (Soubeiran.)

La Société de pharmacie de Bordeaux a adopté la formule suivante :

Pr. Quina jaune concassé. . }
Ecorce d'or. amère. . . } ãã 20
Fleurs de camomille. . . . 20
Vin de Malaga. 1000

F. macérer pendant 6 jours et filtrez. (Dorv.)

Vin toni-nutritif au quinquina et au cacao. (Bugeaud.)

Pr. Cacao caraque torr . . . 1000
Quinquina calisaya. . . 500
— Loxa. 500
Vin de Malaga 20000
Alcool Montpellier . . . 4000

F. une bouillie claire avec le cacao et l'esprit-de-vin et chauffez dans un flacon au B.-M. jusqu'à fusion du cacao. Bouchez le vase, agitez et laissez macérer 8 jours en répétant chaque jour la même opération. Versez alors le mélange dans les 20 litres de vin de quinquina, et après un mois de macération, enlevez par la distillation dans le vide l'alcool employé. La saveur du vin vendu sous ce nom semble indiquer des pp. moindres de substances actives. (Dorv.)

Elixir fébrifuge d'Huxam.

Pr. Quinquina rouge. . . . 60
Ec. d'oranges am. . . . 45
Serpentaire de Virg. . . 12
Safran. 4
Cochenille. 2,5
Alcool à 86°. 1000

F. macérer 15 j., filtrez.

QUINTEFEUILLE. *Potentilla reptans* L. — Rosacées.

La racine, qui est seule usitée, a quelques propriétés astringentes. — *Infusé* : 20 : 1000.

L'**Argentine**, *Herbe aux oies*, *Potentilla anserina* L., à feuilles argentées, a les mêmes propriétés.

R

RAIFORT SAUVAGE. *Cran de Bretagne*; *moutarde des Allemands; Cochlearia Armoracia* L. — Crucifères.

La rac. est blanche, charnue, développée; quand on la râpe ou qu'on la contuse, elle développe un gr. q. d'une h. vol. très diffusible, qui, comme l'essence de moutarde dont elle se rapproche, prend naissance après la rupture des cellules qui en contiennent les éléments. Cette essence est très âcre, sulfurée, épaisse, plus dense que l'eau, d'une od. insupportable.

Act. phys. — Appliquée sur la peau, la pulpe de racine est rubéfiante, et pourrait à ce titre remplacer la moutarde. La racine desséchée et mise en poudre, est encore propre à produire de l'essence sous l'influence de l'eau. — A l'intérieur, à petites doses, elle agit comme stimulant, diaphorétique et diurétique; des doses fortes seraient irritantes et amèneraient les vomissements. Par le soufre qu'elle contient, elle est aussi anticatarrhale. C'est la plus active des plantes dites antiscorbutiques. On ne l'emploie que sous forme de préparations officinales et, dans l'économie domestique, comme condiment.

Teinture antiscorbutique. *Teinture de raifort composée.*

Pr. Racine fraîche de raifort.	200
Sem. de moutarde noire.	100
Chlorhydrate d'ammoniaq.	50
Alcool à 60°.	400
Alcoolat de cochléaria Cé.	400

Coupez le raifort en tranches minces, pulv. la moutarde et le sel, faites macérer le tout pend. 10 j. dans les liq. alcooliques, passez avec expression, filtrez. (Cod.)

Vin antiscorbutique.

Pr. Rac. fraîche de raifort.	300
Feuil. fr. de cochléaria.	150
— de cresson.	150
— de trèfle d'eau.	150
Sem. de moutarde noire.	150
Chlorhydrate d'ammon.	70
Alcoolat de cochléaria Cé.	100
Vin blanc généreux	1000

Coupez le raifort en tranches minces; mondez et incisez les feuilles des autres plantes; pulv. la moutarde, et f. macérer le tout avec le sel dans un vase fermé en contact avec le vin et l'alcoolat, pend. 10 j.; agitez de temps en temps; exprimez et filtrez. (Cod.)

Bière antiscorbutique. *Sapinette.*

Pr. Flles fr. de cochléaria.	30
Raifort frais incisé.	60
Bourgeons de sapin secs.	30
Bière récente	2000

F. macérer 4 j. dans un matras en agitant de temps en temps. Exprimez et filtrez. (Cod.)

Sirop antiscorbutique. *Sirop de raifort composé.*

Pr. Feuil. fr. de cochléaria	. .	1000
— de cresson	. . .	1000
Racine fraîche de raifort.	.	1000
Flles sèch. de ményanthe.		100
Ecorces d'oranges am..	.	200
Cannelle de Ceylan.	. . .	50
Vin blanc.	. . . .	4000
Sucre blanc.	. . . .	5000

Divisez et contusez convenablement toutes les subst., et faites-les macérer pend. 2 j. dans le vin blanc; distillez au B.-M. pour retirer 1000 gr. de liq. aromatique. — Exprimez le résidu, clarifiez la liq. au blanc d'œuf, passez-la et remettez-la sur le feu avec 3000 de sucre; faites un sirop marquant 31° Bé. Passez.

Faites avec le reste du sucre et Q. S. d'eau un sirop cuit au boulé que vous mélangerez au précédent; laissez refroidir à moitié, mêlez la liq. distillée et couvrez le tout. — Mettez le sirop en bouteilles après refroidissement. (Cod.)

Nous avons proposé le procédé suivant, qui donne un bon résultat :

Opérez comme l'indique le Codex jusqu'à ce que vous ayez obtenu la liq. distillée. Clarifiez et rapprochez le décocté de la cucurbite, jusqu'à ce qu'il ne pèse plus que 1800 gr. Mélangez les deux liqueurs, renfermez-les dans un flacon bouché, et laissez en repos le plus longtemps possible. — Pour faire le sirop, décantez le liquide, filtrez-le au papier et faites avec 5000 de sucre un sirop par simple solution au B.-M. couvert. (Ferrand.)

Gargarisme antiscorbutique.

Pr. Espèces amères	. . . . . .	5
Eau bouillante.	. . . .	250
Mellite simple.	. . . .	60
Teinture antiscorbutique.	.	30

F. infuser les espèces dans l'eau bouillante, passez et ajoutez les autres substances. (Cod.)

RAISINS DE CORINTHE. *Passula minores.* Fruits de la *Vigne; Vitis vinifera* L. — Ampélidées.

Les raisins par la dessiccation gagnent du sucre et perdent de leur acide. Ils sont alors adoucissants, béchiques. — Les raisins de Corinthe font partie de quatre fruits pectoraux.

Les *raisins de Malaga*, *Passula majores*, sont encore plus doux que les précédents et usités comme dessert.

RATANHIA. *Krameria triandra* R. et P. — Polygalacées.

Originaire du Pérou; racines ligneuses, grosses comme le doigt, ramifiées, pourvues d'une écorce épaisse, rouge foncée, très astringente; le méditullium est blanc rougeâtre et peu sapide. (Fig. 124.) L'écorce renferme jusqu'à 42 0/0 de tannin, de l'acide gallique, de l'*acide kramérique* (?), de la *ratanhine* (?), une mat. amère; son décocté précip. en gris brun les persels de fer.

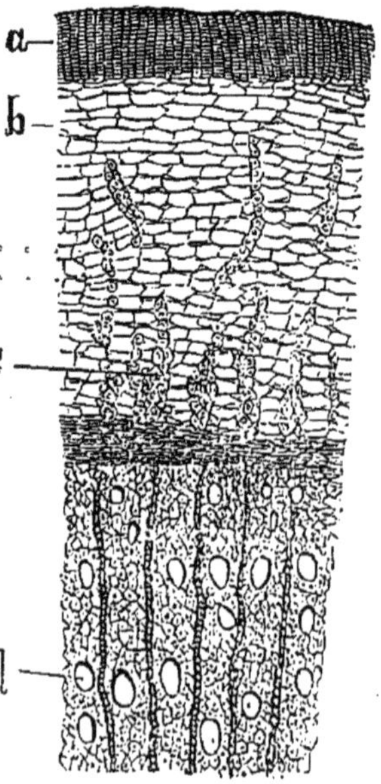

L'extrait de ratanhia en solution, surtout à chaud, absorbe de l'oxygène et devient insoluble; quand on a à le dissoudre, il faut employer la chaleur et

Fig. 124. — Coupe du Krameria triandra. — *a*, faux suber; *b*, parenchyme cortical; *c*, fibres disposées en bandes à travers la couche libérienne; *d*, vaisseaux du bois.

la plus petite quantité d'eau possible; on étend ensuite la solution sirupeuse.

Act. phys. — Ses propr. sont celles du tannin et des autres subst. de même nature. On l'emploie contre la diarrhée, la dysenterie, les hémorrhagies, les écoulements, et aussi comme dentifrice. — *Doses : Poudre* : 1 à 10 gr. *Extrait* : 0,50 à 5 gr. *Infusé* pour tisane : 20 : 1000. *Décocté* pour lavements ou usage ext. : 50 : 1000.

On trouve dans le commerce une autre rac. désignée sous le nom de **Ratanhia Savanille**; elle paraît provenir du *Krameria Ixina* L., de la Nouvelle-Grenade. Elle est plus foncée que la précédente, et son écorce est plus épaisse. — Mêmes propr. génér.; elle fournit un extrait plus abondant et moins soluble.

Incomp. — Les mêmes que pour le tannin.

Poudre de ratanhia.

Prép. c. la *Poudre de gentiane*.

Teinture de ratanhia.

Pr. c. la *Teinture de quinquina*, avec 1 p. pour 5 p. alcool à 60°.

Extrait de ratanhia.

Prép. c. l'*Extrait de gentiane*. — Rendement, 12,5/100. (Cod.) — Bien que le Codex n'en dise rien, on est dans l'habitude de dessécher complètement à l'étuve l'extrait de ratanhia, parce que, quand on le conserve mou, il se couvre rapidement de moisissures.

Sirop de ratanhia.

Pr. Extrait de ratanhia	25
Sirop de sucre	975

F. dissoudre à chaud l'extrait dans le double de son poids d'eau, ajoutez la solution au sirop bouillant, et ramenez celui-ci par l'ébullition au poids de 1000 gr., passez. — 20 grammes contiennent 50 centigr. d'extrait. (Cod.)

Potion astringente.

Pr. Extrait de ratanhia	5
Eau commune	100
Sirop de coings	50

Dissolv. l'extrait, filtrez, ajoutez le sirop. (Cod.)

Suppositoires d'extrait de ratanhia.

Pr. Extrait de ratanhia	10
Beurre de cacao	40

Pulvérisez finement l'extrait, et mêlez cette poudre au beurre de cacao suffisamment refroidi, au moment de couler dans les moules; faites 10 suppositoires. (Cod.)

Tinctura krameriæ. (Brit. Pharm.)

Pr. Ratanhia en poud. gros.	70,87
Alcool à 60° c.	518,05

F. macérer, déplacez; complétez 530 g. de teinture. (Cod.)

RÉGLISSE. *Liquiritia officinalis*; *Glycyrrhiza glabra* L. — Légumineuses.

Les rhizomes, nommés *racines de réglisse*, sont ridés à l'extérieur, brun grisâtre, à l'intérieur jaunes et fibreux; sav. sucrée avec arrière-goût lég^{t} âcre; on les trouve dans le commerce en morceaux longs de 50 à 60 centim. liés en bottes et réunis en ballots. Ces bottes viennent de Bayonne; la Touraine nous expédie également des rhizomes frais.

Comp. — Robiquet y a trouvé de la *glycyrrhizine*, de l'asparagine, une mat. oléo-résineuse âcre, etc. — La Glycyrrhizine s'obtient en précipitant par l'acide sulfurique dilué une sol. d'extrait de réglisse, lavant le précipité, le dissolvant dans l'alcool et neutralisant par le carbonate de potasse. La liqueur filtrée est évaporée à siccité. — En masse brun clair, brillante et cassante, à sav. sucrée intense et un peu amère; sol. dans l'alcool, moins dans l'eau. Elle ne fermente pas et ne donne pas d'acide oxalique par l'acide azotique; elle paraît être un glucoside.

Glycyrrhizine ammoniacale. — La rac. bien saine est raclée et contusée; faites macérer deux fois pend. qques heures dans le double de son poids d'eau. Les liq. exprimées abandonn. de la fécule par le repos. La partie claire est portée à l'ébullition pour coaguler l'albumine et filtrée. On la précipite par Q. S. d'ac. sulfurique étendu de son poids d'eau; on laisse reposer. Le dépôt est lavé par pétrissage à la main dans l'eau dist. jusqu'à cessation d'acidité. La masse est enfin dissoute dans l'eau ammoniacale; la liq. filtrée, évaporée en consistance sirupeuse, est étendue sur des assiettes et desséchée à l'étuve. La glycyrrhizine est en lames écailleuses, translucides, hygroscopiques, très solubles, à sav. sucrée très forte, donnant à ses sol. la propriété de mousser par l'agitation. (Soc. de Ph.)

On trouve dans le commerce du *suc de réglisse*, en magdaléons noirs solides, à sav. de réglisse prononcée. C'est un extrait sec de réglisse préparé dans des bassines de cuivre et contenant toujours des traces de ce métal. Celui de Calabre, en bâtons de 60 à 100 gr. marqués du timbre du fabricant, est le plus estimé; celui d'Espagne ou de Bayonne est en bâtons de 15 à 25 gr., mollasses, âcres au goût. Ces extraits sont toujours en partie nsol.

Act. phys. et usages. — La réglisse n'a pas de propr. bien déterminées; elle est préférée dans certains cas pour édulcorer les tisanes, parce qu'elle provoque moins que le sucre le dégoût des malades; on doit la faire seulement infuser ou macérer dans l'eau, parce que la décoction favorise la dissol. de la mat. âcre. — La poudre de réglisse est très usitée en pharm. comme excipient des pilules, et en hippiatrique. — *Infusé* pour tisane : 10 : 1000.

Poudre de réglisse.
Prép. c. la *Poudre de guimauve.*

Extrait de réglisse.
Prép. c. l'*Extrait de gentiane.* — Rendement : 20/100.

Suc de réglisse purifié. *Extrait de suc de réglisse.*

Pr. Suc de Calabre	1000
Eau dist. froide	Q. S.

Coupez par morceaux, et placez le suc de Calabre sur un diaphragme dans un vase d'étain; ajoutez assez d'eau pour qu'il en soit couvert, et quand il sera tout à fait divisé, soutirez la solution, passez sur une étoffe de laine, et évap. au B.-M. en consistance d'extrait ferme. (Cod.)

Pâte de réglisse brune.

Pr. Suc de Calabre	100
Gomme arabique	1500
Sucre blanc	1000
Eau filtrée	2500
Extrait d'opium	1

Traitez le suc de réglisse par l'eau froide; passez au blanchet; ajoutez le sucre et la gomme et terminez comme la pâte de lichen; 100 gr. de pâte contiennent environ 3 centigr. d'extrait d'opium. (Cod.)

Pâte de réglisse noire. *Suc de réglisse gommé.*

Pr. Suc de Calabre	500
Gomme arabique	1000
Sucre blanc	500
Eau filtrée	3000

Cassez le suc de réglisse en petits morceaux, traitez-le par l'eau froide, passez au blanchet; faites fondre dans la liq. la gomme cassée et lavée; passez à travers une toile serrée, ajoutez le sucre et terminez à la façon de la pâte de jujubes.

Cette pâte est divisée ensuite en petites bandes étroites que l'on coupe transversalement, de façon à produire des petits morceaux à peu près cubiques. — On l'aromatise diversement : *à la violette*, en mélangeant à la masse, avant de la retirer du feu, 4 gr. de poudre d'iris de Florence; *à l'anis*, en agitant dans un flacon 1000 gr. de pâte coupée en très petits morceaux avec 10 gouttes d'essence d'anis étendue de 3 à 4 gr. d'alcool rectifié. (Cod.)

Pulvis liquiritiæ compositus. *Pulvis pectoralis*. (Pharm. Bav. — Boruss. — Germ. — Hamb. — Hann.)

Pr. Poudre de réglisse	6
— de séné	6
— de fenouil	3
— de soufre lavé	3
— de sucre	18

M. (Cod.)

Tabellæ bechicæ nigræ. (Pharm. Belg.)

Pr. Baume de Tolu	18
Poudre d'iris de Florence	18
— de gom. adrag.	4
— de sucre	854
Extrait de réglisse	106

Mélangez les poudres, triturez-les avec le baume de Tolu, ajoutez l'extrait de réglisse dissous dans Q. S. d'eau; faites des tablettes de 1 gr. (Cod.)

Pastilles de ministres. *Pectoral suisse.*

Pr. Iris pulvérisé	8
Anis pulvérisé	10
Réglisse pulvérisée	14
Extrait de réglisse	125
Semences de fenouil	6
Sucre	875

F. avec eau Q. S. une pâte à diviser en pastilles hémisphériques de 40 à 50 cent.

Ces pastilles, originaires de Genève, sont en usage dans toute la Suisse. (B. Richard.)

Voici une autre formule :

Pr. Suc de réglisse	125
Sucre	60
Gomme arabique	60
Poudre anodine (opium, 1,2; sucre, 25)	20

F. des pastilles de 20 centigr., aplaties avec un petit timbre. (Dorv.)

Sirop de Calabre avec le suc.

Pr. Suc de Calabre	50
Eau dist.	150
Acide tartrique	20
Alcoolature de zestes de citron	30
Sirop cuit à 40° Baumé	850

Pulvérisez le suc, traitez par l'eau froide, filtrez et mêlez la solution aux autres substances.

Sirop de Calabre avec le bois.

Pr. Réglisse mondée et conc.	500
Eau distillée	1500
Alcool. de citrons	30
Acide tartrique	20

Traitez la réglisse par déplacement, et faites un sirop par simple solution, dans la proportion de 190 gr. de sucre pour 100 de liqueur; ajoutez les autres substances. (St. Martin.)

Bâtons de réglisse blancs.

Pr. Amidon	30
Réglisse	30
Gomme arabique	15
Espèces diairreos	15
Esp. diatragacanthos	15
Sucre	720
Mucilage adragant	Q. S.

Roulez la pâte en bâtons et faites sécher. (Spiel.)

Pastilles de Spitzlay.

Pr. Anis pulvérisé	3
Sucre	500
Extrait d'opium	0,5
Gomme arabique	60
— adragante	8
Suc de réglisse	8

F. des tablettes de 1. (Bouch.)

Pâte dite suc de réglisse de Blois.

Pr. Extr. de régl. pur	280
Gomme arabique	1000
Sucre	500
Aunée pulvérisée	2
Iris	2
H. vol. de millefeuille	1,5

On f. diss. la gomme, on la passe, on y aj. le sucre et l'extrait de réglisse; on f. rapprocher au B.-M. en consist. conven., on aj. les poudres, puis l'essence, et on coule la masse sur un marbre huilé en lames de 5 ou 7 millim. d'épaisseur. Lorsque la pâte est refroidie, on la coupe en lanières de 5 ou 7 millim. de large, et l'on divise ces lanières en petits morceaux cubiques que l'on fait sécher à l'étuve et que l'on conserve en lieu sec. (Dorv.)

REINE DES PRÉS. *Ulmaire; Spiræa Ulmaria* L. — Rosacées. Cette pl. des lieux humides porte des fleurs en cyme corymbiforme, qui ont quelque analogie d'aspect et de propr. avec celles du sureau. Toutes les parties sont astringentes, toniques et surtout diurétiques.

Quand on verse de l'eau bouill. sur les fleurs de Reine des prés, il se dégage une agréable od. d'am. amères; l'infusion dist. donne une huile vol. composée d'*hydrure de salicyle* ou *acide salicyleux* ($C^{14}H^6O^4$), d'un isomère de l'ess. de térébenthine et d'une mat. cristalline semblable au camphre. En agitant cette huile vol. avec de la potasse, celle-ci dissout l'hydrure de salicyle, qui peut être séparé par un acide. — C'est un liq. incolore, très réfringent d'od. agréable et de sav. brûlante; sol. dans l'eau, plus dans l'alcool et l'éther; transformé par les oxydants en ac. salicylique ($C^{14}H^6O^6$). — On rapporte à l'ac. salicyleux les propr. diurétiques de la Reine des prés. — *Infusé* de sommités : 10 : 1000. — *Hydrure de salicyle* : 2 à 3 gouttes dans un liq. approprié.

RENONCULES.

Pl. en général âcres, caustiques, vésicantes, vénéneuses. Leur principe actif est volatil et se dissipe par la dessiccation. Nous citerons seulement pour mémoire, bien qu'elles n'aient pas d'empoi médical, comme des pl. dangereuses : le *Bouton d'or*, *Ranunculus acris* L.; la *Renoncule des jardins*, *R. asiaticus* L.; la *R. scélérate*, *R. sceleratus* L.; la *R. bulbeuse*, *R. bulbosus* L.; la *R. rampante*, *R. repens* L.; la *grande Douve*, *R. lingua* L; la *petite Douve*, *R. Flammula* L. — La *Ficaire*, *Ficaria ranunculoïdes* Mœnch, est moins âcre; ses feuilles sont qqfois mangées cuites. — On emploie dans qques localités les renoncules contusées en applications sur les dartres et contre la gale.

RENOUÉE. *Trainasse; Polygonum aviculare L.* — Polygonées.

Plante rampante des lieux incultes, riche en tannin. — Astringent inusité.

RÉSINES.

Exsudations, naturelles ou provoquées, d'un cert. nombre de végétaux. Les caract. généraux des résines sont : d'être insol. dans l'eau, d'être sol. dans l'alcool, le chloroforme, l'éther, les corps gras et les hydrocarbures, d'être inflammables et de brûler en produisant une fumée épaisse, d'être fusibles par la chaleur. Elles diffèrent des gommes par leur fusibilité, des corps gras par la consist. qu'elles conservent même étant fondues. On connaît des résines fossiles, provenant de végétaux disparus (succin, bitume); il en est d'autres que l'on extrait de subst. végétales dans le laboratoire (résine de Jalap, de Gaïac, etc.). Les résines fluides portent le nom de térébenthines; celles qui contiennent de l'ac. benzoïque ou cinnamique, le nom de baumes.

Au point de vue de leur origine, on pense que les résines sont des produits d'oxydation d'huiles vol. préexistantes; au point de vue de leurs propr. chimiques, elles se comportent comme des acides et forment des sels. — Elles sont susceptibles de s'électriser, plus ou moins colorées en jaune, et plus lourdes que l'eau.

Pour purifier les résines, on les dissout dans l'alcool; on distille la sol. aux trois quarts, et l'on précipite le résidu par l'eau; si l'on veut les avoir blanches, il faut agiter le soluté avec du charbon animal. Un autre procédé consiste à faire bouillir la résine avec 1/5 de carbonate alcalin et 20 p. d'eau; quand le tout forme une bouillie homogène, on fait passer un courant d'ac. sulfureux ou de chlore; quand la résine s'est précipitée en flocons blancs, on la lave à l'eau froide et l'on fait sécher.

— Les propr. des résines sont très variables selon leur composition : général[t] stimulantes; qques-unes purgatives ou caustiques. — Elles ont de nombr. emplois industriels.

RÉSINES PEU USITÉES.

Résine animée. Fournie, dit-on, par l'*Hymenæa Courbaril* L., Légum. (Amér. mérid.). — Morceaux allongés, jaunâtres, pulvérulents à l'extérieur, translucides intérieurement, aromatiques.

Résine Caragne. Supposée fournie par l'*Amyris Caranna* H. B., Térébinthacées. — En masses de la grosseur d'une noix, opaques, noir verdâtre. Od. de tacamaque.

Résine ou gomme Dammar. *Dammara kauri.* Vient de la Nouvelle-Zélande. — En morceaux irréguliers, blanc jaunâtre, friables, fac[t] sol. dans l'ess. de térébenthine. Est employée à faire des vernis.

Résine Gommart, attribuée au *Bursera gummifera* Jacq., Térébinthacées. — Se rapproche par ses caract. de la résine Elémi.

RÉSINE COPAL. Attribuée à l'*Hymenæa verrucosa* Lam. — Légumineuses.

En morceaux variables suivant qu'elle a été trouvée sur les arbres, sur le sol ou dans le sable; tantôt lisse, polie, transparente; tantôt couverte d'une couche friable blanchâtre, ou en morceaux plats, à surface terne, chagrinée. — Résine dure, jaune pâle, ayant une grande analogie avec le succin. Il en existe des variétés tendres, faciles à entamer au couteau. Quelques auteurs croient que c'est une résine fossile.

La résine copal n'a pas d'usages pharmaceutiques; elle est employée dans les arts à la fabrication de vernis estimés. Elle n'est pas soluble dans les huiles fixes, mais on parvient à la dissoudre en la fondant d'abord au feu, et ajoutant ensuite de l'huile de lin cuite bouillante et de l'essence de térébenthine.

RÉSINE TACAMAQUE ou **TACAMAHACA.** Attribuée au *Fagara octandra* L. — Térébinthacées.

Il en existe plusieurs sortes; le plus ordinairement en morceaux irréguliers, friables, blanchâtres et farineux à l'extérieur, quelquefois mêlés de parties grises ou verdâtres. A l'intérieur demi-transparents; od. térébenthinée; sav. presque nulle d'abord, puis âcre. Elle entre dans le baume de Fioravanti.

La **Tacamaque huileuse,** *Icica Guyanensis* Aubl. (?), indiquée par le Codex, se distingue de la prédédente par l'abondance de son huile vol., son od. forte, agréable, et sa sav. parfumée.

RÉSORCINE.

Subst. de la série aromatique obtenue autrefois par l'action de la potasse sur les gommes-résines à chaud. On la prép. aujourd'hui par voie de synthèse. — Sol. dans les liquides, sauf le chloroforme et le sulfure de carbone; elle est antipudride, antiseptique à l'égal de l'ac. phénique et n'a pas d'odeur. Elle est aussi moins toxique.

A l'intérieur : 1 à 4 gr. dans la fièvre typhoïde, le rhumatisme. — Tous les usages externes et chirurgicaux de l'ac. phénique (Dujardin-Beaumetz.)

RHAPONTIC. Racines des *Rheum Rhaponticum, R. undulatum* et *R. compactum* L. — Polygonacées.

Les rac., desséchées surtout pour frauder la rhubarbe, sont en

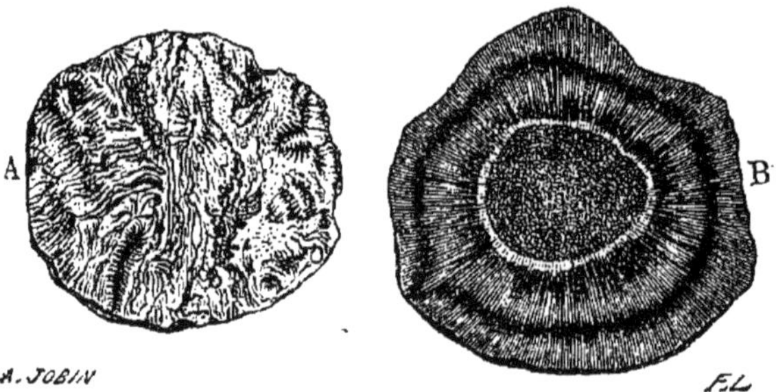

Fig. 125. — Coupes comparées de l'extrémité de deux racines de rhubarbe. A, Rh. de Moscovie; B, Rh. indigène.

morceaux gros comme le poignet; à texture intérieure ligneuse et marquée de lignes concentriques (fig. 125). Elles croquent moins sous la dent que la véritable rhubarbe et teignent peu la salive; la poudre est rougeâtre et l'od. moins prononcée.

Le rhapontic contient au plus 10 0/0 d'oxalate de chaux.

Très peu usité comme médicament; il a cependant quelque valeur comme laxatif et tonique, mais à un moindre degré que les véritables rhubarbes. On cultive aussi les Rheum pour les pétioles et les grosses nervures des feuilles, dont on fait en Angleterre des confitures et des tartes très appréciées.

RHUBARBE DE CHINE. *Rheum palmatum* L. — Polygonacées.

Originaire des parties méridionales de la Chine; en morceaux jaune terne, arrondis, à texture compacte, à cassure marbrée de rouge, de jaune et de blanc; odeur spéciale, forte, aromatique; sav. amère, aromatique. Elle croque sous la dent et colore la salive en jaune. On la trouve souvent percée d'un trou et contenant les débris de la corde qui a servi à la suspendre pendant la dessiccation.

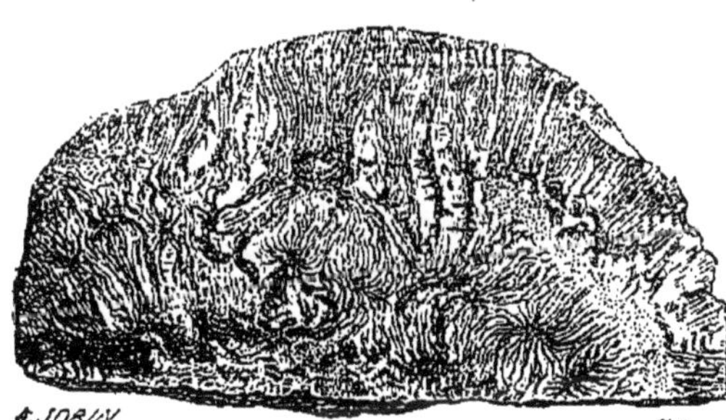

Fig. 126. — Rhubarbe de Chine.

La coupe transversale de la rhubarbe de Chine ne présente pas de lignes concentriques et diffère absolument de celle du rhapontic (fig. 126).

Comp. — Elle contient une grande quantité d'oxalate de chaux, un principe cristallin jaune, l'*acide chrysophanique* ($C^{20}H^8O^6$), des acides gallique et tannique, des résines, une mat. colorante rougeâtre (l'*émodine*), etc. En traitant la rhubarbe par l'acide azotique, Garot en a extrait une mat. colorante, l'*érythrose*, qui prend une belle couleur rouge sous l'influence des alcalis.

Act. phys. — A faible dose, de 20 à 50 centigr., elle agit comme stomachique, tonique, stimule l'appétit et facilite les évacuations : de 1 à 4 gr., elle agit comme un purgatif doux sans produire aucune irritation. Ses effets sont attribués par les uns à l'acide chrysophanique, par d'autres aux résines qu'elle contient; l'oxalate de chaux joue peut-être un rôle dans ses effets cathartiques, tandis que les acides expliqueraient l'action tonique. — Les sécrétions, l'urine, la sueur, prennent une coloration jaune ou rougeâtre, par suite de l'usage continu de la rhubarbe. — *Doses :* les paquets de *poudre* de 30 et de 60 centigr. sont d'un usage très répandu, comme stomachique et laxatif; *Extraits* : 0,10 à 0,50; *Sirop de rhubarbe composé* : 10 à 50 gr. *Macéré* pour tisane : 5 : 1000. La décoction aurait l'inconvénient d'entraîner une grande quantité d'amidon qui trouble la liqueur.

Le Codex attribue au même *R. palmatum* les deux rhubarbes suivantes, très estimées : la **Rhubarbe de Moscovie** ou **de Tartarie** (fig. 127), qui

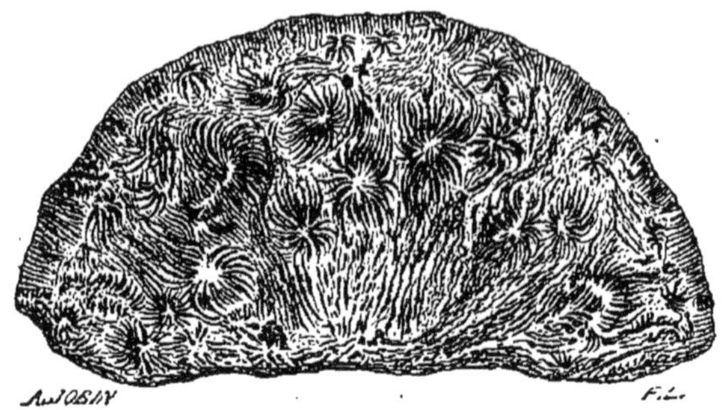

Fig. 127. — Rhubarbe de Moscovie.

vient par la Russie de la Tartarie chinoise; en morceaux général plano-convexes, souv. percés de trous, mais mondés et nettoyés avec soin; poudre d'un jaune pur; marbrures souv. disposées en étoiles. — La **Rhubarbe de Perse**, aujourd'hui introuvable, en morceaux cylindriques ou plano-convexes; plus compacte et plus dense que la rhubarbe de Chine, dont elle paraît être une qualité supérieure.

Mél. et fals. — La rhubarbe entière peut être falsifiée par son mélange avec le rhapontic; nous avons indiqué les différences très nettes que présentent leurs cassures ; quelquefois des morceaux piqués des vers, ou présentant des excavations, ont été réparés au moyen d'un mastic inerte et terreux recouvert de poudre de rhubarbe; c'est encore en cassant les morceaux qu'on découvrira cette fraude. — Les mélanges qu'on fait subir à la poudre sont plus difficilement reconnus : on indique l'acide borique pour reconnaître le *curcuma*, qui vire au brun; le mélange au mortier avec la magnésie et l'essence d'anis, qui colore le rhapontic en orange-saumoné, pour reconnaître cette dernière poudre : nous croyons ces procédés insuffisants. Le plus sûr moyen d'avoir de bonne poudre de rhubarbe, c'est de pulvériser dans l'officine même des morceaux choisis et mondés.

Poudre de rhubarbe.

Conc. de la rhubarbe de Chine mondée, dans un mortier de fer, et faites sécher à l'étuve; pulvérisez par contusion et cessez quand le résidu est ligneux et blanchâtre; passez au tamis de soie. (Cod.)

Teinture de rhubarbe.

Prép. c. la *Teinture de gentiane*, avec 1 p. pour 5 p. alcool à 60°.

Extrait de rhubarbe.

Pr. Rhubarbe choisie coupée. 1000
Eau distillée froide. . . . 8000

F. macérer la rhub. pend. 24 h. dans 5000 d'eau; exprimez légèrement, filtrez et évap. en consistance sirupeuse. Traitez le marc par le reste de l'eau (3000), mettez à la presse, filtrez et évap. le produit. Réunissez les liq. et évap. en consistance d'extrait mou. — Rendement, 40/100. (Cod.)

Vin de rhubarbe.
Prép. c. le *Vin scillitique.*

Sirop de rhubarbe composé. *Sirop de chicorée composé.*

Pr. Rhubarbe de Chine. . . .	200
Rac. sèche de chicorée. .	200
Feuilles sèches de chicorée	300
— de fumeterre. . .	100
— de scolopendre. .	100
Baies d'alkékenge.	50
Cannelle de Ceylan. . . .	20
Santal citrin.	20
Sucre blanc.	3000
Eau.	Q.S.

Versez 1000 gr. d'eau à + 80° sur la rhubarbe, la cannelle et le santal conc., f. infuser 6 h.; exprimez, filtrez au papier dans un lieu frais. Faites infuser le marc réuni aux autres subst. divisées, pend. 12 h. dans 5000 d'eau bouillante. Exprimez fortement, clarifiez à l'albumine, passez au blanchet. Faites avec cette liq. et le sucre un sirop que vous cuirez à 30° Bé, prenez-en le poids et continuez l'ébullition jusqu'à ce qu'il ait perdu le poids de la première infusion; ajoutez celle-ci et passez. (Cod.)

Electuaire Catholicum. *Electuaire de rhubarbe composé.*

Pr. Racine de polypode.	80
— de chicorée.	20
— de réglisse	10
Feuilles d'aigremoine. . .	30
— de scolopendre. . .	30
Sucre blanc.	640
Pulpe de tamarins.	40
— de casse.	40
Poudre de rhubarbe.	40
— de séné	40
— de réglisse	10
— de sem. de fenouil.	15
— de sem. de violettes.	20
— de sem. de potiron.	15
Eau	1000

F. une décoction des 5 prem. subst. dans l'eau, sur un feu modéré, jusqu'à réduction d'un tiers; exprimez, ajoutez le sucre et rapprochez en sirop très cuit. Retirez du feu, et délayez d'abord les pulpes, puis les mat. pulv.; faites une masse homogène. (Cod.)

Pilulæ Rhei compositæ. (Brit. Pharm.)

Pr. Poudre de rhubarbe. . .	85,05
— d'aloës socotrin. .	67,78
— de myrrhe. . . .	42,52
Savon dur.	42,52
Essence de menthe poivrée.	5,32
Mélasse.	113,40

M. (Cod.)

Tinctura Rhei aquosa. *Teinture aqueuse de rhubarbe.* (Pharm. Austr.)

Pr. Rhubarbe de Chine incisée.	13,12
Carbonate de soude crist.	4,37
Eau dist.	210

F bouillir qques instants, laissez refroidir, passez. (Cod.).

Tinctura Rhei vinosa. *Elixirium salutis; Tinctura Rhei Darelli; Vinum Rhei.* (Pharm. Austr. — Boruss. — Germ. — Wurt.)

Pr. Rhubarbe de Chine incisée.	70
Zestes d'orange. . . .	17,50
Sem. de petit cardamome.	8,75
Vin de Malaga.	840
Sucre blanc pulv. . . .	105

Opérez par macération et solution, filtrez et complétez 840 gr. de produit. (Cod.)

Tinctura Rhei composita. (Brit Phar.)

Pr. Rhubarbe concassée. . .	56,70
Cardamome conc. . . .	7,09
Coriandre conc.	7,09
Safran incisé.	7,09
Alcool à 60° c.	518,05

Opérez par macération et déplacement; complétez 530 gr. de produit. (Cod.)

Sirop de rhubarbe.

Pr. Rhubarbe de Chine en fragments.	90
Eau froide.	500

Laissez macérer pendant 12 h., passez avec expression, filtrez et faites dissoudre :

Sucre : le double de la liqueur. (Cod, 1837.)

Electuaire ou Confection Hamech.

Pr. Polypode.	68
Prunes.	250
Raisins.	250
Myrobolans.	180
Absinthe.	15
Thym.	30
Cuscute.	30
Rhubarbe.	75
Séné.	30
Coloquinte.	68
Agaric.	68
Roses rouges.	24
Anis.	24
Fenouil.	24
Violettes.	60
Petit-lait.	8640

Faites digérer, puis bouillir; passez, et ajoutez sur le résidu :

Eau.	8800

Faites cuire et passez; mêlez les deux colatures, réduisez-les d'un tiers et ajoutez :

Sucre	560

Cuisez en consistance de sirop et ajoutez :

Manne	60
Pulpe de casse	125
— de tamarin	150
Scammonée	45
Myrobolans	68
Rhubarbe	12
Anis	6
Nard indique	8

F. S. A. (Spiel.) Dose, jusqu'à 30 grammes.

On peut rapprocher de cet électuaire le *Diaprun solutif*. (Dorv.)

Vin de rhubarbe et d'aunée. *Teint. de rhub. de Darel, Teint. vineuse de rhubarbe, Elixir de salut.*

Rhubarbe	30
Aunée	15
Ecorce d'orang. amère	8
Petit cardamome	4
Vin de Madère	480

(Van M.)

Les *Ph. Aust.*, *Boruss.*, *Germ.*, *Wurt.*, donnent la formule suivante :

Rhubarbe de Chine	70
Zestes d'orange	17,50
Sem. de pet. cardam.	8,75
Sucre blanc pulv.	105
Vin de Malaga	840

RICIN. *Palma-Christi; Ricinus communis* L. — Euphorbiacées.

Pl. originaire des contrées chaudes, où elle est ligneuse, et qu'on cultive en France, où elle reste herbacée et annuelle. On emploie principal^t les semences (fig. 128 et 129). Celles-ci sont

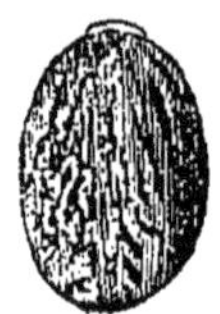
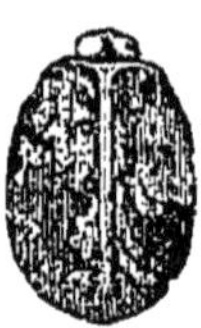

Fig. 128. — Ricins d'Amérique.

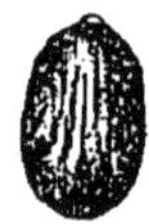
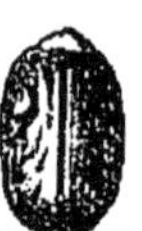

Fig. 129. — Ricins de France.

ovoïdes, convexes du côté externe, aplaties avec un angle longitudinal peu saillant du côté interne. Elles sont formées d'une enveloppe crustacée, luisante, marbrée de taches brunes, grises et blanches, et d'une amande blanche huileuse. — On en distingue dans le commerce deux sortes principales : les ricins d'Amérique, longs de 14 millim. environ, mal remplis par l'amande intérieure, laquelle est d'un goût âcre; les ricins de France et d'Italie, longs de 9 à 10 millim., d'une couleur plus claire, et à amande remplissant exactement, quand ils sont frais, l'enveloppe crustacée. Ces derniers sont d'un goût peu prononcé et fournissent plus d'huile par expression.

Comp. — Les enveloppes ne fournissent rien de particulier; les amandes contiennent plus de 50 0/0 d'huile fixe, dans laquelle MM. Bussy et Lecanu ont trouvé les acides gras *ricinique* et *élaiodique*. Geiger a signalé dans l'amande une résine (2 0/0), qui pourrait être la partie active. Tuson en a extrait un alcaloïde cristallisable, la *ricinine*, qui n'est ni purgatif ni toxique.

L'*huile de Ricin* est visqueuse, peu colorée, surtout quand elle a été préparée à froid, par expression des semences mondées. Elle est siccative; sol. dans son poids d'alcool à 95°, très soluble dans l'éther; on la désigne souvent sous les noms d'*huile de Palma-Christi*, *huile de Castor*.

Act. phys. — Les semences sont beaucoup plus actives que l'huile qu'on en extrait; qques auteurs indiquent que 20 semences produisent des effets purgatifs manifestes : il faut bien se garder de tenter l'expérience, car il arrive que l'ingestion d'une seule peut occasionner des vomissements avec diarrhée violente, crampes, refroidissement, etc. L'application des feuilles sur les seins passe pour produire des effets emménagogues et antilaiteux. — L'huile de ricin est un purgatif des plus sûrs et des plus employés, qui n'a d'autre inconvénient que sa forme huileuse, que l'on masque autant que possible en la mélangeant avec du bouillon, du café ou toute autre boisson; on en fait aussi des émulsions. Elle ne produit aucune action irritante sur le tube digestif. — 5 à 60 gr. selon l'âge et la tolérance.

Mél. et fals. — Son mélange avec une autre huile fixe sera immédiatement reconnu, par l'addition de Q. S. d'alcool pour la dissoudre; l'huile étrangère se séparera de la solution.

Huile de ricin.

Prenez des ricins de France de l'année, mondez-les de leur enveloppe testacée, soit en les faisant passer entre des cylindres convenablement distants, soit en les frappant sur un marbre avec une spatule de fer, vannez et achevez de monder à la main. — Mettez les amandes à la presse dans des sacs de coutil, et pressez fortement, mais lentement; pilez le marc, et remettez-le à la presse; filtrez l'huile au papier. (Cod.)

Emulsion purgative avec l'huile de ricin.

Pr. Huile de ricin	30
Gomme arabique pulv.	8
Eau distillée de menthe poivrée	15
Eau commune	60
Sirop de sucre	30

F. un mucilage avec la gomme et son poids d'eau; incorporez peu à peu l'huile de ricin, et ajoutez le sirop et l'eau par petites parties. (Cod.)

RIZ. *Oryza sativa* L. — Graminées.

Le riz contient très peu de mat. azotée, au contraire beaucoup d'amidon et un peu de phosphate calcaire. — Le décocté est un remède populaire contre la diarrhée et n'agit guère que par l'amidon qu'il contient. — La poudre ou farine de riz est quelquefois usitée en cataplasmes émollients, ou sèche contre le prurit et l'irritation de la peau. — *Décocté* pour tisane : 20 : 1000.

Poudre de riz.

Lavez le riz à l'eau froide, et faites-le macérer pendant 2 h. dans de nouvelle eau; faites-le égoutter et pilez-le dans un mortier de marbre avec un pilon de bois; faites sécher à l'étuve, pilez de nouveau dans un mortier de fer, et passez au tamis de soie. (Cod.)

Cataplasme de poudre de riz.

Prép. c. le *Cataplasme de fécule*.

ROBS.

Ce sont des extraits préparés par simple concentration au B.-M. des sucs de fruits exprimés et non fermentés. Ces extraits contiennent du sucre interverti qui favorise leur conservation. Ils sont à peu près oubliés.

ROCOU. — Matière colorante extraite des graines du *Bixa Orellana* L. — Bixacées.

Mat. rouge, molle, à od. particulière, à sav. astringente. On l'extrait par macération dans l'eau des graines du Rocouyer. Cette subst. paraît être de nature résineuse; sol. dans l'alcool, l'éther, et les alcalis caustiques; à peu près insol. dans l'eau. — On la dit antidysentérique et très efficace dans l'empoisonnement par le suc de manioc. — Inus. en pharmacie; sert dans l'industrie à colorer le beurre et la cire.

ROMARIN. *Rosmarinus officinalis* L. — Labiées.

Plante ligneuse, blanchâtre, à feuilles linéaires, dont toutes les parties exhalent une forte odeur aromatique camphrée; — stimulant, carminatif, inusité à l'intérieur; son huile volatile est excitante et fait partie de qques préparations pour l'usage externe.

Huile volatile de romarin.
Prép. c. l'*Huile vol. de fl. d'oranger.*

Alcoolat de romarin. *Esprit de romarin.*

Pr. Feuilles récentes de romarin	1000
Alcool à 80°	3000
Eau dist. de romarin	1000

F. macérer 4 jours, distillez au B.-M. 2500 de produit. (Cod.)

Eau distillée de romarin.
Prép. c. l'*Eau dist. de menthe poivrée.*

RONCE. *Rubus fruticosus* L. — Rosacées.

Les feuilles sont lég^{t} astringentes et sont employées, à ce titre, en infusion contre les maux de gorge. — Les fruits (*Mûres des haies*) servent à faire un faux sirop de mûres; on pourrait en préparer une sorte de vin, de l'alcool ou du vinaigre. — *Infusé* pour tisane : 10 : 1000; pour gargarisme : 20 : 1000.

ROQUETTE CULTIVÉE. *Eruca sativa* Lamk. — Crucifères.

Stimulant diurétique, antiscorbutique, qui passait autrefois pour un puissant aphrodisiaque. — Elle a une sav. piquante, analogue à celle de la moutarde. Elle est surtout employée dans le Midi comme condiment.

La *Roquette sauvage*, *Brassica Erucastrum* L., a des propr. anal.

ROSAGE. *Rhododendrum Chrysanthum* seu *off.* L. — Ericinées.

Plante alpestre dont toutes les parties passent pour apéritives et lég^{t} narcotiques, anti-rhumatismales. — Inusité.

ROSE A CENT FEUILLES. *Rose pâle; Rosa centifolia* L.

ROSE DE DAMAS. *Rose de Puteaux; Rosa damascena* Mill. — Rosacées.

Ces deux espèces sont employées à la prépar. de l'hydrolat de roses et de l'h. vol. de roses. La seconde est préférable, comme plus aromatique. — Les roses contiennent, outre l'essence, un ac. astringent, une matière sucrée et une subst. indéterminée à effet laxatif. — L'essence de roses est préparée en Perse, dans l'Inde, dans l'Etat de Tunis et aussi en France; cette dernière est beaucoup plus estimée. Elle contient un stéaroptène dont la prop. varie avec la provenance, mais beaucoup plus abondant dans l'ess. indigène que dans l'ess. orientale; ce stéaroptène est inodore et fusible entre 16 et 35°, suivant l'essence d'où il provient. Par le froid, l'essence se prend en masse butyreuse, cristalline, et ne fond plus que vers 28 ou 30°.

Act. phys. — Les pétales de rose pâle passent pour laxatifs; au contraire, l'hydrolat de rose est employé en collyres, injections, etc., comme léger astringent. L'essence est très usitée comme parfum.

Mél. et fals. — On mélange à l'essence de roses de l'*essence de santal*, de l'*essence de bois de Rhodes*, de l'*essence de pelargonium;* la fluidité est beaucoup augmentée et la solidification beaucoup retardée; d'après Guibourt, l'ac. sulfurique concentré n'altère pas l'od. de l'essence de roses et donne au contraire à l'essence de pelargonium une od. forte et désagréable. — L'add. d'*huile fixe* et de *blanc de baleine* rend l'essence saponifiable par les alcalis.

Suc de fleurs de rose.
Prép. c. le *Suc de chicorée*.

Huile rosat.
Prép. c. l'*Huile de camomille*, avec des *pétales de rose pâle*.

Eau distillée de rose.

Pr. Pétales de rose pâle contusés	10000
Eau	Q. S.

Distillez à feu modéré 10000 de produit. (Cod.)

Huile volatile de rose.
Prép. c. l'*Huile vol. de fl. d'oranger*.

Sirop de roses pâles.
Prép. c. le *Sirop de fleurs de pêcher*.

Pommade rosat. *Onguent rosat.*

Pr. Axonge	1000
Rac. d'orcanette conc.	30
Cire blanche	8
Huile vol. de rose	2

F. digérer l'orcanette dans l'axonge au B.-M. pend. 1 h., passez sur une toile, ajoutez la cire; f. fondre, remuez le mélange jusqu'à ce qu'il soit en grande partie refroidi, mêlez l'huile vol. et coulez dans un pot. (Cod.)

Alcoolat de roses. *Esprit de roses.*

Pr. Roses pâles contusées	1
Alcool à 90°	1

Après 24 heures de macération, distillez tout l'alcool. (Dorv.)

ROSE ROUGE. *Rose de Provins; Rosa gallica* L. — Rosacées.

On récolte les boutons avant leur épanouissement, et on les livre au commerce privés de leur calice. — Pétales d'un rouge foncé, velouté, à od. suave. Ces pétales contiennent de l'huile volatile, du tannin et du quercitrin, du sucre interverti, etc. — Ils doivent à cette composition des propriétés astringentes, toniques, qui justifient leur emploi sous forme de gargarismes, lotions, injections, etc. — *Infusé* pour tisane : 10 : 1000; pour gargarisme ou usage externe : 20 : 1000.

Poudre de rose rouge.

Séchez à l'étuve; pulv. par contusion et passez au tamis de soie; on abandonne le résidu quand il est devenu pâle et peu sapide. (Cod.)

Vinaigre rosat.

Pr. Pétales secs de roses rouges. 100
Vinaigre blanc. 1200

F. macérer dans un matras pendant 10 jours en agitant de temps en temps; exprimez et filtrez. (Cod.)

Miel rosat. *Mellite de rose rouge.*

Pr. Pétales secs de rose rouge. 1000
Eau bouillante. 6000
Miel blanc. 6000

F. infuser les pétales dans l'eau pendant 12 h., passez avec expression, laissez déposer, décantez. Evaporez la liq. au B.-M., de manière à la réduire à 1500 gr. Ajoutez le miel; donnez un bouillon dans une bassine à feu nu; constatez que le mellite marque 31° B, clarifiez au papier et passez. (Cod.)

Conserve de rose.

Pr. Pétales de rose rouge pulv. 50
Eau dist. de rose. 100
Sucre en poudre. 400

Délayez la poudre de rose dans l'eau, laissez en contact 2 h., ajoutez le sucre et triturez. (Cod.)

Injection avec les roses rouges.

Pr. Roses rouges. 60
Vin rouge. 1000

Chauffez ens. à une temp. voisine de l'ébull., retirez du feu, laissez infuser 1 h., passez avec expression. (Bouch.)

ROSE TRÉMIÈRE. *Passe-rose; Althæa rosea* Cav. — Malvacées.

Propr. génér. émollientes des Mauves et Guimauves; les fleurs sont rar[t] employées en *tisane :* 10 : 1000. — Elles servent dans l'industrie à colorer des liqueurs et boissons factices.

RUE. *Ruta graveolens* L. — Rutacées.

Pl. vivace à feuilles glauques et à fleurs jaunes; à od. forte,

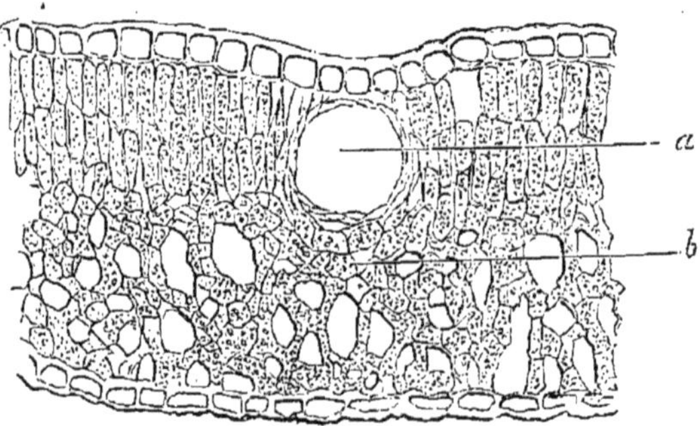

Fig. 130. — Ruta graveolens. — *a*, glande; *b*, parenchyme avec larges espaces intercellulaires.

désagréable; à sav. chaude, âcre et amère. Elle fournit une h. vol. (*hydrure de rutyle* = $C^{20}H^{2}O^{2}$) jaune verdâtre, épaisse, âcre et amère. C'est probabl[t] à cette ess. que la pl. doit ses propr. (Fig. 130.)

Act. phys. — Irritant actif, produisant la rougeur et le gonflement des muqueuses, et dont le mode d'action se rapproche des poisons narcotico-âcres. C'est aussi un emménagogue et un abortif; son administration dans un but criminel a souv. produit de véritables empoisonnements; à faible dose, elle se comporte comme un excitant stomachique, diaphorétique et anthelminthique. — *Infusé* pour tisane : 5 : 1000. *Huile vol.* : 1 à 10 gouttes dans une potion.

Poudre de rue.
Prép. c. la *Poudre de feuilles d'oranger.*

Huile de rue.
Prép. c. l'*Huile de camomille.*

Huile volatile de rue.
Prép. c. l'*Huile vol. de fl. d'oranger.*

Teinture.
Prép. c. la *Teinture de cannelle.* (1 : 5 alc. à 80°.)

Baume acoustique avec la rue. *Huile de rue composée.*

Baume tranquille.	8
Huile de rue p. inf. . . .	15
Baume de soufre térébenth.	0,4
Teint. d'asa-fœtida. . . .	0,4
Teint. d'ambre gris. . . .	0,4
— de castoréum.	0,4
Huile de succin rect. . . .	0,4

(Guib.)

Surdité accidentelle sans inflamm.

Extrait de rue.
Prép. c. l'*Extrait alcoolique de digitale.* — Rendement : 25/100.

Potion emménagogue. (Desbois.)

Pr. Huile vol. de rue, goutt. . .	6
— de sabine, gtt. . .	6
Sucre.	30
Triturez et ajoutez :	
Eau d'armoise.	160
Eau de fl. d'oranger. . . .	15

Une cuillerée toutes les heures.
(Cad.)

S

SABINE. *Juniperus Sabina* L. — Conifères.

Arbrisseau du midi de l'Europe, à feuilles linéaires d'un vert foncé, à sav. âcre et amère, à od. fétide, forte. Le principe actif est l'h. essent. ($C^{20}H^{16}$), isomère avec l'ess. de térébenthine.

Act. phys. — Appliquée sur les muqueuses, la sabine provoque une excitation vive, suivie d'ulcération; elle mortifie les tissus sans les détruire; aussi est-elle employée seule ou unie au calomel, contre les excroissances syphilitiques. — A l'intérieur, elle prod. des effets irritants sur la muqueuse gastro-intestinale, des vomissements, des coliques, des selles sanguinolentes. C'est une subst. dangereuse. Son action la plus remarquable est celle qu'elle exerce sur l'utérus, dont elle détermine les contractions : elle est emménagogue et abortive. — On l'a indiquée encore c. vermifuge, fébrifuge, antirhumatismale, antipsorique. — *Poudre* : 0,10 à 0,30; *Huile essentielle* : 2 à 10 gouttes. *Infusé* : 5 : 1000; pour l'us. externe : 20 : 1000.

Poudre de sabine.
Prép. c. la *Poudre de feuilles d'oranger.*

Huile vol. de sabine.
Prép. c. l'*Huile vol. de fl. d'oranger.*

Teinture.
Prép. c. la *Teinture de cannelle.* (1 : 5 alc. à 80°.)

Extrait de sabine.
Prép. c. l'*Extrait alcoolique de digitale.* — Rendement : 19/100.

Poudre d'alun et de sabine.
Pr. Poudre d'alun. . . . . } āā P. E.
— de sabine. . . }
Pour saupoudrer les végétations.

SACCHAROLÉS.

On donne ce nom à des médicaments pulvérulents obtenus en mélangeant à du sucre des substances médicamenteuses. Le procédé de préparation varie suivant les cas. Si le corps actif est sec, il suffit de le réduire en poudre et de le mêler exactement au sucre pulv.; quand il est liquide, on le mélange au sucre, on évapore au B.-M. en consistance ferme, et on achève la dessiccation à l'étuve; le tout est ensuite pulvérisé.

On prép. les saccharolés désignés autrefois sous le nom d'*Oleosaccharum* en versant sur du sucre une cert. q. d'huile ess. et pulvérisant, ou bien en frottant le zeste des fruits d'hespéridées avec des morceaux de sucre, qu'on réduit ensuite en poudre.

Parfois la subst., amenée à son plus gr. état de dessiccation, présente encore une cert. mollesse, qui oblige à la pulvériser directement par l'intermède du sucre (Saccharolé de vanille).

Les saccharolés sont d'une facile conservation, grâce à la nature de l'excipient.

Les *Saccharures* que Béral a tenté de faire admettre dans la thérapeutique sont des saccharolés obtenus en arrosant le sucre avec des alcoolatures, des teintures alcool. ou éthérées, séchant et pulv. Cet auteur faisait ajouter 60 gr. de teinture à 500 gr. de sucre. — L'emploi des saccharures, bien qu'il ne se soit pas établi régulièrt, pourrait être avantageux.

SACHETS.

Mélanges de subst. médic. arom. grossièrt pulv. renfermés dans de petits sacs d'étoffes piqués en losanges; on donne à ces sacs des formes div. selon la partie du corps sur laquelle on veut les appliquer. — Les oreillers et sommiers remplis de pl. médic. sont de véritables sachets de gr. dimension.

SAFRAN. *Crocus sativus* L. — Iridées.

Cultivé en France, dans le Gatinais, et en Espagne, pour ses stigmates aromatiques. Ces stigmates, au nombre de trois, sont creusés en cornet, crénelés et portés sur un style filiforme allongé (fig. 131). Secs, ils constituent le safran commercial, d'un beau jaune orangé, d'une od. forte, suave, un peu stupéfiante, d'une sav. aromatique amère; teignant la salive en jaune. Sa poudre est presque rouge. On trouve toujours mélangées aux stigmates qques étamines jaunes.

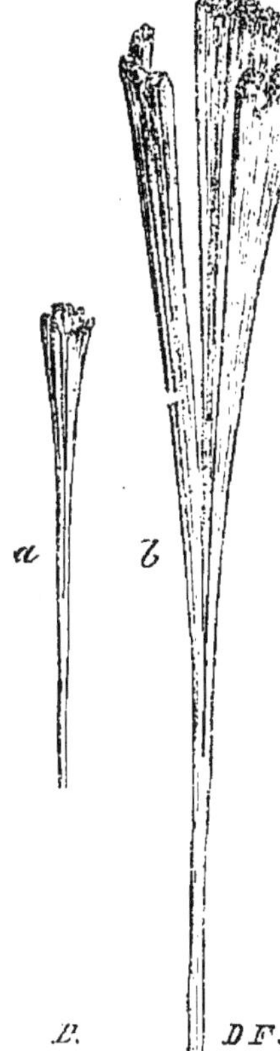

Fig. 131. — Stigmates de safran; *a*, grandeur naturelle; *b*, grossis.

Le safran doit ses propr. à l'huile ess. qu'il contient. On en a extrait aussi une mat. colorante (*Safranine* ou *Polychroïte*) peu sol. dans l'éther, sol. dans l'alcool, colorée en bleu foncé par l'ac. sulfurique, en vert par l'ac. azotique; ces deux réactions sont éphémères, mais se produisent aussi sur le safran lui-même.

Act. phys. — Stimulant, aromatique, cordial, un peu narcotique. Il est employé comme sédatif et antispasm. dans les aff. nerveuses, et surtout comme emménagogue. Il colore les selles et les sécrétions en jaune. Respiré en masse, il peut causer de la céphalalgie. des vertiges. —*Poudre :* 0,20 à 2 gr. *Infusé :* 4 : 1000.

Mél. et fals. — Il y a peu de substances qui soient plus falsifiées, à cause de son prix élevé : on y a mêlé des *fleurons de carthame* ou de *souci*, des *fleurs de grenadier* hachées; l'examen des filaments à la loupe, après un gonflement préalable dans l'eau, permet de reconnaître ces falsifications. On lui donne du poids par un excès d'*humidité :* le séchage à l'étuve donne le moyen de connaître la q. d'eau qu'il contient. On l'humecte d'*huile :* alors il tache d'une manière permanente le papier buvard. On le charge de *sable*, de *plomb*, de *carbonate de plomb*, de *carbonate de chaux* ou de *magnésie*, rendus adhérents au moyen du *miel* et mél. d'un peu de poudre de safran : une pincée jetée dans l'eau contenue dans un verre à expérience laisse détacher les poudres minérales qui gagnent le fond, et l'eau surnageante prend la sav. du miel. — On le mélange de *safran déjà épuisé :* cette fraude est difficile à reconnaître; le safran de bonne qualité, pressé entre les doigts, les tache en jaune, ce qui n'a pas lieu avec le safran épuisé; d'ailleurs il convient, dans le doute, de traiter comparativement par la même q. d'eau et à la même température le safran suspect et de bon safran, et d'étudier les caractères des deux liqueurs obtenues. Enfin on est allé beaucoup plus loin, on a vendu comme safran des *filaments végétaux* de diverses origines, teints avec la teinture de safran, et rendus souples par une petite quantité d'huile. Cette fraude est toujours facile à reconnaître par un examen attentif à la loupe.

Poudre de safran.

Séchez le safran à l'étuve modérément chauffée ; pulvérisez par contusion, passez au tamis de soie. — Conservez dans un flacon bouché à l'abri de la lumière. (Cod.)

Teinture de safran.

Pr. Safran. 100
Alcool à 80°. 1000

Incisez le safran ; laissez-le en contact avec l'alcool pendant 10 jours. Exprimez, filtrez. (Cod.)

Extrait de safran.

Prép. c. l'*Extrait de scille*, avec l'alcool à 60°. — Rondement : 50/100.

Sirop de safran.

Pr. Safran 25
Vin de Malaga 440
Sucre blanc. 560

Incisez le safran, faites le macérer dans le vin pendant 48 h., exprimez. Mettez le marc en contact avec de nouveau vin, pour que la seconde macération ajoutée à la première complète 440 gr. ; filtrez les deux liq. réunies, ajoutez le sucre ; faites fondre au B.-M. couvert ; passez le sirop refroidi. (Cod.)

Confection d'hyacinthe *Electuaire de safran composé.*

Pr. Terre sigillée préparée. . . . 80
Yeux d'écrevisse porphyrisés 80
Cannelle de Ceylan. 30
Dictame de Crète. 10
Santal citrin. 10
— rouge. 10
Myrrhe. 10

Réduisez le tout ensemble en poudre très fine ; d'autre part :

Pr. Miel blanc. 240
Sirop d'œillet 480
Safran en poudre 10

F. fondre le miel dans le sirop à une douce chaleur ; passez ; ajoutez au mélange à demi refroidi la poudre de safran ; laissez macérer 12 h., incorporez ensuite les poudres. (Cod.)

Potion cordiale. *Potion aromatique.*

Pr. Sirop d'œillet. 30
Alcoolat de cannelle 15
Confection d'hyacinthe . . . 5
Eau dist. de menthe poiv. . 60
Eau dist. de fl. d'oranger. . 60

Mélangez les subst. liquides et délayez la confection d'hyacinthe. (Cod.)

Alcoolat de safran. *Esprit de safran.*

Pr. Safran. 1
Alcool à 90° c 16
Eau. 4

Après quelques jours de contact, distillez doucement 16 parties. (Soub.)

Mixture de safran.

Pr. Miel blanc 10
Safran pulv. 1
Mêlez.

Pour frictionner la gencive avec le bout du doigt contre les douleurs de la dentition.

Pastilles de safran.

Pr. Saccharolé de safran . . . 4
Mucilage. . . . . Q. S.

Fait. des tablettes de 0,8.

SAGAPENUM. Gomme-résine du *Ferula persica* Willd. — Ombellifères.

Vient de Perse, en masses, parfois en larmes ; rougeâtre, molle, poisseuse, ayant beaucoup de rapports avec le Galbanum, dont elle se distingue par sa couleur plus rouge et sa faible od. d'asafœtida. — On ne l'emploie pas à l'intérieur, bien qu'elle soit propre à produire les effets généraux des gommes-résines aromatiques ; elle entre dans qques prépar. emplastiques.

Sagapenum purifié. Prép. c. la *Gomme ammoniaque purifiée.*

SAGOU. Fécule extraite de la tige des *Sagus Rumphii* Willd. ; *Sagus farinifera* Gœrtn. ; *Phœnix farinifera* Roxb. — Palmiers.

D'autres palmiers fournissent aussi du Sagou. Ils croissent aux Moluques, aux Philippines, à Sumatra, Bornéo, etc. — Pour l'extraire, on abat l'arbre, on écrase la moelle et on la délaye dans l'eau; le tout, jeté sur un tamis, est abandonné au repos; la fécule est séchée à l'ombre, ou granulée au tamis quand elle est en consist. convenable, séchée ensuite au soleil, puis sur un feu très modéré. — Petits grains arrondis gris ou rougeâtres, cornés, qui se ramollissent et se gonflent par la coction (fig. 132). — Il n'est employé que comme aliment léger, sous forme de potages.

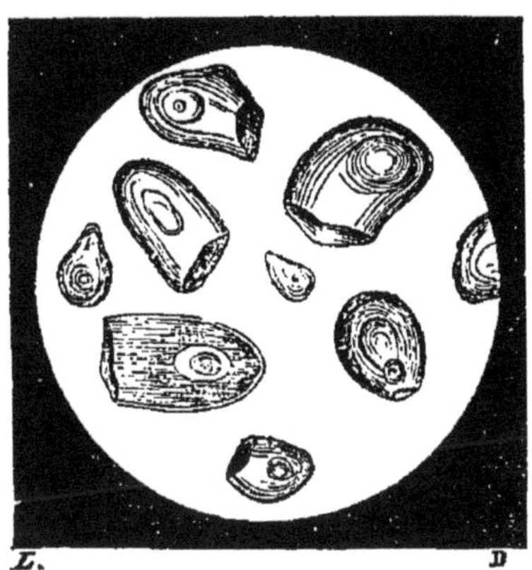

Fig. 132. — Fécule de Sagou.

SALEP. Tubercules fournis par un grand nombre d'*Orchis* et d'*Ophrys*, entre autres l'*Orchis mascula*, l'*O. Morio* L. — Orchidées. Venait autrefois de Natolie et de Perse; on en récolte actuellement en France. On trouve à la base des orchis, quand la végétation extérieure est terminée, deux bulbes ovoïdes arrondis ou palmés, l'un ridé, l'autre ferme et plein. Ce dernier est séché après avoir été plongé qques minutes dans l'eau bouillante. Le commerce le présente sous forme de petits bulbes grisâtres, durs, cornés, demi-transparents; presque entièrement formés de matière amylacée qui se gonfle beaucoup dans l'eau bouill. sans s'y dissoudre, et propre à faire des potages légers.

Poudre de salep.

F. tremper le salep pend. 24 h. dans l'eau froide, essuyez-le avec un linge rude; concassez et faites sécher à l'étuve à une température qui ne dépasse pas 50°. Pilez dans un mortier de fer, passez au tamis de soie. (Cod.)

Chocolat au salep.

Pr. Chocolat.	1000
Salep pulv.	30

Ramollissez le chocolat dans un mortier chauffé, incorporez le salep et moulez. (Cod.)

SALICAIRE. *Lythrum Salicaria* L. — Salicariées.

Commune aux bords des ruisseaux, à pet. fl. rouges. — Astringent utile contre la diarrhée. — Inusité.

SALICYLATE BASIQUE DE QUININE.

Prép. — On prend :

Sulfate *basique* de quinine.	4,36
Salicylate de soude.	1,60
Eau distillée.	50

On porte le mélange à l'ébullition; le salicylate de quinine cristallise par refroidissement. On le recueille sur un filtre et on le lave avec un peu d'eau distillée froide, qui entraîne les dernières traces de sulfate de soude.

SALICYLATE NEUTRE DE QUININE.

Prép. — On prend :

Sulfate *neutre* de quinine.	5,48
Salicylate de soude.	3,20
Eau distillée.	50

Opérez comme pour le précédent.

Ces deux sels s'emploient dans les mêmes cas et aux mêmes doses que les sulfates correspondants, et plus spécialement dans les fièvres infectieuses, la goutte, le rhumatisme.

SALICYLATE DE SOUDE. *Salicylas sodicus.* $= C^{14}H^5NaO^6$. Poids atomique = 160.

Prép. — On sature exactement par du carbonate, du bicarbonate ou de la soude caustique, une solution aqueuse d'acide salicylique, et on fait évaporer rapidement au bain de sable en agitant constamment. Pour l'obtenir cristallisé, il suffit de le dissoudre dans l'eau distillée et de concentrer convenablement la solution. Ce salicylate, quand il est parfaitement neutre, est blanc; un excès d'acide lui donne une teinte rose, un excès de base une teinte brune.

Act. phys. — Propriétés et usages de l'acide salicylique et plus fréquemment employé. Il a donné de remarquables succès dans les affections rhumatismales : 6 à 10 gr. par jour, par doses fractionnées de 1 gr. Son usage prolongé a les mêmes inconvénients que celui de l'acide salicylique.

SALICYLATE DE ZINC. On sature à chaud l'ac. salicylique dissous dans l'eau dist. par l'oxyde de zinc en excès. Cristall. en aiguilles. A été proposé comme succédané du sulfate de zinc et aux mêmes doses. — Blennorrhagies, plaies ulcéreuses, ophthalmies purulentes.

SALSEPAREILLES.

Salsepareille du Mexique. *Salsepareille de Vera-Cruz; Smilax medica* Schlecht. — Asparaginées.

Composée de rac. retournées sur une souche épaisse, avez tronçons de tige; tiges subcylindriques, géniculées, un peu épineuses, atteignant jusqu'à 60 centim. de long; rac. repliées une fois sur elles-mêmes, noires ou gris-jaunâtre, très profond' sillonnées et dures ; la zone ligneuse est souvent plus large que la moelle. (Fig. 133 et 134.) — Les bottes ont environ 1 m. de long et sont réunies en balles cubiques pesant 75 à 100 kilog. Ces balles contienn. souv. des pierres, des mat. étrangères introduites frauduleusement. — Cette salsepareille cède à l'eau environ 15 0/0 d'extrait. (Cauvet.)

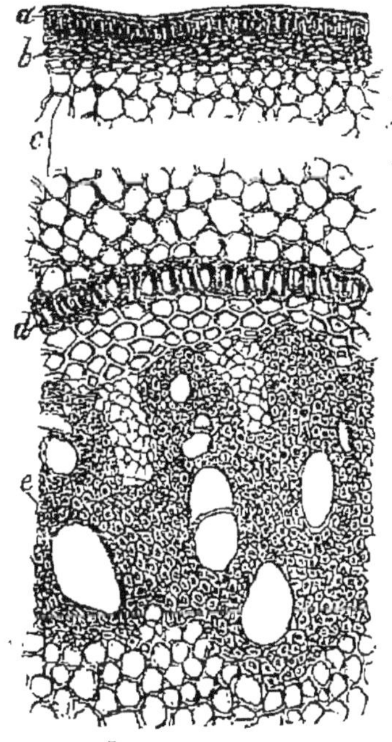

Fig. 133. — Coupe d'une racine de salsepareille. — *a*, épiderme ; *b*, cellules de renforcement ; *c*, cellules parenchymateuses ; *d*, gaine des faisceaux ; *e*, faisceaux.

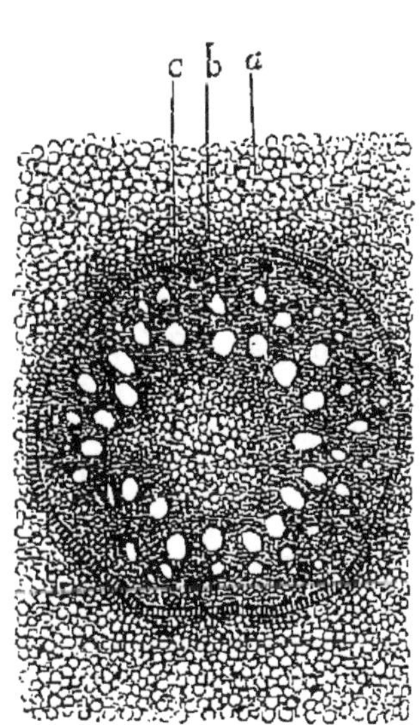

Fig. 134. — Vue d'ensemble. — *a*, parenchyme cortical ; *b*, gaine des faisceaux ; *c*, faisceaux fibro-vasculaires.

La **Salsepareille Tampico**, ainsi nommée du port qui nous l'envoie, a beaucoup de rapports avec la précédente, dont elle paraît être une sorte supérieure. L'écorce est jaune vif, orange ou écarlate, dure et sillonnée.

Salsepareille de Honduras. *Smilax Sarsaparilla* L.

Bien qu'on l'attribue au S. Sarsaparilla, son origine n'est pas connue. Elle a des caract. variables : tantôt pourvue de souches et tiges, tantôt sans souches, en bottes reliées par qques tours de l'une des racines. Celles-ci sont brunâtres, tantôt à éc. épaisse beaucoup plus importante que le bois, tantôt à éc. mince à peine plus épaisse que le bois. — Sa couche ligneuse présente un peu moins d'épaisseur que la moelle. — Elle fournit environ 20 0/0 d'extrait.

La **Salsepareille Jamaïque anglaise, Salsepareille rouge barbue,** attribuée au *Smilax officinalis* H. et B., vient aussi de l'est du Honduras. Elle se distingue par ses rac. *barbues*, c'est-à-dire garnies d'un grand nombre de radicelles. — Elle est très estimée et fournit environ 33 0/0 d'extrait.

L'Amérique du Sud fournit aussi div. salsepareilles, dites *de Guayaquil, Caraque, de Para, de Lima, du Brésil,* etc., auxquelles nous ne nous arrêterons pas, le Codex n'admettant c. officinales que les salsepareilles du Mexique et de Honduras.

Comp. — Contient huile vol., h. fixe concrète, plus ou moins d'amidon et un principe cristallisable (*Smilacine, Salseparine* = $C^8H^{15}O^3$) anal. à la saponine, et faisant mousser l'eau. La smilacine est neutre, presque insol. dans l'eau froide, sol. dans l'eau bouill., à laquelle elle communique une saveur âcre et amère. On l'obtient en traitant la salsepareille par de l'alcool fort, distillant, décolorant le résidu par un peu de s.-acétate de plomb, précipitant le métal par HS, filtrant et faisant cristalliser. — A la dose de 50 centig. cette subst. produit de la gêne de l'estomac et des nausées; elle ne paraît pas être le principe actif de la plante. — La salsepareille donne par distillation un hydrolat lactescent, qui s'altère et se putréfie rapidement.

Act. phys. — On la préconise comme antisyphilitique, dépurative et sudorifique. Comme on l'associe le plus souv. à d'autres médicaments actifs, il est assez difficile de démêler ce qui lui appartient en propre. Cependant on a observé qu'à haute dose elle provoque des nausées, des vomissements, la perte des forces et de l'appétit; à petite dose, la stimulation produite se traduit par des effets inverses. Elle agit donc c. un stimulant des fonctions digestives, et par suite augmente la diurèse et la transpiration, favorise le renouvellement de la masse sanguine et la réparation des tissus; c'est, comme on le voit, le rôle d'un altérant ou d'un dépuratif. — On l'emploie surtout contre les maladies cutanées et syphilitiques. — Tisane par *digestion* : 60 : 1000. (A ce propos M. Dorvault fait remarquer avec raison que l'infusé est préférable comme conservant mieux les p. volat. de la salsepareille). *Extrait* : 0,50 à 1 gr. *Vin* ou *Sirops* : 20 à 100 gr. — Avant de la faire servir aux diverses prépar. ou de la livrer au public, on est dans l'habitude de fendre longitudinalt la salsepareille, après un séjour à la cave suffisant pour la rendre souple.

Poudre de salsepareille.
Prép. c. la *Poudre de gentiane.*

Extrait de salsepareille.
Prép. c. l'*Extrait alcoolique de digitale.* — Rendement : 15/100.

Sirop de salsepareille.

Pr. Rac. de salsepareille. . .	1000
Eau.	Q. S.
Sucre blanc.	2000

Enlevez les souches, fendez les brins en long et coupez-les en morceaux de 2 à 3 centim. Criblez pour enlever la poussière ; complétez 1000 gr., faites deux digestions successives de 12 h. chacune, avec de l'eau à 80° en Q. S. pour recouvrir la salsepareille. Passez les liqueurs au tamis de crin, laissez déposer et décantez. Faites évaporer les liq. en commençant par la dernière, réduisez le tout à 1600 gr. Clarifiez au blanc d'œuf, passez à l'étamine ; ajoutez le sucre et cuisez à 31° Bé. (Cod.)

Sirop de salsepareille composé. *Sirop de Cuisinier; Sirop sudorifique; Sirop dépuratif.*

Pr. Salsepareille Honduras fendue et coupée	1000
Fleurs sèches de bourrache	60
— de roses pâles. .	60
Feuilles de séné.	60
Fruits d'anis vert.	60
Eau	Q. S.
Sucre blanc.	1000
Miel.	1000

F. trois digestions successives de la salsepareille pendant 12 h. chacune, avec de l'eau à 80° en quantité suffisante chaque fois pour recouvrir la racine. La dernière liq., mise à part, sera portée à l'ébullition et jetée sur les autres substances; faites infuser 12 h. Evaporez les premières liq., et ajoutez vers la fin l'infusion ci-dessus, continuez l'évaporation jusqu'à réduction à 2000 gr. Clarifiez au blanc d'œuf, passez à l'étamine, ajoutez le sucre et le miel et cuisez à 32° Bé.
(Cod.)

Decoctum sarsæ compositum. (Brit. Pharm.)

Pr. Salsepareille Jamaïque.	70,87
Sassafras en copeaux. .	7,09
Gaïac rapé.	7,09
Réglisse frais.	7,09
Ecorce de mézéréon. . .	3,89
Eau dist. bouillante. . .	850,20

Pour obtenir : décocté, 575 gr.
(Cod.)

Essence concentrée de salsepareille. *Vin de salsepareille concentré.*

Pr. Extr. alc. de salsepar. .	90
— aq. de réglisse. . .	25
— aq. de bourrache.. .	15
Extrait de gaïac..	18
Vin rouge.	1750
Essence de sassafras. . .	4

Faites dissoudre, laissez déposer, filtrez.

Une cuillerée, matin et soir, dans un verre d'eau.

Bouchardat donne la formule suivante :

Salsepareille, ...	500
Sassafras	60
Alcool à 56° c.	1000

On filtre après deux jours de digestion, et on ajoute sur le marc : eau bouillante, 1000. Faites digérer un jour, passez, réunissez les deux liqueurs, filtrez et ajoutez sirop de sucre, 1000. — Deux à cinq cuillerées par jour dans l'eau. (Dorv.)

Elixir antigoutteux de Villette. *Elixir de salsepareille et de quinquina composé.*

Pr. Quinquina gris.	125
Coquelicot.	60
Sassafras.	30
Rhum	5 litr.

Faites digérer 15 jours, passez, ajoutez à la colature :

Racine de gaïac	60

Faites digérer de nouveau pendant 15 jours, et ajoutez un sirop fait avec :

Salsepareille.	125
Sucre.	1250

(Guib.)

Une à deux cuillerées deux ou trois fois par jour.

La *liqueur antigoutteuse* du Dr *Laville* paraît être composée d'après l'analyse de O. Henry, de : vin d'Espagne, 800; alcool rect., 100; eau, 85; principe actif de la coloquinte, 2,5; quinine et cinchonine, 5; matière colorante, inerte, 3; sels calcaires id., 4,5. O. Henry regarde aussi les *pilules préventives de la goutte du Dr Laville* comme formées de : silice, 3; soude, 2,6; prod. extractif de l'alkékenge, 9,5; poudre végétale verte inerte, 7,5. (Dorv.)

Rob Boyveau-Laffecteur. (*Presse médicale belge.*)

Pr. Salsepareille.	40
Saponaire	50
Squine.	8
Sassafras.	8
Gaïac	8
Santal jaune	8
Ecorce de buis.	10

Ecorce de garou 10
Brou de noix sec. 9
Mercuriale. 25
Cynoglosse. 30
Buglosse. 30
Bourrache 30
Chardon bénit. 10
Fumeterre 10
Houblon 5
Scolopendre 5
Polytric 5
Chiendent 10
Séné. 40
Beccabunga 10
Agaric blanc. 10
Racine de pissenlit. 10
— de chicorée 10
Roses pâles. 40
Semences d'anis. . . . . |
— de persil . . . |
— de fenouil . . |
— de cumin. . . | āā 5
— de carvi . . . |
— de carotte . . |
— de nigelle . . |
Eau de pluie. . . . . . . Q. S.

Ces plantes doivent être cuites en vases clos, et les vapeurs aqueuses qui s'en dégagent, enlevées à l'aide de tuyaux communiquant avec une cheminée d'appel. On évapore ensuite le décocté au B.-M. jusqu'à ce qu'il marque 6° Baumé. On y ajoute du miel et du sucre pour l'amener à 37°. On laisse alors le sirop déposer jusqu'à ce qu'il soit limpide.

Pelletan donne à ce Rob à peu près la même composition qu'au sirop de Cuisinier. (Dorv.)

Tisane dite Bochet.

Le Dr Pétrequin a publié les form. suiv. de cette prép., en usage à Lyon :

1° *Bochet simple dépuratif.*

Pr. Gaïac 8
Squine. 8
Salsepareille 8
Sassafras. 8
Fraisier 16

Pour un litre de décocté.

2° *Bochet purgatif.*

	Adulte.	Adolesc.	Enfant.
Séné.	10	8	5
Sel d'Epsom .	10	8	5
Manne. . . .	60	45	30
Bochet simple.	300	200	100

A prendre en une fois.

Tisane de Salvadori ou de Passerini.

Pr. Salsepareille. 107
Aristoloche ronde. 27
Rac. d'artichaut. 14
Fumeterre. 14
Bluet. 14
Calomel non lavé. 8
Alun calciné. 8
Eau. 3940

F. réduire de moitié, ajoutez :

Séné. . . . . 20 (Tad.)

Tisane célèbre en Italie et qui a du rapport avec celle de Zitmann. 125 à 375 gr. par jour.

Sirop antigoutteux de Boubée.

Pr. Salsepareille. 20000
Résine de gaïac. 7500
Jalap 4500
Moutarde conc 4500

On f. bouillir dans 150000 d'eau pend. 2 h., à l'exception de la moutarde; on passe, on f. bouillir le marc dans 100000 d'eau pend. 2 h. On fait encore un nouveau traitement en aj. cette f. la moutarde. On réunit les décoctés et on y aj. 570 000 de sucre blanc et 35000 de sucre brut. On fait cuire à 30° 1/4, on met le sirop chaud en bouteilles et on bouche après refroid. (*Brevet exp.*) Ce sirop est louche en raison de la résine qu'il contient en suspension. (Dorv.)

Tisane de Zittmann. *Décoction de Zittmann.*

Pr. Salsepareille 75
Eau bouillante, litres 24

F. digérer 24 h., aj. dans un nouet :

Sucre d'alun (alun, 4 p., kino, 1 p.). 45
Mercure doux 15
Cinabre 4

F. réduire jusqu'à ce qu'il ne reste plus que 8 lit. de liquide; sur la fin, ajoutez :

Séné. 90
Réglisse 45
Anis. 15
Fenouil 15

Passez et étiquetez : *Décocté fort.* 1/2 litre matin et soir.

Au résidu de l'opér. précéd. aj. :

Salsepareille. 190
Eau, litres. 25

Réduisez à 8 lit., en aj. sur la fin :

Ecorces de citrons. 12
Cannelle. 12
Cardamome. 12
Réglisse. 12

Passez et étiquetez : *Décocté faible.* 1 litre dans le milieu du jour. (Bat.)

SANDARAQUE. Résine du *Thuya articulata* Desf. — Conifères. Elle est attribuée aussi au *Callitris quadrivalvis* Rich., arbre du Maroc (D. Cauvet). En petites larmes allongées, jaune pâle, fragiles, à cassure vitreuse, d'odeur faible. Elle n'est pas usitée en pharmacie ; dans les arts, on s'en sert pour la fabrication de certains vernis ; on la vend en poudre pour donner du corps au papier entamé par le grattage des taches d'encre.

La sandaraque sert à frauder le mastic, dont elle se distingue par son insolubilité dans l'essence de térébenthine, sa faible solubilité dans l'éther, et sa pulvérisation sous la dent, tandis que le mastic s'y ramollit et reste aggloméré.

Poudre de sandaraque. Prép. c. la *Poudre de benjoin*.

SANG.

Le sang est toujours alcalin ; D. = 1,050 à 1,057. Au microscope, examiné au moment de sa sortie des vaisseaux, il se montre formé d'un liquide incolore (*plasma*) et de globules, rouges (*hématies*) et blancs (*leucocytes*).

Abandonné à l'air, il se coagule complètt dans l'espace de vingt minutes. Cette coagulation est favorisée par l'agitation ; elle est retardée par la présence des alcalis en faible quantité, empêchée quand la prop. atteint qques millièmes. Le sulfate de soude, l'azotate de potasse, le sel marin et qques autres sels en gr. excès maintiennent le sang à l'état liquide.

Le *caillot* se rétracte peu à peu en abandonnant un liq. appelé *sérum*. Le caillot lavé sous un filet d'eau dans un nouet de taffetas de soie perd ses éléments liq. et colorants ; la subst. fibrillaire et blanche qui reste dans le nouet est la *fibrine*.

Le sang normal contient en outre : de la créatine, de la créatinine, de la leucine, de l'urée (0,16 par kilog.), de la cholestérine (0,1), de la séroline (0,02), de la glycose, de l'inosite, des chlorures, des phosphates, du fer, potasse, chaux, magnésie et des traces de qques autres métaux ; les alcalis s'y trouvent à l'état de bicarbonates et de phosphates. Le fer fait partie de la mat. colorante des globules.

Composition moyenne du sang (Becquerel et Rodier).

D. = 1,060.

Eau	781,60
Globules	135 »
Albumine	70 »
Fibrine	2,50
Matières { grasses / extractives / salines }	10 »
Phosphates	0,35
Fer	0,55
	1000,00

A l'état vivant, le sang est composé de globules, corpuscules organisés, et du plasma, liquide qui en se coagulant emprisonne les globules pour former le caillot. Le plasma contient une substance particulière (plasmine), qui se dédouble spontanément en fibrine concrète et en fibrine soluble. — Le *serum*, qui se sépare du caillot, a une densité qui varie entre 1,028 et 1,030 ; il est à peine coloré, ou chargé de mat. grasses qui lui donnent un aspect blanchâtre. Il contient 5 à 7/1000 de sels à acides organiques, plus de la *sérine* (*albumine du sang* proprement dite) et de la fibrine dissoute (ensemble 12 p. 1000).

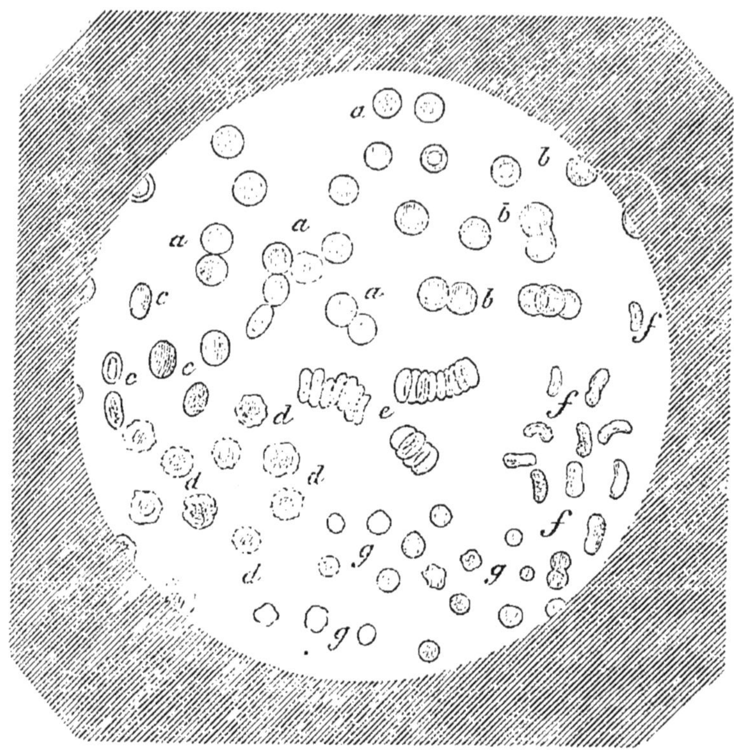

F. 135. — Différentes formes affectées par les globules rouges examinés au microscope. — *a*, globules à centre obscur; *b*, globules à centre clair (ces deux effets sont alternatifs, en éloignant ou rapprochant l'objectif); *c*, globules vus de trois quarts; *d*, globules frangés; *e*, globules empilés; *g*, globules de sang sphériques et crénelés observés dans l'urine.

— La *couenne* est la partie supérieure du caillot ; elle est à peine colorée, ferme et élastique, et emprisonne la plus grande p. des globules blancs; les couches inférieures dn caillot sont friables et renferm. la plus gr. p. des globules rouges. L'état de la couenne donne cert. indic. pathologiques. — Les *globules* sont de deux sortes : rouges et blancs. Les globules rouges (fig. 135) ou hématies sont des disques biconcaves, arrondis sur les bords, sans noyaux, d'un diamètre de 6 à 7 millièmes de millim., épais de 2 millièmes de millim.; naturell[t] bruns, ils prennent une teinte rouge vive dans l'oxygène. Ils sont formés d'une subst, albuminoïde complexe (*globuline*) et d'une mat. color. rouge (*hématine*); ils contienn. du fer. Leur prop. dans le sang normal varie de 125 gr. (femme) à 130 et 140 gr. (homme). Cette prop. peut diminuer de moitié dans la chlorose.

Les globules blancs ou leucocytes sont un peu plus gros et un peu moins denses que les globules rouges. On trouve ordinair[t] 1 leucocyte pour 300 hématies; mais, dans cert. aff., leur nombre augmente jusqu'à dépasser celui des hématies (*leucocythémie*). — L'examen microscopique permet seul d'apprécier grossièr[t] leur prop. dans le sang.

Analyse du sang. — 1° 120 gr. environ de sang sont recueillis à la sortie de la veine et immédiat[t] desséchés à l'étuve, à 100°. Le poids du résidu fait entre deux verres de montre, comme pour toutes les subst hygroscopiques, indique la perte éprouvée par la dessiccation, soit la prop. d'eau. — Il est bon de remarquer que le sang s'appauvrit en mat. solides à mesure qu'il s'écoule de la veine, de sorte que pour avoir une moyenne il faut faire deux essais, l'un avec le premier sang de la saignée, l'autre avec le dernier. — Le résidu, étant incinéré, donne le poids des mat. minérales.

2° 40 gr. de sang au moins sont reçus dans un verre à précipité auquel s'adapte un capuchon en caoutchouc percé dans son sommet pour laisser passer un agitateur en baleine. L'appareil est pesé vide et sec, puis plein de sang; la différence donne le poids de ce dernier. Après un battage prolongé, la fibrine est recueillie avec soin sur un morceau de taffetas de soie, mise en nouet serré et lavée avec persévérance sous un filet d'eau. Quand elle est devenue blanche ou à peine rosée, elle est séchée à 110°, puis pesée. — On l'extrait du caillot par une méthode semblable.

3° 40 gr. de sang environ sont abondonnés au repos dans un vase plat et couvert; après qques heures, le sérum est décanté et desséché dans une capsule plate de platine. Le résidu est de l'albumine brute; il faut défalquer de son poids celui des mat. grasses et extractives que l'alcool bouillant lui enlève, et celui des sels qu'il laisse par incinération.

Comme le poids de l'eau a été déterminé déjà, on peut calculer approximativement ce que 1000 grammes de sang contiennent d'albumine par une simple proportion.

4° Etant connus les poids de l'eau, de la fibrine, des sels et de l'albumine contenus dans 1000 gr. de sang, on admet que la différence représente le poids des globules secs.

Exemple. — En prenant les poids de sang fixés approximativement dans les paragraphes précédents, on a obtenu les résultats suivants, qu'il s'agit d'interpréter :

1° 1000 gr. de sang contiennent :

Eau.			788 gr. 50
Matières solides	organiques . . .	202,34	211 gr. 50
	minérales . . .	9,16	

2° Le dosage de la fibrine a donné pour un kilogr. de sang : 2 gr. 352.

3° Une troisième partie de sang a fait connaître que 1000 gr. de sérum contiennent :

Eau. . . . . 917 gr. 28

Matières { organiques. . . . . . . 75,63 / minérales . . . . 7,09 } 82 gr. 72

D'où il est facile de conclure que le sérum correspondant à 788 gr. 50 d'eau donnerait $\frac{82,72 \times 788,5}{917,28}$ d'albumine brute, = 71 gr. 11, qui contiennent :

Matières { organiques. . . . . 65,01 / minérales . . . . 6,10 } 71,11

Faisons la somme des poids de la fibrine, de la matière organique du sérum et des sels, nous aurons :

2 gr. 352 + 65 gr. 01 + 9 gr. 16 = 76 gr. 522.

Le résidu solide d'un kilog. de sang pesant.... 211 gr. 50,

la différence entre ces deux chiffres — 134 gr. 978, — exprime le poids des globules.

En résumé, ce sang contient pour 1000 :

Eau.	788,500
Fibrine	2,352
Albumine, matières extractives.	65,010
Globules.	134,978
Sels minéraux	9,160
	1000,000

(C. Méhu, *Chimie médicale.*)

Médecine légale. — Il arrive que, après un crime, les experts ont à reconnaître la nature des taches trouvées sur des vêtements et sur des instruments; voici, d'après Gerhardt et Chancel, les caractères des taches de sang.

« Elles se distinguent des taches de rouille par les caractères suivants :

« a. Les taches de rouille sont claires et mates, les taches de sang sont plus foncées et brillantes.

« b. Si l'on chauffe à 25 ou 30° l'objet suspect à l'endroit où se trouvent les taches, celles qui proviennent du sang s'écaillent et se laissent enlever facilement, tandis que les taches de rouille persistent. Ce caractère est important lorsque les taches se trouvent sur du fer.

« c. Si l'on humecte les taches avec de l'ac. chlorhydrique, elles se dissolv. dans le cas de la rouille; les taches qui proviennent du sang restent inaltérées. Dans le premier cas, les réactifs indiquent la présence du fer dans la solution. »

Les taches formées sur le fer par le suc des fruits acides sont foncées, presque noires, hygrométriques, complètement solubles dans l'eau; la solution, additionnée d'un peu d'acide acétique et de cyanure jaune, donne un précipité bleu foncé ; dans les mêmes conditions, les taches de sang donnent un précipité blanc grisâtre, un peu rosé.

« Pour déterminer la nature de taches suspectes, on commence, si c'est possible, par enlever ces taches avec un canif de l'objet sur lequel elles se trouvent, et l'on en examine au microscope une pellicule très mince, après l'avoir placée entre deux lames de verre et imbibée d'une goutte d'huile; avec un peu d'adresse, on parvient ainsi à découvrir les globules du sang. si la tache provient de ce liquide. »

W. Odling conseille de mettre sur une plaque de verre une parcelle du tissu taché ou, s'il est possible, une parcelle de la tache elle-même séchée et séparée de l'objet; d'humecter avec un peu de sirop de sucre étendu de 2 vol. d'eau ou de glycérine à D.=1,028. Après un moment, on a un liq. rouge, qu'on recouvre avec un verre de microscope et qu'on examine. Si la tache provient du sang, on peut facil[t] découvrir les globules avec leur aspect caractéristique. Quand ils sont contractés, une goutte d'eau suffit pour les dilater (fig. 136).

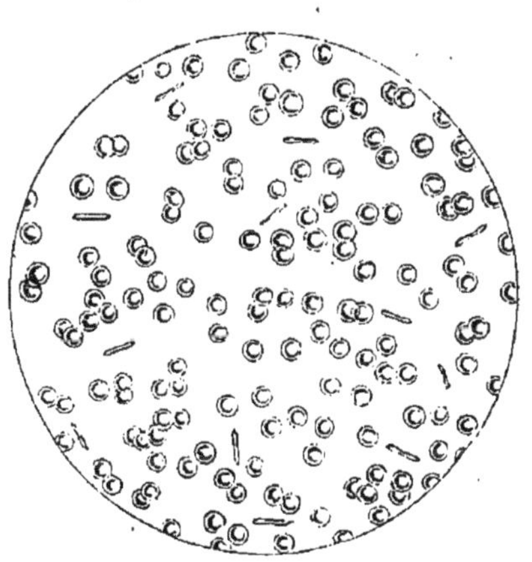

Fig. 136. — Sang.

« Une autre partie des taches enlevées est placée dans un tube fermé par un bout et chauffée à la lampe. Dans le cas du sang, il se dégage les produits de la décomposition des matières animales, parmi lesquels se trouve l'ammoniaque, qui ramènera au bleu un papier de tournesol rouge humecté, placé à l'orifice du tube. Les taches provenant d'acides organiques ou de matières colorantes non azotées, dégagent, par la distillation sèche, des produits acides qui rougissent le papier de tournesol bleu.

« Après cet essai, on humecte les taches avec une petite q. d'eau; lorsqu'elles proviennent du sang, leur face extérieure se gonfle bientôt, la tache disparait peu à peu, et l'eau se colore d'abord en jaune, puis en rouge jaunâtre, enfin en rouge foncé. Cette dissolution s'effectue avec d'autant plus de lenteur que la tache est plus ancienne ; lorsqu'elle date d'un an ou plus, il faut de 4 à 8 heures d'immersion. Après la dissolution de la tache, on examine au microscope la place qu'elle avait occupée ; ordinairement. on aperçoit alors un réseau de fibrine, qui doit se colorer en brun intense par le contact d'une goutte d'acide iodhydrique contenant de l'iode libre.

« Il s'agit ensuite d'essayer la liqueur rouge, provenant du traitement des taches par l'eau. A l'aide d'un petit tube, on dispose sur des verres de montre plusieurs gouttes de la liqueur, et l'on examine comment elles se comportent avec les réactifs :

« A. A une première goutte, on aj. environ la moitié de son volume d'ac. nitrique; si la tache provient du sang, il se forme alors au contact des deux liquides une masse grise épaisse, due à la coagulation de l'albumine.

« B. On traite de même une autre goutte par un peu d'ammoniaque caustique. Dans le cas du sang, la liqueur ne change pas de couleur ; au contraire, toutes les mat. colorantes qui pourraient être confondues avec le sang (à l'exception du rocou) prennent au contact de l'ammoniaque une couleur violette ou brune. — Ainsi se comportent les taches produites par la mat. colorante du cachou, de la gomme-kino, du sang-dragon, du ratanhia, du bois de Brésil, de la cochenille, de l'encre rouge et de diverses baies rouges.

« C. On chauffe avec ménagement une troisième goutte sur une lame de verre ; lorsqu'elle contient les mat. sol. du sang, elle se trouble déjà à une temp. inférieure au point d'ébullition de l'eau et se transf. en une bouillie d'un gris pâle au contact d'une goutte d'alcali caustique, cette bouillie se dissout immédiat[t], en donnant un liq. coloré en rouge brun.

« D. On mélange une quatrième goutte avec environ son vol. d'une sol. aqueuse d'ac. hypochloreux. — (Pour se procurer ce réactif, il suffit d'agiter dans un flacon rempli de chlore gazeux une pet. q. d'eau tenant en suspension du bioxyde de mercure, et de filtrer la liq. lorsque l'atmosphère intérieure du flacon sera décolorée, et que le bioxyde d'abord rouge sera devenu blanc. L'ac. hypochloreux reste en dissol. dans l'eau. Il faut éviter un excès de bioxyde de mercure, pour que la sol. soit exempte autant que possible de bichlorure de mercure.) Si le liq. contient du sang, il devient immédiat[t] rouge brun foncé, tandis que les autres mat. colorantes et les sucs de fruits deviennent plus clairs ou se décolorent complèt[t].

« E. Enfin on évapore une cinquième goutte à siccité sur la lame de platine, et l'on incinère le résidu. Quand la sol. provient réellement d'une tache de sang, on obtient une cendre couleur de rouille et conten. beaucoup de fer ; cette cendre ne fait presque pas efferv. avec les acides ; l'ac. acétique ne la dissout pas complèt[t] ; humectée d'eau, elle présente une forte réaction alcaline. Les mat. colorantes qui pourraient être confondues avec le sang ne laissent pas de cendre, ou en laissent une qui est blanche, et que l'ac. acétique dissout entièr[t] avec une vive effervescence.

« Lorsque, après ces divers essais, on a encore à sa disposition une pet. q. du liq. provenant de la dissol. des taches suspectes, on le porte à l'ébullition, on le filtre pour le séparer du précipité produit, et on le laisse s'évaporer lentement dans un verre de montre ; il ne tarde pas alors à se déposer du sel marin, sous forme de cristaux cubiques sillonnés de stries, ainsi que des groupes cristallins de phosphate de soude composés de tables rhomboïdales. — Si l'on aj. du nitrate d'argent en excès à la sol. du mélange de ces cristaux, il se forme un précipité jaune clair, composé de chlorure et de phosphate d'argent ; l'add. au précipité d'un peu d'ac. nitrique dilué dissout le phosphate, fait disparaître la teinte jaune, et ne laisse que du chlorure d'argent blanc et caillebotté.

« Les essais précédents suffisent pour démontrer si des taches suspectes sont dues à du sang, à de la rouille ou à des mat. color. végétales ; mais ils ne donnent aucune indication sur l'origine du sang, qui les a produites ; on ne connaît, du reste, aucun moyen de déterminer avec certitude si une tache de sang provient d'un animal ou d'un homme. »

(Voir, pour plus de détails sur l'examen des taches de sang, le *Manuel de médecine legale* de Briand, Chaudé et J. Bouis.)

SANG-DRAGON. Résine des fruits du *Rotang*; *Calamus Draco* Willd. — Palmiers.

Pour la préparer, on secoue dans une toile rude les fruits de ce rotang; il se détache une résine qu'on agglomère par la fusion et qu'on roule en boules ou en bâtons. Ces bâtons ou boules, enveloppés de feuilles de *Licuala spinosa*, qu'assujettit une mince lanière de la tige de rotang, constituent les meilleures sortes du commerce (*Sang-dragon en roseau*). — Le *Sang-dragon en galettes* provient de la résine extraite des fruits par l'eau bouillante; le *Sang-dragon en masse* est constitué par le marc des opérations précédentes : il contient encore une assez grande q. de résine, mêlée aux débris des fruits.

Résine rouge brun foncé, opaque, fragile, à cassure luisante; sa poudre est d'un beau rouge vermillon; od. légère, balsamique, agréable, qui se perçoit surtout quand on le frotte; il contient des traces d'ac. benzoïque.

Le **Dragonnier**, *Dracæna Draco* L., Asparaginées, et le *Pterocarpus Draco* L., Légumineuses, fournissent des résines très anal., qu'on ne trouve plus dans le commerce.

Act. phys. — Ses propr. participent des résines et des baumes; il est anticatarrhal, antileucorrhéique, hémostatique. On le considère en outre c. un bon astringent. Il est peu usité, mais fait partie de qques prépar. officinales. — 1 à 5 gr.

Mél. et fals. — On trouve du faux sang-dragon fabriqué de toute pièce avec des résines colorées par des poudres végétales ou minérales. En général, la poudre est pâle et grisâtre, l'odeur résineuse, et la solution dans l'éther laisse pour résidu les poudres ajoutées dont on peut reconnaître la nature; le faux sang-dragon donne, en brûlant, une odeur désagréable, sa cassure est opaque et non luisante.

Poudre de sang-dragon.
Prép. c. la *Poudre de benjoin.*

Eau hémostatique de Tisserand.

Pr. Sang-dragon	100
Eau	1000
Térébenthine des Vosges	100

F. digérer pend. 12 h. sur des cendres chaudes, filtrez.

SANGUINAIRE. *Sanguinaria canadensis* L. — Papavéracées.

Petite plante originaire de l'Amér. du Nord, à suc rouge émétique et cathartique. On dit que les feuilles ont des propriétés analogues à celles des solanées et de la digitale. — Inusité.

SANGSUES. *Hirudo.* — Hirudinées.

Sangsue médicinale; *Sangsue grise; Hirudo medicinalis* L.

Sangsue officinale; *Sangsue verte; Hirudo officinalis* Moq.

Bien qu'il existe un certain nombre d'espèces propres à l'usage médical, ces deux variétés sont à peu près exclusivt employées en France; le Codex ne mentionne que la *sangsue grise*, admettant peut-être que la sangsue verte n'en est qu'une variété.

La sangsue grise est olivâtre; dos marqué de six bandes rousses longitudinales; abdomen taché de noir et portant de chaque côté une bande noirâtre; anneaux tuberculeux; elle habite l'Europe et l'Afrique septentrionale.

La sangsue verte est verdâtre; le dos est marqué de six bandes brunâtres ou de couleur de rouille, comme dans la précédente; abdomen olivâtre, non maculé et bordé de chaque côté d'une bande noire : anneaux lisses; elle habite les mêmes contrées que la sangsue grise, mais est un peu plus méridionale. La sangsue dite *landaise* est une sous-variété de cette espèce.

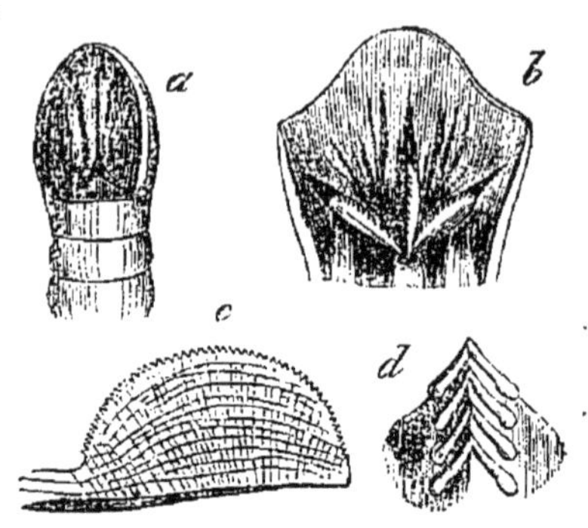

Fig. 137. — Appareil buccal de la sangsue — *a*, ventouse buccale; *b*, ventouse buccale fendue et étalée; *c*. mâchoire grossie vue de profil; *d*, portion de mâchoire très-grossie pour montrer les chevrons denticulaires.

Le corps des sangsues est allongé, subdéprimé, renflé au milieu, obtus en arrière, rétréci en avant, formé de 95 anneaux très distincts. En se contractant, il prend la forme d'une grosse olive. L'extrémité antérieure est taillée en bec de flûte et munie de trois mâchoires divergentes. Ces mâchoires (fig. 137) ont un bord libre, tranchant, convexe, garni d'environ 60 denticules en forme de V placés à cheval sur le bord. Les mâchoires sont placées dans un enfoncement de la paroi postérieure de la bouche. Quand la sangsue a rencontré la place qui lui convient, elle y applique sa ventouse antérieure et, par une succion, soulève un petit renflement de la peau; alors elle fait agir ses mâchoires, qui par un mouvement de bascule déterminent trois déchirures linéaires réunies en forme d'étoile à trois rayons. La sangsue ne se détache que lorsqu'elle est gorgée de sang.

Notre cadre ne nous permet pas d'entrer dans le détail de l'anatomie et de la reproduction des sangsues; nous dirons seulement pour mémoire que ce sont des annélides à sang rouge, à respiration cutanée, androgynes (c'est-à-dire portant un organe mâle et un organe femelle, bien que l'accouplement soit nécessaire pour la fécondation). Les *œufs* ou plutôt *cocons* qui en résultent se forment à l'extérieur par une sécrétion de la peau autour de la région des organes sexuels; ils contiennent plusieurs ovules, et la sangsue en sort à reculons. L'éclosion a lieu après 25 ou 28 jours.

Dans le commerce, on distingue les sangsues suivant leur provenance et aussi suivant leur grosseur. Les très petites sont appelés *filets*, puis viennent les *petites*, *moyennes*, *grosses* et *vaches*. Les premières et les dernières ne sont pas employées. — Une bonne sangsue absorbe en moyenne 5 à 6 gr. de sang; mais la piqûre, après la chute de la sangsue, laisse écouler environ le double de cette quantité et quelquefois beaucoup plus. Pour qu'elle prenne facilement, on doit laver et essuyer avec soin la place indiquée; parfois ramollir par l'application d'un cataplasme ou d'un bain l'épiderme trop dur; la personne chargée de l'opération doit avoir les mains fort propres et essuyer préalablement les sangsues dans un linge fin. — Un des meilleurs moyens pour les faire prendre en nombre est de les placer dans un petit verre ou un pot qu'on renverse sur la partie indiquée; quelques personnes les appliquent de la même manière en se servant d'une serviette ou d'une pomme creusée à l'intérieur. Enfin pour l'intérieur de la bouche ou le col de l'utérus, on se sert du tube à sangsue.

On favorise l'écoulement du sang par des cataplasmes, des bains, des lotions chaudes, des fumigations; quelquefois il devient nécessaire au contraire de l'arrêter: on emploie alors la colophane en poudre, l'amadou seul ou saupoudré de colophane ou d'alun; les lotions d'eau vinaigrée, le perchlorure de fer, le nitrate d'argent. Quand ces divers moyens sont insuffisants, il faut traverser la peau au-dessous de la plaie par une épingle, qu'on entoure d'un fil en décrivant un 8.

Pour conserver les sangsues, il est nécessaire de les maintenir dans un lieu de température moyenne, dans un vase opaque aux 3/4 rempli d'eau, et couvert d'une toile peu serrée. L'eau est renouvelée tous les jours, au moins tous les deux jours, et les sangsues sont lavées avec soin, en prenant garde de les manier le moins possible. On a imaginé pour conserver les sangsues en nombre assez considérable divers appareils plus ou moins compliqués, que nous ne pouvons décrire ici.

Quand les sangsues ont été gorgées, elles doivent être rejetées de la pratique médicale. Cependant il arrive qu'on les conserve dans les familles en cas de besoins nouveaux et dans les hôpitaux; le dégorgement des sangsues se fait aujourd'hui sur une grande échelle. Plusieurs moyens facilitent cette opération : l'eau salée, le vin étendu d'eau, les cendres leur font rendre immédiatement le sang qu'elles ont absorbé, mais l'emploi de ces irritants en fait perdre une grande quantité. Dans les hôpitaux, on les fait dégorger mécaniquement : on saisit la sangsue par la ventouse anale et on la fait glisser de l'extrémité postérieure à l'extrémité antérieure entre le pouce et l'index. Si la pression est convenablement faite, presque tout le sang est éliminé et les sangsues n'en paraissent pas endommagées. Il faut ensuite les laisser séjourner dans des bassins de révivification où elles achèvent de digérer le sang qu'elles ont gardé et la fibrine de celui qu'elles ont rendu (car ce sang en est dépouillé) et où elles reprennent une nouvelle vigueur.

Une bonne sangsue doit être vive, alerte, effilée à la partie antérieure relativt à la partie postérieure; se contracter en olive quand on la prend dans la main; ne pas laisser échapper de sang quand on la presse entre les doigts. Souv. dans le commerce on trouve des sangsues, gorgées en partie dans le but d'augmenter leur poids : cette fraude se reconnaît, dit-on, à ce que l'abdomen serré et distendu entre les doigts présente une color. rouge bleuâtre, qui est l'indice du sang qu'elles contiennent.

SANICLE. *Sanicula europœa* L. — Ombellifères.

Pl. indigène très vantée autrefois comme vulnéraire. Les feuilles sont amères, astringentes. On les emploie encore qqfois à l'intérieur en *tisane* ou à l'extérieur en *fomentations*, contre les hémorrhagies, la leucorrhée, les contusions.

SANTAL CITRIN. Bois du *Santalum album* Roxb. — Santalacées (Indes, Amérique mérid.).

En bûches décortiquées longues de 50 c. à 1 m. et de 10 c. de diamètre, d'une couleur jaune fauve, à od. forte, musquée, rappelant la rose, à sav. amère. — Il fournit une huile ess. à od. très expansive et très tenace, fatigante à la longue. Cette essence, très usitée en parfumerie, est vantée par qques personnes contre la blennorrhagie. Le santal citrin était autrefois employé comme cordial et sudorifique.

Le **Santal blanc** paraît être le bois du même arbre plus jeune; il est moins aromatique.

Poudre de santal citrin. Prép. c. la *Poudre de sassafras.*

SANTAL ROUGE. Bois du *Pterocarpus indicus* Willd. — Légumineuses.

Ce bois est d'un rouge de sang, fibreux, résineux, peu odorant. Il contient une mat. color. rouge, la *santaline* (Pelletier), très peu sol. dans l'eau, sol. dans l'alcool, l'éther, les alcalis. — On en tire, sur les lieux d'origine (Ceylan, Coromandel), une sorte de sang-dragon qui ne vient pas en Europe. — Inusité.

Poudre de santal rouge. Prép. c. la *Poudre de quassia amara.*

SANTOLINE. *Aurone femelle; Santolina Chamæcyparissus* L. — Ombellifères.

Pl. des régions montagneuses d'Europe, à od. forte, pénétrante, à sav. amère. — Ses propr. la placent à côté de l'absinthe et du semen-contra. — Excitant, stomachique, antispasmodique, anthelminthique. — *Infusé* : 10 : 1000.

SANTONINE. *Santonina.* = $C^{30}H^{18}O^6$, ou $C^{15}H^{18}O^3$.

Prép. — Pr. :

Semen-contra.	1000
Chaux récemment éteinte.	300
Alcool.	2000
Eau.	2000

Mêlez le tout, distillez 1/2 de l'alcool ; laissez refroidir et versez l'alcool distillé sur le résidu, agitez et exprimez. Recommencez le même traitement avec la même q. d'eau et d'alcool. Réunissez les liqueurs ; distillez tout l'alcool, filtrez le résidu et réduisez à moitié par évaporation au B.-M. Ajoutez Q. S. d'ac. acétique concentré pour avoir une réaction franchement acide, et laissez qques jours au repos : la santonine se sépare en masse cristalline. Lavez-la avec un mélange de P. E. d'eau et d'alcool et exprimez, broyez-la ensuite avec 1/4 de son poids de charbon animal lavé ; f. chauffer le mélange au B.-M. avec 8 fois son poids d'alcool absolu, filtrez la sol. bouill. et laissez refroidir lentement. — Après qques jours, séparez les cristaux, lavez-les avec un peu d'eau mélangée d'alcool, séchez sur du papier joseph dans l'obscurité.

Prismes hexagonaux aplatis et houppes entrelacées, incolores, jaunissant à la lumière, très peu sol. dans l'eau froide ; sol. dans 250 p. d'eau bouillante, dans 50 p. d'alcool froid, dans 42 p. d'éther bouillant; fusibles à 136°. (Codex.)

Chim. — La santonine est presque insipide, ce qui tient à son peu de solubilité, car ses sol. sont amères. Elle est neutre aux réactifs, bien qu'elle se comporte dans certains cas comme un acide, ce qui lui a valu le nom d'*acide santonique*. Quand on la chauffe avec une base alcaline, de l'eau et de l'alcool, la liqueur devient rouge et donne, par refroidissement, un sel en aiguilles soyeuses, d'abord rouges, puis blanches. Elle est volatile ; l'ac. sulfurique la colore en jaune et la dissout en prenant une teinte rouge.

Act. phys. — C'est véritablement le principe actif du semen-contra. Elle agit c. un vermifuge énergique contre les lombrics et les oxyures. Elle est en outre diurétique et colore l'urine en pourpre quand celle-ci est alcaline et en orange safrané quand elle est acide. Elle agit d'une manière singulière sur la vue, en ce que les objets paraissent colorés en jaune, en bleu ou en vert; la coloration jaune est celle qui est le plus souvent produite. On lui attribue des propr. vénéneuses quand elle est administrée à forte dose. — 2 à 10 centigr. pour les enfants; 10 à 30 centigr. pour les adultes.

Mél. et fals. — On a signalé le mélange de *gomme en poudre;* celle-ci est facilement séparée par l'eau froide; l'*acide borique* sera reconnu à ce qu'il colore en vert la flamme de l'alcool ou par le moyen suivant : si l'on fait fondre de la santonine pure sur un papier, celui-ci est comme graissé par la substance fondue, et par refroidissement la santonine cristallise en une masse jaune; mêlée d'acide borique, elle crépite et se gonfle, et après refroidiss[t] l'acide borique se sépare sous forme de poudre blanche.

Tablettes ou dragées de santonine.

Pr.	Santonine pulv.	10
	Sucre blanc.	500
	Carmin de cochenille . .	0,25
	Mucilage de gomme adragante	45

F. des tablettes ou dragées de 50 centigr., contenant chacune 1 centigr. de santonine. (Cod.)

Sirop de santonine. (Lafargue.)

Pr.	Santonine	3,60
	Sirop simple	500

F. dissoudre la santonine dans un peu d'alcool, et ajoutez la solution alcoolique au sirop bouillant. 30 gr. de sirop contiennent environ 20 centigr. de santonine.

Biscuits vermifuges à la santonine. (Sulot.)

Pr.	Santonine pure	50
	Pâte ferme de biscuits de Reims.	Q. S.

Pour 1000 biscuits. Chaque biscuit contient 5 centigr. de santonine. De 1 à 4 biscuits, selon l'âge des enfants.

SANTONINE MARINE. *Artemisia cærulescens* L. — Synanthérées.

Plante des bords de la mer à feuillage glauque et od. d'absinthe. — Inusitée.

SAPIN. *Abies pectinata* DC. — Conifères.

Les bourgeons du *sapin vrai* ou *du Nord* (fig. 138) sont couverts d'une matière résineuse mélangée d'essence, à laquelle ils doivent des propr. excitantes, béchiques, anticatarrhales. On les emploie encore c. antiscorbutiques et diurétiques. — *Infusé* : 20 : 1000.

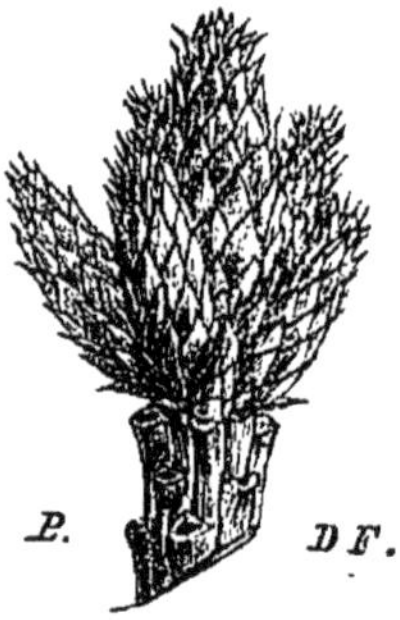

Le même arbre fournit la *Térébenthine au citron.* (V. ce mot.)

Fig. 138. — Bourgeons de sapin.

Les bourgeons de sapin des pharmacies sont généralement les bourgeons du pin sauvage, *Pinus sylvestris* L.

La sève de pin maritime est extraite par des procédés d'aspiration des troncs de pin qu'on abat dans les Landes; elle est considérée comme béchique, anticatarrhale. — La *laine de pin* est préparée en Allemagne en faisant bouillir les aiguilles de divers conifères dans une eau alcaline; on la transforme en ouate et flanelle par des procédés mécaniques. — L'*essence de Spruce*, très usitée aux États-Unis, est un extrait fluide de bourg. de sapin du Canada. — Enfin les conifères en général contiennent un glucoside, la *coniférine*, que MM. Girard et de Laire transforment en *vanilline*, employée pour aromatiser les dragées.

Eau distillée de bourgeons de sapin.

Contusez des bourgeons de sapin, faites les macérér dans Q. S. d'eau pendant quelques heures et distillez 4 p. de liqueur pour 1 p. de bourgeons. — Laissez le produit au repos pend. 24 h. et filtrez sur un papier mouillé.

Sirop de bourgeons de sapin.

Prép. c. le *Sirop d'écorces d'orange amère.*

Eau hémostatique de Léchelle.

Pr. Feuill. de noyer		ãã 500
— de charbon bénit		
— d'aigremoine		
— d'eupatoire		
— de ronces		
— de millepertuis		
— de marum		
— de menthe		
— de calament		
— de basilic		
— de sauge		
— de romarin		
— de thym		
Fleurs de roses		ãã 125
— de soucis		
— d'arnica		
Écorce de chêne		ãã 1000
— de grenade		
Racine de ratanhia		ãã 500
— de gentiane		
— de garance		
Bourg. de peuplier		ãã 1000
— de sapin		

On pulvérise grossièrement toutes ces substances; on les fait macérer dans 100 litres d'eau pendant trente-six heures; on les dépose sur une grille établie au milieu de la cucurbite d'un alambic; on ajoute l'eau qui a servi à la macération, et on distille lentement pour obtenir 32 litres et demi d'un liquide jouissant de propriétés hémostatiques et astrictives.

Cette eau a porté aussi le nom d'*Eau hygiénique de Memphis*. La Société de pharm. de Bordeaux en a publié une autre formule. (Dorv.)

Eau hémostatique de Brocchieri. (*Formule communiquée par l'auteur.*)

On fait macérer douze heures des copeaux menus de sapin avec le double de leur poids d'eau; on distille ensuite pour obtenir en hydrolat le poids du bois employé. On abandonne le produit au repos vingt-quatre heures, et on sépare avec soin l'huile volatile qui surnage.

Martins propose de le préparer en distillant de l'eau sur des branches de sapin. Fauré et Maillo, de Bordeaux, préparent leur *Eau de pin gemmé hémostatique* en distillant de l'eau sur des branches de pin en bourgeons.

L'*eau de Brocchieri* ou de *Binelli* jouit d'une grande réputation pour arrêter les hémorrhagies de toute nature. Elle se prend à l'intérieur par cuillerées à bouche. (Dorv.)

Bière amère.

Pr. Bourgeons de sapin	30
Absinthe	24
Gentiane	15
Bière	5000

Filtrez au bout de 3 jours. (Cad.)

Maladies vermineuses; tonique et diurétique.

SAPONAIRE. *Saponaria officinalis* L. — Caryophyllées (fig. 139).

On emploie les feuilles et les racines, qui doivent en grande partie leurs propr. à la *saponine* qu'elles contiennent (voir *Quillai savonneux*); — dépuratif, sudorifique, fondant, usité dans le traitement des maladies de la peau, des engorgements lymphatiques, de la goutte, etc. — *Infusé* : 20 : 1000. Dans l'industrie, elle sert au dégraissage des étoffes, en raison de la propr. qu'a la saponine d'émulsionner les corps gras.

La **Saponaire d'Orient**, *Gypsophylla Rokejeka* Delile, Caryophyllées, fournit des racines longues et blanchâtres, épaisses de 5 à 10 centim., riches en saponine, et de propr. anal. à notre saponaire. Elle est aussi employée dans l'industrie.

Extrait de saponaire.

Prép. c. l'*Extrait de gentiane*, avec la *racine*. — Rendement : 30/100. (Cod.)

Sirop de saponaire.

Prép. avec la *racine* c. le *Sirop de coquelicot*.

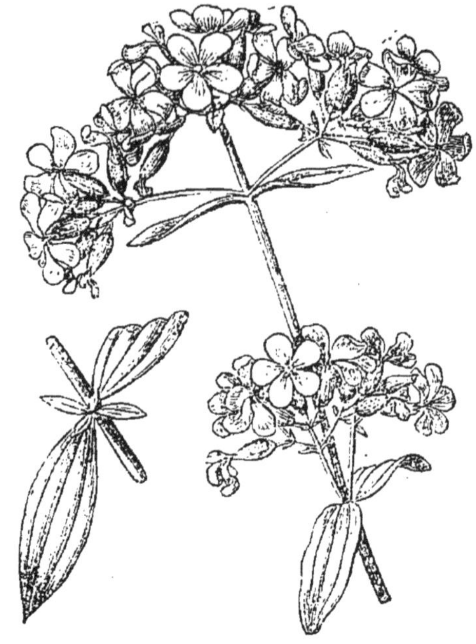

Fig. 139. — Saponaire officinale fleurie.

SARCOCOLLE. Substance gommeuse produite par le *Penœa Sarcocolla* L. — Penéacées.

En petits grains irréguliers, jaunâtres, peu odor., à sav. âcre et douce à la fois. C'est une subst. mal définie, qui tient à la fois de la gomme et du sucre, et que l'ac. nitrique transf. en ac. oxalique. — Elle est sol. dans l'eau, plus dans l'alcool, insol. dans l'éther. Son nom indique qu'elle était usitée jadis pour favoriser la cicatrisation des coupures. — Inusité.

SARRACÉNIE. *Sarracenia purpurea* L. — Papavéracées (Am. du Nord).

Plante des marécages, dont les rhizomes ont été vantés contre les fièvres éruptives. La *sarracénine*, alcaloïde qu'on en a extrait, a des rapports avec la vératrine.

SARRIETTE. *Satureia hortensis* L. — Labiées.

Petite pl. rameuse à feuilles linéaires-lancéolées; à od. forte, arom., assez agréable. Elle a les propr. excitantes des autres labiées arom.; elle est surtout usitée c. condiment.

SASSAFRAS. *Sassafras officinale* Nees. — Laurinées.

Arbre du Canada et de la Floride, dont on emploie le bois et l'écorce de la racine. Le bois est fauve, léger, poreux, d'une od.

forte, agréable, rappelant celle du fenouil; l'écorce est grisâtre au dehors, rougeâtre en dedans et encore plus aromatique. L'un et l'autre fournissent une huile volatile plus lourde que l'eau, qui jaunit avec le temps. Le bois est plus employé que l'écorce; on le réduit en copeaux pour les div. us. pharmac. — Sudorifique, souv. associé au gaïac, à la salsepareille et à la squine contre les aff. cutanées et syphilitiques. — *Infusé* : 10 : 1000.

Poudre de sassafras.
Prép. c. la *Poudre de quassia amara*, en ayant soin de chauffer l'étuve au-dessous de 40° et de ne pas y laisser la substance séjourner plus de 12 heures. (Cod.)

Huile volatile de sassafras.
Prép. c. l'*Huile volatile de cannelle*.

Sirop de sassafras.
Prép. c. le *Sirop de coquelicot*. (Cod).

SAUGE OFFICINALE. *Petite sauge; Salvia officinalis* L. — Labiées (fig. 140).

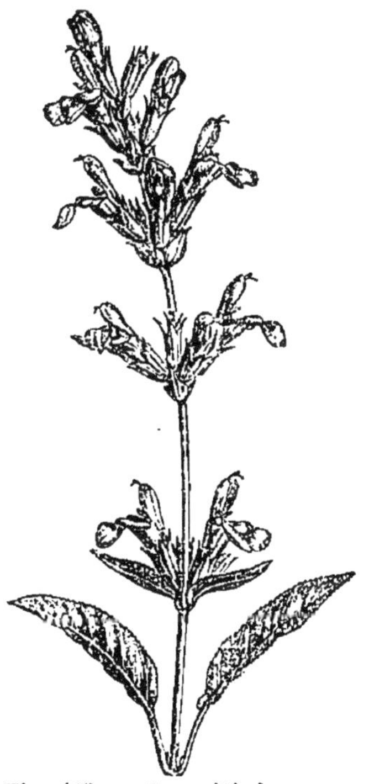
Fig. 140. — Sommité de sauge.

Pl. des jardins, à feuilles rugueuses, oblongues, grisâtres et pubescentes; à sav. chaude un peu amère, à od. forte camphrée. — Elle fournit une huile vol. qui contient du camphre. — Excitant puissant, stomachique, carminatif, anticatarrhal. — *Infusé* : 5 : 1000. On s'en sert à l'extérieur (50 : 1000) en lotions et fumigations; on fume aussi les feuilles, hachées seules ou mêlées au stramonium, contre l'asthme.

La **Sauge Sclarée** ou *Orvale*, *Salvia Sclarea* L., est inusitée. Cependant son od. est plus agréable et elle est indiquée c. douée de propr. cordiales et antispasmodiques.

Huile volatile de sauge.
Prép. c. l'*Huile vol. de fl. d'oranger*.

SAULE BLANC. *Salix alba* L. — Salicinées.

L'écorce est amère, astringente : elle doit ses propr. à la présence du tannin et principalement de la *salicine*. — Celle-ci ($C^{26}H^{18}O^{14}$) est un glucoside, qui cristallise en aiguilles déliées, satinées, ayant l'aspect du sulfate de quinine; sol. dans 20 p. d'eau froide, beaucoup plus dans l'eau bouill., d'une sav. amère intense et douée de propr. toniques. Sous l'influence des acides étendus, elle se dédouble en glucose et *saligénine* ($C^{14}H^{8}O^{4}$) qui elle-même, par l'action des corps oxydants, donne de l'*acide salicyleux* ou *hydrure de salicyle* ($C^{14}H^6O^4$). — La salicine se colore en rouge-sang par l'ac. sulfurique.

On la prépare, d'après Merk, en soumettant l'éc. de saule divisée à deux décoctions successives avec 10 p. d'eau et 1/2 de litharge. Les liq. refroidies sont précipitées par l'ac. sulfurique étendu, et l'excès de ce dernier par le carbonate de baryte ou le sulfure de baryum. Les liq. filtrées sont concentrées à cristallisation et la salicine obtenue purifiée par le charbon animal.

La salicine est fébrifuge, tonique; elle est inférieure en puissance au sulfate de quinine, bien qu'elle réussisse qqfois contre les fièvres intermittentes. — On la prescrit à la dose de 0,25 à 2 grammes.

L'écorce de saule participe naturell[t] des propr. de la salicine, mais elle est rarement employée.

SAVONS.

Combinaisons des acides gras avec les oxydes métalliques. On sait que les corps gras, sous l'influence des alcalis, de la chaleur et de l'eau, se dédoublent en acides gras d'une part, en glycérine de l'autre, en fixant une cert. q. d'eau; en même temps, les acides gras se combinent avec l'alcali.

Les savons de soude sont solides; les savons de potasse sont mous; les uns et les autres sont sol. dans l'eau; ceux qui sont à bases métalliques sont insol. dans ce liquide.

On aromatise les savons avec diverses essences pour la toilette; ils peuvent aussi servir d'excipient aux subst. médicam. destinées à l'usage externe; le savon amygdalin à base de soude entre dans la prépar. de masses pilulaires.

Savon amygdalin. *Savon médicinal.*

Pr. Soude caustique liq. à D. = 1,33 (36° Bé.). 1000
Huile d'amandes douces. . 2100

Mettez l'huile dans une capsule, ajoutez peu à peu et en agitant la lessive caustique, pour obtenir un mélange exact; placez-le pendant quelques jours dans un endroit dont la temp. soit de 18 à 20°, et agitez de temps en temps avec une baguette de verre ou une spatule d'argent. Quand la masse aura la consistance d'une pâte molle, coulez-la dans des moules, et laissez-la se solidifier entièrement. — Il faut 1 ou 2 mois d'exposition à l'air pour lui faire perdre la causticité due à l'excès d'alcali; on reconnaît que ce résultat est acquis quand le protochlorure de mercure cesse de prendre une couleur grise au contact du savon. (Cod.)

Savon animal. *Savon de moelle de bœuf.*

Pr. Moelle purifiée. 500
Soude caustique liquide à D. = 1,33. 250
Eau commune. 1000
Chlorure de sodium . . . 100

Chauffez la moelle avec l'eau dans une capsule de porcelaine ou un vase d'argent. Ajoutez la lessive par parties, en agitant. Continuez de chauffer et d'agiter jusqu'à ce que la saponification soit complète. — Alors ajoutez le sel et agitez très légèrement pour faciliter sa dissolution; enlevez le savon, qui se rassemble à la surface, faites-le égoutter, enfin fondez-le à une douce chaleur et coulez dans des moules. (Cod.)

Poudre de savon.

Râpez du savon de Marseille, mettez-le à l'étuve jusqu'à ce qu'il soit tout à fait sec; pilez dans un mortier de marbre et passez au tamis de soie. (Cod.)

Teinture de savon.

Pr. Savon blanc de Marseille . 100
Carbonate de potasse . . . 5
Alcool à 60°. 500

Coupez le savon, ajoutez le carbonate de potasse, puis l'alcool, agitez de temps en temps le mélange; filtrez après dix jours. (Cod.)

Pilules de savon.

Pr. Savon médicinal. 20

Raclez le savon et triturez-le dans un mortier de marbre, jusqu'à ce qu'il soit régulièrement ramolli; divisez en 100 pilules que vous roulerez dans la poudre d'amidon. (Cod.)

Pilules savonneuses nitrées.

Pr. Savon médicinal mou. . . . 20
Poudre de guimauve 3
— de nitrate de potasse. 2

F. une masse homogène; divisez en 100 pilules; roulez dans la poudre d'amidon. (Cod.)

Emplâtre de savon.

Pr. Emplâtre simple. 2000
Cire blanche. 100
Savon blanc. 125

F. fondre l'emplâtre et la cire, ajoutez le savon, préalablement râpé, et incorporez par l'agitation. (Cod.)

Emplâtre de savon camphré.

Pr. Emplâtre de savon 100
Camphre pulv. 1

Mélangez exactement. (Cod.)

Liniment savonneux.

Pr. Teinture de savon 50
Huile d'amandes douces. . . 5
Alcool à 80° 45

Mêlez l'agitation. (Cod.)

Liniment savonneux camphré.

Pr. Teinture de savon 50
Huile d'amandes douces. . . 5
Alcool camphré 45
M. (Cod.)

Liniment savonneux opiacé.

Pr. Huile d'amandes douces. . . 90
Savon pulv. 5
Teinture d'opium. 5

M. l'huile et le savon, puis la teinture. (Cod.)

Linimentum saponis. (Brit. Pharm.)

Pr. Savon dur 70,87
Camphre. 35,43
Huile vol. de romarin . 9,54
Alcool rectifié. 425,57
Eau distillée 56,70
F. S. A. (Cod.)

Spiritus saponatus. (Pharm. germ.)

Pr. Savon d'huile d'olive râpé. . 1
Alcool à 70° c. 3
Eau de rose. 1
Filtrez. (Cod.)

Lavement de savon.

Pr. Savon blanc 8
Eau commune 500

Faites dissoudre à chaud. (F. H. P.) (Foy.)

Essence de savon. *Alcool ou teinture de savon aromatique.*

Pr. Savon blanc. 360
Eau. 500

Ajoutez à la solution :

Alcool à 56° c.. 1000
Ess. de citron 15
Carbonate de potasse . . . 15
(Guib.)

Employé comme résolutif dans les tumeurs indolentes, les douleurs, les contractures, mais le plus souvent pour la toilette.

On donne aussi le nom d'*Essence de savon* à la teinture du savon simple. (Dorv.)

Bain avec le savon.

Pr. Savon blanc. 1000
Eau. 3000

Dissolv. et aj. à l'eau du bain. (F. H. P.)

Baume antiarthritique de Sanchez. *Alcoolé de savon animal éthéré.*

Pr. Savon. 30
Camphre 8
Esprit de lavande 125
Huile volatile de menthe, gouttes. 15
— de cann., gouttes. . 15
Huile volatile de lavande, gouttes 15
— de girofle, gouttes. . 15
— de muscade, gouttes . 15
— de sassaf., gouttes. . 15
Ether acétique. 30

F. S. A. (Cad.)

SAVONS D'ALCALOIDES.

On obtient ces savons par double décomposition, en faisant

réagir une solution de savon médicinal bien neutre sur une solution concentrée et neutre de chlorhydrate d'alcaloïde. Ces composés, étant à peu près insolubles, sont facilement recueillis et lavés ; on les sèche à l'étuve.

Quand on cherche à unir direct^t les alcaloïdes aux acides gras, on obtient plutôt des mélanges que des combinaisons définies.

SAVONS MÉTALLIQUES.

On les obtient par double décomposition, en précipitant le savon médicinal en solution bien neutre par une solution métallique également neutre ; on emploie généralement les sulfates solubles. Pour le mercure, on prend une dissolution de protonitrate acidulée par l'acide nitrique ou l'acétate mercurique.

SAXIFRAGE (GRANDE) ou BOUCAGE. *Pimpinella magna* L. — Ombellifères.

La racine, à odeur de bouc, a été employée c. antispasm., vulnéraire, stomachique, astringente. — Inusité.

Le *Petit Boucage, Pimpinella Saxifraga* L., a les mêmes propriétés.

Les souches, épuisées par l'éther et reprises par l'alcool à 90° bouillant, lui cèdent un corps cristallisable non azoté, le *Bergéniïn*, tonique, névrosthénique, que ses propr. placent entre la quinine et la salicine. Les souches contiennent en outre de l'acide quercitannique.

SCABIEUSE. *Scabiosa succisa* L. — Dipsacées.

Les feuilles sont très amères et lég^t astringentes. On les recommande c. toniques, dépuratives, sudorifiques, contre les aff. de la peau, la leucorrhée, les ulcères atoniques. — *Infusé :* 10 : 1000.

La rac. de cette espèce est tronquée à son extrémité, comme par une morsure, d'où le nom vulgaire de *Mors du diable*.

La *Scabieuse des champs*, *Sc. arvensis* L., peut lui être substituée.

Sirop de scabieuse. Prép. c. le *Sirop de coquelicot*, avec les *feuilles*.

SCAMMONÉE D'ALEP. *Diagréde.* Gomme-résine extraite par incisions de la racine du *Convolvulus Scammonia* L. — Convolvulacées.

Le Codex ne mentionne que cette scammonée, mais on trouve dans le commerce plusieurs sortes, dont nous dirons qques mots :

1° *Scammonée d'Alep supérieure.* Fragments irréguliers, peu volumineux, très friables, blanchâtres et poudreux à l'extérieur, à cassure noire, brillante, présentant qques pet. cavités; elle s'émulsionne et blanchit au contact de la langue ou du doigt mouillé; brûle avec flamme, mais seul' au contact du corps en ignition; od. de beurre ou de brioche; sav. analogue, un peu âcre.

La scammonée d'Alep du commerce est en morceaux plus volumineux, avec des caract. analogues. — Elle doit, d'après le Codex, pour être de bonne qualité, contenir de 75 à 80 0/0 de résine, très peu ou point d'amidon, ne laisser après combustion que 7 à 8 0/0 de cendres.

On trouve encore une sorte inférieure de scammonée d'Alep en galettes (*skilip*) qui ne contient que de 10 à 40 0/0 de résine et doit être rejetée.

2° *Scammonée de Smyrne;* provenant du *Periploca Secamone* L. — Apocynacées. Morceaux irréguliers, durs, pesants, non friables, à od. de fromage désagréable. Quand elle est pure, elle contient 88 0/0 de résine, mais dans le commerce elle est ordin' adultérée et n'en donne que 18 à 20 0/0; qques auteurs lui donnent pour provenance le traitement par l'eau et par l'expression des racines du *C. Scammonia*, quand elles cessent de laisser écouler la résine par incision.

Une Sc. de Smyrne et une Sc. d'Alep en coquilles sont en petites masses transparentes, blondes, s'émulsionnant aisément; on ne les trouve plus que dans les droguiers.

3° **Scammonée de Montpellier**; c'est le suc exprimé et séché du *Cynanchum monspeliacum* L. — Apocynacées. En galettes aplaties, noires, dures, compactes; bien qu'elle soit add. de résine étrangère, cette sorte n'en contient guère que 6 0/0. — Elle doit être rejetée.

Comp. — 75 à 80 0/0 d'une résine qu'on peut obtenir presque blanche par solution dans l'alcool et décoloration par le charbon; sol. dans l'alcool, l'éther, la benzine, les alcalis, l'ammoniaque avec coloration verte; 6 0/0 de gomme, sable, ligneux; 2 à 8 0/0 d'amidon; de l'eau, etc. Elle s'émulsionne difficil'. — C'est la résine qui est la partie active.

Act. phys. — Purgatif puissant, dont l'inégalité d'effet tien plus aux div. falsifications dont il est l'objet qu'à toute autre cause. Elle donne parfois des coliques douloureuses, mais a l'avantage d'être active à petite dose (0,25 à 1 gr.) et d'être presque dénuée de saveur. On prétend qu'au-dessus de 1 gr. elle purge moins sûrement.

Mél. et fals. — On l'additionne de *sels terreux* : effervescence par l'acide chlorhydrique; d'*amidon* : la poudre, bouillie avec l'eau, donnera une solution bleuissant par l'iode; toutefois la scammonée peut contenir 2 à 8 0/0 d'amidon normal; de *résine de Jalap :* celle-ci est insol. dans l'éther, véhicule auquel la bonne scammonée doit céder environ 80 0/0 de son poids; de *résine de gaïac* (voir ses réactions aux articles *Gaïac* et *Jalap*); de *colophane :* la trituration dégage l'od. de térébenthine; l'acide sulfurique développe une couleur rouge écarlate intense, tandis qu'avec la scammonée pure il n'y a qu'une teinte lie de vin. (Dorvault et Cauvet.)

Poudre de scammonée.

Prép. c. la *Poudre de gomme ammoniaque.*

Teinture de scammonée.

Prép. c. la *Teinture de benjoin*, avec 1 p. pour 5 p. alcool à 80°.

Résine de scammonée.

Pr. Scammonée en poudre grossière	1000
Alcool à 90°	3000
Charbon animal pulv.	Q. S.

Mettez la scammonée en contact avec les 2/3 de l'alcool dans un flacon bouché pendant 4 jours, agitez de temps en temps. Décantez; traitez le marc par le reste de l'alcool de la même manière; réunissez les liq., ajoutez le charbon animal, agitez pendant plusieurs jours, filtrez; distillez le liq. et distribuez la résine sur des assiettes pour la sécher à l'étuve. (Cod.)

Emulsion purgative avec la scammonée.

Pr. Scammonée d'Alep	1
Lait de vache	120
Sucre blanc	15
Eau de laurier-cerise	5

Triturez la scammonée et le sucre, ajoutez peu à peu le lait et l'eau aromatique.

Pour l'émulsion avec la *résine de scammonée,* on prend seulement 50 centigr. de cette substance, pour les proportions de lait, sucre et eau de laurier-cerise indiquées. (Cod.)

Pulvis scammonii compositus. (Brit. Pharm.)

Pr. Poudre de scammonée	113,40
— de jalap	85,05
— de gingembre	28,35

M. (Cod.)

Biscuits purgatifs à la scammonée.

Pr. Scammonée	10
Pâte de biscuits	n° 50

Chaque biscuit contient 2 décigr. de résine. Un biscuit pour un enfant de sept ans.

Biscuits purgatifs à la résine de scammonée.

Pr. Résine de scammonée	0,25
Pâte à biscuits	Q. S.

Pour un biscuit. Un ou deux biscuits.

Poudre cornachine. *P. de tribus, P. des trois diables, P. du comte de Warwick, P. catholique, P. scammonio-antimoniée, P. royale; Pulvis basilicus.*

Pr. Scammonée d'Alep	125
Bitart. de potasse	125
Antimoine diaphorét.	125

(Codex, 1837.)

Poudre caryocostine. *Espèces caryocostines.*

Pr. Cannelle	30
Hermodactes	60
Costus arabique	30
Scammonée	60
Gingembre	30

(Van M.)

Aug. remplace le costus par du girofle; et *Par.*, le costus et la cannelle par du sucre et du turbith.

En introduisant une partie de cette poudre dans six parties de miel, on obtient l'*Electuaire caryocostin.* (Dorv.)

Elixir purgatif de Leroy ou **de Signoret.** *Médecine* ou *remède Leroy, Purgatif Leroy.*

	1er ds	2e ds	3e ds	4e ds
Pr. Scammonée	48	64	95	125
Turbith vég.	24	32	48	64
Jalap	190	250	375	500
Eau-de-v. à 20°.	6000	6000	6000	6000

Faites infuser pendant 12 h. à la chaleur de 50°, passez et ajoutez le sirop suivant :

Séné palthe	190	250	375	500
Eau commune	750	1000	1500	1500

Faites infuser, passez en exprimant, et ajoutez :

Cassonade	1000	1250	1500	1750

Faites un sirop. — Le n° 2 est le plus employé. Dose : 1 à 4 cuillerées par jour.

Chacun connait ce remède de réputation.

Le *Vomi-purgatif Leroy* se prépare avec :

Vin blanc	2000
Sené palthe	282

Faites infuser pendant trois jours, en ayant soin d'agiter de temps en temps; passez avec expression, et, sur chaque 500 grammes de vin ainsi préparé, ajoutez :

Tartrate de potasse et d'antimoine. 4

Filtrez. (Dorv.)

Chocolat à la scammonée.

Pr. Scammonée d'Alep ou scammonée blanche. 16,7

Chocolat à la vanille. . . . 500

F. S. A. des tablettes. 30 gr. cont. 1 gr. de scammonée.

On fait aussi des chocolats : à la *scammonée* (20) et au *jalap* (32) ; à la *scammonée* (20) et au *calomel* (20) ; à la *scammonée* (40) et à la *santonine* (20), pour 1000 de chocolat. (Dorv.)

SCEAU DE SALOMON. *Polygonatum vulgare* Desf. — Asparaginées.

Le rhizome noueux de cette pl. est vomitif et a été vanté c. anti-goutteux. — On en fait par la cuisson des cataplasmes utiles contre le panaris. — Inusité.

SCHŒNANTHE. *Jonc odorant ; Andropogon Schœnanthus* L. — Graminées (Inde).

Chaume arom., à od. de rose et de citron mêlée, dont on extrait une huile ess. que les Anglais nomment *Lemon grass oil.*

Le *Schœnanthe officinal* ou *arabique*, *Andropogon laniyerum* Desf., est égal[t] aromatique.

Tous deux sont excitants, nervins, diaphorétiques. Le dernier fait partie de qques prépar. officinales. — Inusité.

SCILLE. *Scilla maritima* L. — Liliacées.

Cette pl. habite les bords de la Méditerranée ; il en existe deux variétés, l'une à bulbe rouge, l'autre à bulbe blanc ; la première est seule usitée. — Le bulbe est formé de tuniques serrées, les extérieures rougeâtres, sèches, minces ; les moyennes épaisses, à épiderme rosé, à suc amer, âcre et corrosif ; les plus internes blanches, mucilagineuses, à peu près inertes. On recueille les moyennes, que l'on divise en lanières et que l'on fait sécher au four et au soleil après les avoir enfilées en chapelet.

Comp. — On admet la présence d'une mat. âcre volatile, qui se dissipe en partie par la dessiccation. Cependant le principe actif paraît être la *Scillitine*, subst. incolore, friable, peu sol. dans l'eau, plus sol. dans l'alcool et le vinaigre, insol. dans l'éther : neutre aux réactifs. Pour l'obtenir, on peut précipiter le suc de scille ou la solution de son extrait alcoolique par l'acétate de plomb, filtrer, précipiter l'excès de plomb par l'HS ; filtrer de nouveau, concentrer la liq. et laisser déposer. On purifie la scillitine qui se dépose par sol. dans l'acool. — On peut encore traiter l'infusé aqueux ou le suc dépuré par le noir animal qui s'empare de la scillitine et la cède ensuite à l'alcool ; celui-ci étant distillé, le résidu est lavé à l'eau et purifié par une nouvelle sol. alcoolique.

— La scillitine est d'abord amère, puis douceâtre, toxique même à la dose de 5 centigr.; elle prod. une vive irritation de la muqueuse gastro-intestinale. Après avoir causé des vomissements et des selles nombreuses, elle agit comme narcotique, et la mort survient par paralysie du cœur.

Act. phys. — La scille, à certaines doses, donnerait lieu à des symptômes analogues; à petite dose, elle est fortement diurétique et produit en même temps une supersécrétion des muqueuses bronchique et intestinale. Aussi l'utilise-t-on spécialement contre les affections catarrhales, l'hydropisie, les maladies du cœur. — *Poudre :* 0 gr., 10 à 0 gr., 60. — Très fréquemment usitée sous la forme de teinture, mellite, oxymellite, etc. — La poudre de scille est un excellent poison pour les rats et souris.

Toxic. — Les auteurs ne nous apprennent rien sur l'empoisonnement par la scille ou la scillitine, sans doute parce qu'il n'en existe pas d'exemple dans les annales judiciaires. Le cas pourrait se présenter. Il faudrait alors, après avoir constaté les lésions anatomiques, chercher à obtenir la scillitine par l'un des procédés indiqués plus haut; tout au moins, obtenir une solution alcoolique concentrée de la mat. toxique dont on se servirait pour faire des essais physiologiques.

Les *contre-poisons* de la scille sont, en première ligne, les opiacés; ensuite les aromatiques stimulants, les boissons gazeuses, etc.

Poudre de scille.

F. sécher les squames à l'étuve, pilez promptement et passez au tamis de soie. Remettez la poudre à l'étuve, et renfermez-la, dans l'étuve même, dans de petits flacons bien secs. (Cod.)

Pulpe de scille.

Prép. c. la *Pulpe de pruneaux.*

Teinture de scille.

Prép. c. la *Teinture de gentiane*, avec 1 p. pour 5 p. alcool à 60°.

Vin de scille. *Vin scillitique.*

Pr. Squames sèches de scille. . 30
Vin de Malaga 500

Contusez les squames; faites-les macérer 10 jours avec le vin, en agitant de temps en temps; exprimez et filtrez. (Cod.)

Vin diurétique amer de la Charité. *Vin scillitique amer.*

Pr. Racine d'asclépiade. . . }
— d'angélique. . . } āā 15
Squames sèches de scille. }
Ec. de quinquina huanuco . . . . . }
— de citron. . . . . } āā 60
— de Winter . . . . }
Feuilles d'absinthe. . . }
— de mélisse. . . } āā 30
Baies de genièvre . . . }
Macis. . . . . } āā 15
Alcool à 60°. 200
Vin blanc 4000

Pulv. grossièrement les substances, mettez-les en contact avec l'alcool et vin; f. macérer 10 jours. Exprimez filtrez. (Cod.)

Vinaigre scillitique.

Pr. Squames sèches de scille. 100
Vinaigre blanc. 1200

Pulv. grossièrement les squames; faites macérer 8 jours avec le vinaigre; exprimez et filtrez. (Cod.)

Extrait de scille.

Pr. Squames de scille contusées. 1000
Alcool à 60° 8000

F. macérer 10 jours les squames dans les 3/4 de l'alcool, exprimez; versez sur le marc le reste de l'alcool; faites macérer 3 jours, exprimez; réunissez les liqueurs, filtrez-les, distillez au B.-M. pour retirer tout l'alcool; achevez l'évaporation en consistance d'extrait mou. — Rendement : 60/100.

Mellite de scille. *Miel scillitique.*

Pr. Squames sèches de scille. . 50
Eau bouillante 300
Miel blanc 600

F. infuser 12 h., exprimez, laissez déposer, décantez; ajoutez le miel, cuisez à 31° Bé; clarifiez au papier, passez. (Cod.)

Oxymel scillitique.

Pr. Vinaigre scillitique 500
Miel blanc. 2000

Opérez comme pour l'oxymel simple. (Cod.)

Potion scillitique. *Potion diurétique.*

Pr. Oxymel scillitique 15
Eau distillée d'hysope . . . 100
— de menthe poivrée 30
Alcool nitrique 2

M. (Cod.)

Pilulæ scillæ compositæ. (Br. Ph.)

Pr. Poudre de scille 35,44
— de gingembre . . 28,35
— de gomme ammoniaque 28,35
Savon dur. 28,35
Mélasse 56,70

F. S. A. (Cod.)

Tinctura scillæ. (Brit. Pharm.)

Pr. Scille en poudre grossière 70,87
Alcool à 70° c. 518,05

Opérez par macération et déplacement; complétez 530 gr. de teint. (Cod.)

Sirop de scille.

Pr. Scille. 1
Eau bouillante 12
Sucre 16

F. infuser la scille dans l'eau, passez et ajoutez le sucre. (Van M.)

Le *S. de scille acéteux* (Bér.) est le mellite, dans lequel le miel est remplacé par le sucre et l'infusé de scille par du vinaigre de scille. (Dorv.)

Cataplasme diurétique.

Pr. Pulpe de scille 100
Nitrate de potasse. 10

Appliquez sur le ventre. (Bouch.)

SCOLOPENDRE. *Scolopendrium officinale* Smith. — Fougères (fig. 141).

Fougère à longues feuilles vertes qui croît dans les lieux humides, sur les murs des puits, etc. Elle est à peu près oubliée, comme inerte, bien qu'elle fasse encore partie du sirop de chicorée. — On lui attribuait des propriétés désobstruantes.

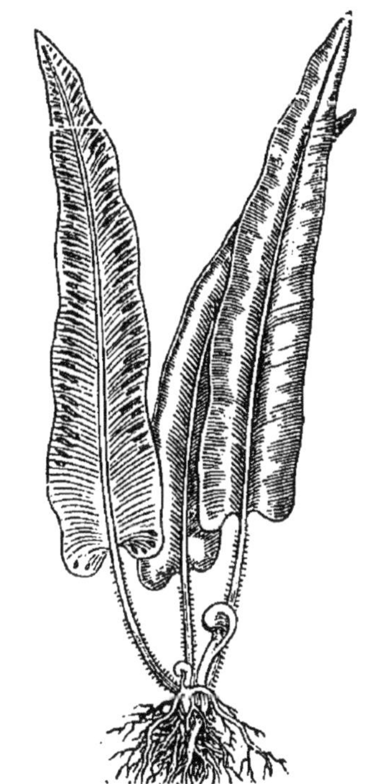

Fig. 141. — Scolopendre officin[ale]

SCORDIUM. *Germandrée d'eau; Teucrium Scordium* L. — Labiées.

Aromatique et amer; il dégage une odeur alliacée quand on le froisse dans les doigts. Malgré ses réelles propriétés toniques, excitantes, stomachiques, il serait complètement délaissé s'il ne faisait partie de l'*électuaire diascordium*, qui lui doit son nom.

SCORSONÈRES. — Synanthérées.

La *Sc. d'Allemagne*, *Scorsonera humilis* Jacq., et la Sc. d'Espagne, *Sc. hispanica* L., passent pour sudorifiques. — Le *Salsifis*, *Tragopogum porrifolium* L., est un aliment estimé. On fait en Russie, avec le salsifis sauvage, une pommade anti-hémorrhoïdale.

SCROFULAIRE NOUEUSE. *Scrophulaire; herbe aux écrouelles; Scrofularia nodosa* L. — Scrophulariacées.

On a vanté les rac. et les somm. fleuries contre la scrofule, les hémorrhoïdes, etc. C'est en somme une plante lég^{t} âcre et irritante, à od. nauséeuse, qui pourrait être qqfois utile à l'extérieur pour stimuler les ulcères indolents. — Inusité.

SCUTELLAIRE. *Scutellaria galericulata* L. — Labiées.

Plante des marécages, à od. alliacée, sav. amère. — Stomachique, inusitée.

SEIGLE. *Secale cereale* L. — Graminées.

La farine de seigle contient moins d'amidon, de sucre et de gluten, plus de gomme, d'albumine et de mat. grasse que la farine de blé; elle donne un pain gris, plus lourd et se desséchant moins vite. — Le pain de seigle est laxatif et pourrait convenir aux personnes habituell^{t} constipées. Le seigle torréfié avec un peu de beurre acquiert qques propr. du café.

SEL (DÉTERMINATION D'UN).

La détermination de la base entraîne également la reconnaissance de l'*arsenic* ou du *chrome*, quand le sel est un *arsénite*, un *arséniate* ou un *chromate*. Quand la base est trouvée, il y a déjà une indication de l'acide qui peut lui être combiné, dans la solubilité ou l'insolubilité du sel.

I. RECHERCHE DE LA BASE.

1.	Le sel est soluble dans l'eau		3.
	— insoluble dans l'eau		2.
2.	Le sel est soluble dans les acides		29.
	— insoluble dans les acides		30.
3.	La solution aiguisée d'acide chlorhydrique :	ne précipite pas	7.
		précipite	4.
4.	Le précipité additionné d'ammoniaque :	se dissout	ARGENT.
		ne se dissout pas	5.
5.	Le précipité devient noir		MERCURE AU MINIMUM.
	— reste blanc		6.
6.	Le précipité est pulvérulent		PLOMB.
	— gélatineux		SILICE.
7.	La liq. additionnée d'hydrogène sulfuré :	précipite	8.
		ne précipite pas	16.

8.	Le précipité est soluble dans le sulfhydrate d'ammoniaque		9, 10, 11, 12.
	Le précipité est insoluble d°.		13, 14.
9.	Précipité noir.	La sol. primitive précipite en brun par le proto-sulfate de fer	Or.
		La solution primitive ne précipite pas en brun par le proto-sulfate de fer, mais précipite en jaune par le chlorure de potassium.	Platine.
10.	Précipité brun.	La solution primitive précipite en blanc, par le bichlorure de mercure.	Étain au minimum.
11	Précipité jaune.	Soluble dans l'ac. chlorhyd.; laisse un résidu fixe par la calcination sur un fragment de porcelaine	Étain au maximum.
		Presque insoluble dans l'ac. chlorhydr. ; soluble dans l'ammoniaque; entièrement volatil par la calcination sur un fragment de porcelaine.	Arsenic.
12.	Précipité orangé.	Soluble dans l'acide chlorhydrique.	Antimoine.
13.	Précipité jaune.		Cadmium.
14.	Précipité noir ou brun.	Insoluble dans l'ac. azotique conc. et bouillant, aisément soluble dans l'eau régale.	Mercure au maximum.
		Il se dissout aisément dans l'ac. azotique concentré et bouillant.	15.
15.	La dissolution précipite en blanc par un excès d'ammoniaque.		Bismuth.
	La dissolution devient d'un beau bleu par un excès d'ammoniaque.		Cuivre.
16.	La liqueur neutralisée par l'ammoniaque et add. de sulfhydr. d'ammoniaque :	précipite	17.
		ne précipite pas.	23.
17.	Le précipité est noir.		18.
	— n'est pas noir.		20.
18.	Il se dissout aisément dans l'ac. chlorhydrique dilué; la dissolution donne un beau précipité bleu avec le ferri-cyanure de potassium rouge.		Fer.
	Il ne se dissout pas dans l'ac. chlorhyd. dilué.		19.
19.	Au chalumeau avec le borax.	Le précipité donne une perle d'un beau bleu.	Cobalt.
		Le précipité donne un verre jaune à chaud, presque incolore à froid.	Nickel.
20.	Au chalumeau avec le borax.	La substance primitive donne un verre coloré.	21.
		La substance primitive donne un verre incolore.	22.

N°			Résultat
21.	En *violet;* une parcelle du sel chauffée sur la lame de platine avec carbonate de soude donne une masse verte.		MANGANÈSE.
	En *vert émeraude;* le précipité prod. par le sulfhydrate d'ammon., chauffé avec la potasse caustique et le peroxyde de plomb puce, donne une liq. jaune, qui précipite en jaune par la sursaturation au moyen de l'acide acétique.		CHROME.
22.	Le précipité formé par le carbonate de soude dans la liq. primitive donne au chalumeau une masse bleue avec le nitrate de cobalt. La liq. primitive, sursaturée par la potasse ne précipite pas par l'hydrog. sulfuré. . . .		ALUMINE.
	Le précipité, prod. par le carbonate de soude dans la liq. primitive, donne au chalumeau avec le nitrate de cobalt une masse verte. La liq. primitive sursaturée par l'hydrog. sulf. donne un précipité blanc.		ZINC.
23.	La liq. est additionnée de chlorhydrate, puis de carbonate d'ammoniaque.	Précipité	24.
		Pas de précipité.	26.
24.	La liq. primitive additionnée d'une solution de gypse :	précipite	25.
		ne précipite pas; la liq. primitive préc. en blanc par l'oxalate d'amm.	CHAUX.
25.	Le précipité se produit *de suite;* la liq. primitive précipite en blanc par l'ac. fluosilicique.		BARYTE.
	Le précipité se produit *lentement;* la liq. primitive ne précipite pas par l'ac. fluosilicique.		STRONTIANE.
26.	La liq. est additionnée de phosphate de soude et vivement agitée avec une baguette de verre.	Précipité blanc cristallin. . . .	MAGNÉSIE.
		Pas de précipité.	27.
27.	La liq. primitive ne précipite pas par le chlorure de platine, et le sel examiné colore en jaune la flamme extérieure du chalumeau. .		SOUDE.
	La liq. primitive précipite en jaune par le chlorure de platine.		28.
28.	La liq. primitive chauffée avec la chaux dégage *ammoniaque*		AMMONIAQUE.
	La liq. primitive chauffée avec la chaux ne dégage pas d'ammoniaque.		POTASSE.
29.	Le sel étant dissous dans l'ac. azotique, la solution, add. d'ac. chlorhydrique :	précipite. . . .	4.
		ne précipite pas.	7.
30.	Le sel humecté avec une goutte de sulfhydrate d'ammoniaque :	devient noir. . .	31.
	Le sel humecté avec une goutte de sufhydrate d'ammoniaque :	reste blanc . . .	32.

31.	Le sel, digéré avec le sulfhydrate d'ammoniaque, est transformé en sulfure, lequel étant dissous dans l'acide azotique donne une solution qui :	précipite par l'ac. sulfurique. . .	PLOMB.
		donne par l'ac. chlorhydrique un précipité soluble dans l'ammoniaque.	ARGENT.
32.	Une petite q. du composé pulv. est fondue avec 4 f. son poids d'un mélange de carbonate de soude et de potasse; la masse refroidie est traitée par l'eau bouillante :	*Tout se dissout;* on sursature par l'ac. chlorhydr. et l'on évapore à siccité; un résidu blanc, insoluble dans l'ac. chlorhyd. dilué, indique.	SILICE.
		Il reste un résidu blanc :	CHAUX, STRONTIANE ou BARYTE [1].

II. RECHERCHE DE L'ACIDE.

1.	Le sel charbonne par la calcination.		20.
	Le sel ne charbonne pas par la calcination. .		2.
2.	Le sel est soluble dans l'eau.		3.
	— insoluble —		23.
3.	L'addition d'ac. chlorhyd.	prod. une effervescence. . . .	4.
		ne prod. pas d'effervescence. . .	5.
4.	Le gaz dégagé n'a pas d'odeur; il trouble l'eau de chaux.		ACIDE CARBONIQUE.
	Le gaz dégagé a l'od. d'œufs pourris; il noircit le papier imbibé d'acétate de plomb. . .		ACIDE SULFHYDRIQUE.
5.	Il se prod. un précipité gélatineux; ce précipité traité au chalumeau par le sel de phosphore ne se dissout pas et nage dans la perle.		ACIDE SILICIQUE.
	Il ne se produit aucun effet appréciable. . .		6.
6.	La recherche de la base a indiqué la présence de : l'*arsenic*.		7.
	ou du *chrome*.		8.
	La présence de ces corps n'a pas été constatée.		9.
7.	La liq. primitive, additionnée d'une goutte de nitrate d'argent ammoniacal, donne un précipité :	*Jaune*.	ACIDE ARSÉNIEUX.
		Rouge brique . .	ACIDE ARSÉNIQUE.
8.	La liq. primitive est *verte* ou *violette*. . . .		OXYDE DE CHROME.
	La liq. primitive est *rouge* ou *jaune* et précipite le nitrate d'argent en rouge.		ACIDE CHROMIQUE.
9.	A une partie de la liq. on ajoute du chlorure de baryum et, si la liq. est limpide et à réaction acide, un peu d'ammon. .	La sol. est limpide.	12.
		La sol. précipite.	10.

1. Qu'on déterminera comme plus haut.

10.	Le précipité est insoluble dans l'ac. chlorhydr.		ACIDE SULFURIQUE.
	Le précipité se dissout dans l'ac. chlorhydr.		11.
11.	Il se dissout aussi dans l'ac. acétique: la liq. primitive add. de chlorhyd. d'ammoniaque et de sulfate de magnésie donne, par l'agitation, un précipité cristallin.		ACIDE PHOSPHORIQUE[1]
	Il ne se dissout pas dans l'acide acétique ; le sel primitif chauffé avec ac. sulf. conc. dégage de l'oxyde de carbone et de l'ac. carbonique.		ACIDE OXALIQUE[1].
12.	Une autre portion de la liq. est aiguisée d'acide nitr. et add. de nitrate d'arg.	Précipité.	13.
		Pas de précipité.	16.
13.	Le précipité se dissout dans l'ammoniaque.		14.
	Le précipité ne se dissout pas dans l'ammoniaque; la liq. primitive, add. d'une goutte d'eau chlorée, donne, avec l'empois d'amidon, une coloration bleue.		ACIDE IODHYDRIQUE.
14.	La liq. primitive précipite en bleu par le sulfate ferroso-ferrique		ACIDE CYANHYDRIQUE[2].
	La liq. ne précipite pas en bleu par ce réactif.		15.
15.	Elle reste *incolore* par l'eau chlorée.		ACIDE CHLORHYDRIQUE.
	Elle se colore en *jaune* ou en *brun* par l'eau chlorée.		ACIDE BROMHYDRIQUE.
16.	La solution, add. de qques gouttes d'ac. chlorhydrique, brunit le papier de curcuma; le sel étant mélangé d'ac. sulfurique et arrosé d'alcool, si l'on enflamme celui-ci pendant qu'on agite le mél., la fl. se colore en vert.		ACIDE BORIQUE.
	Ces phénomènes ne se produisent pas.		17.
17.	Le sel projeté sur des charbons rouges.	Prod. une déflagration.	18.
		Ne prod. pas une déflagration.	19.
18.	Si le sel est à base alcaline, on le calcine et on dissout le résidu. — Si la base n'est pas alcaline, on précipite par du carbonate de potasse, on filtre, on évapore à siccité et on calcine le résidu; ce résidu étant dissous, on sursature la sol. par l'ac. nitrique. — A l'une ou à l'autre de ces solutions, on ajoute du nitrate d'argent.	Il se produit un précipité blanc de *chlorure d'argent*.	ACIDE CHLORIQUE.
		Il ne se prod. pas de précipité; le sel primitif chauffé avec cuivre et ac. sulfurique donne des vap. nitreuses.	ACIDE NITRIQUE.

1. Quand on a affaire à un phosphate ou un oxalate métallique, il faut d'abord précipiter le métal par l'hydrog. sulfuré ou le sulfhyd. d'ammoniaque, puis traiter la liq. comme nous l'indiquons ici.

2. Quand la liq. ne précipite pas par le nitrate d'argent, on ne peut conclure à l'absence de cyanure, qu'autant qu'on n'a pas trouvé de mercure dans la recherche de la base.

19.	La sol du sel. chauffée avec du perchlorure de fer, précipite du sesqui-oxyde de fer brun :	Le sel chauffé avec ac. sulfurique dégage de l'*ac. acétique;* la solution du sel ne réduit pas à chaud la sol. de bichlorure de mercure. . . .	Acide acétique.
		La solution du sel chauffée avec le bichlorure de mercure précipite du protochlor. ou du mercure métallique. .	Acide formique.
20.	La liq. rendue alcaline par l'ammon. est add. de chlor. de calcium :	Il n'y a pas de précipité, ni par l'ébullition, ni par l'addition d'alcool; la sol., bien neutralisée, donne par le perchlorure de fer un précipité brun volumineux. La solut. concentrée du sel donne par l'ac. chlorhyd. un précipité cristallin volatilisable en paillettes. . . .	Acide benzoïque.
		Il y a un précipité.	21.
21.	Le précipité est *immédiat;* il est soluble à froid dans la potasse, mais le sel potassique précipite à l'ébullition pour redevenir limpide par refroidissement.		Acide tartrique.
	Le précipité n'est *pas immédiat.*		22.
22.	Il ne se prod. pas à froid, mais se forme à l'ébullition.		Acide citrique.
	Il ne se prod. ni par l'ébullition, ni à froid, mais se forme par l'add. d'alcool.		Acide malique.
23.	Le sel est soluble dans les acides.		24.
	— insoluble —		25.
24.	1° Le sel est porté à l'ébullition avec de l'acide nitrique concentré : *a.* Il se dégage des vap. rutilantes; la sol., étendue de beaucoup d'eau, donne avec le chlorure de baryum un précipité blanc. . .		Sulfure.
	b. Les vap. sont violettes; elles colorent en bleu l'empois d'amidon		Iodure.
	c. Pas de vap. colorées; la sol. filtrée et additionnée de nitrate d'argent précipite du chlorure d'argent.		Chlorure.
	2° Le sel est dissous dans l'ac. chlorhyd.; la sol. est étendue d'eau et filtrée; l'addition de chlorure de baryum donne un précipité insol. dans beaucoup d'eau.		Sulfate.
	3° Le sel est mélangé d'ac. sulfurique et d'alcool; on chauffe modérément et on enflamme l'alcool en agitant : flamme *verte*.		Borate.
25.	Le sel noircit par le sulfhydrate d'ammoniaque.		26.
	Le sel ne noircit pas par le sulfhydrate d'ammoniaque.		27.

26.	Le sel est mis à digérer à une douce chaleur avec le sulfhydrate d'ammon.; le métal est transformé en sulfure, et l'acide passe dans la solution; on étend d'eau, on filtre; on fait deux parts de la liqueur; à l'une on ajoute un peu d'acide nitrique, à l'autre un peu d'ac. chlorhydrique; on chasse l'acide sulfhydrique par ébullition; dans les liqueurs on cherche :	dans la solution nitrique par le nitrate d'argent.	Acide bromhydrique. Acide iodhydrique. Acide chlorhydrique.
		dans la solution chlorhydrique par le chlorure de baryum.	Acide sulfurique.
27.	Le sel est fondu avec le carbonate de soude et la potasse; la masse fondue et refroidie est reprise par l'eau; dans la liqueur filtrée on ajoute du chlorure de baryum :	Précipité. . . .	Acide sulfurique.
		Pas de précipité.	28.
28.	Le sel est chauffé avec l'acide sulfurique concentré :	Les vapeurs dégagées, dirigées dans l'eau, donnent lieu à la formation de silice gélatineuse. . .	Acide fluosilicique
		Les vapeurs dégagées corrodent le verre.	Acide fluorhydrique.

SELIN DES MARAIS. *Peucedanum palustre* Mœnch. — Ombellifères.

La rac. est fusiforme, rameuse, à suc blanc laiteux. Elle a été préconisée contre l'épilepsie, et, dans ces dernières années, le Dr Herpin a fait des essais qui semblent justifier cette vieille réputation. Toutefois l'usage ne s'en est pas répandu, et c'est une étude à compléter. — On l'admin. aux adultes en commençant par 3 gr. par jour de racine pulv. et augmentant la dose progressiv jusqu'à 15 à 18 gr. par jour; on continue alors pendant 5 à 6 semaines sans la varier.

SEMEN-CONTRA. *Semencine* ou *Barbotine; Artemisia Contra* L. — Synanthérées (fig. 142).

Cette sorte est désignée sous le nom de *Semen-contra d'Alep* ou d'*Alexandrie;* on pense qu'il nous vient de Perse ou du Thibet. Récent, il est verdâtre, et rougit en vieillissant. Il est constitué par des capitules ovoïdes-allongés, à écailles imbriquées et tuberculeuses, par de petites sommités portant des capitules naissants, et enfin par des pédoncules et débris du végétal. Le semen-contra n'est donc pas une semence, mais un capitule floral. — Il a une od. forte et une sav. amère un peu âcre.

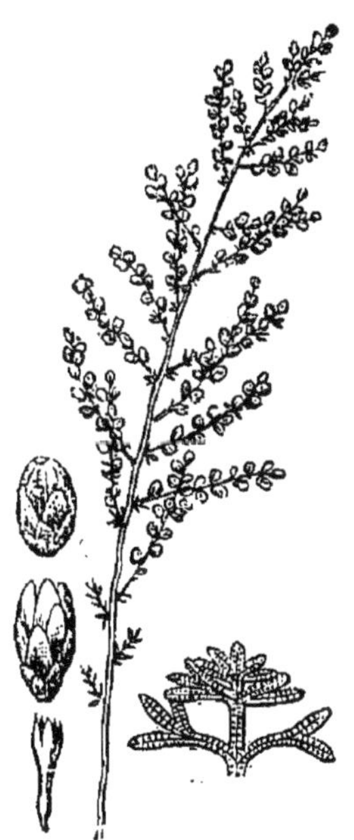

Fig. 142.
Semen-contra d'Alep.

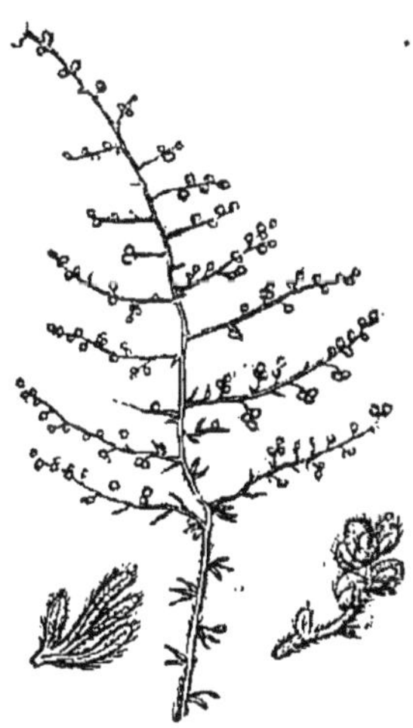

Fig. 143.
Semen-contra de Barbarie.

Le **Semen-contra de Barbarie**, *Art. glomerata* Sieb., est formé de capitules plus arrondis, mais réunis plusieurs ensemble et pubescents (fig. 143). — Il est moins estimé.

Comp. — Il contient de l'huile vol., une subst. résineuse, et de la *santonine* (V. ce mot), à laquelle il doit ses propr. vermifuges.

Doses : 1 à 4 gr. de *poudre*. On en fait un *Infusé :* 8 : 1000, des gelées, du sirop, des biscuits, des dragées.

Poudre de semen-contra.
Prép. c. la *Poudre de rose rouge*.

Huile volatile de semen-contra.
Prép. c. l'*Huile vol. de fl. d'oranger*.

Extrait éthéré de semen-contra.
Prép. c. l'*Ext. éthéré de fougère mâle*.

Sirop de semen-contra.
Prép. c. le *Sirop de coquelicot*.

Espèces anthelminthiques.

Pr. Som. sèches de gr. absinthe .
— de tanaisie.
Capitules de camomille.
— de semen-contra . . . .
} aa P. E.

Mêlez le semen-contra avec les trois premières substances très finement incisées. (Cod.)

Biscuits vermifuges au semen-contra.

Pr. Semen-contra pulv. 4
Ess. de citron, goutt. . . . 15
Pâte de biscuits. . . . . n° 24

Chacun contiendra 15 centigr. de semen-contra. Un, matin et soir, aux enfants. (Cod.)

Poudre vermifuge.

Pr. Mousse de Corse sèche. . . 30
Semen-contra. 30
Rhubarbe 15
(Codex, 1837.)

Potion vermifuge au semen-contra.

Pr. Semen-contra 8
Eau bouillante. 125

Passez et ajoutez :

Sirop d'écorce d'orange. . . 30
(Soub.)

Sirop vermifuge. (Cruveilhier.)

Pr. Follicules de séné. }
Rhubarbe. . . . . } āā 5
Semen-contra . . . }
Petite absinthe. . . }
Mousse de Corse. . } āā 5
Tanaisie. . . . . . }
Absinthe marine. . }
Sucre . . . . Q. S.

F. infuser les plantes dans Q. S. d'eau pour avoir 250 de colature; passez avec expression; ajoutez le sucre, et faites un sirop.

Une cuillerée à bouche le matin pendant trois jours. (Dorv.)

Teinture dite **vermifuge Swaim's.**

Pr. Semen-contra 90
Agaric blanc 32
Rhubarbe. 45
Valériane 45
Spigélie. 45
Essence de tanaisie 2
— de girofle. 1

F. bouillir pour obtenir 3000 de colature, passez, dissolv. les essences dans 1000 d'alcool, aj. au décocté et filtrez. (Remède améric. pat. — Marquez.)

SÉNÉ. *Cassia Senna* L. — Légumineuses.

Les sénés, réunis par Linné en une même espèce, présentent plusieurs sortes commerciales et sont produits par plusieurs espèces de *Cassia*.

Le *Séné Palthe*, *d'Egypte* ou *d'Alexandrie* est formé du mélange des feuilles de *Cassia acutifolia* Delile (*C. lenitiva* Bischoff, fig. 144), de *C. obovata* Colladon (fig. 145), de feuilles

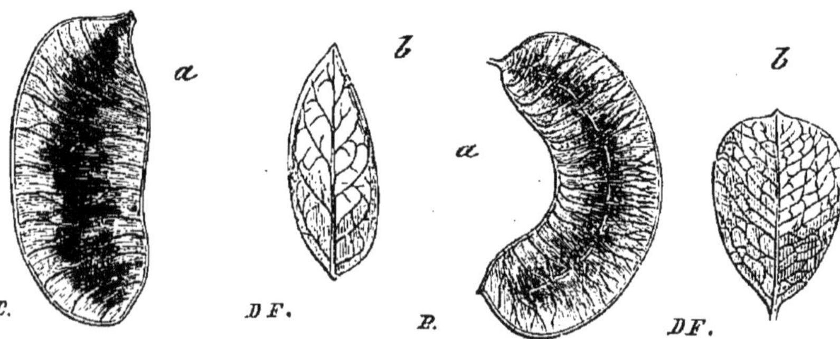

Fig. 144.
Cassia acutifolia; foliole et follicule.

Fig. 145.
Cassia obovata; foliole et follicule.

d'*Arguel*, *Cynanchum Argel* Delile (fig. 146), de bûchettes, de follicules, de grabeaux, et d'autres feuilles étrangères. Toutes ces subst. sont brisées en menus morceaux pour mieux dissimuler la sophistication. — Ce séné est vert pâle, blanchâtre, et doit être soumis à un triage attentif avant d'être employé; c'est le plus estimé; il est récolté dans la Haute-Égypte, la Nubie, le Cordofan.

Le *Séné Tripoli* est attribué par Guibourt au *Cassia æthiopica*, qui n'est qu'une des variétés du *C. lenitiva* (fig. 144). On y trouve aussi une autre variété plus allongée, et un peu de *C. obovata;* en plus, des feuilles, fleurs et fruits du *Tephrosia Apollinea*. Il vient de Barbarie par Tripoli. — Feuilles plus pet., plus minces, plus vertes et plus brisées que celle de la sorte précéd. Il ne contient pas d'arguel.

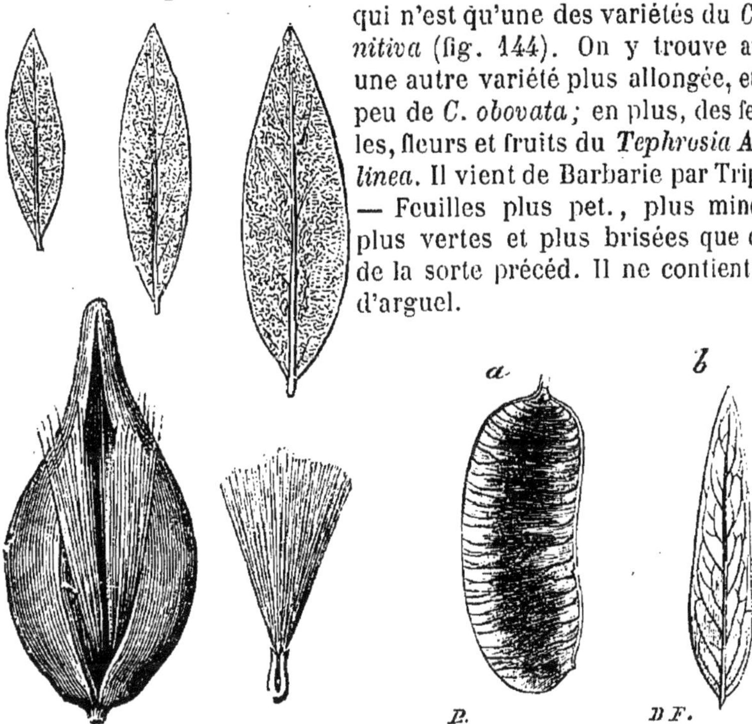

Fig. 146.
Arguel ; feuilles et fruits.

Fig. 147.
Cassia medicinalis ; foliole et follicule.

Le **Séné Moka** est produit par le *C. lanceolata* Forsk., d'après les uns, d'après les autres par le *C. medicinalis* Bisch. (fig. 147). Cette sorte est rare dans le commerce ; mais la même variété, cultivée dans l'Inde, produit le séné de **Tennevelly** ou de l'**Inde**, composé de folioles minces, membraneuses, vert jaunâtre ou brunes, très allongées et pures de mélange.

Les fruits du séné sont appelés *follicules;* on en distingue deux sortes principales : les *follicules de la Palthe* (fig. 144, *a*), d'un vert sombre, grands, larges, peu recourbés ; les *follicules de Tripoli*, qui sont d'une couleur jaune ou blonde, plus petits et moins estimés.

Comp. — Les folioles et follicules de séné ont été l'objet de nombr. travaux. MM. Lassaigne et Feneulle attribuent ses propr. à une mat. mal définie qu'ils ont nommée *Cathartine*, plus abondante dans les folioles que dans les follicules; cette mat. a une od. spéciale, un goût amer nauséeux; elle purge à la dose de 15 à 20 centigr. MM. Kubly et Draggendorf ont trouvé dans le séné de l'*acide cathartique*, de l'*acide chrysophanique*, de la *cathartomannite*, etc. Il renf. encore de l'h. fixe et une h. vol. à od. et sav. nauséeuses.

Act. phys. — C'est un purgatif assez énergique et certain, mais qui a l'inconvénient d'avoir un goût et une od. qui répugnent à beaucoup de malades, de causer des nausées et de violentes coliques. On l'emploie à la dose de 10 à 20 gr. en infusion, seul ou associé à d'autres subst. laxatives.

Mél. et fals. — On y trouve ordinair[t] des feuilles d'*Arguel* (fig. 146), reconnaissables à ce qu'elles sont épaisses, chagrinées, blanchâtres, marquées d'une ligne médiane, sans nervures latérales; des feuilles de *Tephrosia*, ovales allongées, équilatérales, couvertes de poils mous, terminées par une épine recourbée; des feuilles de *Baguenaudier*, *Colutea arborescens* L., ovales-arrondies, douces, tronquées ou échancrées au sommet, non rétrécies à la base; enfin des feuilles de *Redoul*, *Coriaria myrtifolia* L., falsification fréquente et dangereuse à cause des propr. toxiques de cette plante; celles-ci sont ovales-lancéolées, glabres, pourvues d'une nervure médiane et de deux nervures latérales qui naissent de la base de la feuille et vont jusqu'au sommet en décrivant une courbure presque parallèle aux bords. Les sénés n'ont qu'une seule grande nervure, la médiane.

Poudre de séné.

Prép. c. la *Poudre de feuilles d'oranger*.

Teinture de séné.

Prép. c. la *Teinture de quinquina*, avec 1 p. pour 5 p. d'alcool à 60° (par déplacement).

Extrait de séné.

Prép. c. l'*Extrait de digitale*. — Rendement : 25/100.

Médecine noire. *Apozème* ou *Potion purgative*.

Pr. Séné mondé	10
Sulfate de soude	15
Rhubarbe choisie	5
Manne en sorte	60
Eau bouillante	120

F. infuser 1/2 heure le séné et la rhubarbe, exprimez, ajoutez le sel et la manne, faites dissoudre sur un feu doux, passez, laissez déposer et décantez. (Cod.)

Petit-lait de Weiss.

Pr. Follicules de séné	2
Sulfate de magnésie	2
Sommités d'hypericum	2
— de caille-lait	1
Fleurs de sureau	1
Petit-lait bouillant	500

F. inf. 1/2 h., passez et filtrez. (Cod.)

Tisane royale.

Pr. Séné mondé	15
Sulfate de soude	15
Fruits d'anis	5
— de coriandre	5
F.les fraîches de persil	15
Eau froide	1000
Citron coupé par tranches	n° 1

F. macérer 24 heures en remuant; passez avec expression, filtrez. (Cod.)

Electuaire lénitif. *Electuaire de séné composé*.

Pr. Orge mondé	60
Racine de polypode de chêne	60
— de réglisse	30
Flles fraîches de scolopendre	45
Flles fraîches de mercuriale	120
Raisins secs	60
Jujubes	45
Feuilles de séné	60
Sucre	1200
Pulpe de tamarins	200
— de casse	200
— de pruneaux	200
Poudre de follicules de séné	150
— de fenouil	10
— d'anis	10
Eau	Q. S.

Faites crever l'orge dans l'eau, ajoutez le polypode, puis la racine de réglisse, la scolopendre, la mercuriale et les fruits. Passez avec expression. — D'autre part, faites une décoction légère de feuilles de séné, et mêlez-la à la première liq. Evaporez jusqu'à ce que la colature pèse 2500 gr. Ajoutez le sucre, et faites un sirop cuit, dans lequel vous délayerez les pulpes, puis les poudres. (Cod.)

Espèces purgatives. *Thé de Saint-Germain.*

Pr. Feuilles de séné 120
Fleurs de sureau 50
Fruits d'anis 50
— de fenouil 30
Bitartrate de potasse . . . 30

Mêlez avec soin; divisez en paquets de 5 gr. — Chacun sert pour une tasse d'infusion. (Cod.)

Lavement purgatif.

Pr. Feuilles de séné. 15
Sulfate de soude. 15
Eau bouillante 500

F. infuser le séné pendant 1/4 d'heure, passez sur une étamine, ajoutez le sel. (Cod.)

Lavement purgatif des peintres.

Pr. Séné. 8
Eau bouillante 500

F. infuser; passez et aj. :

Jalap pulvérisé 4
Diaphœnix 30
Sirop de nerprun. 30
(F. H. P.)

Tisane purgative. *Médecine du curé de Deuil.*

Pr. Rac. de guim. incisée. . . 15
— de patience. 15
— de réglisse. 15
Chiendent. 15
Feuill. de chicorée. 8

On f. bouillir ces subst. 10 min. dans 3 bouteilles d'eau et on aj. :

Follic. de séné 20
Sulfate de soude 4
Rhubarbe de Chine 4

F. infuser 2 h.; passez à l'étamine. Boire dans la matinée en 2 ou 3 j. selon l'effet.

Remède popul. aux environs de Paris.

Electuarium è sennâ. (Pharm. Borus. — Germ.)

Pr. Poudre de séné. 18
— de coriandre 2
Sirop de sucre 96
Pulpe de tamarins 32

M. (Cod.)

Infusum sennæ compositum. (Br. Ph.)

Pr. Séné 14,17
Gingembre 1,94
Eau dist. bouillante . . . 283,49
(Cod.)

Infusum sennæ compositum. *Eau laxative de Vienne.* (Pharm. Austr.)

Pr. Séné d'Alexandrie. . . . 26,25
Eau bouillante 210
Manne choisie 35
(Cod.)

Infusum sennæ compositum. (Pharm. Germ.)

Pr. Séné incisé. 2
Eau bouillante. 12

F. infuser 1/2 heure, ajoutez :

Tartrate de soude. 2
Manne. 3

Passez après solution et complétez 15 gr. de colature. (Cod.)

Potio purgans Anglorum. *Potio nigra; Black draught.* (Ph. Belg.)

Pr. Feuilles de séné. 15
Manne. 31
Eau bouillante. 125
Sulfate de magnésie. . . . 21
Eau de cannelle. 15
Teinture de séné composée. 8
(Cod.)

Tinctura sennæ composita. (Br. Ph.)

Pr. Séné incisé. 70,87
Raisins sans pépins. . . 56,70
Carvi. 14,17
Coriandre. 14,17
Alcool à 60° c. 518,05

Opérez par macération et déplacement. Complétez 535 gr. de teinture. (Cod.)

Sirop de séné.

Pr. Séné. 100
Eau bouillante. 450
Sucre. 700

F. infuser le séné dans l'eau, passez, ajoutez le sucre et faites un sirop. (Dorv.)

Potion vermifuge. (Broussonet.) *Café purgatif, Inf. de séné et de café.*

Pr. Séné. 8
Café torréfié. 4
Eau bouillante. 90
Lait chaud. 90

F. infuser 12 heures.

A prendre en une seule fois, le matin à jeun, chez les enfants. (Pierq.)

Espèces antilaiteuses de Weiss.

Pr. Follicules de séné. 3
Fleurs de millepertuis. . . . 2
Fleurs de caille-lait jaune et de sureau. . . . . . ãã 1

Incisez et mêlez. (Guib.)

SENEÇON. *Senecio vulgaris* L. — Composées.

Cette plante, très commune dans nos champs, a passé autrefois pour antihystérique, fondante, anthelminthique, et même purgative etvomitive. — Elle est totalement oubliée.

SERPOLET. *Thymus Serpyllum* L. — Labiées.

Petite pl. arom., à od. agréable, commune le long des chemins et dans les garennes. Elle cont. une huile vol. très fragrante. — Excitant, stomachique, béchique, antispasmodique. — *Infusé* : 10 : 1000.

SÉSAME. *Sesamum orientale* L. — Bignoniacées.

Originaire d'Afrique; les sem. cont. une huile fixe abontante, un peu laxative, propre à une foule d'us. pharmac. et domest. Elle donne aux emplâtres une consistance molle.

SESELI DE MARSEILLE. *Seseli tortuosum* L. — Ombellifères.

Fruits formés de deux méricarpes ord[t] séparés, plus petits et plus minces que ceux de l'anis. — Od. forte, désagréable; sav. âcre et aromatique. Propr. excitantes, carminatives des autres fruits d'ombellifères.

SILICE. *Acide silicique.* = SiO^2.

Chim. — Précipitée de ses solutions, c'est une masse gélatineuse (SiO^2 + aq.) sol. dans les acides et les alcalis. Calcinée, elle est amorphe, blanche, insoluble dans les acides, sauf l'ac. fluorhydrique, sol. dans les alcalis caustiques et carbonatés, par l'ébullition et mieux la fusion.

Les *silicates* ne sont sol. dans l'eau qu'avec excès de base; tous le deviennent quand ils ont été fondus avec un excès de carbonate alcalin; neutres, ils sont insolubles. — Ils sont indécomposables par la chaleur rouge. — Les silicates alcalins, en solution concentrée, sont précipités par les acides; quand la solution est étendue, l'addition d'un acide ne la trouble pas : si l'on évapore à siccité, et qu'on reprenne par l'eau, la silice reste en résidu sous la forme d'un sable blanc.

Au chalumeau, avec le sel de phosphore, elle forme une masse opaque que l'on voit suspendue dans la perle formée par le sel, surtout quand celle-ci est encore rouge; avec le carbonate de soude, elle forme une perle transparente, avec dégagement d'acide carbonique.

On a proposé l'emploi de la silice gélatineuse sous forme de cataplasmes, etc. excipient de div. mat. médicament. pour us. externe. On donnait à ces prépar. le nom de *Silicades*.

Solution officinale de silicate de potasse. *Silicate de potasse chirurgical.*
Pr. Carbonate de potasse purifié marquant 78° alcalimétriques. 36
Sable de Fontainebleau fin, blanc et sec. 63
Mêlez et chauffez au rouge blanc dans un four à réverbère elliptique pendant quatre heures. Le verre obtenu est concassé et introduit dans un digesteur en fer à haute pression avec la quantité d'eau nécessaire pour obtenir une dissolution marquant de 33 à 35° Baumé. Les eaux calcaires donnent des solutions troubles.

SIMAROUBA. *Simaruba officinalis* DC. — Simaroubées.
Origin. de la Guyane et des contrées chaudes d'Amér. L'éc. de la rac., seule employée, est en morceaux longs, repliés et roulés sur eux-mêmes, très fibreux, légers, gris jaunâtre, très amers. — On y a trouvé une huile vol., de la quassine, des traces d'ac. gallique.

C'est un tonique amer sans astringence. A dose forte, il provoque les vomissements. — Poudre : 0,50 à 2 gr.

Poudre de simarouba. Prép. c. la *Poudre de garou.*

SIROPS.
Médicam. liq. formés par la sol. du sucre dans un véhicule médicam. qui peut être simplement aqueux, ou, plus rarement, vineux ou alcoolique. Ils ont une consist. visqueuse, qque peu variable selon la nature du véhicule; celui-ci en effet peut être plus ou moins apte à dissoudre le sucre, plus ou moins propre à faciliter la conservation du produit, — et c'est là l'un des objets principaux que l'on a en vue dans la prépar. des sirops. Il est à peine nécessaire d'ajouter que le sucre masque ou diminue la sav. désagréable de beaucoup de substances.

Le liq. aqueux peut être ou un *hydrolat*, ou un *macéré*, un *infusé*, un *décocté*, un *soluté* d'une subst. chimique ou d'extrait, une *émulsion* ou un *suc végétal*. Le vin, l'alcool, l'ac. acétique peuvent être aussi utilisés comme véhicules de la mat. médicam.

La solution du sucre peut être obtenue par simple sol. à froid ou à l'aide de la chaleur : dans le premier cas, on évite l'élévation de temp. qui pourrait dissiper ou altérer une partie des principes qu'il importe de conserver, et le sirop obtenu est clarifié par filtration au papier; dans le second cas, la sol. du sucre est obtenue à chaud, et la clarification est faite par l'addition d'albumine ou de pâte de papier. Pour clarifier à l'albumine, on aj. au sirop du blanc d'œuf délayé dans un peu d'eau, et l'on porte à l'ébullition : l'albumine en se coagulant forme des écumes qui entraînent toutes les impuretés et qu'il faut enlever, quand elles sont bien rassemblées. Pour la clarification au papier, on met du papier blanc à filtre dans une pet. q. d'eau et l'on bat le tout pour le bien diviser; on recueille la pâte produite sur un tamis, et on la lave avec soin; on délaye ensuite cette pâte dans le sirop chaud et cuit. Quel que soit le moyen employé, il faut ensuite passer le sirop sur une étoffe de laine, qui, selon sa forme, porte le nom d'étamine, de blanchet ou de chausse; quand on a employé le papier, celui-ci se dépose à la surface de l'étoffe et constitue un véritable filtre, sur lequel il est nécessaire de verser une seconde fois les premières parties du sirop, qui, en général, ne sont pas parfaitement claires.

Pour qu'un sirop se conserve bien, il faut qu'il soit suffisamment cuit, c'est-à-dire que le rapport entre le sucre et le véhicule soit tel que le sirop ne soit exposé ni à fermenter ni à cristalliser. Ce rapport, ainsi que nous l'avons dit, varie un peu avec les véhicules. Pour les sirops aqueux, la prop. est de 530 eau pour 1000 sucre; pour les sirops acidules faits avec les sucs de fruits, qui contiennent déjà du sucre, elle est de 500 suc pour 875 sucre; pour les sirops vineux, elle est de 500 vin pour 800 sucre. — Les sirops aqueux prép. dans ces conditions marquent bouillants 30° Bé (D. = 1261) — et à + 15°, 35° Bé (D. = 1321).

Le véhicule médicam. est obtenu par une opération simple, mais variable suivant les cas, quand il s'applique à une subst. unique; quand au contraire il s'applique à plusieurs, plusieurs opérations successives sont parfois nécessaires pour attaquer ces subst. de la manière la plus propre à en dissoudre les principes et à n'en altérer aucun.

Les sirops doivent être renfermés, après refroidissement, dans des bouteilles sèches, que l'on a soin d'emplir et de bien boucher. Ces bouteilles sont conservées à la cave. Ceux qui doivent y séjourner longtemps devront être traités par la méthode d'Appert, ou embouteillés bouillants et bouchés aussitôt; on goudronne ensuite. — Les sirops en vidange s'altèrent rapt et fermentent. Il faut, aussitôt qu'on s'en aperçoit, les additionner d'un peu d'eau, leur faire jeter un bouillon pour les ramener à la consist. voulue, et les passer sur l'étamine. Cette précaution permet d'éviter des pertes, mais on doit, par le soin général apporté dans la prépar. des sirops, éviter autant que possible d'être obligé d'y avoir recours.

Les sirops s'emploient ordinairt à la dose d'une ou plusieurs cuillerées à café ou à bouche : la cuillerée à café pèse environ 6 gr., la cuillerée à bouche 25 gr.

SORBIER. *Sorbus aucuparia* L. — Rosacées.

Les fruits ou *sorbes* sont acidules et contienn. de l'ac. malique;

on y a trouvé aussi un sucre particulier (*Sorbine*, Pelouze) non fermentescible, qui se transf. au contact des alcalis en un acide rouge, *l'acide sorbinique*. — Les sorbes sont astringentes; on en fait un sirop et, dans le Nord, une boisson fermentée.

SOUCHETS. Rhizomes et tubercules de trois *Cyperus* L. — Cypéracées.

Le *Souchet rond*, *Cyperus rotundus* L., est formé de tubercules ovoïdes, noirs au dehors, marqués d'anneaux circulaires; blancs et spongieux au dedans. — Le *Souchet long*, *Cyperus longus* L., est gros comme une plume de cygne, renflé de distance en distance, noirâtre à l'extérieur, rougeâtre en dedans; — le *Souchet comestible*, *Cyperus esculentus* L., est ovoïde, marqué d'anneaux, jaune au dehors, blanc au dedans, sucré et huileux comme la noisette. — Ces trois produits sont aujourd'hui oubliés, bien qu'excitants et peut-être aphrodisiaques.

SOUCI. *Calendula officinalis* L. — Synanthérées.

Les feuilles passent pour être un topique excellent pour détruire les cors et les verrues et faire fondre les tumeurs; les fleurs sont réputées emménagogues, antiscrofuleuses, anticancéreuses. Geiger en a extrait une matière gommeuse particulière (*Calenduline*). — Inusité.

SOUDE. *Oxyde de sodium; Oxydum sodicum*. = NaO,HO, ou NaHO = 40.

La soude n'est employée en pharmacie qu'à l'état de sol. aq. d'une concentration telle qu'elle marque 1,33 au densimètre, = 36° Bé; elle prend alors le nom de *lessive des savonniers*.

Prép. — Pr. :

Carbonate de soude crist.	2000
Chaux vive	800
Eau	12000

Eteignez la chaux, délayez-la dans l'eau, aj. le carbonate de soude et f. bouillir le tout dans une marmite de fer, pend. 1/2 h., en agitant continuell^t et remplaçant l'eau qui s'évapore. Quand la liq. claire essayée ne donnera plus trace d'ac. carbonique (V. *Potasse*), passez sur une toile, lavez le résidu, réunissez les liqueurs et évaporez dans une bassine d'argent à la densité indiquée. — On conserve cette lessive dans des flacons bouchés avec de bons bouchons de liège bouillis dans la cire. (Cod.)

La soude caustique en plaques s'obtient comme la potasse en plaques.

Chim. — Les *sels de soude* présentent de nombreux caractères communs avec ceux de potasse; généralement incolores, solubles dans l'eau; le sulfate et le carbonate sont efflorescents et résistent à la chaleur rouge; ils ne sont pas précipités par l'acide tartrique ou le bichlorure de platine. L'antimoniate de potasse, ajouté à une sol. de sel de soude, assez concentrée et neutre ou légèrement alcaline, donne lieu, surtout par l'agitation, à un précipité grenu, cristallin. Un excès de carbonate de potasse peut empêcher la réaction, et il faut alors ajouter assez d'ac. chlorhyd. ou acétique pour que la liqueur soit très lég[t] alcaline; quand le liquide est acide, le réactif est décomposé et ne peut donner d'indications : il faut alors préalablement neutraliser par la potasse caustique.

Au chalumeau, sur le fil de platine, les sels de soude colorent la flamme en jaune vif, même en présence d'un sel de potasse (Gerhardt et Chancel).

Comme on le voit, les réactions des sels de soude sont surtout négatives.

Act. phys. et Toxic. — Nous n'avons rien de particulier à ajouter à ce que nous avons dit au sujet de la potasse; dans la recherche du poison, on devra seulement arriver à déterminer que c'est bien de la soude qu'il s'agit.

Mél. et fals. — Voir *Potasse.*

SOUDE COMMUNE. *Salsola Soda* L.

SOUDE ÉPINEUSE. *Salsola Tragus* L. — Chénopodacées.

Ces deux plantes, que le Codex a maintenues dans la matière médicale, croissent dans les terrains salifères; elles n'ont pas d'usage pharmaceutique. Dans l'industrie, on les incinère pour l'extraction des carbonates alcalins.

SOUFRE. *Sulfur*. = S = 16. — P. at. = 32.

On l'extrait, dans l'industrie, des *solfatares* ou *terres à soufre* et de la *pyrite de fer*. Il existe en outre dans certains végétaux (crucifères, liliacées) et dans qques subst. animales, auxquelles il communique ses propr. On l'empl. en pharmacie sous trois formes :

1° *Fleur de soufre*; *soufre sublimé.* — On l'obtient sous cette forme en distillant le soufre brut dans d'énormes chaudières, mises en communication avec de gr. chambres en maçonnerie, où les vapeurs viennent se condenser sous forme pulvérulente. — Il est d'un jaune pâle; au microscope, il paraît formé de granules globuleux souvent réunis en chapelets ramifiés, mêlés de qques cristaux; il cont. touj. un peu d'ac. sulfureux et même d'ac. sulfurique, dont on le purifie par les lavages.

2° *Soufre en canons.* — Si, dans la prépar. précédente, les vapeurs se condensent dans un récipient suffisamment chauffé, elles prennent la forme liquide, et le soufre peut être recueilli dans des moules coniques en bois, où il se solidifie. On a alors le soufre en canons. Il est amorphe, avec qques cristallisations confuses au centre, et fait entendre, quand on le tient dans la main, un craquement particulier (cri du soufre) produit par la dilatation inégale des molécules.

3° *Soufre précipité; Magistère de soufre.*

Prép. — Pr. :

Chaux éteinte	300
Acide chlorhydrique	Q. S.
Fleur de soufre	100
Eau	1000

Mêlez la chaux et le soufre dans une capsule de porcelaine; ajoutez l'eau peu à peu, et faites bouillir 1/2 h., filtrez; la solution contient du polysulfure de calcium et de l'hyposulfite de chaux. — Etendez de 4 vol. d'eau, et ajoutez de l'ac. chlorhydr. étendu de 2 vol. d'eau, en agitant constamment, et en opérant en plein air, jusqu'à réaction franchement acide. — Il se dégage de l'HS, et il se précipite du soufre. — Lavez le dépôt à l'eau bouillante et conservez. — Si l'on versait le sulfure dans l'acide, au lieu de soufre précipité, on obtiendrait du bi- ou polysulfure d'hydrogène. Le soufre précipité est sous forme de poudre pâle et terne; il a une od. sulfhydrique quand il est récent; il diffère notablement du soufre sublimé et possède plus d'activité.

Outre ces trois états, le soufre sous différentes influences prend un aspect et des propriétés particulières, dont nous n'avons pas à traiter ici. On distingue le soufre *octaédrique, prismatique, mou insoluble* (dans le sulfure de carbone).

Le soufre ordinaire est jaune-citron, friable, d'une sav. et d'une od. faibles, mais particulières; il fond à 110°, distille à 460°; D. = 2,087; il brûle avec une flamme bleue en donnant naissance à de l'acide sulfureux; insol. dans l'alcool et dans l'eau, sol. dans la benzine et le sulfure de carbone, peu sol. dans l'éther, les huiles fixes et volatiles.

Act. phys. — A l'intérieur, à petite dose (0,25 à 1 gr.), il agit comme excitant, diaphorétique, anticatarrhal; à la dose de 2 à 8 gr., il purge. Son action ne peut guère s'expliquer, puisqu'il est insol. dans l'eau, qu'en admettant qu'il est plus ou moins transformé en sulfure et hyposulfite par les liq. alcalins de l'économie. — A l'extérieur, il est très utile contre les maladies de la peau, principalᵗ contre la gale, en raison sans doute de son action toxique sur les organismes inférieurs. — Les eaux minérales sulf., les plantes à huile vol. sulfurée présentent des propr. analogues.

Mél. et fals. — Entièrement volatilisable (ce qui exclut les *mat. fixes*); l'eau de lavage du soufre ne doit pas altérer les papiers réactifs (ce qui indiquerait la présence des *ac. sulfureux* et *sulfurique*). Si on le fait chauffer avec de l'acide azotique étendu, qu'on neutralise la liq. par le carbonate de potasse, qu'on acidifie par l'ac. chlorhydrique, l'addition d'acide sulfhydrique ne doit pas donner de précipité (*arsenic*).

Fleur de soufre lavée.

Pr. Fleur de soufre. . . . . Q. V.

Mêlez-la avec une petite quantité d'eau pure, de manière à obtenir une pâte molle homogène. Délayez cette pâte à plusieurs reprises dans l'eau bouillante, laissez reposer chaque fois, et décantez jusqu'à ce que l'eau de lavage ne rougisse plus la teinture de tournesol: jetez alors le soufre sur une toile, laissez égoutter et faites sécher. Passez enfin au tamis de soie. (Cod.)

Tablettes de soufre.

Pr. Soufre sublimé et lavé. . . 100
Sucre blanc. 900
Gomme adragante. 10
Eau de fl. d'oranger. . . . 90

F. des tablettes de 1 gr. (Cod.)

Cérat soufré.

Pr. Soufre sublimé et lavé. . . 20
Huile d'amandes douces. . 10
Cérat de Galien 100

Mêlez le soufre et le cérat, ajoutez l'huile à la fin. (Cod.)

Pommade soufrée.

Pr. Soufre sublimé et lavé. . . . 15
Huile d'amandes douces. . . 10
Axonge benzoïnée. 30

M. (Cod.)

Pommade d'Helmerich. *Pommade antipsorique.*

Pr. Soufre sublimé et lavé. . . . 10
Carbonate de potasse. . . . 5
Eau distillée. 5
Huile d'amandes douces. . . 5
Axonge. 35

Pulvérisez le carbonate de potasse, dissolvez-le dans l'eau; ajoutez le soufre, puis l'huile et l'axonge; faites une pommade homogène. (Cod.)

Glycéré de soufre.

Pr. Soufre sublimé et lavé. . . . 10
Glycéré d'amidon. 40

M. (Cod.)

Pommade antipsorique. *Pommade soufrée composée.*

Pr. Axonge. 500
Soufre lavé. 250
Sel ammoniac. 15
Alun 15

Mêlez avec soin. (Cod. 1837.)

Savon sulfureux. (Franck.)

Pr. Savon blanc ou vert. . . . 125
Soufre. 125
Ess. de bergamote. 2

Faites une masse homogène à l'aide d'un peu d'eau et de la chaleur.

18 à 50 gram. en frict. contre la gale.

Le *Savon soufré de Lugol* se prépare en dissolvant 3 p. de savon blanc dans 6 p. d'eau et y ajoutant 3 p. de soufre sublimé. (Dorv.)

Baume de soufre. *Huile soufrée; Oleum sulphuratum.*

Pr. Soufre sublimé. 1
Huile de noix 4

Faites digérer pendant quelques jours au bain de sable et filtrez. (Cod., 1837.)

L'opération se fait mieux avec du soufre mou.

Stimulant, diaphorétique, employé jadis à l'intérieur dans les affections pulmonaires chroniques, et à l'extérieur sur les ulcères. Fort employé par les vétérinaires. Dose : 25 à 50 gouttes.

En remplaçant l'huile de noix par les huiles volatiles d'anis, de succin et de térébenthine, on obtient les *baumes* ou *myrolés de soufre anisé, succiné* et *térébenthiné*. (Dorv.)

Pommade antiherpétique.

Pr. Axonge 25
Turbith minéral. 1
Soufre 8
Goudron. 4

M. — Eruptions sèches.

Pommade contre les pellicules.

Pr. Soufre précipité. 3
Axonge. 30
Baume du Pérou 2

M.

SPARADRAPS.

Préparations destinées à l'usage externe et constituées par une bande de tissu ou papier recouverte d'une couche uniforme de matière emplastique. — La manière de les préparer est simple, mais il faut une certaine habitude pour bien réussir : On fait fondre la masse emplastique exempte d'impuretés, et on la verse quand elle est presque refroidie sur la bande préparée. On l'étend en couche mince soit au moyen d'un couteau à lame mousse, soit au moyen du sparadrapier.

On laisse pendant quelque temps les bandes exposées à l'air pour qu'elles prennent une bonne consistance, on les roule ensuite et on les renferme dans des étuis. — Les sparadraps ne peuvent être conservés que pendant un temps limité, parce que la masse emplastique devient dure et cassante, et cesse d'être adhésive et souple, comme il convient.

Des appareils diversement construits ont été imaginés pour répondre aux besoins d'une grande fabrication. Tous donnent d'assez bons résultats entre les mains des personnes qui en ont la pratique; nous n'entrerons pas, à ce sujet, dans des détails difficiles à préciser et d'ailleurs tout à fait spéciaux pour chaque appareil.

SPERME (Taches de).

Examen médico-légal. Il est souvent nécessaire pour éclairer la justice de déterminer si des taches trouvées sur les vêtements de la victime ou de l'accusé sont des taches de sperme; nous donnons brièvement la méthode à suivre, d'après le *Manuel de médecine légale* de Briand et Chaudé.

On coupe dans l'étoffe une bandelette large de 1 centim. environ, de manière à enlever la tache entière ou au moins la partie centrale. On fait tremper le bout de cette bandelette dans un peu d'eau pure, contenue dans un verre de montre, de manière que le niveau du liquide arrive au voisinage de la tache, sans la toucher. Celle-ci s'imbibe peu à peu par capillarité, et reprend l'épaisseur et l'aspect qu'elle avait à l'état frais. Cette imbibition préalable demande de 15 minutes à 2 heures. — On prend note des caractères physiques que la tache présente en cet état; ensuite on racle légèrement avec un scalpel la surface du linge et l'on porte la matière enlevée sur le porte-objet du microscope; on ajoute, s'il est nécessaire, une gouttelette d'eau pure, et l'on recouvre le tout d'une lamelle de verre.

L'examen microscopique fait alors reconnaître : 1° des filaments ou fibres très ténues, diversement colorées, provenant de l'étoffe; 2° de petits grains irréguliers, anguleux, constitués par les poussières que l'on a enlevées de la surface par le raclage; ces poussières sont tantôt de nature terreuse, tantôt de l'oxyde de fer ou rouille, tantôt des grains d'amidon déformés qui proviennent de l'empois des blanchisseuses; 3° des *spermatozoïdes* (*zoospermes*, *spermatozoaires*); leur présence est caractéristique (fig. 148).

Ils se composent d'une partie plus large, un peu aplatie, qu'on nomme *tête*, *corps* ou *disque*, et d'un appendice étroit allongé, fixé à la partie la plus élargie de la tête, qu'on nomme *queue*. La tête est pyriforme, aplatie; l'extrémité la plus étroite est dirigée en avant; à la partie la plus large est fixée la queue. Celle-ci à son origine présente quelquefois de 1 à 3 renflements ovoïdes, puis va en s'amincissant jusqu'à l'extrémité. — On peut rendre les contours des spermatozoïdes plus apparents par l'addition à la préparation d'une petite goutte de teinture d'iode iodurée (Roussin).

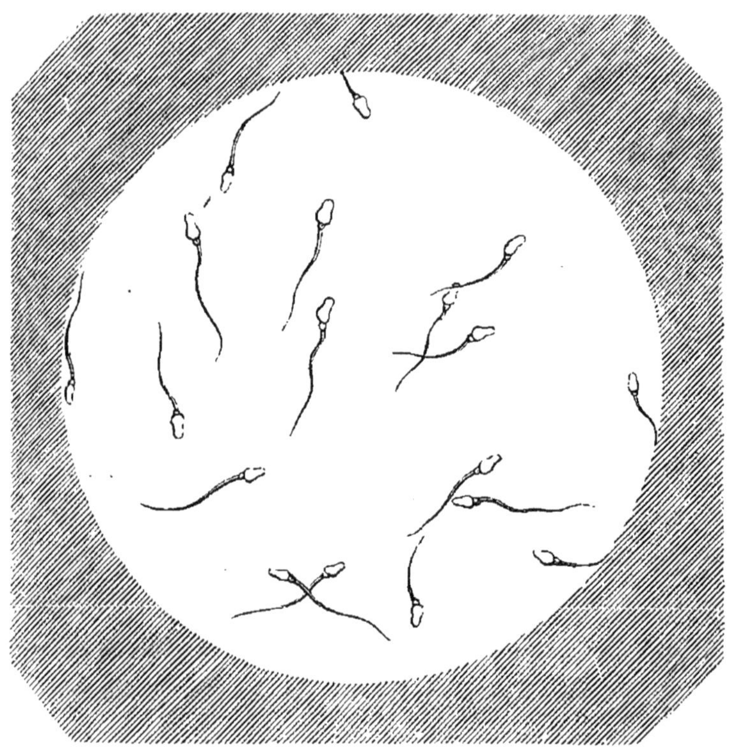

Fig. 148. — Spermatozoïdes, d'après le *Formulaire pharmaceutique des hôpitaux militaires*. Paris, 1870, p. 517.

4° Enfin on rencontre dans les taches des cellules épithéliales, des globules de mucus, des gouttes régulièrement sphériques ou plus ou moins contournées, réfractant faiblement la lumière, des cristaux en losanges de phosphate de magnésie.

Comme caractères généraux, les taches de sperme ont une couleur gris jaunâtre, des bords sinueux plus foncés; elles empèsent le tissu et le pénètrent peu, de sorte que souvent l'envers ne présente pas de changement d'aspect. Chauffées elles dégagent, surtout étant récentes, une od. caractéristique. Elles donnent au tissu une translucidité assez marquée; elles se dissolvent presque complètement dans l'eau. Tous ces caractères ont une valeur, mais doivent être confirmés par la présence des spermatozoïdes qu'on ne peut constater qu'à l'aide du microscope.

SPIGÉLIE ANTHELMINTHIQUE. *Spigelia anthelmia* L. — Loganiacées. (Amérique mérid.).

Cette plante, à propriétés toxiques, a été employée contre les vers intestinaux — 10 à 50 centigr. en *poudre*.

La *Spigélie du Maryland*, *Sp. marylandica* L., est un peu moins active, mais de propr. analogues.

Sirop de spigélie.
Pr. Ext. alc. de spigélie. . . . 16
Sirop simple. 500
F. S. A. — Dose : 1 à 60. (Thélu.)

SQUINE. *Smilax China* L. — Asparaginées.

Le rhizome qui vient de Chine et du Japon est seul employé : en morceaux tuberculeux, rougeâtres à l'extérieur, blanc rosé à l'intérieur, qqfois résineux. Le tissu, dans ce dernier cas, est dur et compact, mais le plus souvent tendre et spongieux ; goût fade, suivi d'un peu d'amertume.

On l'emploie comme sudorifique, avec la salsepareille, le sassafras, etc. ; ses propr. ne sont pas bien manifestes.

Sirop de squine.
Pr. Squine concassée. 375
Eau. . . . . Q. S.
Pour obtenir, après une heure d'ébullition, environ 1000 de liquide ; passez, battez un blanc d'œuf dans la colature refroidie et ajoutez :
Sucre. 2000
Amenez à l'ébullition, écumez et passez. (Dorv.)

STACHYS. — Labiées.

Le *St. recta* L., *Crapaudine*, passe pour vulnéraire ; on l'administre aux enfants atteints du carreau. Le *St. palustris* L., léger astringent, a des rac. comestibles. Le *St. sylvatica* L., passe p. emménagogue.

STAPHISAIGRE. *Delphinium Staphisagria* L. — Renonculacées.

Les sem. sont désignées aussi sous le nom de *graine de capucin*. Elles sont comprimées, trigones, réticulées, gris noirâtre ; od. désagréable ; sav. âcre, très amère. Elles renf. une subst. alcaline, la *Delphine*, pulvérulente, sol. dans l'eau, très sol. dans l'alcool, salifiable, de sav. extrêmement âcre et très toxique.

C'est à cette subst. que les sem. doivent leurs propr. Elles sont irritantes et prod. des effets éméto-cathartiques ; on ne les emploie plus qu'à l'extérieur pour détruire les poux, en poudre ou sous forme de pommade.

Poudre de staphisaigre. Prép. c. la *Poudre d'anis*.

STATICE. *Statice limonium* L. — Plombaginées.

Plante des bords de la mer, cultivée pour ses fleurs persistantes disposées en épis latéraux. On la dit antiseptique; le décocté a été préconisé dans le traitem. des ulcères chroniques, cancers, etc. Inus.

La rac. de *Guaycuru* ou *Baycuru*, employée c. astringente dans l'Amér. mérid., est fournie par le *Statice brasiliensis* Boiss.

STORAX. Baume provenant du *Styrax officinalis* L. — Ebénacées.

Il découle naturell[t] ou par suite d'incisions faites à l'écorce. On le trouve dans le commerce sous deux formes : 1° *Storax calamite;* morceaux irréguliers, jaunes ou brunâtres, demi-transparents, à od. suave anal. à celle du benjoin. 2° *Storax en pains;* masses rougeâtres friables, sans homogénéité, à od. analogue; ce dernier paraît fabriqué de toutes pièces à Marseille. — Le storax est aujourd'hui à peu près inusité en pharmacie.

STRAMOINE. *Pomme épineuse; Datura Stramonium* L. — Solanées.

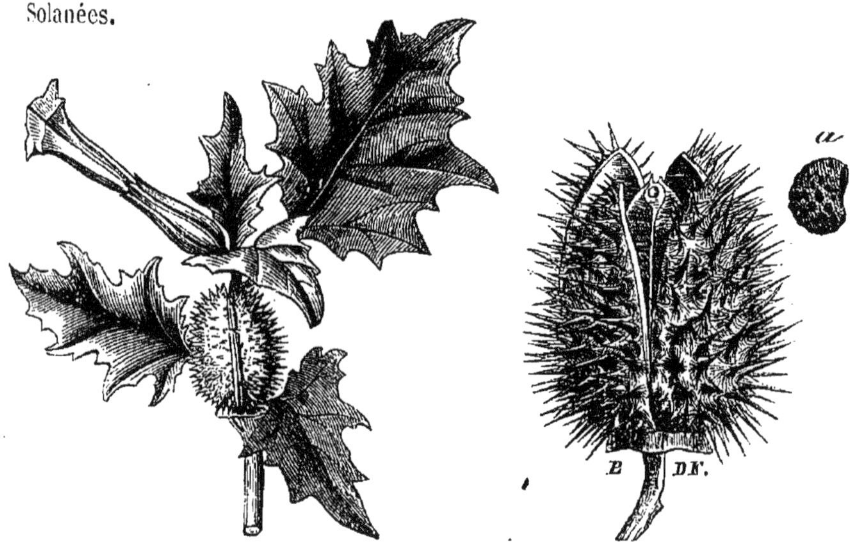

Fig. 149. — Sommité de stramoine.

Fig. 150. — Fruit de Stramoine. — *a*, semence grossie.

Pl. indigène dont on emploie les feuilles et les semences (fig. 149 et 150).

Comp. — Elle contient, entre autres principes, de la *Daturine*, alcaloïde très voisin de l'atropine, sinon identique, mais que qq. auteurs regardent comme plus actif. Pour l'obtenir, on fait digérer les sem. de stramoine avec de l'alcool faible; la liq. est add. de 15 p. de magnésie pour 500 de semences et maintenue au B.-M. pendant qques heures; le liq. filtré est traité par le charbon et rapproché à cristallisation. — Elle dilate fortement la pupille, sans brouiller la vision, comme le fait la belladone, et son effet est plus persistant. C'est le principe actif de la stramoine. (V. *Atropine.*)

Act. phys. — A dose faible, vertiges et tendance au sommeil; à dose un peu plus élevée, diminution de la force musculaire et de la sensibilité, dilatation de la pupille, accélération du pouls; céphalalgie, soif, délire et hallucinations; diurèse; à dose toxique : vertiges, stupeur, dilatation énorme des pupilles, agitation, délire avec hallucinations, soif, sécheresse et constriction du pharynx; souvent éruption scarlatiforme; après ces symptômes, collapsus et refroidissement général suivi de mort. A l'autopsie, on trouve l'estomac rouge et le cerveau fortement injecté. Si le sujet parvient à échapper à la mort, il est souvent affligé pendant plusieurs mois, une année même, d'obscurcissement de la vue, de perte de mémoire, de tremblement des jambes.

On fait usage de la stramoine comme calmant du système nerveux et contre les aff. douloureuses : tic douloureux, sciatique, névralgies, asthme, coqueluche, priapisme, chorée, épilepsie. On la fume contre les névroses de l'appareil respiratoire, et spécialt contre les accès de suffocation dans l'asthme. La fumée produite cont. des alcalis volatils non oxygénés et toxiques, ayant des propr. physiol. anal. à celles de la nicotine. — Doses : *Poudre* : 0,05 à 1 gr. *Extraits* : 0,01 à 0,15. *Alcoolature* : 1 à 10 gouttes. *Teinture* : 1 à 20 gouttes.

C'est la plus dangereuse des solanées vireuses.

Toxic. — Voir *Belladone* et *Atropine*.

Poudre de feuilles de stramoine.

Prép. c. la *Poudre de feuilles de belladone.*

Teinture de stramonium.

Prép. c. la *Teinture de quinquina,* par déplacement, avec 1 p. pour 5 p. alcool à 60°.

Alcoolature de stramonium.

Prép. c. l'*Alcoolature d'aconit.*

Huile de stramonium.

Prép. c. l'*Huile de ciguë.*

Extrait de stramoine.

Prép. c. l'*Extrait de ciguë.* — Rendement : 2/100.

Extrait alcoolique de stramoine.

Prép. c. l'*Extrait alc. de digitale.* — Rendement : 21/100.

Extrait de semences de stramoine.

Pr.		
	Semences de stramoine.	1000
	Alcool à 60°.	6000
	Eau distillée froide. . .	Q. S.

Pulv. grossièrement les sem.; faites les digérer à une douce chaleur pend. qques h. dans la moitié de l'alcool; passez avec expression; traitez le marc de la même manière par le reste de l'alcool; passez et filtrez les liq. réunies. — Distillez tout l'alcool, concentrez le résidu au B.-M. Dissolvez le produit dans 4 f. son poids d'eau dist. froide, filtrez et évaporez en consistance ferme. — Rendement : 7/100. (Cod.)

Sirop de stramoine.
Prép. c. le *Sirop de belladone.*

Emplâtre d'extrait de stramoine.
Prép. c. l'*Emplâtre d'extrait de ciguë.*

Cigarettes de stramonium.
Prép. c. les *Cigarettes de belladone.*

Espèces pour fumer.

Pr. Stramoine	} āā. P. E.
Sauge.	}

Dans l'asthme. (Bouch.)

STRYCHNINE. *Strychnina.* = $C^{42}H^{22}Az^2O^4$, ou $C^{21}H^{22}Az^2O^2$ = 334.

Prép. — Pr :

Noix vomique divisée.	1000
Chaux vive.	125
Acide sulfurique.	} āā Q. S.
Ammoniaque	}

F. bouillir la noix vomique à plusieurs reprises dans l'eau aiguisée d'ac. sulfurique, évaporez au B.-M. les liq. réunies, à un petit volume. Aj. la chaux éteinte, délayée dans l'eau. Le précipité produit est séché et épuisé par de l'alcool fort; filtrez, distillez la plus gr. partie de l'alcool et laissez refroidir; la strychnine se dépose avec un peu de brucine. — Délayez les cristaux dans un peu d'eau distillée, dissolvez par Q. S. d'ac. azotique étendu de 10 vol. d'eau; concentrez au B.-M. et f. cristalliser; le nitrate de strychnine se dépose seul, le nitrate de brucine reste dans les eaux-mères. F. bouillir le premier avec de l'eau et du charbon animal, filtrez et précipitez la liq. froide par l'ammoniaque. Le précipité séparé par le filtre est dissous dans l'alcool bouill., qui le laisse cristalliser par refroidissement.

Octaèdres ou prismes terminés par des pyramides à 4 faces; incolores, à sav. excessivement amère, presque insol. dans l'eau, sol. dans 24 p. d'alcool à 90°. Nous donnons ses principales réactions à la *Toxicologie*.

Act. phys. — A très petite dose, la strychnine agit c. un amer puissant, elle est tonique et diurétique. A dose plus forte, elle porte son action sur la moelle épinière et paralyse les nerfs de la sensation, en excitant avec violence les nerfs moteurs. Introduite dans l'estomac à dose toxique (qques centigrammes sont souvent suffisants), elle prod. au bout de qques minutes des symptômes effrayants. Le sujet éprouve d'abord un sentiment de dégoût, puis des vertiges, de la raideur des muscles, surtout ceux de la mâchoire. Le corps est pris de tremblement, et après qques bâillements les mâchoires se resserrent. Bientôt des secousses se déclarent, augmentent d'intensité et se transforment en violentes convulsions; « le tronc est raide, immobile; les muscles durs, la tête renversée en arrière, la face cyanosée, les battements du cœur et la respiration presque suspendus, la sensibilité presque abolie. » Après une rémission passagère, un nouvel accès se produit, suivi de plusieurs autres. Le sujet peut succomber dans un accès ou tomber dans un collapsus que la mort termine.

Comme médicament, la strychnine rend des services dans les paralysies sans lésions organiques profondes, dans l'amaurose, l'épilepsie, etc. *Dose :* 1 à 15 milligr. par jour, sous forme de *granules*, *sirop*, etc.

Toxic. — Ce que nous allons dire s'applique aux empoisonnements par la noix vomique, la fève Saint-Ignace et autres substances contenant de la strychnine, de la brucine ou de l'igasurine.

A l'autopsie, on trouve général[t] le cadavre rigide. Cet état de rigidité commence beaucoup plus tôt et dure beaucoup plus longtemps que lorsque la mort a eu une autre cause; la teinte générale est violacée. Les lésions des organes sont fort diverses et nullement caractéristiques : l'expert devra avoir recours à la recherche chimique du poison pour préciser ses conclusions.

Recherche du poison. — Nous analyserons les procédés indiqués par MM. Tardieu et Roussin. — Les matières suspectes et les organes sont divisés et introduits dans un ballon avec 2 vol. d'alcool à 95°; on ajoute une sol. alcoolique d'ac. oxalique ou tartrique en quantité suffisante pour que la réaction soit nettement acide. On maintient le tout plusieurs heures au B.-M. à 50 ou 60°, en agitant souvent; on laisse refroidir. Le tout est exprimé sur une serviette, lavé à l'ac. chlorhydrique étendu, puis à l'eau distillée. La bouillie qui reste est traitée à nouveau par de l'alcool à 80° et exprimée. Les liq. filtrées sont évaporées au B.-M. en extrait mou; cet extrait est repris par 6 ou 8 fois son vol. d'alcool; après filtration et évaporation, le nouvel extrait est redissous dans 10 vol. d'eau tiède, et la solution est filtrée. Cette solution est brune, à od. animale, et contient toute la strychnine que renfermaient les matières. — On la précipite complètement en y versant goutte à goutte une solution de biiodure de potassium (iodure de potassium : 5 gr.; iode : 1 gr.; eau : 20 gr.); on laisse déposer pendant quelques heures, on décante et on lave à plusieurs reprises et par décantation le précipité, avec de l'eau aiguisée d'acide sulfurique. Les lavages sont suffisants, quand le précipité ne manifeste plus d'odeur. La partie liquide étant décantée autant que possible, on laisse tomber sur le précipité quelques gouttes d'eau acidulée avec 1/10 d'acide sulfurique et une petite pincée de limaille de fer récente et pure. Après quelques instants, le précipité est redissous, et la liqueur est presque incolore. Quand le dégagement d'hydrogène a cessé, on ajoute un petit excès d'ammoniaque qui précipite en même temps l'alcaloïde et l'oxyde de fer. On jette le tout sur un filtre, on lave avec précaution avec de l'eau distillée, puis le filtre est desséché avec son contenu sur plusieurs doubles de papier buvard dans une petite étuve *ad hoc* à une temp. de 50 à 60° (fig. 151). — On le coupe ensuite en très petits morceaux que l'on traite à chaud à plusieurs reprises avec 15 à 20 gr. d'alcool à 80°. Les liqueurs alcooliques réunies sont évaporées doucement au B.-M. dans une capsule de verre. Le résidu qui tapisse le fond de cette capsule présente souvent à la loupe une cristallisation manifeste. C'est lui qui servira à toutes les expériences propres à caractériser la strychnine ou la brucine.

1° Constater au moyen d'un mince fragment porté sur la langue son amertume intense et persistante. Il sera bon d'avoir la veille même étudié avec une quantité à peu près identique de strychnine pure la nature de cette sensation.

2° Dissoudre le résidu dans 3 ou 4 centim. cubes d'eau distillée à l'aide de quelques fines gouttelettes d'ac. sulfurique (en Q. S. seulement). La strychnine et la brucine passent immédiatement à l'état de sulfates solubles. On garde une partie de la solution pour faire des essais physiologiques sur les animaux; l'autre partie est divisée dans de petites capsules de porcelaine et quelques verres de montre, que l'on place sous une cloche avec quelques fragments de chaux vive jusqu'à dessiccation complète. On obtient ainsi de très légers résidus sur lesquels on tentera les expériences suivantes :

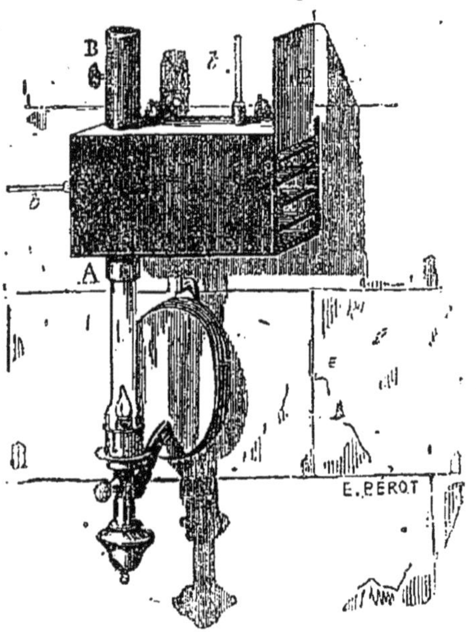

Fig. 151. — Etuve à air chaud de M. Coulier pour la dessiccation des précipités. A, ouverture dans laquelle on engage le verre de la lampe; B, cheminée de dégagement pour l'air chaud : *t*, *t*, thermomètres servant à constater la température [1].

a. Une goutte d'ac. azotique pur développe subitement une belle couleur rouge, passant au violet par l'addition de protochlorure d'étain, s'il existe de la brucine.

b. On dissout un des résidus dans qques gouttes d'eau que l'on introduit

1. Cette étuve, très commode, consiste en une boîte de cuivre ou de fer-blanc, divisée par quatre ou cinq compartiments incomplets, en plusieurs étagères qui sont parcourues par un rapide courant d'air chaud, circulant de bas en haut d'une manière sinueuse et horizontale. Elle porte deux orifices circulaires : le premier, situé à la partie inférieure et dans lequel on engage l'extrémité supérieure d'une *lampe ordinaire modérateur* allumée, le second placé à la partie supérieure et muni d'une clef ou registre, analogue à la clef des tuyaux de poêle ordinaire; en baissant plus ou moins la mèche de la lampe, fermant ou ouvrant plus ou moins la clef, on obt. toutes les tempér. comprises entre 30 et 150°. (Tardieu et Roussin.)

dans un tube étroit fermé par un bout; on fait arriver par un tube très effilé dans la solution quelques petites bulles de chlore gazeux; s'il existe de la strychnine, chaque bulle se convre d'une matière blanche, qui se réunit au fond du tube sous forme de poudre cristalline très fine. Ce précipité est de la *trichlorostrychnine.*

c. Un des résidus obtenus dans une capsule de porcelaine est add. d'une ou deux gouttes d'ac. sulfurique pur et concentré; on mélange intimement au moyen d'un fil de platine, puis on laisse tomber une très petite q. de bichromate de potasse ou d'oxyde puce de plomb, en poudre fine, et l'on agite. Il se produit immédiat' une teinte très foncée, presque noire, mais qui apparaît d'un bleu magnifique en couche mince Elle passe graduellement au violet, au rouge violacé, puis au rouge, et enfin, après 1 ou 2 heures, au jaune pur. Cette succession des nuances est constante. — Le peroxyde de manganèse et le ferrocyanure de potassium pourraient être employés aussi à la place du bichromate de potasse, mais sans avantage. Ce qu'il importe de noter, c'est que l'ac. sulfurique doit être pur et concentré, la présence de l'eau nuisant à la réaction ou l'empêchant complètement.

Les essais physiologiques sont faits avec avantage sur des grenouilles. On en choisit trois de taille manifestement égale; l'une d'elles est abandonnée à elle-même dans un vase à précipité de la contenance de 2 litres environ et rempli d'eau : celle-ci doit servir de terme de comparaison. On fait aux deux autres une incision peu profonde à la partie interne de la cuisse, de manière à mettre à nu une partie du muscle. On introduit au fond de la plaie environ 2 milligr. de strychnine pour l'une des grenouilles, et une égale quantité du résidu cristallin obtenu des matières suspectes, pour l'autre. On réunit les plaies par une suture et on met les deux grenouilles dans des vases semblables au premier. On observe alors avec soin. Si le résidu contient de la strychnine, on remarque que des phénomènes identiques se produisent chez les deux grenouilles presque simultanément, et, au bout d'un temps variable, toutes deux meurent empoisonnées.

Contre-poisons. — Le meilleur est le tannin et par suite les subst. végétales astringentes qui en contiennent : chêne, noix de galle, ratanhia, cachou, etc.; on a indiqué aussi la teinture d'iode. Provoquer immédiat' après l'administration de ces subst. les vomissements et faire prendre des boissons huileuses ou mucilagineuses. Malheureusement la rapidité d'action de la strychnine est telle, que les secours arrivent presque toujours trop tard.

Mél. et fals. — Brûlée sur une lame de platine, ne doit pas laisser de résidu, ce qui exclut les *matières terreuses* et *fixes*, *magnésie*, *carbonate de chaux*, etc.; quand elle contient de la *brucine*, elle prend une couleur rouge par l'acide azotique; délayée dans l'eau chaude avec quelques gouttes d'acide chlorhydrique, elle donne une sol. qui, additionnée d'ammoniaque, à l'ébullition, laisse déposer un précipité pulvérulent quand la strychnine est pure, visqueux quand il contient de la brucine. — Traitée par l'eau, elle ne doit pas perdre sensiblement de son poids, ce qui indiquerait le mélange de *sucre* ou de toute autre matière soluble. — Elle doit se dissoudre entièrement dans l'eau acidulée, ce qui exclut les *corps gras*.

Granules de strychnine.
Prép. c. les *Granules de digitaline*, à 1 milligr. par granule. (Cod.)

Alcoolé de strychnine. *Teinture* ou *Alcool de strychnine.*

Pr. Strychnine. 0,15
Alcool à 90° c.. 30

Faites dissoudre. (Mag.)
Dose : 6 à 24 gouttes dans les potions.

STYRAX LIQUIDE. *Liquidambar oriental.* Baume extrait de l'écorce du *Liquidambar orientale* Mill. — Amentacées-Balsamifluées.

Cet arbre habite Chypre et l'Asie Mineure; qques auteurs pensent que le styrax provient plutôt du *Liq. Altingiana* Blume, arbre de Java et de la Nouvelle-Guinée, où on l'obtiendrait en pilant les écorces et les faisant bouillir dans l'eau de mer; le baume surnage.

C'est une subst. molle, grisâtre, tenace, à od. forte, peu agréable, à sav. aromatique, mais sans âcreté. — Il contient une mat. résineuse cristalline, la *styracine;* une huil ess. nommée *styrol* et de l'*acide cinnamique*, qui, à la longue, vient former des efflorescences à la surface du baume. — Le styrax, à peine sol. dans l'alcool froid, s'y dissout entièrt à chaud, pour s'en déposer par refroidissement.

Il a les propr. excitantes et anticatarrhales, communes aux produits balsamiques. On l'a conseillé, comme un succédané du copahu, dans la gonorrhée; mais il est à peu près inusité à l'intérieur. Il fait partie de plusieurs onguents et pommades qu'on applique en topiques détersifs sur les plaies sanieuses.

Le *Liquidambar d'Amérique, Copalme, Liq. styraciflua* L. est d'une od. plus agréable et contient de l'ac. benzoïque. Sans usage médical, mais sert à falsifier le baume de Tolu.

Styrax purifié.
Prép. c. la *Poix de Bourgogne purifiée.*

Onguent digestif animé.

Pr. Onguent digestif simple. . 100
Styrax liquide purifié . . . 100

M. (Cod.)

Onguent de styrax.

Pr. Huile d'olive. 150
Styrax liquide. 100
Colophane. 180
Résine élémi 100
Cire jaune. 100

F. liquéfier, à feu modéré, la colophane, la cire et la résine élémi; retirez du feu, ajoutez le styrax, puis l'huile; passez à travers une toile, et agitez à refroidissement. (Cod.)

SUCS.

Les parties herbacées des végétaux, leurs racines et leurs fruits, contiennent, étant frais, une gr. quantité d'eau. Si l'on vient à les piler et à les soumettre à une forte pression, cette eau s'écoule, entraînant avec elle une gr. partie des subst. sol. que contient la plante et quelques subst. insol. C'est aux liquides complexes, ainsi obtenus dans le laboratoire du pharmacien, et qui ont toujours l'eau pour véhicule, qu'on donne le nom de *sucs*. On les distingue en *sucs extractifs*, provenant des parties herbacées, et *sucs acides*, provenant des fruits. — Les moyens mis en œuvre pour diviser les plantes et les parties de plantes employées varient avec leur constitution physique; ces moyens seront décrits pour chacun d'eux en particulier. La liq. obtenue par la pression est ensuite traitée diversement suivant le but qu'on se propose; ainsi les sucs de plantes seront portés à l'ébullition pour coaguler l'albumine végétale qui entraîne avec elle la chlorophylle; les sucs de fruits seront soumis à un commencement de fermentation qui coagule la pectine.

Ce sont des prépar. éminemment altérables et dont la conservation ne peut être assurée qu'à l'aide de certains procédés que nous allons indiquer.

On a conseillé de faire brûler dans le col des bouteilles, remplies de suc, immédiatement avant de les boucher, des allumettes ou des mèches soufrées qui dégagent de l'acide sulfureux; ou bien d'introduire dans chaque bouteille 30 à 50 centig. de sulfite de chaux solide. — On a proposé de recouvrir le liquide d'une mince couche d'huile d'œillette, d'enfoncer le bouchon aussi près que possible de la surface et de tenir ces bouteilles debout. — M. Fayard remplit les bouteilles jusqu'au col et applique sur l'ouverture une lame de caoutchouc ramollie dans l'eau bouillante, qu'il serre fortement autour du goulot par une ficelle : ces divers moyens sont aujourd'hui à peu près abandonnés. On donne la préférence au procédé d'Appert, qui réussit bien quand les bouteilles sont solides : on remplit celles-ci de suc jusqu'au bas du goulot, on bouche et on ficelle. Les bouteilles entourées de paille sont couchées au fond d'une bassine que l'on remplit d'eau; on porte à l'ébullition pendant 1/4 d'heure. Après refroidissement, les bouteilles sont retirées et goudronnées. On peut remplacer la bassine par une étuve en tôle.

Un excellent procédé, qui évite la casse des bouteilles justement reprochée au procédé d'Appert, est celui-ci. Les bouteilles remplies sont posées debout et débouchées dans une bassine à fond plat ou munie d'un double fond percé de trous; on verse dans la bassine autant d'eau qu'elle en peut contenir, et on porte à l'ébullition pendant une 1/2 heure. On bouche rapidt les bouteilles, on ficelle, et on goudronne.

Les sucs servent à faire des extraits, des sirops; quelques-uns sont administrés aux malades après avoir été dépurés et filtrés.

SUCCIN. *Ambre jaune; Karabé; Succinum.*

Résine fossile qu'on rencontre principalement sur les rivages de la mer Baltique et dans les gisements de lignites. — Solide, jaune pur ou marbré de blanc, translucide, à cassure conchoïde, développant de l'odeur et de l'électricité par le frottement. Les morceaux contiennent parfois des fleurs ou des insectes. — Fond à 287°, s'enflamme et brûle en répandant une odeur agréable.

Il a, d'après Berzélius, une constitution analogue à celle des térébenthines, plus de l'acide succinique et une matière bitumineuse qui le rend presque insoluble dans les dissolvants des résines. M. E. Baudrimont a signalé dans le succin la présence du soufre.

Par la distillation sèche, on en extrait trois produits : de l'*acide succinique* impur (V. *Acide succinique*) ou *Sel volatil de succin*); un liq. aqueux contenant des produits pyrogénès, de l'ac. acétique et de l'ac. succinique, nommé *Esprit volatil de succin;* une liqueur huileuse, formée de produits pyrogènés, nommée *Huile volatile de succin.* Ces différents corps étaient jadis usités comme antispasmodiques.

On fait avec des perles de succin des colliers pour les enfants trop gras, dans le but d'empêcher l'intertrigo du cou.

Le *Succinate d'ammoniaque impur*, *Esprit de corne de cerf succiné*, est obtenu en saturant par l'ac. succinique ci-dessus l'*Esprit vol. de corne de cerf*; on filtre. Par évap., on obtient le *Succinate d'ammon. huileux.*

Poudre de succin. Prép. c. la *Poudre de benjoin.*

SUCRATE ou **SACCHARATE DE FER** (Hoffmann).

A 10 p. de perchl. de fer (D. = 1,48) aj. 4 p. 1/2 de sucre diss. dans son poids d'eau. Versez imméd[t], en 4 ou 5 fois, 12 p. carb. de soude diss. dans 2 fois son poids d'eau. Après dég. de l'ac. carbon., on ajoute 5 p. de soude caust. à D. = 1, 33, qui diss. le précip. La liq. est versée dans 400 p. d'eau bouillante, ce qui détermine un nouv. précipité. Celui-ci est lavé par décantation, puis sur un filtre à l'eau chaude. — Il est ensuite mêlé encore humide à 12 p. de sucre en poudre et l'on évap., d'abord dans une capsule au B.-M., puis sur des assiettes. Le résidu est add. de sucre pour former 50 p. et le tout est broyé avec soin.

On peut remplacer le sucre par la glycérine. En employant le glucose, le sel ferrique est réduit.

Le sucrate de fer a les mêmes emplois que l'*hydrate de fer soluble.*

SUCRE. *Saccharum.*

On désigne plus particulièrement sous ce nom la matière sucrée que l'on extrait en grand dans l'industrie de la *Canne à sucre*, *Saccharum officinarum* L. — Graminées, et de la racine de *Betterave*, *Beta vulgaris* L. — Chénopodacées. Nous ne décrirons pas ici cette fabrication, que l'on trouve dans tous les ouvrages de Chimie, et qui ne peut être reproduite dans le laboratoire du pharmacien; nous devons nous contenter de rappeler les propr. du sucre et les moyens propres à le doser. On trouve dans les raisins secs, les figues, le miel, ainsi que dans l'urine des diabétiques une autre mat. sucrée, que l'on a nommée glucose.

Sous l'influence des acides, le sucre de canne se transforme en une autre variété incristallisable, que l'on rencontre dans tous les fruits acides, et qui se distingue du glucose par son action inverse sur la lumière polarisée.

Chim. — Le sucre de canne a pour formule $C^{12}H^{12}O^{12}$ ($C^{12}H^{22}O^{11}$At.); il cristallise en prismes obliques rhomboïdaux, durs, sans eau de cristallisation, et produit des lueurs phosphorescentes quand on le frappe ou le broie dans l'obscurité; soluble dans moins de la moitié de son poids d'eau froide, en toutes proportions dans l'eau bouillante, insoluble dans l'alcool absolu et dans l'éther, soluble, surtout à chaud, dans l'alcool aqueux. — Fond à 160° en une liqueur visqueuse incolore, qui se prend par refroidissement en une masse amorphe transparente (sucre d'orge); à la longue, celle-ci se trouble et reprend une texture cristalline. Vers 210 ou 220°, le sucre brunit, se boursoufle et se transforme en caramel en perdant de l'eau; à temp. plus élevée, il se charbonne et dégage des vapeurs acides et inflammables.

Une sol. de sucre de canne, bouillie avec la potasse caustique, ne brunit pas; elle dissout une gr. quantité de chaux caustique, et la combinaison (saccharate de chaux), se coagule comme du blanc d'œuf par la chaleur; le précipité se redissout par refroidissement. — Les acides étendus par un contact prolongé à froid avec le sucre le rendent incristallisable; l'ac. sulfurique concentré s'échauffe à son contact et produit une bouillie noire; l'ac. nitrique bouillant le transforme en ac. oxalique. — Sous l'influence de la levure de bière, le sucre devient d'abord incristallisable, puis se dédouble en alcool et ac. carbonique. — Le chlorure de sodium ajouté en sol. aqueuse à de l'eau sucrée donne lieu à un composé déliquescent ($2C^{12}H^{11}O^{11}$, NaCl), qui cristallise par l'évaporation de la liqueur. — Le bichlorure d'étain transforme le sucre en une matière noire; le sulfate de cuivre, ajouté goutte à goutte à une sol. de sucre additionnée de potasse, donne une liq. d'un bleu foncé qui reste limpide à froid, et même à l'ébullition si la potasse est en excès. — L'acétate de plomb ammoniacal produit dans une sol. de sucre un précipité blanc gélatineux, soluble dans l'eau bouillante.

Le sucre de canne dévie à droite la lumière polarisée.

Le Glucose a pour formule $C^{12}H^{12}O^{12} + 2HO$ ($C^6H^{12}O^6$,At.). On l'obtient artificiellement par l'action des acides sur la cellulose et la matière amylacée. — Il cristallise mal, sous forme de mamelons ou de choux-fleurs fibreux; moins soluble dans l'eau et l'acool que le précédent. Il fond, par la chaleur, en une masse transparente déliquescente; cette opération lui fait perdre de l'eau qu'il reprend peu à peu en se transformant en une masse grenue. A 140°, il perd encore de l'eau et se caramélise.

La potasse et la chaux brunissent rap[t] une sol. de glucose à l'ébullition. L'ac. sulfurique, broyé avec lui, ne le noircit pas comme le sucre de canne; si l'on étend d'eau le mélange et qu'on le sature par le carbonate de baryte, la sol. filtrée renferme un sel de cette base qui précipite par l'ac. sulfurique. — L'ac. nitrique bouillant le transforme en ac. oxalique. La levure de bière le dédouble directement en alcool et ac. carbonique. Le chlorure de sodium se combine avec lui et donne des cristaux ayant pour formule $2C^{12}H^{12}O^{12}$, $NaCl + 2HO$. — Le bichlorure d'étain le noircit. — Le sulfate de cuivre ajouté goutte à goutte à une sol. de glucose contenant de la potasse caustique donne lieu à une liqueur foncée, qui, sans qu'on élève la temp., laisse bientôt précipiter de l'oxyde rouge de cuivre. — Le protonitrate de mercure, le nitrate d'argent et le chlorure d'or sont réduits à l'ébullition à l'état métallique; le bichlorure de mercure précipite du protochlorure. L'acétate de plomb ammoniacal précipite en blanc la sol. de glucose.

Le glucose dévie à droite la lumière polarisée. Son pouvoir rotatoire est à celui du sucre de canne comme 73 est à 100.

Le sucre incristallisable ou sucre interverti ne se distingue du glucose que par l'absence de forme cristalline et par le sens de son pouvoir rotatoire; autrement, il présente les mêmes caractères chimiques, et à la longue se transforme lui-même en glucose par une modification moléculaire (Gerhardt et Chancel).

Le sucre de canne interverti, incristallisable, est un mél. à p. ég. de glucose et d'un sucre à pouv. rot. gauche (Dubrunfaut), que M. Berthelot a nommé lévulose. L'inuline en sol. dans 10 p d'eau, chauffée à 100° pendant 120 h., se saccharifie et se change en lévulose sirupeux (A. Bouchardat). Tout récemment, M. Jungfleisch est parvenu à l'obtenir cristallisé en lavant cette liqueur au moyen de l'alcool absolu froid à plusieurs reprises. Le résidu insol., abandonné dans un lieu froid à l'abri de l'air, laisse déposer des aiguilles ayant l'appar. des cristaux de mannite. A la longue, le liquide se prend en masse cristalline. — La formule du lévulose pur = $C^{12}H^{12}O^{12}$. Mouillé d'alcool, il est déliquescent; dépourvu d'alcool, il n'augmente à la longue que de 1 à 2/100. Il fond vers 95°; chauffé à 100°, il s'altère en perdant de l'eau. Le pouvoir rotatoire varie avec la temp. et avec la dilution des solutions. Le sucre incristallisable des fruits est un mél. de glucose, de lévulose, de sucre de canne et de diverses autres substances.

Dosage des sucres. — Plusieurs procédés ont été proposés. Dans les laboratoires, on emploie plus spécialement le procédé de M. Barreswill, ou le Saccharimètre de M. Soleil.

1° *Procédé de M. Barreswill.* Il est basé sur la propriété qu'a le glucose de réduire les sels de cuivre dissous dans la potasse, à la temp. de l'ébullition. Cette réaction n'appartient pas au sucre cristallisé, mais se manifeste aussitôt que celui-ci a été transformé, sous l'influence d'un acide, en sucre interverti. Quand donc on aura à doser un mélange de glucose et de sucre cristallisé, on fera deux essais, le premier qui donnera la q. de glucose contenue dans le mélange, le second après l'interversion du sucre au moyen de l'ébullition avec une petite q. d'acide sulfurique, qui donnera le poids des deux sucres réunis. On se rappellera alors que 100 p. de sucre interverti représentent 95 p. de sucre cristallisé. — Ces principes posés, voici comment on opère :

La liqueur saccharimétrique est préparée ainsi :

Pr. :	Crème de tartre pulv.	50 gr.
	Carbonate de soude.	40 »
	Sulfate de cuivre crist. pulv.	30 »
	Potasse caustique.	40 »

Dissolvez la crème de tartre dans 1/3 de litre d'eau, ajoutez le carbonate et faites bouillir ; introduisez le sulfate de cuivre; faites bouillir de nouveau et laissez refroidir. Versez dans la liqueur la potasse dissoute dans 1/4 de litre d'eau, complétez un litre et portez de nouveau à l'ébullition; filtrez la solution et conservez dans des flacons violets, à l'abri de la lumière. On établit le titre de la liqueur en cherchant quel est le volume de cette liq. que décolore exactement un gramme de sucre candi sec et pur, interverti d'abord par qques gouttes d'ac. sulfurique

Pour faire l'essai, on introduit dans un ballon 20 centim. cubes de cette liqueur, on ajoute 12 à 15 gr. de solution de potasse caustique concentrée. D'autre part, on introduit la solution sucrée dans une burette graduée que l'on remplit exactement jusqu'au zéro; cette solution est versée goutte à goutte dans la liqueur cupro-potassique bouillante, jusqu'à ce que la décoloration soit complète. Un excès de glucose détermine une teinte jaune, puis brune (fig. 152). L'opération terminée, on note le nombre de divisions de liq. employées, et on obtient par une proportion le titre cherché. — Supposons que 20 cent. c. de liq. cupro-potassique soient décolorés exactement par 0 gr. 10 de glucose, et que l'on ait employé 30 divisions de la burette pour obtenir le même résultat (ces divisions représentant chacune 1/2 centim. cube, nous avons employé 15 c. c. de dissolution sucrée). Les 15 c. c. contenaient donc 0,10 de glucose. D'où nous tirerons : $15 : 0,10 :: 1000 : x$; $x = 6,66$. Ce qui veut dire qu'un litre contient 6 gr. 66 de glucose.

M. Fehling a donné une formule de liq. cupro-potassique qui se conserve plus longtemps que celle de M. Barreswill. On prend :

D'une part :

Sulfate de cuivre pur crist.	40 gr.
Eau dist.	160 »

F. dissoudre.

D'autre part :

Soude caustique.	130 gr.
Tartratre neutre de potasse..	160 »
Eau dist.	600 »

F. dissoudre.

On mêle les deux dissolutions et on ajoute Q. S. d'eau dist. pour obtenir 1154,4 c. c. de liqueur à + 15°. — On opère pour le dosage du sucre d'une manière analogue à celle que nous venons d'indiquer, en ayant soin, autant que possible, que la liq. sucrée contienne environ 1 0/0 de sucre seulement. D'après M. Poggiale, 20 c. c. de cette liq. sont entièrement décolorés par 0 gr.. 096 de glucose.

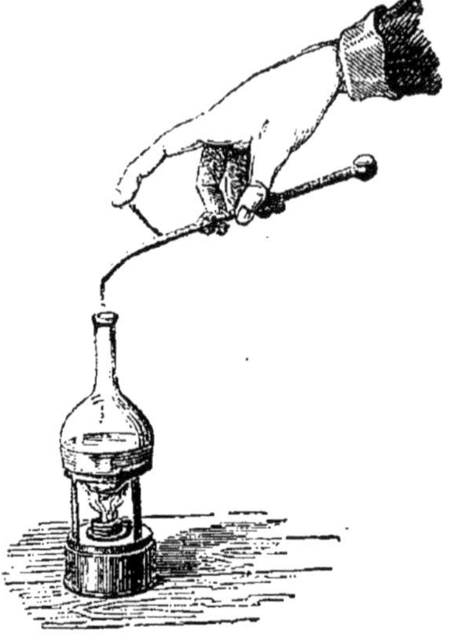

Fig. 152. — Dosage du sucre par la liqueur de Barreswill.

Nous devons faire observer qu'un gr. nombre de corps, différ. des mat. suc., sont aptes à précip. l'oxyde de cuivre dans les mêmes conditions en prés. de la potasse. Tels sont l'ac. sulfur. l'ac. arsén., les sulfites, les hyposulfites, l'aldéhyde, le chlorof., la salic., l'ac. uriq. Pour le pharmacien, il importe de se tenir en garde contre cette cause d'erreur, surtout quand il est chargé d'examiner une urine diabétique.

2° *Procédé de M. Clerget*, au moyen du Saccharimètre de M. Soleil. La descript. de l'app. et des principes sur lesquels il repose exigerait une longue exposition qui sortirait de notre cadre. Les brèves indications que nous pourrions donner ne suppléeraient pas, d'ailleurs, à quelques leçons pratiques reçues d'un opérateur compétent. Nous rappellerons seulement quelques données utiles, propres à faciliter à ceux qui sont familiers avec l'emploi de l'appareil, les recherches saccharimétriques.

Une solution de 16 gr., 471 de sucre candi pur dans Q. S. d'eau pour occuper 100 c. c., observée dans un tube de 20 c. de long, marque 100 divisions à l'échelle du saccharimètre. Cela posé, on prélèvera toujours sur le sucre à doser un échantillon de 16 gr., 471, dont on fera une solution dans des conditions identiques; si cette solution marque 45°, c'est que le sucre essayé ne contient que 45/100 de sucre pur.

Quand la solution est trouble ou très colorée, on doit la clarifier par addition de qques centim. c. d'acétate de plomb tribasique, ou filtration sur le charbon animal.

Le sucre à essayer peut contenir d'autres principes propres à déplacer le point de polarisation : il faut alors, après une première observation, intervertir le sucre cristallisable, en addit. la sol. de 10 0/0 d'ac. chlorhydrique fumant et maintenant pend. 10 minutes à une temp. de 68°. On observe de nouveau, au moyen d'un tube de 22 c. de long. On voit alors que le point de polarisation est revenu vers la gauche, et l'on note le nombre de divisions qui représente la différence entre la deuxième notation et la première; on additionne ensuite le premier nombre et celui qui exprime cette différence, et l'on trouve, dans des tables dressées à cet effet, le titre exact du sucre et le titre en volume d'une dissol. sucrée correspondante. Dans cet essai par inversion, il est nécessaire de tenir compte de la temp. des dissolutions, temp. qui fait varier considérablement le point de polarisation.

D'autres procédés ont été donnés pour le dosage du sucre dont nous noterons seulement le principe. Le procédé de M. Payen repose sur la propriété, que possède une sol. alcool. saturée de sucre, de dissoudre encore le glucose, la mélasse, le sucre incristallisable, d'absorber de l'eau sans pouvoir se charger davantage de sucre. Si donc on traite un échantillon par une telle sol., on lui enlèvera toutes les mat. solubles dans l'alcool, autres que le sucre cristallisable; la pesée indiquera la perte éprouvée. — Le procédé de M. Péligot repose sur la propriété qu'a le sucre cristallisable de dissoudre la chaux caustique et de ne pas être altéré par elle à l'ébullition, tandis que le glucose est détruit. Si donc on fait avec un échantillon de 10 gr. de sucre à essayer une solut. de volume constant, que l'on sature cette sol. de chaux, et qu'on dose celle-ci par l'ac. sulfurique titré, on pourra établir la proportion de sucre pur contenu dans l'échantillon, la q. de chaux dissoute étant en raison du poids du sucre. Si celui-ci contient du glucose, la liq. à l'ébullition brunira et produira un précipité brun; après filtration, un nouveau dosage par l'acide permettra de juger par différence le poids du sucre cristallisable et du glucose.

Act. phys. — Le sucre, par sa composition même, indique qu'il ne peut être qu'un aliment respiratoire, propre à entretenir la respiration et la formation des matières grasses. Toutefois c'est un aliment insuffisant, par suite de l'absence d'azote dans sa formule, et les animaux qu'on nourrit exclusivᵗ avec lui maigrissent, s'étiolent et périssent rapidᵗ — Il est très agréable au goût et, pour cette raison, a reçu un grand nombre d'emplois domestiques et pharmac. Toutefois l'abus des liq. sucrés cause rapidᵗ le dégoût, la soif, la constipation et de l'embarras gastrique. — A l'extérieur, on emploie qqfois le sucre candi en poudre en insufflations contre les ulcérations de la cornée.

Poudre de sucre.

Pilez grossièrement du sucre très blanc; faites-le sécher à l'étuve; terminez la pulvérisation dans un mortier de marbre; passez au tamis de soie. (Cod.)

Sirop de sucre.

Pr.	Sucre blanc	10000
	Eau	Q. S.
	Blanc d'œuf	nº 1

Battez le blanc d'œuf avec 6 litres d'eau, et mettez à part 1 litre de cette eau albumineuse; mélangez le reste avec le sucre dans une bassine de cuivre. Chauffez doucement en remuant, de façon à n'amener l'ébullition qu'après la dissolution du sucre. Quand l'ébullition se produira, modérez le feu, et projetez par portions l'eau albumineuse réservée; enlevez les écumes après chaque effusion, quand elles auront pris de la consistance. Cuisez à 30° Bé, et passez au blanchet. (Cod.)

Sirop de sucre incolore.
Pr. Sucre très blanc. 1000
Eau. 525
Cassez le sucre; faites-le fondre à froid dans l'eau, et filtrez au papier. (Cod.)

Sucre candi.
On fait cristalliser dans des jattes de cuivre portant des fils transversaux et placées dans une étuve à + 40° du sirop cuit à 37° Bé. Quand la cristallisation a eu lieu, on perce la croûte supérieure et on fait égoutter avec soin. — Le sucre candi est *blanc d'alun*, *paille* ou *roux*, suivant que le sirop était incolore ou plus ou moins coloré.

SUIE. *Fuligo ligni.*

Croûtes noires brillantes déposées dans les cheminées par la fumée du bois. Elle est formée en partie de matières empyreumatiques solubles, en partie de matières charbonneuses. Elle contient des sels ammoniacaux, de la *pyrétine*, etc.; od. désagréable, sav. amère, empyreumatique. — On l'emploie surtout à l'extérieur contre la teigne, la gale, les plaies sanieuses. — Elle a des propriétés vermifuges.

Le *fuligokali* est une combinaison de suie et de potasse. — La *fuligine* est son extrait alcoolique; l'*esprit de suie de Reuss* est le prod. de sa distillation à feu nu : antihystérique à la dose de 20 à 30 gouttes.

Pommade de suie.
Pr. Suie 1
Axonge. 4
Dartres ulcérées, teigne. (Soub.)

Teinture de suie fétide. *T. d'asa-fœtida composée.*
Pr. Ase-fétide 5
Suie 10
Alcool à 56° c. 120
Contre les convulsions, l'hystérie, à la dose de quelques gouttes dans de l'eau sucrée ou dans un lavement. (Cod.)

SUIF DE MOUTON. Graisse de l'*Ovis Aries* L. — Ruminants.

Graisse solide, contenant : *stéarine* et *oléine*, plus un peu de *margarine* et d'*hircine;* moins fusible et plus dure que la graisse de porc. On la prépare comme cette dernière. Le suif entre dans des pommades, des onguents, des emplâtres, etc.

SULFATES. Combinaisons de l'acide sulfurique avec les bases. (Voir *Acide sulfurique.*)

SULFATES PEU USITÉS.

Sulfate d'ammoniaque. En traitant le carb. d'amm. par l'ac. sulfurique. Industriellement, on l'extrait en satur. par l'ac. sulf. les prod. de la distillation de div. mat. organ. en présence des alcalis caustiques. — Apéritif inusité : 0,50 à 2 gr.

Sulfate d'argent. Précip. une sol. d'azotate d'argent par une sol. de sulfate de soude. — Sol. dans 200 p. d'eau.

Sulfate de baryte. Très commun dans la nature; se prod. toutes les fois qu'un sel de baryte sol. est mêlé avec une sol. de sulfate ou d'ac. sulf. — Très peu sol. seulement dans l'ac. sulf. bouillant.

Sulfate de chaux. *Gypse.* Très répandu dans la nature, c'est lui que l'on convertit en plâtre par la cuisson à 300°. Il se solidifie en absorbant l'eau qu'on lui avait enlevée. Sert en chirurgie à la confection des appareils plâtrés inamovibles, et en industrie à faire des plaques absorbantes propres à hâter la dessiccation de cert. subst., comme la fécule et l'amidon.

Sulfate de nickel. — Par diss. du carbonate de nickel dans l'ac. sul. étendu et cristallisation. A été préconisé contre les migraines périodiques: 2 à 5 centigr., 3 fois par j. en pil. ou sol. — A plus haute dose, il est émétique.

Sulfate de vératrine. Prép. c. le *sulfate de morphine.*

SULFATE D'ALUMINE. *Sulfas aluminicus.* $= 3SO^3,Al^2O^3$ ou $(SO^4)^3Al^2 = 171,36$.

On l'obtient en saturant de l'ac. sulfurique étendu de 5 à 6 vol. d'eau, par de l'alumine récemment précipitée, évaporant et faisant cristalliser. — En masses blanches à cristallisation confuse, déliquescentes, très sol. dans l'eau, très acides. — Astringent puissant, propre aux mêmes usages que l'alun. On l'a employé en solution saturée (3 p. de sel pour 2 d'eau), en topique sur les surfaces cancéreuses ulcérées.

Le sulfate d'alumine en dissol., saturé d'oxyde de zinc et évaporé, donne des mamelons rayonnés, non déliquescents, de *Sulfate d'alumine et de zinc,* sel encore plus styptique et cathérétique que le sulfate d'alumine. On a employé ce sel aux embaumements.

Chim. — Le sulfate d'alumine offre les réactions communes aux sulfates (voir *Acide sulfurique*). — Les *sels d'alumine* donnent des solutions incolores à réaction acide, à sav. astringente et douceâtre; la chaleur rouge les décompose. Les sels insolubles, à part quelques combinaisons naturelles (*aluminates*), qui ne deviennent solubles que par la fusion avec le carbonate de soude, sont attaqués par l'acide chlorhydrique. — La potasse produit dans la solution des sels d'alumine un précipité blanc (*hydrate d'alumine*), soluble dans un excès de réactif.

L'ammoniaque et les carbonates alcalins (avec dégagement d'acide carbonique) donnent le même précipité, insoluble dans un excès de précipitant. La présence des sels ammoniacaux n'empêche pas l'action de l'ammoniaque.

L'hydrate précipité, dans tous les cas, est sol. dans la potasse et dans les acides; étant calciné, il se transf. en oxyde, difficilt attaqué par les acides.

L'hydrogène sulfuré ne précipite pas les sels d'alumine même dissous dans la potasse; au contraire, le sulfhydrate d'ammoniaque précipite de l'hydrate d'alumine volumineux avec dégagement d'hydrogène sulfuré.

Au chalumeau, l'alumine et ses sels, humectés de très peu de nitrate de cobalt, donnent au rouge une pet. masse infusible d'une belle coul. bleue.

Sulfate d'alumine bibasique.

Pr. Sulfate d'alumine exempt de fer.	1000

Prenez 500 gr. de ce sel, faites les dissoudre dans 5 litres d'eau, et ajoutez Q. S. d'ammoniaque (435 gr. environ) pour précipiter toute l'alumine en gelée; lavez avec soin, et faites égoutter; faites chauffer cette gelée au B.-M. après avoir ajouté les 500 gr. de sulfate d'alumine mis en réserve, et évaporez la solution à 30° Bé. — Filtrez après quelques jours de repos dans un lieu frais, pour séparer les cristaux de sulfate d'ammoniaque qui ont pu se déposer. (Cod.)

Solution de sulfate d'alumine et de zinc.

Pr. Sulfate d'alumine.	600
Eau.	400
Oxyde de zinc pulv.	60

F. dissoudre et filtrez. — La sol. doit marquer 38° Bé. (Cod.)

Collyre alumineux ou **styptique.**

Pr. Sulfate d'alumine.	1
Eau de roses.	60

Des formulaires remplacent l'eau de roses par l'eau commune, ou celle de plantain; d'autres y ajoutent de la gomme ou des blancs d'œufs. *(Blanc d'œuf alumineux*, Hôp. all.)

Collyre alumino-plombique. *Eau de la duchesse de Lamballe.*

Pr. Eau de roses.	125
— de plantain	125
Sulfate d'alumine.	1
Acétate de plomb	0,5

On agite au moment de s'en servir. (Dorv.)

Eau d'alun composée. *Eau d'alun de Bate, Liqueur d'alun composée, Eau styptique, Injection de Pringle, Soluté de sulfate de zinc et d'alumine. Liquor aluminis compositus, Aqua aluminosa Bateana.*

Pr. Sulfate d'alumine	15
Sulfate de zinc	12
Eau bouillante	1000

A l'extérieur en lotion, injection, collyre, c. astringent. (Lond.)

SULFATE D'ALUMINE ET DE POTASSE. *Alun; Sulfas alumino-potassicus.* = 3 $SO^3Al^2O^3$, $SO^3KO + 24\ HO$, ou $(SO^4)^3Al^2 + SO^4K^2 = 374,5$.

On le prépare dans l'industrie, soit par lixiviation des minéraux qui le contiennent tout formé, soit par le grillage des pyrites de fer schisteuses qui abandonnent ensuite à l'eau du sulfate d'alumine et du sulfate de fer; on ajoute du sulfate de potasse et on sépare l'alun formé du sulfate de fer par des cristallisations répétées. Ailleurs, on réunit directement les deux sulfates d'alumine et de potasse et l'on fait cristalliser. — Dans le commerce, on distingue l'*alun de glace* ou *de roche*, préparé avec des pyrites et qui contient du fer, et l'*alun de Rome*, qui est rose à l'extérieur, mais moins ferrugineux.

Pur, il est en cristaux octaédriques, incolores, efflorescents, ou en masses transparentes ressemblant à la glace; sav. styptique; sol. dans son poids d'eau bouillante et dans 16 p. d'eau froide (Codex). Quand il a été chauffé dans un creuset, jusqu'à cessation de boursouflement, il prend le nom d'*alun calciné;* il est en masses spongieuses et légères, sol. dans 25 à 30 f. son poids d'eau à la temp. ordinaire.

Chim. — Voir *Acide sulfurique, Sulfate d'alumine* et *Potasse.*

Act. phys. — C'est un astringent puissant, qui, par le retrait qu'il imprime aux tissus, en diminue les sécrétions et en amène la sécheresse. En outre, il coagule les matières protéiques et gélatineuses, et précipite le mucus sous forme de pellicules blanches et cohérentes. Il est cependant absorbé, de sorte qu'il peut influencer au loin les sécrétions des muqueuses et les flux hémorrhagiques. Son usage prolongé fatigue le tube digestif, cause des nausées, des vomissements, de la diarrhée ou de la constipation. On l'emploie à l'intérieur (10 à 30 centigr. et plus, 2 à 12 gr. dans une potion contre la colique des peintres), comme anti-diarrhéique, anti-hémorrhagique, etc.; à l'extérieur, en solution, en poudre, en topique, contre les écoulements, les hémorrhagies, les affections des yeux et de l'utérus; en insufflations dans le croup, etc. — L'alun calciné sert comme cathérétique à réprimer les chairs fongueuses, les bourgeons charnus; il est souvent employé dans le traitement de l'ongle incarné.

Incompatibles. — Sels métalliques, émétique, quinquina, infusés et décoctés astringents.

Mél. et fals. — Ne doit pas dégager d'ammoniaque quand on le triture avec quelques gouttes de solution de potasse caustique : ce qui indiquerait la présence de l'*alun ammoniacal* (sulfate d'alumine et d'ammoniaque). La solution d'alun, additionnée de potasse, laisse précipiter l'alumine, soluble dans un excès de réactif; l'*oxyde de fer*, s'il en existe, ne se redissout pas.

Alun calciné; *Sulfate d'alumine et de potasse desséché.*

Pr. Alun de potasse. 300

Réduisez en poudre grossière et introduisez dans un creuset de terre, qui n'en soit qu'à moitié rempli. Chauffez modérément, mais jusqu'à ce que toute l'eau de cristallisation soit évaporée. — Ne pas aller jusqu'au rouge, qui décomposerait le sulfate d'alumine. — L'alun convenablement calciné doit se dissoudre dans 25 ou 30 fois son poids d'eau à la température ordinaire, dans un temps qui n'excède pas 24 heures. (Cod.)

Poudre d'alun.

Prép. c. la *Poudre de borate de soude*.

Pilules alunées d'Helvétius.

Pr. Alun en poudre. 20
Sangdragon pulv. 10
Miel rosat. 10

F. des pilules de 20 centigr. que vous roulerez dans la poudre de sangdragon. (Cod.)

Gargarisme astringent.

Pr. Pétales secs de rose rouge. 10
Eau bouillante. 250
Sulfate d'alumine et de potasse. 4
Miel rosat. 50

F. infuser les pétales de rose 1/2 h. Passez l'infusion, ajoutez l'alun, puis le miel rosat. (Cod.)

Poudre errhine hémostatique. *Errhin hémostatique.*

Pr. Alun. 2
Bol d'Arménie. 24

On en fait une pâte avec P. E. de vinaigre et de vin rouge, et on l'introduit dans les narines pour arrêter les saignements de nez. (Jourd.)

Liqueur prophylactique contre la syphilis (Jeannel.)

Pr. Alun cristallisé 1500
Sulfate de fer. 100
Sulfate de cuivre. 100
Alcool aromatique. 60
Eau commune, litres. . . 100

L'*alcool aromatique* est composé de : Essence de citron, 30; ess. de menthe, de lavande, $\overline{aa}$, 25; de Néroli, 20; d'am. amères, de cannelle, $\overline{aa}$, 10; d'alcool à 85° c., 800.

Eau hémostatique de Pagliari.

On prend 250 p. de benjoin, 500 p. de sulfate d'alumine et de potasse, et 5000 p. d'eau; on fait bouillir pendant six heures dans un pot de terre vernissée en agitant sans cesse et remplaçant à mesure l'eau évaporée par de l'eau chaude pour ne pas arrêter l'ébullition. On filtre le liquide et on le conserve en flacons bouchés. (Dorv.)

Injection d'alun pour l'urèthre. (Ricord.)

Pr. Alun	10
Eau de rose	190

Injection d'alun pour le vagin (Ricord.)

Pr. Alun	12 à 60
Eau	1000

SULFATE D'ATROPINE. *Sulfas atropinæ.*

Prép. — On délaye de l'atropine en poudre fine dans 2 f. son poids d'eau dist. ; on ajoute exactement Q. S. d'ac. sulfurique au 1/10 pour dissoudre; on évapore à l'étuve à 30 ou 40°, à siccité. — Poudre blanche entièrement sol. dans l'eau. — Très souvent employé pour dilater la pupille; on en fait des solutions contenant de 2 à 10 centigr. pour 20 gr. d'eau, qu'on instille par gouttes pour obtenir l'effet cherché. — Voir *Atropine.*

Collyre au sulfate d'atropine

Pr. Sulfate d'atropine	0,02
Eau distillée	10

M. — 2 ou 3 gouttes suffisent pour opérer la dilatation de la pupille.

Solution pour injections sous-cutanées.

Pr. Sulfate d'atropine	1
Eau distillée	100

F. dissoudre. — 1 à 5 gouttes en injection au moyen de la seringue de Pravaz.

SULFATE DE CADMIUM. *Sulfas cadmicus.* = $CdO,SO^3 + 4HO$, ou $CdSO^4,4H^2O$ = 139,74.

Prép. — Pr. :

Cadmium en bâtons	100
Acide nitrique à D. = 1,42	300
Eau dist.	100
Carbonate de soude crist.	Q. S.
Acide sulfurique	Q. S.

Dissolv. le métal dans l'acide et l'eau, mélangés dans un matras. Etendez la sol. de 7 à 8 f. son vol. d'eau, et précipitez-la à l'ébullition par Q. S. de carbonate de soude dissous. Lavez le précipité par décantation, puis dissolvez-le dans Q. S. d'acide sulfurique étendu. Faites cristalliser. — Prismes incolores contenant 25,71 0/0 d'eau, sol. dans un peu plus d'une fois 1/2 leur poids d'eau; la dissolution est entièr[t] précipitée par un excès d'ac. sulfhydr., sous forme de sulfure jaune, insol. dans les liq. acides. (Cod.)

Puissant styptique et émétique, analogue au sulfate de zinc, mais beaucoup plus violent. On ne l'emploie qu'à l'extérieur en collyres et injections. — 2 à 20 centigr. dans 30 gr. d'eau dist.

SULFATE DE CINCHONINE. *Sulfas cinchonicus.* = $C^{40}H^{24}Az^2O^2,SO^3HO,2HO$.

Prép. — Délayer Q. V. de cinchonine dans l'eau dist. bouillante, ajoutez Q. S. d'ac. sulfurique jusqu'à légère réaction acide. Evaporez lentement à l'étuve. Prismes rhomboïdaux, courts, durs et transparents. — Propriétés de la *Cinchonine*.

SULFATE DE CUIVRE. *Vitriol bleu; couperose bleue; vitriol de Vénus; Sulfas cupricus.* = $CuO,SO^3 + 5HO$, ou $SO^4Cu + 5H^2O = 124,73$.

On l'obtient dans l'industrie par différents procédés, soit en grillant les pyrites cuivreuses, que l'on lessive ensuite, soit en attaquant directement par l'acide sulfurique les carbonates de cuivre naturels ou même la tournure de cuivre. On fait la concentration et la cristallisation dans des chaudières de plomb. — Prismes obliques d'une belle couleur bleue, transparents, sol. dans 4 p. d'eau froide ou 2 p. d'eau bouillante; sav. âcre et styptique. Par l'action de la chaleur, il fond dans son eau de cristallisation, puis se dessèche sous forme de poudre blanche.

Chim. — Voir *Acide sulfurique* et *Cuivre*.

Act. phys. — Il est astringent et caustique; introduit dans l'estomac, il cause des nausées, des vomissements et une vive irritation de la muqueuse. A petites doses longtemps répétées, on dit lui avoir reconnu des propriétés antispasmodiques. On l'employait autrefois comme vomitif (5 à 20 centigr.); actuellement, on le fait entrer dans des collyres, injections et lotions, comme astringent; on le taille en crayons pour cautériser certaines ulcérations de la conjonctive ou des paupières.

Mél. et fals. — Contient ordinairement du fer; on l'en débarrasse en additionnant la solution bouillante d'un peu d'acide azotique, puis d'un léger excès de potasse caustique, qui précipite le peroxyde de fer.

Le **Sulfate de cuivre ammoniacal** s'obtient en dissolvant du sulfate de cuivre pulv. dans Q. S. d'ammoniaque liquide, précipitant le sel formé par un vol. d'alcool double de celui de la liqueur, et séchant promptement le précipité recueilli sur un filtre; — d'une belle couleur bleue; doit être conservé dans des flacons bien bouchés.

Astringent, antispasmodique, antiépileptique. — 15 à 20 centigr.

Sous le nom de *sulfate de cuivre fondu*, on prépare des crayons dans lesquels on fait entrer du nitre; les *crayons caustiques* espagnols sont un mél. de sulfate de cuivre et d'alun. M. Bouilhon mélange le sel en poudre à P. E. de gutta-percha fondue et roule le tout en crayons.

Pierre divine.

Pr.	Sulfate de cuivre crist. . .	100
	Nitrate de potasse.	100
	Alun de potasse.	100
	Camphre.	5

Pulv. les sels; faites-les fondre dans un creuset, ajoutez le camphre pulvérisé, et coulez sur une pierre huilée; après refroidissement, enfermez dans un vase sec et bouchez exactement. (Cod.)

Collyre avec la pierre divine.

Pr. Pierre divine	0,40
Eau distillée	100

F. dissoudre et filtrez. (Cod.)

Eau styptique.

Pr. Sulf. de cuivre	30
— d'alumine	30
Eau	375
Acide sulfurique	4

Pour arrêter les hémorrhagies traumatiques.

Pommade ophthalmique. (Desmares.)

Pr. Sulf. de cuivre	0,1
Beurre lavé	2,
Camphre	0,2

Ulcérations des paupières.

Mixture astringente et escharotique (Villate). *Liqueur de Villate.*

Pr. S.-acétate de plomb liq.	120
Sulfate de zinc	60
Sulfate de cuivre	60
Vinaigre blanc	800

Employée avec succès contre les plaies fistuleuses du garrot avec carie des os et des ligaments.

Cette mixture a été employée avec succès, chez l'homme, par le Dr Notta, dans le traitement de la carie et des fistules consécutives aux abcès froids. (Dorv.)

Collyre contre les conjonctivites chroniques. (Sichel.)

Pr. Sulfate de cuivre	0,1
Laudanum liquide	0,4
Eau distillée	30

J. Sichel a employé souvent un crayon de sulfate de cuivre même, ou il remplace le sulfate de cuivre par celui de zinc ou de *cadmium*. (Dorv.)

Collyre détersif ou **d'Helvétius**. *Eau divine.*

Pr. Sulfate de cuivre	1,25
Alun	1,25
Nitre	1,25
Camphre	0,05
Eau	250

Diss. et filtrez. Résolutif, astringent. Il revient au collyre de pierre divine; cependant les doses actives sont plus fortes. (Dorv.)

Collyre cuivrique. (Guépin.)

Pr. Sulfate de cuivre	0,5
— de morphine	0,1
Alun	1
Eau distillée	100

10 à 20 lotions par j., avec 3 gouttes de ce liq. dans une cuill. d'eau. On le suspend de temps en temps pour insuffler dans les yeux la poudre suiv. : iodure de potassium, 1; sucre, 60.

Contre les taches de la cornée.

SULFATE DE FER. *Sulfate ferreux; vitriol vert; couperose verte; Sulfas ferrosus.* = $FeO,SO^3 + 7HO$, ou $SO^4Fe,7H^2O = 139$.

On le prépare dans l'industrie par oxydation à l'air humide des pyrites de fer, ou par traitement direct des vieilles ferrailles par l'ac. sulfurique. Pour l'usage pharmaceutique, on le prépare de toutes pièces.

Prép. — **Pr.** :

Limaille de fer pure	120
Ac. sulfurique pur à D. = 1,84	160
Eau	1100

Introduisez dans un ballon d'abord l'eau, puis l'acide, et peu à peu la limaille; quand l'effervescence a cessé, faites bouillir et filtrez rapidement, en évitant, autant que possible, le contact de l'air. — Ajoutez à la liq. 2 gr. acide sulfurique à D. = 1,84, concentrez rapidement à D. = 1,29 au densimètre, et laissez cristalliser. Recueillez les cristaux, égouttez-les dans un entonnoir garni de coton ou d'amiante, lavez-les avec un peu d'alcool à 85° et faites sécher rapidt entre des doubles de papier buvard. Enfermez dans des flacons secs et bien bouchés.

Cristaux d'un vert bleuâtre clair contenant 45 0/0 d'eau, sol. dans 2 p. d'eau froide; légèr[t] efflorescents à l'air et prenant une teinte jaune. Desséchés, ils perdent leur eau et se transforment en une poudre blanche; calcinés, ils dégagent de l'acide sulfurique, et on obtient pour résidu du colcothar.

Chim. — Voir *Acide sulfurique* et *Fer.*

Act. phys. — Astringent styptique et cathérétique. A petites doses, il manifeste en outre les propr. toniques des autres ferrugineux. Son usage est indiqué dans la chlorose, les hémorrhagies scorbutiques, le diabète. *Doses :* 5 à 30 centigr. en *pilules* ou *solution.* A forte dose, il est émétique et produit des effets irritants. A l'extérieur, il est employé c. astringent, en *collyres*, *injections*, *lotions*, etc.

Incomp. — Toutes les subst. contenant du tannin, les carbonates alcalins et les alcalis, etc.

Le **Persulfate de fer** s'obtient en add. le sulfate ferreux d'ac. azotique et chauffant jusqu'à cessation de vap. rutilantes. Il forme la base de la *liqueur hémostatique de Monsel*, médic. vétér. — Propr. du perchlorure.

Le **Sulfate de fer et de potasse**, le **Sulfate de fer et d'ammoniaque** peuv. être obtenus en mél. en prop. convenable le persulfate de fer et le sulfate alcalin et faisant crist. — Astringents actifs employés en Angleterre c. l'alun.

Le **Sulfate de fer et de quinine** s'obt. par un procédé semblable. — Tonique, antipériodique : 5 à 20 centig. et plus.

Mél. et fals. — Contient souvent du *cuivre :* sa solution, mise en contact avec une lame de fer décapée, la recouvre d'une couche rouge de cuivre métallique; elle donne un précipité par l'hydrogène sulfuré.

Poudre gazogène ferrugineuse.

Pr. Acide tartrique 80
Bicarbonate de soude 60
Sucre pulv. 260
Sulfate de fer pur crist. . . 3

Pulv. grossièrement le sulfate de fer et l'acide tartrique; mêlez les poudres, ajoutez le sucre et, en dernier lieu, le bicarbonate de soude. — Renfermez dans un bocal sec et bouché. — On prépare une eau ferrugineuse acidulée et d'un goût très supportable, en ajoutant à 1 litre d'eau, d'un seul coup, 20 gr. de cette poudre; on bouche rapidement et l'on agite. — Toutes les substances employées doivent être bien sèches. (Cod.)

Pilulæ ferri cum myrrhâ. (Ph. Belg.)

Pr. Myrrhe en poudre grossière. . 2
Carbonate de soude crist. . . 1
Sulfate de fer crist. 1
Mélasse. 1

M. (Cod.)

Il en résulte du carbonate de protoxyde de fer.

Poudre astringente et tonique. (Knaup.)
Pierre styptique de Knaup.

Pr. Sulfate de fer. 500
— d'alum. et de pot. 500
Chlorhyd. d'ammon. . . . 30
Sulfate de zinc. 30
Oxyde de cuivre. 30

Mêlez le tout, et faites fondre à une douce chaleur. Coulez la masse.

Gros comme une noix de cette poudre dans un litre d'eau tiède. On en imbibe des compresses que l'on applique toutes les trois ou quatre heures sur la partie malade. (Dorv.)

Injection au sulfate de fer.

Pr. Sulfate de fer. . . .	1 à 4 gr.
Eau dist.	200

Pommade contre l'érysipèle.

Pr. Sulfate de fer.	5
Axonge.	30

M.

Pilules d'aloès et de fer.

Pr. Sulfate de fer.	3
Aloès des Barb.	2
Poudre aromatique.	6
Cons. de roses.	8

F. des pilules d e0,25.(Ed.)

Toni-purgatif d'un excellent effet. — Dose : n° 2 à 3.

Les *pilulæ aloeticæ ferratæ* (*Germ.*), se comp. de : sulfate 1 ; aloès 1 ; en pil. de 0,12.

Pierre miraculeuse. *Pierre styptique d'Hesselbach, Poudre caustique d'Ammon.*

Pr. Sulfate de cuivre.	3
— de fer.	6
Verdet gris.	1
Alun.	1
Sel ammoniac.	1/2

M.

SULFATE DE MAGNÉSIE. *Sel de Sedlitz ; sel d'Epsom ; Sulfas magnesicus.* $= MgO,SO^3, + 7HO$, ou $SO^4Mg, 7H^2O = 123$.

On le retire des eaux de la source d'Epsom, en Angleterre, des eaux-mères des salines ; on le prépare aussi avec la *dolomie*, carbonate double de magnésie et de chaux : on calcine, on traite le résidu par l'ac. sulfurique, on évapore à siccité et l'on calcine fortement le résidu, qui repris par l'eau lui abandonne seulement le sulfate de magnésie.

Petits cristaux quadrangulaires, brillants, incolores, à saveur fraîche et très amère ; solubles dans leur poids d'eau froide. — Purgatif hydragogue très usité à la dose de 15 à 60 gr.

Le **Sulfate double de magnésie et de fer** des Anglais est un mélange arbitraire contenant seulem^t 5 0/0 de ce dernier sel. — Purgatif tonique.

Mél. et fals. — Contient souvent du *fer*, du *cuivre*, du *manganèse*, de la *chaux*, à l'état de *sulfates*, du *chlorure de magnésium* : on le purifie suffisamment en le dissolvant dans 2 p. d'eau bouillante, ajoutant un peu de magnésie en gelée, filtrant et faisant cristalliser. — Il peut être frauduleusement mélangé de *sulfate de soude* : ajouter un léger excès de sulfure de baryum à sa solution ; la magnésie est entièrement précipitée avec le sulfate de baryte, la soude restant dans la liq. à l'état de sulfure ; en ajoutant de l'acide sulfurique, l'excès de sulfure de baryum est précipité et le sulfure de sodium converti en sulfate de soude ; on filtre et on évapore la solution qui laisse ce dernier sel comme résidu.

Magnésie effervescente de Moxon.

Pr. Carb. de magnésie. .	āā P. E.
Sulf. de magnésie. .	
Bicarb. de soude. .	
Tartrate de potasse et de soude. . . .	
Acide tartrique. . . .	

Tous ces sels desséchés sont pulvérisés, mêlés et enfermés dans des flacons hermétiquement bouchés. Dose : une cuillerée à café dans Q. S. d'eau, que l'on boit au moment de l'effervescence. (Rem. pat. angl.) (Dorv.)

Eau fondante de Trevez.

Pr. Sulf. de magnésie. . . .	30
Émétique.	0,03
Eau.	1000

Un verre d'heure en heure. (Cad.)

Potion purgative au café. *Médecine au café.*

Pr. Café torréfié.	15
Sulfate de magnésie. . . .	15
Séné.	10
Eau.	120
Sirop de sucre.	50

F. infuser les 3 prem. subst. d. l'eau, passez et aj. le sirop.
Purgatif agr. à pr. en une fois.

Potion purgative anglaise. *Potion noire; Black draught.* (Ang.)

Pr. Séné.......... 15
Sulfate de magnésie.... 24
Manne.......... 34
Eau bouillante....... 125
Eau de cannelle...... 15
Teint. de séné comp.... 8
(Belg.)

SULFATE DE MANGANÈSE. *Sulfate manganeux; Sulfas manganosus.* $= MnO,SO^3 + 4HO$, ou $SO^4Mn,4H^2O = 111,57$.

Prép. — Pr. :

Bioxyde de manganèse.............. 200
Sulfate de protoxyde de fer crist......... 200

Pulvérisez et mél. intimement; calcinez au rouge sombre dans un creuset pend. 1/2 h.; laissez refroidir, pulvérisez la masse; traitez par 300 gr. d'eau bouill., filtrez et évapor. à siccité. Reprenez par 300 gr. d'eau chaude, filtrez et concentrez à cristall. — Cristaux roses, sol. dans 2 p. 1/2 d'eau froide. (Cod.)

On l'emploie comme antichlorotique et comme adjuvant du sulfate ferreux, à doses un peu moindres.

SULFATE DE MERCURE. *Sulfate mercurique; sulfate de deutoxyde de mercure; Sulfas hydrargyricus.* $= HgO,SO^3$, ou $SO^4Hg = 148$.

Prép. — Pr. :

Mercure purifié................. 60
Acide sulfurique à D. = 1,84.......... 80

Versez métal et acide dans une capsule de porcelaine, chauffez au bain de sable; continuez l'action de la chaleur, jusqu'à dessiccation complète du sel formé.

Sel blanc décomposable par l'eau en sulfate acide qui se dissout et en sous-sulfate jaune insoluble (*Turbith minéral*).

Il n'est employé que comme agent chimique de qques piles électriques, et pour la préparation du sous-sulfate de mercure.

Le **Sulfate mercureux** est un sel instable qu'on obtient en faisant réagir à une temp. peu élevée 3 p. ac. sulfur. sur 2 de mercure. — Blanc; peu sol. — Inusité.

Le **Sulfate de mercure et d'ammoniaque** s'obtient en précipitant par l'amm. la sol. aqueuse de sulfate acide qui provient de la prép. du turbith nitreux. — Inusité.

Pommade de turbith minéral.

Pr. Turbith minéral....... 1
Axonge.......... 8
F. S. A. (Swed.)

SOUS-SULFATE DE DEUTOXYDE DE MERCURE. *Sulfate trimercurique; Turbith minéral; Subsulfas hydrargyricus.* = $3HgO,SO^3$, ou $SO^4Hg,2HgO$ = 364.

Prép. — Pr. :

Sulfate de deutoxyde de mercure.	100
Eau bouillante.	1500

Pulvérisez le sel, et, après l'avoir introduit dans une terrine, traitez par la q. indiquée d'eau bouillante, en remuant continuellement. Lavez avec soin la poudre jaune qui s'est produite, séchez et conservez dans des flacons noirs. — Le sulfate doit être exempt de sulfate de protoxyde, ce qu'on reconnaît à ce que sa solution ne précipite pas par le chlorure de sodium. (Cod.)

C'est un violent purgatif et émétique, qui n'est guère employé comme tel que pour les chiens (0,05). Il pourrait d'ailleurs, étant ingéré à petites doses répétées, produire les effets altérants des autres préparations de mercure; il est usité à l'extérieur sous forme de *pommade*, contre les affections de la peau.

Pommade antiherpétique. (Biett.) *Pommade antidartreuse.*

Pr. Turbith minéral.	1
Soufre.	2
Axonge.	15

M. (Dorv.)

SULFATE DE MORPHINE. *Sulfas morphicus.* = $C^{34}H^{19}AzO^6,SO^3$.

On le prép. comme le chlorhydrate en substituant l'ac. sulfurique à l'acide chlorhydrique. = Mêmes propr., us. et doses.

Sirop de sulfate de morphine. Prép. c. le *sirop de chlorhydrate de morphine.*

SULFATE DE POTASSE. *Sel duobus; Sulfas potassicus.* = KO,SO^3, ou K^2SO^4 = 87,11.

C'est un produit secondaire de la fabrication de l'acide azotique. — Blanc, cristallisé, dur; sav. salée et amère; sol. dans 16 p. d'eau froide, dans 5 p. d'eau bouillante.

Purgatif, diurétique, antilaiteux. — 4 à 8 gr. en dissolution dans une tisane. — Peu usité.

Le **Sulfate acide de potasse** ou **bisulfate de potasse** s'obtient en mélangeant 17 p. sulfate et 10 p. ac. sulfurique, desséchant, dissolvant dans l'eau bouillante et faisant cristalliser. — Ce sel a été substitué à l'acide tartrique, pour la préparation de l'eau de Seltz artificielle.

Le **Sulfate de potasse et d'ammoniaque** s'obt. en saturant par l'amm. une sol. chaude de bisulfate de potasse; le **Sulfate de potasse et de magnésie**, en faisant crist. ensemble 7 p. sulfate de potasse et 20 p. sulfate de magn. dissoutes dans l'eau chaude.

Poudre de sulfate de potasse.
Prép. c. la *Poudre d'acide arsénieux.* (Cod.)

Poudre de Cheltenham. *P. saline composée, Sel de Cheltenham.*

Sulf. de magn. . . . }
Sulf. de pot. . . . . } āā P. E.
Sel de cuisine. . . . }

F. sécher au four. — Une cuill. à café d. un litre d'eau, c. purgatif. (Lond.)

SULFATE DE QUININE. *Sulfas quinicus.* = $C^{40}H^{24}Az^2O^4$, $SO^3HO + 7HO$. = 274.

Prép. — Pr. :

Quinquina calisaya	1 000
Acide chlorhydrique.	60
Eau de rivière.	12 000
Chaux vive.	100

Pulvérisez grossièrement le quinquina, et faites-le bouillir avec le 1/3 de l'eau et de l'acide, décantez et faites deux nouvelles décoctions semblables. Précipitez les liq. réunies par la chaux délayée en lait clair. Recueillez le dépôt sur une toile, lavez avec de petites q. d'eau froide, pressez et desséchez à l'étuve à une temp. modérée. — Epuisez ce dépôt pulvérisé par de l'alcool à 90°, que vous distillerez ensuite à siccité. Le résidu résineux, fauve, sera pulvérisé et mis dans une bassine avec eau dist. : 1000. Faites bouillir et ajoutez Q. S. d'ac. sulfurique étendu, pour dissoudre ; ajoutez ensuite 20 de charbon animal lavé à l'acide chlorhydrique, faites bouillir deux minutes et filtrez. Par refroidissement, la liqueur se prend en une masse cristalline; on sépare l'eau-mère, et on purifie le sel par 1 ou 2 cristallisations nouvelles, en facilitant sa solution dans l'eau par une très petite q. d'ac. sulfurique. Enfin on le dessèche entre des doubles de papier buvard à une temp. qui ne doit pas dépasser 36°.

Les eaux-mères précipitent de la quinine par addition d'ammoniaque ou de carbonate de soude ; on la transforme en sulfate par sol. dans l'ac. sulf. étendu. Le sulfate de cinchonine reste dans les dernières eaux-mères, qu'on met de côté pour une opération subséquente.

On obtient ainsi le sulfate neutre de quinine (Codex), contenant 74,3 0/0 de quinine, sol. dans 740 p. d'eau froide, 30 p. d'eau bouillante, 60 p. d'alcool absolu froid; presque insoluble dans l'éther; sa solution dans l'eau, à l'aide de qques gouttes d'acide sulfurique, a des reflets bleuâtres, opalins.

Le *Sulfate acide de quinine* (Codex) s'obtient en traitant 100 p. de sulfate neutre par 12 p. d'acide sulfurique étendu de beaucoup d'eau, et concentrant la liqueur à cristallisation. — Prismes rectangulaires tronqués, sol. dans 11 p. d'eau à 15°.

M. A. Wurtz a démontré que ces deux dénominations n'étaient pas exactes et que le *sulfate neutre du Codex* (sulfate de quinine des pharmacies) était en réalité un *sulfate basique*; le véritable *sulfate neutre* étant le sel désigné par le Codex sous le nom de *sulfate acide de quinine.*

Ces deux sulfates ont, comme on sait, une amertume excessive, que le café masque assez bien. *Inj. hypod. :* sol. au 1/10, 10 à 15 centigr. de sel à la fois.

Act. phys. — C'est l'antipériodique par excellence; aussi l'administre-t-on comme tel, dans toutes les affections fébriles ou autres, qui revêtent un caractère intermittent. A pet. doses (0,05), il s'agit comme tonique; à la dose de 50 centigr. à 2 gr. et plus, on le prescrit comme fébrifuge; il n'est pas touj. toléré aisément, et alors on l'associe à l'opium. A doses fortes (5 à 8 gr.), il produit des phénomènens toxiques dus à une action débilitante prononcée sur le système nerveux : convulsions, délire, tremblement des membres, somnolence, stupeur, etc.

On l'administre sous des formes nombreuses, en *pilules*, *potions*, *solutions*, *lavements*, *pommades*, etc. Pour ces différents usages, l'emploi du sulfate acide est préférable, à cause de sa plus grande solubilité. On transf. extemporanément le sulfate neutre en sulfate acide, par add. de qques gouttes d'eau de Rabel. Pour les inj. hypod., employer le sulfate acide (sulfate saturé) cristallisé.

Mél. et fals. — Entièrement sol. dans l'eau acidulée, ce qui exclut les *corps gras* et les *résines;* entièrement sol. au bout d'une heure dans 60 p. d'alcool à 60°, ce qui exclut *gomme*, *fécule*, *cinchonine*, *sulfates alcalins effleuris* ; si l'on précipite le sulfate de quinine dissous par l'eau de baryte, et qu'on précipite l'excès de baryte par l'ac. sulfurique, la liq. évaporée ne doit pas laisser de résidu; on découvrirait ainsi l'addition de *mannite* ou de *sucre.* Le sucre serait encore décelé par l'action de l'ac. sulfurique qui le colore en noir, et la *salicine* par la coloration rouge que lui donne le même réactif. — La *cinchonine* forme généralement et sans qu'il y ait fraude 3 1/2 0[0 du sulfate de quinine; pour reconnaitre une plus grande proportion, on traite un gr. de sulfate de quinine dans un tube à expérience par 10 centim. c. d'éther sulfurique alcoolisé à 0,740 et 2 centim. c. d'ammoniaque; on agite vivement. Quand il n'y a pas excès de cinchonine, on voit seulement, à la jonction des deux liquides de différente densité, apparaitre une couche chatoyante mince. — La *quinidine* serait séparée de la même manière, mais se dissoudrait en augmentant la proportion d'éther. D'autre part, si l'on dissout 1 gr. de sulfate de quinine dans l'eau bouillante et qu'on le précipite par un excés d'oxalate d'ammoniaque, la liq. filtrée doit être très peu amère et très peu précipitée par l'ammoniaque. Quand il y a de la quinidine, elle précipite abondamment, l'oxalate de cette base étant soluble dans l'eau, tandis que l'oxalate de quinine est presque insoluble (Bussy et Guibourt).

Quelquefois le mélange d'éther, d'ammoniaque et de sulfate de quinine, au lieu de se séparer en couches distinctes, se prend en une masse gélatineuse homogène; ce phénomène inexpliqué doit être signalé, à cause de l'embarras qu'il peut causer; mais, dans ce cas, il faut employer d'autre éther (Soubeiran, Regnault).

Si à une sol. de sulfate de quinine dans de l'alcool contenant 1/20 d'ac. sulfurique on ajoute g^tte à g^tte une sol. alcool. d'iode, en agitant il se forme un précipité vert de sulfate d'iodo-quinine (*Hérapathite*). Ce sel, lavé à l'alcool et séché, peut servir à doser la quinine dans un mél. d'alcaloïdes du quinquina. La quinidine donne lieu à une réaction semblable, mais seulement en sol. concentrée.

Pour la recherche de la *Cinchonidine*, d'après Kerner, il faut opérer comme suit : 1 partie de sulfate est agitée avec 10 p. d'eau, portée à 50°, puis refroidie en agitant souvent. On prend 10 c. c. de la liqueur, qu'on add. de 5 c. c. d'ammoniaque en remuant doucement. S'il reste un léger trouble, on ajoute de l'amm. goutte à goutte jusqu'à limpidité parfaite. Si l'on a préalablement titré du sulfate de quinine pur avec l'amm. employée, on peut déduire de l'excès nécessaire la proportion d'alcaloïdes étrangers et particulièrement de cinchonidine : 3/10 de c. c. d'ammoniaque (à 0,92) correspondent assez exactement à 1/1000 de sulfate de cinchonidine mêlé au sulfate de quinine.

Sirop de sulfate de quinine.

Pr. Sulfate de quinine. . . .	0,50
Ac. sulf. au dixième. . .	0,50
Eau distillée.	4
Sirop de sucre incolore. .	95

Délayez le sel dans l'eau, ajoutez l'acide, et mélangez la solution au sirop. (Cod.)

Pilules de sulfate de quinine.

Pr. Sulfate de quinine.	1
Miel blanc.	Q. S.

Incorporez le sulfate avec une petite quantité de miel, sur une plaque de glace ou de marbre, avec un couteau d'ivoire, et divisez la masse en 10 pil. — Argentez. (Cod.)

Pilules antinévralgiques.

Pr. Masse de Vallet.	2
Sulfate de quinine.	2

F. 40 pilules. — 4 chaque jour. (Bouch.)

Potion de sulfate de quinine au café.
Café quininé.

Pr. Café torréfié pulv.	10
Eau bouillante.	100
Sulf. de quinin., jusqu'à	0,5
Sucre.	15

F. du café en liqueur et ajoutez-y le sulfate de quinine trituré avec le sucre. Le sulfate de quinine ne doit être ni acidulé ni chauffé avec la liqueur de café. Agitez au moment de l'administration. (Dorv.)

Lavement fébrifuge.

Pr. Sulfate de quinine. . . .	0,75
Laudanum de Rousseau, gouttes.	4
Eau distillée de laitue. .	125

Pour un quart de lavement. (Rich.)

Pommade au sulfate de quinine. (Sémanas.)

Pr. Sulfate de quinine. . . .	2 à 4
Alcool.	Q. S.
Acide sulfur., goutte. . .	1
Axonge.	20

4 à 6 frictions par jour. Fièvres d'accès chez les enfants.

Emplâtre de quinine. (Voisin.)

Pr. Emplâtre de Vigo cum mercurio.	100

Faites ramollir et incorporez :

Sulfate de quinine.	6

On fait un large épithème qu'on applique sur la région de la rate, dans les cas d'engorgements après les fièvres. (Bouch.)

SULFATE DE SOUDE. *Sel de Glauber; sel admirable; Sulfas sodicus.* = $NaO,SO^3 + 10HO$, ou $Na^2SO^4,10H^2O$ = 161.

On le trouve dans plusieurs eaux minérales, qui le laissent cristalliser par concentration, mais la plus grande partie provient de la fabrication de l'acide chlorhydrique par le chlorure de sodium et l'acide sulfurique. — En gros cristaux prismatiques (*Sel de Glauber*), ou en petits cristaux assez semblables à ceux du sulfate de magnésie (*Sel d'Epsom, de Lorraine*). On purifie le sel du commerce par dissolution et cristallisation.

Efflorescent, sol. dans 2 p. d'eau, plus sol. à 33° qu'à 100°, contenant 56 0/0 d'eau. — Sav. fraîche, moins amère que celle du sulfate de magnésie.

Purgatif certain, très usité : 15 à 60 gr.

Le **bisulfate** obtenu par simple add. d'acide sulfurique remplace économiquement l'ac. tartrique pour la prép. des eaux gazeuses dans les ménages.

Sel de Guindre.

Pr.		
	Sulfate de soude effleuri. . .	250
	Chlorure de potassium. . .	1

M. et div. en paquets de 18 gr. (Cod.)

SULFATE DE STRYCHNINE. *Sulfas strychnicus.* = $C^{42}H^{22}Az^2O^4,SO^3HO + 7HO$ = 446.

Prép. — Délayez dans 50 p. d'eau bouillante 10 p. de strychnine pulv.; ajoutez Q. S. d'acide sulfurique étendu, jusqu'à parfaite dissolution; filtrez; le sulfate cristallise par refroidissement.

Propriétés et usages de la *Strychnine*. — En *inj. hypod.*, 1 à 2 milligr.

Sirop de sulfate de strychnine.

Pr.		
	Sulfate de strychnine crist.	0,05
	Eau dist.	4
	Sirop de sucre incolore.	196

F. dissoudre le sel dans l'eau, mélangez au sirop. — 20 gr. contiennent 5 milligr. de sulfate de strychnine. (Cod.)

SULFATE DE ZINC. *Couperose blanche; vitriol blanc; Sulfas zincicus.* = $ZnO,SO^3 + 7HO$, ou $SO^4Zn,7H^2O$ = 143,5.

Prép. — Pr. :

Zinc pur en grenailles.	200
Acide sulfurique purifié à D. = 1,84.	250
Eau.	1500

Mêlez l'eau et l'acide, ajoutez la grenaille; quand l'effervescence a cessé, filtrez, évaporez à cristallisation. — Prismes incolores, renfermant 43,8 0/0 d'eau; sav. styptique; sol. dans 2 p. 1/2 d'eau à + 20°. Sa dissol. doit donner un précipité blanc par le cyanure ferroso-potassique; un précipité bleuâtre indiquerait la présence du fer. Celle du cuivre serait indiquée par la coul. bleue de la sol. add. d'un excès d'ammoniaque.

Act. phys. — A l'intérieur (0,50 à 1 gr.), il agit comme émétique; à plus forte dose, il est irritant et enflamme la muqueuse. A l'extérieur, il est fréquemment usité comme astringent en *collyres*, *lotions*, *injections*. Il est aussi employé comme désinfectant.

Collyre au sulfate de zinc.

Pr. Sulfate de zinc.	0,15
Eau dist. de roses. . . .	100 »

F. dissoudre et filtrez. (Cod.)

Emplâtre diapalme.

Pr. Emplâtre simple.	800
Cire blanche.	50
Sulfate de zinc.	25

F. dissoudre le sulfate de zinc dans un peu d'eau, et ajoutez la solution à l'emplâtre et à la cire liquéfiés sur un feu doux. Tenez sur le feu jusqu'à évaporation complète de l'eau, en remuant continuellement. (Cod.)

Sparadrap diapalme.

Pr. Emplâtre diapalme. . . .	1200
Huile d'olive.	100
Cire blanche.	100
Térébenthine du mélèze. .	200

F. fondre les 3 prem. subst. en agitant; ajoutez la térébenthine, et étendez sur des bandes en forme de sparadrap. (Cod.)

Poudre pour la conservation des cadavres.

Pr. Sciure de bois blanc. . .	50000
Sulfate de zinc en poudre.	20000
Huile vol. de lavande. .	1000

Mêlez. (Cod.)

Eau d'Alibour. *Collyre de Saint-Jerneron.*

Pr. Sulfate de zinc.	70
— de cuivre. . . .	20
Camphre.	10
Safran.	4
Eau.	2000

Laissez en contact et filtrez. (Cad.)

Préparation à employer avec précaution.

Eau de Saint-Jean.

Pr. Sulfate de zinc. . . .	3
Sulfate de cuivre. . . .	1
Stigmates de safran. .	0,25
Alcool camphré. . . .	360
Eau de fontaine. . . .	1000

Dissolvez les deux sels dans l'eau, ajoutez le safran et l'alcool camphré, et laissez macérer quarante-huit heures, filtrez et conservez en vase clos pour l'usage. En lotions, fomentations, pure ou coupée avec de l'eau, contre les entorses, luxations, fractures. On pourrait aussi l'employer comme collyre. (Dorv.)

Collyre de Loches. *Eau ophthalmique de Loches.*

Pr. Eau de mélilot.	90
Eau distillée.	90
Alcool.	4
Sulfate de zinc.	1
Sulfate d'alumine.	1
Teinture d'aloès.	0,6

Ophthalmies chroniques, *epiphora*. (Cad.)

En faire tomber trois ou quatre gouttes dans l'œil deux fois le matin et deux fois le soir à demi-heure d'intervalle.

Injection de sulfate de zinc laudanisée.

Pr. Sulfate de zinc.	1,3
Laudanum liquide. . . .	2
Eau distillée.	200

Blennorrhagie chronique. (F. H. P.)

En supprimant le laudanum, on a l'*injection au sulfate de zinc ordinaire*: dans la leucorrhée. On a aussi indiqué l'injection suivante : sulfate de zinc, 2 à 4, et glycérine, 30, avec eau Q. S. (Dorv.)

Injection astringente. (Ricord.)

Pr. Tannin.	1
Sulfate de zinc.	1
Eau de roses.	200

Ricord emploie, mais moins souvent, l'injection suivante :

Pr. Sulfate de zinc et acétate de plomb, ãã.	1
Eau de roses.	200

Il y a production d'un précipité de sulfate de plomb qu'on laisse dans la préparation.

Debout a donné comme très efficace la formule suivante :

Pr. Sulfate de zinc.	1
Laudanum de Syd.	1
Extrait de ratanhia. . . .	2
Eau de roses.	200

F. S. A.

SULFITES.

Combinaisons de l'acide sulfureux avec les bases. (Voir *Acide sulfureux.*)

SULFITES ET HYPOSULFITES PEU USITÉS.

Sulfite de potasse. Carb. de potasse en sol. et ac. sulfureux gazeux. Chauff. après saturation au B.-M. et f. cristalliser.

Hyposulfite de potasse. Sulfite de pot. 7 p., soufre 1 p., eau Q. S. pour dissoudre le sel; faites chauff. 1/2 heure, filtrez et f. cristalliser.

Sulfite de magnésie. Hyposulfite de magnésie. Prép. ces deux sels c. les deux précédents. — Propr. antiseptiques.

Les **hyposulfites de mercure et de potasse, de merc. et de soude, de merc. et d'ammoniaque,** sont obt. en faisant dissoud. à chaud 2 p. oxyde rouge de mercure dans 5 p. d'hyposulfite alcalin dissous et bouillant.

SULFITE DE CHAUX. *Sulfis calcicus.* = CaO,SO^2, ou SO^3Ca = 60.

Prép. — Pr. :

Carbonate de chaux.	1000
Acide sulfurique à D. = 1,84	1000
Charbon végétal pulv..	Q. S.

Mélangez le charbon et l'acide de manière à faire une pâte presque solide. Introduisez dans un matras disposé sur un bain de sable, et suivi d'un flacon laveur contenant peu d'eau; ce flacon communique par un tube courbé deux fois à angle droit avec un bocal dans lequel on dispose des fragments de craie, gros comme le doigt, préalablement humectés d'eau. Le tube doit pénétrer jusqu'au fond du bocal. — On chauffe graduellement pour déterminer un dégagement régulier d'acide sulfureux. A la fin de l'opération, il peut se faire que les parties supérieures de la craie n'aient pas été décomposées, ce qu'on reconnaît à ce qu'elles ont conservé leurs caractères primitifs, tandis que les fragments transformés en sulfite ont pris de la dureté et une couleur gris jaunâtre. On pulvérise le sulfite et on le conserve pour l'usage. — Sol. dans 80 p. d'eau. — Il se transforme à l'air en sulfate de chaux. (Cod.)

Son avidité pour l'oxygène et la propriété qu'il possède de donner de l'acide sulfureux par les acides en font un antiputride énergique. En outre, il s'oppose aux fermentations; 1/350 de sulfite de chaux empêche le moût de raisin d'entrer en fermentation. — En pharmacie, on ne l'emploie, et encore rarement, qu'à assurer la conservation des sucs.

Le **Sulfite sulfuré de chaux, hyposulfite de chaux** = $CaO,S^2O^2 + 6HO$, s'obtient en saturant d'ac. sulfureux une sol. de polysulfure de calcium, filtrant et faisant cristalliser. — On l'a préconisé contre la phthisie. — Inusité.

SULFITE DE MAGNÉSIE. *Sulfis magnesicus.* = $MgOSO^2,3HO$, ou $SO^3Mg,3H^2O$ = 79.

Prép. — Par double décomposition du sulfate de magnésie et du sulfite neutre de soude, ou mieux en saturant par l'acide sulfureux gazeux de l'eau tenant en suspension du carbonate de magnésie. Le précipité recueilli, lavé légèrement, est comprimé, séché rapidement à une température douce et conservé à l'abri de l'air. — Blanc, à saveur terreuse avec arrière-goût d'acide sulfureux; peu soluble dans l'eau : 1/20; plus soluble dans la solution d'acide sulfureux, qui le laisse cristalliser.

Act. phys. — Propriétés analogues à celles du sulfite de soude : fièvre typhoïde, maladies infectieuses : 1 à 5 gr.

SULFITE DE SOUDE (BI-). *Sulfis sodicus* = $NaO,SO^2 + 10HO$, ou SO^3NaH = 153.

On l'obtient en saturant par l'acide sulfureux gazeux des cristaux de carbonate de soude humectés. — Cristallise en prismes à réaction alcaline. — Mêmes propr. que le sulfite de chaux. — Inusité.

Le **Sulfite sulfuré de soude, hyposulfite de soude**, *Hyposulfis sodicus* = $NaOS^2O^2 + 5HO$ ou $S^2O^3Na^2$, s'obtient de la manière suivante :

Pr. :

Carbonate de soude crist.	320
Eau dist.	640
Soufre sublimé	40

Faites dissoudre le carbonate dans l'eau, partagez la liqueur en deux parties, et saturez l'une d'elles d'acide sulfureux; mêlez l'autre partie et portez le tout à l'ébullition pour chasser l'excès de gaz; ajoutez ensuite la fleur de soufre, qui se dissoudra en grande partie; filtrez bouillant, et faites évaporer au 1/3 du volume primitif; laissez cristalliser.

Sudorifique, fondant, quelquefois employé dans les maladies de la peau (1 à 5 gr.); à plus forte dose (30 gr.), il est purgatif. Il est très usité en photographie pour fixer les images, par suite de sa propriété de dissoudre l'iodure et le chlorure d'argent. Il sert aussi à l'injection des cadavres destinés aux études anatomiques, comme antiputride.

L'hyposulfite de soude dissout les oxydes de mercure, d'argent, d'or, en formant des sels doubles. Le dernier (*sel de Fordos et Gelis*) est usité en photographie.

SULFOVINATE DE SOUDE. = C^4H^5O, NaO, S^2O^6, 2HO, ou C^2H^5Na, SO^4, H^2O, P. at. = 166.

Versez peu à peu en agitant continuellement 1000 gr. d'acide sulfurique à 60° dans 1000 gr. d'alcool rectifié à 96°; laissez en contact pendant quelques heures, puis ajoutez 4 litres eau distillée et saturez par du carbonate de baryte pur; filtrez. Ajoutez à la liqueur une solution de carbonate de soude pur jusqu'à cessation de précipité, filtrez de nouveau et évaporez la liqueur à cristallisation.

Sel en tables hexagonales, très soluble dans l'eau et l'alcool. — Il ne doit précipiter ni par le chlorure de baryum (*acide sulfurique*), ni par les sulfates solubles (*baryte*).

Act. phys. et dose. — Purgatif sans saveur désagréable : 20 à 30 gr. sous forme de limonade.

SULFURES.

Combinaisons du soufre avec les corps simples. (Voir *Acide sulfhydrique*.)

SULFURES PEU USITÉS.

Sulfure de cuivre. Le *protosulfure*, gris foncé, cristallin, et le *bisulfure*, noir, amorphe, s'oxydant aisément à l'air et même au sein de l'eau, sont sans usage.

Sulfure de magnésium. Décomp. une sol. de sulfate de magnésie par une sol. de sulfure de baryum, filtrez et évaporez. — Anticatharral et antiherpétique : 0,20 à 1 gr. A été proposé comme antidote des poisons métalliques, à l'exclusion de l'arsenic.

SULFURE D'AMMONIUM. *Sulfhydrate d'ammoniaque; Sulfuretum ammonicum.* = AzH^3,HS, ou S,2AzH^4 = 34.

Quand on sature de l'ammoniaque liquide par un courant d'hydrogène sulfuré, il se forme du bisulfure d'ammonium (AzH^3,2HS ou S^2,2AzH^4) [fig. 153]; en ajoutant à cette liqueur autant d'ammoniaque qu'elle en contient déjà, on obtient le sulfhydrate d'ammoniaque (AzH^3,HS). — Liquide jaune, à od. fétide, qui possède des prop. toxiques énergiques.

Il a été proposé contre le rhumatisme et les affections catarrhales, ainsi que le bisulfure, à la dose de 4 à 6 gouttes dans un véhicule approprié. — Usité surtout comme réactif.

SULFURE D'ANTIMOINE. *Antimoine cru; Sulfuretum stibicum.* = SbS^3, ou Sb^2S^3 = 177.

Il forme des mines importantes; il est alors en masses aiguillées, grises, à vif éclat métallique, facilement fusibles, donnant de l'acide sulfureux par le grillage et de l'acide sulfhydrique par l'action de l'ac. chlorhydrique. — Il contient ordinairement plusieurs sulfures métalliques et particulièrement de l'arsenic. Le Codex prescrit de le préparer de la manière suivante :

Antimoine purifié.	1250
Fleur de soufre.	500

Mélangez le soufre à l'antimoine bien pulvérisé; fondez dans un creuset, et donnez un vif coup de feu à la fin pour chasser l'excès de soufre.

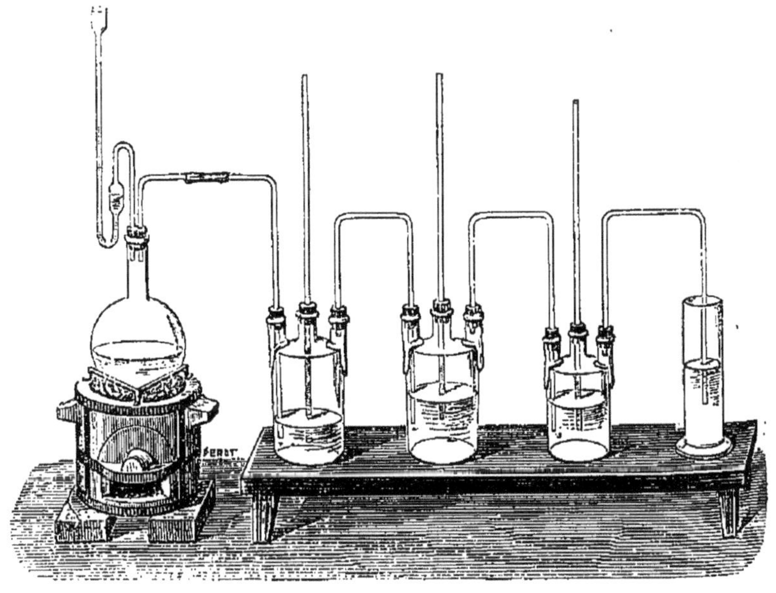

Fig. 153. — Préparation du bisulfure d'ammonium.

Ce corps, auquel on attribue qques propr. altérantes et antiherpétiques, ne paraît devoir son action qu'au sulfure d'arsenic, qu'il contient presque toujours quand il est naturel. Cependant une petite quantité de sulfure peut être oxydée dans le tube digestif et agir à la manière des préparations antimoniales.

Par une calcination ménagée, on obtenait autrefois : 1° le *Foie d'antimoine :* on grillait le sulfure et on le faisait fondre avec addition de carbonate de potasse, on coulait immédiatement; on obtenait un produit en plaques vitreuses opaques, qui pulvérisé prenait le nom de *Crocus metallorum, Safran des métaux;* 2° le *Verre d'antimoine :* on le préparait comme le précédent, mais sans addition de carbonate alcalin, et en laissant le sulfure longtemps en fusion. Coulé, il avait l'aspect d'un verre jaune hyacinthe translucide. Ces composés contiennent une certaine quantité d'oxyde d'antimoine.

Le **sulfure d'antimoine calcaire d'Hoffmann**, la **panacée antimoniale**, les **pilules de Lockier**, l'**antimoine ciré composé**, le **mochlique** sont des compositions empiriques qui devaient au sulfure d'antimoine leurs propr. thérapeutiques.

Le **sulfo-iodure d'antimoine** s'obt. par sublimation dans un matras de P. E. de sulfure d'antim. et d'iode. Paillletes rouges et brillantes.

Poudre de sulfure d'antimoine.

Pilez le sulfure crist. dans un mortier de fer couvert, et passez au tamis de soie. (Cod.)

Poudre de crocus. *Oxysulfure d'antimoine pulvérisé.*

Prép. c. la *Poudre de sulfure d'antimoine.*

Tisane de Feltz.

Pr. Salsepareille fendue et coupée	60
Colle de poisson	10
Sulfure d'antimoine pulv.	80
Eau commune	2000

Mettez le sulfure dans un nouet, et faites-le bouillir pend. 1 h. dans 2 litr. d'eau; jetez le liquide; remettez le nouet, avec la salsepareille et la colle de poisson, dans 2 litres d'eau; f. bouillir à petit feu jusqu'à réduction de moitié; passez, laissez déposer et décantez. (Cod.)

Pastilles antimoniales. (Kunckel.)

Pr. Amandes douces	60
Sucre blanc	407
Cardamome pulv.	30
Cannelle	15
Sulfure d'antim.	30
Mucilage adrag.	Q. S.

Mondez les amandes, pilez-les avec le sucre, ajoutez les poudres, puis le mucilage, et faites des pastilles de 1 gramme. Chaque pastille contiendra 0,05 de sulfure. Antiherpétique. Dose : 2 à 12. (Codex, 1837.)

SULFURE D'ANTIMOINE ET DE SODIUM. *Sel de Schlippe; Sulfuretum stibico-sodicum.* $= NaS^3,Sb^2S^3 + 18HO$, ou $SbS^4Na^3 + 9H^2O$.

Ce sel, qui est employé en Allemagne de préférence au kermès, se prépare en chauffant au rouge un mélange de :

Sulfate de soude effleuri	8 p.
Sulfure d'antimoine pulv.	6 »
Charbon végétal	3 »

On recouvre le creuset, et, quand la masse fluide cesse d'écumer et que l'on pense que le sulfate est réduit, on retire du feu; on fait bouillir la masse refroidie, dans une capsule de porcelaine, avec 1 p. de soufre et Q. S. d'eau dist. La liqueur filtrée et concentrée laisse déposer des tétraèdres légèrement jaunâtres, à sav. piquante et métallique.

Sol. dans 3 parties d'eau; la solution additionnée peu à peu d'acide sulfurique laisse déposer du soufre doré.

SULFURE JAUNE D'ARSENIC. *Orpiment; Orpin doré; Sulfuretum arseniosum.* $= AsS^3$, ou $As^2S^3 = 246$.

Composé naturel, en lames d'un jaune d'or éclatant; complètement volatil ; sur des charbons ardents, il donne de l'*ac. sulfureux* et l'odeur alliacée de l'arsenic.

Pommade de Singleton.

Pr. Orpiment	4
Axonge	100

(Rem. pat. ang.)

Dépilatoire, dit **Rusma des Turcs.**

Pr. Chaux vive	8
Orpiment	1

On délaye cette poudre avec un peu de blanc d'œuf et de lessive des savonniers.

On l'applique sur la partie à dépiler, on laisse sécher lentemt et on lave ensuite à grande eau. (Plater.)

Dépilatoire de Colley.

Pr. Chaux vive	30
Nitre	4
Lessive des savonniers	125
Orpiment	12
Soufre	4

F. évaporer en consist. convenable.

Poudre de sulfure d'arsenic (jaune ou rouge).

Prép. c. la *Poudre d'acide arsénieux.*

Collyre de Lanfranc; *Mixture cathérétique.*

Pr. Aloès	5
Myrrhe	5
Sous-acétate de cuivre	10
Sulfure jaune d'arsenic	15
Eau dist. de roses	380
Vin blanc	1000

Délayez dans un mortier de verre les subst. finement pulv. avec le vin blanc; ajoutez l'eau de roses, et versez le tout dans un flacon, que vous agiterez chaque fois, au moment d'en faire usage.

SULFURE ROUGE D'ARSENIC. *Réalgar*; *Orpin rouge*; *Sulfuretum subarseniosum.* = AsS^2, ou As^2S^2 = 214.

Masses cristallines et cristaux rouges translucides, souvent mélangés au précédent ; mêmes caractères.

On trouve dans le commerce de l'orpiment et du réalgar artificiels en masses amorphes, jaunes pour le premier, rouges pour le second. Ces produits contiennent une certaine quantité d'acide arsénieux et seraient d'un emploi beaucoup plus dangereux. — Les sulfures naturels sont à peu près inusités; on les fait entrer dans certaines pâtes épilatoires.

SULFURE DE CALCIUM IMPUR. *Foie de soufre calcaire*; *Sulfuretum calcicum.* = CaS^2 et CaS^5.

Prép. — Pr. :

Fleur de soufre	100
Eau	500
Chaux hydratée	300

Mélangez le tout dans une terrine, puis faites bouillir jusqu'à ce qu'une petite quantité de liquide, projetée sur un corps froid, se solidifie; coulez alors sur un marbre, cassez et conservez.

En faisant bouillir 14 p. de chaux et 35 p. de soufre avec eau 150 p., pend. 1 heure, et remplaçant l'eau qui s'évapore, on obtient le *Sulfure de chaux liquide*, marquant 20°.

Propriétés antiherpétiques et excitantes des sulfures alcalins.

L'**hydrosulfate** ou **sulfhydrate de chaux**, *Sulfure sulfuré de calcium* (*Dépilatoire de Martins* ou *de Bœttger*), est un des meilleurs dépilatoires que l'on connaisse. Pour le préparer, on fait arriver à saturation un courant de HS dans un lait de chaux caustique épais. Le produit, qu'on conserve à l'état de bouillie, est appliqué en couche de 1 à 2 millim. sur les parties velues pendant 10 min.; la masse se solidifie; on l'enlève à l'eau chaude et l'on trouve la peau dénudée, sans aucune irritation du derme. — On doit le conserver bouché avec soin.

Poudre sulfureuse. (Marcellin Pouillet.)
Pr. Sulfure de calcium
Bicarbonate de soude
Sulfate de soude
Sulfate de potasse
Gomme arabique
Acide tartrique
āā P. E.

Employé avec succès dans la préparation des eaux sulfur. artific. p. ourboissn

SULFURE DE CARBONE. *Sulfide de carbone.* $= CS^2 = 38$.

Produit par l'industrie à bas prix et en grande quantité. — Pur, il est liquide, incolore, neutre; D. = 1,27 à + 15°; od. fétide; très inflammable, brûlant avec flamme bleue. Extrêmement volatil; bout à 45°. Sa vapeur répandue dans l'air constitue un mélange détonant. — Insol. dans l'eau; sol. dans l'alcool, l'éther, les corps gras; il dissout l'iode, le soufre, le phosphore, les corps gras, le camphre, la gutta-percha, le caoutchouc, les résines. — Il est vénéneux.

On l'a employé à l'extraction des huiles fixes et vol., des principes odorants et fugaces des plantes; il est utilisé dans l'industrie au nettoyage des étoffes. M. Lefort a proposé l'emploi d'*extraits sulfocarboniques* pour préparer le baume tranquille et les huiles médicinales.

En médecine, on l'a essayé c. anesthésique; mais son odeur repoussante ne favorise pas son emploi. — A l'intérieur c. excitant, emménagogue (2 gouttes dans un liq. approprié); à l'extérieur, en frictions, contre la goutte et le rhumatisme.

Le sulfure de carbone se combine avec les protosulfures métalliques et forme les sels nommés *sulfocarbonates*. Le sulfocarb. de potasse, qu'on prépare en mél. un équiv. de sulfure de potassium en dissol. avec 1 éq. de sulf. de carbone, est très employé aujourd'hui pour la destruction du phylloxera.

Liniment de sulfure de carbone.

Pr.	
Sulfure de carbone	2
Eau-de-vie camphrée	30
Huile d'olives	15

Engelures, rhumatisme et goutte surtout. (Dorv.)

SULFURE D'ÉTAIN (PROTO-). *Sulfure stanneux; Sulfuretum stannosum.* $= SnS = 75$.

On l'obtient, par voie humide, en précipitant du protochlorure d'étain par l'acide sulfhydrique; par voie sèche, en chauffant 3 p. d'étain avec 1 p. de soufre, jusqu'à ce qu'il se produise une vive flamme; on pulvérise après refroidissement. — Poudre noire, qu'on a employée comme vermifuge à la dose de 0,05 à 0,50.

SULFURE D'ÉTAIN (BI-). *Sulfure stannique; Or mussif; Sulfuretum stannicum.* = SnS^2 = 91.

Prép. — Pr. :

Etain pur	120
Mercure	60
Fleur de soufre	70
Sel ammoniac	60

F. fondre l'étain dans un creuset, ajoutez le mercure; triturez l'amalgame avec la fleur de soufre et le sel ammoniac. Mettez le tout dans un matras de verre au bain de sable, et chauffez peu à peu jusqu'à ce qu'il se dégage de l'hydrogène sulfuré et des vap. blanches. Maintenez à un feu doux jusqu'à ce que ces vap. cessent. Laissez refroidir, cassez le matras, et recueillez avec précaution la couche supérieure formée de petites écailles cristallines jaunes de bisulfure. — La partie inférieure noire est du protosulfure; elle est d'autant plus minime que le feu a été plus ménagé. (Codex.)

Il n'est plus employé qu'en peinture et pour frotter les coussins des machines électriques.

SULFURE DE FER (PROTO-). *Sulfuretum ferrosum.* = FeS = 44.

Prép. — Pr. :

Limaille de fer	600
Fleur de soufre	400

Mélangez, chauffez dans un creuset, d'abord doucement; quand la réaction vive qui se manifeste bientôt est terminée, fondez le sulfure et coulez-le sur une plaque de fonte (Codex).

Il ne sert qu'à la préparation de l'hydrogène sulfuré.

Le *Protosulfure de fer hydraté* s'obtient en précipitant une sol. de sulfate de fer dans l'eau bouillie, très étendue, par une autre sol. de sulfhydrate de soude, également préparée avec l'eau bouillie; on lave avec soin avec de l'eau pure, et l'on conserve dans des flacons bouchés, sous de l'eau privée d'air. — Le contact de l'air le fait passer à l'état de sulfate. — Il a été préconisé c. un excellent antidote du sublimé corrosif. (Mialhe.)

Le *Persulfure de fer hydraté* a été proposé dans le même but, et aussi contre les empoisonnements par le cuivre, le plomb, l'arsenic. On le prép. en versant goutte à goutte une sol. de sulfate ferreux dans un excès de sol. étendue de foie de soufre. On lave avec soin le précipité gélat., que l'on conserve sous l'eau bouillie.

SULFURE DE MERCURE. *Cinabre; Sulfuretum hydrargyricum.* = HgS = 116.

Ce corps existe tout formé dans la nature; en masses composées d'aiguilles d'un gris violacé, à brillant métallique; inodore, insipide, insol. dans l'eau et dans l'alcool, complèt' volatil en vase clos, et se transformant à l'air sous l'influence de la chaleur en ac. sulfureux et en mercure. — Sa poudre, d'un rouge vif, est employée en peinture sous le nom de *vermillon.*

Ce composé n'est employé qu'à l'extérieur; il entre dans qques pommades et sert à faire des fumigations contre les ulcères syphilitiques; il agit alors par les vapeurs de mercure auxquelles il donne naissance.

On prépare en pharmacie un *Sulfure de mercure noir*, aussi désigné sous le nom d'*Ethiops minéral,* en triturant dans un mortier de verre ou de marbre, jusqu'à parfaite extinction du mercure, 1 p. de mercure avec 2 p. de soufre. Avec le temps, ce mélange contient du sulfure de mercure avec excès de soufre. — Vermifuge, antiscrofuleux : 0,25 à 2 gr.

Poudre de sulfure de mercure.

Prép. c. la *Poudre de sulfure d'antimoine.*

Poudre tempérante de Stahl.

Pr. Nitrate de potasse pulv.. . . 9
Sulfate de potasse pulv.. . . 9
Sulfure rouge de mercure pulv. 2

Mêlez et broyez au porphyre; conservez à l'abri de la lumière. (Cod.)

Fumigation de cinabre.

Pr. Cinabre pulvérisé. 30
(F. H. P.)

En Angleterre, on incorp. le cinabre d. de la cire fondue, disposée en forme de bougie, qu'on allume ou souffle, suiv. qu'on veut prod. ou suspendre la fumigation.

Ethiops antimonial de Malouin; *Sulfure de mercure et d'antimoine.*

Pr. Sulfure d'antimoine 2
Mercure. 1

Mêlez intimement. (Dorv.)

L'*Ethiops antim. d'Huxam* est comp. de 125 p. de mercure, 100 p. sulfure d'antim., 50 p. de fleur de soufre triturés ensemble.

Poudre fumigatoire cinabrée.

Pr. Cinabre. 15
Oliban. 8

Projetez le mélange sur une plaque de fer rouge. (Foy.)
Dartres et pustules vénériennes.

SULFURE DE POTASSIUM IMPUR. *Sulfure de potasse; Foie de soufre; Trisulfuretum potassicum.* = KS^3, ou K^2S^3 = 87,11.

Prép. — Pr. :

Carbonate de potasse 2000
Fleur de soufre. 1000

Mêlez exact', f. fondre dans un vase de terre muni de son couvercle; quand la tuméfaction cessera, augmentez le feu pour liquéfier complèt', puis laissez refroidir et brisez le vase pour recueillir le produit; conservez en flacons bouchés. (Cod.)

C'est un mélange de trisulfure et de sulfate de potasse; en plaques verdâtres à l'extérieur, d'une couleur hépatique à l'intérieur; hygrométrique; à od. d'œufs pourris.

Le *Quintisulfure de potassium* se prépare de même que le précédent, en employant parties égales de soufre et de sel de tartre. Ce même sel en solution saturée (*foie de soufre liquide saturé*) s'obtient en faisant dissoudre 1000 gr. de soufre dans 3000 gr. de potasse caustique liq. à D = 1,32 (35° Bé), au bain de sable. Cette solution, qui doit marquer 40° Bé, contient environ moitié de son poids de quintisulfure de potassium et doit être enfermée dans des flacons bouchés.

Act. phys. — Ces deux sulfures ont des propr. anal.; ils sont caustiques, irritants et toxiques. On a qqfois employé le trisulfure à l'intérieur (10 à 30 centigr.), contre les aff. catarrhales ou cutanées, et la salivation mercurielle. Mais on en fait un fréquent usage en bains ou lotions c. excitant général et antiherpétique (125 gr. pour un bain, avec ou sans add. d'ac. chlorhydrique).

Sulfure de potasse liquide. *Foie de soufre liquide; Trisulfure de potassium en solution.*

Pr. Trisulfure de potassium impur 1000
Eau . . . . Q. S.

Dissolvez dans le moins d'eau possible, filtrez rapidt et ajoutez Q. S. d'eau pour que la sol. marque 30° Bé. — Elle contient le 1/3 de son poids de sulfure et doit être conservée dans des flacons bouchés, exactement remplis. (Cod.)

Lotion sulfurée. *Lotion sulfureuse.*

Pr. Trisulfure de potassium solide 20
Eau distillée. 1000

Dissolvez, filtrez. (Cod.)

Bain sulfuré. *Bain sulfureux.*

Pr. Trisulfure de potassium solide 100

Concassez grossièrement, et renfermez dans un flacon. — Pour ajouter à l'eau d'un bain. (Cod.)

Bain sulfuré liquide. *Bain sulfureux liquide.*

Pr. Trisulfure de potassium solide. 100
Eau. 200

F. dissoudre, filtrez, enfermez dans une bouteille de forme particulière, pour éviter les méprises. — Ajoutez à l'eau d'un bain. (Cod.)

Bain sulfuro-gélatineux.

Pr. Trisulfure de potassium solide. 100
Gélatine concassée. . . . 250

F. tremper la gélatine dans 1 litre d'eau froide pend. 1 h., achevez la solution à chaud; versez dans l'eau d'un bain, auquel vous avez ajouté déjà le sulfure. (Cod.)

Sirop de foie de soufre. *Sirop de sulfure de potasse.*

Pr. Foie de soufre. 0,45
Eau distillée. 0,8
Sirop simple. 30

Dissolv. le sulfure et ajoutez le sirop. Par cuillerées à café.

Liniment savonneux hydrosulfuré de Jadelot. *Pommade hydrosulfurée de Jadelot.*

Pr. Huile de pavot. 2000
Savon blanc 1000
Sulfur. de pot. sec et pulv. 180
Huile volatile de thym. . 8

On chauffe au B.-M. le savon aussi menu que possible, avec 50 d'eau; on agite avec un bistortier jusqu'à parfaite homogénéité; on ajoute l'huile peu à peu, puis le sulfure de potasse, en triturant et remuant jusqu'à mélange complet. Vu sa prompte altération à l'air, ce liniment ne doit être préparé qu'à mesure du besoin.

30 en frictions contre la gale.

(Cad.)

Bain sulfureux des établissements de bains.

Dans ces établissements, on remplace généralemt le *trisulfure* et le *quintisulfure de potassium* par une sol. de *quintisulfure de sodium*, ainsi préparée : on fait diss. 125 gr. de monosulfure de sodium crist. dans 100 gr. d'eau dist., on chauffe et on filtre dans des vases pouvant contenir de 300 à 400 gr. d'eau qu'on achève de remplir avec de l'eau dist. La sol. contient exactemt 100 gr. de quintisulfure anhydre : c'est la solution n° 1 ci-dessous.

SOLUTION N° 1.

Pr. Quintisulfure de sodium . . 100
Eau . . . . 3 à 400

SOLUTION N° 2.

Pr. Acide chlorhyd. conc. . . . 18
Eau. 750

SULFURE DE SODIUM. *Monosulfure de sodium cristallisé; Sulfhydrate de soude; Sulfuretum sodicum.* = NaS + 9HO, ou $Na^2S,9H^2O = 120$.

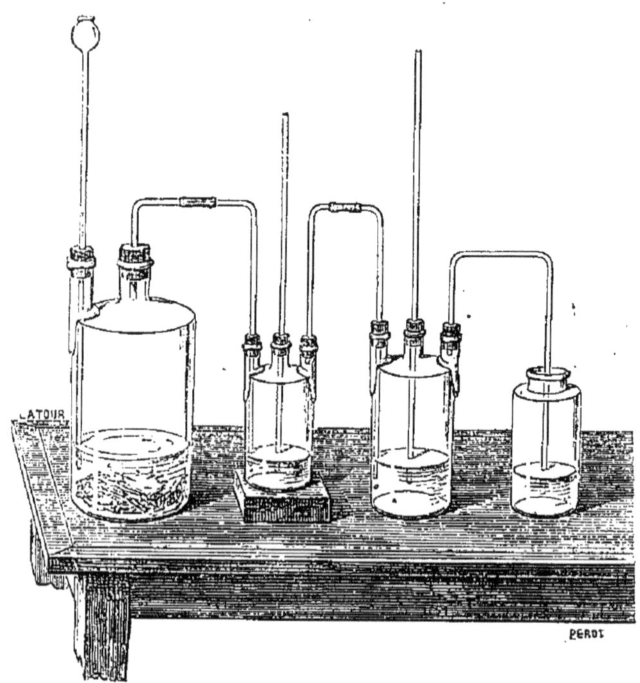

Fig. 154. — Préparation du sulfhydrate de soude.

Prép. — Pr. :

Soude caustique à D. = 1,33 (36° Bé). . . . . . . Q. V.

Saturez par un courant d'acide sulfhydrique; la solution, maintenue à l'abri du contact de l'air, laisse déposer des cristaux transparents et incolores de monosulfure de sodium. La fig. 154 indique la disposition de l'appareil. — Ce sel est employé à la préparation des eaux sulfurées artificielles et des bains de Barèges.

Sirop de monosulfure de sodium.

Pr. Monosulf. de sodium crist.	0,10
Eau dist.	1
Sirop de sucre incolore.	99

Prép. au moment du besoin. (Cod.)

Bain de Barèges artificiel.

Pr. Monosulf. de sodium crist.	60
Chlorure de sodium sec.	60
Carbonate de soude desséché	30

Mêlez et renfermez dans un flacon. — Pour un bain. (Cod.)

Douches avec le sulfure de sodium.

Pr. Sulfure de sodium	30
Chlorure de calcium	8

Faites fondre dans 1000 d'eau, puis étendez encore ce soluté de 40000 d'eau. A recevoir tiède, tombant de 2 mètres de hauteur en un filet mince pendant un quart d'heure sur la partie engorgée. (Trousseau et Pidoux.)

Sirop anti-asthmatique.

Pr. Sirop de Tolu	500
Sulfhydrate de soude.	1

F. dissoudre. — 1 à 3 cuillerées à bouche par jour.

Dépilatoire de Boudet.

Pr. Hydrosulfate de soude	3
Chaux vive en poudre.	10
Amidon	10

Pour appliq. cette poudre, on la délaye avec un peu d'eau. Au bout de 3 à 4 min., son effet est produit. Ce dépilatoire revient à celui de Martins.

SULFURE DE SODIUM (TRI-). = Na^2S^3.

Il se prépare comme le trisulfure de potassium en faisant réagir 1400 de carbonate de soude desséché avec 1000 de soufre.

SULFURE DE SODIUM (QUINTI-) **EN SOLUTION.** = NaS^5 + Aq., ou $Na^2S^3H^2O$.

Prép. — Pr :

Monosulfure de sodium crist.	240
Fleur de soufre..	128
Eau distillée	200

Chauffez au bain de sable, sans faire bouillir, dans un ballon de verre, jusqu'à sol. du soufre ; filtrez sur un papier blanc exempt de fer, dans un flacon de capacité convenable : la sol. marque 1,14 au densimètre et contient le tiers de son poids de sulfure. — On peut encore l'obtenir en dissolv. 200 fleur de soufre d. 600 soude caustique liq. à 37° Bé. La liq. contient de l'hyposulfite de soude.

Ces sulfures ont les propr. de ceux de potasse; ils sont peu usités.

SUMAC DES CORROYEURS. *Redoul; Rhus coriaria* L. — Térébinthacées.

Les feuilles, qui servent à frauder le séné, sont très employées au tannage des peaux et à la teinture; elles sont très astringentes et utilisées dans qques pays contre la diarrhée, la dysenterie, etc. — Inusité.

SUMAC VÉNÉNEUX. *Rhus radicans* et *Rhus toxicodendron* L. — Térébinthacées.

Ces deux pl. voisines sont originaires des Etats-Unis d'Amérique. Elles dégagent un principe âcre, volatil, qui, à la longue, produit chez les personnes qui restent exposées à leurs émanations des gonflements érysipélateux très effrayants au début, mais qui ne tardent pas à disparaître. — A petite dose, ces subst. sont excitantes et activent les fonctions digestives; à plus haute dose, elles occasionnent des douleurs épigastriques, des nausées, des vomissements, avec stupeur et gonflement inflammatoire des parties paralysées. — On n'a pas suffisamment étudié la composition du sumac, qui se comporte comme un poison narcotico-âcre. — On l'a essayé contre les dartres et la paralysie, à la dose de 20 à 60 centigr. par jour en *poudre*.

Alcoolature de Rhus radicans.
Prép. c. l'*Alcoolature d'aconit*.

Extrait de Rhus radicans.
Prép. c. l'*Extrait de ciguë*. — Rendement : 2,8/100.

SUMBUL. *Soumboul; racine musquée; Angelica moschata* Wiggers. — Ombellifères.

Vient des régions montagneuses de l'Inde anglaise, par la Sibérie. En tronçons de 2 à 4 centim. d'épaisseur, de 5 à 10 centim. de diamètre, à tranche fibreuse, marquée de stries circulaires. Sav. d'abord douce, puis amère et balsamique; od. franche de musc. — Contient une huile vol., des résines, de l'*acide sumbulique* (acide angélique?). — Stimulant, antispasmodique, employé par les médecins russes contre la dysenterie, les fièvres, le choléra, la chlorose. Inusité, si ce n'est pour la parfumerie.

SUPPOSITOIRES.

Prépar. de consist. solide en forme de cônes, destinées à être introduites dans l'anus. Elles sont ordinairt préparées avec un corps gras (beurre de cacao, suif) auquel on donne un peu de consist. par l'addition de 1/10 à 1/5 de cire, — employé seul ou add. de mat. médicam. — Pour les préparer, on fait fondre le corps gras, on y mêle les poudres ou les extraits dissous dans très peu d'eau au moment où il est en grande partie refroidi, et l'on coule le tout dans de petites cônes de papier disposés d'avance dans du sable. Il est important que le mélange soit bien homogène au moment où l'on coule, et tout prêt de se prendre par refroidissement; dans ces conditions, la division est régulière et la couleur des suppositoires uniforme. — On enlève les moules de papier après refroidissement. — Les suppositoires de savon sont taillés au couteau ; ceux de miel sont préparés comme les précédents, après que le miel a été suffisamment rapproché pour se prendre par refroidissement.

SUREAU. *Sambucus nigra* L. — Caprifoliacées.

Les *fleurs*, d'un gris jaunâtre après dessiccation, ont une od. assez agréable, qu'elles doivent à une huile vol. concrète; elles sont sudorifiques à l'intérieur, et à l'extérieur résolutives et calmantes. — *Infusé* pour tisane : 5 : 1000; pour lotions : 20 : 1000.

La *seconde écorce* est drastique; elle a une od. forte et nauséeuse; on l'a vantée contre l'hydropisie; les *feuilles* ont des propr. analogues. Le suc frais des feuilles et de l'écorce est purgatif, surtout le dernier, à la dose de 15 à 30 gr. Le vin d'écorce fraîche (30/100), à la dose de 15 à 30 gr., est purgatif et qqfois vomitif (E. Govaerts).

Les *fruits* ou *baies* sont sucrés acidules. Leur suc évaporé constitue le *Rob de sureau*, sudorifique et laxatif à la dose de 5 à 15 gr.

Eau distillée de fleurs de sureau.
Prép. c. l'*Eau dist. de fl. de tilleul.*

Vinaigre de sureau.
Prép. c. le *Vinaigre rosat.*

Fomentation de fleurs de sureau.
Pr. Fleur de sureau. 50
Eau bouillante 1000
F. infuser 1 h.; passez. (Cod.)

Suc de baies de sureau.
Prép. c. le *Suc de nerprun.*

Extrait ou **Rob de sureau.**
Prép. c. le *Rob de nerprun.* — Rendement : 7,5/100.

SURELLE. *Alleluia; Oxalis acetosella* L. — Oxalidées.

Les feuilles ont une sav. acidule, agréable; elles renferment du bioxalate de potasse. — Rafraîchissant, diurétique.

T

TALC. *Craie de Briançon.*

C'est un silicate de magnésie naturel, blanc, nacré, doux au toucher. C'est la *poudre de savon* des bottiers et gantiers. Il entre dans qques prépar. dentifrices et de parfumerie.

TAMARIN. *Tamarindus indica* L. — Légumineuses (fig. 155).

Il croît en Afrique, dans l'Inde et aux Antilles. Le fruit, en forme de gousse recourbée, contient une pulpe et qques semences rougeâtres, tétragones. C'est cette pulpe mélangée de sem., à laquelle on a fait subir une courte coction pour en assurer la con-

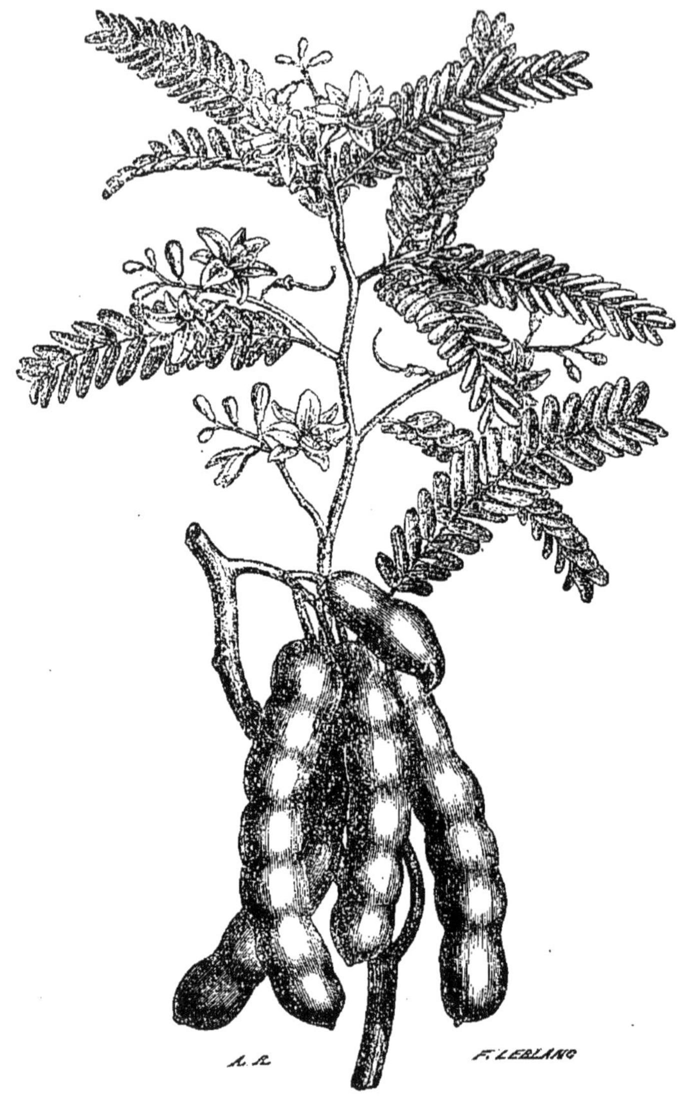

Fig. 155. — Tamarinier; feuilles, fleurs et fruits.

servation, qui constitue le tamarin du commerce. — Pâte noirâtre, à sav. acide, astringente et sucrée, à od. vineuse; elle contient des *ac. tartrique*, *citrique* et *malique*, du sucre, du bitartrate de potasse, etc. — Rafraîchissant, laxatif. — *Infusé* pour tisane : 30 : 1000. (Opérer dans un vase d'argent ou de porcelaine.)

Mél. et fals. — Contient souvent du *cuivre*, provenant des bassines qui ont servi à le cuire; on le reconnaîtra facil[t] au moyen d'une lame de fer décapée, trempée dans la masse, qui se couvrira d'un enduit rouge métallique.

Pulpe de tamarin.

Prenez Q. V. de pulpe brute, mettez-la dans un pot de porcelaine et faites-la digérer au B.-M. avec Q. S. d'eau, jusqu'à ce que la masse soit ramollie bien également; pulpez sur un tamis de crin, et évaporez en consistance d'extrait mou. (Cod.)

Tisane de tamarin.

Pr. Pulpe brute de tamarin. . 30
Eau bouillante 1000

Délayez la pulpe dans l'eau bouillante; laissez en contact pend. 1 h., passez. — Opérez dans un vase de porcelaine ou d'argent. (Cod.)

Conserve de tamarin.

Pr. Pulpe de tamarin préparée. 50
Eau. 50
Sucre en poudre. 125

F. ramollir la pulpe avec l'eau au B.-M.; quand le mélange sera bien homogène, ajoutez le sucre et f. réduire à 200 gr. — Conservez dans un vase de porcelaine. (Cod.)

Sirop de tamarin.

Pr. Tamarin 1000
Sucre. 5000
Eau de fl. d'orang. . . 60

F. bouillir quelque temps le tamarin avec Q. S. d'eau; passez, et avec le décocté et le sucre faites un sirop clarifié au blanc d'œuf. Ajoutez l'hydrolat après refroidissement. Au moment de la clarification, la masse se boursoufle beaucoup. — Rafraîchissant, laxatif. (Barbet.)

TAMARISQUE. *Tamarix gallica* L. — Portulacées.

Arbrisseau élégant du midi de la France et d'Algérie, dont l'écorce est amère, astringente et diurétique. — Inusité.

TAMBAYANG. *Boa-tampaijang; Sterculia Scaphigera* Wall. — Malvacées (Indes).

Fruit drupacé d'origine inconnue, de la grosseur d'un pruneau sec. Il contient 70/100 d'une matière gommeuse, qui lui donne la propriété, étant plongé dans l'eau, d'acquérir un volume 15 ou 20 fois plus considérable que son volume primitif. — Propriétés mucilagineuses. — Inusité. (Dorvault.)

TAMINIER. *Sceau de Notre-Dame*; *Bryone* ou *Vigne noire*; *Tamus communis* L. — Dioscorées.

Pl. indigène; sa racine, connue sous les noms de *racine de vigne vierge*, *racine de femme battue*, est grosse, succulente, charnue. Elle n'est pas employée à l'intérieur; râpée et appliquée en topique, elle cause une vive irritation, avec rougeur et gonflement de la partie. L'afflux des liquides et l'accroissement de circulation, ainsi provoqués, peuvent déterminer la résorption rapide du sang accumulé localement par suite de contusions et de coups. Nous avons cherché à déterminer les causes de cette action; notre travail encore inachevé nous a donné dès à présent les résultats suivants. — L'action révulsive de la pulpe est abso-

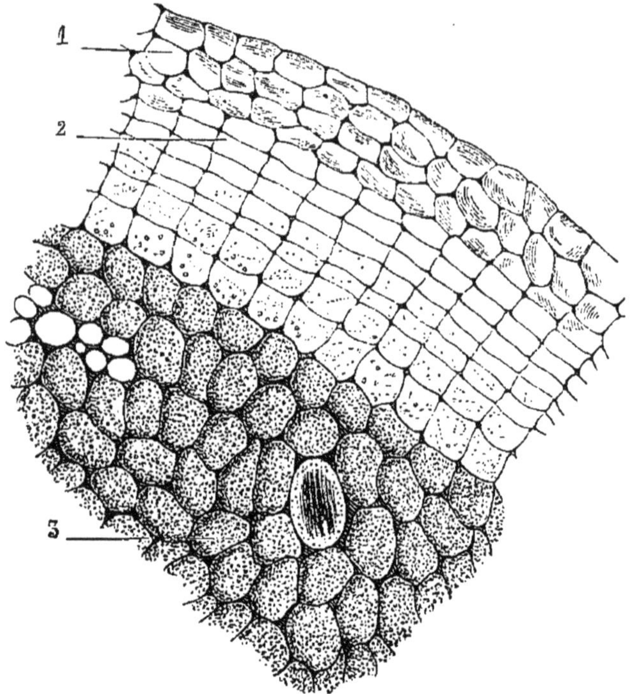

Fig. 156. — Coupe montrant : 1, les cellules colorées de l'épiderme; 2, les cellules plates, égales, formant des rayons concentriques; 3, les cellules du parenchyme, gorgées d'amidon, parmi lesquelles des sections de vaisseaux et une cellule à raphide (Ferrand).

lument mécanique; elle est due à l'introduction dans l'épiderme d'une multitude de petites aiguilles d'oxalate de chaux. En effet, la racine ne contient aucun principe âcre, et d'autre part, si l'on examine au microscope une tranche mince du parenchyme, on le voit constitué comme le montre la figure 156; on remarque en grand nombre, parmi les cellules gorgées d'amidon, des cellules plus grandes, ovales (fig. 157), contenant une agglomération en forme de botte (raphide) de longues aiguilles d'oxalate de chaux (fig. 158). Ces aiguilles, isolées, sont fusiformes et très acérées. Leur présence seule justifie l'action de la pulpe, et l'on remarque que les racines jeunes, qui en contiennent moins, sont en effet moins actives que les vieilles, qui en renferment beaucoup plus.

Il n'est pas douteux qu'on pourrait utiliser l'amidon de taminier à la préparation d'alcool de bonne qualité.

La pulpe renferme encore une subst. mucilagineuse (acide?), sol. dans l'alcool, auquel elle donne la propr. de filer comme du blanc d'œuf.

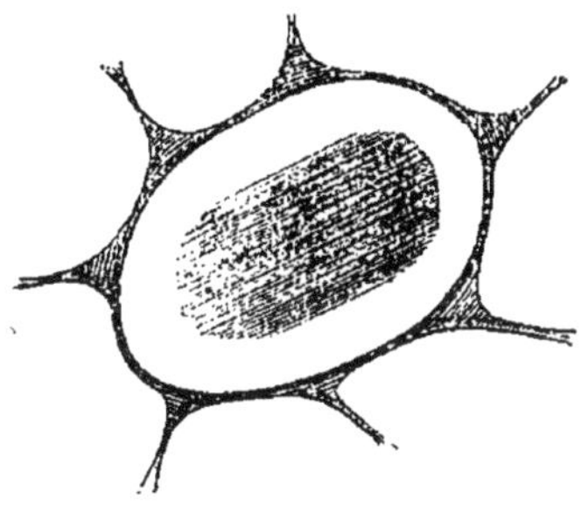

Fig. 157. — Cellule à raphide isolée.

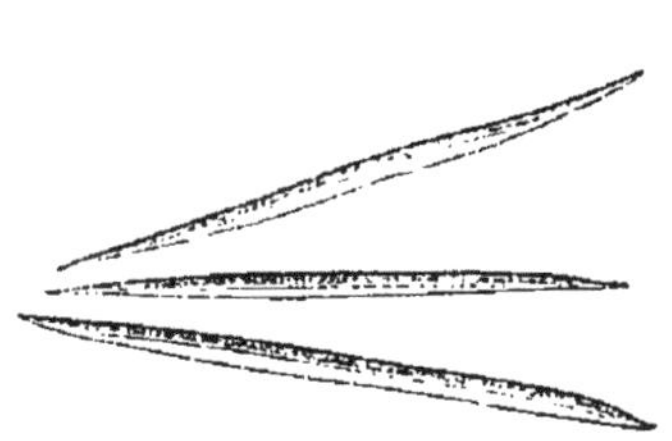

Fig. 158. — Aiguilles d'oxalate de chaux isolées.

TANAISIE. *Tanacetum vulgare* L. — Synanthérées.

Cette pl. indigène, dont on emploie les sommités fleuries, contient une huile vol. abondante et div. autres principes moins importants, entre autres de l'*ac. tanacétique* (Peschier). Son od. est forte, désagréable, sa sav. aromatique, amère, nauséeuse. — On ne l'emploie guère, et encore fort rarement, que comme vermifuge. — *Infusé* : 5 : 1000.

TANNATES.

Combinaisons de l'acide tannique avec les bases. (Voir *Acide tannique*.)

TANNATES PEU USITÉS.

Tannate d'alumine. Combinaison contestable dont la solution (qui ne peut se faire qu'à l'eau bouillante) a été préconisée en Angleterre c. antiblennorrhagique.

Tannate de bismuth. On triture avec du tannin de l'hydrate de bismuth récemm[t] précip., on lave et on fait sécher. Poudre jaunâtre, insol. — Antidiarrhéique : 2 à 4 gr.

Tannate de sesquioxyde de fer. On précipite l'acétate de fer par le tannin. C'est le sel qui colore l'encre. Antichlorotique inusité : 0,50 à 1 gr.

Tannate de manganèse. Saturez à chaud une sol. de tannin par du carbonate de protoxyde de manganèse récemm[t] précipité. Sel soluble, tonique, astringent.

Tannate de plomb. Précipitez une sol. d'acétate de plomb par une sol. étendue de tannin. A été employé contre les plaies ulcéreuses, les eschares du sacrum, en pommades ou glycérés.

TANNATE DE QUININE. *Tannas quinicus.*

On le prépare en précipitant une sol. de sulfate ou mieux d'acétate de quinine par le tannin ou le tannate d'ammoniaque. Il est en poudre amorphe, jaunâtre, peu sol. dans l'eau, sol. dans l'alcool. Il a quelques propr. des sels de quinine et en particulier du sulfate, mais doit être employé à doses plus fortes. Après avoir été préconisé comme se rapprochant plus que ce dernier de la constitution du quinquina, et comme mieux supporté par les malades, il est actuellement presque inusité.

TANNATE DE ZINC. *Tannas zincicus.*

On le prépare en précipitant une sol. d'acétate de zinc par une sol. de tannin, lavant et séchant le précipité. Il est peu sol. dans l'eau, mais présente néanmoins quelques propr. astringentes. On le produit souvent dans l'exécution des formules magistrales contenant à la fois du sulfate de zinc et du tannin ; ces prépar. sont usitées en injections contre la gonorrhée.

TARTRATES.

Combinaisons de l'acide tartrique avec les bases. (Voir *Acide tartrique.*)

TARTRATES PEU USITÉS.

Tartrate d'ammoniaque. Saturez par le carb. d'ammoniaque en lég. excès une sol. d'acide tartrique, et évap. doucement à siccité.

Tartrate de protoxyde de fer. Faites bouillir une sol. d'ac. tartrique avec un gr. excès de fil de fer fin coupé en petits fragments. Très peu sol., blanc, cristallin.

Tartrate de peroxyde de fer. On sature par de l'hydrate de peroxyde de fer en bouillie une sol. bouillante d'ac. tartrique. On évap. sur des assiettes. Le **tartrate de fer ammoniacal** peut être obtenu directement en mélangeant équiv. égaux des deux tartrates et évaporant. Il est rouge grenat, lentement sol. dans un peu plus que son poids d'eau. C'est un bon antichlorotique : 0,50 à 2 gr. et plus.

Tartrate de magnésie neutre. On le prépare comme le citrate. Il est très peu sol., mais l'est davantage en présence de l'acide borique. Un excès d'acide tartrique le transforme en *bitartrate*, plus soluble. On a proposé l'emploi de limonades purgatives faites avec ce sel.

Tartrate de manganèse. Saturez de l'ac. tartrique par le carbon. de manganèse. Cristall. difficilement. Le *tartrate ferro-manganeux* s'obtient de même en saturant par le carbonate ferro-manganeux,

Tartrate mercureux. Précipitez une sol. étendue de proto-nitrate de mercure dans l'eau aiguisée d'ac. nitrique par une sol. de tartrate neutre de potasse. — Paillettes blanches, micacées, décomposées par l'eau bouillante.

Tartrate mercurique. Précipitez l'azotate mercurique par l'ac. tartrique.

Tartrate de mercure et de potasse. Versez goutte à goutte une sol. saturée bouillante de bitartrate de potasse dans une sol. nitrique saturée et bouillante de mercure. Ce sel faisait la base de l'*Eau végéto-mercurielle* ou *Liqueur minérale de Pressavin.*

Tartrate de potasse et de magnésie. On l'obtient en saturant la crème de tartre par de l'hydrate de magnésie. Il cristall. difficilement. On prépare le **boro-tartrate de potasse et de magnésie,** en saturant la crème de tartre soluble par le carbonate de magnésie. On en a proposé l'emploi sous forme de limonade.

Tartrate de quinine. Saturez à chaud de la quinine par l'ac. tartrique en léger excès en présence de l'eau. Sel sol. employé rarement c. tonique et fébrifuge.

Tartrate de soude. Saturez le carb. de soude par l'ac. tartrique. Purgatif à la dose de 40 à 50 gr. A été administré sous forme de limonade.

TARTRATE D'ANTIMOINE ET DE POTASSE. *Tartre stibié; émétique; Tartras stibico-potassicus.* = $KO,SbO^3,C^8H^4O^{10},2HO$, ou $C^2H^4O^6(SbO)K + 1/2H^2O = 341$.

Prép. — Pr. :

Bitartrate de potasse pulv.	1000
Oxyde d'antimoine par voie humide.	750
Eau.	7000

Mêlez le sel et l'oxyde avec Q. S. d'eau bouill. pour former une pâte liq.; laissez en contact 24 h.; aj. le reste de l'eau et faites bouillir pendant 1 h. en remplaçant l'eau qui s'évapore; filtrez, concentrez à D. = 1,21, laissez cristalliser par refroidissement. Les eaux-mères concentrées donnent de nouveaux cristaux.

Octaèdres efflorescents, sol. dans 2 p. d'eau bouillante, dans 14 p. d'eau froide; sav. âcre, désagréable; la sol. aqueuse rougit faiblement le papier de tournesol et précipite en orangé par l'acide sulfhydrique. (Cod.)

Act. phys. — Appliqué sur la peau, en poudre ou en sol. concentrée, il y détermine un travail inflammatoire, et la production de pustules ayant qques rapports avec celles de la vaccine ou de la petite vérole. Son action n'est pas comparable à celle des caustiques qui détruisent le tissu et en font disparaître les éléments, mais elle en altère la vitalité et même les mortifie par une sorte d'empoisonnement local. Le travail inflammatoire qui suit a pour but d'éliminer les surfaces altérées. En raison de ces effets, l'émétique est souv. usité comme révulsif. — A l'intérieur, à dose très faible (1 centigr.), il provoque des nausées, de la salivation, des selles. De 2 à 5 centigr., les effets sont plus marqués; il se produit des vomissements répétés, dont les derniers contiennent ordinair[t] de la bile jaune ou verdâtre. Des selles diarrhéiques suivent bientôt. — Si la dose est un peu forte, ces selles prennent, vers la fin, l'apparence riziforme des selles cholériques. A ces effets, il faut joindre : la pâleur, le refroidissement général, l'abaissement du pouls, la dépression, l'anxiété. — De 20 à 50 centigr., les symptômes toxiques sont plus apparents ; il y a cyanose, aphonie, anurie, crampes : ce qu'on appelle le *choléra stibié*.

Cependant la dilution plus ou moins grande du sel, de même que l'état du malade, modifient singulièrement les effets observés. Ainsi 5 centigr. en sol. dans un litre d'eau (cette sol. étant administrée par verrées) produiront d'abondantes selles sans vomissements ; au contraire, une sol. contenant de 30 centigr. à 1 gr. pour 125 gr. d'eau, administrée par cuillerées d'heure en heure, ne produira ni vomissements ni selles, surtout sur les malades épuisés par une grave affection organique ou virulente. On dit alors qu'il y a *tolérance*, bien que cela n'empêche pas le médicament de produire les effets de dépression générale qui lui sont propres, ainsi que l'irritation locale sur la muqueuse gastrique et intestinale.

On l'emploie spécial[t] c. émélo-cathartique (5 à 10 centigr.), dans l'embarras gastrique, les fièvres bilieuses et typhoïdes, les empoisonnements, les indigestions, etc. ; c. contre-stimulant dans la pneumonie, dans le croup (30 centigr. à 1 gr.) ; c. révulsif, en *pommade* ou étendu à la surface d'*emplâtres*.

Toxic. — On connaît plusieurs formes d'empoisonnement par l'émétique.

1° Empoisonnement aigu : vomissements réitérés ; le poison laisse dans la bouche une saveur métallique ; selles diarrhéiques, douleur à l'épigastre, défaillance, syncopes, vertiges, une sorte d'ivresse ; chaleur de la gorge, difficulté d'avaler ; urines rares, refroidissement, insomnie, dépression du pouls. Parfois, vers le quatrième ou le cinquième jour, survient une éruption vésico-pustuleuse, comme celle que produit la pommade stibiée. — Puis les accidents s'aggravent ; il survient des hoquets, le refroidissement, la cyanose, le délire et la mort, dans un espace de 2 à 6 jours.

Il arrive souvent que la victime échappe à la mort, grâce à la promptitude des secours, et aussi par suite de l'action vomitive presque instantanée qui appartient au poison lui-même.

2° Empoisonnement lent, par l'administration successive et répétée de petites doses. C'est la méthode qu'ont le plus souvent employée les criminels qui ont fait usage d'émétique. Les symptômes produits et qui ressemblent à ceux de l'émétique, pris à petite dose, se renouvellent pour ainsi dire périodiquement, après des intervalles de rémission, à la suite de chaque nouvelle ingestion. Peu à peu, le pouls devient petit, serré ; la face pâlit, la voix s'éteint, les forces s'affaissent, et le malade succombe dans un complet épuisement. Cet empoisonnement peut durer plusieurs mois.

3° On a des exemples d'empoisonnements mortels par l'émétique appliqué sur des surfaces ulcérées.

L'examen du cadavre, surtout à la suite de l'empoisonnement lent, peut ne donner que des résultats négatifs. Au contraire, quand la mort est survenue à la suite de l'ingestion d'une dose massive, on trouve dans l'œsophage, l'estomac et l'intestin des traces de son passage : rougeur, inflammation, ramollissement, qquefois des pustules purulentes. Le foie a souvent éprouvé un commencement de dégénérescence graisseuse; les poumons sont fréquemment congestionnés, le sang imparfaitement coagulé.

Recherche du poison. — MM. Tardieu et Roussin indiquent deux procédés : 1° diviser les matières et organes et les dessécher au B.-M ; y joindre l'urine évaporée en consistance sirupeuse. Le tout est introduit dans une cornue tubulée, munie d'une allonge et d'un récipient refroidi et mélangé avec 1/5 d'*ac. sulfurique pur* (fig. 9, p. 24). On chauffe modérément au B. de sable jusqu'à ce que le tout soit à l'état de charbon sec et friable. — Le charbon bien pulvérisé est chauffé au bain de sable avec 1/20 de son poids d'acide azotique jusqu'à cessation de toute vapeur acide; on étend le résidu d'une solution à 4/100 d'acide tartrique, en Q. S. pour obtenir une bouillie claire. Après qques heures de digestion, on filtre, on lave le résidu, on réunit les liqueurs que l'on concentre au 1/10 et que l'on sature par un courant d'hydrogène sulfuré pur et lavé. Le précipité est recueilli, séché et mis en solution dans l'eau régale ou l'acide chlorhydrique. On évapore au B.-M., et l'on redissout dans un peu d'eau dist. : on obtient ainsi une solution de chlorure d'antimoine, propre à être soumise aux réactifs ou à être introduite dans l'appareil de Marsh.

2° Le second procédé consiste à dessécher d'abord les matières au B.-M., puis à les additionner du double de leur poids d'ac. chlorhydrique pur, étendu de son vol. d'eau. On maintient à une douce chaleur, et on ajoute peu à peu des cristaux de chlorate de potasse jusqu'à coloration jaune claire de la liqueur; on fait bouillir pendant qques minutes pour chasser l'excès de chlore, et la liqueur, étendue d'eau dist., est abandonnée au repos jusqu'à refroidissement. On filtre sur un papier mouillé, qui sépare les mat. grasses, puis on sature par un courant d'hydrogène sulfuré. Le précipité, recueilli et lavé, est transformé en chlorure par le procédé précédent.

Ce chlorure, une fois obtenu, donne les réactions suivantes : la sol., add. d'un peu d'ac. chlorhydrique, donne, par la potasse caustique, un précipité blanc sol. dans un excès de réactif; par l'ammoniaque, un précipité blanc insol. dans un excès; par le carbonate d'ammoniaque, un précipité blanc; par l'ac. oxalique, d°; par le prussiate jaune, d°; par le tannin, un précipité blanc jaunâtre; par l'hydr. sulfuré et le sulfhydrate d'ammoniaque, un précipité orangé, sol. dans les sulfures alcalins et l'acide chlorhydrique.

Les réactions de l'antimoine sont modifiées en présence des acides *citrique* et *tartrique*, aussi l'émétique présente-t-il quelques caractères spéciaux : il est précipité en blanc par la potasse; l'ammoniaque et les carbonates alcalins ne le précipitent pas immédiatement, l'acide oxalique lentement et incomplètement; les acides chlorhydrique, nitrique et sulfurique donnent un abondant précipité, soluble dans un excès de réactif. Chauffé sur du charbon avec du carbonate de soude, à la flamme intérieure, l'émétique donne un globule d'antimoine métallique (fig. 159).

Une solution de chlorure d'antimoine obtenue par l'un des procédés décrits plus haut, de même que la solution d'émétique, introduite dans l'appareil de Marsh, donne lieu à la formation d'un anneau et de taches, dont nous avons décrit les caractères à l'article *Antimoine*.

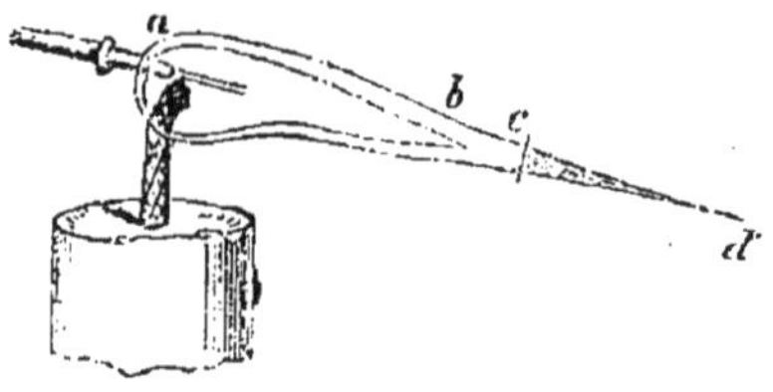

Fig. 159. — Emploi de la flamme intérieure au chalumeau.

Contre-poisons. — Le tannin et les subst. qui le renferment sont les meilleurs contre-poisons de l'émétique : décocté de noix de galle, de quinquina, d'écorce de chêne, de cachou, de ratanhia, de roses de Provins, etc.

Mél. et fals. — Entièrement sol. dans 2 p. d'eau bouillante ou 14 p. d'eau froide; ne doit précipiter ni par le chlorure de baryum (*sulfates*), ni par le nitrate d'argent (*chlorures*).

Poudre d'émétique.
Prép. c. la *Poudre d'acide arsénieux*.

Vin émétique. *Vin stibié.*

Pr. Tartrate d'antimoine et de potasse	1
Vin de Malaga	500

F. dissoudre. (Cod.)

Pommade stibiée. *Pommade d'Autenrieth.*

Pr. Emétique porphyrisé	10
Axonge benzoïnée	30

Mêlez sur le porphyre. (Cod.)

Vinum antimoniale. (Brit. Pharm.)

Pr. Tartre stibié	2,59
Vin de Xérès	566.80

Ce vin contient 1/219 de tartre stibié, tandis que notre vin stibié n'en contient que 1/300. (Cod.)

Vinum stibiatum. (Pharm. Germ.)

Pr. Tartre stibié	1
Vin d'Espagne	249

Contient 1/250 de son poids de tartre stibié. (Cod.)

Eau bénite de la Charité.

Pr. Emétique	0,3
Eau	250

En deux fois, à une heure d'intervalle, dans la colique des peintres. (Foy.)

Potion éméto-cathartique.

Pr. Emétique	0,1
Sulfate de soude	15
Eau chaude	250

En 3 doses, à un quart d'heure d'intervalle. (Bouch.)

Emplâtre ou Poix émétisée.

Pr. Tartre stibié	1
Poix blanche	7

(Bér.)

Il y a une certaine différence entre l'action sur la peau de cet emplâtre par incorporation et l'emplâtre de poix saupoudré d'émétique.

L'*Emplâtre antimonial de Neuman* contient seulement 1/15 d'émétique. (Dorv.)

TARTRATE BORICO-POTASSIQUE. *Crème de tartre soluble; Tartrus borico-potassicus.* $= KO,BoO^3,C^8H^4O^{10} = 214$.

Prép. — Pr. :

Bitartrate de potasse pulv	1000
Acide borique crist	250
Eau	2500

F. bouillir le tout dans une bassine d'argent, évaporez en agitant jusqu'à ce que le mél. soit à l'état de masse épaisse. F. sécher à l'étuve sur des assiettes, après avoir divisé en pet. parties; concassez et conservez en flacons bouchés. (Cod.)

Blanc, incristallisable; sav. acide; soluble dans deux p. d'eau froide. Cependant, à la longue, il perd beaucoup de sa solubilité, par suite d'un changement moléculaire. On peut lui rendre son état primitif par un traitement par l'eau bouillante.

Diurétique à la dose de 5 à 15 gr.; purgatif de 15 à 30 gr. On l'emploie dans l'hydropisie, les maladies inflammatoires, l'embarras gastrique, la jaunisse, la gravelle urique, etc.

Poudre de tartrate borico-potassique. Prép. c. la *Poudre d'acide arsénieux.*

Limonade laxative.

Pr. Crème de tartre sol. . . .	30
Sirop de sucre.	60
Eau.	1000

Limonade à la crème de tartre soluble.

Pr. Crème de tartre sol. . . .	20
Eau bouillante.	900
Sirop de sucre.	100

F. dissoudre dans l'eau et ajoutez le sirop. (Cod.)

TARTRATE FERRICO-POTASSIQUE. *Tartrate de fer et de potasse; tartre chalybé: Tartras ferrico-potassicus.* = $KO,Fe^2O^3,C^8H^4O^{10}$, ou $(C^4H^4O^6)^2,(Fe^2O^2)K^2 = 259$.

Prép. — Pr. :

Bitartrate de potasse pulv.	100
Peroxyde de fer hydraté.	Q. S.

On détermine, en en desséchant 10 gr., la q. d'eau que contient de l'hydrate de fer en gelée; mettez dans une capsule la q. nécessaire pour représenter 43 d'oxyde sec, aj. le bitartrate de potasse, faites digérer 2 h. à 60°; filtrez, étendez la liq. en couches minces sur des assiettes, séchez à l'étuve à 40 ou 50°. — Conservez en flacons bouchés. — Ecailles brillantes grenat foncé; saveur légt atramentaire; sol. dans l'eau, insol. dans l'alcool. (Cod.)

Sa solubilité est beaucoup moins grande quand il a été trop chauffé; l'addition d'ammoniaque dans la préparation lui assure cette propriété. Ce sel offre encore cette particularité que les alcalis n'en précipitent pas le fer : la présence du métal est cependant indiquée par les autres réactifs.

C'est un bon ferrugineux, très peu astringent, et ne provoquant pas la constipation; on en fait une foule de préparations; on l'administre à la dose de 0,25 à 2 gr. et plus.

Sirop de tartrate ferrico-potassique.

Pr. Tartrate ferrico-potass. en paillettes.	25
Eau dist. de cannelle. . .	25
Sirop de sucre.	950

Dissolv. le sel dans l'eau de cannelle, filtrez, mêlez au sirop. (Cod.)

Tablettes ferrugineuses.

Pr. Tartrate ferrico-potassiq. 50
Sucre blanc. 1000
Sucre vanillé. 30
Mucilage de gomme adrag. 100

F. des tablettes de 1 gr. contenant chacune 5 centigr. de sel (Cod.)

Teinture de Mars tartarisée.

Pr. Limaille de fer pure. . . . 100
Crème de tartre pulv. . . 250
Eau distillée. 3000
Alcool à 90°. 50

Mêlez, dans une bassine de fer, la limaille, la crème de tartre et Q. S. d'eau pour faire une pâte molle; laissez en contact 24 h.; ajoutez le reste de l'eau et faites bouillir pend. 2 h. en remuant, en remplaçant l'eau qui s'évapore. Laissez déposer, décantez, filtrez et concentrez à 32° Bé; — ajoutez l'alcool, mélangez, filtrez et conservez. (Cod.)

Boules de Nancy. *Boules de Mars.*

Pr. Limaille de fer. 1000
Espèces vulnéraires. . . . 150
Eau. 1000

F. une décoction avec les espèces et l'eau, passez, versez la liq. sur la limaille de fer et évaporez à siccité. Pulvérisez le résidu.

Pr. Le produit précédent, le tout.
Tartre brut. 1000
Espèces vulnéraires. . . . 150
Eau. 1500

F. une nouvelle décoction avec les espèces vulnéraires, et versez-la sur le tartre et le produit précédent placés dans une bassine de fonte. Évaporez en pâte ferme, que vous abandonnerez à elle-même pend. 1 mois. Pulvérisez ce produit.

Pr Produit obtenu. 2000
Tartre brut en poudre. . . 2000
Espèces vulnéraires. . . . 400
Eau 3000

F. une décoction des espèces vulnéraires, mettez-la avec le reste dans une bassine de fonte et évaporez jusqu'à ce que la masse molle, étant chaude, devienne solide par le refroidissement. Alors roulez promptement en boules du poids de 30 gr. que vous enduirez légt d'huile. Faites sécher simplement à l'air, et, au bout d'un mois, enveloppez de papier et conservez à l'abri de l'humidité. (Cod.)

Eau de Boule.

Pr. Boule de Nancy. . . . . n° 1
Eau bouillante. 1000

Laissez infuser quelques minutes.

A l'extérieur, dans les contusions; à l'intérieur, dans la chlorose, la leucorrhée. (Dorv.)

TARTRATE DE POTASSE (BI-). *Tartrate acide de potasse; crème de tartre; Bitartras potassicus.* $= KO,HO,C^8H^4O^{10}$, ou $C^4H^5O^6K = 188,10$.

On l'obtient dans l'industrie par purification au moyen d'argile alumineuse exempte de chaux, des tartres bruts que laissent déposer les vins nouveaux. — Sel blanc, croquant sous la dent, à sav. acidule; peu sol. dans l'eau, surtout à froid; insol. dans l'alcool. Projeté sur des charbons ardents, il développe une od. particulière caractéristique. — Rafraîchissant, diurétique (1 à 4 gr.); purgatif à la dose de 15 à 30 gr. — Peu usité.

Chim. — Voir *Acide tartrique* et *Potasse.*

Poudre de tartrate acide de potasse.

Prép. c. la *Poudre d'acide arsénieux*

Poudre dentifrice acide.

Pr. Bitartrate de potasse pulv. 200
Sucre de lait pulv. 200
Laque carminée. 20
Huile vol. de menthe poiv. 1

Broyez la laque avec un peu de sucre au porphyre, faites de même pour la crème de tartre, aromatisez le mélange des poudres opéré avec soin. Conservez à l'abri de la lumière en flacons bouchés. (Cod.)

Poudre dentifrice.

Pr. Bol d'Arménie. 90
Corail rouge. 90
Os de sèche. 90

Sang-dragon	45
Cochenille	12
Crème de tartre	140
Cannelle	24
Girofle	4

Faites une poudre fine. (Cod., 1837.)

Poudre dentifrice (Charlard.)

Pr. Crème de tartre	150
Alun calciné	10
Cochenille	8
Ess. de roses, gouttes	6

M. (Dorv.)

TARTRATE DE POTASSE NEUTRE. *Sel végétal; Tartras potassicus.* = $2KO,C^8H^4O^{10}$, ou $C^4H^4O^6K^2 + 1/2\ H^2O = 226,20$.

Prép. — Pr. :

Bitartrate de potasse pulv.	1000
Eau	4000
Carbonate de potasse	Q. S.

F. bouillir l'eau additionnée de la crème de tartre dans une bassine d'argent; aj. peu à peu le carbonate jusqu'à cessation d'effervescence et neutralité de la liq.; filtrez, évaporez à D. = 1,45; faites cristalliser à l'étuve. — Petits cristaux prismatiques très sol. dans l'eau, peu sol. dans l'alcool; sav. amère, désagréable.

Diurétique, laxatif et fondant (1 à 2 gr.); purgatif (15 à 30 gr.).

Poudre de tartrate de potasse neutre. Prép. c. la *Poudre de borate de soude.*

TARTRATE DE POTASSE ET DE SOUDE. *Sel de Seignette, de La Rochelle* ou *polychreste; Tartras potassico-sodicus.* = $KO,NaO,C^8H^4O^{10},8HO$, ou $C^4H^4O^6,NaK + 4H^2O = 210,10$.

Prép. — Pr. :

Bitartrate de potasse pulv.	1000
Carbonate de soude	750
Eau	3500

Prép. c. le tartrate de potasse neutre; évaporez à D. = 1,38, et f. cristalliser par refroidissement. — Gros prismes rhomboïdaux à 8 faces, à sav. un peu amère, sol. dans 2 1/2 p. d'eau froide, insol. dans l'alcool. — Purgatif (15 à 40 gr.).

Poudre de sel de Seignette.

Prép. c. la *Poudre de borate de soude.*

Poudre gazogène laxative; *Seidlitz-powders des Anglais.*

Pr. Bicarbonate de soude pulv.	20
Tartrate de pot. et de soude pulv.	60

M et div. en 10 paquets bleus.

D'autre part :

Pr. Acide tartrique pulv.	20

F. 10 paq blancs — Pour l'usage, on fait dissoudre le contenu d'un paq. blanc dans un verre d'eau rempli aux 2/3; on jette le contenu d'un paq. bleu et l'on boit aussitôt, pendant l'effervescence. (Cod.)

TAYUYA. — Cucurbitacée indéterminée (Brésil).

Les rac. sont sous forme de rondelles minces à tissu rayonné rappelant la bryone, très amères. C'est un purgatif hydragogue énergique, employé dans le pays, surtout par les nègres, comme antisyphilitique. On en fait une teinture qu'on administre progressivement par gouttes : 1 à 15 gouttes. On n'y a pas trouvé d'alcaloïde.

TEINTURES ALCOOLIQUES.

Ce sont des solutions alcool. des principes actifs contenus dans les div. mat. médicam. Quand la subst. est entièr^{t} sol. dans le véhicule, la préparation se fait par simple mélange ou avec l'aide du mortier; quand elle ne fait que lui céder une partie de ses composants, il faut faire intervenir la macération ou la lixiviation. Rarement on a recours à la chaleur, et il faut alors opérer dans un alambic ou un appareil à condensateur qui permette de recueillir les vapeurs qui se produisent.

On emploie l'alcool à 60°, à 80°, à 90°, suivant la nature de la substance traitée. Le premier convient à celles qui sont de nature extractive; le second, aux corps riches en résine et huile volatile; le troisième, aux matières résineuses et balsamiques.

Le rapport ordinaire entre la substance et le véhicule est de 1 à 5. Toutefois il existe quelques exceptions à cette règle.

Les substances doivent être suffisamment divisées pour se laisser mouiller et pénétrer facilement par l'alcool; on les réduit en poudre grossière.

Les teintures *simples* sont obtenues par le traitement d'une seule substance; les teintures *composées*, par l'action de l'alcool sur deux ou plusieurs. Dans la prépar. de ces dernières, on fractionne l'opération de manière à traiter d'abord les subst. qui cèdent le moins de principes et à terminer par celles qui se dissolvent en plus grande proportion.

Les teintures, séparées du résidu épuisé par la presse, sont filtrées et renfermées dans des flacons bien bouchés, placés autant que possible à l'abri de la lumière. Avec ces précautions, elles se conservent bien et constituent une classe de médicaments actifs d'un dosage et d'un emploi faciles.

Les teintures préparées avec les plantes fraîches sont désignées sous le nom d'*Alcoolatures*. (Voyez ce mot.)

TEINTURES ÉTHÉRÉES. *Ethérolés.*

Ce sont des solutions obtenues par l'action de l'éther alcoolisé (D. = 0,76, 56° Bé; cette densité correspond à un mélange de

712 p. d'éther pur et de 288 p. d'alcool à 90°) sur les subst. médicin. d'origine animale ou végétale. Ces subst., convenabl' divisées, sont introduites dans l'allonge de l'appareil à déplacement et imbibées d'abord d'une partie de l'éther. On ferme l'allonge avec son bouchon, et on intercepte la communication avec la carafe inférieure au moyen du robinet. Après un contact de 12 heures, on fait passer tout l'éther sur la poudre, après avoir ouvert le robinet et placé un papier entre l'allonge et le col de la carafe; on déplace par l'eau les dernières p. de teinture éthérée retenues par la poudre.

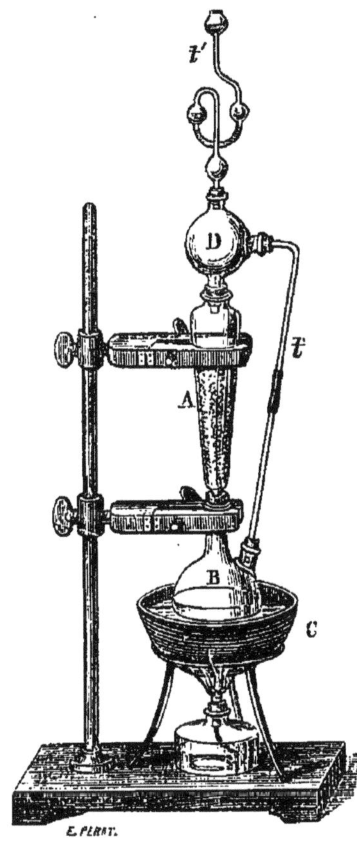

Fig. 160. — Appareil à action continue pour l'épuisement par l'éther.

En faisant usage d'une allonge et d'une carafe à tubulures réunies par un tube, les vapeurs qui s'élèvent de la carafe se condensent à la partie supérieure de la poudre, qu'elles traversent de nouveau. On évite ainsi toute perte du véhicule. Pour épuiser par l'éther une subst. quelconque, et spécial' les graines oléagineuses, on se sert avec avantage de l'appareil représenté dans la figure 160. — Dans l'allonge A, on place la subst. réduite en poudre ou divisée au moyen de sable ou de verre; l'éther contenu dans le ballon B, réduit en vapeur, vient se condenser en D, pour repasser sur la substance; le tube de sûreté arrête les vapeurs qui tendent à s'échapper.

TÉRÉBENTHINES.

On donne ce nom à des produits végétaux semi-liquides, composés de résine et d'huile volatile, s'écoulant naturellement ou par suite d'incisions des Conifères et des Térébinthacées. Les térébenthines prennent le nom de baumes, quand elles contiennent de l'acide benzoïque ou cinnamique.

Leur mode de formation dans le tissu de ces végétaux est assez obscur.

D'après un botaniste allemand, M. Dippel, elles résulteraient d'une transformation particulière de la matière amylacée : $5\,(C^{12}\,H^{10}\,O^{10}) = 3\,(C^{20}H^{16}) + 2\,HO + 48\,O$. L'amidon se transformerait donc en essence de térébenthine et eau, en dégageant de l'oxygène; puis une partie de l'essence, absorbant de l'oxygène, se transformerait en résine : $2\,(C^{20}\,H^{16}) + 6\,O = C^{40}\,H^{30}\,O^{4} + 2\,HO$. — Nous donnons simplement pour mémoire cette théorie, qui nous paraît très hypothétique.

Les térébenthines ont, suivant leur origine, une action spéciale sur la lumière polarisée. Elles constituent des excitants énergiques, qu'on utilise dans la thérapeutique interne et externe.

Térébenthine de l'epicea. *Abies excelsa* Lamk. — Conifères.

Elle constitue la *Poix jaune* ou *Poix de Bourgogne*. (Voir ce mot.)

Térébenthine du mélèze. *Térébenthine suisse* ou *fine; Larix Europæa* DC. — Conifères.

Obtenue au moyen de trous pratiqués dans le tronc de l'arbre avec une tarière. Transparente, un peu verdâtre, liquide. Od. forte non désagréable, sav. amère et très âcre. Son essence (18 0/0), obtenue par distillation avec l'eau, dévie à gauche la lumière polarisée (5°,24). Elle est peu siccative, c'est la térébenthine officinale.

Térébenthine du pin d'Amérique. *Térébenthine d'Amérique* ou *de la Caroline*. Extraite du *Pinus palustris* Mill. et du *Pinus Tæda* Lamb. — Conifères.

Opaque, épaisse, coulant difficilt. Od. forte, particulière. Elle dévie à gauche la lumière polarisée bien que son essence soit dextrogyre.

Térébenthine du pin maritime. *Tér. de Bordeaux* ou *commune; Pinus maritima* Lamk. — Conifères.

Elle découle d'entailles faites à la hache et se réunit dans un trou ou un pot placé au pied de l'arbre; on la purifie par filtration au soleil dans des caisses percées de trous (*Téréb. au soleil*), ou en la passant sur des filtres de paille. — Trouble, épaisse, grenue, colorée; entièrement sol. dans l'alcool, solidifiable par 1/32 de magnésie; od. désagréable, saveur âcre, amère, nauséeuse; très siccative; par le repos, elle se sépare en deux couches : l'une supérieure, transparente et jaunâtre, l'inférieure épaisse, cristalline.

Térébenthine du sapin argenté. *Tér. au citron, de Strasbourg, d'Alsace* ou *de Venise; Abies pectinata* DC. — Conifères.

Elle découle spontanément de l'arbre; filtrée, elle est transparente, peu colorée, fluide; d'une od. agréable, citronée; d'une sav. peu âcre et peu amère. Elle est très siccative et se solidifie

39.

par 1/16 de magnésie calcinée. Elle contient une résine neutre, cristallisable (*Abiétine*), une résine acide (*Acide abiétique*), 33/100 d'essence. Elle est rare et chère.

TÉRÉBENTHINE DU SAPIN BALSAMIFÈRE. *Baume du Canada; Abies balsamea* Lindl. — Conifères.

Transparente, incolore, d'un jaune d'or quand elle est ancienne; od. spéciale, agréable; très siccative. La surface devient cassante, même dans les flacons bouchés. Incomplèt. sol. dans l'alcool.

TÉRÉBENTHINE DE CHIO. *Tér. de Chypre* ou *du Térébinthe; Pistacia Terebinthus* L. — Térébinthacées.

Epaisse, verdâtre, nébuleuse; od. de résine élémi; sav parfumée sans âcreté; sol. dans l'éther, incomplètement dans l'alcool.

Cette téréb. a été très demandée dans ces derniers temps, à la suite de publications qui lui attribuent une certaine valeur dans le traitement du cancer. Il est probable que beaucoup d'échantillons du commerce étaient faux, parce que l'île de Chio n'a pu suffire à la consommation, malgré l'élévation des prix. Le prof. Fluckiger pense que le *Pistacia atlantica*, qui croît en Algérie, produirait par incision une résine identique à celle du *P. Terebinthus*.

Comp. — Les térébenthines de conifères sont formées par le mélange en proportions diverses de trois acides résineux isomériques : *pinique*, *sylvique* et *pimarique* ($C^{40}H^{30}O^4$), et d'une huile essentielle ($C^{20}H^{16}$). On sépare ces trois acides par l'action successive de l'alcool froid et bouillant sur la colophane. — L'essence s'obtient par distillation de la térébenthine avec de l'eau. Ainsi obtenue, elle retient ordinairement une mat. cristalline, qui est de l'hydrate d'essence $= C^{20}H^{16}, 4\ HO$. — Elle est incolore, très fluide, bout à 160°; D. = 0,86. Elle est inflammable, insol. dans l'eau, peu sol. dans l'alcool, très sol. dans l'éther, les huiles grasses et volatiles. Par l'action de l'acide chlorhydrique, elle se transforme en *camphre artificiel*. — Son od. est forte, désagréable, sa sav. chaude; les inhalations de vap. d'essence de térébenthine donnent à l'urine une od. manifeste de violette.

Act. phys. — L'essence est évidemment l'élément le plus actif de la térébenthine. A l'intérieur, elle agit comme stimulant, irritant et même rubéfiant; à l'extérieur, elle stimule la circulation et accroît les sécrétions des muqueuses; l'ess. s'élimine de préférence par les voies respiratoires, tandis que la résine est séparée par les reins. A dose élevée (15 à 30 gr. et plus), elle produit des symptômes d'intoxication; de même, l'air chargé de vap. d'ess. de térébenthine est dangereux à respirer et peut causer l'asphyxie. — On emploie cette subst. à l'intérieur (0,50 à 4 gr.) comme hémostatique, anti-catarrhale, vermifuge, contre les dérangements intestinaux, les coliques hépatiques, les calculs biliaires, etc. ; à l'extérieur, contre la goutte, les rhumatismes, les névralgies.

La térébenthine entre dans un certain nombre de préparations onguentaires ou emplastiques pour l'usage externe. Privée d'une partie de son essence (*térébenthine cuite*), elle est souvent usitée contre les écoulements chroniques, le catarrhe vésical, etc.

Mél. et fals. — L'essence peut contenir à l'état de mélange un peu de térébenthine : elle doit s'évaporer sans résidu ; l'essence qui contient plus de 2 0/0 de résine se prend en masse butyreuse par l'addition de qques gouttes d'ammoniaque.

Térébenthine purifiée.

Prép. c. la *Poix de Bourgogne purifiée.*

Sirop de térébenthine.

Pr. Térébenthine d'Alsace. . . 100
Sirop de sucre. 1000

Mettez ces subst. dans un pot de faïence couvert, et f. digérer au B.-M. pend. 2 h. en remuant souvent. A la fin ajoutez un peu d'eau, s'il est nécessaire, pour rétablir le poids primitif; laissez refroidir pour décanter plus aisément la térébenthine; filtrez le sirop au papier. (Cod.)

Pilules de térébenthine.

Pr. Térébenthine du sapin. . . . 40
Hydro-carbonate de magnésie. 30
Mêlez et div. en 200 pilules. (Cod.)

Pilules de térébenthine cuite.

Pr. Térébenthine du Mélèze. . 100

Mettez-la dans une bassine d'argent ou de cuivre bien étamé, avec 2 ou 3 litr d'eau pure, et f. bouillir jusqu'à ce que la résine, jetée dans l'eau froide, y prenne une consistance plastique dure. — On conserve cette térébenthine cuite dans un pot. Pour la mettre en pilules, on la ramollit avec l'eau chaude, et on la divise en pilules de 30 centigr. qu'on roule dans la poudre d'amidon ou qu'on conserve sous l'eau. (Cod.)

Pilules de térébenthine de Chio.

Pr. Térébenth. de Chio 4
Soufre lavé. 1,50
Poud. de réglisse . . . . . Q. S.

F. 30 pil. — 2 toutes les 4 heures.

Pommade de térébenthine de Chio.

Pr. Téréb. de Chio. 5
Vaseline 30

M. à l'aide d'une douce chaleur.

Alcoolat de Fioravanti. *Baume de Fioravanti.*

Pr. Térébenthine du mélèze. . 500
Résine élémi . . . . . . } ãã 100
Tacamaque. . . . . .
Succin. . . . .
Styrax liquide. . . . .
Galbanum. . . . . . .
Myrrhe. . . . .
Aloès. 50
Baies de laurier. . . . 100
Racine de galanga. . . } ãã 50
— de gingembre. .
— de zédoaire. . .
Cannelle de Ceylan. . .
Girofles. . . . .
Muscades. . . . .
Feuilles de dictame de Crète. . . . .
Alcool à 80°. 3000

Réduisez en poudre grossière les racines, la cannelle, les girofles, les muscades et les baies de laurier, et faites macérer ces subst. pend. 4 j. dans l'alcool; ajoutez le succin en poudre, les résines, les gommes résines, le styrax et la térébenthine; après 2 j de macération, distillez pour obtenir 2500 de produit. (Cod.)

Onguent digestif simple.

Pr. Térébenthine du mélèze. . . 40
Jaune d'œuf. 20
Huile d'olive. 10

Mêlez le jaune d'œuf et la térébenthine, ajoutez peu à peu l'huile. (Cod.)

Liniment térébenthiné.

Pr. Huile de camomille. 50
Essence de térébenthine. . . 50
M. (Cod.)

Alcoolat d'essence de terébenthine. *Esprit antiictérique.*

Pr. Ess. de térébenthine. . . . 45
Alcool rectifié. 250

Distillez et séparez la partie alcoolique de l'huile qu'elle surnage.

Un gramme dans de l'eau sucrée contre les maladies du foie.

Liniment résolutif.

Pr. Alcoolat de Fioravanti,
de mélisse comp., āā. . 50
En frictions. (Bouch.)

Lavement térébenthiné.

Pr.	Huile volatile de térébenth.	30
	Jaune d'œuf.	nº 1
	Eau.	500

Contre les ascarides vermiculaires et les névralgies lombaires. (Soub.)

Mixture térébenthinée. (Rayer.)

Pr.	Emulsion.	60
	Sirop diacode.	20
	Huile ess. de téréb., gout. .	36

A prendre en une seule dose, le soir en se couchant, dans la sciatique. On peut augmenter graduellement la dose d'huile essentielle. (Bouch.)

Savon de térébenthine du Codex. *Savon de térébenthine, Savon de Starkey.*

Pr.	Carbonate de potasse.. . .	100
	Ess. de térébenthine. . . .	100
	Térébenthine fine. . . .	100

Triturez le carbonate de potasse dans un mortier; ajoutez-y l'essence, puis la térébenthine, et triturez le mélange par parties jusqu'à ce qu'il ait acquis une consistance de miel épais. (Cod., 1837.)

Fondant employé jadis sous forme de pilules à la dose de 0,1 à 0,3.

Eau hémostatique vulnéraire de Freppel.

On prend matico, résine blanche, térébenthine au citron, benjoin, suie, seigle ergoté, alun, āā 250 p. On fait cuire dans un vase de terre vernissée pendant 6 h. avec 5000 p. de jusée acide en remplaçant par de l'eau chaude la jusée évaporée, jusqu'à réduction de 3000 p. On filtre et on ajoute au résidu, en opérant par déplacement, alcoolature d'arnica, eau vulnéraire rouge, āā 1000 p.

Cette composition, hémostatique et vulnéraire à la fois, donne de bons résultats. (Dorv.)

Baume Chiron ou de Lausanne.

Pr.	Huile d'olive.	300
	Térébenthine.	60
	Cire jaune.	80
	Orcanette.	15

Faites bouillir ensemble; passez et ajoutez :

Baume du Pérou.	10
Camphre..	0,6

Remuez jusqu'à parfait refroidissement.

La proportion de cire de cette formule, tirée de la *Pharm. raisonnée*, ayant paru trop faible, et le baume se décolorant au bout de quelque temps, nous l'avons augmentée. Le santal rouge, en poudre fine, paraît propre à remplacer l'orcanette.

Cicatrisant, employé dans les gerçures au sein, les engelures. Se vend dans de petites boîtes en étain. (Dorv.)

Baume de Geneviève. *Onguent de Geneviève* ou *de térébenthine camphré.*

Pr.	Huile d'olive..	240
	Térébenthine	80
	Cire jaune..	40
	Santal rouge pulv.	10
	Camphre..	30

F. S. A. (Guib.)

Vanté jadis dans les meurtrissures et les ulcérations. (Dorv.)

Baume du chevalier de Laborde. *Baume de Fourcroy, Elæolé de téréb. comp.*

Pr.	Huile d'olive.	1000
	Racine d'angélique. . . .	60
	— de scorsonère. . .	60
	Fl. de millepertuis	60
	Baies de laurier	60

Faites bouillir douze à quatorze heures, en remuant continuellement; retirez du feu, et laissez refroidir. Le lendemain, chauffez de nouveau pendant trois ou quatre heures, puis ajoutez en éloignant du feu :

Thériaque.	8
Safran..	8
Ext. de genièvre..	6
Aloès.	4

Faites encore bouillir, en remuant toujours pendant sept à huit heures, et passez à travers un linge; remettez sur le feu et ajoutez :

Térébenthine.	300

Chauffez jusqu'à ce que la fumée n'exhale plus l'odeur de térébenthine; retirez du feu et ajoutez encore :

Oliban, storax et benjoin pulv. āā.	6

Passez encore, et conservez. (Guib.)

Vanté dans les gerçures au sein et à la peau, dans les ulcères, les engelures, les rhumatismes, les entorses. — Le *Baume divin* s'en rapproche. (Dorv.)

Mixture de Whitt. *Mixture lithontriptique* ou *Remède de Durande. Ethérolé d'essence de térébenthine, Ether térébenthiné.*

Pr.	Ether sulfurique	30
	Ess. de térébenthine. . . .	15

On associe quelquefois aux composants le jaune d'œuf, l'huile d'œufs, le sirop diacode ou d'écorce d'orange, etc.

15 à 20 gouttes par jour, pendant plusieurs mois, dans une cuillerée d'eau sucrée, et faire boire par-dessus du petit-lait ou de l'eau d'orge. Contre les coliques hépatiques, les calculs biliaires. (Cad.)

Pommade térébenthinée (Debreyne.).

Pr. Huile vol. de térébenthine. .	60
Eau-de vie camphrée. . . .	30
Ammoniaque.	8
Axonge.	250

En frictions matin et soir contre la sciatique.

Baume Locatelli, de Locatel ou **d'Italie.**

Pr. Huile d'olive.	180
Cire jaune	125
Vin de Madère.	150
Térébenthine	180
Baume du Pérou.	8
Santal rouge pulvér. . . .	15

F. cuire les 3 prem. subst. jusqu'à consompt. de l'humidité, puis aj. les autres.

THAPSIE. *Thapsia garganica* L. — Ombellifères.

Pl. commune sur le littoral de l'Algérie. L'éc. de la rac. cont. une résine irritante, usitée depuis qques années c. révulsif. MM. Reboulleau et Bertherand l'obtenaient en faisant agir la chaleur sur l'écorce ; on peut aussi la prép. au moyen de l'alcool.

Les sparadraps préparés avec cette résine déterm. la rubéfaction, avec une éruption miliaire, anal. à celle que produit l'huile de croton, mais sans vives douleurs ni prurit; l'action, étant prolongée, peut aller jusqu'à la vésication. La dessiccation de la surface est ensuite très rapide. — C'est un révulsif très estimé.

Résine de thapsia.

Pr. Ec. de racine de thapsia incisée.	Q. V.
Alcool à 90°.	Q. S.

Lavez l'écorce à l'eau chaude et séchez-la. Traitez-la par l'alcool bouillant à plusieurs reprises; distillez les liq. alcooliques au B.-M. Traitez par l'alcool froid la résine impure qui reste, filtrez la solution, distillez de nouveau, et arrêtez l'opération quand le résidu a la consistance du miel. (Cod.)

Sparadrap révulsif de thapsia. *Sparadrap d'emplâtre de thapsia.*

Pr. Cire jaune.	420
Colophane	150
Poix blanche	150
Térébenthine cuite.	150
— du mélèze. .	50
Glycérine.	50
Miel blanc.	50
Résine de thapsia.	75

F. fondre les cinq prem. subst. et passez-les sur une toile; tenez-les liquides sur un feu très doux, ajoutez la glycérine, le miel et la résine molle de thapsia; mélangez exactement, et étendez en bandes, comme le sparadrap ordinaire. (Cod.)

THÉ. *Thea chinensis* Suns. — Camelliacées ou Ternstrœmiacées.

Arbuste de la Chine, du Japon, de la Cochinchine, dont les feuilles, desséchées au feu et roulées de diverses manières, constituent les nombreuses variétés de thés du commerce. Ceux-ci sont classés sous deux types : 1° les *Thés verts*, comprenant les thés *Hayswen*, *perlé*, *poudre à canon*, *Schoulang*, *impérial*, etc.; ils sont plus âcres, plus excitants, plus aromatiques que les suivants; 2° les *Thés noirs*, comprenant les thés *Boui-bou*, *Souchon*, *Pékao*, *Congo*, etc. On les préfère généralement aux thés verts.

Le thé contient du tannin, de la *théine* ou *caféine* (voir ce mot), de l'huile volatile, à laquelle il doit son arome. Quelques espèces sont parfumées par le contact des fleurs de plantes étrangères. On compte aussi parmi les composants du thé la caséine, qui lui donne quelques propriétés nutritives.

Act. phys. — Très analogue à celle du café. Par son tannin, il est astringent et tonique; par la théine, il est excitant, accélère la circulation et combat le sommeil; par son essence, il est diurétique. — On l'emploie plutôt comme aliment que comme médicament; toutefois il est utile comme stomachique contre les indigestions et comme sudorifique. — *Infusé :* 5 : 1000.

Mél. et fals. — Les thés verts sont quelquefois falsifiés. On leur donne une belle couleur, même en Chine, au moyen de bleu de Prusse et de curcuma ou de chromate de plomb.

Sirop de punch au rhum.

Pr.		
Pr.	Sucre	15000
	Eau	8000
	Thé Hayswen	75
	Acide citrique	10
	Citrons frais	nº 10
	Rhum de la Jamaïq., lit.	16

Faites avec le sucre et l'eau un sirop clarifié; ajoutez au sirop bouillant les citrons coupés par tranches et le thé; maintenez le sirop en ébullition pendant un quart d'heure, versez le sirop bouillant dans un vase contenant l'acide citrique pulvérisé, laissez en contact 4 à 5 heures; après ce temps, ajoutez le rhum, et passez à la chausse en feutre.

On peut remplacer le rhum par le rack et même par l'eau-de-vie.

Ce sirop procure à l'instant un *Punch au thé*, tout aromatisé, en y ajoutant un litre d'eau bouillante par litre de sirop. Le plus souvent, on prépare directement le punch de la manière suivante: infusé de thé 4 kil., citrons nº 4, alcool et sucre āā 1/2 kil. (Dorv.)

THUYA. *Thuya occidentalis* L. — Conifères.

Les feuilles servent à préparer une teinture (20 p. de feuilles pour 500 alcool), que l'on a employée à la dose de qques gouttes à l'intérieur contre les enrouements; en topique, pure, contre les douleurs rhumatismales, les condylomes et les végétations syphilitiques. — Inusité.

THYM. *Thymus vulgaris* L. — Labiées.

Pl. ligneuse cultivée dans les jardins. Elle contient une huile ess., abondante, formée d'une essence liquide et d'un stéaroptène, et douée de propr. stimulantes anal. à celles du camphre et des essences de labiées en général. Cette ess. fait partie de div. prépar. pour us. externe; la pl. est très usitée comme condiment.

Huile volatile de thym.
Prép. c. l'*Huile vol. de fl. d'oranger*.

Alcoolat de thym. *Esprit de thym.*
Prép. c. l'*Alcoolat de romarin.*

TILLEUL. *Tilia europæa* L. — Tiliacées.

Les fleurs ont une od. agréable, parfumée, qu'elles doivent sans doute à une petite q. d'huile essentielle. Elles contiennent un peu de tannin, de la gomme, du sucre, etc. On en prépare une tisane (*Infusé* : 5 : 1000) stomachique, antispasmodique, sudorifique, très en vogue dans la médecine populaire. L'hydrolat de tilleul est le véhicule ordinaire de presque toutes les potions magistrales.

Eau distillée de tilleul.

Pr. Fleurs sèches de tilleul. .	1000
Eau.	Q. S.

Distillez à la vapeur pour obtenir 1000 de produit. (Cod.)

Bain de tilleul.

Pr Fl. de tilleul	500
Eau bouillante.	10000

F. infuser 1 h., passez; ajoutez à l'eau d'un bain. (Cod.)

TISANES.

Médicaments liq. dont le véhicule est l'eau, et peu chargés de principes médicam. Ils sont destinés à servir de boisson aux malades. Le procédé qu'il convient d'employer pour les obtenir varie avec la nature de la subst. qu'il s'agit de traiter et les principes composants de ces subst. que l'on veut faire entrer en solution. Ainsi on obtient les tisanes par simple solution, macération, infusion, décoction, digestion ; plusieurs de ces moyens peuvent être mis en œuvre successivement quand la diversité des subst. qui entrent dans la tisane l'exige.

On édulcore général[t] les tisanes au moyen de matières sucrées : réglisse, miel, sirop simple et sirops divers. On ne doit en préparer que la quantité nécessaire pour un jour, parce qu'elles se conservent peu de temps et s'altèrent.

TISSUS (ESSAI DES).

Les tissus sont formés de fils végétaux : *chanvre, coton, lin, phormium tenax, jute*; ou de fils animaux : *laine, soie*, etc.

Les tissus végétaux brûlés dans un tube dégag. des vap. acides et laissent un résidu à peine appréciable; les tissus animaux laissent un charbon spongieux et dégag. des vap. ammoniacales, avec od. empyreumatique.

Les tissus végétaux sont peu attaqués par une lessive de soude à 5 ou 10 0/0, qui dissout les tissus animaux. On peut à la rigueur par ce moyen établir avec une approximation suffisante, soit le nombre des fils (soie et coton, fil et laine) qui composent proportionnellement le tissu, soit le poids de chacun des composants.

Les fils animaux sont colorés en jaune par l'acide azotique, qui n'altère pas les fils végétaux; ceux-ci au contraire, sous l'influence de la chaleur, se colorent en noir par le bichlorure d'étain, qui ne réagit pas sur la laine et la soie. Ce dernier moyen est excellent pour établir la composition d'une étoffe blanche ou peu colorée.

Si l'on trempe pend. 2 min. dans une sol. bouill., à poids égaux, d'eau et de potasse caustique, un tissu de coton et de lin, on trouve, après lavage, le coton blanc ou peu coloré, tandis que les fils de lin sont colorés en jaune.

Les fils de phormium tenax se colorent en rouge à froid par l'acide azotique à 36° contenant de l'acide hypoazotique, tandis que le chanvre et le lin prennent une coloration jaune ou rose.

Au microscope, les fils de coton apparaissent comme des rubans irréguliers, tordus, marqués de stries ou de points noirs inégalement disséminés; les parties plates sont transparentes et bordées de lisières en forme d'ourlet. — Diamètre = 1/55 à 1/85 de millimètre.

Le chanvre et le lin sont des tubes creux à nœuds irréguliers. Diamètre du chanvre = 1/20 à 1/30 de millimètre; diamètre du lin = 1/45 à 1/55 de millimètre.

La laine est en tubes qui vont diminuant de diamètre de la racine à la pointe, portant une ligne noire centrale, indice d'un canal intérieur; diamètre = 1/25 à 1/65 de millimètre.

La soie présente des tubes fins, aplatis, formés de trois couches superposées, jamais tordus, et sans nœuds ou cloisons transversales.

TOPIQUES.

Ce nom spécifie toutes les prépar. médicam. que l'on applique direct[t] sur une surface limitée du corps. Au fond, les pommades et les onguents sont des topiques; mais, comme leur composition et leur consistance obéissent touj. à qques règles générales très nettes, on a pu les réunir sous des dénominations spéciales, qui les caractérisent parfaitem[t]. Il n'en est pas de même des topiques, dont la nature est très variable, et qui peuvent être liq., mous, pulvérulents, etc. Il en résulte qu'il n'y a pas de règles à donner pour leur préparation. — Les topiques sont ordin[t] des médicaments actifs.

TORMENTILLE. *Tormentilla erecta* L.; *Potentilla Tormentilla* DC. — Rosacées.

On emploie la rac., noirâtre en dehors, rougeâtre en dedans, noueuse, garnie de fibres nombreuses. Elle cont. 17/100 de tannin; c'est un des bons astringents indigènes. — *Infusé :* 20 : 1000.

Poudre de tormentille. Prép. c. la *Poudre de bistorte.*

TOURNESOL.

On en connaît deux sortes : 1° *Tournesol en pains*, fourni par des lichens des genres *Roccella*, *Variolaria*, *Lecanora*. On traite ces lichens par l'urine au contact de l'air et on aj. de la potasse. On obt. ainsi une pâte bleue que l'on divise en petits cubes. — 2° *Tournesol en drapeaux*, que l'on prép. en trempant dans le suc de la *Maurelle*, *Crozophora tinctoria* Neck. — Euphorbiacées, des morceaux de toile grossière que l'on expose ensuite aux vap. ammoniacales produites par un mél. de chaux et d'urine putréfiée. Ces deux subst. ont qques emplois dans la teinture et sont utilisées, surtout la première, à préparer la teinture de tournesol des laboratoires.

Teinture de tournesol. Prép. c. la *Teint. de gent.*, avec 1 p. pour 5 p. alcool à 60°.

TRICHINE (Recherche de la).

Les trichines se trouvent surtout dans les parties musculaires, principalement près des os et des tendons. On procède de la manière suivante : à l'aide d'une sonde-trocart ou de ciseaux fins, on prélève un échantillon de la grosseur d'un grain de millet; on dispose cette prise d'essai sur une lame de verre, on ajoute une goutte d'eau ou mieux d'une solution de potasse au 1/10, puis on recouvre d'une seconde lame; en appuyant légèrement sur la lame supérieure, on amincit la préparation. Cette préparation est placée sur le porte-objet du microscope et examinée avec un grossissement de 80 à 120 diamètres, en donnant un mouvement de va-et-vient de manière à faire passer toutes les parties dans le champ d'observation.

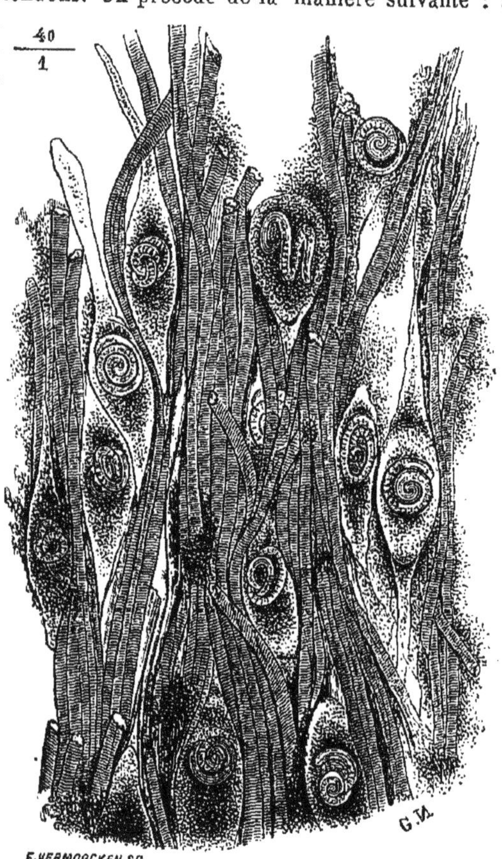

Fig. 161. — Fragment de muscle contenant des trichines enkystées.

Les kystes s'aperçoivent très facilement et donnent de précieuses indications; cependant on ne doit conclure affirmativement que si la trichine s'aperçoit bien nettement; il importe de ne pas confondre ce parasite avec des fibrilles musculaires : ces dernières montrent toujours avec un grossissement de 120 diamètres des stries transversales caractéristiques de tissu musculaire (fig. 161). (*Instruction de la Préfecture de police.*)

TROCHISQUES.

Cette dénomination, qui jadis s'appliquait à une foule de préparations solides mises sous diverses formes régulières, ne sert plus qu'à désigner la forme de cône donnée soit à des précipités humides pour en faciliter la dessiccation, soit à des masses obtenues avec des matières pulvérulentes réunies par l'eau et un mucilage. Cependant les *trochisques de minium* ont conservé la forme d'un grain d'avoine.

La plupart des trochisques médicam. sont destinés à être brûlés, dans le but de répandre des vapeurs propres à modifier l'atmosphère ambiante : aussi sont-ils principalt formés de subst. aromat. ou vol., unies au charbon et au nitrate de potasse.

TROÈNE. *Ligustrum vulgare* L. — Jasminées.

Arbrisseau cultivé dans les massifs des jardins, à fleurs blanches odorantes. Les feuilles et les fleurs sont légt astringentes. — Inusité.

TULIPIER. *Liriodendrum tulipifera* L. — Magnoliacées (Amér. du Nord).

L'éc. de racine est employée aux Etats-Unis comme tonique et fébrifuge; succédané du quinquina.

TURBITH. *Ipomæa Turpethum* Brown. — Convolvulacées.

Rac. origin. de l'Inde; en tronçons gros comme le doigt, rougeâtres à l'extérieur, blanchâtres en dedans, compactes, très résineux, inod., à sav. nauséeuse. Ils sont formés de faisceaux de fibres, arrondis et souvent criblés sur la coupe de pores très apparents. — Cont. résine (4 0/0), h. vol., etc. Purgatif moins actif que le jalap. La partie active paraît être la résine. Le turbith entre encore dans qques prépar., mais n'est pas usité seul (1 à 4 gr.).

Poudre de turbith.
Prép. c. la *Poudre de jalap.*

Résine de turbith.
Prép. c. la *Résine de jalap.*

TURQUETTE. *Herniole; Herniaria glabra* L. — Paronychiées.

Petite plante qu'on a employée comme diurétique et contre les hernies.

TUSSILAGE. *Pas-d'âne; Tussilago farfara* L. — Synanthérées.

On employait autrefois les racines, les feuilles et les fleurs; ces dernières sont seules usitées aujourd'hui. Elles sont toniques et béchiques; on en fait un fréquent usage contre la toux, les catarrhes bronchiques, etc. — *Infusé :* 10 : 1000.

Pâte dite tussilage à l'anis de Lille.

Pr. Anis 180
Tussilage 125
Pied de chat 80

Obtenez, avec eau Q. S., 1000 de décocté dans lequel vous f. diss. :

Extrait de réglisse pur . . 3000

F. rapprocher au B.-M., puis aj :

Huile essentielle d'anis. . . 12

Coulez la masse sur un marbre huilé, coupez-la en pet. lanières, roulez celles-ci en cylindres, divisez ceux-ci en pet. morceaux que vous f. sécher à l'étuve et conserv. en lieu sec. (Dorv.)

Sirop de tussilage.

Prép. c. le *Sirop de coquelicot*.

TYPHA. *Quenouille d'eau*; *roseau de la Passion*; *Typha latifolia* L. — Typhacées.

Grand roseau des marais, bien connu par ses épis terminaux en forme de masse cylindrique brune et veloutée. Ces épis sont formés par la réunion des fleurs très nombreuses et très serrées. Les bourgeons et les rhizomes du typha sont comestibles. Le pollen a été substitué au lycopode; le duvet (*édredon végétal*) est qqfois utilisé pour le pansement des brûlures.

U

URATES PEU USITÉS. (V. *Ac. urique.*)

Urate d'ammoniaque. — Existe tout formé dans le guano, et se forme toutes les fois que l'altération de l'urine donne lieu à la production d'ammoniaque. (V. *Urine.*) Il cristallise en petites aiguilles. On l'a employé surtout à l'extérieur contre les affections de peau.

Urate de quinine. — On fait bouillir 10 p. quinine dans 500 p. d'eau, et on ajoute peu à peu 20 p. ac. urique. On agite et on remplace l'eau évaporée. On filtre et on reprend le dépôt par q égale d'eau dist. bouillante. Les liq. réunies laissent déposer l'urate en lamelles jaunes, éclatantes. Il est plus soluble que le sulfate. — Anti-périodique analogue à celui-ci, mieux supporté, dit-on : 0,20 à 0,25 et plus.

URÉE. = $C^2H^4Az^2O^2$.

L'urée peut être extraite de l'urine. (Voir ce mot.) On la prépare artificiellement par le procédé de Liebig, plus ou moins modifié : Pulv. finement 28 p. de ferrocyanure de potassium bien sec et 28 p. de peroxyde de manganèse, et mêlez. On chauffe sur une tôle : la matière brûle et s'éteint lentement, on agite pend. le refroidissement. On reprend par l'eau et on aj. 20 p. 1/2 de sulfate d'ammoniaque; il se précipite du sulfate de potasse, qu'on sépare; on évap. au B.-M., on sépare le nouveau dépôt. Enfin on dessèche le produit, qu'on traite par l'alcool à 90° bouillant; l'urée cristallise par refroidissement.

L'urée existe dans presque tous les liquides physiologiques; elle paraît être une des formes ultimes des produits destinés à l'élimination.

Son usage thérapeutique est à peu près nul, bien qu'on lui prête des propr. diurétiques. Elle est à coup sûr toxique, puisque son excès dans l'organisme cause un véritable empoisonnement (*Urémie*).

URINE.

Nous n'avons à nous occuper de l'urine qu'au point de vue des modifications qu'elle éprouve dans les états pathologiques; nous donnerons donc d'abord la description de l'urine normale, puis les moyens de reconnaître la présence de corps accidentels, et subsidiairement ceux qu'il importe d'employer pour déterminer la nature des dépôts qui se produisent dans l'urine et celle des calculs vésicaux.

Urine normale. — Couleur ambrée; réaction lég[t] acide, quand elle est récente; odeur caractéristique; D. voisine de 1020. Elle tient ordinairement en suspension des globules de mucus et des cellules épithéliales, faciles à séparer par la filtration. C'est une solution aqueuse de matières organiques et inorganiques : *urée, acide urique, acide hippurique, mat. colorantes et extractives*; *potasse*, *soude*, *chaux*, *magnésie*, sous forme de *sulfates*, *phosphates* et *chlorures*, etc. Voici, d'après MM. Becquerel et Rodier, la composition d'une urine normale :

Urée.			12,102
Acide urique.			0,398
Sels fixes indécomposables à la température rouge.	Chlorures. . Phosphates Sulfates. . .	de chaux. . . de soude. . . de potasse. . de magnésie .	6,919
Matières organiques.	Acide lactique. . . . . . . Lactate d'ammoniaque . . . Matières colorantes. . . . . Matières extractives . . . . Chlorhyd. d'ammoniaque. . Acide hippurique.		8,647
Eau.			971,934
			1000,000

L'ébullition ne la coagule pas. — Les alcalis caustiques y déterminent un trouble ou un précipité de phosphate terreux. Le chlorure de baryum donne un précipité de sulfate et de phosphate de baryte. — Le nitrate d'argent précipite du chlorure, du phosphate et même du sulfate d'argent. — L'acétate de plomb précipite du sulfate, du phosphate et du chlorure de plomb. — L'oxalate d'ammoniaque donne un précipité d'oxalate de chaux. — L'alcool détermine un trouble qui disparaît par l'addition de Q. S. d'eau. (Gerhardt et Chancel.)

Les proportions relatives des divers composants peuvent varier d'une manière assez large. Nous allons donner quelques indications sur les principaux.

a. *Urée.* — Un peu d'urine concentrée lentement dans un verre de montre, et add. de qques gouttes d'acide azotique, donne très promptement un dépôt cristallin d'azotate d'urée, qui, au microscope, se présente sous forme de plaques hexagonales accolées ou superposées (fig. 162). Pour séparer

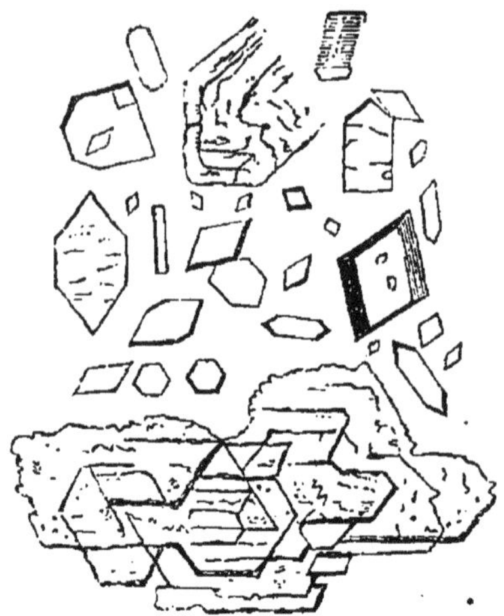

Fig. 162. — Azotate d'urée.

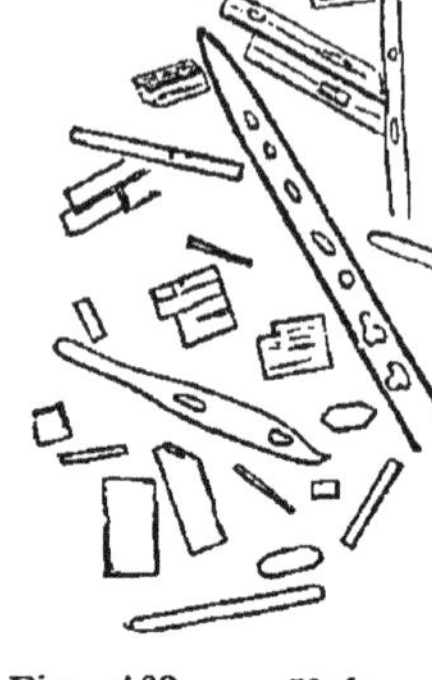

Fig. 163. — Urée.

l'urée, on peut agir sur une plus grande quantité d'urine; on la concentre à consistance sirupeuse, on ajoute vol. égal d'acide azotique concentré; le mélange se prend presque en masse; on dessèche sur des papiers buvards, on dissout le sel dans un peu d'eau tiède, et on ajoute à la solution un excès de carbonate de baryte. L'azotate de baryte cristallise d'abord; l'urée, restée dans les eaux-mères, est évaporée à siccité et reprise par l'alcool, qui la laisse cristalliser sous la forme indiquée dans la figure 163.

L'urée est un alcaloïde susceptible de former des sels, bien que ses solutions soient neutres aux papiers réactifs. Sa formule $= C^2 H^4 Az^2 O^2$; sous l'influence des ferments organiques, elle se combine avec 4 éq. d'eau et se transforme en carbonate d'ammoniaque : $C^2 H^4 Az^2 O^2 + 4 HO = 2 (AzH^3, CO^2, HO)$.

On peut doser grossièrement l'urée par le procédé que nous venons d'indiquer pour sa préparation.

Le dosage de l'urée présente de grandes difficultés. Les procédés les plus exacts sont ceux de MM. Liebig et Leconte. Le procédé de Liebig est fondé sur la propriété que possède l'urée de former avec l'azotate de mercure un azotate contenant 1 équivalent d'urée pour 4 équivalents d'oxyde mercurique. Sur cette donnée, l'auteur a imaginé un procédé volumétrique, qui, avec quelque habitude, donne de bons résultats.

Le procédé de M. Leconte est fondé sur la décomposition de l'urée par le chlore ou les hypochlorites en azote et acide carbonique. « L'appareil dans lequel s'effectue la réaction est un matras de la capacité de 100 centim. c., muni d'un tube de dégagement dont l'extrémité externe s'engage dans une éprouvette graduée remplie d'eau. — Au lieu d'une solution de chlore, on a recours à une solution d'hypochlorite de soude; pour la préparer, on épuise méthodiquement 100 gr. de chlorure de chaux avec de l'eau, par trituration, dans un mortier de verre ou de porcelaine; on jette le liquide sur une toile serrée, on épuise le résidu par des lavages répétés, et, dans la liqueur limpide, on jette 200 gr. de carbonate de soude cristallisé finement pulvérisé. Quand la dissolution est effectuée, on filtre pour séparer le carbonate de chaux insoluble, on le lave sur le filtre et on porte le volume de la solution à 2 litres.

« Le ballon est à très peu près rempli avec la solution d'urée et d'hypochlorite de soude; le tube de dégagement plonge de quelques millimètres à peine dans le liquide. On chauffe, il se dégage de l'azote seulement, parce que la liqueur fortement alcaline retient l'acide carbonique. On ne recueille pas les premières portions de gaz; du tube abducteur, la petite colonne de liquide qui monte dans ce tube chasse devant elle l'air qu'il contenait, et ce n'est qu'au moment où cette colonne va s'échapper par l'orifice du tube que l'on reçoit le gaz sous la cloche graduée. Il faut chauffer doucement d'abord, puis sur la fin élever la température jusqu'à l'ébullition; on sait que tout le gaz est chassé quand il y a production d'un bruit sec analogue à celui du marteau d'eau. En enfonçant de nouveau l'extrémité interne du tube abducteur dans le liquide, une nouvelle colonne liquide s'engage qui chasse devant elle les dernières portions de gaz. — Le gaz recueilli ne doit pas diminuer de volume quand on l'agite avec une solution de potasse caustique, preuve qu'il ne contient pas d'acide carbonique.

« Un décigramme d'urée devrait donner 37 centim. c. d'azote; on n'en obtient jamais que 34. Les matières albuminoïdes (Calvert), la créatine et diverses matières azotées de l'urine donnent aussi de l'azote quand on les soumet à cette réaction. M. Leconte dit que dans l'urine brute les matières azotées autres que l'urée augmentent la quantité d'azote de 1/20 (54/1000). — Pour s'en débarrasser en grande partie, M. Leconte fait précipiter l'urine (20 centim. c.) par le sous-acétate de plomb liquide (3 centim. c.), chauffe à l'ébullition, filtre et lave le précipité. A la liqueur, il ajoute du carbonate de soude cristallisé (3 gr.) pour précipiter le plomb en excès, filtre, lave et porte le volume à 50 centim. c.

« On prend habituellement une quantité d'urine correspondant à 1 décigramme d'urée environ. Il faut faire au volume de gaz trouvé toutes les corrections de pression et de température nécessaires, et compter 34 centim. c. d'azote sous pression 76 centim. et température 0° pour un décig. d'urée. »

MM. Yvon et Esbach donnent la préférence à l'hypobromite de soude. Pour préparer ce sel, M. Yvon indique de mélanger 30 grammes de lessive des savonniers à 125 grammes d'eau distillée, d'ajouter 5 grammes de brome et d'agiter.

« Dans un tube divisé en dixièmes de c. c. (uréomètre), on verse environ 7 c. c. du réactif, soit jusqu'à la divisiou 70, puis de l'eau jusqu'à la division 140 à peu près. On lit exactement la division à laquelle s'élève le mélange; on note le chiffre lu en y ajoutant le nombre 10, car on va opérer sur 1 c. c. d'urine. A l'aide d'une pipette graduée pour 1 c. c., on y introduit l'urine, on bouche avec le pouce, on agite, on retourne le tube sur la cuve à eau et on débouche (fig. 164). L'azote qui s'est dégagé chasse une certaine quantité de liquide. On incline le tube de manière à faire coïncider les niveaux liquides en dedans et en dehors du tube (fig. 165). On bouche alors l'uréomètre avec le pouce, on redresse et on lit la division à laquelle s'élève le liquide (fig. 166); on retranche le nombre obtenu du nombre noté dans la première lecture. La différence donne le volume de l'azote dégagé, l'acide carbonique ayant été retenu par l'excès de soude caustique.

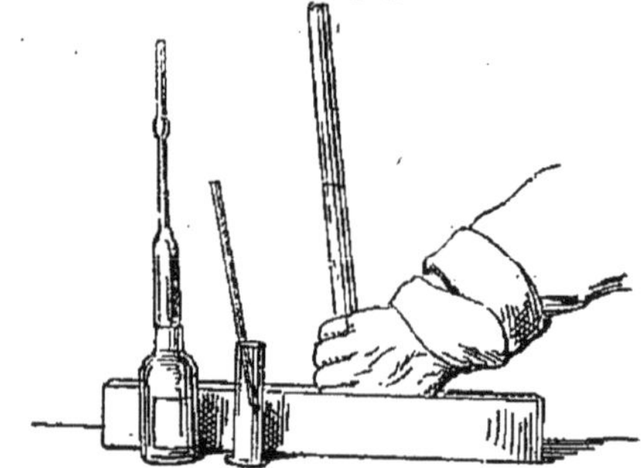
Fig. 164. — Urométrie.

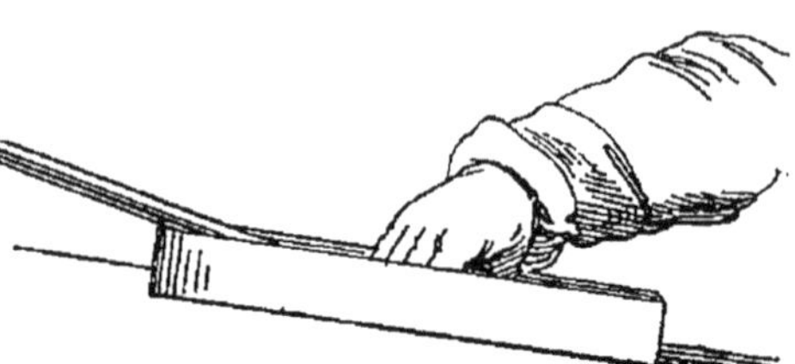
Fig. 165. — Urométrie.

« Le volume du gaz recueilli est modifié par trois influences : la pression atmosphérique, la température et la vapeur d'eau dont le gaz est saturé. Il y a des corrections à faire. Esbach a imaginé un instrument (le Baroscope, fig. 167) auquel est jointe une table indiquant les corrections à faire pour tout vol. d'azote trouvé, pour tel degré du baroscope. » (Engel.)

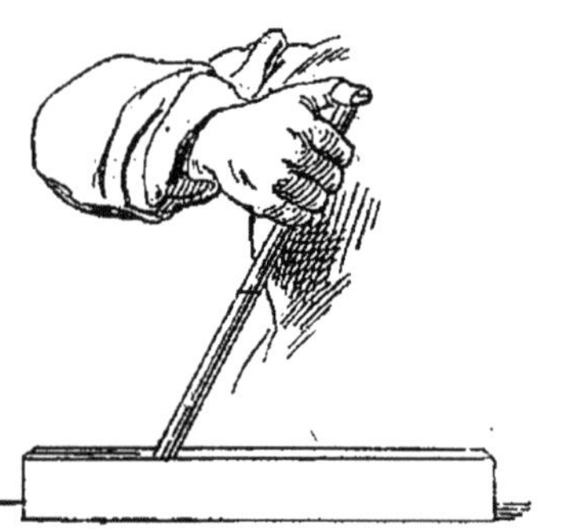
Fig. 166. — Urométrie.

Fig. 167. Baroscope.

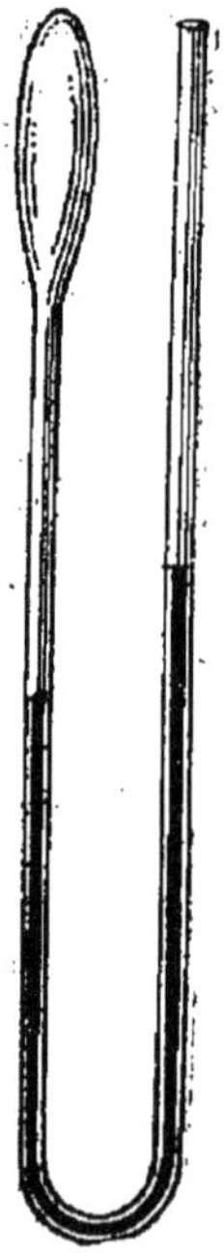

L'hypobromite de soude, pas plus que les hypochlorites, ne dégage tout l'azote de l'urée à l'état gazeux ; une partie passe à l'état d'acide cyanique, de sorte que, à défaut de tables indiquant la quantité d'urée correspondant au vol. de gaz trouvé, il faut tenir compte de cette perte dans les calculs. Elle est de 8 pour 100 du vol. de l'azote, et pour cette raison on multiplie ordinairement le vol. du gaz par 100/92. — M. Méhu a constaté qu'en présence d'une certaine quantité de sucre tout l'azote de l'urée se dégage sous l'influence de l'hypobromite de soude ; par conséquent, on commettait une erreur de 8 pour 100 en trop dans le dosage de l'urée des urines diabétiques. Mais, par contre, on peut obtenir le volume réel d'azote qui représente l'urée d'une urine quelconque, en opérant la réaction en présence de Q. S. de sucre. « Pratiquement, dit M. Méhu, je fais passer un vol. déterminé d'urine dans le compartiment de l'uréomètre où la réaction doit avoir lieu ; je lave le compartiment supérieur avec quelques gouttes d'eau distillée, que je fais passer dans le compartiment inférieur, puis j'y introduis 2 c. c. environ d'une solution de sucre à 30 pour 100, enfin la solution d'hypobromite. Je fais écouler successivement ces deux liqueurs dans le compartiment inférieur : l'agitation du mélange rend le dégagement de l'azote presque instantané. »

Le volume d'azote observé, variable avec la pression et la température, doit être corrigé au moyen de la formule :

$$V' = V \frac{1}{1 + 0{,}003665 \times t} \times \frac{H - f}{760},$$

Dans laquelle V' = le volume cherché;
V = le volume trouvé;
t = la température;
H = la pression supportée par le gaz;
f = la tension de vapeur;
0,003665 = le coefficient de dilatation des gaz;
0,760 = la pression normale.

(C. Méhu, *Chimie médicale.*)

b. *Acide urique.* — Il n'existe qu'en petite q. dans l'urine normale. Toutefois on peut reconnaître sa présence par le procédé suivant : concentrer l'urine à la moitié de son vol., ajouter une petite quantité d'acide chlorhydrique et abandonner au repos dans un endroit froid. Après qques heures, on trouve le vase tapissé de petits cristaux bruns d'ac. urique impur. On recueille les cristaux, on les dissout dans un peu de potasse tiède, et la solution filtrée est précipitée par qques gouttes d'ac. chlorhydrique. — L'acide urique cristallise sous des formes très variées (fig. 168 et 169). Il se dissout facilement et avec effervescence dans l'ac. azotique; si l'on évapore à siccité cette dissolution et qu'on humecte le résidu avec de l'ammoniaque, il se produit une belle couleur cramoisie, qui passe au violet par la potasse caustique. Cette réaction est caractéristique.

Pour doser l'ac. urique, on peut employer le même procédé, en remplaçant l'ac. chlorhydr. par l'ac. acétique cristall. ou l'ac. phosphorique très conc. quand l'urine est albumineuse, afin que le poids de l'albumine ne s'ajoute pas à celui de l'ac. urique précipité. — Le dépôt desséché et pesé exprime assez exact[t] le poids de l'acide, sans qu'il soit nécessaire de le purifier par dissol. dans la potasse et précipitation. (C. Méhu.)

c. *Acide hippurique.* — Il existe dans l'urine normale, mais en beaucoup plus gr. quantité dans l'urine des malades auxquels on fait prendre de l'ac. benzoïque, et dans l'urine des herbivores. Pour l'obtenir, on filtre l'urine récente, on la concentre au quart de son vol. et on l'add. de vol. égal d'ac. chlorhydrique. Par refroidissement, il se produit de longues aiguilles prismatiques, qu'on lave à l'eau froide et qu'on dissout dans un peu d'eau bouill. ; elles se déposent de nouveau à mesure que la liq. se refroidit. Au microscope, il présente la forme de plaques allongées à 6 côtés (fig. 170).

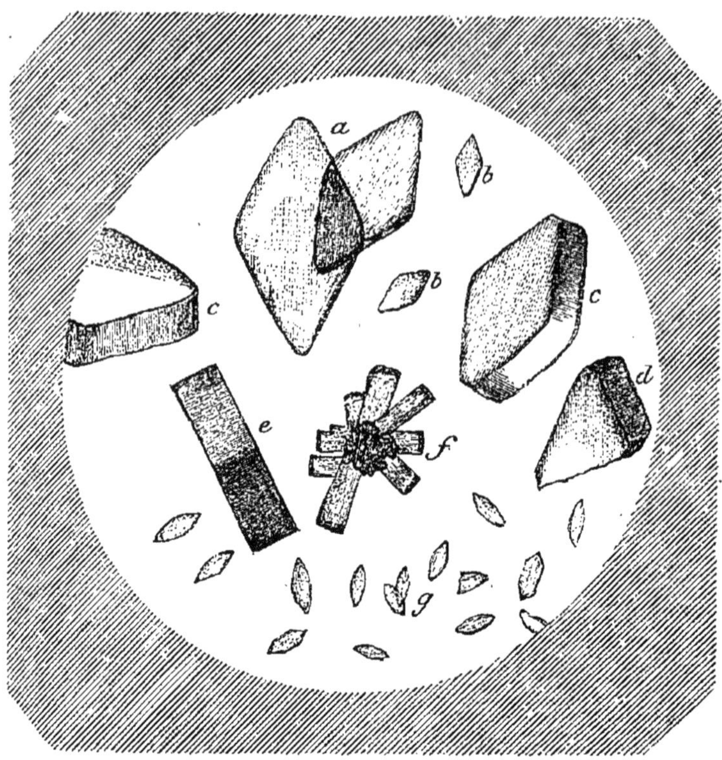

Fig. 168. — Cristaux d'acide urique. *a*, cristal d'acide urique vu de face ; *b*, cristal plus petit ; *c*, cristal vu de trois quarts ; *d*, cristal brisé ; *e*, cristal vu de profil sur la tranche ; *f*, rosace formée par des cristaux dont on ne voit que la tranche ; *g*, les mêmes cristaux traités successivement par la potasse et l'acide acétique, les derniers sont incolores, tandis que les précédents sont d'un beau jaune ambré. (*Formulaire pharmaceutique des hôpitaux militaires*. Paris, 1870, p. 523.)

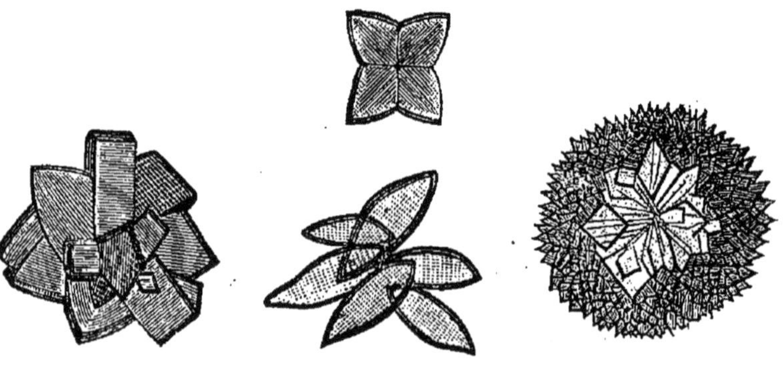

Fig. 169. — Formes diverses d'acide urique.

d. *Mat. colorantes et extractives.* — Quand on fait bouillir de l'urine avec 1/4 de son vol. d'ac. chlorhydrique, il se prod. une coloration pourpre, due à la transform. d'une mat. colorante rose, riche en carbone et désignée sous le nom de *purpurine*. C'est cette mat. qui colore en rose les dépôts d'urates alcalins. — On trouve encore dans l'urine des mat. organiques provenant de l'oxydation des muscles et rejetées comme produit d'excrétion.

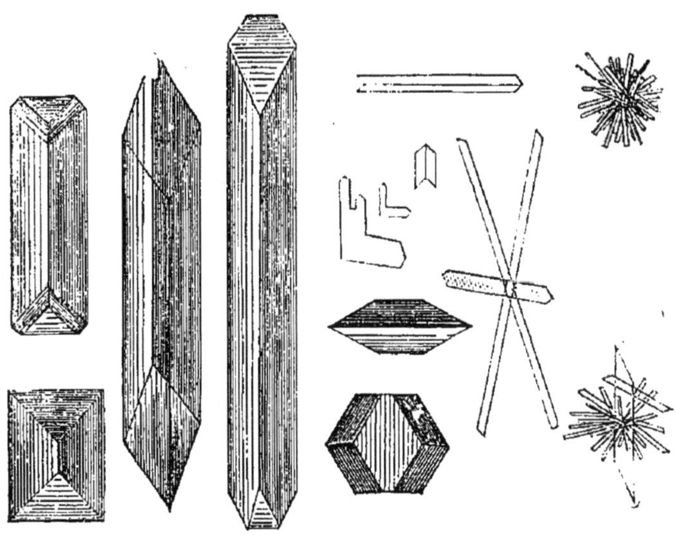

Fig. 170. — Cristaux d'acide hippurique.

e. Les sels minéraux de l'urine : *chlorures*, *sulfates*, *phosphates*, sont reconnus par les réactifs ordinaires.

Urine pathologique. — Indépendamment des modifications que peuvent éprouver les sédiments, l'urine peut contenir en dissolution :

a. *Albumine.* — Caractères physiques et poids spécifique variables.

1° Si l'on porte à l'ébullition une urine albumineuse, il se produit un trouble qui peut n'être qu'un léger nuage ou former un coagulum assez volumineux pour rendre l'urine presque solide. — Il faut se préoccuper de l'état de l'urine, qui, si elle est très alcaline, devra être d'abord très lég[t] acidifiée par l'ac. acétique ; si l'urine est naturell[t] trouble et opaque, il faut la filtrer avant l'essai ; si l'urine a été add. d'une très pet. q. d'ac. azotique, avant d'être soumise à l'action de la chaleur, l'albumine peu rester en solution ; enfin le précipité produit peut être formé de phosphates qui se dissolv. par l'add. d'un peu d'ac. azotique étendu, tandis que l'albumine persiste.

2° L'acide azotique précipite l'albumine que contient l'urine ; il est important d'ajouter le réactif goutte à goutte, parce que trop peu ne donne aucun résultat et qu'une trop grande quantité redissout le précipité. Quand l'urine est opaque, on l'additionne d'un peu de potasse, on agite et l'on filtre ; on essaye ensuite l'action de l'ac. azotique. — Il faut noter ici que l'ac.

azotique produit un précipité dans l'urine des malades qui prennent du copahu, du cubèbe et autres médicaments résineux; mais le précipité, au lieu de gagner le fond du tube, reste pendant plusieurs jours en suspension dans le liquide.

3° Le ferrocyanure de potassium précipite en blanc l'urine albumineuse, acidulée par l'ac. acétique (W. Odling).

— L'albumine peut être dosée en poids par le procédé de M. C. Méhu. Ce procédé est basé sur la propriété que possède l'acide phénique de précipiter l'albumine sans se combiner avec elle. — Voici comment on opère : on prépare d'abord le réactif phénique de la manière suivante :

Pr. : Acide phénique cristallisé. 1
Acide acétique du commerce. 1
Alcool à 90°. 2
M.

L'urine à examiner est rendue légèrement acide par l'addition de qques gouttes d'acide acétique, puis filtrée. On en pèse 100 gr., auxquels on ajoute 2 centim. c. d'acide azotique, on agite, et l'on verse ensuite, à l'aide d'une pipette, 10 centim. c. de solution phénique. On agite vivement pour diviser le précipité, qui est ensuite recueilli sur un filtre Berzélius et lavé à l'eau phéniquée bouillante au 1/100. Le filtre est étalé et séché à l'étuve à 100 et même 105°, puis enfermé entre deux verres de montre et refroidi sur l'acide sulfurique. L'appareil est enfin pesé, et en retranchant du poids total celui des verres, de la pince qui les unit et du filtre vide et sec, on a le poids de l'albumine — Ce procédé donne des résultats très exacts et n'offre pas de difficultés sérieuses d'exécution.

b. *Sucre.* — L'urine diabétique est généralement pâle, d'un poids spécifique élevé, et mousse par l'agitation.

1° Additionnée d'un vol. égal au sien de sol. de potasse caustique et portée à l'ébullition, elle prend une couleur brun marron, presque noir. — Il est important que la potasse ne contienne pas de plomb, ce métal pouvant réagir sur le soufre des mat. albumineuses que contient l'urine et donner lieu à une réaction trompeuse.

2° On reconnait la présence du sucre, et même on le dose exactement au moyen des liqueurs de Barreswill ou de Fehling (voir *Sucre*).

3° Si l'on humecte des morceaux d'étoffe de laine (ne contenant ni fil ni coton) avec une solution de bichlorure d'étain et qu'on les dessèche, ces tissus, étant ensuite humectés d'urine diabétique et chauffés à environ 160°, se colorent en brun foncé. Cette réaction est très caractéristique.

4° L'urine diabétique, additionnée de levure et maintenue à une température variant entre 20 et 40°, donne promptement un dégagement d'acide carbonique facile à reconnaitre.

5° Quand on abandonne cette urine à elle-même, elle devient promptement acide par transformation du glucose en *acide lactique*.

c. *Bile.* — L'urine bilieuse est brun jaunâtre, d'un goût amer persistant; elle mousse par l'agitation. — Une urine bilieuse, étendue en couche mince sur une assiette blanche, dans laquelle on laisse tomber qques gouttes d'ac.

azotique concentré, développe au point de contact des zones colorées en vert, rose, violet et jaune, très remarquables. On peut faire encore l'expérience, en versant dans une éprouvette, sur de l'acide sulfurique concentré, un mélange d'urine et d'ac. azotique étendu : le phénomène se produit à la jonction des liquides (W. Odling).

d. Qqfois l'urine cont. des globules graisseux, que le microscope fait reconnaître dans les sédiments; qqfois l'urine est opaque, se gélatinise par le refroidissement et cont., avec de l'albumine, une gr. q. de mat granuleuse très divisée : c'est ce qu'on appelle *urine chyleuse*. Enfin, pendant la grossesse, l'urine des femmes prend souv. des caract. particuliers : après deux ou trois jours, il s'en sépare une écume comme graisseuse, qui finit par retomber au fond du vase; cette écume contient de la graisse, du phosphate ammoniaco-magnésien, une mat. granuleuse dense à caractère albumineux; une telle urine, abandonnée à elle-même, dég. à la longue une forte odeur de fromage putréfié.

Sédiments. — Les corps qui les constituent sont : l'*acide urique*, les *urates de chaux, de magnésie, de potasse, de soude* ou *d'ammoniaque*, l'*oxalate de chaux*, le *phosphate de chaux*, le *phosphate ammoniaco-magnésien*, la *cystine*, diverses *matières organisées*, *mucus*, *sang*, *pus*, *spermatozoïdes*, etc.

a. *Acide urique.* — Tout dépôt, visiblement cristallin, rouge ou jaune, est de l'acide urique. Nous avons décrit plus haut ses caractères distinctifs. L'urine est généralement foncée, à réaction acide. Il se distingue des urates par son peu de solubilité dans l'eau et par le défaut de résidu, quand on l'incinère. — L'urate d'ammoniaque, qui disparaît de même en entier, dégage de l'ammoniaque par la potasse caustique.

b. *Urates.* — Tout dépôt qui se redissout par la chaleur est un urate.

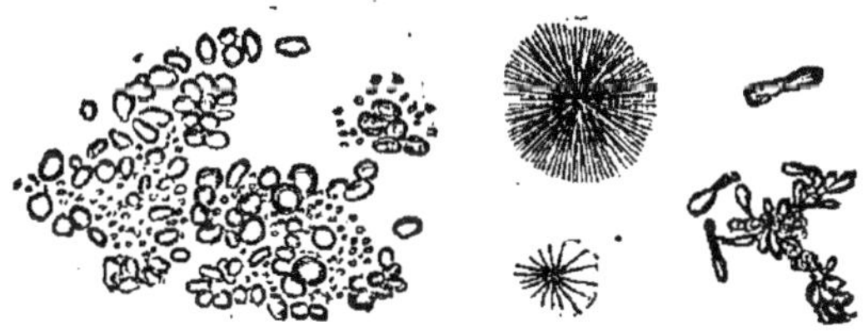

Fig. 171. — Urate de soude.

Urine ordinairement acide; par l'acide azotique et l'ammoniaque, ils donnent de la murexide, comme l'acide urique. Au microscope, ils sont souvent amorphes, qquefois sous forme de petits globules hérissés de pointes, surtout l'urate de soude (fig. 171). L'urate d'ammoniaque se présente d'abord sous la forme d'un précipité amorphe; mais, à mesure qu'il se dessèche, il tend à prendre une forme cristalline très distincte, comme l'ont reconnu MM Robin et Verdeil; les cristaux en longues aiguilles paraissent émerger d'un centre commun, comme des rayons, ou bien se groupent en éventail, ainsi que le montre la figure 172.

c. *Oxalate de chaux.* — Se rencontre dans les urines neutres, acides ou alcalines; il forme rarement des précipités distincts; il est ordinairement accompagné d'urates. Sa forme cristalline toute spéciale le fait aisément reconnaître au microscope : cristaux octaédriques bien nets, marqués d'une

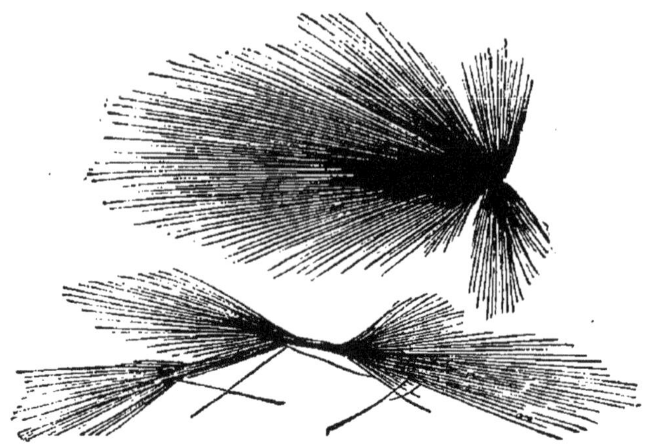

Fig. 172. — Urate acide d'ammoniaque.

croix formée par deux diagonales, simulant une enveloppe de lettre. La fig. 173 représente des cristaux d'oxalate de chaux.

L'oxalate de chaux, chauffé sur une lame de platine, se transforme en carbonate sans se charbonner. La figure 174 représente une autre forme

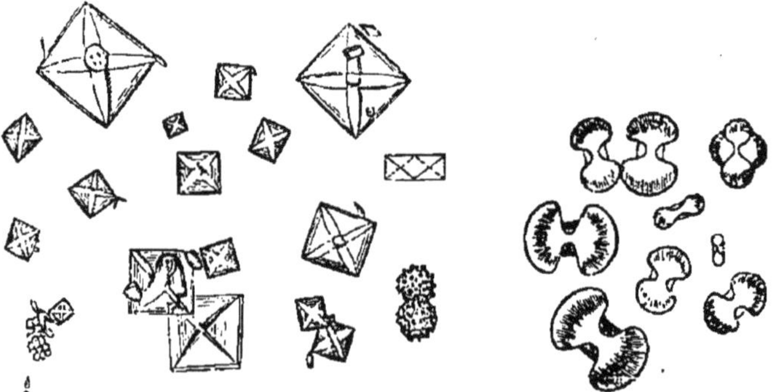

Fig. 173. — Oxalate de chaux.

Fig. 174. — Cristaux en sablier d'oxalate (d'oxalurate? W. Odling) de chaux.

assez commune de l'oxalate de chaux que W. Odling attribue à l'*oxalurate*.

d. *Phosphate de chaux*. — Les dépôts amorphes qui disparaissent par l'add. d'ac. chlorhydr. sont ordinair[t] constitués par des phosphates terreux. Au microscope, le phosphate de chaux ressemble à l'urate d'ammoniaque, mais leurs réactions différentes permettent de les distinguer.

e. *Phosphate ammoniaco-magnésien*. — Se précipite de l'urine, toutes les fois qu'elle acquiert une réaction alcaline, par l'effet de sa décomposition. Il est très facile à reconnaître au microscope (fig. 175). Ce sont des cristaux prismatiques très nets, affectant diverses formes.

f. *Cystine*. — Elle se rencontre rarement dans les sédiments : au microscope, elle paraît sous forme de plaques vaguement hexagonales ; séparée de l'urine, elle se montre insol. dans l'ac. acétique, sol. dans l'ac. chlorhydr. et très sol. dans l'ammoniaque : cette dernière sol. la laisse cristalliser en plaques hexagonales nettes, superposées (fig. 176). La cystine con-

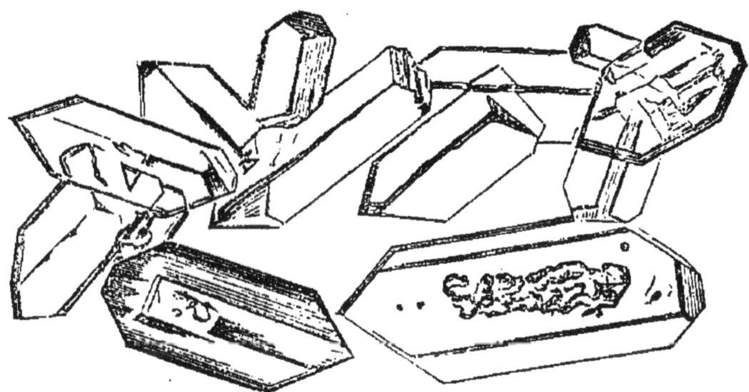

Fig. 175. — Phosphate ammoniaco-magnésien.

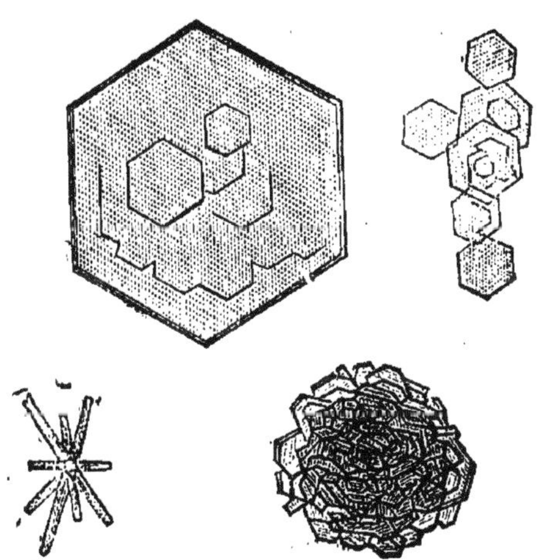

Fig. 176. — Cristaux de cystine.

tenant 26/100 de soufre, l'urine cystique add. d'acétate de plomb et de potasse, portée à l'ébullition, prend une couleur noire.

g. *Matières organisées*. — Les globules de mucus se reconnaissent à leur forme arrondie ; ils ressemblent aux globules de pus, mais peuvent exister dans l'urine en q. considérable, sans que celle-ci soit albumineuse. Les globules de pus (fig. 177), grossis par l'action de l'ac. acétique, sont arrondis et paraissent contenir une mat. granuleuse. Les dépôts qui les contiennent se prennent en gelée par l'action de la potasse caustique ou de l'ammoniaque; ils cèdent à l'éther une cert. q. de mat. grasse; l'urine qui les laisse déposer est nécessair[t] albumineuse. — Les spermatozoïdes se reconnaissent au microscope (voir *Sperme*); il en est de même des glo-

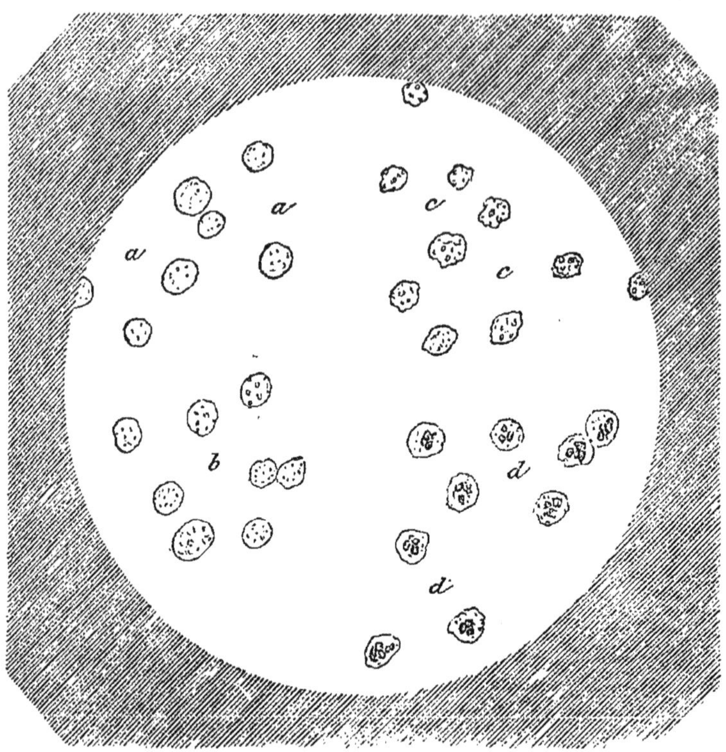

Fig. 177. — Globules de mucus et de pus: *a*, globules de mucus; *b*, les mêmes traités par l'acide acétique faible; *c*, globules de pus; *d*, les mêmes, traités par l'acide acétique. (*Formulaire pharmaceutique des hôpitaux militaires*, p. 521.)

bules de sang (voir *Sang*). Enfin, on trouve, dans les sédiments des urines provenant des malades atteints d'aff. des reins, des débris de la subst. même de ces glandes, des cellules épithéliales (fig. 178), des tubes urinifères, etc.

Les sédiments sont général[t] complexes et laissent voir, au microscope, des cristaux ou des dépôts amorphes des div. éléments qui les composent (fig. 179).

Apozème suisse.

C'est de l'urine fraîche de vache (700) aromatisée avec de l'eau de fenouil (50), que l'on fait tiédir au B. M. et que l'on boit par demi-verrée dans la journée. On peut édulcorer. Hydropisie, affections du foie.

(Trousseau et Réveil.)

Du temps de Lémery, l'urine de vache très employée était désignée sous le nom d'*Eau de mille fleurs*.

Calculs. — Ils sont ordin[t] formés de couches concentriques. Les couches sont rarement uniformes et même rarement composées d'une seule substance : dans chaque couche, en effet, on rencontre de l'ac. urique, des urates, des phosphates, des mat. organiques et colorantes, et des traces de tous les sels qui se rencontrent dans l'urine. L'examen chimique d'un calcul doit donc avoir pour objet de déterminer le ou les composés dominants.

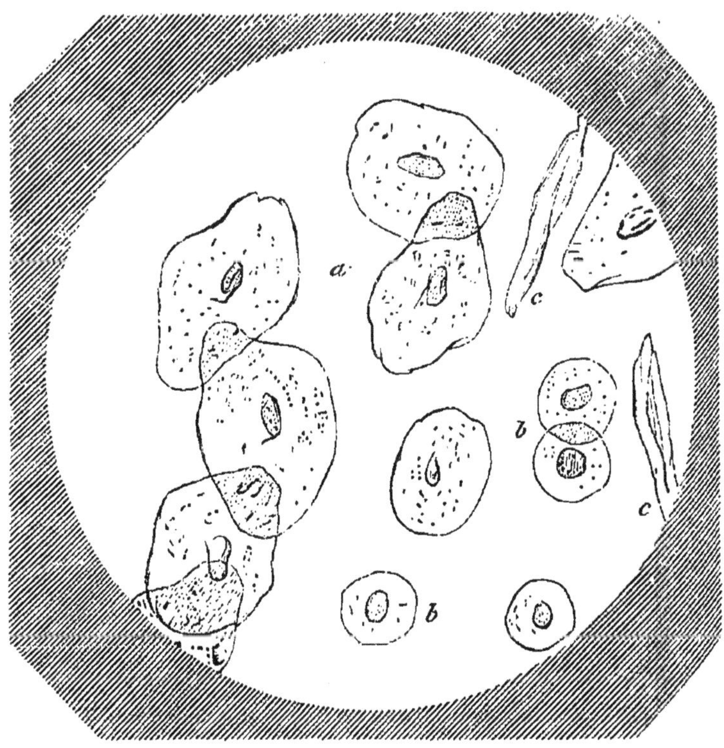

Fig. 178. — Cellules épithéliales : *a* et *b*, cellules plus ou moins développées ; *c*, les mêmes vues de profil. (*Formulaire pharmaceutique des hôpitaux militaires*. Paris. 1870, 518.)

L'examen physique a fait reconnaître que : 1° les calculs uriques ont généralement une couleur fauve, une structure laminée, une surface uniforme (fig. 180); 2° les calculs phosphatés ont la surface uniforme, pâle, blanche et même crayeuse; qquefois compactes, d'autres fois légers et friables (fig. 181); 3° les calculs d'oxalate de chaux ont une structure compacte, dure, une couleur foncée, une surface irrégulière (*calculs muraux*, fig. 182 et 183); 4° les calculs de cystine sont rares, fauves étant récents, verdâtres quand ils sont anciens; surface grossièrement cristalline.

Voici, d'après Gerhardt et Chancel, la marche à suivre pour déterminer la nature chimique d'un calcul ou de ses diverses couches.

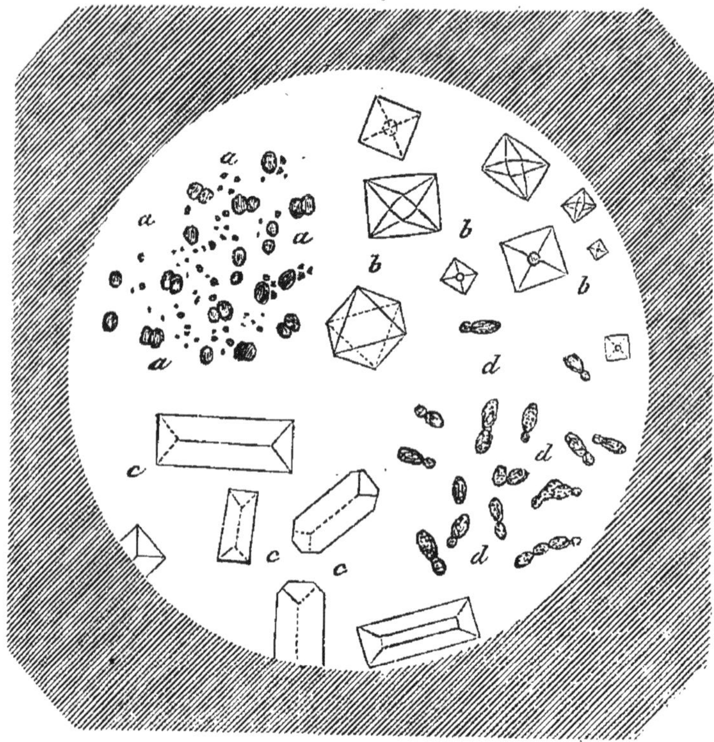

Fig. 179. — Sédiments. *a*, urates; *b*, oxalate de chaux; *c*, phosphate ammoniaco-magnésien; *d*, ferments de l'urine diabétique. (*Formulaire pharmaceutique des hôpitaux militaires*. Paris, 1870, p, 525.)

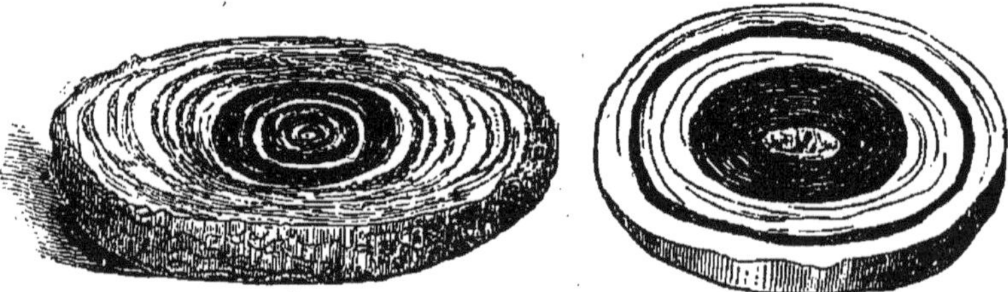

Fig. 180. — Calcul d'acide urique à noyau d'oxalate de chaux.

Fig. 181. — Calcul de phosphate de chaux à noyau d'acide urique.

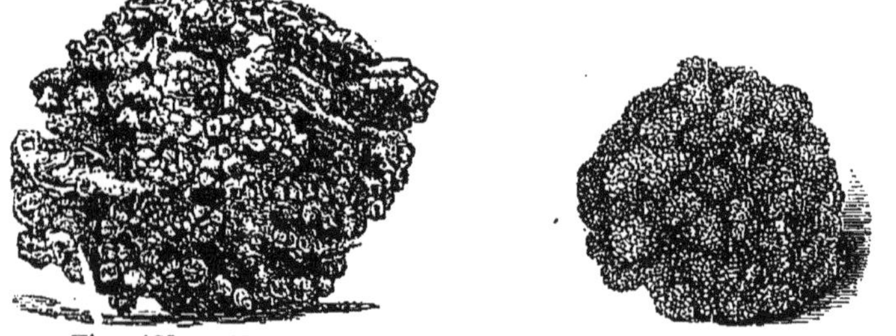

Fig. 182 et 183. — Calculs muraux (oxalate de chaux).

1. Une parcelle calcinée sur une lame de platine :	Laisse un résidu fixe.	5.
	Ne laisse pas de résidu fixe.	2.
2. Une parcelle est traitée par l'acide azotique; on évapore le résidu et on humecte avec l'ammoniaque :	Coloration rouge pourpre.	3.
	Ne se colore pas en rouge pourpre. .	4.
3. On verse sur le calcul une solution de potasse :	Pas de dégagement d'ammoniaque .	Acide urique.
	Dégagement d'ammoniaque. . . .	Urate d'ammoniaque.

4. *a*. La solution nitrique devient *jaune* pendant l'évaporation; le résidu est insoluble dans le carbonate de potasse. . . Xanthine.

b. La solution nitrique se colore en brun foncé par l'évaporation; le résidu se dissout dans l'ammoniaque caustique et se dépose de cette solution en tables hexagonales microscopiques. . . . . Cystine.

c. Le calcul a une texture cristalline, il est soluble dans l'alcool bouillant et se dépose par refroidissement en paillettes nacrées, insolubles dans la potasse caustique. . . . . Cholestérine.

d. Le calcul, quand on le brûle, développe une od. de corne brûlée; il est soluble dans la potasse caustique d'où l'acide acétique le précipite; le précipité se redissout dans un excès d'acide acétique et donne une solution qui précipite par le ferrocyanure de potassium. . . . . Fibrine.

e. **Calcul brun, ocreux, friable, brûlant avec l'od. des matières animales :**

1° **Peu sol. dans l'alcool et dans l'eau; sol. dans la potasse avec coloration brune; l'acide nitrique produit dans cette solution les changements de coloration caractéristiques pour la matière colorante de la bile.** . . . . Mat. colorante de la bile.

2° Sol. dans l'alcool, la solution est amère; avec le sucre et l'ac. sulfurique, elle prend une belle couleur rouge violacée. . . . . Acides de la bile.

5.	La matière présente par l'acide azotique et l'ammoniaque la réaction de l'acide urique :	Fusible au chalumeau. . .	6.
		Infusible au chalumeau. .	7.
	Ne présente pas cette réaction.		8.

6.	Elle communique à la flamme une coloration jaune.	Urate de soude.
	Ne colore pas la flamme en jaune; dissoute dans l'acide chlorhydrique, la sol. est précipitée en jaune par le bichlorure de platine.	Urate de potasse.
7.	Le résidu de la calcination est du carbonate de chaux.	Urate de chaux.
	Le résidu fait une légère effervescence avec l'acide sulfurique dilué. La sol. neutralisée par l'ammoniaque donne avec le phosphate de soude un précipité blanc.	Urate de magnésie.
8.	Le résidu de la calcination est fusible au chalumeau.	9.
	Le résidu de la calcination est infusible au chalumeau.	10.
9.	Le calcul ne fait pas effervescence avec les acides, même après calcination; il est soluble dans l'acide chlorhydrique, et l'ammoniaque précipite cette dissolution, de même que l'oxalate d'ammoniaque; au chalumeau avec la sol. de cobalt, il donne un émail brun noir. .	Phosph. de chaux neutre.
	Pendant la calcination, le calcul dégage l'od. d'ammoniaque; il se dissout sans effervescence dans l'ac. acétique. L'ammoniaque forme dans cette solution un précipité cristallin. Au chalumeau, avec la sol. de cobalt : verre rouge foncé. .	Phosphate ammoniaco-magnésien.
10.	Le résidu est blanc et ne bleuit pas le tournesol rouge; réactions du phosphate de chaux.	Phosph. de chaux basique.
	Le calcul n'est pas attaqué par l'acide acétique ; les acides minéraux le dissolvent sans effervescence, et l'ammoniaque précipite cette dissolution. Après calcination, le résidu a une réaction alcaline et les acides le dissolvent avec effervescence.	Oxalate de chaux.
	Au chalumeau, la matière répand une vive lumière; avant la calcination, les acides la dissolvent avec effervescence; la solution préalablement neutralisée par l'ammoniaque donne un précipité blanc avec l'oxalate d'ammoniaque.	Carbonate de chaux.

V

VALÉRIANATES ou VALÉRATES.

Combinaisons de l'acide valérianique avec les bases. (Voir *Ac. valérianique.*)

VALÉRIANATES PEU USITÉS.

Valérianate de bismuth. F. dissoudre à chaud 465 p. de bismuth concassé dans 1250 p. d'ac. azotique étendu de 625 p. d'eau; filtrez et précipitez peu à peu par une sol de valérianate de soude. F. sécher et conservez à l'abri de la lumière : c'est un *sous*-valérianate. On l'emploie peu, surtout en France, bien qu'on lui attribue des qualités particulières pour le traitement des gastralgies nerveuses.

Valérianate de fer. Par double décomp. du perchlorure de fer et du valérianate de chaux. — Précipité brun, à od. forte, insol. dans l'eau. Cependant il a une saveur sucrée appréciable.

VALÉRIANATE D'AMMONIAQUE. *Valérate d'ammoniaque; Valeras ammonicus.* = $AzH^3HO,C^{10}H^9O^3$, ou $C^5H^9O^2(AzH^4)$ = 119.

Prép. — On dispose sous une cloche tubulée une soucoupe contenant de l'ac. valérianique; on fait arriver par la tubulure un courant de gaz ammoniac sec; il se forme ainsi un sel blanc, neutre, cristallisable en prismes, très hygrométrique. (Cod.)

On l'obt. en sol. par saturation de l'ac. valérianique dissous par le carbon. d'ammoniaque; il est nécess. d'employer du carbonate provenant de l'urine, plutôt que de la fabrication du gaz.

Le valérianate d'ammoniaque est sol. dans l'eau, l'alcool et l'éther, volatil et décomposable par la chaleur; sav. douceâtre; od. particulière rappelant ses composants. — Stimulant diffusible, antispasmodique puissant. — 0,05 à 0,50; on pourrait augmenter cette dose sans inconvénient.

Valérianate d'ammoniaque. (Pierlot.)

Pr. Eau dist.	95
Ac. valérianique	3
Carbonate d'amm	Q. S.

Jusqu'à saturation; ajoutez :

Extrait de valériane. . . .	2

F. dissoudre, filtrez — 6 à 30 gouttes et plus en potion, etc.

VALÉRIANATE D'ATROPINE. *Valeras atropinæ.* = $C^{33}H^{23}AzO^6,C^{10}H^9O^3,HO$.

Prép. — Pr. :

Acide valérianique.	Q. V.
Atropine.	Q. S.
Ether.	Q. S.

Dissolv. l'acide dans l'éther, saturez par Q. S. d'atropine, et laissez évaporer spontanément. — Croûtes blanches légères, cristallines; fusibles à 32°, très solubles dans l'eau, moins sol. dans l'alcool et l'éther.

Vanté comme antispasmodique et antinévralgique puissant; ses effets spéciaux sont contestés et rapportés par quelques auteurs uniquement à l'atropine que contient le sel. — On l'emploie principalement en granules de 1 milligr.

VALÉRIANATE DE QUININE. *Valeras quinicus.* = $C^{40}H^{22}Az^2O^4,C^{10}H^9O^3,2HO$.

Prép. — Ajoutez un léger excès d'ac. valérianique à une sol. alcool. conc. de quinine; aj. à la liq. 2 fois son vol. d'eau, et laissez évaporer spontanément à l'étuve, à une temp. inférieure à 50°. — Prismes hexagonaux agrégés en masses soyeuses, sol. dans 110 p. d'eau froide, 40 p. d'eau bouillante, plus sol. dans l'alcool. (Cod.)

On l'emploie surtout dans la migraine, l'épilepsie, les névroses, qquefois dans le rhumatisme et la fièvre intermittente: de 0,20 à 1 gr.

Mél. et Fals. — Peut contenir du *sulfate de quinine :* une petite q. de sel dissous au moyen d'ac. chlorhydrique dans l'eau distillée, donnera une solution qui précipitera par le chlorure de baryum.

Prises.
Pr. Valérianate de quinine. . . . 2
Sucre de lait 5
Mêlez et divisez en 10 prises.
1 ou plusieurs par jour selon les cas.

Potion.
Pr. Valérianate de quin. 0,20 à 0,50
Julep gommeux . . 120
Mêlez.
A prendre en 3 fois.

VALÉRIANATE DE ZINC. *Valeras zincicus.* = $ZnO,C^{10}H^9O^3,12HO$ ou $(C^5H^9O^2)^2Zn$.

Prép. — On dissout de l'ac. valérianique dans 30 à 40 f. son vol. d'eau. On ajoute de l'hydro-carbonate de zinc bien lavé et encore humide, en lég. excès; on chauffe doucement, et, quand le carbonate cesse de se dissoudre, on filtre et on laisse évaporer à l'étuve. — Cristall. en paillettes nacrées que l'eau mouille difficilt et dont elle ne dissout que le 1/50 de son poids. (Cod.)

Neutre, sol. dans l'alcool, peu dans l'éther; od. valérianique; sav. très astringente. — Il a été très préconisé comme antinévralgique et antiépileptique; on l'emploie contre la migraine, les névralgies faciales et toutes les aff. dépendant d'une lésion nerveuse : 10 à 40 centigr. sous div. formes.

Poudres au valérianate de zinc.
Pr. Valérianate de zinc. . . . 0,60
Sucre pulv 3
Mêlez et divisez en 12 prises, une matin et soir.

VALÉRIANE SAUVAGE. *Petite Valériane; herbe aux chats; Valeriana officinalis* L. — Valérianées.

Plante indigène dont la racine est seule usitée (fig. 184). Cette racine fraîche est peu odorante, mais elle acquiert, par la dessiccation, une odeur désagréable d'urine de chat ; elle a une sav. âcre et amère. Elle contient entre autres principes : une huile volatile, de l'acide valérianique, une résine noire et très âcre, etc.

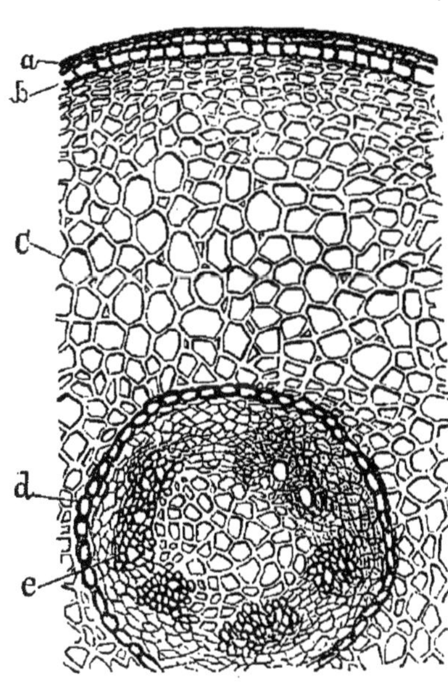

Fig. 184. — Coupe de la racine de *Valeriana officinalis*. — *a*, épiderme; *b*, couche sous-épidermique remplie d'huile; *c*, parenchyme cortical; *d*, gaîne des faisceaux séparant le bois du parenchyme cortical; *e*, faisceaux au nombre de cinq.

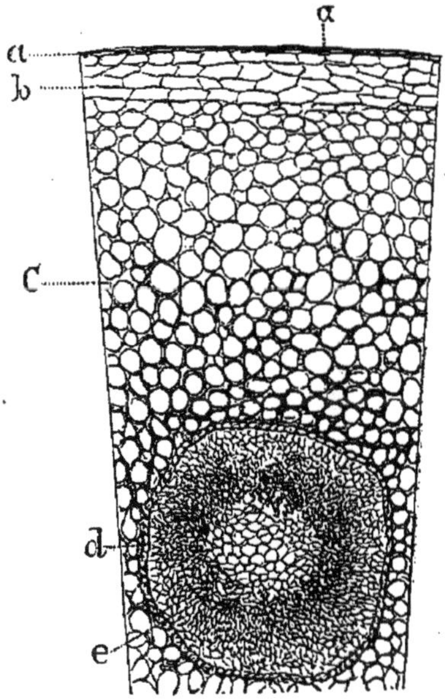

Fig. 185. — Coupe de la racine de *Valeriana Phu*. — *a*, épiderme; *b*, faux suber; *c*, parenchyme cortical; *d*, gaîne des faisceaux; *e*, faisceaux au nombre de sept.

L'*huile volatile* paraît formée par un mélange de *bornéène* ($C^{20}H^{16}$), de *valérol* ($C^{12}H^{10}O^{2}$) et d'*acide valérianique*. La proportion de ce dernier augmente, à mesure que l'essence vieillit, aux dépens du valérol. Cette essence possède à un haut degré les propriétés antispasmodiques de la racine.

Act. phys. — La racine de valériane est un excitant général dont l'action se porte sur le système nerveux. A haute dose, elle cause qques vertiges accompagnés de troubles de la vue et de céphalalgie. Elle est très employée contre l'hystérie, l'hypochondrie, a migraine, les névroses; contre les symptômes ataxiques des fièvres graves; on l'associe qqfois au quinquina contre les aff.

périodiques ; on la dit aussi vermifuge. — D'après qques auteurs, l'effet que produisent sur les chats les émanations de valériane devrait indiquer l'emploi des inhalations d'essence. — *Doses : Poudre :* 1 à 5 gr. *Infusé :* 10 : 1000. *Extrait :* 0,25 à 5 gr. *Hydrolat :* 10 à 100 gr.

La **Valériane Phu, Grande valériane,** *Valeriana Phu* L., que l'on cultive dans les jardins, fournit une racine dont les propriétés sont analogues, mais moins prononcées (fig. 185).

Poudre de valériane.

Concassez lég^t. la racine avec un pilon de bois ; criblez pour séparer la terre ; faites sécher à l'étuve, pulv. au mortier de fer, et passez au tamis de soie. (Cod.)

Teinture de valériane.

Prép. par déplacement c. la *Teinture de quinquina,* avec 1 p. pour 5 p. alcool à 60°.

Teinture éthérée de valériane.

Prép. c. la *Teinture éth. de digitale.*

Eau distillée de valériane.

Prép. c. l'*Eau distillée de cannelle.*

Extrait de valériane.

Prép. c. l'*Extrait alcoolique de digitale.* — Rendement : 18/100.

Sirop de valériane.

Pr. Racine de valériane. . . 100
Eau. . . . . Q. S.
Eau distillée de valériane. 100
Sucre. 1000

F. infuser la valériane conc. dans un B.-M. couvert avec 400 gr. d'eau bouillante pend. 6 h. ; passez ; versez sur le marc 200 gr. d'eau bouillante. Réunissez les liq. et filtrez-les ; vous devez obtenir 430 gr. de colature, que vous verserez sur le sucre avec l'eau dist. de valériane, pour obtenir un sirop par simple solution au B.-M. couvert. (Cod.)

Lavement antispasmodique.

Pr. Infusé de valériane. 90
Teint. d'opium, goutt.. . . 10

Autre formule :

Valériane pulv. 4
F. d'oranger pulv.. 4
Eau. 200

Contre les névralgies lombo-abdominales.

VANILLE. *Vanilla sativa* Schiede. — Orchidées.

Fruit en silique, lisse, ridé longitudinalement, brun noir, long de 15 à 20 centim., épais de 6 à 12 millim., s'ouvrant en trois valves. Il contient une pulpe épaisse, brunâtre, dans laquelle sont disséminées de nombreuses graines très petites, globuleuses. On fait sécher la vanille au soleil, puis à l'ombre, et on l'enduit d'une légère couche d'huile. — Elle nous vient du Mexique, de la Colombie, de la Guyane, du Brésil.

La bonne vanille (*Vanille Lec*) est presque touj. couverte de pet. cristaux aiguillés de *vanilline* (Gobley) et est dite alors *vanille givrée.* La vanilline ($C^{20}H^{6}O^{4}$) est fusible à 78° et diffère de l'ac. benzoïque et de la coumarine ; elle donne à l'eau la propr. de rougir le tournesol ; on pense que c'est le principe od. de la vanille.

La vanille est un stimulant aromatique peu employé comme médicament, mais très usité en parfumerie, et pour aromatiser les mets sucrés, les bonbons et les liqueurs.

La **Vanille Simarona** (*V. sylvestris* Schiede) est plus petite, rougeâtre, et ne se givre pas.

Le **Vanillon** (*V. pompana* Schiede) est noir, mou, visqueux, large de 14 à 21 millim. Il a une od. moins agréable; il vient de l'Amérique du sud.

Teinture de vanille.

Prép. c. la *Teinture de safran*, avec 1 p. pour 10 p. d'alcool à 80°.

Poudre de vanille sucrée.

Pr. Vanille fine givrée	10
Sucre blanc	90

Coupez la vanille en très petits morceaux, et pilez-la avec une partie du sucre, passez au tamis de soie; reprenez le résidu, pour le piler avec de nouveau sucre; tamisez, et ainsi de suite jusqu'à ce que toute la vanille et tout le sucre soient passés. — Mélangez les poudres et conservez en flacons bouchés. (Cod.)

Sirop de vanille. (Lepage.)

Pr. Vanille incisée	6
Alcool à 80°	40

Faites digérer 48 heures à une douce chaleur, et versez l'alcoolé sur :

Sucre	400

On expose celui-ci à l'étuve pour dissiper l'alcool, on le pulvérise et on fait un sirop avec 218 d'eau.

Alcoolat de vanille.

Pr. Vanille	1
Carb. de potasse	0,25
Alcool	16
Eau	16

Faites macérer ensemble les trois premières substances, ajoutez l'eau, et retirez 15 parties à la distillation.

Pastilles du Sérail.

Pr. Vanille	8
Musc	0,4
Cannelle	4
Safran	12
Ambre gris	4
Girofle	4
Cubèbe	30
Gingembre	12
Macis	23
Sucre	āā Q. S.
Mucilage adrag., à l'eau de roses	āā Q. S.

Les confiseurs mettent cette préparation sous formes de dragées.

On donne aussi le nom de *pastilles du sérail* aux *clous fumants*. (Dorv.)

VASELINE.

C'est un mélange de carbures d'hydrogène solides et liquides qu'on obtient par la purification du goudron de pétrole. Ce goudron semi-liquide est d'abord chauffé à l'air libre jusqu'à ce qu'il ait perdu toute odeur; puis on le filtre à chaud sur du noir animal; on achève la purification en mélangeant le produit avec le noir animal, laissant en contact 24 h. à 50° et épuisant par l'éther. Celui-ci distillé laisse la vaseline. — Incolore, de consistance de miel, inodore, mais prenant à la longue, par l'exposition à la lumière, une légère odeur de pétrole; fond à 35°, bout à 150; combustible sans résidu.

On la substitue dans certains cas à l'axonge dans la confection des pommades; elle a l'avantage de ne pas rancir et de dissoudre un certain nombre de corps: sels, alcaloïdes, métalloïdes, etc. On l'emploie pure ou comme excipient de pommades pour les affections des yeux.

VÉRATRINE. *Veratrina*. $= C^{64}H^{52}Az^{2}O^{16}$, ou $C^{32}H^{52}Az^{2}O^{8}$.

Prép. — Pr. :

Cévadille	1000
Alcool	10000
Acide sulfurique	Q. S.
Chaux caustique	Q. S.
Ammoniaque	Q. S.

Pulv. la cévadille, traitez-la à plusieurs reprises par l'alcool à 80°, add. d'une pet. q. d'ac. sulfurique. Réunissez les liq. et ajoutez-y la chaux éteinte. Filtrez, distillez l'alcool. Étendez le résidu d'eau et ajoutez Q. S. d'ac. sulfurique dilué pour avoir une réaction acide; décolorez par le charbon animal lavé, filtrez et aj. un excès d'ammoniaque. Le précipité sera recueilli, lavé, dissous dans l'alcool; l'alcool ayant été chassé par évaporation, le résidu sera repris par l'ac. sulfurique, le charbon et l'ammoniaque, puis dissous dans l'éther, qui laissera cristalliser la vératrine par évaporation.

Poudre cristalline blanche, très sol. dans l'alcool et l'éther, à sav. âcre et brûlante, très irritante : la plus petite trace provoque l'éternument. L'ac. sulfurique conc. colore la vératrine et ses sels en jaune, puis en rouge et en violet. (Codex.)

Act. phys. — C'est un irritant analogue à l'aconitine; aspirée par les narines, elle provoque des éternuments répétés, du coryza, de la salivation; appliquée sur la peau intacte, au moyen de frictions, elle produit une sensation de chaleur et de picotement; sur les muqueuses ou la peau dénudée, cette sensation est très vive et très pénible. — Ingérée, elle cause des nausées et des vomissements, ainsi que des sueurs, de la diurèse, de la salivation; en même temps, le pouls se ralentit, en prenant une tension considérable. — A dose toxique : étourdissements, oppression, anxiété, vomissements, prostration, insensibilité, refroidissement général; le pouls devient misérable, puis viennent des convulsions, le tétanos, l'asphyxie et la mort. (Gubler.) — A l'autopsie, on remarque des lésions inflammatoires de la muqueuse gastro-intestinale et une congestion pulmonaire; le cœur est arrêté en systole. La vératrine est un poison musculaire et, par suite, un poison du cœur.

On emploie surtout la vératrine (et les plantes qui la renferment : ellébore blanc, colchique?) contre les affections rhumatismales, goutteuses et névralgiques : 5 milligr. répétés 2 ou 3 fois par jour; à l'extérieur, en *pommade* ou *liniment*.

Toxic. — La recherche de la vératrine devra être faite par les méthodes indiquées pour la morphine et la strychnine; mais comme cet alcaloïde n'a pas de caractères chimiques bien tranchés, le meilleur moyen de reconnaître son individualité, serait d'entreprendre avec le poison isolé, une série de recherches physiologiques (Tardieu et Roussin).

Pilules de vératrine.

Pr. Vératrine.	0,05
Extrait de jusquiame. . . .	0,50
Poudre de réglisse.	0,50

Mêlez et divisez en 10 pilules; de 1 à 3; rhumatisme articulaire aigu.

Pommade.

Pr. Vératrine.	0,10
Onguent napolitain. . . .	32

Mêlez.
Névralgies douloureuses.

VERGE D'OR. *Solidago Virga-aurea* L. — Synanthérées.

Les sommités fleuries sont amères-astringentes, vulnéraires et diurétiques; leur *infusé* sert à lotionner les ulcères indolents, les plaies de mauvaise nature. — Inusité.

VERMICULAIRE BRULANTE. *Sedum acre* L. — Crassulacées.

Petite pl. voisine de la joubarbe, commune sur les toits et les vieux murs; le suc est âcre et très irritant; à la dose de 15 à 30 gr., il est fortement éméto-cathartique et détermine une violente irritation de l'estomac et de l'intestin. Appliqué à l'extérieur, il est rubéfiant. — Inusité.

VÉRONIQUE OFFICINALE. *Veronica officinalis* L. — Scrophulariacées.

Pet. pl. de nos bois, à od. faible, à sav. légt amère et astringente. On l'a vantée autrefois c. anticatarrhale, vulnéraire, diurétique. Ses propr. sont problématiques et elle est à peu près oubliée.

VIANDE CRUE.

C'est un aliment proprement dit, dont on obtient de bons effets dans la diarrhée des enfants, dans la convalescence des aff. inflammatoires de longue durée. A ces titres, elle sert de base à qques prép. pharmaceutiques.

Marmelade de viande ou **Conserve de Damas.** (Réveil.)

Pr. Filet de bœuf cru	100
Sucre pulv	20
Chlorure de sodium	1,50
— de potassium	0,50
Poivre noir pulv	0,20

Enlevez du filet les mat. grasses et les membranes, hachez menu, pilez et mêlez avec les autres subst. — Par cuillerées dans la journée.

Gelée de viande. (Réveil).

Pr. Muscles de bœuf dégraissés et hachés	500
Eau	1000
Sel	3
Chlorure de potassium	1
Carottes, Navets, Porreaux	āā 30

F. bouillir à petit feu, écumez, réduisez à moitié; laissez refroidir et filtrez; faites dissoudre à douce chaleur:

Gélatine	50

Coulez dans un moule, laissez refroidir. — Par cuillerées à café dans la journée.

Bouillon de Liebig.

Pr. Viande de bœuf, de veau ou de poulet hachée	250
Eau	250
Acide chlorhydrique	1 à 4 gr.
Sel marin	1

F. macérer 1 h., passez au tamis de crin. Reprenez le résidu par 250 gr. d'eau pend 1 h. et passez de nouveau. — L'eau doit être froide.

VERVEINE ODORANTE. *Verbena triphylla* Lher. — Verbénacées.

Orig. d'Amérique et cultivée dans les jardins; les feuilles, froissées, exhalent une od. citronnée très agréable. On l'emploie c. excitant, stomachique, diaphorétique. — *Infusé : 5 : 1000.*

VERVEINE OFFICINALE. *Verbena officinalis* L. — Verbénacées.

Autrefois, l'*herbe sacrée* des druides ; c'est une pl. lég[t] tonique et astringente à suc rougeâtre, que ses propr. douteuses n'ont pu sauver de l'oubli dans lequel elle est tombée.

VÉSICATOIRES.

Ce nom, qui désigne normalement la plaie formée par l'application d'une subst. vésicante, s'est étendu à l'écusson qui sert à la produire. Les vésicatoires sont ordin[t] préparés au moyen d'une masse emplastique que l'on étend sur un morceau de sparadrap agglutinatif ou de peau de la grandeur indiquée. Quand on emploie la peau, il est d'usage de faciliter l'adhésion en bordant la masse emplastique d'un cordon de diachylum. Quand on taille l'écusson dans une toile vésicante toute préparée, il faut le maintenir en place au moyen de bandes de sparadrap disposées en croix et dépassant longuement le diamètre de l'écusson.

Le temps d'application et les soins que réclame la plaie quand le vésicatoire est enlevé varient avec l'effet qu'on veut obtenir et sont indiqués par le médecin.

Outre les masses emplastiques div. (V. *Cantharide*) qui sont le plus souv. employées, on se sert parfois d'un simple mél. de poudre de cantharides et de cérat, de poudre de canth. et d'huile, que l'on étend sur du sparadrap et que l'on recouvre d'un papier brouillard; d'extrait éthéré de cantharides étendu à la surface d'une rondelle de papier Joseph. Dans ces derniers temps, nous avons fait connaître un vésicatoire à la cantharidine.

Enfin on se sert de l'ammoniaque, de l'ac. acétique, pour prod. une dénudation rap. du derme sur des surfaces peu étendues.

VÉTIVER. *Andropogon muricatus* Retz. — Graminées.

La rac. est fibreuse, d'un blanc jaunâtre; od. forte et tenace, sav. arom. Cette rac. vient des Indes, où on l'emploie en infusé, c. excitant diaphorétique. En France, elle ne sert qu'à parfumer les appartements et à préserver des insectes les vêtements et les fourrures.

VIGNE. *Vitis vinifera* L. — Ampélidées.

Les feuilles de vigne *rouges* sont usitées dans la méd. popul. c. astringentes et pour prévenir les accidents de l'âge critique chez les femmes. — Les *raisins verts* portent le nom de *verjus*. Le suc en est acide, astringent, diurétique; on en fait un sirop.

Suc de verjus. Prép. c. le *Suc de cerises*.

VIN. *Vinum.*

Ce liquide, dont la production est une des sources de la richesse de la France, est connu de tout le monde, et nous n'avons à en décrire ni les divers procédés de fabrication, ni les innombrables sortes que nous offre le commerce. — Au point de vue thérapeutique, nous devons les ranger sous trois types : les *vins rouges*, les *vins blancs*, les *vins de liqueur*. Les vins rouges ne diffèrent des vins blancs que par une proportion plus considérable de tannin et la présence de la matière colorante, provenant des pellicules du raisin: ils sont toniques, fortifiants; les vins blancs sont diurétiques; les vins de liqueur sont plus riches en alcool et se divisent en deux sortes, selon qu'ils contiennent plus ou moins de sucre : sucrés (Frontignan, Grenache, Alicante, Malvoisie, etc.), secs (Madère, Xérès, etc.). Ces vins sont toniques, stimulants, stomachiques.

Les vins sont de composition très complexe; ils cont. en q. très var. les principes suivants : eau, alcool, glucose, mat. albuminoïdes et extractives, bitartrate de potasse, sels de chaux, de soude, de potasse, etc. (chlorures, sulfates, phosphates...), matière colorante (*œnocyanine* de Mulder), tannin, acides malique, acétique, racémique, propionique, butyrique, lactique, citrique, succinique, libres ou plus souvent combinés, un principe éthéré, (*éther œnanthique*), une huile ess. particulière à chaque qualité (*bouquet*), que M. Berthelot a isolée au moyen de l'éther dans une atmosphère d'ac. carbonique.

Chaptalisage, Gallisage, Petiotisage. — Chaptal proposa en 1800 d'aj. au moût du sucre pour augm. la q. d'alcool et du marbre pour diminuer l'acidité. Gall, de Trèves, remplaça le sucre par le glucose et diminua l'acidité en étendant d'eau. — Petiot, de Chamigny, après avoir pressé le marc, le faisait fermenter avec de l'eau sucrée. — Ces trois procédés, dont l'emploi s'est fort répandu, depuis l'invasion du phylloxera, ont pris les noms de leurs auteurs.

Vin de raisins secs. — La fabrication de ce vin a pris une gr. extension dans qques départements. On mouille 100 k. de raisins secs av. 80 k. d'eau, on porte à une temp. de 25 à 30° par un courant de vapeur. Au bout de 2 j., la fermentation est term., on soutire le liq. On arrose le marc de 80 k. d'eau à 30°, et on laisse achev. la seconde fermentation. On soutire de nouveau et on mél. au premier liquide. On lave le résidu et on réserve l'eau de lavage pour une autre opération. — Ce vin marque 7°, on le relève à 10° par add. d'alcool.

Act. phys. — On conçoit que le mode d'action du vin varie avec son origine et en raison des q. ingérées. A pet. dose, il active la circulation et la digestion et par suite favorise la nutrition. C'est ce qui explique l'emploi considérable qu'on fait du vin c. aliment. Qques vins sont astringents; ce sont surtout ceux dont la fermentation a été retardée artificiellt et qui sont restés longtemps en contact avec le marc, ce qui favorise la dissol. d'une plus gr. q. de tannin. Mais l'élément qui domine l'action physiol. du vin, c'est l'alcool, qu'il contient toujours en plus ou moins gr. prop., et dont nous avons décrit les propr. dans un article spécial. (Voir *Alcool.*) La prop. de cet élément varie de 6 à 23 0/0 en volume. Voici d'ailleurs un tableau du titre alcoométrique des principaux vins :

Marsala	23,83	0/0
Porto	20	»
Banyuls-sur-Mer	18,3	»
Grenache	16	»
Madère vieux	16	»
Malaga	15,1	»
Saint-Georges	15	»
Hermitage rouge	11	»
Vin de *poids* du Midi	13	»
Vin commun du Midi	9,8	»
Sauterne blanc	15	»
Bordeaux rouges	8 à 11	»
Bordeaux blancs	11 à 15	»
Bourgogne	9 à 13	»
Côte-Rôtie	11,45	»
Champagne	9 à 11	»
Rhin	6 à 11	»
Tokai	9,10	»

Essai des vins. — Le degré alcoométrique des vins établit souvent leur valeur commerciale ; aussi est-il nécessaire de pouvoir le mesurer exactement. On a proposé l'emploi d'un aréomètre particulier (*Œnomètre* ou *Pèse-vin*), dont les indications sont toujours incertaines, par suite de la présence dans le vin de divers éléments qui en élèvent ou en abaissent la densité, indépendamment de l'alcool. — L'*Ebullioscope de Conaty* repose sur des données plus exactes ; c'est un thermomètre à mercure placé sur une échelle métallique dont le zéro correspond à + 100°, point d'ébullition de l'eau pure, et le 100° degré à + 78°, point d'ébullition de l'alcool pur à la pression de 76 centim. L'espace intermédiaire entre ces deux points extrêmes est divisé en cent degrés, d'après des essais préalables, de manière que le degré indiqué mesure exactement la richesse alcoolique du liquide. L'échelle est mobile sur le tube, de sorte qu'en ayant soin de fixer le zéro, par un essai préalable sur l'eau pure, il est inutile de tenir compte

Indications du thermomètre.

Indications de l'alcoomètre.	10	11	12	13	14	15	16	17	18	19	20	21	22	23	24	25	26	27	28	29	30
1	1,4	1,3	1,2	1,2	1,1	1	0,9	0,8	0,7	0,6	0,5	0,4	0,3	0,1	0,0	0,0	0,0	0,0	0,0	0,0	0,0
2	2,4	2,4	2,3	2,2	2,1	2	1,9	1,8	1,7	1,6	1,5	1,4	1,3	1,1	1	0,8	0,7	0,5	0,3	0,1	0,0
3	3,4	3,4	3,3	3,2	3,1	3	2,9	2,8	2,7	2,6	2,4	2,3	2,2	2,1	1,9	1,7	1,6	1,5	1,3	1,1	0,9
4	4,5	4,4	4,3	4,2	4,1	4	3,9	3,8	3,7	3,6	3,4	3,3	3,2	3,1	2,9	2,7	2,6	2,4	2,2	2,0	1,9
5	5,5	5,4	5,3	5,2	5,1	5	4,9	4,8	4,7	4,5	4,4	4,3	4,1	4,0	3,8	3,6	3,5	3,3	3,1	2,9	2,8
6	6,5	6,4	6,3	6,2	6,1	6	5,9	5,8	5,7	5,5	5,4	5,2	5,1	4,9	4,8	4,6	4,4	4,3	4,1	3,9	3,7
7	7,5	7,4	7,3	7,2	7,1	7	6,9	6,8	6,7	6,5	6,4	6,2	6,1	5,9	5,8	5,5	5,4	5,2	5,0	4,8	4,6
8	8,5	8,4	8,3	8,2	8,1	8	7,9	7,8	7,7	7,5	7,3	7,1	7,0	6,8	6,7	6,5	6,3	6,1	5,9	5,7	5,5
9	9,5	9,4	9,3	9,2	9,1	9	8,9	8,8	8,7	8,5	8,3	8,1	7,9	7,8	7,6	7,4	7,2	7,0	6.8	6,6	6,4
10	10,6	10,5	10,4	10,3	10,2	10	9,9	9,8	9.7	9,5	9,3	9,1	8,9	8,7	8,5	8,3	8,1	7,9	7,7	7,5	7,3
11	11,7	11,6	11,5	11,4	11,2	11	10,9	10,8	10,7	10,5	10,3	10,1	9,9	9,7	9,5	9,3	9,0	8,8	8,6	8,4	8,1
12	12,7	12,6	12,5	12,4	12,2	12	11,9	11,7	11,6	11,4	11,2	11,0	10,8	10,6	10,4	10,2	9,9	9,7	9,5	9,2	9,0
13	13,8	13,6	13,5	13,4	13,2	13	12,9	12,7	12,5	12,4	12,2	11,9	11,7	11,5	11,3	11,1	10,8	10,6	10,3	10,1	9,8
14	14,9	14,7	14,6	14,4	14,2	14	13,9	13,7	13,5	13,3	13,1	12,8	12,6	12,4	12,2	12,0	11,7	11,5	11,2	11,0	10,7
15	16,0	15,8	15,6	15,4	15,2	15	14,9	14,7	14,5	14,3	14,0	13,7	13,5	13,3	13,1	12,8	12,6	12,3	12,0	11,7	11,5
16	17,0	16,8	16,6	16,4	16,2	16	15,9	15,6	15,4	15,2	14,9	14,6	14,4	14,1	13,9	13,6	13,4	13,1	12,8	12,5	12,3
17	18,1	17,9	17,6	17,4	17,2	17	16,9	16,6	16,3	16,1	15,8	15,5	15,3	15,0	14,8	14,5	14,2	13,9	13,6	13,3	13,0
18	19,2	19,0	18,7	18,5	18,2	18	17,8	17,5	17,3	17,0	16,7	16,4	16,2	15,9	15,7	15,4	15,1	14,8	14,4	14,1	13,8
19	20,2	20,0	19,7	19,5	19,2	19	18,7	18,4	18,2	17,9	17,6	17,3	17,0	16,7	16,5	16,2	15,9	15,6	15,2	14,9	14,6
20	21,3	21,0	20,7	20,5	20,2	20	19,7	19,4	19,1	18,8	18,5	18,2	17.9	17,6	17,4	17,1	16,7	16,4	16,0	15,7	15,4
21	22,4	22,1	21,8	21,5	21,2	21	20,7	20,4	20,1	19,8	19,5	19,1	18,8	18,5	18,2	17,9	17,6	17,3	16,9	16,6	16,3
22	23,5	23,2	22,9	22,6	22,3	22	21,7	21,4	21,1	20,8	20,5	20,1	19,8	19,4	19,1	18,8	18,5	18,2	17,9	17,5	17,2
23	24,6	24,3	24,0	23,7	23,3	23	22,7	22,4	22,0	21,7	21,4	21,1	20,7	20,3	20,0	19,7	19,4	19,1	18,8	18,4	18,1
24	25,8	25,4	25,1	24,7	24,3	24	23,7	23,4	23,0	22,7	22,4	22,1	21,6	21,3	21,0	20,6	20,3	20,0	19,6	19,3	19,0
25	26,9	26,5	26,1	25,7	25,3	25	24,7	24,4	24,0	23,6	23,3	22,9	22,5	22,2	21,8	21,5	21,2	20,8	20,5	20,2	19,8
26	28,0	27,7	27,2	26,8	26,4	26	25,7	25,4	25,0	24,6	24,3	23,9	23,5	23,1	22,7	22,4	22,1	21,7	21,4	21,0	20,7
27	29,1	28,7	28,2	27,8	27,4	27	26,6	26,3	25,9	25,5	25,2	24,8	24,3	24,0	23,6	23,2	22,9	22,6	22,2	21,8	21,5
28	30,1	29,7	29,2	28,8	28,4	28	27,6	27,3	26,9	26,4	26,1	25,6	25,2	24,9	24,5	24,2	23,8	23,5	23,1	22,7	22,4
29	31,1	30,7	30,2	29,8	29,4	29	28,6	28,2	27,8	27,3	27,0	26,6	26,2	25,8	25,4	25,1	24,7	24,3	23,9	23,6	23,2
30	32,1	31,7	31,2	30,8	30,4	30	29,6	29,9	28,8	28,3	27,9	27,5	27,1	26,7	26,3	26,0	25,6	25,2	24,8	24,4	24,0

EXEMPLE : L'alcoomètre marque 8, le thermomètre 19. La richesse alcoolique du liquide est 7,5, c'est-à-dire que 100 litres de ce liquide contiennent 7 litres et 5 décilitres d'alcool pur.

de la pression barométrique. Il faut avoir soin aussi de prendre note du degré indiqué dès le début de l'ébullition, parce que, l'alcool s'évaporant rapidement, l'instrument indique bientôt un degré inférieur au titre réel. — Un autre instrument, le *Dilatomètre alcoométrique* de Silbermann, est basé sur les dilatations différentes qu'éprouvent l'eau et l'alcool en passant de 0 à 100°. Le *Capillarimètre* de M. Musculus, l'*Alcoomètre-œnomètre* de MM. Limousin et Berquier, ont pour principe, l'un la capillarité, qui varie dans des limites considérables pour les divers mélanges d'eau et d'alcool, l'autre le volume des gouttes, qui obéit à une loi analogue.

L'Ebullioscope de M. Malligand est muni d'un condensateur, de sorte que la temp. à laquelle a lieu l'ébullition reste fixe pend. qques instants; de plus, la tige du thermomètre est horizontale.

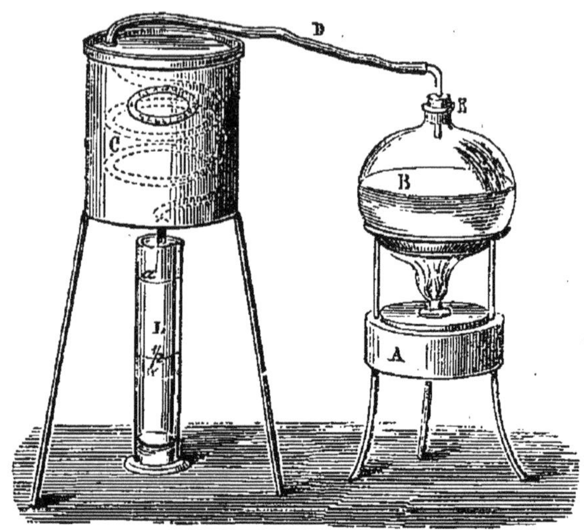

Fig. 186. — Appareil de Salleron pour le dosage alcoométrique des vins.

Mais le meilleur moyen à employer, sans contredit, est le dosage de l'alcool par la distillation du vin. Plusieurs petits appareils ont été construits pour faire rapid[t] cet essai : ce sont touj. de petits alambics munis d'une lampe à alcool et d'un récipient jaugé. On distille le 1/3 ou 1/2 du vin, suivant sa richesse, et l'on prend le titre de la liqueur obtenue. Ce titre, divisé par 3 ou par 2, selon qu'on a recueilli 1/3 ou 1/2 du liquide à analyser, donne le titre réel (fig. 186). Le tableau ci-contre(p. 730) permet de ramener ce titre au chiffre qui correspond à la temp. de 15°.

Mél. et Fals. — Le vin est souvent étendu d'eau (*mouillage*), puis add. d'alcool pour lui rendre sa force : un litre de vin naturel laisse 20 à 22 gr. de résidu par l'évaporation. Les vins blancs sont allongés avec du *cidre* ou du *poiré;* si l'on chauffe le résidu de l'évaporation à 200°, au bain d'huile, il se dégage une odeur de pommes ou de poires cuites, très reconnaissable. Les vins sont souvent colorés artificiellement : les moyens indiqués pour reconnaître cette falsification ne donnent pas de résultats certains; on peut essayer l'action du sous-acétate de plomb, de la potasse, de l'ammoniaque sur le vin suspect, comparativement avec un vin d'origine certaine. D'ailleurs, on emploie pour cela de préférence l'addition des gros vins du Midi. — Les vins aigris sont adoucis au moyen de *litharge* ou de *carbonate de chaux*. Le plomb se reconnaît par le procédé suivant : on place une plaque de liège à la surface d'une dissolution de sulfhydrate de soude, et l'on verse goutte à goutte sur cette plaque le vin sophistiqué : on voit se produire entre les deux couches liquides une zone noire, due au sulfure de plomb. L'acétate de chaux sera précipité par l'oxalate d'ammoniaque. — Le *tartrate neutre de potasse* est employé aussi pour corriger l'acidité du vin : décolorer par le charbon, évaporer en extrait et reprendre par l'alcool, qui dissout l'acétate de potasse formé. — Dans le Midi, on plâtre les vins pour en ralentir la fermentation; ces vins contiennent beaucoup plus de sulfates que la quantité normale; on les précipite par le chlorure de baryum. — Le *vinage* consiste dans l'addition d'alcool, qui facilite le transport et la conservation du vin; cette addition est assez difficile à démontrer, à moins qu'elle ne soit hors de proportion avec le titre ordinaire du vin. — Les vins sont sujets à qques maladies : la *pousse*, que l'on arrête en transvasant le vin dans un tonneau soufré; la *graisse*, occasionnée par une substance azotée, la *glaïadine*, que le tannin précipite; l'*acide*, qui peut tenir, soit à un excès d'acide tartrique, que le tartrate neutre de potasse sature aisément, soit à la fermentation acétique, auquel cas il vaut mieux transformer entièrement le vin en vinaigre; l'*astringence*, due à un excès de tannin et qui est corrigée par le collage; l'*amer* des vins vieux, qui est corrigé par le mélange avec du vin nouveau de même qualité; les *fleurs*, qui se produisent à la surface des vins mal bouchés ou en vidange : il faut remplir le tonneau et faire déborder les fleurs réunies à la surface. Quand les vins *tournent* et deviennent bleus, cela est dû à la fermentation putride des mat. azotées, et à la transformation qui en résulte du tartrate de potasse en carbonate : il suffit d'ajouter de l'acide tartrique pour arrêter la décomposition.

M. Pasteur admet que les vins s'altèrent par suite du développement de végétaux microscopiques de la nature des ferments; il conseille, en conséquence, de soumettre les vins en bouteilles, pendant une heure ou deux, à une température de 60 à 100°. On détruit ainsi tous les germes qui pourraient compromettre leur conservation.

Coloration artificielle par la fuchsine. — Beaucoup de procédés ont été imaginés pour déceler cette fraude; nous indiquerons seulement les plus sensibles et les plus usuels.

Procédé Falières, modifié par MM. Jacquemin et Ritter. — Evaporez 200 c. c. de vin jusqu'à réduction de moitié, ajoutez 10 c. c. d'ammoniaque caustique, et introduisez le mélange dans un extracteur à robinet; agitez, ajoutez 80 c. c. d'éther, agitez de nouveau. Quand les deux couches sont séparées, faites écouler la couche inférieure, versez un peu d'eau dans l'éther et agitez, séparez de même cette liqueur aqueuse. Enfin recueillez l'éther dans un ballon où vous avez introduit deux brins de soie floche ou de laine à broder de 5 centimètres de longueur, et évaporez l'éther que vous recueillez dans un réfrigérent. La matière colorante se fixe sur la soie ou la laine. — L'hydrate de baryte substitué à l'ammoniaque rend le procédé encore plus sensible.

Procédé Fordos. — 10 c. c. de vin, 10 gouttes d'ammoniaque et 10 c. c. de chloroforme sont agités *doucement* dans un tube à essai. Le tout est reçu dans un petit entonnoir à robinet, et le chloroforme après séparation est reçu dans une capsule sur deux brins de soie floche; on ajoute quelques gouttes d'eau et on évapore au B.-M. — La soie retient la matière colorante.

Procédé Husson. — A une petite quantité de vin, contenu dans une fiole, on ajoute un peu d'ammoniaque. Ce mélange devient vert sale; on plonge dans le liquide un brin de laine blanche à tapisserie; quand il est bien imbibé, on le dispose verticalement, et on fait couler de la partie supérieure à l'extrémité inférieure une goutte d'acide acétique, qui, en avançant, détermine une coloration rose plus ou moins vive; la laine reprend au contraire sa couleur blanche primitive quand le vin ne contient pas de fuchsine.

Fomentation vineuse.
Pr. Vin rouge du Midi. . . . 1000
Miel blanc. 100
F. dissoudre. (Cod.)

VINS MÉDICINAUX. *Œnolés.*

Médicaments obtenus par l'action du vin sur une ou plusieurs matières médicamenteuses. Le vin est un dissolvant plus complet que l'eau par suite de la proportion d'alcool qu'il contient; il en résulte que les vins médicinaux ont souvent des propriétés plus actives que les infusés, décoctés et autres préparations dont l'eau est le véhicule. Les qualités du vin employé viennent s'ajouter aussi à celles du médicament et en compléter l'action.

On emploie, suivant les cas, le vin rouge, le vin blanc, et les vins sucrés-alcooliques; on les fait agir à froid sur les subst. suffisamment divisées et, après un contact prolongé, on exprime, on filtre et l'on renferme dans des flacons bouchés. — Pour assurer la conserv. des vins médicinaux, on fait entrer dans presque toutes les formules une cert. q. d'alcool, qui en élève le titre.

Qques vins spéciaux sont encore préparés par leurs auteurs par la fermentation directe du moût de raisin sur les subst. médicinales.

Les vins se prennent en général à la dose d'un verre à liqueur ou d'un verre à bordeaux; qques-uns cependant sont très actifs et ne doivent être administrés qu'à dose beaucoup plus faible (vin d'opium, vin de colchique, etc.).

VINAIGRE. *Acetum.*

On l'obt. du vin par la fermentation acétique. Il en résulte que le vinaigre présente exact[t] la composition du vin, à cela près que l'alcool est passé à l'état d'ac. acétique. Dans qques contrées, on prépare le vinaigre au moyen de la bière ou du cidre.

En pharmacie, on n'emploie que le vinaigre de vin pour la préparation des vinaigres médicinaux; il a une odeur agréable, une sav. piquante, et ne laisse pas d'odeur désagréable après son évaporation. Dans l'économie domestique, on lui substitue fréquemment l'acide pyroligneux étendu d'eau, ce qui n'a pas d'inconvénient, quand cet acide est convenablement purifié des matières empyreumatiques.

Nous avons indiqué à l'article *Acide acétique* les propriétés générales du vinaigre ; nous ajouterons seulement qu'on l'emploie fréquemment en boisson, étendu de beaucoup d'eau, comme tempérant, rafraîchissant, diaphorétique; qu'on en asperge les habitations pour combattre les mauvaises odeurs et les miasmes contagieux; son utilité dans ce dernier cas est fort contestable.

Mél. et fals. — On l'a additionné d'*acide sulfurique :* évaporer, reprendre le résidu par l'alcool à 90°, filtrer, additionner d'eau, chasser l'alcool et précipiter par le nitrate de baryte. L'emploi de l'alcool évite de précipiter en même temps les sulfates contenus dans le vinaigre pur. *Acide chlorhydrique :* distiller; le liquide recueilli précipite par le nitrate d'argent. *Acide azotique* : saturer par la potasse, évaporer à sec, ajouter limaille de cuivre et acide sulfurique : il se produit des vap. rutilantes. *Substances âcres*, telles que *poivre*, *piment, moutarde*, *pyrèthre :* le vinaigre neutralisé par la potasse garde la saveur de ces substances; il en est de même du résidu de l'évaporation. En outre, le vinaigre de vin laisse environ 2 0/0 de résidu, contenant au moins le dixième de son poids de bitartrate de potasse.

La présence de métaux étrangers serait accusée par les précipités formés par les sulfures alcalins ou le cyanure ferroso-potassique.

L'addition d'eau, qui diminue la force du vinaigre, ne peut être constatée par l'aréomètre. On a pour cela recours à la saturation : 100 p. de bon vinaigre exigent environ 8 p. de carbonate de soude pur et sec, ou 10 p. de carbonate de potasse sec.

Acétimétrie. — MM. Salleron et Reveil ont donné un procédé acétimétrique au moyen d'une liq. titrée. — On prép. cette liq. en dissolvant 45 gr. de borax et environ 10 gr. de soude caustique dans Q. S. d'eau pour faire 1 litre. La dissol. est teintée par le tournesol; 20 centim. c. doivent neutraliser exactement 4 centim. c. d'ac. sulfurique normal de Gay-Lussac, et l'on obtient ce titre en ajoutant plus ou moins de soude à la liqueur.

Le tube dans lequel on fait l'essai (*Acétimètre*) est divisé en centim. c. et marqué 0 au-dessus des 4 centim. c. en partant du bas. A partir du zéro sont gravées les divisions 1, 2, 3, 4, etc., jusqu'à 25. — Pour évaluer la richesse d'un vinaigre, on en mesure exactement 4 centim. c. au moyen d'une pipette graduée (fig. 187), qu'on verse dans le tube gradué *a* (fig. 188); le liquide doit arriver au zéro ; on verse ensuite au moyen du flacon *b* la liqueur acétimétrique, jusqu'à ce que le mélange, après agitation, garde une teinte bleue violacée. On lit sur le tube le degré où arrive le liquide, et ce degré indique la force en centièmes du vinaigre essayé — 6° veulent dire que 1 litre de vinaigre contient 6 centilitres d'acide acétique pur; c'est là la force moyenne des vinaigres du commerce. — Le tube ne portant que 25 divisions, il faut étendre les acides acétiques d'une quantité précise

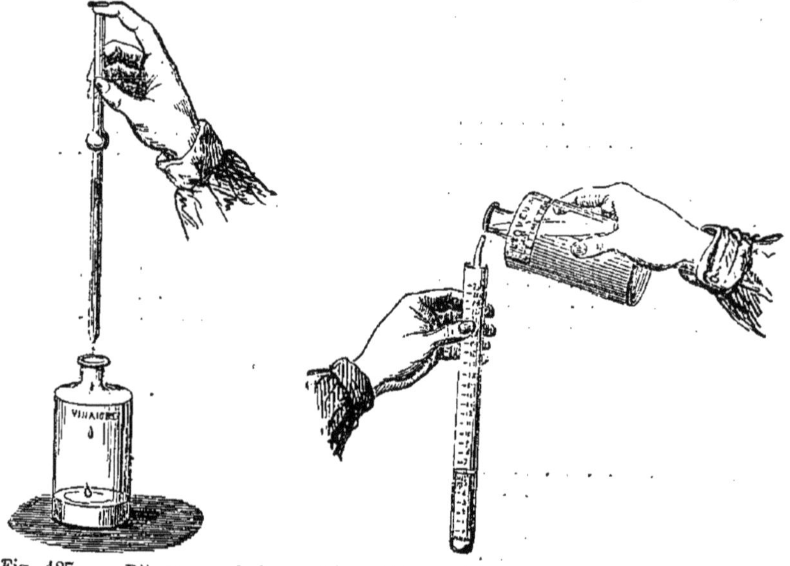

Fig. 187. — Pipette graduée à 4 centim. cubes pour mesurer le vinaigre à essayer.

Fig. 188. — Essai du vinaigre au moyen de l'acétimètre de MM. Salleron et Réveil.

d'eau (1, 2, 3, 4, 10 volumes) avant de faire l'essai, si l'on veut avec cet instrument obtenir des indications. Le titre trouvé est ensuite multiplié par le nombre de volumes + 1 d'eau ajoutés pour exprimer le titre exact.

Vinaigre distillé.

Distillez dans une cornue de verre une quantité mesurée de vinaigre de vin. Recevez le produit dans un matras de verre refroidi, et arrêtez-vous quand vous avez obtenu les 3/4 de la quantité primitive. (Cod.)

Vinaigre aromatique des hôpitaux.

Pr. Feuilles de mélisse. . . . 25
— de menthe poivrée. 25
— de romarin. . . . 25
— de sauge. 25
Fleurs de lavande. 50
Ail. 10
Vinaigre blanc. 2000

Incisez les subst., f. macérer 10 j., passez et filtrez. (Cod.)

Vinaigre antiseptique. *Vinaigre des quatre voleurs.*

Racine d'acore aromatique.
Ecorce de cannelle. . . .
Girofles. . . . .
Muscades. . . . .
Ail. . . . .
} ãã 5

Pr. Sommités sèches d'absinthe. . . . .
Sommités de petite absinthe. . . . .
Menthe poivrée. . . . . .
Romarin. . . . .
Rue. . . . .
Sauge . . . .
Fleurs de Lavande. . . .
} ãã 40

Camphre. 10
Acide acétique cristallisable. 40
Vinaigre blanc. 2500

Div. les subst., f. macérer 10 j. dans le vinaigre ; passez avec expression ; ajoutez le camphre dissous dans l'acide acétique crist., et après qques h. filtrez. (Cod.)

Sirop de vinaigre.

Pr. Vinaigre. 1000
Sucre blanc. 1750

Pulv. le sucre grossièrement; faites-le dissoudre dans le vinaigre à une douce chaleur, passez à l'étamine. (Cod.)

Fomentation vinaigrée.

Pr. Vinaigre blanc. 1
Eau. 4

Mêlez. — On peut remplacer le vinaigre blanc par le *Vinaigre rosat* ou le *Vinaigre aromatique.* (Cod.)

Cataplasme vinaigré. *Cataplasme rubéfiant* ou *acéteux.*

Pr. Farine de froment. 3
Vinaigre. 1
(Bor.)

Eau d'Hébé contre les rousseurs.

Pr. Essence de lavande. . . . 250
— de cédrat. 60
— de roses. 5
Citrons. 1350
Alcool. 850
Eau. 808
Vinaigre distillé. 6595

Exposez au soleil trois jours et filtez. (Dorv.)

Vinaigre aromatique et antiputride. (Bully.)

Pr. Eau. 7000
Alcool. 3500
Ess. de bergamote. . . . 30
— de cit. au zeste. . . 30
— de Portugal. 12
— de romarin. 23
— de lavande. 4
Néroli. 4
Alcool de mélisse. . . . 500

Agitez entre temps et après 24 heures ajoutez :

Infusé de benjoin. . . . . } ãã 60
— de Tolu. . . . . .
— de storax. . . . .
— de girofle. . . . .

Agitez de nouveau, puis ajoutez :

Vinaigre distillé. 2000

Filtrez au bout de 12 heures, et ajoutez encore :

Vinaigre radical. 90

La formule suivante, d'après M. Auber, donne un produit conforme, pour l'od. et la coul., au vrai vinaigre de Bully.

Teint. de benjoin. 10
Vinaigre radical. 50
Eau de Cologne. . . . . 1 litre
(Dorv.)

Limonade acétique. *Oxycrat.*

Pr. Vinaigre blanc. 30
Eau ordinaire. 870
Sirop de sucre. 100

Rafraîchiss. et antiseptique; dans les fièvres, les phlegmasies.

Lotion excitante anglaise.

Pr. Alcool à 90°. . . . . . . } ãã 500
Vinaigre distillé. . . . . }
Sel ammon. 30

Rhumatisme, paralysie.

Vinaigre cosmétique et hygiénique.

Pr. Alcool à 32°. . . . . . . 100 lit.
Esprit de mélisse. . . . 15
— de lavande. . . . 10
— de romarin. . . . 10
Ess. de bergam. . . . . 1000 gr.
— de bigarade. . . . 600
— de citron. 400
— d'orange. 350
— de néroli. 200
— de menthe. 150
— de thym. 150
— de girofle. 50
— de cannelle. . . . 25
— de verveine. . . . 150

On mêle le tout et on dist. au B.-M. 126 litres ; on met en macération un mois dans le tiers de ces 126 litres 15 kil. d'iris et 2 kil. de B. de Tolu; on filtre, on réunit au reste du prod. distillé, et on aj. 15 lit. d'ac. acétique, à 8°. On filtre au bout de 24 h. C'est là le *Vinaigre de la Société hygiénique.* (*Brev. exp.*) (Dorv.)

VINAIGRES MÉDICINAUX. *Acétolés.*

On les obt., comme les vins, par la macération de subst. médicam. dans le vinaigre. — Celui-ci doit être de bonne qualité, d'une densité de 1019, et d'une force telle que 100 p. exigent au moins 8 p. de carbonate de soude sec pour être saturées.

Les vinaigres médicinaux s'emploient à l'intérieur et à l'extérieur. C'est une forme médicamenteuse peu usitée aujourd'hui, bien qu'elle donne dans certains cas de très bonnes préparations. On les conserve dans un endroit frais.

VIOLETTE ODORANTE. *Viola odorata* L. — Violariées.

On emploie pour la préparation du sirop les fleurs de la violette des jardins, dont tout le monde connaît et apprécie l'odeur extrêmement suave. Les fleurs sèches du commerce paraissent provenir d'espèces des montagnes beaucoup moins aromatiques. — Ces fleurs sont adoucissantes, laxatives, béchiques. — *Infusé :* 10 : 1000. Les racines contiennent une substance âcre, vomitive (la *Violine*, Boullay), analogue à l'émétine.

Sirop de violettes.

Pr. Pétales frais de violettes mondés. 1000
Eau dist. . . . . Q. S.
Sucre très blanc. 4000

Versez sur les pétales 6 fois leur poids d'eau à 45°, agitez qques minutes, et versez sur une toile lavée à l'eau distillée; exprimez pour séparer l'eau de lavage. Mettez les violettes dans un B.-M. d'étain fin, et versez dessus Q. S. d'eau bouillante pour que l'eau et les fleurs réunies pèsent 3000 gr. Après 12 h. d'infusion, exprimez pour retirer 2120 gr. de liqueur. Laissez déposer, décantez, ajoutez le sucre cassé par morceaux, et faites un sirop par simple solution au B.-M. couvert. (Cod.)

VIPÈRE. *Vipera Berus* Daud. — Reptiles ophidiens.

La chair de vipère, à laquelle on attribuait jadis une multitude de propriétés, serait absolument inusitée aujourd'hui, si elle ne faisait partie de la thériaque, dont les pharmacologistes modernes ont voulu autant que possible respecter la formule. — On emploie encore dans les campagnes les têtes de vipère sous forme de sachets, comme préservatif du croup et des convulsions.

La morsure de la vipère produit de graves accidents, qu'il importe de combattre avec célérité; les premiers soins à donner sont les suivants : faire une ligature assez serrée au-dessus de la morsure, faire saigner la plaie et faciliter la sortie du sang par l'application de ventouses; cautériser au fer rouge ou bien avec le chlorure d'antimoine, la solution caustique d'iode, l'acide phénique, l'ammoniaque, etc. — On préconise, comme donnant de bons résultats, l'emploi interne et externe de l'huile d'olives en grande quantité. (V. *Empoisonnements.*)

VIPÉRINE COMMUNE. *Echium vulgare* L. — Borraginées.

Plante voisine de la buglosse, à laquelle on la substitue souvent. Elle est à peu près inusitée et n'a d'ailleurs que les propriétés mucilagineuses de la bourrache et de ses congénères.

VULVAIRE. *Arroche-puante; Chenopodium Vulvaria* L. — Chénopodacées.

Plante commune le long des chemins; elle exhale lorsqu'on la froisse une odeur infecte de poisson pourri, qu'elle doit à la présence, dans des glandes particulières des feuilles, de la *propylamine* (C^6H^9Az). (V. *Propylamine.*)

Considérée c. emménagogue et antispasmodique. Bien qu'ayant une certaine valeur thérapeutique, elle est inusitée.

W

WINTER (Ecorce de). *Ecorce caryocostine; Drimys Winteri*, R. Brown. — Magnoliacées (Amér. du Sud).

Cette éc. ressemble beaucoup à celle de la cannelle blanche; sa cassure est plus compacte et formée de deux couches concentriques distinctes : l'extérieure grise, l'intérieure rouge; l'épiderme est marqué par places de taches elliptiques. Elle a une od. mélangée de basilic et de poivre; elle cont. une h. ess. et du tannin, ce qui justifie les propr. toniques, stimulantes, stomachiques, qu'on lui attribue. — Inusité.

X

XANTHIUM SPINOSUM D C. — Composées.

Cette plante, présentée comme un spécifique certain de la rage par un médecin russe, a été expérimentée avec le plus grand soin à l'Ecole d'Alfort, mais n'a donné aucun résultat. — La cautérisation profonde de la plaie reste donc le seul moyen préventif efficace.

Y

YÈBLE. *Hièble; Sambucus Ebulus* L. — Caprifoliacées.

Propriétés analogues à celles du sureau; sa racine est réputée purgative. — Inusitée.

Suc de baies d'Yèble. Prép. c. le *Suc de nerprun.*

YEUX D'ÉCREVISSES. *Pierres d'écrevisses;* produites par l'*Ecrevisse; Astacus fluviatilis* L. — Crustacés-décapodes.

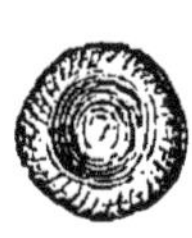
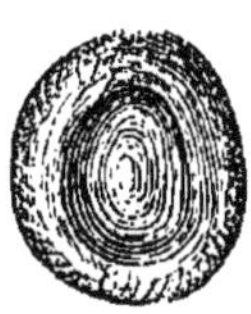
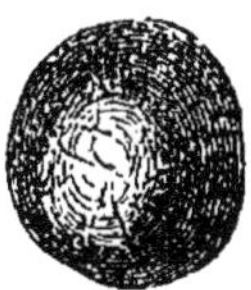

Fig. 189. — Yeux d'écrevisses.

Concrétions calcaires agglomérées par une mat. gélatineuse,

que l'on trouve dans l'estomac de l'écrevisse, à l'approche du renouvellement du test. Elles sont hémisphériques, dures, lisses, à couches concentriques (fig. 189). Le côté plat est déprimé au centre. — Elles n'ont pas d'autres propr. que celles du carbonate de chaux et s'emploient comme lui, à titre d'absorbant, d'antiacide, d'antidiarrhéique. (2 à 5 gr.).

Poudre d'yeux d'écrevisses. Prép. c. la *Poudre de corail rouge.*

Z

ZÉDOAIRE LONGUE. *Curcuma Zedoaria* Roscoe.

ZÉDOAIRE RONDE. *Curcuma aromatica* Roscoe. — Amomacées.

D'après le Codex, la première est constituée par les prolongements digités de la racine, la seconde par le tubercule central coupé par quartiers. Ces racines sont grises à l'extérieur, blanchâtres à l'intérieur; elles cont. de l'huile vol. et sont des excitants stomachiques analogues au gingembre et au galanga, quoique moins puissants. — Inusités.

Poudre de Zédoaire.
Prép. c. la *Poudre de bistorte.*

Teinture.
Prép. c. la *Teinture de cannelle.* (1 : 5 alc. à 80°.)

ZINC. *Zincum.* = Zn = 32,5. — P. at. = 65.

Métal blanc bleuâtre, lamellaire; D. = 7. Chauffé à l'air, au rouge blanc, il s'enflamme et brûle avec une flamme éblouissante en produisant des flocons légers d'oxyde de zinc. Il se dissout aisément dans l'acide chlorhydrique ou l'ac. sulfurique dilués, avec dégagement d'hydrogène; l'acide nitrique l'oxyde et le dissout. — Les *sels de zinc* donnent des solutions incolores à sav. styptique; ils sont vomitifs. Ils se décomposent aisément par la chaleur; le sulfate supporte une faible chaleur rouge. Les sels neutres, solubles dans l'eau, ont une réaction acide.

La potasse donne, dans leur solution, un précipité sol. dans un excès de réactif. Les carbonates de potasse ou de soude donnent un précipité insol. dans un excès; l'ammoniaque les précipite incomplètement, à l'état de sous-sel; la précipitation est empêchée par la présence de sels ammoniacaux. Le carbonate d'ammoniaque produit le même précipité sol. dans un excès. — L'hydrogène sulfuré ne précipite pas les sels de zinc à acide énergique, mais il précipite l'acétate en blanc (ZnS); le sulfate de zinc, additionné d'acétate de soude, est précipité par le même réactif. Le sulfure de zinc se dissout aisément dans les acides chlorhyd. ou nitrique dilués.

Le sulfhydrate d'ammoniaque donne le précipité de sulfure blanc insol. dans un excès.

Au chalumeau, sur le charbon, avec le carbonate de soude, et dans la flamme intérieure, ils donnent un enduit, jaune étant chaud, blanc quand il est refroidi — Avec le nitrate de cobalt, on obtient une masse verte.

Mél. et fals. — Il est important pour les recherches analytiques que le zinc qui sert à la production de l'hydrogène soit exempt d'*arsenic*. Il est toujours facile de s'en assurer par des essais à blanc. Il ne doit contenir ni *fer* ni *cuivre :* le soluté azotique, additionné d'ammoniaque jusqu'à solution du précipité, ne doit pas donner une liq. bleue, ni un dépôt jaunâtre d'oxyde de fer hydraté.

ZOSTÈRE. *Algue marine ; Zostera marina.* — Naiadées.

Les longues feuilles de la zostère, sous les noms inexacts de *varech* et *crin végétal*, servent à différents usages : sommiers, emballages, etc. Les poils qui garnissent le bas de la tige se feutrent et s'entremêlent avec d'autres plantes marines pour former ce qu'on appelle *pelotes de mer*, dont les cendres, contenant un peu d'iodure alcalin et des traces de bromure, étaient employées contre les scrofules, le goître, etc.

Le véritable *crin végétal* est formé de fibres de divers palmiers, entre autres le *Chamærops humilis*.

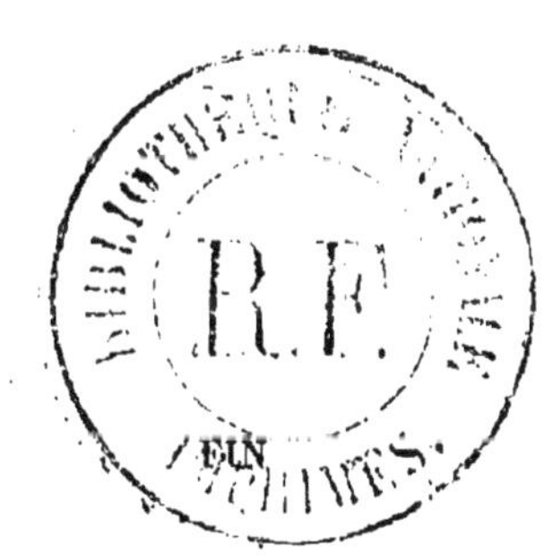

TABLE ALPHABÉTIQUE DES MATIÈRES

Dans le plus grand nombre des cas, le lecteur n'aura pas besoin de recourir à la table pour trouver la substance ou la préparation qu'il a en vue, tout ce qui concerne une même substance se trouvant réuni dans l'article dont elle est l'objet, à sa place alphabétique. Cependant, il importe de remarquer que la table a été dressée d'après la méthode qui a présidé à la composition de l'ouvrage, de sorte qu'à la suite du nom de la substance on trouve d'abord ses variétés, s'il en existe, puis les préparations qu'elle fournit. Par exemple, à la suite du mot *Aloès*, on trouvera les noms de ses différentes sortes commerciales, puis, précédés d'un tiret, les mots : *pilules, poudre, suppositoires*, etc., qui veulent dire : *pilules d'aloès, poudre d'aloès, suppositoires d'aloès.*

En conséquence, toutes les fois que l'on cherchera dans la table une préparation dont le nom comprend celui de la substance qui la fournit, c'est à la suite du nom de cette substance qu'on la trouvera : ainsi, *collyre d'atropine* sera cherché au mot *Atropine* et non au mot *Collyre.*

Les médicaments dont la dénomination ne rappelle pas l'origine sont toujours classés selon l'ordre alphabétique.

Abécédaire, 9.
Abeille, 233, 453.
Abelmosch, 91.
Abies balsamea, 132, 694.
  excelsa, 535, 693.
  pectinata, 601, 693.
Abiétine, 694.
Absinthe, 9.
  commune, 9.
  grande, 9.
  maritime, 9.
  pontique, 9.
  romaine, 9.
  — eau distillée, 10.
  — extrait, 10.
  — huile, 10.
  — huile volatile, 10.
  — poudre, 10.
  — sel, 9.
  — sirop, 10.
  — teinture, 10.
  — teinture composée, 10.
  vin, 10.
Absinthéine, 9.
Acacia Adansoni, 355.
  arabica, 355.
  Catechu, 156.
  farnesiana, 10.
  nilotica, 355.
  Sénégal, 355.
  Seyal, 355.
  vera, 10, 355.
  Verek, 355.
  — suc, 10.
Acajou-noix, 473.
  — pomme, 473.
Acanthe, 10.
Acanthus mollis, 10.
Accipenser Huso, 246.
Acetas ammoniæ liquidus, 11.
  cupricus, 12.
  hydrargyricus, 14.
  hydrargyrosus, 13.
  morphicus, 14.
  morphinæ, 14.
  plumbicus, 14.
  potassicus, 16.
  sodicus, 17.
  zincicus, 17.
Acétates, 10.
  d'albumine, 11.
  d'ammoniaque liquide, 11.
  d'argent, 11.
  de bismuth, 11.
  de chaux, 11.
  de cuivre ammoniacal, 12.
  de cuivre basique, 12.
    — poudre, 12.
  de cuivre brut, 12.
    — emplâtre 12
    — neutre, 12.
  de fer (peroxyde), 13.
    — (protoxyde) 13.
Acétates de fer et d'ammoniaque, 13.
  ferreux, 13.
  ferrique, 13.
  de magnésie, 11.
  de mercure (deuto-), 14.
  de mercure (proto-), 13.
  mercureux, 13.
  mercurique, 14.
  de morphine, 14.
    — sirop, 14.
  d'oxyde d'éthyle, 316.
  de peroxyde de fer, 13.
  de plomb basique, 15.
    bibas., 15.
    sexbas., 16.
    crist., 14.
    liq., 15.
    neutre, 14.
    (sous), 15.
    — inject. 15.
  de plomb (inject. pour l'urèthre, 15.
    — inject. pour le vagin, 15.
  de potasse, 16.
    liquide, 16.
  de protoxyde de fer, 13.

Acétates de quinine, 11.
 de soude, 17.
 de zinc, 17.
Acétimètre, 734.
Acétimétrie, 734.
Acétol, 83.
Acétolés, 736.
Acétone, 17.
Acetum, 733.
Ache, 18.
Achillea ageratum, 454.
 herba rota, 454.
 millefolium, 454.
 moschata. 454.
 Ptarmica, 454.
Acides (détermination dans les empoisonn.), 61.
 abiétique, 694.
 acétique aromatisé, 19.
 du bois, 19.
 camphré, 19.
 concentré, 19.
 cristallisable, 18.
 pur, 18.
 aldéhydique, 83.
 anchusique, 490.
 anémonique, 99.
 angélique, 100.
 antimonieux, 19.
 antimonique, 103.
 hydraté, 19.
 antirhinique, 273.
 apocrénique, 295.
 arsénieux, 19.
 opaque, 20.
 vitreux, 20.
 — granules, 27.
 — poudre, 27.
 arsénique, 22.
 artanthique, 444.
 atractylique, 198.
 atropique, 135.
 azotique, 28.
 alcoolisé, 30.
 dilué, 30.
 — empoisonnements, 29.
 benzoïque, 31.
 — mixture, 32.
 — potion, 32.
 boracique, 32.
 borique, 32.
 bromhydrique, 148.
 bromique, 148.
 cachutique, 156, 342.
 caféique, 159.
 cafétannique, 159.
 cambogique, 358.
 camphorique, 33, 162.
 carbazotique, 54.
 carbolique, 50.
Acides carboneux, 48.
 carbonique, 33.
 catéchique, 156, 342, 415.
 cathartique, 623.
 cétrarique, 430.
 chlorhydrique, 34.
 dilué, 37.
 — alcoolé 37.
 — empoisonnements, 36.
 chlorique, 204.
 chlorogénique, 159.
 chromique, 37.
 — empoisonnem., 38.
 chrysophanique, 38, 572, 623.
 cinchotannique, 550, 551.
 cinnamique, 165, 641.
 citrique, 39.
 — limonade, 40.
 — poudre, 40.
 — sirop, 40.
 conéique 229.
 copahivique, 251.
 coumarique, 333.
 crénique, 295.
 crésylique, 51.
 crotonique, 261.
 cyanhydrique, 40.
 extemporané, 41.
 médicinal, 40.
 — lotion, 44.
 — sirop, 44.
 — empoissonnement. 43.
 cyanique, 266.
 cyanurique, 266.
 digitaléique, 273.
 digitalique, 273.
 élaïdique, 455.
 élaïodique, 575.
 eugénique, 351.
 ficarique, 333.
 fluorhydrique, 44.
 fluorique, 44.
 fluosilicique, 45.
 formique, 45, 336.
 des fourmis, 45.
 fulminique, 266.
 fumarique, 338.
 gaïacique, 345.
 gallique, 45.
 gentianique, 348.
 gummique, 356.
 hippurique, 708.
 hydriodique, 46.
 hydrocyanique, 40.
 hydrosulfurique, 56.
 iodhydrique, 46.
 iodique, 47.
Acides ipécacuanhique, 401.
 kinoïque, 415.
 kramérique, 565.
 lactique, 47.
 — limonade, 47.
 — potion, 47.
 lactucique, 419.
 lithique, 67.
 maïalique, 462.
 malique, 48.
 manganique, 439, 440.
 méconique, 479.
 médullique, 455.
 métagummique, 356.
 métaphosphorique, 52, 53.
 méthylsalicylique, 344.
 morintannique, 368.
 muriatique, 34.
 alcoolisé, 37.
 myronique, 460.
 naucléique, 415.
 nitrique, 28.
 nitro-muriatique, 37.
 oxalique, 48.
 — pastilles, 50.
 — poudre, 50.
 — empoissonnement, 49.
 palmitique, 376, 455.
 paratartrique, 66.
 pectique, 50.
 permanganique, 439, 440.
 phénique, 50.
 — empoison. 51.
 phosphorique anhydre, 53.
 glacial, 52.
 trihydraté, 53.
 — limonade, 54.
 — sirop, 54.
 — empoisonnem., 53.
 phtorique, 44.
 picrique, 54.
 pimarique, 248, 694.
 pinique, 248, 694.
 plombique, 502.
 polygalique, 537.
 propionique, 353.
 prussique, 40.
 pyrogallique, 46.
 pyroligneux, 19.
 pyrophosphorique, 53.
 pyrotartrique, 66.
 pyruvique, 66.
 quinique, 550.
 quinotannique, 551.
 quinovatique, 550.

Acides quinovique, 550, 552.
racémique, 66.
rhéique, 38.
rhubarbarique, 38.
ricinique, 575.
salicyleux, 569, 605.
salicylique, 54.
— pommade, 56.
— potion, 56.
— rech. dans les boissons, 55.
— solut., glycérinée, 56.
— solution à 1/100, 56.
santonique, 600.
silicique, 625.
sorbinique, 628.
sorbique, 48.
stannique, 494.
succinique, 56.
impur, 643.
de sucre, 48.
sulfhydrique, 56.
— asphyxie, 57.
sulfureux, 57.
sulfurique, 58.
anhydre, 59.
dilué, 63.
de Nordhausen, 59.
alcoolisé, 63.
— — sirop, 63.
— limonade, 63.
— sirop, 63.
— empois., 60.
sumbulique, 677.
sylvique, 248, 694.
tanacétique, 682.
tannique, 64.
tanningénique, 415.
du tartre, 65.
tartrique, 65.
anhydre, 66.
inactif, 66.
— limonade, 66.
— poudre, 66.
— sirop, 66.
thannique, 66.
thymique, 67.
— solution à 1/1000, 67.
toluique, 138.
trinitrophénique, 54.
tropique, 115, 411.
urique, 67, 363, 712.
— dosage, 708.
valérianique, 67, 722.
valérique, 67.
des vins, 732.
virginéique, 537.
xanthoprotéique, 29.

Acidum aceticum purum, 18.
antimonicum, 19.
antimoniosum, 19.
arseniosum, 19.
azoticum, 28.
benzoïcum, 31.
boricum, 32.
carbonicum, 33.
chlorhydricum, 34.
chromicum, 37.
citricum, 39.
cyanhydricum, 40.
fluorhydricum, 44.
gallicum, 45.
iodhydricum, 46.
lacticum, 47.
nitricum, 28.
oxalicum, 48.
phenicum, 50.
phosphoricum, 52.
picricum, 54.
salicylicum, 54.
succinicum, 56.
sulfhydricum, 56.
sulfuricum, 58.
sulfurosum, 57.
tannicum, 64.
tartricum, 65.
valericum, 67.
Acmelle, 9.
Aconit, 68.
Napel, 68.
— alcoolature, 69.
— extr. alcoolique, 69.
— extr. avec le suc, 69.
— poudre, 69.
— sirop, 69.
— sirop Ferrand, 69.
— teinture, 69.
Aconitina, 69.
Aconitine, 68, 69.
— gouttes, 70.
— empoisonn., 70.
Aconitum Napellus, 68.
Acore, 70.
Acorus Calamus, 70.
Acroléine, 354.
Actea racemosa, 71.
spicata, 71, 301.
Actée en épi, 71, 301.
en grappes, 71.
Adansonia digitata, 131.
Adansonine, 131.
Adhatoda, 71.
Adianthum Capillus-Veneris, 173.
pedatum, 173.
Adragantine, 355.
Æther aceticus, 316.
azotosus, 317.
chlorhydricus, 317.
sulfuricus, 313.
Æthusa cynapium, 231.
Affium, 479.

Agaric blanc, 71.
— extrait, 71.
— poudre, 71.
de chêne, 71.
de mélèze, 71.
purgatif, 71.
Agatophyllum aromaticum, 474.
Agave, 72.
Agave americana, 72.
Agnus-castus, 344.
Agrimonia Eupatoria, 72.
Agripaume, 72.
Aigremoine, 72.
Ail, 72.
— huile volatile, 72.
— pulpe, 72.
Aimant, 73.
Airelle, 73.
— suc, 73.
Ajuga pyramidalis, 153.
reptans, 153.
Alaterne, 469.
Albizzia anthelminthica, 459.
Albuminate (bi-) de soude, 74.
Albumine, 73.
du sang, 591.
du sérum, 74.
dans l'urine, 710.
— dosage, 711.
Alcali ammoniacum spirituosum, 97.
Alcali volatil, 94.
concret, 176.
Alcalimétrie, 182.
Alcaloïdes du quinquina (caractères), 560.
Alchemilla vulgaris, 74.
Alchimille, 74.
Alcine media, 459.
Alcool, 74.
à 95°, 82.
de Montpellier, 74.
du Nord, 75.
ammoniacal, 97.
— succiné, 97.
ammonié, 97.
camphré, 163.
hydrochlorique, 37.
rectifié, 82.
— empoisonnem., 81.
Alcoolats, 82.
aromatique ammoniacal, 97.
de Fioravanti, 695.
de fourmis composé, 45.
de Garus, 466.
vulnéraire, 449.
Alcoolate de chloral, 203.
Alcoolatum bryoniæ compositum, 153.

Alcoolatures, 82, 591.
Alcoolés, 83.
Alcoolé d'ambre et de musc comp., 91.
d'ammoniaque succiné, 97.
de savon animal éthéré, 606.
sulfurique aromatique, 63.
Alcoomètre de Gay-Lussac, 3.
Alcoomètre-œnomètre, 731.
Alcornoque, 83.
Aldéhyde, 83.
acétique, 83.
Alétris, 83.
Aletris farinosa, 83.
Algue marine, 740.
Alizarine, 342.
Alkanna des Arabes, 366.
Alkannine, 490.
Alkékenge, 83.
Alkermès liquide des Italiens, 168.
Alléluia, 678.
Alliaire, 84.
Allium Cepa, 476.
sativum, 72.
Alnus glutinosa, 118.
Aloe linguæformis, 84.
socotrina, 84.
spicata, 84.
vulgaris, 84.
Aloès, 84.
des Barbades, 85.
caballin, 85.
du Cap, 84.
hépatique, 85.
socotrin, 84.
— huile pyrogénée, 88.
— pilules, 87.
— poudre, 87.
— suppositoires, 87.
— teinture, 87.
— teint. composée, 87.
Aloétine, 85.
AloexylumAgallochum, 144.
Aloïne, 85.
Alstonia Scolaris, 88.
Altération des écritures, 297.
Althæa officinalis, 364.
rosea, 579.
Aluminates, 494, 650.
Alumine, 494.
Alun, 651.
ammoniacal, 652.
calciné, 651, 652.
de glace, 651.
de roche, 651.
de Rome, 651.
— collutoire, 146.
— injections pour l'urèthre, 653.
— injections pour le vagin, 653.
— poudre, 652.
Amadou, 71.
nitré, 137.
Amandes, 88.
— lait, 90.
— pâte p. les mains, 90.
— pâte au miel, 90.
— sirop, 90.
amères, 88.
— eau distillée, 89.
— huile vol., 89.
douces, 88.
— huile, 90.
Ambre gris, 90.
— teinture, 91.
— teinture éthérée, 91.
jaune, 643.
Ambréine, 91.
Ambrette, 91.
Amer cinchonique, 550.
d'indigo, 54.
quinique, 552.
des vins, 732.
de Welter, 54.
Amiante, 91.
Amidon, 92.
de blé, 324.
de légumineuses, 325.
de maïs, 325.
nitrique, 392.
— cataplasme 92.
— glycéré, 92.
— lavement, 92.
— lavement, laudanisé 487.
Amiduline, 92.
Ammi, 92.
Ammoniacum causticum, 94.
Ammoniaque (G. résine,) 92.
— empl., 92.
— emuls., 92.
— poudre, 92.
— purif., 92.
— teint., 92.
liquide, 94.
alcoolisée, 97.
officinale, 94.
succinée, 97.
— empoisonnement, 96.
Ammoniure d'or, 488.
Amome en grappes, 98.
Amomum Afzelii, 186.
racemosum, 98.
Zingiber, 351.
Amphibole, 91.
Amygdaline, 89.
Amygdalus communis, 88.
Amylène, 98.
Amyris Caranna, 570.
elemifera, 299.
Anacarde, occidentale, 473.
orientale, 98.
Anacyclus Pyrethrum, 545.
Anagallis phœnicea, 459.
Analyse chimique, 5.
des eaux minérales, 289.
qualitative, 5.
quantitative, 5.
du sang, 592.
Anamirta Cocculus, 254.
Anchusa italica, 154.
officinalis, 154.
tinctoria, 490.
Anchusine, 490.
Ancolie, 98.
Anda-açu, 99.
Andouillers de cerf, 255.
Andropogon lanigerum, 610.
muricatus, 727.
Schœnanthus, 610.
Androsème, 99.
Anémones, 99.
Anémone des bois, 99.
hépatique, 99.
des prés, 99.
pulsatille, 99.
— alcoolature, 99.
— extrait, 99.
— — alcool, 99.
Anemone hepatica, 99.
nemorosa, 99.
pratensis, 99.
Pulsatilla, 99.
Anémonine, 99.
Aneth, 99.
Anethum graveolens, 99.
Angelica moschata, 677.
Angélicine, 100.
Angéline, 350.
Angélique, 100.
Angræcum fragrans, 321.
Angusture fausse, 100.
vraie, 100.
— poudre, 100.
Aniline, 139.
Anis de la Chine, 128.
étoilé, 128.
vert, 100.
— alcoolat, 101.
— eau distillée, 101.
— esprit, 101.
— huile volatile, 101.
— oléosaccharure, 101.
— pains, 101.
— poudre, 101.
— sirop, 101.
Ansérine, 101, 201.
— vermifuge, 201.
Antennaria dioïca, 527.
Anthemis arvensis, 161.

Anthemis cotula, 161.
nobilis, 161.
Pyrethrum, 545.
Anthyllis, 101.
Anthyllis vulneraria, 101.
Antimoine, 101.
cru, 667.
ciré comp., 669,
diaphorétique lavé, 103.
Antimonias potassicus 103.
Antimoniate de potasse, 103.
de quinine, 103.
Antimonium, 101.
Antirrhinum, 433.
Anthirrhinum majus, 433
orontium, 433.
Antrakokali, 197.
soufré, 197.
Apiol, 514.
Apis mellifica, 233, 453.
Apium graveolens, 18.
Apomorphine, 103.
Apozèmes, 104.
Apozème antiscorbutique, 509.
purgatif, 623.
sudorifique, 345.
suisse, 715.
Appareil Berjot, 321.
Egrot, 321.
de Marsh, 25.
de Salleron, 731.
Aqua, 280.
aluminosa Bateana, 651.
amygdalarum amararum, 89.
asæ-fœtidæ composita, 112.
castorei, 191.
distillata, 282.
fœtida anti-hysterica, 112.
Thedenii, 63.
vulneraria acida Thedenii, 63.
Aquilaria secundaria, 144.
Aquilegia vulgaris, 98.
Arabine, 356.
Arachis hypogea, 373.
Arbre de Saturne, 532.
Arbutine, 154, 412.
Arbutus uva-ursi, 154.
Arcanson, 248.
Archangelica officinalis, 100.
Areca Catechu, 156, 473.
Arenaria rubra, 104.
Aréomètres-densimètres, 2.
Aréomètre de Baumé, 2.
de Cartier, 2.
centésimal, 3.
Argémone, 105.
Argemone mexicana, 105.
Argent, 105.
corné, 210.
Argentine, 564.
Argentum, 105.
Argile ocreuse, 144.
Arguel, 621.
Aricine, 551, 556.
Aristoloche du Brésil, 106.
clématite, 106.
longue, 106.
ronde, 106.
serpentaire, 106.
— poudre, 106.
Aristolochia Clematitis, 106.
cymbifera, 106.
longa, 106.
rotunda, 106.
Serpentaria, 106.
Armadillo officinalis, 239.
Armoise, 106.
— extrait, 106.
— poudre, 106.
— sirop, 106.
— sirop comp., 106.
Arnica, 107.
— alcoolature, 107.
— teinture, 107.
Arnica montana, 107.
Arnicine, 107.
Arrête-bœuf, 107.
Arroche, 201.
puante, 201, 737.
Arrow-root, 108.
du Brésil, 441.
— chocolat, 108.
Arsenias ammonicus, 108.
ferrosus, 109.
potassicus, 109.
sodicus, 109.
Arséniates, 108.
— réactions, 22.
d'ammoniaque, 108.
d'antimoine, 108.
— granules, 108.
de fer, 109.
de peroxyde de fer, 109.
de potasse, 109.
de quinine, 108.
de soude, 109.
de strychnine, 108.
Arsenic, 110.
blanc, 19.
noir, 110.
— recherche dans les empoisonn., 22.
Arsenicum, 110.
Arsénites, 110.
— réactions, 22.
de cuivre, 110.
(bi-) de quinine, 110.
Arsénite de strychnine, 110.
Artemisia Abrotanum, 119.
Absinthium, 9.
cærulescens, 601.
Contra, 619.
Dracunculus, 310.
glacialis, 348.
glomerata, 620.
maritima, 9.
pontica, 9.
vulgaris, 106.
Artanthe elongata, 444.
Artichaut, 110, 198.
Arum, 111.
Arum maculatum, 111.
Arundo Donax, 165.
Asa fœtida, 111, 426.
purifiée, 112.
— huile vol. 111.
— lavement, 112.
— poudre, 112.
— teinture, 112.
— teinture composée, 649.
— teinture éthérée, 112.
Asarum, 112.
— poudre de feuilles. 112.
Asarum europæum, 112.
Asbeste, 91.
Asclépiade, 113.
Asclepias curassavica, 403.
gigantea, 462.
vincetoxicum, 113.
Asparagine, 113, 364.
Asparagus officinalis, 113.
Asperge, 113.
— extrait de pointes, 113.
— sirop de pointes, 113.
— suc de pointes, 113.
Asperula cynanchica, 113.
odorata. 113.
Aspérule odorante, 113.
Asphaltum, 143.
Asphodèle, 113.
Asphodelus ramosus, 113.
Asphyxie, 113.
Aspic, 428.
— huile, 428.
Aspidosperma Quebracho, 547.
Aspidospermine, 547.
Astacus fluviatilis, 738.
Astragale, 114.
Astragalus aristatus, 354.
creticus, 354.
exscapus, 114.
verus, 354.
Astringence des vins, 732.
Athamanta Cretensis, 271.

Atractylis gummifera, 198.
Atriplex, hortensis, 201.
Atropa belladona, 135.
mandragora, 438.
Atropidine, 115.
Atropina, 114.
Atropine, 114.
— alcoolé, 118.
— collyre, 118.
— gouttes, 118.
— granules, 118.
— pommade, 118.
— sirop, 118.
— teinture, 118.
Atropine (recherche), 116.
Aubergine comestible, 538.
Aune, 118.
blanc, 146.
noir, 460.
Aunée, 118.
— alcoolat comp., 118.
— extrait, 118.
— teinture, 118.
— vin, 118.
Aurone femelle, 600.
mâle, 119.
Aurum, 488.
Avélanède, 201.
Avena sativa, 119, 323.
Avénine, 119.
Avoine, 119, 323.
Axonge, 360.
benzoïnée, 360.
Aya-Pana, 119.
Azadirine, 119.
Azédarach, 119.
Azotas argenticus, 120.
fusus, 122.
ferricus, 124.
hydrargyricus, 125.
hydragyrosus, 124.
potassicus, 126.
sodicus, 128.
Azotates (réactions), 119.
d'ammoniaque, 120.
d'argent crist., 120.
— collyre, 122.
— collyre de Velpeau, 122.
— injection, 122.
— lavement, 122.
— pilules, 122.
fondu, 122.
— mitigé (crayons) 120.
de baryte, 120.
de bismuth (sous-), 123.
— bouillie, 123.
— crème, 123.
— glycéré, 354.
— injection, 123.
— tablettes, 123.
de cobalt, 120.
Azotate de cuivre, 120.
ammoniacal, 122.
de fer, 124.
de magnésie, 120.
de mercure acide, 125.
de mercure cristallisé, 124.
mercureux bibasique, 125.
de mercure et d'ammoniaque, 126.
de plomb, 120.
de potasse, 126.
— poudre, 137.
de quinine, 120.
de soude, 128.
de strychnine, 120.
d'urée, 705.
de vératrine, 120.
Azote (dosage), 304.
Azotites (réactions), 128.
d'ammoniaque, 128.
d'amyle, 98, 312.
de potasse, 128.
de soude, 128.

Bablahs, 10.
Badiane, 128.
— alcoolat, 129.
— eau distillée, 129.
— poudre, 129.
Baguenaudier, 129, 623.
Bains, 129.
Bain acide, 37.
alcalin, 184.
aromatique, 448.
de Barèges artific., 676.
électro-chimique de Pennès, 185.
émollient, 365.
gélatineux, 347.
huileux, 373.
hygiénique, 185.
ioduré, 401.
de mer artificiel, 225.
de Plombières, 184.
de sel, 225.
sulfuré, 674.
liq., 674.
sulfureux, 674.
liq., 674.
des établ. de bains, 675.
sulfuro-gélatineux, 674.
de Vichy artificiel, 185.
Balaustes, 361.
Balibabolahs, 10.
Ballota lanata, 130.
nigra, 130.
suaveolens, 130.
Ballote cotonneuse, 130.
fétide, 130.
odorante, 130.
Balsamita suaveolens, 131.
Balsamite, 131.
Balsamodendron africanum, 134.
gileadense, 132.
Myrrha, 466.
Opobalsamum, 132.
Balsamum vitæ Hoffmanni, 446.
Bandage dextriné, 272.
Baobab, 131.
Barbatimao, 131.
Barbeau, 144.
Barbotine, 619.
Bardane, 131.
— extrait, 131.
— poudre, 131.
Barégine, 284.
Baryte, 213, 496.
— caustique, 213.
Basilic, 131.
Bassia longifolia, 375.
Batiator, 131.
Bâtons arom. russes, 139.
Battley's liquor opii sedativus, 487.
Baudruche gommée, 246.
Baumes, 692.
Baume acétique camphré, 316.
d'acier, 124.
acoustique, 133.
acoustique créosoté, 260.
acoustique de Mindérer, 336.
acoustique avec la rue, 580.
d'aiguilles, 124.
anodin de Bath, 487.
antiarthritique de Sanchez, 606.
d'Arcæus, 299.
arthritique camphré, 487.
de Calabar, 131.
du Canada, 132, 694.
du chevalier de Laborde, 696.
Chiron, 696.
cicuté, 232.
du Commandeur de Permes, 138.
de Condom, 352.
divin, 696.
contre les engelures, 63.
de Feuillet, 13.
de Fioravanti, 695.
de Fourcroy, 696.
de Geneviève, 696.
de Gilead, 132.
de Gilead de Salomon, 186.

Baume de Gurgum, 132.
de Gurjun, 132.
de Gurjun (mixture), 132.
— potion, 132.
d'Italie, 697.
des jardins, 131.
de Judée, 132.
de Lausanne, 696.
de Lectoure, 352.
de Locatel, 697.
Locatelli, 697.
Marie, 131.
de la Mecque, 132.
mercuriel de Plenck, 452.
de Metz, 13.
nerval, 466.
opodeldoch, 97.
liquide, 98.
du Pérou noir, 133.
de San-Salvador, 133.
de Sonsonate, 133.
de soufre, 631.
de soufre anisé, 631.
succiné, 631.
térébenthiné, 631.
de térébenthine camphré, 696.
de Tolu, 133.
— émulsion, 547.
— sirop, 134.
— tablettes, 134.
— teinture, 134.
— teinture éthérée, 134.
tranquille, 136.
de Chomel, 412.
vert, 13, 131.
de vie d'Hoffmann, 91.
de Vinceguère, 352.
de Warren, 64.
Baycuru, 635.
Bdellium, 134.
d'Afrique, 134.
de l'Inde, 134.
Bébéérine, 134, 380.
Bébééru, 134.
Bec-de-grue, 350.
Beccabunga, 134.
Bédéguar, 270.
Bela, 135.
Belladone, 135.
du Japon, 135.
— alcoolature de feuilles, 136.
— cigarettes, 137.
— cérat, 137.
— extrait, 136.
— extrait alcool., 136.
— extrait de semences, 136.
— extrait (emplâtre), 136.
— glycéré d'extrait, 137.
— huile, 136.
— injection de feuilles, 137.
— pommade, 233.
— poudre de feuilles, 136.
— poudre de racines, 136.
— sirop, 136.
— teinture, 136.
Belladonine, 115, 135.
Belle-dame, 135.
Benjoin, 137.
de Siam, 137.
en sorte, 138.
de Sumatra, 137.
— fumigation, 138.
— poudre, 138.
— teinture, 138.
Benoite, 139.
Benzène, 139.
Benzine, 139.
Benzoas ammonicus, 139.
calcicus, 140.
sodicus, 140.
Benzoates, 32.
Benzoate d'ammoniaque, 139.
de chaux, 140.
de lithine, 434.
de soude, 140.
Benzol, 139.
Berbérine, 140, 247.
Berbéris, 140.
— sirop, 140.
— suc, 140.
Berberis vulgaris, 140.
Berce, 141.
Bergamote, 141.
— essence, 141.
— huile vol., 141.
— oléosaccharure, 141.
Bergénin, 607.
Beta cicla, 534.
— *vulgaris*, 644.
Bétel. 535.
Bétoine, 141.
Betonica officinalis, 141.
Bette, 534.
Betterave, 644.
Betula alba, 146.
Bétuline, 146.
Beurre, 141, 420.
d'antimoine, 212.
de cacao, 155.
— suppositoires, 155.
de Galam, 375.
de muscade, 465, 466.
Bévilacque, 380.
Biborate de soude (réactif), 6.
Bicarbonas potassicus, 183.
sodicus, 184.
Bicarbonate de potasse, 183.
de soude, 184.
— poudre, 185.
— tablettes, 185.
Bichloroïodure de mercure, 220.
Bichlorure de mercure, 219.
— empoisonnem., 221.
— recherche, 221.
Bichromas potassicus, 227.
Bichromate d'ammoniaque, 227.
Bidens, 141.
Bidens cernua, 141.
tripartita, 141.
Bière, 141.
Bières médicament., 141.
Bière amère, 602.
antiscorbutique, 564.
diurétiq. angl., 348.
Bigarade (essence), 489.
Bigaradier, 488.
Bignonia Catalpa, 187.
Copaïa, 187.
Bile dans l'urine, 711.
Bioxyde de cuivre, 496.
de manganèse, 499.
— poudre, 500.
de mercure, 500.
Biscuits, 142.
purgatif à la scammonée, 609.
purgatif à la résine de scamm., 609.
vermifuges au calomel, 217.
vermifuges à la santonine, 601.
Biscuit de mer, 492.
Bismuth, 142.
— liqueur de Schatch, 234.
Bismuthum, 142.
Bistorte, 142.
— extrait, 142.
— poudre, 142.
Bisulfate de potasse, 661.
Bisulfure d'étain. 674.
Bitartras potassicus. 689.
Bittera, 143.
Bittera febrifuga, 143.
Bittérin, 143.
Bitume glutineux, 143.
de Judée, 143.
Bixa Orellana, 577.
Black draught, 624, 658.
drops, 484.

Blanc d'argent, 181.
de baleine, 143.
de bismuth, 123.
de fard, 123.
d'œuf alumineux, 651.
de plomb, 181.
Blanquinine, 551.
Blé, 323.
Bleu en liq. des blanchisseuses, 386.
de Prusse, 267.
Bluet, 144.
— eau distillée, 144.
Boa-tampaïjang, 680.
Bochet dépuratif, 589.
purgatif, 589.
Bœhmeria nivea, 492.
utilis, 492.
Bois d'Agalloche, 144.
d'Aigle, 144.
d'Aloès vrai, 144.
amer de Saint-Martin, 143.
amer de Surinam, 546.
d'Anacahuita, 144.
de Brésil, 144.
de Calambac, 144.
de Campèche, 144.
de cerf, 255.
de Pernambouc, 144.
gentil, 342.
des Iles, 144.
d'Inde, 144.
de Sainte-Lucie, 438.
de Surinam amer, 546.
Bols, 528.
Bol d'Arménie, 144.
— poudre, 145.
rouge, 144.
Boldea fragrans, 145.
Boldine, 145.
Boldo, 145.
Boletus laricis, 71.
igniarius, 71.
Bolus orientalis, 114.
Bonduc, 145.
Bonnet de prêtre, 469.
Boras sodicus, 145.
Barates, 145.
— réactions, 32.
Borate d'ammoniaque, 145.
d'argent, 33.
de mercure, 145.
de potasse, 145.
de quinoïdine, 145, 551.
de soude, 145.
(bi-), 145.
(sous-), 145.
— collutoire, 146.
— collyre, 146.
— mellite, 146.
— poudre, 146.
Borax, 145.
Borax octaédrique, 145.
prismatique, 145.
— réactif, 6.
Bornéène, 163, 722.
Bornéol, 162.
Boro-tartrate de potasse et de magnésie, 684.
Borrago officinalis, 147.
Bos Taurus, 334.
Bowellia serrata, 474.
Botrys, 201.
Boucage, 607.
(petit) 607.
Boues, 285.
Bougies camphrées, 164.
élastiques, 146.
emplastiques, 146.
médicinales, 146.
Bouillon blanc, 455.
Bouillons médicinaux, 146.
de grenouille, 146.
aux herbes, 493.
de Liebig, 726.
de mou de veau, 146.
de poulet, 146.
de tortue, 146.
de veau, 146.
Bouleau, 146.
Boules de Mars, 689.
de Nancy, 689.
Bourane des Floupes, 338.
Bourdaine, 469.
Bourgeons de peuplier, 515.
de sapin, 601.
— eau distillée, 602.
— sirop, 602.
Bourrache, 147.
— eau distillée, 147.
— extrait, 147.
— sirop, 147.
— suc, 147.
Bourse à pasteur, 147.
Boussena, 459.
Bouton d'or, 569.
Bowdichia Virgilioïdes, 83.
Brai sec, 248.
Branche ursine, 10.
Brassica campestris, 226.
Erucastrum, 577.
napus, 226.
oleracea, 226.
Brayera anthelminthica, 258.
Bromal, 147.
Brome, 147.
— sol. alcool. p. us. externe, 148.
— empoisonn., 149.
Bromhydrate d'ammoniaque, 150.
de cicutine, 231.
— granules, 232.
— solut. p. inj. hypoderm., 232.
— sirop, 232.
de quinine basique, 151.
de quinine neutre, 152.
Bromoforme, 149.
Bromum, 147.
Bromures, 149.
— réactions, 148.
Bromure d'ammonium, 150.
de bismuth, 149.
de cadmium, 149.
de calcium, 149.
de camphre, 164.
d'éthyle, 312.
(proto-) de fer, 150.
— pilules, 150.
— sirop, 150.
de lithium, 433.
de magnésium, 147.
(deuto-) de mercure, 149.
(proto-) de mer., 149.
de plomb, 149.
de potassium, 151.
— sirop, 151.
— sirop à l'éc. d'or, amères, 151.
de sodium, 152.
de zinc, 150.
Bromuretum ammonicum, 150.
ferrosum, 150.
potassicum, 151.
sodicum, 152.
Brou de noix, 475.
— extrait, 475.
Brucina, 152.
Brucine, 152, 333, 474.
Bryone, 153.
noire, 680.
— eau composée, 153.
— poudre, 153.
Bryonia dioïca, 153.
Bryonine, 153.
Bubon Galbanum, 339.
Macedonicum, 514.
Bucco, 153.
Buchu, 153.
Bugle, 153.
Buglosse, 154.
Bugrane, 107.
Buis, 154.
Buplèvre, 154.
Buplevrum perfoliatum rotundifolium, 154.
Buranhem, 456.
Burette de Gay-Lussac, 183.
Bursera gummifera, 570.
Busserole, 154.
— extrait, 154.
— sirop, 154.

Butea frondosa, 415, 426.
Butyrate d'oxyde d'éthyle, 312.
Butyrine, 420.
Butyrum, 141.
Buxine, 154.
Buxus sempervirens, 154.
Byttera, 143.

Cabaret, 112.
Cacao, 154.
terré, 155.
Cachalot, 90, 143.
Cachets médicamenteux, 156.
Cachou, 156.
amylacé; 157.
de l'arec, 157.
blanc enfumé, 157.
de Bologne, 157.
en boules, 157.
brun en gros pains, 157.
brun noirâtre, 157.
brun rouge, 157.
brun siliceux, 157.
de Ceylan, 157.
du Gambir, 157.
parallélipipède, 157.
de Pégu, 156.
— grains, 157.
— pastilles arom. des Italiens, 157.
— poudre, 157.
— sirop, 157.
— tablettes, 157.
— teinture, 157.
Cachundé, 465.
Cadmie des fourneaux, 503.
Cadmium, 158.
Café, 158.
— macération, 159.
— purgatif, 624.
— sirop, 159.
Caféine, 159, 444, 697.
— inject. hypoderm., 159.
Cahinça, 160.
Caïlcédra, 160.
Caïlcédrin, 160.
Caille-lait blanc, 160.
jaune, 160.
Caillot, 590.
Caïnça, 160.
— extrait alcool., 160.
Cajeput, 160.
— huile volatile, 160.
Calabarine, 330.
Calabasse, 161.
Calaguala, 160.
Calament, 161.
Calamine, 185.
Calamintha officinalis, 161.
Calamus aromaticus, 70.
Draco, 596.
Calculs, 716.
de cystine, 716.
muraux, 716.
d'oxalate de chaux, 716.
phosphatés, 716.
uriques, 716.
— analyse, 718.
Calebasse, 161.
d'Europe, 161.
Calebassier des Antilles, 161.
Calendula officinalis, 628.
Calenduline, 628.
Callitris quadrivalvis, 590.
Calmie, 412.
Calomel à la vapeur, 216
— biscuits verm., 217.
— (Sulot), 217.
— collyre sec, 217
— dragées verm., 218.
— glycéré, 354.
— pommade, 217.
— tablettes, 217.
végétal, 534.
Calophillum Calaba, 131.
Caméléon minéral, 439.
Camomille d'Allemagne, 161.
des champs, 161.
commune, 161.
puante, 161.
romaine, 161.
— eau distillée, 161.
— extrait, 161.
— huile, 161.
— huile volatile, 161.
— poudre, 161.
— sirop, 161.
Camphorated cretaceous tood-powder, 177.
Camphorosma monspeliaca, 165.
Camphre, 162.
artificiel, 162, 694.
de Bornéo, 162.
— cigarettes, 163.
— esprit, 163.
— poudre, 163.
— teinture éth., 164.
dibromé, 165.
du *ledum*, 429.
monobromé, 164.
phéniqué, 52.
Camphrée de Montpellier, 165.
Cancalagua, 193.
Canéficier, 189.
Cannabène, 195.
Cannabine, 195.
Cannabis sativa, 195.
Canne de Provence, 165.
à sucre, 644.
Cannella alba, 165.
Cannelle blanche, 165.
— poudre, 165.
Cannelle de Ceylan, 165.
— alcoolat, 167.
— acoolat comp., 167.
— eau dist., 167.
— essence, 165.
— esprit, 167.
— huile vol., 167.
— poudre, 167.
— poudre comp., 167.
— sirop, 167.
— sirop vineux, 168.
— teinture, 167.
— vin, 167.
de Chine, 166.
giroflée du Brésil, 167.
giroflée des Moluques, 166.
Cannelline, 165.
Cantharide, 168.
— émulsion, 172.
— extrait, 171.
— extrait acétique, 171.
— extr. éthéré, 171.
— huile, 171.
— onguent, 171.
— poudre, 171.
— teinture, 171.
— teinture éthérée, 171.
— empoisonn., 170.
Cantharidine, 169.
— pommade, 172.
Cantharis vesicatoria, 168.
Caoutchouc, 172.
du Java, 172.
vulcanisé, 172.
Capillaire du Canada, 173.
de Montpellier, 173.
— sirop, 173.
Capillarimètre de Musculus, 731.
Capparis spinosa, 174.
Câpres, 174.
Câprier, 174.
Capsella bursa pastoris, 147.
Capsicine, 529.
Capsicum annuum, 529.
frutescens, 529.
Capsules de gluten, 175.
médicamenteuses, 174.
Capucine, 260.
Carapa guineensis, 175.
Touloucouna, 175.
Carapin, 175.
Carbo animalis, 196.
è ligno, 197.
Carbonas ammonicus, 176.
bismuthicus, 176.
calcicus, 177.
cupricus, 177.
ferrosus, 177.

Carbonas lithicus, 179.
magnesicus, 179.
manganosus, 180.
plumbicus, 181.
potassicus, 181.
sodicus, 183.
zincicus, 185.
Carbonates (réactions), 175.
Carbonate d'ammoniaque, 176.
mixture de Bodenius, 176.
(sesqui ou sous-) d'ammoniaque, 176.
d'ammoniaque empyreumatique, 176, 256.
de baryte, 175.
de bismuth (sous-), 176.
de chaux, 177.
de cuivre, 177.
— ammoniacal, 177.
de fer, 177.
de fer, granules de Garnier et Lamoureux, 178.
de fer (perles de Tisy), 178.
(sous-)de fer, 178, 497.
ferreux, 177.
de lithine, 179.
— effervescent, 434.
de magnésie, 179.
(bi-) de magnésie, 179.
(sous-) de magnésie, 179.
de magnésie et de potasse, 180.
de magnésie et de soude, 180.
de manganèse, 180.
de mercure, 175.
de plomb, 181.
— pommade, 181.
— poudre, 181.
de potasse, 181.
de potasse saturé, 183.
(sous-) de potasse, 181.
de potasse et d'ammon., 182.
de potasse et de soude, 182.
de protoxyde de fer, 177.
Carbonate de quinine, 175.
de soude, 183.
— réactif, 6.
de zinc, 185.
Carbure de fer, 197.
de potassium, 197.
Cardamina pratensis, 185.
Cardamine, 185.
Cardamome grand, 185.
moyen, 185.
petit, 185.
— poudre, 186.
— teinture, 186.
Cardiaque, 72.
Carduus Marianus, 198.
Carex arenaria, 420.
Carica Papaya, 186, 334.
— élixir, 187.
— sirop, 187.
— vin, 187.
Carlina vulgaris, 198.
Carline, 198.
Carmin, 241.
Carmine, 241.
Carnoba, 233.
Caroba, 187.
Carotte, 187.
— pulpe, 187.
Caroubes, 187.
Caroubier, 187.
Carouges, 187.
Carpobalsamum, 132.
Carragaheen, 187.
— cataplasme, 188.
— gelée, 188.
— lait analeptique, 188.
— saccharure, 188.
— sirop, 188.
Carragahéenine, 187.
Carthagine, 551.
Carthame, 188.
Carthamine, 188.
Carthamus lanatus, 198.
tinctorius, 188.
Carton antiasthmatique, 127.
fumigatoire, 127.
Carum Carvi, 188.
Carvi, 188.
— alcoolat, 188.
— esprit, 188.
— huile volatile, 188.
— poudre, 188.
Caryophyllus aromaticus, 351.
Casca, 188.
Cascarilla, 548.
Cascarille, 189.
— poudre, 189.
— teinture, 189.
Cascarilline, 189.
Cascarin, 188.
Caschcuttie, 156.
Caséine, 420, 698.
Casse, 189.
Casse en bâtons, 189.
— conserve, 189.
— cuite, 189.
— extrait, 189.
— pulpe, 189.
— tisane, 189.
Casse-lunettes, 144.
Cassia acutifolia, 621.
æthiopica, 622.
fistula, 189.
lanceolata, 622.
lenitiva, 621.
lignea, 189.
medicinalis, 622.
obovata, 621.
Senna, 621.
Cassie, 10.
Cassier, 189.
Cassis, 363.
Cassuvium pomiferum, 473.
Castor fiber, 190.
Castoreum, 190.
du Canada, 190.
de Sibérie, 190.
— poudre, 190.
— teinture, 190.
— teint. éthérée, 191.
Castorine, 190.
Cataire, 191.
Catalpa, 187.
Cataplasmes, 191.
Cataplasme acéteux, 736.
calmant, 510.
diurétique, 612.
maturatif, 365.
narcotique, 232.
de poudre émolliente, 365.
de poudre de riz, 576.
rubéfiant, 461, 736.
sinapisé, 461.
vermifuge, 119.
vinaigré, 736.
Catechu, 156.
Cathartine, 469, 622.
Cathartomannite, 623.
Caulophyllin, 192.
Caulophyllum Thalictroides, 191.
Caustique avec le chlorure de zinc, 226.
de Filhos, 541.
lunaire, 120.
au papier, 31.
de potasse et de chaux, 541.
sulfo-carbonique, 64.
sulfo-safrané de Velpeau, 64.
sulfurique au safran, 64.
de Vienne, 541.

Cautères, 192.
Cayapona, 192.
Cayapona globulosa, 192.
Cayaponine, 192
Céanothe, 192.
Ceanothus americanus, 192.
Cédrat, 192.
— alcoolat, 192.
— huile volatile, 192.
— oléosaccharure, 192.
Cédrine, 192.
Cédron, 192.
Céleri des marais, 18.
Cellules épithéliales, 715.
Cendres d'étain, 494.
Cenomyce pixydata, 430.
Centaurea Calcitrapa, 198.
Centaurium, 193.
Cyanus, 144.
Jacea, 407.
Centaurée (grande), 193.
(petite), 193.
— extrait, 193.
— poudre, 193.
— sirop, 193.
Cephælis Ipecacuanha, 402.
Cerasus caproniana, 194.
dulcis, 194.
Lauro-cerasus, 426.
Cérats, 193.
Cérat belladoné, 137.
de Galien, 193.
de Goulard, 16.
de Hufeland, 504.
jaune, 193.
labial, 341.
laudanisé, 486.
mercuriel, 451.
mercuriel de Falk, 501.
opiacé, 486.
à la rose, 193.
saturné, 16.
simple, 193.
soufré, 631.
Ceratonia Siliqua, 187.
Cérébrine, 476.
Cérésine, 233.
Cerevisia, 141.
Cerfeuil, 194.
— suc, 194.
Cérine, 233.
Cerises, 194.
— sirop, 194.
— suc, 194.
noires (eau distillée), 194.
Cerisier cultivé, 194.
noir, 194.
Ceroxylon rudicola, 233.
Céruse, 181.
— glycéré, 354.
— poudre, 181.
Cervus Elaphus, 255.
Cetaceum, 143.
Cétérach, 194.
Ceterach officinarum, 194.
Cétine, 143.
Cétoine dorée, 170.
Cetraria islandica, 430.
Cétrarin, 430.
Cévadille, 195.
— poudre, 195.
Chalumeau (essais), 6.
Chamædrys, 350.
Chamæleon végétal, 198.
Chamæpitys, 406.
Chamærops humilis, 740.
Chanvre aquatique, 141.
commun, 195.
— (fils de), 699.
indien, 195.
Chaptalisage, 728.
Charbon animal, 196.
minéral, 197.
de terre, 197.
végétal, 197.
végétal p. la pharmacie, 197.
— poudre, 197.
— poudre dentifrice, 197.
— tablettes, 197.
Chardon aux ânes, 198.
bénit, 198.
bénit des Parisiens, 198.
— extrait, 198.
doré, 198.
étoilé, 198.
à foulon, 198.
hémorrhoïdal, 198.
Marie, 198.
Roland, 198.
Chardonnette, 198.
Chaulmoogra, 198.
Chausse-trappe, 198.
Chaux, 199.
éteinte, 199.
— eau, 199.
— sirop, 200.
Cheiranthus Cheiri, 352.
Chélidoine, 200.
Chelidonium majus, 200.
Chêne ganouille, 241.
pédonculé, 200.
rouvre, 200.
vélani, 200.
— poudre d'écorce, 201.
Chénopodes, 201.
Chénopode ambroisie, 201.
anthelminthique, 201.
à balais, 201.
blanc, 201.
Bon-Henri, 201.
fétide, 201.
à grappes, 201.
des jardins, 201.
Chénopodine, 201.
Chenopodium album, 201.
Chenopodium ambrosioïdes, 201.
anthelminthicum, 101, 201.
Bonus-Henricus, 201.
Botrys, 201.
scoparium, 201.
Vulvaria, 201, 737.
Chermes vermilio, 241.
Chervi, 201.
Cheveux de Vénus, 473.
Chèvrefeuille, 201.
— sirop, 201.
Chevrotain porte-musc, 463.
Chicorée sauvage, 201.
— extrait, 202.
— sirop composé, 574.
— suc, 202.
Chiendent, 202.
— extrait, 202.
China-grass, 492.
Chiococca anguifuga, 160.
racemosa, 160.
— extrait, 160.
Chiococcine, 160.
Chironia chilensis, 193.
Chloral, 202.
— alcoolate, 203.
— hydrate, 203.
— lavement, 204.
— pommade, 204.
— potion, 204.
— sirop, 204.
— solution pour inj. intra-vein., 204.
— solution pour us. externe, 204.
Chloras potassicus, 205.
sodicus, 205.
Chlorates, 204.
Chlorate de potasse, 205.
— collutoire, 146.
— gargarisme, 205.
— tablettes, 205.
de soude, 206.
— collutoire, 146.
Chlore, 205.
— fumigation, 207.
— asphyxie, 206.
Chlorhydras morphicus, 223.
Chlorhydrates, 210.
Chlorhydrate d'ammoniaque, 211.
de morphine, 223.
— pilules, 224.
— sirop, 224.
de quinine, 211.
Chlorhydrargyrate de morphine, 220.
de quinine, 220.

Chlorhydrophosphate de chaux, 518.
— sirop, 518.
Chlorhydrophosphate de peroxyde de fer, 519.
— solution, 519.
— sirop, 519.
Chlorhydrophosphate de protoxyde de fer, 519.
— sirop, 519.
Chlorodyne, 458.
Chloroforme, 207.
— eau chloroformique, 210.
— eau chloroformisée, 209.
— élixir, 210.
— lavement, 210.
— liniment, 209.
— pommade, 209.
— sirop, 210.
Chloroformum, 207.
Chlorométrie, 381.
Chloroplatinate de soude, 211.
Chlorum, 205.
Chlorures, 210.
Chlorure d'ammonium, 211.
d'antimoine (proto-), 212.
d'argent, 210.
— ammoniacal, 210.
— réactions, 36.
de baryum, 212.
de bismuth, 210.
de brome, 210.
de calcium, 213.
fondu, 213.
de chaux, 213.
liquide, 382.
sec, 380.
de cuivre, 210.
ammoniacal, 210.
d'étain (bi-), 211.
(proto-), 211.
d'éthyle, 317.
de fer (deuto-), 214.
de fer (per-), 214.
liquide, 214.
— alcoolé éthéré, 215.
— injection, 216.
— sirop, 215.
— teinture éthérée, 215.
de fer (proto-), 213.
— pilules, 214.
— sirop, 214
de fer ammon., 215.
Chlorure de fer et de soude, 72.
ferreux, 213.
ferrique, 214.
d'iode, 210.
de magnésium, 216.
de mercure (deuto-), 219.
— pil., 222, 223.
— solution, 222.
de mercure (proto-) précipité, 218.
pulvérul., 216.
de mercure et d'ammoniaque, 219.
de mercure et de morphine, 220.
de mercure et de quinine, 220.
mercureux, 216.
mercurique, 219.
d'or, 224.
d'or et d'ammoniaque, 224.
d'or et de sodium, 224.
— pilules, 224.
d'oxyde de calcium, 380.
d'oxyde de sodium, 383.
de platine, 211.
de plomb, 211.
de potasse, 383.
de potassium, 224.
de sodium, 225.
de soude, 225, 383.
de soufre, 211.
de strychnine, 211.
de zinc, 225.
(caustique au), 226.
— solution, 226.
Chloruretum ammonicum, 211.
aurico-sodicum, 224.
auricum, 224.
baryticum, 212.
calcicum, 213.
ferricum, 214.
ferrosum, 213.
hydrargyricum, 219.
hydrargyrosum, 216.
magnesicum, 216.
potassicum, 224.
sodicum, 225.
stibicum, 212.
zincicum, 225.
Chocolat, 155.
blanc, 156.
à l'arrow-root, 108.
ferrugineux, 330.
au salep, 584.
à la vanille, 155.
Cholate de soude, 334.
Choléate de soude, 334.
Choléra stibié, 685.
Cholestérine, 334.
Chondrine, 346.
Chou cabus blanc, 226.
rouge, 226.
— sirop, 226.
— suc, 226.
Chrithmum maritimum, 260.
Chromates, 227.
— réactions, 38.
Chromate d'ammoniaque (bi-), 227.
d'ammoniaque neutre, 227.
de plomb, 227.
de potasse (bi-) 227.
de potasse neutre, 227.
Chrome, 227.
Chrysophyllum leucophlœum, 456.
Cichorium Intybus, 201.
Cicuta virosa, 231.
Cicutaire aquatique, 231.
Cicutine, 229.
Cigares, 228.
opiacés, 487.
Cigarettes, 228.
antiasthmatiques, 137.
arsenicales, 110.
arsenicales de Boudin, 27.
de belladone, 137.
de Dioscoride, 27.
pectorales, 137.
pectorales d'Espic. 137.
Ciguë (grande), 228.
officinale, 218.
— (petite), 231.
vireuse, 231.
— alcoolature, 232.
— cataplasme, 232.
— emplâtre, 232.
— emplâtre d'extrait, 232.
— extrait, 232.
— extrait alcoolique, 232.
— extrait alcoolique de semences, 232.
— glycéré d'extrait, 232.
— huile, 232.
— injection, 232.
— pommade, 233.
— poudre, 232.

— pulpe, 232.
— sparadrap d'emplâtre, 232.
— teinture, 232.
— teinture éthérée, 232.
— empoisonn., 231.
Cinabre, 449.
— fumigation, 673.
— poudre fumigatoire, 673.
Cinchona, 548.
boliviana, 557.
Calisaya, 548, 556.
Chahuarguera, 555.
Condaminea, 555.
Condaminea, var. *pitayensis*, 557.
conglomerata, 555.
humboldtiana, 556.
lancifolia, 557.
macrocalyx, 555.
micrantha, 553, 557.
nitida, 553, 555, 557.
officinalis, 548.
ovalifolia, 556.
peruviana, 553.
pubescens, 557.
scrobiculata, 555, 557.
stupea, 555.
succirubra, 548, 557.
uritusinga, 555.
Cinchonamine, 558.
Cinchonicine, 551.
Cinchonidine, 549, 551.
Cinchonina, 233.
Cinchonine, 233, 549, 551.
Cinchotine, 551.
Cinchovatine, 551, 556.
Cinnaméine, 133.
Cinnamomum aromaticum, 166.
Culilawan, 166.
Malabathrum, 189, 438.
Zeylanicum, 165.
Cire blanche, 233.
de Chine, 233.
du Japon, 233.
jaune, 233.
végétale, 233.
verte, 12.
— émulsion, 234.
— lait, 234.
— sparadrap, 234.
Cissampéline, 507.
Cistus creticus, 416.
Citras ammonico-ferricus, 235.
ferricus, 234.
magnesicus, 237.
Citrates, 234.
— réactions, 39.
d'ammoniaque, 234.
de bismuth, 234.
de bismuth et d'ammoniaque, 234.
de caféine, 159.
pilules, 159.
de fer, 234.
— pastilles, 236.
— pilules, 235.
— sirop, 236.
de fer ammon., 235.
— sirop, 235.
de fer et d'ammoniaque, 235.
de fer et de caféine, 159.
de fer effervescent, 236.
de fer et de magnésie, 235.
de fer et manganèse (sirop), 236.
de fer et quinine, 235.
ferrique, 234.
de lithine, 434.
de lithine effervescent, 434.
de magnésie, 236.
— limonade purg., 236.
— — sèche, 237.
— pastilles, 237.
de morphine, 234.
de protoxyde de fer, 235.
de quinine, 234.
de sesquioxyde de fer, 234.
Citro-lactate de fer (élixir), 418.
Citron, 237.
— alcoolat d'éc., 237.
— alcoolature, 237.
— esprit, 237.
— huile volatile, 237.
— oléosaccharure, 237.
— sirop avec le suc, 237.
— suc, 237.
Citronelle, 119, 445.
Citrus Aurantium, 488.
Limetta, 141.
medica, 192, 237.
vulgaris, 488.
Civette, 238.
Cladonia rangiferina, 430.
Clavalier, 238.
jaune, 238.
Claviceps purpurea, 306.
Clématites, 238.
Clématite bleue, 238.
des haies, 238.
odorante, 238.
Clematis flammula, 238.
mauritiana, 238.
vitalba, 238.
viticella, 238.
Cloporte armadille, 239.
des caves, 239.
— poudre, 239.
Clous fumants, 138, 724.
de girofle, 351.
Cnicin, 198.
Cnicus benedictus, 198.
Coaltar, 359.
— émulsion, 359.
— saponifié, 359.
— saponiné Lebœuf 359.
— gypseux, 360.
Cobalt, 110, 239.
Cobolt, 110.
Coca, 240.
— élixir, 240.
— extrait, 240.
— sirop, 240.
— tisane, 240.
— vin, 240.
Cocaïne, 240.
Coccoloba uvifera, 415.
Cocculus palmatus, 247.
platyphyllus, 506.
Coccus cacti, 240.
ilicis, 241.
Lacca, 426.
Cochenille, 240.
grise, 241.
noire, 241.
sylvestre, 241.
— poudre, 241.
— teinture, 241.
Cochlearia, 241.
— alcoolat, 242.
— conserve, 242.
— esprit ardent, 242.
— suc, 242.
Cochlearia armoracia, 564.
officinalis, 241.
Coco (huile), 242.
purgatif, 99.
Cocos nucifera, 242.
Cocotier, 242.
Codeina, 242.
Codéine, 242, 457, 479.
— sirop, 243.
Cæsalpinia Bonducella, 145.
coriaria, 144.
echinata, 144.
Coffea arabica, 158.
Coing, 243.
— gelée, 243.
— mucilage, 243.

— mucilage sec, 243.
— sirop, 243.
— suc, 243.
Coix lacryma, 426.
Colchicéine, 244.
Colchicine, 244.
Colchico-résine, 244.
Colchicum autumnale, 243.
variegatum, 366.
Colchique d'automne, 243.
— alcoolature de bulbes, 245.
— alcoolature de fleurs, 245.
— extrait acétique, 245.
— extrait de semences, 245.
— mellite de bulbes, 245.
— oxymel de bulbes, 245.
— poudre de bulbes, 245.
— poudre de semences, 245.
— sirop, 245.
— vin de bulbes, 245.
— semences, 245.
— vinaigre, 245.
— teinture de bulbes, 245.
— teinture de semences, 245.
Colcothar, 497.
Cold-cream, 194.
Colique des peintres, 532.
Colle de Flandre, 347.
forte, 347.
de Givet, 347.
de poisson, 246.
en cœur, 246.
en feuilles, 246.
en lyre, 246.
— sparadrap, 246.
Collier de Morand contre le goitre, 306.
Colliers anodins, 246.
Collodion, 257.
cantharidé, 172.
Colloïdes (substances), 7.
Collutoire, 342.
aluné, 146.
boraté, 146.
au chlorate de potasse, 146.
au chlorate de soude, 146.
chlorhydrique, 37.
Collyres, 246.
Collyre alumineux, 651.
alumino-plombique, 651.
antisyphilitique, 223.
boraté, 146.
contre les conjonct. chron., 655.
cuivrique, 655.
détersif, 655.
gazeux, 98.
de Gimbernat, 541.
d'Helvétius, 655.
ioduré, 401.
de Lanfranc, 670.
de Loches, 664.
mercuriel, 223.
opiacé, 487.
de Saint-Jerneron, 664.
styptique, 651.
secs gradués, 246.
Colocynthine, 248.
Colombine, 247.
Colombo, 247.
— extrait alcool., 248.
— poudre, 247.
— teinture, 247.
— vin, 247.
— vin composé, 248.
Colombo et rhubarbe (apozème), 247.
Colophane, 248.
— poudre, 248.
Colophone, 248.
Coloquinte, 248.
— extrait alcoolique, 249.
— pilules composées, 249.
— poudre, 249.
— teinture, 249.
Coluteaarborescens, 129, 623.
Colza, 226.
Compte-gouttes Salleron, 2.
Concombre, 249.
— pommade, 249.
sauvage, 250.
Condurango, 250.
Conéine, 229.
Confections, 298.
Confection alkermès, 241.
Hamech, 574.
d'hyacinthe, 583.
Conhydrine, 229.
Conicine, 229.
— baume, 232.
— sirop, 232.
Coniférine, 602.
Conine, 229.
Conium maculatum, 228.
Conquinine, 551.
Conserves, 298.
Conserve de Damas, 726.
ténifuge, 258.
Consoude (grande), 250.
— sirop, 250.
Contra-yerva, 250.
Convallamarine, 462.
Convallaria maïalis, 462.
— sirop, 463.
Convallarine, 462.
Convolvuline, 408.
Convolvulus arvensis, 433.
Batatas, 433.
Mechoacanna, 445.
orizabensis, 408.
Scammonia, 607.
sepium, 433.
soldanella, 433.
Conyza squarrosa, 251.
Conyze, 251.
Copahu (baume de), 251.
— huile de, 251.
— térébenthine de, 251.
du Brésil, 251.
de Colombie, 251.
Maracaïbo, 251.
solidifié, 251.
— eau distillée, 252.
— électuaire composé, 252.
— émulsion, 252, 547.
— essence, 251.
— gelée, 253.
— lavement, 253.
— opiat composé, 252.
— pilules, 252.
— sirop, 252.
— suppositoires, 254.
et cubébine (dragées), 253.
ferré (électuaire), 253.
Copahu et goudron (bols),
— capsules, 253.
— pilules, 253.
Copahu et matico (électuaire), 253.
— bols, 253.
— capsules, 253.
— pilules, 253.
Copahu, pepsine et bismuth (bols), 253.
— capsules, 253.
— pilules, 253.
Copaïfera guyanensis, 251.
Langsdorffii, 251.
officinalis, 251.
Copalme, 641.
Coptide, 254.
Coptis Tecta, 254.
Coque du Levant, 254.
Coquelicot, 254.
— sirop, 255.

Coquelourde, 99.
Coqueret, 83.
Corail, 255.
des jardins, 529.
— opiat dentifrice, 255.
— poudre, 255.
Corallina officinalis, 255.
Coralline blanche, 255.
Coriandre, 255.
— alcoolat, 255.
— poudre, 255.
Coriandrum sativum, 255.
Coriaria myrtifolia, 623.
Corne de cerf, 255.
— esprit volatil, 256.
— gelée, 256.
— huile vol., 256.
— liq. succinée, 256.
— selvolatil, 256.
calcinée, 256, 516.
— poudre, 256.
râpée, 256.
Cornichons de cerf, 255.
Cornouiller, 256.
Cornus circinnata, 256.
florida, 256.
mascula, 256.
sericea, 256.
Coronope, 256.
Coryllus Avellana, 473.
Costus arabique, 256.
indien, 256.
syriaque, 256.
Coto, 257.
Cotoïne, 257.
Coton, 257.
(fils de), 699.
iodé, 389.
-poudre, 257.
de verre, 352.
Cotyledon umbilicus, 410.
Cotylet, 410.
Coudrier, 473.
Couenne, 591.
Cougourde, 161.
Coumarine, 323, 333, 445.
Coumarouna odorata, 333.
Couperose blanche, 663.
bleue, 654.
verte, 655.
Courge potiron, 258.
Cousso, 258.
— apozème, 258.
— poudre, 258.
Craie (poudre), 177.
de Briançon, 678.
camphrée, 177.
Cran de Bretagne, 564.
Crapaudine, 634.
Crayons caustiques, 654.
Crème pectorale Jeannel, 155.
Crème pectorale de Tronchin, 155.
de tartre, 689.
de tartre soluble, 687.
— limonade, 688.
Créosol, 259.
Créosote, 259.
de hêtre, 259.
vraie, 259.
— baume acoustique, 260.
— eau, 260.
— glycérine, 260.
— huile, 260.
— huile de f. de morue, 259.
— sirop, 259.
— vin, 259.
Creosotum, 258.
Crescentia Cujete, 161.
Cresson alénois, 260.
de fontaine, 260.
— sirop, 260.
— suc, 260.
des Indes, 9.
de Para, 260.
— alcoolature, 260.
— teinture comp., 260.
des prés, 185.
Crin végétal, 740.
Cristal minéral, 126.
Cristalloïdes (substances), 7.
Cristaux de Vénus, 12.
de soude, 183.
Criste-marine, 260.
Crocus metallorum, 668.
— poudre, 669.
sativus, 581.
Croisette, 261.
Croton Eluteria, 189.
Tiglium, 261.
— huile, 261.
— (empl. d'huile de), 261.
Crotonchloral, 203.
Crotonine, 261.
Crozophora tinctoria, 700.
Cubeba officinarum, 262.
Cubèbe, 262.
— électuaire, 262.
— extrait oléo-résineux, 262.
— poudre, 262.
— saccharolé, 262.
— saccharure, 262.
Cubébin, 262.
Cubébine, 262.
dragées, 262.
Cucumis Colocynthis, 248.
sativus, 249.
Cucurbita maxima, 161, 258.
Pepo, 161.
Cuivre, 262.
— empoisonnements, 263.
— recherche, 264.
Culilawan (écorce de), 166, 264.
Cumin, 264.
— huile vol., 264.
— poudre, 264.
Cuminum Cyminum, 264.
Cupressus sempervirens, 271.
Cuprum, 262.
Curaçao, 489.
Curare, 264.
Curarine, 265, 367.
Curcuma long, 266.
rond, 266.
— poudre, 266.
Curcuma aromatica, 739.
tinctoria, 266.
Zedoaria, 739.
Curcumine, 266.
Cusconine, 550.
Cuscuta epithimum, 266.
europæa, 266.
Cuscute, 266.
Cusparin, 100.
Cyanogène, 266.
Cyanures, 266.
Cyanure d'argent, 267.
de bismuth, 267.
de cuivre et de potassium, 267.
de fer et de quinine, 267.
de fer et de zinc, 267.
ferrico-potassique, 267.
ferroso - ferrique, 267.
ferroso-potassique, 267.
de mercure, 267.
d'or, 267.
de potassium, 269.
de zinc, 270.
Cyanuretum ferrico-potassicum, 267.
ferroso - ferricum, 267.
ferroso-potassicum, 267.
hydrargyricum, 267.
zincicum, 270.
Cyclame d'Europe, 270.
Cyclamen europæum, 270.
Cyclamine, 270.
Cydonia vulgaris, 243.
Cymbalaire, 433.
Cynanchum Argel, 621.
Ipecacuanha, 403.
monspeliacum, 608.

Cynara cardunculus, 198.
scolymus, 110, 198.
Cynarin, 111.
Cynarine, 111.
Cynips gallæ tinctoriæ, 340.
Cynoglosse, 270.
— pilules, 485.
— poudre d'éc. de racine, 270.
Cynoglossum officinale, 270.
Cynorrhodons, 270.
— conserve, 270.
Cyperus esculentus, 628.
longus, 628.
rotundus, 628.
Cyprès, 271.
— cônes, 271.
— galbules, 271.
— noix, 271.
Cystine, 714.
Cytinus Hypocistis, 383.

Daman du Cap, 385.
Damiana, 271.
Dammara Kauri, 570.
Daphne Gnidium, 342.
Mezereum, 342.
— sirop, 344.
Daphnine, 342.
Dattes, 271.
— pulpe, 271.
— sirop, 271.
Datura Stramonium, 635.
Daturine, 115, 117, 635.
Daucus Carota, 187.
de Crète, 271.
Dawamesk, 196.
Décoction blanche de Sydenham, 517.
de mercure, 452.
de Zittmann, 589.
Decoctum cinchonæ regiæ acidum, 563.
sarsæ compositum, 588.
Delphine, 634.
— gouttes, 70.
Delphinium Staphisagria, 634.
Densimètres, 2.
Dent-de-lion, 530.
Dentelaire, 271.
Dépilatoires, 271.
Dépilatoire, 670.
de Bœttger, 671.
de Boudet, 676.
de Colley, 670.
de Martins, 671.
Détermination d'un sel, 613.
Dextrina, 272.
Dextrine, 272.
Diablotins stimulants, 465.
Diagrède, 607.
Dialyse, 7.
Dialyseur, 7.

Diane, 105.
Dianthus Cararyophyllus, 475.
Diaprun solutif, 575.
Diascordium, 485.
Diastase, 272, 490.
Dictame blanc, 337.
de Crète, 273.
— poudre, 273.
Dictamnus albus, 337.
Dicypelium caryophyllatum, 167.
Dierville, 273.
Diervillea Tournefortii, 273.
Digitale, 273.
pourprée, 273.
— alcoolature, 274.
— cigarettes, 274.
— emplâtre d'extr.,
— extrait, 274.
— extrait alcoolique, 274.
— poudre, 274.
— sirop, 274.
— teinture, 274.
— teinture éthérée, 274.
Digitaléine, 273.
Digitalin, 273.
Digitalina, 274.
Digitaline allemande, 275.
amorphe, 273, 274.
— granules, 278.
— sirop, 278.
cristallisée, 273, 276.
— granules, 278.
— empoisonn., 277.
Digitalis purpurea, 273.
Digitalose, 273.
Digitine, 273.
Dilatomètre alcoométrique, 731.
Diosma crenata, 153.
Dipsacus fullonum, 198.
Dita, 88.
Ditaïne, 88.
Ditamine, 88.
Dolichos pruriens, 535.
Dolomie, 179, 657.
Doradille, 194.
Dorema ammoniacum, 92.
Doronic, 278.
Doronicum pardalianches, 278.
Dorstenia brasiliensis, 250.
Dompte-venin, 113.
Douce-amère, 279.
— extrait, 279.
— sirop, 279.
Douve (grande), 569.
— petite, 569.
Dracocephalum moldavicum, 446.
Dracæna Draco, 596.

Dracuntium fœtidum, 341.
Dragées, 279.
balsamiques de Fortin, 253.
de cubébine de Labélonye, 262.
au fer et à l'ergot de seigle, 330.
de Keyser, 14.
Dragonnier, 596.
Drèche, 490.
Drosera, 279.
— extrait, 279.
— pilules d'extr., 279.
— teinture, 279.
longifolia, 279.
rotundifolia, 279.
Drymis Winteri, 738.
Dryobalanops Camphora, 162.
Duboisia Hopwoodii, 280.
myoporoïdes, 280.
Duboïsine, 115, 280.
Dulcine, 442.
Dulcite, 442.
Dulcose, 442.
Dystilium racemosum, 341.

Eau, 280.
acidule saline, 296.
albumineuse, 476.
alcaline gazeuse, 296.
d'Alibour, 664.
d'alun de Bate, 651.
d'alun composée, 651.
d'Ange, 467.
apoplectique, 168.
balsamique de Jackson, 138, 346.
bénite de la Charité, 687.
de Binelli, 602.
blanche, 16.
de Bonferme, 466.
de Botot, 168.
de boule, 689.
de Brocchieri, 602.
calcaire, 281.
camphrée, 163.
chlorée, 206.
de clous, 330.
de Cologne, 237.
de Corne et Demeaux, 360.
cosmétique de Guerlain, 16.
dentifrice de Mallard, 129.
distillée, 282.
divine, 655.
de la duchesse de Lamballe, 651.
éthérée, 316.
camphrée, 316.
ferrée, 330.

Eau ferrée gazeuse, 296.
fondante de Trevez, 657.
forte, 28.
gazeuse simple, 34.
de Goulard, 16.
d'Hébé contre les rousseurs, 736.
hémostatique de Binelli, 602.
de Bocchieri, 602.
hémost. vuln. de Freppel, 696.
hémostatique de Léchelle, 602.
hémostatique de Pagliari, 652.
hémostatique de Tisserand, 596.
hygiénique de Memphis, 602.
de Javelle, 383.
— empoisonn., 540.
laxative de Vienne, 624.
de Luce, 97.
de magnanimité, 45, 336.
magnésienne, 297.
médicinale d'Husson, 245.
de mélisse des Carmes, 446.
jaune, 446.
spiritueuse, 446.
de mer artif., 297.
mercurielle caustique, 125.
simple, 452.
de mille fleurs, 715.
opthalm. de Loches, 664.
oxygénée, 505.
phagédénique, 223.
phéniquée pour boisson, 51.
pour us. ext., 51.
de pin gemmé hémostatique, 602.
de Plombières artif., 297.
potable, 280.
de Pougues artif., 297.
de Pullna artif., 297.
de Rabel, 63.
régale, 37.
rouge d'Alibert, 223.
de Saint-Jean, 664.
saline purgative, 296.
seconde (empoisonn.), 540.
Eau sédative, 97.
de Sedlitz artif., 296.
séléniteuse, 281.
de Seltz artif., 297.
de senteur, 238.
de soude carbonatée, 297.
styptique, 651, 655.
sulfurée, 296.
thériacale spiritueuse, 486.
végéto-mercurielle, 684.
végéto-minérale, 16.
de Vichy artif., 297.
-de-vie allemande, 408.
camphrée, 163.
vulnéraire rouge, 448.
spiritueuse, 449.
Eaux distillées, 282.
minérales, 283.
acidules, 285.
— tableau, 289.
alcalines, 284.
— tableau, 286.
ferrugineuses, 284.
— tableau, 285.
iodo-bromurées, 284.
salines, 284.
— tableau, 288.
sulfureuses, 284.
— tableau, 287.
artificielles, 295.
— analyse, 289.
— déterm. de l'ac. borique, 291.
— déterm. de l'ac. phosphor., 294.
— déterm. de l'ac. sulfhydrique, 291.
— déterm. de l'ac. sulfurique, 291.
— déterm. de l'alumine et du fluor, 295.
— déterm. de l'amm., 292.
Eaux minérales; déterm. de l'antim. et du cuivre, 295.
— déterm. de l'arsenic., 294.
— déterm. du brome, 291.
— déterm. des carbonates alcalins, 294.
— déterm. des carbonates de fer, mangan.. chaux et magnésie, 293.
— déterm. de la chaux, 294.
— déterm. du chlore, 291.
— déterm. des gaz, 289.
— déterm. de l'iode, 291.
— déterm. de la lithine, 294.
— déterm. de la magnésie, 294.
— déterm. des mat. fixes, 290.
— déterm. des mat. organiques, 295.
— déterm. de la potasse et de la soude, 293.
— déterm. de la silice, 293.
— déterm. de la strontiane, 294.
Ebullioscope de Conaty, 729.
Echium vulgare, 737.
Ecorce caryocostine, 738.
de Culilawan, 166.
de Panama, 517.
Ecrevisse, 738.
Ecritures (altération), 297.
Eglantier sauvage, 270.
Elæis guineensis, 376.
Elaïdine, 370.
Elaïomètre de Gobley, 370.
Elatérine, 250.

Elaterium anglais, 250.
Electuaires, 298.
Electuaire alkermès, 241.
d'aloès composé, 88.
antiblennorrhagique, 252.
caryocostin, 609.
catholicum, 574.
dentifrice, 255.
diascordium, 485.
fébrifuge, 563.
gengival, 255.
Hamech, 574.
Hiera-Picra, 88.
contre l'incontinence d'urine, 308.
lénitif, 623.
de manne et de casse kermétisé, 442.
opiacé, 486.
polyamique, 486.
polypharmaque, 486.
de quinquina, 563.
de rhubarbe composé, 574.
de safran composé, 583.
de sené composé, 623.
thériaque, 486.
vermifuge, 258.
Electuaria, 298.
Electuarium anthelminthicum, 336.
è sennâ, 624.
Elémi du Brésil, 299.
en pains, 299.
purifié, 299.
Elémine, 299.
Eléolé d'acétate de cuivre composé, 13.
de térébenthine composé, 696.
Elettari Cardamonum, 185.
major, 185.
Elixirs, 299.
Elixir acide aromatique, 63.
alkermès, 168.
amer de Peyrilhe, 349.
américain de Courcelles, 118.
antiapoplectique des Jacobins de Rouen, 168.
antigoutteux de Villette, 588.
antiscrofuleux, 350.
chloroformique, 210.
au citro-lactate de fer, 418.
Elixir au citro-lactate de fer de Thermes, 418.
fébrifuge d'Huxam, 563.
de Garus, 466.
de longue-vie, 87.
de Minsicht, 63.
pancréatique, 506.
parégorique de la pharm. de Dublin. 485.
de propriété, 88.
purgatif de Leroy, 609.
de Signoret, 609.
de salsepareille et de quinquina composé, 588.
de salut, 575.
de santé Bonjean, 316.
tonique de Gendrin, 350.
— anti-glaireux de Guillié, 409.
viscéral d'Hoffmann, 490.
vitriolique, 63.
Elixirium aurantiorum compositum, 490.
roborans Wyttii, 563.
salutis, 574.
Ellébore d'Amérique, 300.
blanc, 299.
— poudre, 300.
— teinture, 300.
fétide, 301.
des marais, 300.
noir, 71, 300.
— poudre, 301.
vert, 301.
Elœoptènes, 377.
Embrocations, 334.
Embrocation de Questionan, 64.
Emétine, 404.
Emétique, 684.
— poudre, 687.
— vin, 687.
— empoisonnement 685.
Emodine, 572.
Emplâtres, 301.
Emplâtre d'acétate de cuivre, 12.
agglutinatif, 536.
d'André de la Croix, 536.
— sparadrap, 536.
antimonial de Neumann, 687.
brun, 302.
Emplâtre de Canet, 498.
céroène, 536.
diachylon gommé, 93.
diapalme, 664.
émétisé, 687.
d'extrait de belladone, 137.
de gomme ammoniaque, 93.
d'huile de croton, 261.
mercuriel, 451.
de minium camphré, 502.
de Nuremberg, 502.
du pauvre homme, 359.
perpétuel de Janin, 172.
des quatre fondants, 451.
de quinine, 662.
résolutif, 451.
simple, 302.
vésicant anglais, 172.
vésicatoire, 171.
de Vigo cum mercurio, 541.
Empoisonnements, 302.
par champignons, 303.
par moules, 303.
par viandes fumées, 303.
par verre pilé, 303.
Emulsine, 88.
Emulsions, 303.
Emulsion de camphre phéniqué, 52.
de cantharides, 172.
mère de Lebeuf, 547.
phosphorée, 526.
purgative, 409.
av. huile de ricin, 576.
à la scammonée, 609.
simple, 90.
Encens, 477.
mâle, 477.
Encre de sympathie, 298.
Engrais, 304.
— dosage de l'azote, 304.
— dosage du phosphate de chaux, 305.
Epilatoires, 271.
Epine-vinette, 140.
Eponge, 305.
à la cire, 306.

Eponge à la ficelle, 305.
torréfiée, 306.
— tablettes, 306.
de platine, 531.
Epurge, 306.
— huile, 306.
Epyrèle de succin ammoniacale, 97.
Equisetum arvense, 542.
Equivalents des corps simples, 5.
Eranthine, 300.
Ergot de seigle, 306.
— poudre, 308.
— empoisonn., 308.
Ergotine, 307.
de Bonjean, 307.
— injection, 308.
— lavement, 308.
— pilules, 308.
— potion, 308.
— sirop, 308.
— sol. p. inject. hypod., 309.
— sol. p. inject. hypod. Yvon, 309.
— suppositoire, 309.
Ergotinine, 307.
Ergotisme, 307.
Erigeron canadense, 447.
Errhin hémostatique, 652.
Ers, 491.
Eruca sativa, 577.
Ervum Ervilia, 491.
Lens, 323.
Eryngium campestre, 198
Erysimum officinale, 309.
Erysimum, 309.
— sirop composé, 309.
Erythræa Centaurium, 193.
Erythro-centaurine, 193.
Erythrophléine, 438.
Erythrophleum guineense, 438.
Erythrose, 572.
Erythroxylum Coca, 240.
Escargot des vignes, 309.
— pâte, 310.
— saccharure, 310.
Eséré, 330.
Esérine, 331.
— bromhydrate neutre, 333.
— sulfate neutre, 333.
Espèces, 310.
amères, 198.
anthelminthiques, 620.
antilaiteuses de Weiss, 624.
antirachitiques pour sommiers, 336.

Espèces aromatiques, 448.
astringentes, 363.
béchiques, 510.
— sirop, 510.
carminatives, 101.
caryocostines, 609.
diurétiques, 18.
émollientes, 365.
pour fumer, 637.
narcotiques, 136.
pectorales, 455.
— sirop, 455.
purgatives, 624.
sudorifiques, 345.
vulnéraires, 107.
Esprit ammoniacal succiné, 97.
anti-ictérique, 695.
arthritique de Pott, 37.
de corne de cerf succiné, 643.
de Mindererus, 11.
de nitre, 28.
de nitre dulcifié, 30.
pyracétique, 17.
de sel ammoniac, 94.
de sel ammoniac vineux, 97.
de sel dulcifié, 37
de sel fumant, 34.
thériacal, 486.
de vie de Matthiole, 167.
de vin, 74.
volatil de succin, 643.
Essais au chalumeau, 6.
Essences, 376.
hydrocarbonées, 377.
oxygénées, 377.
sulfurées, 377.
d'ail, 72.
d'amandes amères, 89.
d'ambre liquide, 91.
d'ambre sèche, 91.
de Bonferme, 466.
aphéclique, 466.
pour mouchoir, 91.
de petit-grain, 489.
de Portugal, 489.
royale, 91.
de Spruce, 602.
de Winter-green, 344, 545.
Essentia odorata, 91.
Estragon, 310.
Esturgeon, 246.
Etain, 310.
— limaille, 312.

— poudre, 312.
— empoisonnem., 311.
Ethal, 143.
Ether acéteux, 316.
acétique, 316.
acétique alcoolisé, 316.
amylnitreux, 98, 312.
azoteux, 317.
— alcoolisé, 317.
bromhydrique, 312.
butyrique, 312.
camphré, 164.
chlorhydrique, 317.
alcoolisé, 317.
chloré, 317.
cicuté, 232.
formique, 312.
hydrique, 313.
iodhydrique, 312, 394.
muriatique, 317.
nitreux, 317.
nitrique, 317.
œnanthique, 728.
phosphoré, 526.
quinique, 312.
sulfurique, 313.
— sirop, 316.
alcoolisé, 315.
térébenthiné, 696.
valérianique, 313.
valérique, 313.
Ethérisation, 315.
Ethérolés, 691.
d'ess. de térébenthine, 696.
Ethiops antim. d'Huxam, 673.
antim. de Malouin, 673.
gommeux, 451.
magnésien, 451.
martial, 497.
minéral, 673.
saccharin, 451.
Ethuse, 231.
Etuve à air chaud, 639.
Eucalyptène, 318.
Eucalyptol, 318.
Eucalyptus, 318.
— eau distillée, 318.
— préparations, 318.
— sirop, 318.
Eucalyptus globulus, 233, 318.
resinifera, 415.
Eupatoire d'Avicenne, 318.
de Mesué, 454.
Eupatorium Aya-pana, 119.
cannabinum, 318.
Euphorbe des Canaries, 319.
— poudre, 319.
— teinture, 319.
Euphorbia canariensis, 319.
Ipecacuanha, 403.

Euphorbia Lathyris, 306.
Euphraise, 319.
Euphrasia officinalis, 319.
Evonymus atropurpureus, 469.
europæus, 469.
Exogonium purga, 407.
Extractum colocynthidis compositum, 249.
Extrait de Mars, 13.
de Saturne, 15.
— glycéré, 354.
— (injection), 15.
de senteur, 238.
thébaïque, 484.
Extraits, 319.
alcooliques, 320.
aqueux, 320.
éthérés, 320.
avec fécule, 320.
fluides, 321.
mous, 320.
secs, 320.
sulfocarboniques, 671.
dans le vide, 320.
— glycéré, 354.

Fagara octandra, 571.
Faham, 323.
Farines, 323.
— essai, 323.
émolliente, 365.
Fausse acanthe, 141.
augusture, 100.
Faux acore, 405.
Fécules, 326.
Fécule, 324.
d'arum, 326.
de belladone, 326.
du blé, 92.
de bryone, 326.
de cigue, 326.
d'élatérium, 326.
d'iris, 326.
de jusquiame, 326.
de marrons d'Inde, 326.
de pivoine, 326.
de pomme de terre, 326.
— cataplasme, 326.
Fenouil doux, 326.
marin, 260.
d'ours, 453.
puant, 99.
— alcoolat, 327.
— eau distillée, 327.
— huile volatile, 327.
— poudre, 327.
Fenu-grec, 327.
— huile, 327.
Fer, 327.
— limaille préparée, 329.
Fer, limaille porphyrisée, 329.
— pastilles, 330.
— vin, 330.
chromé, 227.
dialysé, 498.
réduit par l'électricité, 330.
réduit par l'hydrogène, 329.
Feronia elephantum, 135.
Ferri-cyanure de potassium, 267.
Ferro-cyanate de quinine, 267.
Ferro-cyanure de potassium, 267.
de potassium et d'urée, 267.
Ferrum, 327.
Ferula Asa-fœtida, 111.
persica, 583.
Fève, 435.
de Calabar, 330.
— extrait alc., 332.
— extr. alc. (glycéré), 332.
— poudre, 332.
— teinture, 332.
— empoisonnem., 332.
de Saint-Ignace, 333.
Tonka, 333.
Fibrine, 590.
Ficaire, 333, 569.
Ficaria ranunculoïdes, 333, 569.
Ficarine, 333.
Ficus carica, 334.
doliaria, 187, 334.
elastica, 172.
indica, 172, 426.
religiosa, 426.
Fiel de bœuf, 334.
— extrait, 334.
Figues, 334.
de Barbarie, 334.
grasses, 334.
violettes, 334.
Filipendule, 334.
Flambe, 405.
Flamme extérieure, 6.
intérieure, 6.
d'oxydation, 6.
de réduction, 6.
Fleurs argentines d'antimoine, 494.
de Benjoin, 31.
pectorales, 455.
de soufre, 629.
de soufre lavées, 631.
des vins, 732.
Fluorures (réactions), 44.
Fœniculum dulce, 326.
Foie d'antimoine, 668.
de soufre, 673.
— sirop, 674.
calcaire, 670.
liquide, 674.
liquide saturé, 674.
Foirole, 452.
Follicules de la Palthe, 622.
de séné, 622.
de Tripoli, 622.
Fomentations, 334.
Fomentation émolliente, 365.
narcotique, 137.
vinaigrée, 736.
vineuse, 733.
Formiates (réactions), 45.
Formica rufa, 336.
Fougère femelle, 335.
mâle, 334.
— électuaire, 336.
— extrait éthéré, 336.
— poudre, 336.
royale, 335.
Fourmi rouge, 336.
Fragaria vesca, 336.
Fragon épineux, 336.
Fraisier, 336.
Framboises, 337.
— alcoolat, 337.
— esprit, 337.
— sirop, 337.
— suc, 337.
— vinaigre, 337.
Framboisier, 337.
Fraxinelle, 337.
Fraxinine, 337.
Fraxinus excelsior, 337.
ornus, 441.
rotundifolia, 441.
Frêne élevé, 337.
épineux, 238.
Fruits pectoraux, 410.
— tisane, 410.
Fuchsine dans le vin (essai), 732.
Fucus crispus, 187.
vésiculeux, 337.
vesiculosus, 337.
— pilules, 338.
— sirop, 338.
Fuligine, 649.
Fuligo ligni, 649.
Fuligokali, 649.
Fulmi-coton, 257.
Fumaria officinalis, 338.
Fumeterre, 338.
— extrait, 338.
— sirop, 338.
— suc, 338.
Fumigateur pectoral, 137.
Fumigations, 129, 339.
Fumigation de benjoin, 138.

Fumigation de chlore, 207.
guytonienne, 207.
pectorale, 137.
stimulante, 10.
Fungus Sambuci, 490.
Fusain, 469.

Gaduine, 374.
Gadus Morrhua, 374.
Gaïac, 344.
— eau-de-vie, 345.
— extrait, 345.
— poudre, 345.
— résine, 344.
— teinture, 345.
— poudre, 345.
— savon, 346.
— sirop, 345.
— teinture, 345.
Gaïacine, 345.
Galanga, 339.
de la Chine, 339.
grand, 339.
léger, 339.
moyen, 339.
officinal, 339.
petit, 339.
— poudre, 339.
Galbanum, 339.
mou, 339.
sec, 339.
purifié, 340.
Galbanum officinale, 339.
Galega, 340.
Galega officinalis, 340.
Galéopside, 340.
Galeopsis grandiflora, 340.
Galipot, 340.
purifié, 340.
Galium Aparine, 160.
cruciatum, 261.
luteum, 160.
Mollugo, 160.
palustre, 160.
rigidum, 160.
Gallate de vératrine, 299.
Galle de chêne d'Alep, 340.
de Chine, 341.
de Smyrne, 341.
Gallisage, 728.
Gallons du Levant, 201.
Galypea cusparia, 100.
officinalis, 100.
Gambir cubique, 342.
Garance, 342.
Garcinia Morella, 358.
Gargarismes, 342.
Gargarisme adoucissant, 511.
antiscorbutique, 565.
astringent, 652.
détersif, 63.
Garou, 342.
— extrait éthéré, 343.
— papier, 343.
— pommade épispastique, 343
— poudre, 343.
Gatillier, 344.
Gaultheria procumbens, 344.
Gaulthérie couchée, 344.
Gayac, 344.
Gaz hilariant, 495.
Geissospermum Vellosii, 506.
Gélatine, 346.
Gelées, 347.
Gelsémine, 347.
Gelsemium sempervirens, 347.
Génépi, 348.
blanc, 454.
Génestrolle, 347.
Genêt purgatif, 347.
des teinturiers, 347.
Genévrier commun, 347.
Genièvre, 348.
— alcoolat, 348.
— extrait, 348.
— fumigation, 348.
— huile volatile, 348.
— rob, 348.
Genipi vrai, 348.
Genista purgans, 347
Scoparia, 347.
tinctoria, 347.
Gentiana lutea, 348.
Gentiane, 348.
— extrait, 349.
— poudre, 349.
— sirop, 349.
— teinture, 349.
— teint. ammoniacale, 350.
— teint. composée, 349.
— vin, 349.
— — comp., 350.
et quinquina (vin), 350.
Gentianine, 348.
Gentiogénin, 349.
Gentiopicrin, 349.
Geoffrée, 350.
Geoffroya inermis, 350.
surinamensis, 350.
vermifuga, 350.
Géranium, 350.
— huile vol., 350.
maculatum, 350.
odoratissimum, 350.
pratense, 350.
robertianum, 350.
sanguineum, 350.
Germandrée, 350.
— extrait, 350.
— sirop, 350.
d'eau, 612.
Geum urbanum, 139.
Gigartina Helminthocorton, 459.
Gillenda trifoliata, 403.
Gillenia trifoliata, 350.
Gillénie, 350.
Gingembre blanc, 351.
gris, 351.
— bière sèche, 351.
— pastilles, 351.
— perlé, 351.
— poudre, 351.
— — gazifère, 351.
— teinture, 351.
Ginger-beer powder, 351.
pearls, 351.
Ginocardia odorata, 198.
Ginseng, 351.
— pastilles, 351.
Giraumon (semences), 161.
Girofle, 351.
— clous, 351.
— alcoolat, 352.
— huile volatile, 352.
— teinture, 352.
Giroflée, 352.
Glaciale, 352.
Gladiolus communis, 406.
Glaïadine, 732.
Glaïeul, 406.
Glands, 200.
doux, 200.
Glass-Wool, 352.
Glecoma hederacea, 432.
Globulaire Turbith, 352.
Globularia Alypum, 352.
Globules du sang, 591.
Globuline, 592.
Glucose, 645.
Gluten, 353.
Glycérés, 354.
Glycéré d'amidon, 92.
laudanisé, 354.
Glycérine, 353.
Glycérolés, 354.
d'acide phénique, 52.
Glycyrrhiza glabra, 566.
Glycyrrhizine, 566.
ammoniacale, 567.
Gombo, 91.
Gomme d'acajou, 473.
adragante, 354.
adrag. en plaques, 355.
vermiculée, 355.
— mucilage, 355.

Gomme adrag., poudre, 355.
ammoniaque, 92.
purifiée, 93.
— émulsion, 93.
— poudre, 93.
— teinture, 93.
arabique, 355.
— mucilage, 357.
— pâte, 357.
— potion, 357.
— poudre, 357.
— sirop, 357.
— tablettes, 357.
— tisane, 357.
artificielle, 356.
du bas du fleuve, 355.
Dammar, 570.
de Galam, 355.
gutte, 357.
— poudre, 358.
du haut du fleuve, 355.
nostras, 356.
de pays, 356.
Salabreda, 355
du Sénégal, 355.
turique, 355.
Gommeline, 356.
Gonolobus Cundurango, 250.
Gossypium arboreum, 257.
herbaceum, 257.
indicum, 257.
Goudron de houille, 359.
de Norwège, 358.
— eau, 359.
— émulsion, 359, 547.
— fumigation, 359.
— glycéré, 359.
— liqueur concentrée, 359.
— liqueur de Guyot, 360.
— papier, 359.
— pommade, 359.
— purifié, 359.
— saccharolé, 360.
— sirop, 359
soluble, 360.
végétal, 358.
— huile, 358.
Gouet, 111.
Gourde, 161.
Gouttes (poids des), 1.
amères de Baumé, 333.
de Harlem, 428.
noires anglaises, 484.
de Warner, 485.
Graine d'Avignon, 469.
de capucin, 634.
Graine d'écarlate, 241.
de musc, 91.
de Paradis, 186.
de perroquet, 188.
de Perse, 469.
de Tilly, 261.
Grains de santé du Dr Franck, 87.
de vie, 87.
Graisse de mouton, 649.
populinée, 360.
de porc, 360.
des vins, 732.
Grand basilic, 131.
roseau, 165.
Grande douve, 569.
éclaire, 200.
joubarbe, 410.
ortie, 491.
valériane, 723.
Granules, 279, 529.
de Dioscoride, 27.
Granuloïdes, 279.
Graphite, 197.
dépuré, 197.
Gratiola officinalis, 361.
Gratiole, 361.
— lavement purgatif, 361.
Gratiolin, 361.
Grémil, 361.
Grenades, 361.
— sirop, 363.
— suc, 362.
Grenadier, 361
— fleur, 361.
— éc. du fruit, 361.
— éc. de la racine, 361.
— apozème, 362.
— extrait alcool., 363.
— sirop, 363.
Grénétine, 346.
Grenouille du Choco, 265.
de Colombie, 265.
Griottier, 194.
Groseilles (sirop), 363.
— suc, 363.
Groseillier noir, 363.
rouge, 363.
Gruau, 119.
Guaco, 363.
Guajacum officinale, 344.
Guano, 363.
du Chili, 363.
du Pérou, 363.
ammoniacal, 363.
Guarana, 364.
— poudre, 364.
— sirop, 364.
Guaranhem du Brésil, 456.
Guaranine, 159.
Guaycuru, 635.
Gueule de loup, 433.
Gui, 364.
— poudre comp., 364.
Guimauve, 364.
— cataplasme, 365.
— pâte, 357.
— poudre, 365.
— sirop, 365.
— sir. comp., 365.
— tablettes, 365.
Gummi arabicum, 355.
Tragacantha, 354.
Gutta-percha, 366.
Gutta-tuban, 366.
Gypse, 650.
Gypsophylla Rokejeka, 603.

Haschich, 195.
des Mexicains, 240.
des Péruviens, 240.
Haschichine, 195.
Hebradendron Cambogioïdes, 357.
Hedera Helix, 432.
Hédérine, 432.
Hélicine, 309.
Héliotrope, 366.
Heliotropium europeum, 366.
peruvianum, 366.
Helix aspera, 310.
pomatia, 309.
Helléborine, 300.
Helleborus fœtidus, 301.
niger, 300.
viridis, 301.
Hellenia chinensis, 339.
Hématies, 590.
Hématine, 144, 592.
Hematoxylon campechianum, 144.
Hémostatique de trousse, 71.
Henné, 366.
Hépatique, 99.
blanche, 507.
des fontaines, 99.
Heracleum spondylium, 144.
Herbe au chantre, 309.
aux charpentiers, 410, 457.
aux chats, 191, 722.
aux écrouelles, 613.
à l'esquinancie, 113.
à éternuer, 454.
aux mouches, 251.
aux oies, 564.
à pauvre homme, 361.
aux perles, 361.
aux puces, 544.
à Robert, 350.
à la rosée, 279.
sacrée des druides, 727.
du soldat, 444.
Hermodactes, 366.
Herniara glabra, 702.

Herniole, 702.
Heuchera americana, 367.
Heuchère, 367.
Hevea brasiliensis, 172.
guianensis, 172.
Hibiscus Abelmoschus, 91.
esculentus, 91.
Hièble, 367, 738.
Hiera-Picra, 88.
Hieracium Pilosella, 528.
Hircine, 649.
Hirudo medicinalis, 596.
officinalis, 596.
Hoang-Nan, 367.
Hordeum vulgare, 323, 490.
Houblon, 367.
— extrait alc., 368.
— sirop, 368.
Houille, 197.
Houx commun, 368.
Huile acoustique, 334.
d'amandes douces, 373.
anthelminthique de Chabert, 256.
d'arachide, 373.
de Ben, 373.
de cade, 373.
fausse, 373.
— émulsion, 547.
de camomille camphrée, 164.
de camphre, 162.
camphrée, 164.
de Castor, 576.
de Dippel, 256.
de faine, 373.
de foie de morue, 374.
— ambrée, 374.
— blanche, 374.
— blonde, 374.
— brune, 374.
— créosotée, 259.
— désinfectée, 375.
— ferrée, 375.
— sirop, 375.
de foie de raie, 375.
de foie de squale, 375.
de Gabian, 143.
de goudron de houille, 373.
d'Illipé, 375.
iodée, 389.
iodée de Personne, 389.
iodo-phosphorée, 389.
d'iodure de soufre, 389.
de marrons d'Inde, 443
de mucilage, 432.
narcotique, 136.
de noix, 475.
d'olive, 375.
Huile de palme, 376.
de papier, 545.
phosphorée, 525.
rosat, 578.
de sésame, 373.
de schistes, 376.
soufrée, 631.
de tartre par défaillance, 182.
verte, 13.
de vitriol, 58.
Huiles grasses, 368, 373.
— essai, 369.
essentielles, 376.
médicinales, 376.
pyrogénées, 376.
siccatives, 368.
volatiles, 376.
volatile de Palmarosa, 350.
volatile de succin, 643.
Humulus Lupulus, 367.
Hydrargyre, 449.
Hydrargyrum, 449.
cum cretâ. 451.
Hydrastine, 380.
Hydrastis canadensis, 380.
Hydrate d'alumine, 650.
de chloral, 203.
de cinnaméine, 133.
de fer gélatineux, 497.
de fer soluble, 497.
de magnésie, 437.
de phényle, 50.
Hydriodates, 391.
Hydriodate de potasse, 399.
Hydro-carbonate de magnésie, 179.
Hydrochlorates, 210.
Hydrochlorate d'ammoniaque, 211.
Hydrocotoïne, 257.
Hydrocotyle asiatica, 380.
Hydrocotyle asiatique, 380.
— sirop, 380.
Hydrocyanate de potasse de Magendie, 270.
Hydroferrocyanate de quinine, 267.
Hydrogène, 380.
sulfuré, 56.
Hydrolats, 282.
Hydromel simple, 451.
Hydropisine, 74.
Hydrosulfate de chaux, 671.
Hydrothérapie, 130.
Hydrotimétrie, 280.
Hydrure d'acétyle, 83.
de cannabène, 195.
de cynnamyle, 166.
de naphtène, 467.
de phényle, 139.
de rutyle, 579.
Hydrure de salicyle, 569, 605.
Hygrine, 240.
Hymenæa Courbaril, 570.
verrucosa, 570.
Hyoscine, 411.
Hyoscyamine, 115, 117, 411.
Hyoscyamus, albus, 411.
niger, 411.
Hypericum Androsemum, 99.
perforatum, 458.
Hypobromite de soude, 706.
Hypochloris calcicus, 380.
sodicus, 383.
Hypochlorites, 381.
Hypochlorite de chaux, 380.
de chaux liquide, 382.
de potasse, 38?
de soude, 383.
Hypociste, 383
Hypophosphites, 383.
d'ammoniaque (sirop), 385.
de baryte, 383.
de chaux, 384.
— sirop, 384.
— de fer (sirop), 385.
— de fer et de quinine (sirop), 385.
— de potasse (sirop), 385.
de soude, 384.
— sirop, 385.
Hyposulfis sodicus, 385, 666.
Hyposulfites, 665.
Hyposulfite de chaux, 666.
de magnésie, 665.
de mercure et d'ammoniaque, 665.
de mercure et de potasse, 665.
de mercure et de soude, 665.
de potasse, 665.
de soude, 385, 666.
Hyraceum, 385.
Hyrax capensis, 385.
Hysope, 386.
— eau dist., 386.
— sirop, 386.
Hyssope, 386.
Hyssopine, 386.
Hyssopus officinalis, 386.

Icica guyanensis, 571.
Icicariba, 299.
Icthyocolle, 246.
Igasurine, 333, 474.
Ignatia amara, 333.
Ilex aquifolium, 368.
paraguayensis, 444.
Ilicine, 368.
Illicium anisatum, 128.
religiosum, 129.

Impératoire, 386.
Imperatoria Ostruthium, 386.
Indian Tobaco, 434.
Indigo, 386.
Indigofera Anil, 386.
argentea, 386.
disperma, 386.
tinctoria, 386.
Indigotine, 386.
Infusion de séné et de café, 624.
Infusum gentianæ compositum, 349.
sennæ compositum, 624.
Inga Avaremotemo, 131.
Barbatimao, 131.
Inhalations, 129.
Injections, 387.
Injection astringente, 664.
iodurée, 401.
de Pringle, 651.
sédative, 485.
Instruments (anal. chim.), 6.
Inula Helenium, 118.
Inuline, 118.
Iodates (réactions), 47.
Iodate de potasse, 387.
de soude, 387.
Iode, 387.
— huile, 389.
— injection, 389.
— pommade, 389.
— teinture, 389.
— empoisonnem., 388.
Iodhydrargyrate d'iodure de potassium, 398.
— sirop, 398.
Iodhydrargyrate d'iodure de sodium, 398.
Iodhydrates, 391.
Iodhydrate d'ammoniaque, 393.
d'antimoine basique, 391.
de morphine, 391.
de quinine, 391.
Iodisme aigu, 400.
chronique, 400.
Iodoforme, 390.
— pastilles, 391.
— pilules, 390.
— pommade, 390.
— suppositoires, 391.
— teinture éthérée, 390.
Iodoquinine, 550.
Iodum, 387.
Iodures, 391.
Iodures (réactions), 46.
d'amidon, 392.
Iodure d'amid. soluble, 392.
— sirop, 392.
d'ammonium, 393.
d'antimoine, 391.
d'argent, 391.
d'arsenic, 393.
— pilules, 393.
— pommade, 393.
d'arsenic et de mercure, 393.
de baryum, 391.
de cadmium, 393.
de calcium, 391.
de chlorure mercureux, 398.
— pilules, 398.
— pommade, 398.
de cinchonine, 392.
d'éthyle, 312, 394.
de fer, 394.
— injection, 396.
— pastilles à la goutte, 395.
— pilules, 395.
— sirop, 395.
— solution offi., 395.
— et de quinine (pilules), 395.
ferro-manganeux (sirop), 395.
d'iodhydrate de morphine, 391.
d'iodhydrate de quinine, 392.
d'iodhydrate de strychnine, 392.
de lithium, 391, 434.
de manganèse, 391.
de mercure (bi-), 397.
— (deuto-), 397.
— pommade, 397.
— (proto-), 396.
— pilules, 396.
— pommade, 396, 397.
— ioduré (sirop), 397.
de mercure et de morphine, 397.
de mercure et de plomb, 397.
de mercure et de potassium, 398.
de mercure et de sodium, 398.
mercureux, 396.
de morphine, 391.
Iodure d'or, 391.
de plomb, 398.
— pommade, 399.
de potassium, 399.
— bain, 401.
— collyre, 401.
— glycéré, 401.
— injection, 401.
— pastilles, 401.
— pommade, 401.
— sirop, 401.
de potassium ioduré, 400.
— glycéré, 401.
— injection. 401.
— pommade, 401.
— teinture, 401.
de quinine, 391.
de sodium, 401.
de soufre, 401.
— huile, 389.
— pommade, 402.
de zinc, 402.
— et de morphine, 402.
— et de strychnine, 402.
Ioduretum ammonicum, 393.
arsenicum, 393.
ferrosum, 394.
hydrargyrosum, 396.
plumbicum, 398.
potassicum, 399.
sodicum, 401.
sulfuricum, 401.
zincicum, 402.
Ionidium, 403.
Ipéca, 402.
Ipécacuanha annelé, 402.
majeur, 403.
blanc, 403.
gris annelé du Brésil, 403.
gris rougeâtre, 403.
noir, 403.
officinal, 402.
ondulé, 403.
strié, 403.
— extrait, 405.
— poudre, 405.
— — opiacée, 485.
— sirop, 405.
— — comp., 405.

Ipécacuanha (tablettes), 405.
— teinture, 405.
Ipomœa Turpethum, 702.
Iridine, 406.
Iris fétide, 405.
de Florence, 405.
des jardins, 405.
des marais, 405.
varié, 405.
— pastilles, 406.
— poudre, 406.
Iris florentina, 405.
fœtidissima, 405.
germanica, 405.
pseudo-acorus, 405.
versicolor, 405.
Isis nobilis, 255.
Isonandra Gutta, 366.
Ispaghula, 531.
Iva, 454.
Ivette chamœpitys, 406.
musquée, 406
Ivoire brûlé à blanc, 516.
Ivraie, 325.

Jaborandi, 406.
— élixir, 407.
— extrait, 407.
— poudre, 407.
— sirop, 407.
— vin, 407.
Jaborine, 406.
Jacaranda procera, 187.
Jacée des prés, 407.
Jalap blanc, 445.
fusiforme, 408.
léger, 408.
mâle, 408.
officinal, 407.
tubéreux, 407.
— biscuits purg., 409.
— poudre, 408.
— — orangée comp., 409.
— résine, 408.
— saccharolé comp., 409.
— teinture, 408.
— — composée, 408.
et scammonée, poudre, 409.
Jalapine, 408.
Jasmin, 409.
sauvage, 347.
Jasminum officinale, 409.
Jatropha Curcas, 527
— *Manihot*, 440.
Jaune de chrome, 227.
Jervine, 299.
Johannéséine, 99.
Johannesia princeps, 99.
Jonc odorant, 610.
Joubarbe rose, 410.
des toits, 410.
des vignes, 410.
Juglans regia, 475.
Jujubes, 410.
— pâte, 410.
— pulpe, 410.
— sirop, 271.
Juleps, 541.
Julep béchique, 510.
calmant, 485.
gommeux, 357.
Juniperus communis, 347.
Oxycedrus, 373.
Sabina, 580.
Jupiter, 310.
Jusée, 410.
Jusquiame blanche, 411.
noire, 411.
— alcoolat., 411.
— cigarettes, 412.
— extrait, 411.
— — glycéré, 412.
— extrait alcoolique, 412.
— extrait de semences, 412.
— huile, 411.
— injection, 412.
— poudre de feuilles, 411.
— sirop, 412.
— teinture, 411.
— — éthérée, 411.
et valériane (pil. comp.), 412.
Justicia Adhatoda, 71.
paniculata, 71.
pectoralis, 71.
Jute (fils de), 699.

Kali nitricum, 126.
Kalmia latifolia, 412.
Kalmie, 412.
Kamala, 412.
Karabé, 643.
— sirop, 484.
Kava, 412.
Kermès animal, 241.
minéral, 412.
— de Cluzel, 412.
végétal, 241.
— tablettes, 415.
Kermes minerale, 412.
Khaya senegalensis, 160.
Kino d'Afrique, 415.
d'Amboine, 415.
de Botany-Bay, 415.
de l'Inde, 415.
de la Jamaïque, 415.
de Maduga, 415.
— teinture, 415.
Koumys, 415.
Koussine, 258.
Kousso, 258.
Krameria Ixina, 566.
triandra, 565.

Labdanum, 416.
Lac vaccinum, 420.
Laccine, 426.
Lactas calcicus, 416.
ferrosus, 417.
magnesicus, 418.
sodicus, 418.
zincicus, 418.
Lactates, 416
Lactates (réactions), 47.
de bismuth, 416.
de caféine, 159.
de chaux, 416.
de fer, 417.
— pastilles, 417
— sirop, 418.
de fer et de manganèse, 416, 417.
ferreux, 417.
de magnésie, 418.
de manganèse, 416.
de potasse, 418.
de protoxyde de fer, 417.
de quinine, 416.
de soude, 418.
et de magnésie, 418.
— pastilles, 418.
— pastilles à la pepsine, 418.
de zinc, 418.
— collyre, 419.
— injection, 419.
— poudres, 419.
Lacto-butyromètre, 422.
Lacto-densimètre, 422
Lacto-phosphate de chaux, 518.
— sirop, 518.
Lacto-protéine, 420.
Lactuca altissima, 419.
capitata, 425.
virosa, 425.
Lactucarium, 419.
— pâte, 420.
— pilules, 420.
— sirop opiacé, 420.
Lactucine, 419.
Lactucone, 419.
Ladanum, 416.
in tortis, 416.
Lagenaria vulgaris, 161.
Laîche des sables, 420.
Laine (fils de), 699.
fossile, 91.
minérale, 352.
philosophique, 503.
de pin, 602.

Laine de verre, 352.
Lait d'ânesse, 421
de brebis, 421.
de chèvre, 421.
de femme, 421
de jument, 421.
de vache, 420, 421.
— analyse, 424.
— essai, 421.
ammoniacal, 93.
d'asa-fœtida, 93.
Laitue officinale, 425.
— eau distillée, 425.
— extrait, 425.
vireuse, 425.
— alcoolat., 425.
— extrait, 425.
Laminaria, 425.
Laminaria digitata, 425.
Lamium album, 491.
Lampourde, 425.
Lampsana communis, 425.
Lampsane, 425.
Langue de chien, 270.
Lappa major, 131.
minor, 131.
tomentosa, 131.
Laque, 426.
en bâtons, 426.
en grains, 426.
en plaques, 426.
Larix europæa, 442, 693.
Larme de Job, 426.
Laser, 111, 126.
Laserpitium latifolium, 426.
Siler, 426.
Lato, 131.
Laudanum de Rousseau, 484
de Sydenham, 484.
de Warner, 485.
Lauréole femelle, 342.
Laurier avocatier, 427.
-cerise, 426.
— eau distil., 427.
— sirop, 427.
commun, 427.
des montagnes, 412.
rose, 428.
sauce, 427.
— huile, 427.
— onguent, 427.
— pommade, 427.
thym, 427.
Laurine, 427.
Laurostéarine, 427
Laurus Camphora, 162.
Cassia, 166
Cinnamomum, 165.
nobilis, 427.
persea, 427.
Lavande commune, 428.
officinale, 428.
Stœchas, 428.
Spic, 428.
— alcoolat, 429
— huile vol., 429.
— eau-de-vie anglaise, 429.
Lavandula Spica, 428.
Stœchas, 428.
vera, 428.
Lavements, 429.
Lavement anodin, 487.
anthelminthique, 460.
antidiarrhéique, 200.
antispasmodique, 723.
calmant, 511
chloroformisé, 210.
fébrifuge, 662.
gélatineux, 347.
laudanisé, 487.
laxatif, 453.
musqué camphré, 469.
opiacé camphré de Ricord, 487.
de pavot et d'amidon, 511.
phéniqué, 51.
purgatif, 624.
— à la gratiole, 361.
— des peintres, 624.
térébenthiné, 696.
vermifuge de Raspail, 164.
Lawsonia inermis, 366.
Lecanora, 700
affinis, 430.
Lédon, 429.
Ledum latifolium, 429.
palustre, 429.
Leïocôme, 272.
Lémolithe, 179.
Lemon grass oil, 610.
Lentisque, 443.
Lentilles, 323.
Leontodon Taraxacum, 530.
Leonurus cardiaca, 72.
Lepidium graminifolium, 507.
latifolium, 507.
ruderale, 507.
sativum, 260.
Leptandra, 430.
Leptandrin, 430.
Lessive des savonniers, 628.
Leucocytes, 590.
Leucocythémie, 592.
Leucotine, 257.
Levisticum officinale, 434.
Lévulose, 446, 645.
Liane arabique, 238.
Libidibi, 144.
Lichen entrelacé, 430.
des hêtres, 430.
d'Islande, 430.
— chocolat, 431.
— gelée, 431.
— amère, 431.
— au quinquina, 431.
— sèche, 431.
— pâte, 431.
— saccharure, 431.
— sirop, 431.
— tablettes, 431.
— tisane, 431.
des murs, 430.
pixidé, 430.
pulmonaire, 431.
des rennes, 430.
Lichen esculentus, 430.
Lichénine, 430.
Licuala spinosa, 596.
Liège, 200.
Lierre, 432.
terrestre, 432.
— sirop, 432.
Ligustrum vulgare, 702.
Lilium candidum, 433.
Limaçon des vignes, 309.
— bouillon, 310.
— mucilage, 310.
— pâte, 310.
— saccharolé, 310.
— saccharure, 310.
— sirop, 310.
Limon, 237.
— sirop, 237.
Limonade acétique, 736.
alcoolique, 82.
citrique, 40.
commune, 237.
gazeuse, 34.
hydrochlorique, 37.
lactique, 47.
laxative, 688.
nitrique, 30.
oxalique sèche, 493.
phosphorique, 54.
purgative, 236.
sèche, 40.
— gazeuse, 66.
Lin, 432.
(fils de), 699.
— farine, 432.
— (cataplasme), 432.
— huile, 432.
— mucilage, 432.
— poudre, 432.

Linaire, 433.
commune, 433.
Linaria, 433.
Cymbalaria, 433.
Spuria, 433.
vulgaris, 433.
Linge coalté, 359.
Liniments, 433.
Liniment ammoniacal, 97.
— camphré, 97.
— térébenthiné, 98.
antirhumatismal, 137.
calcaire, 199.
calmant, 487.
camphré opiacé, 487.
diurétique, 274.
contre les engelures, 37, 383.
excitant, 97.
contre la goutte, 137.
irritant, 261.
narcotique, 487.
phéniqué, 52.
résolutif, 696.
— de Pott, 37.
de Rosen, 352.
rubéfiant, 261.
saccharo-calcaire, 200.
savonneux, 606.
— camphré, 606.
savonneux hydrosulfuré de Jadelot, 674.
térébenthiné, 695.
volatil, 97.
— camphré, 97.
Linimentum camphoræ, 164.
— *compos.*, 164.
chloroformi, 209.
saponis, 606.
Linum catharticum, 432.
usitatissimum, 432.
Liqueur d'alun composée, 651.
d'ammoniaque vineuse, 97.
antigoutt. du Dr Laville, 588.
antiscrofuleuse, 213.
arsénieuse normale, 381.
arthritique de Pott, 37.
de Barreswill, 646.
de corne de cerf succinée, 256.
Liqueur cupro-potassique, 646.
de Fehling, 646.
de Fowler, 27.
fumante de Libavius, 211.
de Gowland, 223.
hémostatique de Monsel, 656.
d'Hoffmann, 315.
de Jung, 14.
de Labarraque, 383.
minérale de Pressavin, 684.
phophylactique contre la syphilis, 652.
saccharimétrique, 646.
sédative d'opium de Battley, 487.
de terre foliée de tartre, 16.
de Van Swieten, 222.
de Villate, 655.
Liquidambar d'Amérique, 641.
oriental, 641.
Liquidambar altingiana, 641.
orientale, 641.
styraciflua, 641.
Liquiritia officinalis, 566.
Liquor aluminis compositus, 651.
ammonii aceti, 11.
ammonii anisatus, 97.
ferri nitrici, 124.
Gowlandii, 223.
sodæ arseniatis, 110.
Liriodendrum tulipifera, 702.
Lis blanc, 433.
— huile, 433.
— pulpe, 433.
de la Saint-Jean, 406.
Liseron des champs, 433.
— grand, 433.
Litharge, 502.
— poudre, 502.
Lithine, 499.
— (sels de), 433.
Lithospermum officinale, 361.
Livèche, 434.
Lobelia inflata, 434.
syphilitica, 434.
Lobélie enflée, 434.
syphilitique, 434.
— teinture, 434.
Lobéline, 434.
Lonicera Caprifolium, 201.
Looch blanc, 90.
diacodé, 90.
huileux, 90.
de pistaches, 530.
solide, 90.
vert, 530.
Lotions, 334.
Lotion alcaline, 183.
ammoniacale camphrée, 97.
contre les éphélides, 223.
excitante anglaise, 736.
de Guerlain, 16.
hydro-cyanique, 44.
mercurielle, 223.
— d'Alibert, 223.
sulfurée, 674.
sulfureuse, 674.
Lune, 105.
Lupin, 435.
Lupinus albus, 435.
Lupulin, 367.
Lupuline, 367.
— teinture, 368.
Lupulite, 367.
Lycopode, 435.
Lycopodium clavatum, 435.
Lycopus europæus, 443.
Lysimachia Nummularia, 435.
vulgaris, 435.
Lysimaque, 435.
ordinaire, 435.
Lythrum Salicaria, 584.
Lytta syriaca, 170.

Macène, 465.
Macis, 436, 465.
Magistère de bismuth, 123.
de soufre, 630.
Magnes, 73.
Magnesia usta, 436.
Magnésie, 436.
anglaise, 179.
blanche, 179.
calcinée, 436.
carbonatée, 179.
décarbonatée, 436.
effervescente de Moxon, 657.
liquide, 297.
— chocolat, 437.
— hydrate, 437.
— hydrate (mixture), 437.
— lait, 438.
— potion, 437.
— blanche (poudre) 180.
— tablettes, 180.

Magnésie et cachou, (tablettes), 180.
Magnésite, 179.
Magnolia, 438.
Magnolia glauca, 438.
preciosa, 438.
suaveolens, 438.
Maïaline, 462.
Maïs, 323, 438.
— stigmates, 438.
— élixir, 438.
— extrait, 438.
— tisane, 438.
Malabathrum, 438.
— feuilles, 189.
Malate d'atropine, 135.
Malicorium, 361.
Malt, 490.
concentré, 272.
— extrait, 273.
Malthe, 143.
Maltine, 272.
Malus communis, 538.
Malva glabra, 445.
rotundifolia, 445.
sylvestris, 445.
Mancone, 438.
Mandragora officinalis, 438.
Mandragore, 438.
Manganates, 439.
Manganate de baryte, 439.
de chaux, 439.
de potasse, 439.
(per) de potasse, 439.
de soude, 439.
(per) de soude, 439.
Manganèse, 440.
Maniguette, 186.
— poudre, 186.
Manihot, 440.
Manihot utilissima, 440.
Manioc, 440.
— farine, 441.
Manne, 441.
de Briançon, 442.
Capacy, 441.
Geracy, 441.
grasse, 441.
en larmes, 441.
de Madagascar, 442.
en sorte, 441.
— pastilles comp., 442.
— pâte, 442.
— sirop, 442.
— tablettes, 442.
Mannitane, 552.
Mannite, 337, 441.
Maranta arundinacea, 108.
Marchantia polymorpha, 99.
Margarine, 649.
Marjolaine, 442.
— poudre, 443.
Marmelade de Tronchin, 442.
de Zanetti, 442.
Maroute, 161.
Marronnier d'Inde, 443.
Marrube aquatique, 443.
blanc, 443.
noir, 130.
Marrubium vulgare, 443.
Mars, 327.
Marteau de Mayor, 462.
Massicot, 502.
Mastic, 443.
— poudre, 444
— teinture éthérée, 444.
Masticatoire indien, 535.
Masticine, 443.
Maté, 444.
Maticine, 444.
Matico, 444.
— bois, 445.
— eau distillée, 445.
— injection, 445.
— opiat, 445.
— sirop, 445.
Matière perlée de Kerkringius, 19, 103.
organisées de l'urine, 714.
Matricaire, 445.
Matricaria Chamomilla, 161.
parthenium, 445.
Maurelle, 700.
Mauve, 445.
sauvage, 445.
Mechoacan, 445.
Méconine, 479.
Médecine blanche, 437.
au café, 657.
du curé de Deuil, 624.
Leroy, 609.
noire, 623.
Médicinier, 527.
Melaleuca minor, 160.
Mélèze, 442.
Melia Azadirachta, 119.
Mélilot, 445.
— eau distillée, 445.
Melilotus officinalis, 445.
Melissa Calamintha, 161.
officinalis, 445.
Mélisse des bois, 446.
de Moldavie, 446.
turque, 446.
Mélisse, 445.
— alcoolat, 446.
— alcoolat comp., 446.
— eau distillée, 446.
Melitte, 446.
Melittis melissophyllum, 446.
Mellites, 446.
Mellite mercuriel, 452.
simple, 447.
Meloe vesicatorius, 168.
Mélongène, 538.
Ménispermine, 254.
Menispermum Cocculus, 254.
Mentha crispa, 447.
piperita, 447.
Pulegium, 447.
rotundifolia, 447.
viridis, 447.
Menthe aquatique, 447.
-coq, 131.
crépue, 447.
poivrée, 447.
Pouliot, 447.
verte, 447.
— alcoolat, 447.
— eau distillée, 447.
— esprit, 447.
— huile volatile, 447.
— pastilles, 448.
— pastilles anglaises, 447.
— perlée, 448.
— sirop, 447.
— tablettes, 447.
Menthène, 447.
Menthol, 447.
Ményanthe, 449.
— extrait, 449.
— sirop, 449.
Menyanthes trifoliata, 449.
Ményanthine, 449.
Mercure, 449.
— décoction, 456.
alcalisé, 451.
doux, 216.
gommeux, 451.
— de Plenck, 451.
avec la magnésie, 451.
saccharin, 451.
soluble d'Hannemann, 126.
soluble de Mascagni, 218.
soluble de Moretti, 218.
soluble de Moscati, 218.
Mercuriale annuelle, 452.
vivace, 452.
— mellite, 453.
— — composé, 453.
— miel, 453.
— lavement, 453.
— suc, 453.
Mercurialine, 452.
Mercurialis annua, 452.
perennis 452.
Merisier, 194.
Mesembryothemum cristallinum, 352.

Métachloral, 203.
— crayons, 204.
Métalbumine, 74.
Méthode de Stas, 231.
Méthylacétyle, 17.
Meum, 453.
Meum athamanticum, 453.
Miel, 453.
— alcoolat, 454.
— eau odorante, 454.
— esprit, 454.
— lavement, 454.
— sirop, 451.
— tisane, 454.
boraté, 146.
escharotique, 13.
hydrargyrisé, 452.
mercurial, 457.
— lavement, 457.
rosat, 579.
scillitique, 612.
vierge, 453.
Mikania Guaco, 363.
Mil-Homens, 106.
Millefeuille, 454.
Millepertuis, 455.
— huile, 455.
— poudre, 455.
Mine de plomb, 197.
Minium, 502.
— emplâtre camphré, 502.
— emplâtre camphré (sparadrap), 502.
— trochisques escharotiques, 223.
Mispickel, 20.
Mixtura camphorata, 164.
cretæ, 177.
Mixtures, 455.
Mixture alcaline, 185.
d'ammoniaque et d'huile de succin, 97.
antidiarrhéique, 234.
antiodontalgique, 316.
antispasmodique, 191.
d'asa-fœtida, 93.
astringente escharotique, 655.
balsamique, 253.
benzoïque, 32.
cathérétique, 670.
de Bodenins, 176.
exhilarante, 309.
de fer composée, 179.
de g. ammoniaque, 93.
contre la goutte, 245.
Mixture lithontriptique, 696.
de myrrhe, 179.
oléo-balsamique, 91.
purgative, 261.
de safran, 583.
térébenthinée, 696.
de Witt, 696.
Mochlique, 669
Moelle de bœuf, 455.
Molène, 455.
Momordica Elaterium, 250.
Monésia, 456.
— extrait, 456.
— sirop, 456.
Monésine, 456.
Monnaies (essai), 456.
Mordant de rouille, 13.
Morelle noire, 456.
— injection, 457.
Moringa disperma, 474.
oleifera, 373.
Morphina, 457.
Morphine, 457, 479.
— alcool, 458.
— alcoolé, 458.
— huile, 458.
— soluté alcoolique, 458.
— teinture, 458.
— dosage rapide, 483.
— procédé Portes et Langlois, 483.
Mors du diable, 607.
Morsure d'animaux enragés, 303.
de serpents venimeux, 303.
de vipères, 303
Morus nigra, 463.
Moschus moschiferus, 463.
Mou de veau, 459.
— bouillon, 459.
— pâte pectorale, 459.
— sirop, 459.
Mouche d'Espagne, 168.
de Milan, 171.
Moucœna, 459.
Mouillage des vins, 731.
Mouron blanc, 459.
rouge, 459.
Moussache, 441.
Moussage, 548.
Mousse de Corse, 459.
— gelée, 460.
— poudre, 460.
— sirop, 460.
d'Islande, 187.
perlée, 187.
de platine, 531.
Moutarde des Allemands, 564.
blanche, 560.
grise, 460.
Moutarde noire, 460.
— farine, 461.
— huile vol., 460.
— poudre, 461.
en feuilles, 461.
Rigollot, 461.
Moxas, 461.
Moxa au charbon, 462.
Mucilages, 462.
Mucilage mercuriel, 451.
Mucus de l'urine, 714.
Mudar, 462.
Muflier, 433.
Muguet, 462.
Mûres, 463.
— sirop, 463.
— suc, 463.
des haies, 577.
Murexide, 67.
Muriates, 210.
Muriate d'ammoniaque, 211.
de baryte, 212.
— liqueur, 213.
— soluté, 213.
de chaux, 213.
de fer, 214.
de zinc, 225.
Mûrier blanc, 463.
noir, 463.
Musc, 463.
Kabardin, 463.
de Sibérie, 463.
Tonquin, 463.
— lavement, 465.
— teinture, 465.
— teint. éthérée, 465.
Muscade, 465.
— beurre, 466.
— poudre, 466.
— teinture, 466.
Muscadier aromatique, 465.
Mussena, 459.
Myrica cerifera, 233.
Myricine, 233.
Myristica moschata, 465.
sebifera, 233.
Myristine, 465.
Myrobolan bellirie, 466.
chébule, 466.
citrin, 466.
emblic, 466.
Myrobolanus citrina, 466.
Myrolé de soufre, 631.
Myrosine, 460.
Myrospermum Pereira, 133.
toluiferum, 133.
Myrrhe, 466.
onguiculée, 467.
— poudre, 467.
— teinture, 467.
Myrte, 467.
d'Australie, 467.

Myrtille, 73.
Myrtol, 467.
Myrtus communis, 467.
pimenta, 529.
pimentoïdes, 529.
Tabasco, 529.

Napelline, 68.
Naphtaline, 467.
— pommade, 467.
Naphte, 143.
Narcéine, 468, 479.
— sirop, 468.
Narcisse des prés, 468.
— extrait alc., 468.
Narcissine, 472.
Narcissus pseudo-Narcissus, 468.
Narcotine, 479.
Nard celtique, 468.
indique, 468.
Nasitor sauvage, 507.
Nasturtium officinale, 260.
Natrum boracicum, 145.
nitricum, 128.
Nauclea Gambir, 156, 342.
Navet, 226.
du diable, 153.
Navette, 226.
Nectandra Rodici, 134.
Nénuphar blanc, 469.
jaune, 469.
— sirop, 469.
Nepeta Cataria, 191.
Nephrodium filix-mas, 334.
Nerium Oleander, 428.
Néroli, 489.
Nerprun, 469.
— extrait de baies, 469.
— rob, 469.
— sirop, 470.
— composé, 470.
— suc, 469.
Nickel, 470.
Nicotiana rustica, 472.
Tabacum, 470.
Nicotiane, 470.
rustique, 472.
— cigarettes, 473.
— poudre, 473.
Nicotine, 471.
Nigella arvensis, 473.
Damascena, 473.
sativa, 473.
Nigelle des champs, 473.
cultivée, 473.
Nihil album, 503.
Nitrates (v. azotates), 119.
Nitrate d'aconitine, 69.
de mercure liquide, 125.
mercureux, 124.
mercurique, 125.
Nitrate de mercure (pommade), 125.
de potasse, 126.
— poudre, 127.
de protoxyde de mercure, 124.
Nitre, 126.
du Chili, 128.
cubique, 128.
fixé par le charbon 181.
Nitrite d'amyle, 312.
d'oxyde d'éthyle, 317.
Nitro-benzine, 139.
Nitro-glycérine, 354.
Noir animal, 196.
d'os, 196.
Noisetier, 473.
Noisette, 473.
— huile, 473.
Noix d'acajou, 473.
d'arec, 473.
de Ben, 474.
de galle d'Alep, 340.
de Smyrne, 341.
— teinture, 341.
de girofle, 474.
de Ravendsara, 474.
vomique, 474.
— extrait, 474.
— poudre, 474.
— teinture, 474.
Nopals, 241.
Noyer, 475.
— feuilles (injection), 475.
— suc, 475.
— pommade, 475.
— sirop, 475.
de Ceylan, 71.
des Indes, 71.
Noyés (asphyxie), 114.
Nummulaire, 435.
Nuphar lutea, 469.
Nymphæa, 469.
— sirop, 469.
Nymphæa alba, 469.

Ocimum Basilicum, 131.
Ocuba, 233.
Œgle Marmelos, 135.
Œillet rouge, 475.
— sirop, 475.
Œnanthe Phellandrium, 515.
Œnocyanine, 728.
Œnolés, 733.
Œnomètre, 729.
Œsculine, 443.
Œsculus Hippocastanum, 443.
Œuf de poule, 475.
— blanc, 475.
Œuf, coquille, 475.
— huile, 476.
— jaune, 475.
— examen, 476.
Oignon commun, 476.
Olea europæa, 375.
Oléandrine, 428.
Oléine, 420, 649.
Oléomètre de Lefebvre, 369.
Oleosaccharum, 581.
Oleum ex amygdalis dulcibus, 373.
hepatis morrhuæ, 374.
sulfuratum, 631.
Oliban, 477.
— poudre, 477.
Olive (huile), 375.
Olivier, 477.
— gomme, 477.
— résine, 477.
Olivile, 477.
Ombelliférone, 339.
Onguents, 477.
Onguent ægyptiac, 13.
d'althæa, 327.
antipsorique de Zeller, 223.
d'Arcæus, 299.
astringent de Fernel, 341.
basilicum, 537.
blanc de Rhazis, 181.
brun de Larrey, 501.
Canet, 498.
citrin, 125.
digestif animé, 641.
mercuriel, 451.
simple, 695.
de Geneviève, 696.
gris, 451.
mercuriel double, 451.
de la mère Thècle, 302.
napolitain, 451.
nutritum, 503.
de Piderit, 454.
populéum, 515.
rosat, 578.
de styrax, 641.
triapharmacum, 503.
de tuthie, 504.
Oniscus Asellus, 239.
Ononis spinosa, 107.
Onopordium acanthium, 198.
Ophrys, 581
Opianine, 479.
Opiats, 298.

Opiat antiblennorrhagique, 253.
antileucorrhéen, 253.
dentifrice, 255.
fébrifuge, 563.
Opium, 477.
d'Anatolie, 478.
de Constantinople, 478.
d'Egypte, 478.
de l'Inde, 478.
indigène, 479.
de Perse, 478.
de Smyrne, 478.
Thébaïque, 478.
de Turquie, 478.
— extrait, 484.
— emplâtre, 487.
— glycéré, 487.
— liqueur acétique, 485.
— pilules, 487.
— balsamiques, 485.
— poudre, 484.
— sirop, 484.
— solutéacétique, 485
— teinture ammoniacale, 485.
— teinture acétique, 487.
— — camphrée, 485.
— — d'extrait, 484.
— vin composé, 484.
— vinaigre, 487.
— empoisonnement, 481.
— essai, 483.
Opopanax, 487.
Opopanax Chironium, 487.
Opuntia cochinillifera, 241.
Tuna, 241.
vulgaris, 241, 334.
Or, 488.
— poudre, 488.
fulminant, 488.
mussif, 672.
Orange (alcoolat d'écorces), 489.
— alcoolature de zestes, 490.
— esprit, 489.
— essence, 489.
— oléosaccharure, 490.
— sirop, 490.
— sirop avec le suc, 490.
— suc, 489.
amère (sirop d'écorces), 490.
— teinture d'écorces, 489.
Orangeade sèche, 40.
Oranger amer, 488.
à fruits doux, 488.
vrai, 488.
— poudre de feuilles, 489.
— fleurs (alcoolat), 489.
— eau distillée. 489.
— huile volat., 489.
— sirop, 489.
Orangettes, 488.
Orcanette, 490.
Orchis mascula, 584.
Morio, 584.
Oreille d'homme, 112.
de Judas, 490.
de souris, 528.
Orge, 323, 490.
— tisane, 490.
Origan, 491.
— poudre, 491.
des marais, 318.
Origanum Dictamnus, 273.
Marojana, 442.
vulgare, 491.
Orme, 491.
pyramidal (écorce), 491.
— extrait alc. d'écorce, 491.
— sirop d'écorce, 491.
Orobanche, 491.
Orobanche major, 491.
Orobe, 435, 491.
Orobus vernus, 491.
Orpiment, 669.
Orpin, 491.
doré, 669.
rose, 410.
rouge, 670.
Ortie argentée, 492.
blanche, 491.
brûlante, 491.
dioïque, 491.
grande, 491.
grièche, 491.
romaine, 492.
utile, 492.
Orvale, 604.
Oryza sativa, 323, 576.
Os calcinés, 516.
de sèche, 492.
— poudre, 492.
Oseille, 492.
— apozème composé, 493.
rouge, 509.
Osmonde, 335.
Osmunda regalis, 335.
Osséine, 346.
Ou-poey-tse, 341.
Ourari, 264.
Ovis Aries, 649.
Ovum gallinaceum, 475.
Oxalates, 493.
Oxalates (réactions), 48.
de cerium, 493.
de chaux, 50, 712, 713.
de mercure, 493.
de potasse, 493.
acide, 493.
de protoxyde de fer, 493.
Oxalis acetosella, 678.
Oxalurate de chaux, 713.
Oxyacanthine, 140.
Oxychlorure ammoniacal de mercure, 219.
d'antimoine, 212.
de bismuth, 210.
d'étain, 211.
Oxycrat, 736.
Oxydes, 494.
Oxyde d'aluminium, 494.
d'antimoine, 495.
blanc d'antimoine, 103.
d'argent, 494.
blanc d'arsenic, 19.
d'azote (proto-), 495.
de baryum, 496.
des battitures, 497.
biferreux, 329, 498.
de bismuth, 123, 494.
de calcium, 199.
de cétyle, 143.
de cobalt, 494.
de cuivre, 496.
(bi-), 496.
(proto-), 496.
d'étain, 394.
d'éthyle, 313.
de fer, 496.
dialysé, 498.
intermédiaire, 497.
rouge, 497.
(proto-), 496.
(sesqui-), 497.
de fer (sesqui-) hydraté humide, 497.
de fer (sesqui-) hydraté sec, 497.
(sous-) de fer, 498.
ferroso-ferrique, 498.
d'hydrogène (bi-), 505.
de lipyle, 353.
de lithium, 499.
de magnésium, 436.
de manganèse, 440, 499.
(bi-), 499).

Oxyde de manganèse (bi), poudre, 500.
(proto -), 499.
— essai, 499.
de mercure, 500.
gris, 218.
jaune, 500.
rouge, 500.
— pommade, 501.
de nickel, 470.
d'or, 501.
de plomb, 502.
puce, 502.
(proto-), 502.
(sesqui-), 502.
de potassium, 538.
de sodium, 628.
de strontium, 496.
de zinc, 503.
— glycéré, 354.
— pommade, 504.
Oxydum auricum, 501.
calcicum, 199.
cupricum, 496.
hydrargyricum, 500.
magnesicum, 436.
manganicum, 499.
potassicum, 538.
sodicum, 628.
stibicum, 495.
zincicum, 503.
Oxygène, 504.
Oxygenium, 504.
Oxy-iodure d'antimoine, 391.
Oxyleucotine, 257.
Oxymels, 447.
Oxymel scillitique, 612.
simple, 447.
Oxymellites, 447.
Oxy-sulfure d'antimoine hydraté, 412.
d'antimoine pulv., 669.
Ozokérite, 233.
Ozone, 505.

Pain (essai), 326.
d'épices, 101.
à vers, 101.
de pourceau, 270.
Palma-Christi, 575.
— huile, 576.
Palmitine, 233.
Paltochine, 551.
Panacea lapsorum, 107.
Panacée antimoniale, 669.
Panax Ginseng, 351.
Panax quinquefolium, 351.
Pancréatine, 505.
— élixir, 506.
— pilules, 506.
Panicaut, 198.
Panne, 360.
Pao-Pereira, 506.
Papaïne, 186.
Papaver Rhœas, 254.
somniferum, 477.
album, 509.
nigrum, 510.
Papavérine, 479.
Papier antiasthmatique, 137.
antiarthritique, 344.
arsenical, 27, 110.
à cautères, 536.
chimique, 502.
épispastique, 171.
de Fruneau, 137.
goudronné, 359.
nitré, 128, 137.
tue-mouches, 546
Paracary, 506.
Paracatoïne, 257.
Paralbumine, 74.
Paramorphine, 479.
Pareira brava, 506.
Paréirine, 506.
Parfum du prince Kourakin, 139.
Paricine, 550.
Pariétaire, 507.
— sirop, 507.
Parietaria officinalis, 507.
Paris quadrifolia, 507.
Parisette, 507.
Parmelia parietina, 430.
Parnassia palustris, 507.
Parnassie, 507.
Pas-d'âne, 702.
Passe-rose, 579.
Passerage, 507.
grande, 507.
petite, 507.
Passula majores, 565.
minores, 565.
Pastilles, 507.
américaines de Patterson, 121.
antimoniales de Kunckel, 669.
aphrodisiaques, 469.
de d'Arcet, 185.
bismutho-magnésiennes, 124.
Cachundé, 465.
de Calabre, 442.
chalybées, 330.
à la goutte, 508.
martiales, 330.
martiales au chocolat, 330.
de ministres, 568.
de Richelieu, 351
Pastilles du sérail, 724.
contre la soif, 493.
de Spitzlay, 568.
stimulantes, 465
de Vichy, 185.
Patate, 433.
Patchouly, 508.
Pâtes, 508.
Pâte arsenicale pour la destruction des animaux nuisibles, 28.
de Calabre, 442.
de Canquoin, 226.
caustique de Rust, 64.
de gomme candie, 410.
sucrée, 410.
transparente, 410.
de guimauve, 357.
pour looch, 90.
pectorale 455
pectorale balsamique de Regnauld, 357.
phosphorée, 526.
de réglisse de Blois, 568.
Patience, 508.
— extrait, 509.
— poudre, 509.
aquatique, 509.
Pattes d'araignée, 473.
Paullinia, 364.
— sirop, 364.
Paullinia Cururu, 264.
sorbilis, 364.
Paviine, 443.
Pavot, 477, 509.
blanc, 509.
— extrait, 510.
— injection, 510.
— lavement, 511.
— sirop, 485, 510.
œillette, 510.
pourpre, 510.
Pêcher, 511.
— fleurs (sirop), 511.
— suc, 511.
Pectoral suisse, 568.
Pédiluve chlorhydrique, 37.
nitro-muriatique, 37.
sinapisé, 461.
Pelargonium odoratissimum, 350.
Pelletiérine, 361.
— sulfate, 362.
— tannate, 362.
Pélosine, 507.
Pelotes de mer, 740.
Peltodon radicans, 506.
Pendus (asphyxie), 114.
Penæa Sarcocolla, 603.
Pensée sauvage, 511.
— sirop, 511.
Pentilène, 98.
Peppermint pearls, 448.

Pepsina 511.
Pepsine, 511.
amylacée, 512.
extractive, 512.
médicinale, 512.
officinale, 512.
pulvérulente, 512.
— élixir, 513.
— pastilles, 512.
— sirop, 513.
— vin, 512.
Peptones, 186, 512, 513
mercuriques, 514.
— élixir, 513.
— sirop, 513.
— vin, 513.
Perchlorure de fer, 214.
— sirop, 215.
de formyle, 207.
d'or, 224.
Periploca Secamone, 608.
Perles médicamenteuses, 174.
Permanganas potassicus, 439.
Permanganate de potasse, 439.
de potasse (soluté), 440.
de soude, 439.
Persica vulgaris, 511.
Persicaire, 514.
brûlante, 514.
douce, 514.
Persil, 514.
faux, 231.
de Macédoine, 514.
des marais, 18.
Pervenche (grande), 514.
petite, 514.
Pèse-acides, 3.
lait, 422.
sels, 3.
sirops, 3.
vin, 729.
Pétiotisage, 728.
Petit chêne, 350.
Petit houx, 336.
Petit-lait, 424.
édulcoré, 424.
factice, 424
purgatif, 425
de Weiss, 623.
Petits grains, 488.
Pétrole, 143.
Petroselinum sativum, 514.
Peucédane, 514.
Peucédanine, 514.
Peucedanum officinale, 514.
oreoselinum, 514.
palustre, 613.
Peuplier, 515.
Phellandrie aquatique, 515.
— poudre, 515.
Phellandrie aquat., sirop, 515.
Phallandrine, 515.
Phénol, 50.
camphré, 52.
sodé, 51.
Phænix dactylifera, 271.
farinifera, 583.
Phormium tenax (fils de), 699.
Phosphas calcicus, 516.
ferroso-ferricus, 519.
sodicus, 520.
Phosphates, 515.
— réactions, 53.
d'ammoniaque (bi-), 515.
d'ammoniaque tribasique, 515.
ammoniaco-magnésien, 713.
de chaux, 516, 713.
acide, 516, 518.
acide (solution), 518.
acide (sirop), 518.
bibasique, 517.
gélatineux, 516.
— solut. chlorhydriq., 518.
— solut. lacque, 518.
— dosage, 305.
double de soude et d'ammoniaque (réactif), 6.
de fer, 519.
— pastilles, 519.
ferroso-ferrique, 519.
de protoxyde de fer (solut. chlorhydrique), 519.
de magnésie, 515.
de manganèse, 515.
de mercure, 516.
mercureux, 516
de quinine, 516.
de soude, 520.
de zinc, 516.
Phosphore, 521.
amorphe, 522.
rouge, 522.
— éthérolé, 526.
— teinture éthérée, 526.
— empoisonn., 523.
Phosphorus, 521.
Phosphure de calcium, 526.
de chaux, 526.
de zinc, 526.
— paquets, 526.
— pilules, 526.
Phyllantus Emblica, 466.
Phyllobates bicolor, 265.
Phyllyrea latifolia, 527.
Phyllyrée, 527.
Phyllyrine, 527.
Physaline, 84.
Physalis Alkekengi, 83.
Physeter macrocephalus, 90. 143.
Physostigma venenosum, 330.
Physostigmine, 331.
Phytolacca decandra, 527.
Phytolaque, 527.
Picrates, 54.
Picrate de cinchonine, 54.
de quinine, 54.
Picræna excelsa, 143, 546.
Picroglycion, 279.
Picrotoxine, 254.
Pied-de-chat, 527.
Pied-de-griffon, 301.
Pied-de-lion, 74.
Pied-de-veau, 111.
Pierre d'aimant, 73.
calaminaire, 185.
à cautère, 538.
divine, 654.
— collyre, 655.
d'écrevisses, 738.
infernale, 122.
miraculeuse, 657.
ponce, 538.
styptique d'Hesselbach, 657.
de Knaup, 656.
Pigamon, 527.
Pignon doux, 527.
d'Inde, 527.
Pile de Smithson, 220.
Pilocarpine, 406, 527.
— chlorhydrate, 528.
Pilocarpus pinnatus, 406.
Piloselle, 528.
Pilulæ aloes compositæ, 87.
aloes et myrrhæ, 87.
aloeticæ ferratæ, 87, 657.
calomelanos comp., 217.
ferri cum myrrhâ, 656.
galbani compositæ, 340.
plumbi cum opio, 15.
rhei compositæ, 574.

Pilulæ scillæ compositæ, 612.
Pilules, 528.
alcalines myrrho-elléborées, 301.
d'aloès et de fer, 657.
d'aloès et de gomme-gutte, 87.
d'aloès martiales, 330.
d'aloès et de myrrhe, 88.
d'aloès myrrho-safranées, 88.
d'aloès et de savon, 87.
aloétiques fétides, 87.
aloétiques rhéo-agaricées, 87.
aloétiques savonneuses, 87.
altérantes, 218.
alunées d'Helvétius, 652.
d'Anderson, 87.
angéliques, 87.
ante-cibum, 87.
antibilieuses, 249.
antidartreuses, 218.
antigoutteuses, 249.
du Dr Laville, 588.
antihystériques, 191.
antinévralgiques, 662.
antispasmodiques de Piderit, 191.
apéritives, 330.
arsenicales, 27.
asiatiques, 27.
astringentes, 330.
aurifères, 224.
balsamiques, 32.
de Belloste, 450.
bénites, 87.
de Blancard, 395.
bleues, 450.
de Bontius, 358.
au carbonate ferro-manganeux, 179.
catholiques, 249.
de Chrestien, 224.
cicutées, 232.
de Clérambourg, 87.
cochées mineures, 249.
de Cooper, 218.
diurétiques, 274.
de Dupuytren, 222.
écossaises, 87.
emménagogues, 330, 498.
Pilules de fer aloétiques, 330.
de fer et de myrrhe comp., 179.
ferrugineuses, 330.
de Blaud, 178.
de Fothergill, 249.
de Francfort, 87.
de Franck, 87.
de Fuller, 87.
de Griffith, 179.
de Holloway, 88.
contre l'hydrothorax, 112.
contre l'incontinence d'urine, 474.
de jusquiame et de valériane comp., 412.
de Lartigues, 249.
de Lockier, 669.
majeures, 223.
de Méglin, 412.
mercurielles purgatives, 450.
savonneuses, 451.
simples, 450.
de Mondière, 474.
de Morison, 87.
de Morton, 32.
de nitre camphrées, 127.
panchymagogues, 249.
perpétuelles, 102.
de Peter, 358.
de Plummer, 218.
prév. du Dr Laville, 588.
de protocarbonate de fer de Vallet, 178.
de protochlor. de merc. et de soufre doré, 218.
de Rudius, 249.
de Rufus, 88.
savonneuses nitrées, 606.
de Sédillot, 451.
de Smithson, 220.
de soufre doré mercurielles, 218.
contre la spermatorrhée, 368.
de Spiedemann, 88.
thébaïques, 487.
toni-purgatives, 88.
toniques de Bacher, 301.
de Vallet, 173.
vermifuges, 218.
Piment de Cayenne, 529.
Piment couronné, 529.
de la Jamaïque, 529.
— poudre, 530.
des jardins, 529.
de Tabago, 529.
de Tabasco, 529.
Pimpinella Anisum, 100.
magna, 607.
Saxifraga, 607.
Pimprenelle, 530
Pin à pignon, 527.
sauvage, 601.
Pinus maritima, 248, 340, 358, 693.
palustris, 693.
pinea, 527.
sylvestris, 601.
Tæda, 693.
Piper angustifolium, 444.
Betel, 535.
Cubeba, 262.
longum, 535.
methysticum, 412.
nigrum, 535.
Pipérin, 535.
Pirytine, 550.
Piscidia erythrina, 530.
Piscidie, 530.
Pissenlit, 530.
— extrait, 530
Pistache de terre, 373.
Pistaches, 530.
— looch, 530.
Pistacia atlantica, 691.
Lentiscus, 443.
Terebinthus, 694.
vera, 530.
Pitchéry, 280.
Pitchuri, 280.
Pituri, 280.
Piturine, 280.
Pivoine, 530.
mâle, 530.
— sirop de fleurs, 530.
Plantago arenaria, 544.
Coronopus, 531.
Decumbens, 531.
lanceolata, 531.
major, 531.
minor, 531.
Psyllium, 544.
Plantain, 531.
— eau distillée, 531.
— hydrolat, 531.
des sables, 544.
Plasma, 590
Platine, 531.
Platinum, 531.
Plâtre coalté, 360.
Plomb, 531.
— empoisonnements, 532.
Plombagine, 107.
Plumbago europæa, 271.
scandens, 271.

Plumbago Zeilanica, 271.
Plumbum, 531.
Podophylle, 534.
Podophylline, 534.
— pilules, 534.
Podophyllum peltatum, 534.
Pæonia corallina, 530.
officinalis, 530.
Pogostemon Patchouly, 508.
Poids approximatif de diverses mesures arbitraires, 1.
Poirée, 534.
Pois à cautères, 534.
à gratter, 535.
velu, 535.
Poivre blanc, 535.
commun, 535.
d'Ethiopie, 530.
de Guinée, 529.
de la Jamaïque, 529.
long, 535.
noir, 535.
— poudre, 535.
à queue, 262.
Poivrette, 473.
Poix blanche, 536.
purifiée, 536.
de Bourgogne, 535, 693.
purifiée, 536.
— emplâtre, 536.
émétisée, 687.
jaune, 693.
noire, 536.
purifiée, 536.
— résine, 536.
— résine purifiée, 536.
des Vosges, 535.
Pollénine, 435.
Polychroïte, 582.
Polygala amara, 537.
Senega, 537.
Polygala amer, 537.
de Virginie, 537.
— extrait, 537.
— poudre, 537.
— sirop, 537.
— teinture, 537.
Polygonatum vulgare, 610.
Polygonum aviculare, 569.
Bistorta, 142.
hydropiper, 514.
persicaria, 514.
Polypode de chêne, 537.
Polypodium Calaguala, 160.
vulgare, 537.
Polyporus igniarius, 71.
Pommades, 537.
Pommade d'Albano, 516.
ammoniacale, 97.
antidartreuse, 659.
antiherpétique, 125, 501, 631, 659.
antiophthalmique, 501.
antipsorique, 631.
astringente, 341.
d'Autenrieth, 687.
contre la calvitie, 15.
camphrée, 164.
(Raspail), 164.
de Cirillo, 223.
citrine, 125.
de la comtesse, 341.
en crème pour le teint, 194.
de Desault, 501.
d'églantier, 270.
de cantharidine, 172.
de carbonate de plomb, 181.
de Dupuytren, 15.
contre les engelures, 487.
épispastique anglaise, 171.
jaune, 171.
verte, 171.
contre l'érysipèle, 657.
contre les gerçures des mamelons, 133.
de Giacomini, 15.
de Gondret, 97.
d'Helmerich, 631.
hydrosulfurée de Jadelot, 674.
pour les lèvres, 193.
de limaçons, 194.
de Lyon, 501.
mercurielle, 451.
belladonée, 452.
faible, 451.
Jadelot, 218.
de mézéréon, 344.
de muriate ammoniaco-mercuriel, 223.
nervale, 466.
nitrique, 30.
de noix de galle composée, 341.
ophthalmique, 218, 452, 655.
oxygénée, 30.
contre les pellicules, 631.
phéniquée, 52.
phosphorée, 525.
populeum, 515.
contre le psoriasis, 30.
Pommade du Régent, 501.
rosat, 578.
de Saint-André de Bordeaux, 501.
de Saint-Yves, 501.
sédative antihémorrhoïdale, 137.
de Singleton, 670.
soufrée, 631.
comp., 631.
stibiée, 687.
à la sultane, 191.
contre la teigne (M. Mahon), 200.
térébenthinée, 697.
de tuthie, 504.
virginale, 341.
de Zeller, 223.
Pomme d'acajou, 473.
épineuse, 635.
de reinette, 538.
Pomme, 538.
— suc, 538.
de terre, 538.
Pompholix, 503.
Ponce, 538.
Populus balsamifera, 515.
nigra, 515.
Porc, 360.
Porphyroxine, 479.
Portulaca sativa, 542.
Potasse, 538.
à l'alcool, 539.
caustique, 538.
à la chaux, 539.
du commerce, 181.
— empoisonnements, 540.
— titre, 183.
Potée d'étain, 494.
Potentilla Anserina, 564.
reptans, 564.
Tormentilla, 700.
Poterium sanguisorba, 530.
Pothos, 541.
Potio nigra, 624.
purgans Anglorum, 624.
Potions, 541.
Potion absorbante, 438.
ammoniacale, 97, 98.
anthelminthique, 363.
antiacide, 438.
antiblennorrhagique, 253.
antidiarrhéique, 124.
antihystérique, 316.
antilyssique, 12.
antispasmodique, 315.
opiacée, 485.
antivomitive de Rivière, 34.
aromatique, 583.
astringente, 566.
balsamique, 252.

Potion béchique, 510.
benzoïque, 32.
calmante, 485.
cantharidée, 172.
de Chopart, 252.
cordiale, 583.
des hôpitaux, 168.
diaphorétique, 12.
contre la diarrhée, 64.
contre la diarrhée des enfants, 124.
diurétique, 612.
éméto-cathartique, 637.
emménagogue, 580.
contre l'enrouement, 30.
gazeuse, 34.
gommeuse, 357.
contre l'ivresse, 98.
lactique, 47.
noire, 658.
pectorale à la gomme ammon., 94.
phéniquée, 51.
phosphorée, 525.
purgative, 623.
anglaise, 658.
au café, 657.
contre la rage, 12.
contre la scarlatine, 176.
scillitique, 612.
de Selle, 12.
stimulante phosphorée, 525.
de Todd, 82.
tonique, 562.
vermifuge, 624.
Potiron (semences), 161.
Poudres, 542.
composées, 542.
Poudre d'Ailhaud, 409.
d'Algaroth, 212.
altérante de Plummer, 415.
d'alun et de sabine, 581.
américaine de Patterson, 124.
antiépileptique, 364.
antimoniale de James, 495.
antispasmodique, 217.
astringente et tonique, 656.
du baron de Castelet, 409.
de benjoin et de mastic comp., 139.
de Berlin, 139.
Poudre des capucins, 195.
du capucin, 195.
caryocostine, 609.
cathartique, 409.
catholique, 609.
caustique d'Ammon, 657.
de Cheltenham, 660.
citrique sucrée, 40.
de Clare, 218.
coaltée, 360.
du comte de Warwich, 609.
de la comtesse, 549.
p. la conserv. des cadavres, 664.
contre la coqueluche, 137.
cornachine, 609.
dentifrice, 689, 690.
absorbante, 562.
acide, 689.
blanche anglaise, 177.
au charbon, 197.
Charlard, 690.
Toirac, 437.
désinfectante, 52, 360, 440.
digestive alcaline, 185.
diurétique, 127.
de Dower, 485.
p. embaumements, 341.
émolliente, 365.
— cataplasme, 365.
errhine hémostatique, 652.
escharotique arsenicale faible, 27.
escharotique arsenicale forte, 27.
escharotique au verdet, 13.
fébrifuge arsenicale, 27.
fumigatoire balsamique, 139.
cinabrée, 673.
nitreuse, 30.
odoriférante, 139.
gazeuse neutre, 34.
gazifère pour limonade, 66.
gazogène alcaline, 185.
ferrugineuse, 656.
Poudre gazogène laxative, 690.
de Goa, 38, 542.
— pommade, 542.
grise de mercure, 218.
de Guttète, 364.
hémostatique, 248.
d'ipécacuanha opiacée 485.
d'Iroé, 409.
de jalap orangée composée, 409.
des Jésuites, 549.
de lait, 424.
de Mac Dougall, 360.
du marquis, 364.
de mercure saccharin, 451.
mercurielle antimoniée, 415.
purgative, 409.
de Beasley, 409.
de Tissot, 609.
royale, 409.
saline comp., 660.
de savon, 678.
scammonio-antimoniale, 609.
de Seltz, 34.
siccative, 341.
de soufre doré mercurielle, 415.
sternutatoire, 112.
sulfureuse Pouillet, 671.
pour teindre les cheveux, 503.
tempérante de Stahl, 673.
thériacale, 486.
de tribus, 609.
des trois diables, 609.
vermifuge, 621.
de Vienne, 541.
de voyageurs, 127.
Poule grasse, 425.
Poumons de veau, 459.
Pourpier cultivé, 542.
Pourpre de Cassius, 488.
Pousse des vins, 732.
Précipité blanc, 218.
— pommade, 219.
rose de Lémery, 516.
rouge, 500.
Prèle, 542.
Préparations cicutées, 232.
Primevère, 543
Primula veris, 543.
Procédé de Clarck, 41.
de Cluzel, 413.

Procédé de Flandin et Danger, 24.
de Gea-Pessina, 41.
de Schneider et Fyfe, 24.
Propylamine, 543, 737.
— potion, 543.
— sirop, 543.
Pruneaux noirs, 543.
— pulpe, 544.
Prunus domestica, 543.
spinosa, 10.
Prussiate jaune de potasse, 267.
rouge de potasse, 267.
Pseudo-curarine, 428.
-morphine, 479.
-quinine, 551.
-toxine, 135.
-tropine, 411.
Psorale, 544.
Psoralea glandulosa, 544.
Psychotria emetica, 403.
Psyllium, 544.
— mucilage, 544.
Ptarmique, 454.
Pteris aquilina, 335.
Pterocarpus Draco, 596.
indicus, 599.
marsupium, 415.
Ptomaïnes, 544.
Ptychotis Ajowan, 92.
fœniculifolia, 92.
Pulmonaire de chêne, 544.
Pulmonaria officinalis, 544.
Pulpes, 544.
Pulque, 72.
Pulsatille, 99.
noire, 99.
— alcoolature, 99.
— extrait alc., 99.
Pulvis aerophorus, 34.
aromaticus, 167.
basilicus 609.
cretæ aromaticus, 177.
cretæ aromaticus cum opio, 177.
ipecacuanhæ compositus, 405.
ipecacuanhæ cum opio, 405.
ipecacuanhæ opiatus, 405.
liquiritiæ compositus, 568.
magnesiæ cum rheo, 180.
pectoralis, 568.
scammonii comp., 609.
Punch au thé, 698.
Punica Granatum, 361.
Punicine, 361.
Purgatif Leroy, 609.
Purpurine, 342.
Pus dans l'urine, 714.
Pyrélaïnes, 376.
Pyrèthre du Caucase, 545.
officinale, 545.
— poudre, 545.
— teinture, 545.
Pyréthrine, 545.
Pyrethrum carneum, 545.
caucasicum, 545.
roseum, 545.
Pyrétine, 649.
Pyrola rotundifolia, 545.
umbellata, 545.
Pyrole à feuilles rondes, 545.
ombellée, 545.
Pyroléines, 376.
Pyrolignite de fer, 13.
Pyrophosphate de fer, 519.
— sirop, 519.
de fer citro-ammoniacal, 519.
de fer et de soude, 519.
— solution, 520.
— sirop, 520.
de soude, 520.
Pyrothonide, 545.

Quassi amer, 546.
Quassia amara, 546.
— extrait, 547.
— poudre, 547.
— teinture, 547.
— vin, 547.
Quassia de la Jamaïque, 546.
Quassine, 546.
Quatre fruits, 410.
Quatre semences résolutives, 435, 491.
Quebrachine, 547.
Quebracho blanc, 547.
rouge, 547.
Quebracho blanco, 547.
colorado, 547.
Quenouille d'eau, 703.
Quercitrin, 443.
Quercitron, 368
Quercus Ægilops, 200.
alba, 200.
Ballota, 200.
coccifera, 241.
hispanica, 200.
infectoria, 340.
æsculus, 200.
pedunculata, 200.
Robur, 200.
sessiliflora, 200.
Suber, 200.
Queues de cerises, 194.
Queue de cheval, 542.
Queue de pourceau, 514.
Quillai savonneux, 547.
— teinture, 547.
Quillaja Saponaria, 547.
Quinamine, 549.
Quinétine, 550.
Quinicine, 551.
Quinidine, 549, 551.
des Allemands, 551.
Quinine, 547, 549, 550.
— emplâtre, 662.
Quinium, 562.
— pilules, 562.
— vin, 562
Quinoïde Armand, 140.
Quinoïdine, 550, 551.
— borate, 551.
Quinoléine, 550.
Quinovine, 550, 552.
Quinquinas, 548.
bruns, 553.
gris, 552, 553.
jaunes, 552, 556.
orangés, 556.
rouges, 552, 557.
(faux), 559.
— extrait, 561.
alcool., 562.
sec, 561.
— électuaire, 563.
— lavement, 563.
— résinoïde, 559.
— sirop, 562.
— sirop au vin, 562.
— teinture, 561.
— vin, 562.
— au madère, malaga, xérès, etc., 562.
— vin composé, 562.
bicolore, 559.
blanc de Mutis, 559.
blanc de la Nouvelle-Grenade, 559.
Bogota, 551.
Calisaya, 556.
— extrait, 562.
— poudre, 561.
fibreux, 557.
morada, 556.
Caraïbe, 559.
Carthagène, 557.
cuprea, 558.
de Cusco, 557.

Quinquina gris (poudre), 561.
— sirop, 562.
Huanuco, 553.
— sirop au vin, 562.
Havane, 555.
Huamalies, 551, 555.
de l'Inde, 558.
de Jaën pâle, 556.
de la Jamaïque, 559.
jaune fibreux, 557.
royal, 556.
de Java, 558.
de Loxa, 554.
Macaraïbo, 551.
nova, 559.
de Paraguatan, 559.
des pauvres, 107.
Pitaya, 557.
Piton, 559.
pseudo-Loxa, 555.
rouge (extrait), 562.
— poudre, 561.
de Para, 559.
non verruqueux, 557.
verruqueux, 557.
de Santa-Fé, 557.
du Sénégal, 160.
— essai, 559.
— procédé Carles, 560.
— procédé de Vrij, 560.
et gentiane (vin), 350.
Quintefeuille, 564.
Quintisulfure de potassium, 674.
de sodium, 676.

Racahout des Arabes, 156.
Racines apéritives, 514.
Racine de femme battue, 680.
musquée, 677.
de vigne vierge, 680.
Raifort sauvage, 564.
— sirop composé, 565.
— teinture composée, 564.
Raisin d'Amérique, 527.
de Corinthe, 565.
— sirop, 271.
Raisin de Malaga, 565.
d'ours, 154.
de renard, 507.
Ranunculus acris, 569.
asiaticus, 569.
bulbosus, 569.
Flammula, 569.
Lingua, 569.
repens, 569.
sceleratus, 569.
Rapport des anciens poids médicinaux avec le gramme, 1.
des degrés du pèse-acide avec la densité des liquides, 3.
Ratafia des Caraïbes, 346.
Ratanhia, 565.
— extrait, 566.
— suppositoires, 566.
— glycéré, 354.
— poudre, 566.
— sirop, 566.
— teinture, 566.
savanille, 566.
Ratanhine, 565.
Réactifs, 6.
Réactif Poutet, 375.
Réalgar, 670.
Récipient florentin, 377.
Redoul, 623, 676.
Réglisse, 566.
blanc (bâtons de), 568.
— extrait, 567.
— extrait de suc, 567.
— pâte noire, 567.
— pâte à l'anis, 568.
— pâte à la violette, 568.
— pâte brune, 567.
— poudre, 567.
— suc, 567.
— de Blois, 568.
— extrait, 567.
— gommé, 567.
— purifié, 567.
Régule, 101.
d'arsenic, 110.
Reine des prés, 568.
Remède de Bikker, contre la teigne, 415.
de Durande, 696.
Leroy, 609.
Remijia, 558.
Renoncule bulbeuse, 569.
des jardins, 569.
rampante, 569.
scélérate, 569.
Renseignements généraux, 1.
Renouée, 569.
Reprise, 491.
Résines, 569.
Résine animée, 570.
Caragne, 570.
Copal, 570.
Dammar, 570.
Elémi, 299.
purifiée, 299.
Gommart, 570.
jaune, 536.
Tacamaque, 571.
Résorcine, 571.
Rhamnégine, 469.
Rhamnine, 469.
Rhamnus Alaternus, 469.
amygdalinus, 469.
catharticus, 469.
Frangula, 469.
infectorius, 469.
Rhapontic, 571.
Rheum compactum, 571.
palmatum, 572.
Rhaponticum, 571.
undulatum, 571.
Rhododendrum Chrysanthum, 577.
officinale, 577.
Rhubarbarine, 38, 509.
Rhubarbe de Chine, 572.
— électuaire comp. 574.
— extrait, 573.
— poudre, 573.
— sirop, 574.
— sirop comp.. 574.
— teinture, 573.
— teinture aqueuse, 574.
— vin, 574.
— teinture de Darel, 575.
— teinture vineuse, 575.
de Moscovie, 573.
des pauvres, 527.
de Perse, 573.
de Tartarie, 573.
et colombo (apozème), 247.
Rhus coriaria, 676.
radicans, 677.
— alcoolature, 677.
— extrait, 677.
succedaneum, 233.
toxicodendron, 677.
Ribes nigrum, 363.
rubrum, 363.
Richardsonia scabra, 403.
Ricin, 575.
d'Amérique, 575.
de France, 575.

Ricin, huile, 576.
— émulsion purg., 576.
Ricinine, 575.
Ricinus communis, 575.
Riz, 576.
— poudre, 576.
— cataplasme, 576.
Robs, 577.
Rob Boyveau-Laffecteur, 588.
Roccella, 430, 700.
Rocou, 577.
Romarin, 577.
— alcoolat, 577.
— eau distillée, 577.
— esprit, 577.
— huile volatile, 577.
Ronce, 577.
Roquette, 226.
cultivée, 577.
sauvage, 577.
Rosa canina, 270.
centifolia, 578.
damascena, 578.
gallica, 578.
Rosage, 577.
Rose à cent feuilles, 578.
— alcoolat, 578.
— eau distillée, 578.
— esprit, 578.
— huile volatile, 578.
de Damas, 578.
pâle, 578.
— sirop, 578.
— suc, 578.
de Provins, 578.
de Puteaux, 578.
rouge, 578.
— conserve, 579.
— injection, 579.
— mellite, 579.
— poudre, 579.
— vinaigre, 579.
trémière, 579.
minéral, 516.
Roseau aromatique, 70.
de la Passion, 703.
Rosier sauvage, 270.
Rosmarinus officinalis, 577.
Rossolis, 279.
Rotang, 596.
Rotoïne, 135.
Rottlera tinctoria, 412.
Rouge d'Angleterre, 497.
cinchonique, 550.
Rubia tinctorum, 342.
Rubus fruticosus, 577.
idæus, 337.
Rue, 579.
— extrait, 580.
— huile, 580.
— composée, 580.
Rue, huile volatile, 580.
— poudre, 580.
— teinture, 580.
Rumex acetosa, 492.
acutus, 508.
aquaticus, 509.
sanguineus, 509.
Rumicine, 509.
Ruscus aculeatus, 336.
Rusma des Turcs, 670.
Ruta graveolens, 579.

Sabadille, 195.
Sabine, 580.
— extrait, 581.
— huile volatile, 581.
— poudre, 581.
— teinture, 581.
Sabline, 104.
Saccharate de chaux (sirop), 200.
de fer, 643.
Saccharimètre de Soleil, 647.
Saccharokali de Blondeau, 185.
Saccharolés, 581.
Saccharum, 644.
officinarum, 644.
Saccharures, 581.
Sachets, 581.
Sachet antistrumeux, 306.
Safran, 581.
— alcoolat, 583.
— électuaire comp., 583.
— esprit, 583.
— extrait, 583.
— mixture, 583.
— pastilles, 583.
— poudre, 583.
— sirop, 583.
— teinture, 583.
d'Allemagne, 188.
bâtard, 188.
de Mars apéritif, 497.
de Mars astringent, 497.
des métaux, 668.
Safranine, 582.
Safranum, 188.
Sagapenum, 583.
purifié, 583.
Sagou, 583.
Sagus farinifera, 583.
Rumphii, 583.
Sainbois, 342.
Saindoux, 360.
Salep, 584.
— chocolat, 584.
— poudre, 584.
Salicaire, 584.
Salicine, 601.
Salicylas sodicus, 585.
Salicylate basique de quinine, 584.
Salicylate neutre de quinine, 585.
de soude, 585.
de zinc, 585.
Saligénine, 604.
Salix alba, 604.
Salpêtre, 126.
Salsepareilles, 585.
Salsepareille d'Allemagne, 420.
du Brésil, 587.
Caraque, 587.
de Guayaquil, 587.
de Honduras, 586.
Jamaïque anglaise, 587.
de Lima, 587.
du Mexique, 585.
de Para, 587.
rouge barbue, 587.
Tampico, 586.
Vera-Cruz, 585.
— essence concentrée, 588.
— extrait, 588.
— poudre, 588.
— sirop, 588.
— sirop comp., 588.
— vin concentré, 588.
Salseparine, 587.
Salsifis, 613.
Salsola Soda, 629.
Tragus, 629.
Salvia officinalis, 604.
Sclarea, 604.
Sambucus Ebulus, 367, 738.
nigra, 678.
Sandaraque, 590.
— poudre, 590.
Sang, 590.
— analyse, 592.
— médecine légale, 593.
— taches, 593.
Sang-dragon, 596.
en galettes, 596.
en masse, 596.
en roseau, 596.
— poudre, 596.
Sangsues, 596.
Sangsue grise, 596.
landaise, 597.
médicinale, 596.
officinale, 596.
verte, 596.
filets, 598.
grosses, 598.
moyennes, 598.
petites, 598.
vaches, 598
Sanguenitte, 9.
Sanguinaire, 596.
Sanguinaria canadensis, 596.

Sanicle, 599.
Sanicula europæa, 599.
Santal blanc, 599.
citrin, 599.
— essence, 599.
— poudre, 599.
Santal rouge, 599.
— poudre, 599.
— sang-dragon, 599.
Santaline, 599.
Santalum album, 599.
Santolina Chamæcyparissus, 600.
Santoline, 600.
Santonina, 600.
Santonine, 600, 620.
— biscuits vermifuges, 601.
— dragées, 601.
— sirop, 601.
— tablettes, 601.
marine, 601.
Sapin, 601.
— bourgeons, 601.
du Nord, 601.
vrai, 601.
Sapinette, 564.
Saponaire, 602.
— extrait, 603.
— sirop, 603.
d'Orient, 603.
Saponaria officinalis, 602.
Saponine, 547, 602.
— teinture, 547.
Sarcocolle, 603.
Sarracenia purpurea, 603.
Sarracénie, 603.
Sarracénine, 603.
Sarrasin, 325.
Sarrète, 198.
Sarriette, 603.
Sassafras, 603.
— huile volatile, 604.
— poudre, 604.
— sirop, 604.
Sassafras officinale, 603.
Satureia hortensis, 603.
Sauge officinale, 604.
— huile volatile, 604.
petite, 604.
sclarée, 604.
Saule blanc, 604.
Savons, 605.
Savon amygdalin, 605.
animal, 605.
arsenical, 28.
arthritique de Pott, 37.
de Bécœur, 28.
calcaire, 199.
de Jalap, 346.
médicinal, 605.
de moelle de bœuf, 605.
de scammonée, 346.
Savon soufré de Lugol, 631.
sulfureux, 631.
de Starkey, 696.
— alcool, 606.
— bain, 606.
— emplâtre, 606.
— emplâtre camphré, 606.
— essence, 606.
— lavement, 606.
— liniment, 606.
— liniment camphré, 606.
— liniment opiacé, 606.
— pilules, 606.
— pilules nitrées, 606.
— poudre, 606.
— teinture, 606.
— teinture aromatique, 606.
d'alcaloïdes, 606.
métalliques, 607.
Saxifrage (grande), 607.
marin, 260.
Scabieuse, 607.
des champs, 607.
— sirop, 607.
Scabiosa arvensis, 607.
succisa, 607.
Scammonée d'Alep, 607.
— biscuits purgatifs, 609.
— biscuits purg. à la résine, 609.
— chocolat, 610.
— émulsion purgative, 609.
— poudre, 609.
— résine, 609.
— teinture, 609.
d'Alep supérieure, 607.
de Montpellier, 608.
de Smyrne, 608.
Scandix cerefolium, 194.
Sceau de Notre-Dame, 680.
de Salomon, 610.
Schœnanthe, 610.
arabique, 610.
officinal, 610.
Scilla maritima, 610.
Scille, 610.
— extrait, 611.
— mellite, 612.
— poudre, 611.
— pulpe, 611.
— sirop, 612.
— sirop acéteux, 612.
— teinture, 611.
— vin, 611.
— vinaigre, 611.
— empoisonnem., 611.
Scillitine, 610.
Sclerotium clavus, 306.
Scolopendre, 612.
Scolopendrium officinale, 612.
Scopoléine, 135.
Scopolia japonica, 135.
Scordium, 612.
Scorsonera hispanica, 613.
humilis, 613.
Scorsonère d'Allemagne, 613.
d'Espagne, 613.
Scrofulaire noueuse, 613.
Scrofularia nodosa, 613.
Scrophulaire, 613.
Scutellaire, 613.
Scutellaria galericulata, 613.
Secale cereale, 323, 613.
Sèche (os de), 492.
Sédiments de l'urine, 712.
Sedum acre, 726.
Rhodiola, 410.
Telephium, 410, 491.
Seidlitz-powders, 690.
Seigle, 323, 613.
ergoté, 306.
Sel (détermination d'un), 613.
d'absinthe, 9.
admirable, 663.
perlé, 520.
Alembroth insoluble, 219.
soluble, 219.
ammoniac, 211.
arsenical de Macquer, 109.
de Berthollet, 205.
de Boutigny, 398.
de Cheltenham, 660.
commun, 225.
Duobus, 659.
d'Epsom, 657.
essentiel de La Garaye, 561.
de succin, 56.
d'étain, 211.
de Fordos et Gélis, 666.
gemme, 225.
de Glauber, 663.
de Grégory, 457.
de Guindre, 663.
marin, 225.
décrépité, 225.
— bain, 225.
— bain de pieds, 225.
de nitre, 126.
d'oseille, 493.
de phosphore (réactif), 6.
polychreste, 690.
de prunelle, 126.
de La Rochelle, 690.
de Saturne, 14.
de Schlippe, 669.

Sel sédatif de Homberg, 32.
de Sedlitz, 657.
de Seignette, 690.
— poudre, 690.
de soude, 183, 629.
de tartre, 181.
végétal, 690.
de Vichy, 184.
volatil d'Angleterre, 176.
aromatique, 176.
de corne de cerf, 176.
de succin, 56, 643.
Sélin des marais, 619.
Sels d'alumine, 494, 650.
ammoniacaux (réactions), 96.
d'antimoine (réactions), 102.
d'argent (réactions), 105.
de baryte, 213, 496.
de bismuth, 142.
de cadmium (réactions), 158.
de chaux, 199.
de chrome, 228.
de cobalt, 239.
de cuivre, 263.
d'étain, 311.
de fer au maximum, 328.
au minimum, 327.
(protoxyde), 327.
(sesquioxyde), 328.
de magnésie, 436.
de manganèse, 440.
de mercure, 450.
(bioxyde), 450.
(protoxyde), 450.
mercureux, 450.
mercuriques, 450.
de nickel, 470.
d'or, 488.
de platine, 531.
de plomb, 531.
de potasse, 539.
de soude, 629.
de strontiane, 496.
de zinc, 739.
Semecarpus Anacardium, 98.
Semen-contra, 619.
d'Alep, 619.
d'Alexandrie, 619.
de Barbarie, 620.
— biscuits vermifuges, 621.
Semen-contra, extrait éthéré, 620.
— huile volatile, 620.
— potion vermifuge, 621.
— poudre, 620.
— sirop, 620.
Semences carminatives, 101.
froides majeures, 258.
Semencine, 619.
Sempervivum tectorum, 410.
Séné, 621.
d'Alexandrie, 621.
d'Egypte, 621.
de l'Inde, 622.
indigène, 129.
Moka, 622.
Palthe, 621.
Tennevelly, 622.
Tripoli, 622.
— follicules, 622.
— électuaire composé, 623.
— extrait, 623.
— poudre, 623.
— sirop, 624.
— teinture, 623.
Senebiera Coronopus, 256.
Senecio vulgaris, 625.
Seneçon, 625.
Sépia, 492.
Sepia officinalis, 492.
Sérine, 591.
Seringue de Pravaz, 387.
Serpentaire noire, 71.
de Virginie, 106.
— poudre, 106.
Serpolet, 625.
Serratula tinctoria, 198.
Serum, 591.
Sésame, 625.
Sesamum orientale, 625.
Séséli de Marseille, 625.
de montagne, 426.
Seseli tortuosum, 625.
Sève de pin maritime, 601.
Silicades, 625.
Silicates, 625.
Silicate de potasse chirurgical, 626.
Silice, 625.
Simaba Cedron, 192.
Waldivia, 192.
Simarouba, 626.
— poudre, 626.
Simaruba officinalis, 626.
Sinapis alba, 460.
nigra, 460.
Sinapismes, 191, 461.
Rigollot, 191.
Siphonia elastica, 172.
Sirops, 626.
Sirop d'acide phosphorique, 54.
Sirop anti-asthmatique, 676.
antigoutteux de Boubée, 589.
antiscorbutique, 565.
de Portal, 242.
antiscrofuleux, 563.
antisyphilitique, 398.
d'armoise composé, 106.
de Bellet réformé, 222.
de Calabre, 453.
avec le bois, 568.
avec le suc, 568.
des cinq racines, 18.
de Clérambourg, 405.
de conicine, 232.
contre la coqueluche, 137.
de Cuisinier, 588.
dépuratif, 588.
de Larrey, 346.
comp., 346.
Ricord, 110.
de Desessarts, 405.
diacode, 485, 510.
dialytique, 140.
diurétique, 18.
de Fernel, 365.
iodo-tannique, 389.
de Karabé, 484.
de limon, 40.
de longue vie, 453.
de mercure et de gomme, 451.
d'orange, 40.
d'orgeat, 90.
phéniqué, 51.
de punch au rhum, 698.
de quinium et quinquina, 563.
de quinquina ferrugineux, 235.
de Rabel, 63.
de raifort iodé, 389.
de saccharate de chaux, 200.
de scille acéteux, 612.
de stœchas de Fernel, 429.
sudorifique, 588.
thébaïque, 484.
vermifuge, 621.
vitriolique, 63.
Sison Ammi, 92.
Sisymbrium Alliaria, 84.
officinale, 309.
Sium sisarum, 201.
Skilip, 608.
Smalt, 494.
Smilacine, 587.
Smilax China, 634.

Smilax medica, 585.
officinalis, 587.
Sarsaparilla, 586.
Soda-powders, 185.
-*water*, 297.
Soie (fils de), 699.
fossile, 91.
de verre, 352.
Solanine, 279, 456, 538.
Solanum Dulcamara, 279.
esculentum, 538.
lycopersicum, 538
nigrum, 456.
tuberosum, 326, 538.
Soldanelle, 433.
Solfatares, 629.
Solidago virga aurea, 726.
Solubilité d'un certain nombre de substances employées en pharmacie, 4.
Soluté arsenical, 27.
de Magendie, 270.
minéral, 27.
de sulfate de zinc et d'alumine, 651.
Solution d'acide chromique off., 38.
arsenicale de Pearson, 110.
d'arsénite de potasse, 27.
de Burnett, 226.
fébrifuge du Dr Boudin, 27.
de silicate de potasse off., 626.
Sorbes, 628.
Sorbier, 627.
Sorbine, 628.
Sorbus aucuparia, 627.
Souchet comestible, 628.
long, 628.
rond, 628.
Souci, 628.
Soude, 628.
— réactif, 6.
artificielle, 183.
boratée, 145.
caustique (empoisonn.), 540.
— titre, 184.
commune, 629.
épineuse, 629.
Soufre, 629.
(fleurs de), 629.
— fleur lavée, 631.
— glycéré, 631.
— tablettes, 631.
en canons, 630.
doré d'antimoine, 414.
insoluble, 630.
mou, 630.
Soufre octaédrique, 630.
précipité, 630.
prismatique, 630.
sublimé, 629.
végétal, 435.
Soumboul. 677.
Sparadraps, 632.
Sparadrap diachylon gommé, 93.
diapalme, 664.
mercuriel, 451.
vésicant, 171.
de Vigo, 451.
Sparadrapum antarthriticum, 344.
Spécifique antigoutteux de Reynold, 245.
Spermaceti, 143.
Spermatozoaires, 632.
Spermatozoïdes, 632.
Sperme, 632.
Sphacélie, 306.
Spic, 428.
Spicanard, 468.
Spigelia anthelmia, 634.
marylandica, 634.
Spigélie anthelminthique, 634.
du Maryland, 634.
— sirop, 634.
Spilanthes Acmella, 9.
mauritiana, 9.
oleracea, 260.
repens, 9.
Spiræa Filipendula, 334.
trifoliata, 350.
Ulmaria, 568.
Spiritus angelicæ compositus, 100.
saponatus, 606.
theriacalis, 100.
Spongia officinalis, 305.
Squine, 634.
— sirop, 634.
Stachys palustris, 634.
recta, 634.
sylvatica, 634.
Stannum, 310.
Staphisaigre, 634.
— poudre, 634.
Statice, 635.
Statice brasiliensis, 635.
limonium, 635.
Stéarine, 420, 649.
Stéaroptènes, 377.
Sterculia scaphigera, 680.
Stibium, 101.
Sticta pulmonaria, 431.
Stigmates de maïs, 438.
Stæchas (sirop composé), 429.
Storax, 635.
calamite, 635.
en pains, 635.
— pilules, 485.
Storax, pilules opiacées, 485.
Stramoine, 635.
ou stramonium (alcoolature), 636.
— cigarettes, 637.
— extrait, 636.
— alcool., 636.
— de sem., 636.
— — emplâtre, 637.
— huile, 636.
— poudre de feuilles, 636.
— sirop, 637.
— teinture, 636.
Stramonium, 635.
Strontiane, 496.
Strychnina, 637.
Strychnine, 333, 474, 637.
— alcool, 641.
— alcoolé, 641.
— granules, 641.
— teinture, 641.
— empoisonn., 638.
Strychnos nux vomica, 474.
toxifera, 264.
Styracine, 641.
Styrax Benzoïn, 137.
offinalis, 635.
liquide, 641.
purifié, 641.
onguent, 641.
Styrol, 641.
Subacetas cupricus, 12.
plumbicus liquidus, 15.
Subazotas bismuthicus, 123.
Sublimé corrosif. 219.
— bain, 222.
— poudre, 222.
— trochisques escharotiques, 222.
Subsulfas hydrargyricus. 659.
Sucs, 642.
acides, 642.
extractifs, 642.
de Calabre, 567.
d'herbes, 202.
de réglisse, 567.
Succin, 643.
— esprit volat., 643.
— huile volat., 643.
— poudre, 643.
Succinate d'ammoniaque huileux, 643.
d'ammoniaque impur, 56, 256.
643.
Succinum, 643.
Sucrate de chaux (glycéré). 200.

Sucrate de fer, 643.
Sucre, 644.
— poudre, 648.
— sirop, 648.
— sirop incolore, 649.
candi, 649.
blanc d'alun, 649.
paille, 649.
roux, 649.
hélicié, 310
incristallisable, 645.
interverti, 645.
mercuriel, 451
orangé purgatif, 409.
d'orge, 644.
de Saturne, 14.
dans l'urine, 711.
vermifuge, 451.
— dosage, 645.
Sucro-carbonate de fer, 178.
Suie, 649.
(esprit de) de Reuss, 649.
— pommade, 649.
(teinture de) fétide, 649.
Suif de mouton, 649.
Sulfas aluminicus, 650.
alumino-potassicus, 651.
atropinæ, 653.
cadmicus, 653.
cinchonicus, 653.
cupricus, 654.
ferrosus, 655.
hydrargyricus, 658.
magnesicus, 657.
manganosus, 658.
morphicus, 659.
potassicus, 659.
quinicus, 660.
sodicus, 663.
strychnicus, 663.
zincicus, 663.
Sulfates, 649.
— réactions, 60.
d'alumine, 650.
bibasique, 651.
et de potasse, 651.
et de potasse desséché, 652.
et de zinc, 650.
et de zinc (solution), 651.
d'ammoniaque, 649.
d'argent, 649.
d'atropine, 653.
— collyre, 653.
— inject. hypoderm., 653.
de baryte, 650.
de cadmium, 653.
de chaux, 650.
de cinchonine, 653.
Sulfate de cocaïne, 240.
de cuivre, 654.
de cuivre ammoniacal, 654.
de cuivre fondu, 654.
de duboisine, 280.
de fer, 655.
(per-) de fer, 656.
de fer (injection), 657.
de fer et d'ammoniaque, 655.
de fer et de potasse, 656.
de fer et de quinine, 656.
ferreux, 655.
d'indigo, 386.
de magnésie, 657.
de magnésie et de fer, 657.
de manganèse, 658.
manganeux, 658.
de mercure, 658.
de mercure (deutoxyde), 658.
(sous-) de mercure (deutoxyde), 659.
mercureux, 658.
de mercure et d'ammoniaque, 658.
mercurique, 658.
de morphine, 659.
— sirop, 659.
de nickel, 650.
de potasse, 659.
de potasse (acide), 659.
(bi-) de potasse, 659.
de potasse (poudre), 660.
de potasse et d'ammoniaque, 659
de potasse et de magnésie, 659.
de quinine, 660.
acide, 660, 661.
basique, 661.
neutre, 660, 661.
— emplâtre, 662.
— pilules, 662.
— pommade, 662.
— potion, 662.
— potion au café, 662.
— sirop, 662.
— essai, 661.
de soude, 663.
(bi-) de soude, 663.
de strychnine, 663.
Sulfate de strychnine, sirop, 663.
trimercurique, 659.
de vératrine, 650.
de zinc, 663.
— collyre, 664.
— injection laudanisée, 664.
— inject. ord., 664.
Sulfhydrate d'ammoniaque, 667.
de chaux, 671.
de soude, 675.
Sulfide de carbone, 671.
Sulfis calcicus, 665.
magnesicus, 666.
sodicus, 666.
Sulfites, 665
— réactions, 58.
de chaux, 665.
de chaux (sulfuré), 666.
de magnésie, 665, 666.
de potasse, 665.
(bi-) de soude, 666.
de soude (sulfuré), 385, 666.
Sulfocarbonates, 671.
de potasse, 671.
Sulfocyanures, 267.
Sulfo-iodure d'antimoine, 669.
Sulfosinapisme, 460.
Sulfovinate de soude, 667.
Sulfur, 629.
Sulfures, 667.
— réactions, 57.
d'ammonium, 667.
(bi-) d'ammonium, 667.
d'antimoine, 667.
d'antimoine hydraté, 412.
d'antimoine (poudre), 669.
d'antimoine calcaire d'Hoffmann, 669.
d'antimoine et de sodium, 669.
d'arsenic jaune, 669.
rouge, 670.
— poudre, 670.
de calcium impur, 670.
de calcium sulfuré, 671.
de carbone, 671.
— liniment, 671.
de chaux liquide, 670.
(bi-) de cuivre, 667.
(proto-) de cuivre, 667.

Sulfure (bi-) d'étain, 672.
(proto-)d'étain, 671.
(per-) de fer hydraté, 673.
(proto-) de fer, 672.
(proto-) de fer hydraté, 672.
de magnésium, 667.
de mercure, 673.
— poudre, 673.
noir, 673.
et d'antimoine, 693.
de potasse, 673.
liquide, 674.
de potassium impur, 673.
(quinti-) de potassium, 674.
(tri-) de potassium en solution, 674.
de potassium (sirop), 674.
de sodium, 675.
(mono-) de sodium crist., 675.
(mono-) de sodium (sirop), 676.
(quinti-) de sodium, 675, 676.
(tri-) de sodium, 676.
de sodium (douches), 676.
stanneux, 671.
stannique, 672.
Sulfuretum ammonicum, 667.
arseniosum, 669.
calcicum, 670.
ferrosum, 672.
hydrargyricum, 673.
sodicum, 675.
stannicum, 672.
stannosum, 671.
stibico-sodicum, 669.
stibicum, 667.
subarseniosum, 670.
Sumac des corroyeurs, 676.
vénéneux, 677.
Sumbul, 677.
Suppositoires, 677.
mercuriels, 452.
Sureau, 678.
baies, 678.
feuilles, 678.
fleurs, 678.
fruits, 678.
seconde écorce, 678.
— eau distillée, 678.
— extrait, 678.
— fomentation, 678.
Sureau, rob, 678.
— suc de baies, 678.
— vinaigre, 678.
Surelle, 678.
Suroxalas potassicus, 493
Suroxalate de potasse, 493.
— pastilles, 493.
Sus scrofa, 360.
Sylvie, 99.
Symphitum officinale, 250.
Synaptase, 88.
Syrup of Buckthorn, 470.

Tabac, 470.
des montagnes, 107.
— lavement, 473.
Tabellæ bechicæ nigræ, 568.
Tablettes, 507.
Tablettes ferrugineuses, 689.
Tacamahaca, 571.
Tacamaque d'Amérique, 515.
huileuse, 571.
Taches de sang, 593.
de sperme, 632.
Taffetas d'Angleterre, 246.
Talc, 678.
Tamarin, 678.
— conserve, 680.
— pulpe, 680.
— sirop, 680.
— tisane, 680.
Tamarindus indica, 678.
Tamarisque, 680.
Tamarix gallica, 680.
Tambayang, 680
Taminier, 680.
Tamus communis, 680.
Tanacetum vulgare, 682.
Tanaisie, 682.
Tannas quinicus, 683.
zincicus, 683.
Tannates, 682.
Tannate d'alumine, 682.
de bismuth, 682.
de fer sesqui-oxyde, 682.
de manganèse, 682.
de plomb, 682
de quinine, 683.
de zinc, 683.
Tannin, 64.
— collyre, 65.
— glycéré, 65.
— injection astringente, 65.
— injection vineuse, 65.
— lavement, 65.
— pommade, 65.
Tapioca, 441.
— chocolat, 441.
Taraxacine, 530.
Tartras borico-potassicus, 687.
Tartras ferrico potassicus, 688.
potassico-sodicus, 690.
potassicus, 690.
stibico-potassicus, 684.
Tartrates, 683.
— réactions, 66.
d'ammoniaque, 683.
d'antimoine et de potasse, 684.
borico-potassique, 687.
poudre, 688.
de fer ammoniacal, 683.
(peroxyde), 683.
(protoxyde), 683.
et de potasse, 688.
ferrico-potassique, 688.
sirop, 688.
ferro-manganeux, 683.
de magnésie neutre, 683.
(bi-) de magnésie, 683.
de mangan., 683.
de mercure et de potasse, 684.
mercureux, 683.
mercurique, 683.
de potasse (acide), 689.
— poudre, 689.
(bi-) de potasse, 689.
de potasse neutre, 690.
— poudre, 690.
de potasse et de fer effervescent, 236.
de potasse et de magnésie, 684.
de potasse et de soude, 690.
de quinine, 684.
de soude, 684.
Tartre chalybé, 688.
stibié, 684.
Tayuya, 691.
Teintures alcooliques, 691.
simples, 691.
comp., 691.
éthérées, 691.
d'aloès et de myrrhe safranée, 88.

Teinture antiscorbutique, 564.
aromatique, 466.
sulfurique, 63.
balsamique, 138.
de Bestuchef, 215.
de Bonferme, 466.
de coaltar saponinée de Lebeuf, 547.
de Klaproth, 215.
de Mars tartarisée, 689.
thébaïque, 484.
vermifuge Swaim's, 621.
vulnéraire, 448
Tentes-éponges du Dr Sims, 306.
Tephrosia apollinea, 622, 623.
Térébenthines, 692.
d'Alsace, 693.
d'Amérique, 693.
de Bordeaux, 693.
de la Caroline, 693.
de Chio, 694.
— pilules, 695.
— pommade, 695.
de Chypre, 694.
au citron, 601, 693.
commune, 693.
— cuite, 695
— — pilules, 695.
de l'épicea, 693.
fine, 693
du mélèze, 693.
du pin d'Amérique, 693.
maritime, 693.
du sapin argenté, 693.
balsamifère, 694.
au soleil, 693.
de Strasbourg, 693.
suisse, 693.
du térébinthe, 694.
de Venise, 693.
— essence, 694.
— alcoolat, 695.
— éthérolé, 696.
— onguent camphré, 696.
Térébenthine, pilules, 695.
— purifiée, 695.
— savon, 696.
— sirop, 695.
Terra merita, 266.
Terre foliée minérale, 17.
de tartre, 16.
végétale, 16.
de Lemnos, 145.
sigillée, 145.
à soufre, 629.
Tête de mort, 433.
Teucrium Chamædris, 350.
Chamæpitys, 406.
Iva, 406.
Scordium, 612.
Thalictrum flavum, 527.
Thalléioquine, 550.
Thapsia garganica, 697.
— résine, 697.
— sparadrap d'emplâtre, 697.
— sparadrap révulsif, 697.
Thapsie, 697.
Thés noirs, 697.
verts, 697.
de Blankenheim, 340.
Boui bou, 697.
Congo, 697.
Hayswen, 697.
impérial, 697.
de James, 429.
de Jersey, 192.
du Labrador, 429.
du Paraguay, 444.
Pékao, 697.
perlé, 697.
poudre à canon, 697.
de Saint-Germain, 624.
Schoulang, 697.
Souchon, 697.
suisse, 107.
Thea chinensis, 697.
Thébaïne, 479.
Théine, 159, 697.
Theobroma Cacao, 154.
Théobromine, 155.
Theriaca, 486.
Thériaque, 486.
d'Andromaque, 486.
— alcoolat composé, 486.
Thridace, 425.
— sirop, 425.
Thuya, 698.
Thuya articulata, 590.
occidentalis, 698.
Thym, 698.
— alcoolat, 698.
— esprit, 698.
— huile vol., 698.
Thymène, 67.
Thymol, 67.
Thymus Serpyllum, 625.
vulgaris, 698.
Tilia europæa, 698.
Tilleul, 698.
— bain, 699.
— eau dist., 699.
Tinctura aromatica, 167.
aurantii, 490.
cardamomi composita, 186.
chinæ composita, 563.
cinchonæ flavæ, 563.
cinnamomi composita, 167.
columbæ, 248.
gentianæ composita, 349.
guajaci ammoniacata, 346.
hyoscyami, 412.
krameriæ, 566.
lavandulæ composita, 429.
opii, 487.
rhei aquosa, 574.
rhei composita, 574.
rhei Darelli, 574.
rhei vinosa, 574.
scillæ, 612.
sennæ composita, 624.
spilanthis composita, 260.
Tisanes, 699.
Tisane de Feltz, 669.
de Passerini, 589.
purgative, 624.
royale, 623.
de Salvadori, 589.
sudorifique, 345.
de Littmann, 589.
Tissus (essai), 699.
Toile de mai, 234.
Tomate, 538.
Topiques, 700.
Tormentilla erecta, 700.
Tormentille, 700.
— poudre, 700.
Touloucounin, 175.
Tournesol, 700.
en drapeaux, 700.
en pains, 700.
— teinture, 701.
Toute-épice, 473.
Tragopogum porrifolium, 613.
Trainasse, 569.
Treacle, 486.
Trèfle d'eau, 449.
Tremella auricula Judæ, 490.
Tribromure de formyle, 149.

Trichine (rech. de la). 701.
Trichlorostrychnine, 640.
Trichlorure de formyle, 207.
Trigonella Fœnum-græcum, 327.
Tri-iodure de formyle, 390.
Triméthylamine, 543.
Trisulfuretum potassicum, 673.
Triticum repens, 202.
sativum, 92, 323.
Trochisques, 701.
antisyphilitiques, 396.
aromatiques, 139.
contre la coqueluche, 467.
escharotiques, 222, 223.
de minium, 702.
odorants, 138.
Troène, 702.
Tropéines, 115.
Tropine, 115.
Tropæolum majus, 260.
Trypsine, 186.
Tulipier, 702.
Turbith, 702.
— poudre, 702.
— résine, 702.
minéral, 658, 659.
— pommade, 658.
nitreux, 125.
Turnera, 271.
Turquette, 702.
Tussilage, 702.
à l'anis de Lille, 703.
— pâte, 703.
— sirop, 703.
Tussilago farfara, 702.
Tuthie, 503.
— onguent, 504.
— pommade, 504.
Typha, 703.
Typha latifolia, 703.

Ulmaire, 568.
Ulmus campestris, 491.
Unona aromatica, 530.
odoratissima, 530.
æthiopica, 530.
Urates, 703.
dans l'urine, 712
d'ammoniaque, 703, 712.
de quinine, 703.
de soude, 712.
Urée, 703.
— dosage, 705.
— procédé Esbach, 706.
— procédé Leconte, 705.
Urée, dosage : procédé Liebig, 705.
— procédé Yvon, 706.
Urémie, 704.
Uréomètre, 707.
Urine, 704.
chyleuse, 712.
normale, 704.
pathologique, 710.
— mat. colorantes, 710.
— mat. extract., 710.
Urométrie, 707.
Urtica dioïca, 491.
pilulifera, 492.
urens, 491.
Usnea plicata, 430.
Usnée du crâne humain, 430.
Uva ursi, 154.

Vaccinium Myrtillus, 73.
Valeras ammonicus, 720.
atropinæ, 720.
quinicus, 721.
zincicus, 721.
Valérates, 720.
Valérate d'ammoniaque, 720.
Valérène, 98.
Valeriana celtica, 468.
Jatamansi, 468.
officinalis, 722.
Phu, 723.
Valérianates, 720.
Valérianate d'ammoniaque, 720.
d'amm. Pierlot, 720.
d'atropine, 720.
de bismuth, 720.
de caféine, 159.
— prises, 159.
— sirop, 159.
de fer, 720.
de quinine, 721.
— potion, 721.
— prises, 721.
de zinc, 721.
— poudres, 721.
Valériane (grande), 723.
(petite), 722.
Phu, 723.
sauvage, 722.
— eau distil., 723.
— extrait, 723
— huile vol., 722.
— poudre, 723.
— sirop, 723.
Valériane sauv., teinture, 723.
— teint. éthérée, 723.
Valérol, 367, 722.
Vanilla pompona, 724.
sativa, 723.
sylvestris, 723.
Vanille, 723.
Lec, 723.
Simarona, 723.
— alcoolat, 724.
— poudre sucrée, 724.
— sirop, 724.
— teinture, 724.
Vanilline, 602, 723.
Vanillon, 724.
Varaire, 299.
Varech, 740.
Variolaire, 430.
Variolaria, 700.
amara, 430.
discoïda, 430.
Vaseline, 724.
Vélar, 309.
Vellarine, 380.
Velvote, 433.
Vénus, 262.
Veratrina, 724.
Vératrine, 195, 724.
— gouttes, 70.
— pilules, 725.
— pommade, 725.
— empoisonn., 725.
Veratrum album, 299.
nigrum, 299.
officinale, 195.
viride, 300.
Verbascum Thapsus, 455.
Verbena officinalis, 727.
triphylla, 726.
Verdet cristallisé, 12.
gris, 12.
Verge d'or, 726.
Verjus, 728.
— suc, 728.
Vermiculaire brûlante, 726.
Vermifuge Swaim's, 621.
Vermillon, 673.
Veronica Beccabunga, 134.
officinalis, 726.
virginica, 430.
Véronique officinale, 726.
Verre d'antimoine, 668.
Vert de Chine, 492.
-de-gris, 12, 177.
minéral, 110.
Paul Véronèse, 110.
de Scheele, 110.
de Schweinfurt, 110.
Verveine odorante, 726.
officinale, 727.
Vesce, 435.
Vésicatoires, 727.
Vésicatoire de Beauvoisin, 18

Vésicatoire extemporané, 98.
de Janin, 172.
Vétiver, 727.
Viande crue, 726.
— gelée, 726.
— marmelade, 726.
Viburnum tinus, 427.
Vif-argent, 449.
Vigne, 565, 727.
blanche, 153, 238.
noire, 680.
Vins, 728.
blancs, 728.
de liqueur, 728.
rouges, 728.
de raisins secs, 728.
tournés, 732.
— chauffage, 732.
— essai, 729.
médicinaux, 733.
Vin antiscorbutique, 564.
aromatique, 448.
de Bugeaud, 563.
chalybé, 235, 330.
cordial, 167.
diurétique amer de la Charité, 611.
diurétique de l'Hôtel-Dieu, 274.
diurétique de Trousseau, 274.
émétique, 687.
fébrifuge de Séguin, 563.
ferrugineux, 235.
hydragogue majeur, 128.
mineur, 128.
martial, 330.
nitré, 128.
de présure, 513.
de quinquina ferrugineux, 235, 520.
de rhubarbe et d'aunée, 575.
scillitique, 611.
amer, 611.
stibié, 687.
stomachique, 350.
Vin toni-nutritif au quinquina et au cacao, 563.
tonique, 350.
Vinage, 732.
Vinaigre, 733.
du bois, 19.
radical, 19.
— essai, 734.
— sirop, 735.
Vinaigres médicinaux, 736.
anglais, 19.
antiseptique, 735.
aromatique antiputride, 736.
aromatique des hôpitaux, 735.
camphré, 164.
chalybé, 13.
cosmétique hygiénique, 736.
distillé, 735.
framboisé, 337.
— sirop, 337.
martial, 13.
phéniqué, 52.
des quatre voleurs, 735.
rosat, 579.
scillitique, 611.
de la Société hygiénique, 736.
virginal, 138.
Vinca major, 514.
minor, 514.
Vinum, 728.
antimoniale, 687.
ipecacuanhæ, 405.
rhei, 574.
stibiatum, 687.
Viola odorata, 736.
tricolor arvensis, 511.
Violette odorante, 736.
— sirop, 737.
Violine, 737.
Vipera Berus, 737.
Vipère, 737.
— morsure, 737.
Vipérine commune, 737.
Viscum album, 364.
Vitelline, 476.
Vitellus, 476.
Vitex agnus-castus, 344.
Vitis vinifera, 565, 727.
Vitriol blanc, 663.
bleu, 654.
de Vénus, 654.
vert, 655.
Viverra Civetta, 238.
Zibetha, 238.
Viverreum, 238.
Vomi-purgatif Leroy, 699.
Vomiquier, 474.
Vulvaire, 201, 737.

Wakaka des Indes, 156.
Waldivine, 193.
Winter (écorce), 738.
Winter-green, 545.
Wood-apple, 135.
Wood-oil, 132.
Worara, 264.
Wourali, 264.

Xanthine, 342.
Xanthopicrite, 238.
Xanthoxylum flava Herculis, 238.
fraxineum, 238.
Xanthium spinosum, 738.
strumarium, 425.
Xylobalsamum, 132.
Xyloïdine, 257.

Yèble, 367, 738.
— suc de baies, 738.
Yeux d'écrevisses, 738.
— poudre, 739.
Ylang-ylang, 530.

Zea Maïs, 323, 438.
Zédoaire longue, 739.
ronde, 739.
— poudre, 739.
— teinture, 739.
Zibeth, 238.
Zinc, 739.
Zincum, 739.
Zingiber officinale, 351.
Zizyphus Jujuba, 426.
vulgaris, 410, 426.
Zoospermes, 632.
Zostera marina, 740.
Zostère, 740.

FIN DE LA TABLE

ERRATA

Page 34, formules : au lieu de **Pulvis æerophorus**, lisez : **Pulvis aerophorus.**

Page 72, article **AGRIPAUME** : au lieu de *Leonorus cardiaca*, lisez : *Leonurus cardiaca.*

Page 127, formules : après **Poudre diurétique**, ajoutez : *Poudre de voyageurs.*

Page 368, troisième ligne en remontant la page : au lieu de *acide asénieux*, lisez : *acide arsénieux.*

Page 449, formules : après **Alcoolat vulnéraire**, etc., ajoutez : *Eau d'arquebusade.*

Page 543, dans la figure 114, la lettre *d*, inscrite à tort dans une lacune carénale, devrait être placée à droite et au milieu de la coupe.

Page 547, formules : après **Teinture de quillaya**, ajoutez : **ou de saponine.**

Coulommiers. — Typog. PAUL BRODARD et Cie.

www.ingramcontent.com/pod-product-compliance
Ingram Content Group UK Ltd.
Pitfield, Milton Keynes, MK11 3LW, UK
UKHW020146250726
13967UKWH00002B/904

9 782012 877924